Haug

Materia medica der Geist- und Gemütssymptome

Von Dr. H.L. Chitkara

Aus dem Englischen übersetzt von
Dr. med. Christoph Abermann und
Dr. med. Angelika Maurer

Karl F. Haug Verlag · Stuttgart

Bibliografische Information der Deutschen Bibliothek

Die Deutsche Bibliothek verzeichnet diese Publikation in der Deutschen Nationalbibliografie; detaillierte bibliogafische Daten sind im Internet über http://dnb.ddb.de abrufbar.

Wichtiger Hinweis: Wie jede Wissenschaft ist die Medizin ständigen Entwicklungen unterworfen. Forschung und klinische Erfahrung erweitern unsere Erkenntnisse, insbesondere was Behandlung und medikamentöse Therapie anbelangt. Soweit in diesem Werk eine Dosierung oder eine Applikation erwähnt wird, darf der Leser zwar darauf vertrauen, dass Autoren, Herausgeber und Verlag große Sorgfalt darauf verwandt haben, dass diese Angabe **dem Wissensstand bei Fertigstellung des Werkes** entspricht.
Für Angaben über Dosierungsanweisungen und Applikationsformen kann vom Verlag jedoch keine Gewähr übernommen werden. **Jeder Benutzer ist angehalten**, durch sorgfältige Prüfung der Beipackzettel der verwendeten Präparate und gegebenenfalls nach Konsultation eines Spezialisten festzustellen, ob die dort gegebene Empfehlung für Dosierungen oder die Beachtung von Kontraindikationen gegenüber der Angabe in diesem Buch abweicht. Eine solche Prüfung ist besonders wichtig bei selten verwendeten Präparaten oder solchen, die neu auf den Markt gebracht worden sind. **Jede Dosierung oder Applikation erfolgt auf eigene Gefahr des Benutzers.** Autoren und Verlag appellieren an jeden Benutzer, ihm etwa auffallende Ungenauigkeiten dem Verlag mitzuteilen.

Originaltitel:
New Comprehensive Homoeopathic
Materia Medica of Mind

Verlag der indischen Ausgabe:
B. Jain Publishers Pvt. ltd
PO Box 5775, New Delhi-110055
India
3. Auflage 1998

Unsere Homepage: www.haug-verlag.de

Printed in Germany

Umschlaggestaltung: Thieme Verlagsgruppe
Umschlagfoto: PhotoDisc, Inc.
Satz: Satzpunkt Bayreuth GmbH, Bayreuth
Druck: druckhaus köthen GmbH, Köthen

ISBN 3-8304-7088-6 1 2 3 4 5 6

Vorwort des Übersetzers

Das hier vorliegende Buch ist eine Übersetzung und Bearbeitung der vierten englischen Auflage des Buches „New Comprehensive Homoeopathic Materia Medica of Mind“ von Dr. H.L. Chitkara.

Das Ziel dieses Buches ist es, eine verlässliche Auflistung der Geist- und Gemütsrubriken aller homöopathischen Arzneimittel zusammenzustellen, um nach der Repertorisation der Patientensymptome die in Frage kommenden Arzneien bezüglich der Gemütssymptome vergleichen zu können; Dr. Chitkara bediente sich für die 1. Auflage seines Buches des damals als „state of the art“ geltenden Synthetischen Repertoriums (Band I) und extrahierte daraus alphabetisch die Gemütssymptome der Arzneien. Während die zweite und dritte Auflage nur kleinere Korrekturen brachten, wurden in die vierte Auflage neben weiteren Fehlerkorrekturen auch zahlreiche Ergänzungen anderer Autoren eingebaut, und zwar unter folgenden Referenznummern:

(1) **Additions to Kent's Repertory** (Indische Neuauflage 1989) von George **Vithoulkas.** Einige wenige Nachträge wurden nicht übernommen.
(2) **Concise Repertory of Homoeopathic Medicine** (2. Auflage, 1977) von Dr. S. R. **Phatak**
(3) **Synoptic Key of the Materia Medica and Repertory** (Jubiläumsausgabe, Calcutta) von Dr. C. M. **Boger**: Dabei handelt es sich um eine durchgesehene und vergrößerte Ausgabe mit neuen Einträgen aus Notizen von Dr. Boger, die dem Verlag in Calcutta von Bogers Frau zur Verfügung gestellt wurden. Diese Ausgabe ist in Indien nach wie vor im Handel.
(4) Persönliche Notizen von Dr. K. S. **Srinivasan**, Chennai (Indien)
(5) Kent's **Repertorium Generale** (1987) von Dr. J. **Künzli**
(6) **Repertory of Hering's Guiding Symptoms to our Materia Medica** von C. B. **Knerr**

Der hier vorliegenden ersten deutschen Auflage liegt diese vierte englische Auflage zugrunde, wobei die Referenznummern übernommen und einige zusätzliche Ergänzungen anderer Autoren unter folgenden Referenznummern einbezogen wurden:

(7) Handschriftliche Verbesserungen des Synthetischen Repertoriums von Dr. Horst **Barthel**
(8) Verbesserungen des Synthetischen Repertoriums von Dr. Will **Klunker**
(9) Verbesserungen des Synthetischen Repertoriums von Dr. Klaus **Holzapfel**

Wir verwendeten wie Chitkara folgende Symbole:

⋆1 ... neue Rubrik mit Referenznummer des entsprechenden Autors

• ... Symptom, das ausschließlich bei dieser Arznei bekannt ist („single symptom“)

+1 ... Ergänzung einer Arznei in einer im Synthetischen Repertorium bestehenden Rubrik mit Referenznummer des entsprechenden Autors

Ebenso behielten wir wie Chitkara drei (statt vier wie im Synthetischen Repertorium) verschiedene Schriftarten für die unterschiedlichen Wertigkeiten bei:

einwertig
zweiwertig
dreiwertig/vierwertig

Bei den meisten Rubriken übernahmen wir die Übersetzung aus dem Synthetischen Repertorium (SR), bei manchen jedoch wählten wir eine andere Formulierung, wenn uns diese besser erschien oder sie dem Originallaut des Arzneimittelprüfungssymptomes mehr entsprach, z.B.:

Englische Version der Rubrik im SR	Ursprüngliche Übersetzung der Rubrik im SR	Korrigierte Übersetzung der Rubrik	Begründung der Änderung
Affectation	Geziertheit	Affektiertheit, gekünsteltes Benehmen, Geziertheit	Bessere Übersetzung.
Delirium, quiet; delirium, silent	Delirium, ruhiges; Delirium, stilles	Delirium, ruhiges	Als gleichbedeutende Rubriken zusammengelegt zu einer Rubrik.
Delusions, voices, hears, that he must follow, confess things she never did	Wahnideen, Stimmen, hört, denen er folgen muss, bekennt nie Getanes	Wahnideen, Stimmen, hört, denen er folgen muss, muss nie Getanes bekennen	Der eigentliche Sinn ist, dass die Stimmen einem auftragen, nie Getanes zu gestehen: vgl. Kent, Materia medica: „*Sometimes it takes the form of voices in which she is commanded to steal, to murder, or to confess things she never did, and she has no peace of mind until she makes a confession of something she has never done.*"
Discomfort, morning, walking, on (Ant-t)	Unbehagen, morgens, Gehen, beim	Unbehagen, morgens, Erwachen, beim	Das Prüfungssymptom wurde offenbar falsch übernommen („walking" statt „waking"): „*Head heavy, confused, with great discomfort on waking, mornings (ninth day).*" (Allen's Encyclopedia)
Indolence, amused, when not (Carbn-s)	Faulheit, Spaß hat, wenn er an der Arbeit keinen	Faulheit, Unterhaltung fehlt, wenn	Bessere Übersetzung, vgl. das Originalsymptom (Allen's Encyclopedia): „*When interrogated he replied by monosyllables or by signs with the hands; his intellect was greatly impaired, he sought solitude, and like a child was occupied by the objects immediately about him; when not amused he was inactive, seemed distrait.*"
Moaning, children, in, carried, while being	Stöhnen, Kindern, bei, Getragenwerden, beim	Stöhnen, Kindern, bei, getragen werden will, wenn es	Übersetzungsfehler der Materia medica pura von Hahnemann im Englischen: Das ursprüngliche Symptom lautet: „*Das Kind krunkt und stöhnt, wenn es getragen seyn oder seinen Stuhlgang von sich geben will.*" (Reine Arzneimittellehre Band 2, Symptom 1107)
Muttering	Brummen	Murmeln, murren	Bessere Übersetzung: vgl. z.B. Allen's Encyclopedia über Hyos: „*...he did not attempt to answer any questions, but occasionally muttered a few disjointed words ... he mutters and prattles to himself.*"
Pompous, important	Pompös, wichtigtuerisch	Wichtigtuerisch	Bessere Übersetzung.
Sadness, clear weather	Traurigkeit, schönes Wetter	Traurigkeit, schönem Wetter, bei	Bessere Übersetzung.

Außerdem wurden einige Korrekturen der vierten englischen Auflage des Buches „New Comprehensive Homoeopathic Materia Medica of Mind“ von Dr. Chitkara durchgeführt, die hier ebenfalls nur beispielhaft erwähnt werden können:

Ursprüngliche Version der Rubrik bei Chitkara	Korrigierte Version der Rubrik	Deutsche Übersetzung der Rubrik	Begründung der Änderung
Ailments, bereavement, from ⋆3 (Ambr, Plat)		(Beschwerden infolge von, Trauerfall, von einem)	Die Rubrik wurde weggelassen und die beiden Arzneien stattdessen in der bestehenden Rubrik „Ailments, death of parents or friends, from“ („Beschwerden infolge von Tod, Eltern, Verwandten oder Freunden, von +3“) ergänzt. Allgemein versuchten wir – wenn möglich – neue Rubriken zu vermeiden und die Arzneien in gleichbedeutende bestehende Rubriken zu ergänzen.
Anguish, driving, restlessness, with (Acon)	Anguish, driving from place to place, restlessness, with	Qualvolle Angst, treibt von einer Stelle zur anderen, Unruhe, mit	Das Symptom wurde von Dr. Chitkara nur teilweise übernommen.
Anxiety, health, about ⋆1 (Agn)	Anxiety, health, about +1	Angst, Gesundheit, um seine +1	Es handelt sich um einen Nachtrag und nicht um ein neues Symptom.
Fear, health, own, one's ⋆2 (Arg-m)		(Furcht, Gesundheit, um seine eigene)	Die Rubrik wurde weggelassen, da Arg-m bereits in der Rubrik „Anxiety, health, about“ („Angst, Gesundheit, um seine“) steht.
Fear, longlasting +3 (Acon)	Fear, longlasting ⋆3	Furcht, lang anhaltende ⋆3	Es handelt sich um ein neues Symptom und nicht um einen Nachtrag.
Frightened easily, cause, without ⋆2		(Erschreckt, leicht, grundlos)	Diese Rubrik haben wir nicht übernommen, da wir sie im Concise Repertory von Phatak nicht gefunden haben.
Thoughts, wandering • (Arn)	Thoughts, wandering	Gedanken, wandernde	Es handelt sich nicht – wie angegeben – um ein „single symptom“.
Time passes too quickly, appears longer (Coca)	Time passes too quickly, appears shorter	Zeit, vergeht zu schnell, eilt zu sehr	Fehlerhafte Übertragung aus dem SR.

Der Zeitaufwand für die hier nun vorliegende Übersetzung war größer als erwartet – nicht zuletzt auch wegen der zahlreichen notwendigen Korrekturen; deshalb bin ich froh, in Dr. Angelika Maurer eine Ko-Übersetzerin gefunden zu haben, die die Arzneimittel von *Menyanthes* bis *Zizia* übernahm, während ich den ersten Teil von *Abelmoschus* bis *Mentha pulegium* übersetzte und korrigierte. Für ihre spontane Hilfe bei der Übersetzung möchte ich mich bei Dr. Angelika Maurer herzlich bedanken.

Des Weiteren gilt mein Dank Frau Gabriele Müller vom Karl F. Haug Verlag für die fachkundige und freundliche Unterstützung, sowie Dr. H.L. Chitkara für die Hilfe bei Fragen zur englischen Grundlage der Übersetzung und Christine Abermann, die durch das alphabetische Transkribieren aller deutschen Symptome aus dem Synthetischen Repertorium eine entscheidende Vorarbeit zur Übersetzung leistete.

Bei der großen Anzahl auf dem Markt befindlicher Arzneimittellehren stellt sich natürlich die Frage nach der Bedeutung einer weiteren Veröffentlichung einer Materia medica. Dabei spielten zwei Überlegungen eine entscheidende Rolle: einerseits ist diese Materia medica der Gemütssymptome die einzige ihrer Art in deutscher Sprache, andererseits hat sie den Vorteil, sich auf wirklich verlässliche Quellen zu beschränken und dadurch zuverlässig und übersichtlich zu bleiben.

Altmünster, im Sommer 2003

Dr. Christoph Abermann

Inhalt

Materia medica der Geist- und Gemütssymptome

Materia medica der Geist- und Gemütssymptome

A

Abelmoschus

Angst, nachts, Pavor nocturnus
Furcht, Apoplexie, vor
    Fliegen, vor •
    Insekten, vor •
    Schlangen, vor
    Skorpionen, vor •
    Spinnen, vor •
    Tieren, vor
        nachts, vor giftigen •
Gleichgültigkeit, Umgebung, gegen die Wahnideen, Einbildungen, Halluzinationen, Sinnestäuschungen
    angegriffen, wird

Abies canadensis

Mürrisch, missmutig
Reizbarkeit
Ruhelosigkeit
    nachts
Stilles Wesen
Unbesonnen, sorglos

Abies nigra

Arbeit, geistige, unmöglich
Hypochondrie
Ruhelosigkeit
    nachts
Stumpfheit, Geistesträgheit, Denk- und Verständnisschwierigkeit
    tagsüber
Traurigkeit, Verzagtheit, Niedergeschlagenheit, Depression, Schwermut, Melancholie

Abrotanum

Angst
    Magen, im ⋆1
Anstrengung, agg. durch geistige
Arbeit, geistige, ermüdet
    unmöglich
Auffahren, Schlaf, aus dem
Boshaft, gehässig
Eigensinnig, starrköpfig
    Kinder, eigensinnige
Erregung, Aufregung
Erschöpfung, geistige
erschreckt, leicht
    Erwachen nach einem Traum, beim
Faulheit, Indolenz, Abneigung gegen Arbeit
Froh, guten Mutes, glücklich
    abwechselnd mit Traurigkeit
Furcht
    Erwachen, beim, Traum, nach einem
    Gehirnerweichung, vor
Zittern, mit
Gedächtnisschwäche
Geschwätzigkeit
Gewalttätig, heftig
Grausamkeit, Unmenschlichkeit
Hysterie
moralischem Empfinden, Mangel an
Mürrisch, missmutig
reden, Abneigung zu, möchte schweigen, wortkarg
Reizbarkeit
    Kindern, bei
Ruhelosigkeit
    nachts
Stimmung, angenehm
Stumpfheit, Geistesträgheit, Denk- und Verständnisschwierigkeit
    Kindern, bei
Traurigkeit, Verzagtheit, Niedergeschlagenheit, Depression, Schwermut, Melancholie
    Kindern, bei
Vergesslich
Wahnideen, Einbildungen, Halluzinationen, Sinnestäuschungen, Gehirn, Gehirnerweichung, hat
    Stimmen, hört
    hören auf bei gespanntem Hinhören im Bett •
Widerspenstig
Zorn, Jähzorn

Absinthium

Abneigung, Personen, gegen alle
Albernes Benehmen
Betäubung, wie im Rausch
    abwechselnd mit Gewalttätigkeit •

Bewusstlosigkeit, Koma, Stupor
abwechselnd mit gefährlicher Gewalttätigkeit •
plötzliche
Brutalität
Delirium
Konvulsionen, nach
Erregung, Aufregung
Furcht
ermordet zu werden
töten, er könnte
Gedächtnisschwäche
getan hat, was er gerade
Gedächtnisverlust
epileptischen Anfällen, nach
Geisteskrankheit, Wahnsinn
brutale ★2
Geschäftig, fruchtlos
Gewalttätig, heftig
abwechselnd mit Stupor
Gleichgültigkeit, Apathie
Leben, gegen sein
Grausamkeit, Unmenschlichkeit
Hysterie
Anfällen, in
Idiotie
Imbezillität
Kleptomanie
Manie
Phantasien, verstärkte Phantasietätigkeit
Reizbarkeit
Ruhelosigkeit
Kindern, bei
Schreien
Sprechen, unzusammenhängendes
zögerndes
Stumpfheit, Geistesträgheit, Denk- und Verständnisschwierigkeit
Tod, wünscht sich den, Genesung, während der
Traum, wie im
schönen, in einem •
Trunksucht, Alkoholismus
Vergesslich, epileptischen Anfällen, vor, Ereignisse vor, für alle •
Verwirrung des Geistes
Wahnideen, Einbildungen, Halluzinationen, Sinnestäuschungen
akustische Täuschungen
ermordet, er wird
Katzen, sieht
Ratten, sieht, Farben, in allen •
schreckliche
Soldaten, von
Tieren, von
grotesken •
verfolgt zu werden
von Feinden
Visionen, hat
grauenhafte
Weinen, weinerliche Stimmung, Konvulsionen, bei

Acalypha indica

Traurigkeit, Verzagtheit, Niedergeschlagenheit, Depression, Schwermut, Melancholie

Aceti acidum

Angst
Familie, um seine
Gesundheit, um seine
Kinder, um die eigenen
Beklagt sich
Beschwerden infolge von Gefühlserregung
Betäubung, wie im Rausch
morgens
abwechselnd mit Delirium •
Bewusstlosigkeit, Koma, Stupor
Delirium
abwechselnd mit Sopor
Auftreibung des Abdomens und Verstopfung, mit +1
Erkennt, Verwandten nicht, seine
Erregung, Aufregung
Erschöpfung, geistige
Verletzungen, durch
Fehler
Arbeit, in der
Sprechen, beim
Furcht
allem, beständig vor
Annäherung anderer, vor
ereignen, es könnte sich etwas
Menschen, vor; Anthropophobie
Wasser, vor
Gedächtnisschwäche
auszudrücken, sich
Personen, für
Tagesereignisse, für
geistige Arbeit, Abneigung gegen
getragen zu werden, verlangt
Gleichgültigkeit, Apathie
alles, gegen

Hydrophobie, Tollwut
Hysterie
Ideen, Einfällen, Mangel an
Jammern, Lamentieren, Klagen
Kriecht auf dem Boden
  rollt auf dem Boden
Kummer
Mürrisch, missmutig
Probleme, hat immer, macht sich unnötig Sorgen ⋆2
Qualvolle Angst
Reizbarkeit
  Kopfschmerzen, bei
Rollt sich, wälzt sich auf dem Boden
Stumpfheit, Geistesträgheit, Denk- und Verständnisschwierigkeit
Traurigkeit, Verzagtheit, Niedergeschlagenheit, Depression, Schwermut, Melancholie
  Schlaflosigkeit durch
Vergesslich
Verwirrung des Geistes
Wahnideen, Einbildungen, Halluzinationen, Sinnestäuschungen
  Magen ist angefressen, hat ein Ulkus
Weinen, weinerliche Stimmung
Zorn, Jähzorn

Acetanilidum

moralischem Empfinden, Mangel an

Achyranthes calea

Angst
  Gewissensangst, als ob eines Verbrechens schuldig
Anstrengung, agg. durch geistige
Antwortet einsilbig
Arbeit, geistige, ermüdet
Bewusstlosigkeit, erwacht oft, aber nur für kurze Zeit
Dunkelheit, Verlangen nach •
Empfindlich, Geräuschen gegenüber
Furcht, Leiden, vor
Gesellschaft, Abneigung, gegen; Gegenwart anderer agg. die Symptome; Verlangen nach Einsamkeit
Gesellschaft, Verlangen nach
  angesprochen werden, aber will nicht •
Licht, Abneigung gegen
moralischem Empfinden, Mangel an
Religiosität, Beschäftigung mit religiösen Dingen, intensive •
Reue
Traurigkeit, Verzagtheit, Niedergeschlagenheit, Depression, Schwermut, Melancholie

Aconitum napellus

Abneigung, Gefühl für irgendjemand in der Schwangerschaft, hat kein •
Abscheu, Allgemeinen, im
Aktivität,
  geistige
    morgens •
    abwechselnd mit Stumpfheit •
Albernes Benehmen
  Fieber, bei •
angefasst werden, will nicht
Angst
  vormittags
  abends
  nachts
  Mitternacht, nach
  anfallsweise +1
  Ärger, nach
  Bewegung, durch amel.
  Druck, Brust, auf der, durch
  Erwachen, beim
  Fieber, im
  Fieberfrost, während
  Furcht, mit
  Gehen, beim
  geistige Anstrengung, durch
  Gesellschaft, in
  Gesundheit, um seine
  hypochondrische
  kalte Getränke amel.
  Kindern, bei
  Klimakterium, während des
  Kopf, mit Blutandrang zum
  Kopfschmerzen, bei
  Menschenmenge, in einer
  Menses, vor den
    während der
      Zorn und Angst
  Schlaf, Einschlafen, vor dem
    im
  Schmerzen, durch
  Schreck, nach einem
  Schwangerschaft, in der

  - Schweiß, mit kaltem
  - Stuhlgang, vor
    - während
    - nach
  - Tiefatmen, beim
    - kaltes Wasser amel.
  - Urinieren, während
  - Zukunft, um die
- Antwortet einsilbig +5
  - langsam
- **Argwöhnisch, misstrauisch**
- *Auffahren*
  - Geräusche, durch
  - Schlaf, aus dem
    - im
  - Schreck, durch und wie durch
  - Traum, durch einen
- **Außer-sich-Sein**
  - *Angst, durch*
- Beharrlichkeit
- beißen, Verlangen zu
  - Faust, beißt in die ★5
  - sich selbst, beißt
- Beklagt sich
- *beleidigt, leicht; nimmt alles übel*
- *Beschimpfen, beleidigen, schmähen*
- Beschwerden infolge von Entrüstung
  - *Erregung*
    - *Gefühlserregung*
    - moralischer Erregung +1
  - Erwartungsspannung, Vorempfinden, Ahnung
  - *Freude, übermäßiger*
  - *Furcht*
  - Geringschätzung, Verachtung durch andere
  - *Hast, Übereilung*
  - *Kränkung, Demütigung* +3
  - Schock, seelischem Schreck
  - **Schreck**
    - **Unfalles, durch den Anblick eines**
  - **Zorn, Ärger**
    - **Angst, mit**
    - **Schreck, mit**
    - **stillem Kummer, mit**
- Betäubung, wie im Rausch
  - Rauchen, durch •
  - Schwindel, bei
- *Bett, Abneigung gegen das, meidet es*
- **Bewusstlosigkeit, Koma, Stupor**
  - abends
  - *abwechselnd mit Ruhelosigkeit*
  - *Apoplexie, bei*
  - Erbrechen amel.
  - *Fieber, bei*
  - *Gemütsbewegung, nach*
  - Menses, unterdrückten, bei
  - Schwindel, während
  - *warmen Zimmer, im*
- *Boshaft, gehässig*
- Chaotisches, wirres Verhalten
- *Delirium*
  - **nachts**
  - abwechselnd mit Bewusstsein
  - *albernes, einfältiges*
  - *ängstliches*
  - **Bett und entflieht, springt plötzlich aus dem**
  - *Blick auf einen Punkt gerichtet, stiert*
  - *Enzephalitis*
  - Fieber, während
  - Gelächter, mit
  - *gewalttätiges*
  - Konvulsionen, während
  - Kopfschmerzen, bei
  - *lustiges, fröhliches*
  - Menses, während der
  - Pupillen, mit erweiterten
  - *rasendes*
  - ruheloses
  - Schläfrigkeit, mit
  - Schlaf, im
    - komatösen, im
  - Schmerzen, mit
  - *Schrecken, voller*
  - *Schreien, mit*
  - sorgenvolles
  - Springen, mit
  - *Tod, spricht vom* •
  - trauriges
  - wahnsinniges
  - Zittern, mit
  - Zusammenzucken, mit •
- Delirium tremens, Säuferwahnsinn
- Demenz
  - Epileptiker, der
- Dunkelheit agg.
- Ehrgeiz
- *Eigensinnig, starrköpfig*
  - Fieber, bei •
  - wirft sich ungeduldig herum •
- **Ekstase**
- *Empfindlich*
  - *Berührung, gegen*
  - **Geräusche, gegen**

geringste Geräusch, gegen das
Kinder, empfindliche
Licht, gegen
Musik, gegen
Pubertät, in der
Schmerzen, gegen
entfliehen, versucht zu
Entmutigt
Angst, mit
Entrüstung
Entsetzen ★2
Erregung, Aufregung
agg.
Fieberfrost, bei
nervöse
Schwangerschaft, in der
Schweiß, bei
Unterdrückung von Ausscheidungen, durch
Erschöpfung, geistige
erschreckt, leicht
Faulheit, Indolenz, Abneigung gegen Arbeit
Schläfrigkeit, mit
Fehler, Zeit, in der
Feigheit
Fleißig, Arbeitswut
Frechheit, Impertinenz +5
Froh, guten Mutes, glücklich
abwechselnd mit mürrischem Wesen
Traurigkeit
Weinen
Zornesausbrüchen
albern, und
Fieberhitze, bei
Menses, vor
Furcht
nachts
Berührung, vor
Bett, vor seinem
Diarrhoe mit
Dunkelheit, vor
Einbildungen, vor
engem Raum, in; Klaustrophobie
Entbindung, während der
Ersticken, vor dem
fallen, zu
Fieberhitze, bei
Gehen, beim, Überqueren einer belebten Straße, vor dem •
Geistern, Gespenstern, vor
nachts
Geisteskrankheit, seinen Verstand zu verlieren, vor
Herzklopfen, mit
Krankheit, vor drohender
unheilbar zu sein
lang anhaltende ★3
Männern, vor
Menschenmenge, in einer
Menschen, vor; Anthropophobie
Menses, vor den (zeitlich)
während der
unterdrückte Menses durch
Musik, durch
offenen Plätzen, vor; Agoraphobie Ruhelosigkeit durch Furcht
Schlaf, vor dem (zeitlich)
Schwangerschaft, während der
Straßen, vor viel befahrenen ★1
Tod, vor dem
drohendem, vor
Entbindung, während der
Fieberhitze, bei +5
Herzsymptomen, bei
Menses, vor den
während der
sagt die Todesstunde voraus
Schwangerschaft, in der •
überwältigende
Unfällen, vor
Unglück, vor
Unheil, vor
Zittern, mit
Gebärden, macht
Greifen oder Langen nach etwas, nach Flocken
Genitalien, Delirium, im ★3
zupft an der Bettdecke
krampfhafte
unfreiwillige Handbewegungen
unsichere
wilde
wirre
Gedächtnis, gutes
abwechselnd mit Gedächtnisschwäche
Gedächtnisschwäche
Arbeit, bei geistiger
Daten, für
gedacht hat, für das, was er gerade
getan hat, was er gerade
Gedanken versunken, in
Gedanken, Abdomen, als kämen sie aus dem •
Andrang, Flut der
drängen sich auf und schwirren durcheinander

gedankenvoll
hartnäckige
unerfreulichen Dingen, von, Erwachen, beim
quälende
schnelle, lebhafte
wandernde, abschweifende
Geisteskrankheit, Wahnsinn
Menses, während der
Schmerzen, durch unerträgliche
Geistige Arbeit, ermüdet
unmöglich
Gemütsstörungen im Allgemeinen +2
Geschäftig
Geschwätzigkeit
hastige
Gesellschaft, Abneigung, gegen; Gegenwart anderer agg. die Symptome; Verlangen nach Einsamkeit
abwechselnd mit Verlangen nach Gesellschaft •
vermeidet den Anblick von Menschen
Gesellschaft, Verlangen nach; Abneigung gegen Einsamkeit, Gesellschaft amel.
getragen zu werden, verlangt
Liebkosungen, und verlangt schnell +2
Gewalttätig, heftig
schlägt den Kopf ⋆3
Gleichgültigkeit, Apathie
alles, gegen
Angst, nach •
geliebte Personen, gegen
Schläfrigkeit, mit
Verwandten, gegen seine
Hass
Hast, große Eile
Beruf, im
Bewegungen, in seinen
Gehen, beim
Heimweh
Heiterkeit
Hellsehen
Herausfordernd, trotzig
Herzlich, liebevoll, zärtlich
Heulen
Hochmütig, arrogant
Hoffnungsvoll
abwechselnd mit Verzweiflung
Traurigkeit
Hypochondrie
Hysterie
Menses, während der
Ohnmacht, hysterische
plethorischen Personen, bei
Ideen, Einfällen, Reichtum an; Geistesklarheit
Ideen, Mangel an
Imbezillität
Indiskretion, Taktlosigkeit
instabil, emotional; empfindlich
Jammern, Lamentieren, Klagen
Kindbett, Gemütssymptome im
Kindisches Benehmen
Klimakterium agg.
Konzentration, schwierige
Lernen, Lesen etc., beim
Schreiben, beim
Kummer
Lachen
abwechselnd mit Raserei
agg.
krampfhaftes
Langsamkeit
Essen, beim •
Lästig, geht auf die Nerven
Laszіv
Läuft umher
Launenhaftigkeit
Lesen, Abneigung gegen
Licht, Verlangen nach
magnetisiert werden, will
Manie
Meditation
Menschenfeindlichkeit
Menses, Gemütssymptome agg. zu Beginn der
während der
Milde
Mitteilsam
Monomanie
Mürrisch, missmutig
Fieber, bei
Musik agg.
Abneigung gegen
Kopfschmerzen durch
Mutig
Phantasien
lebhafte
verstärkte Phantasietätigkeit
launische
Prophezeit
sagt die Todesstunde voraus
Quält sich selbst
Qualvolle Angst
Herumwerfen, mit
Herzkrankheit, bei

- Stuhlgang, vor
- **treibt von einer Stelle zu anderen, Unruhe, mit**

Raserei, Wut
- abends
- nachts
- abwechselnd mit klarem Bewusstsein •
  - Fröhlichkeit
  - Lachen •
- anfallsweise
- Menses, bei Beginn der •
  - während der
- Schmerzen, durch

Reden anderer agg., Unterhaltung,
- Schlaf, im

reden, Abneigung zu, möchte schweigen, wortkarg

Reizbarkeit
- Fieberfrost, bei
- Fieberhitze, bei
- Kopfschmerzen, bei

Ruhelosigkeit
- vormittags
- abends
- nachts
- **ängstliche**
- **Bett, sich herumwerfen im**
- *Entbindung, während der*
- Fieberfrost, bei
- *Fieberhitze, bei*
- Gehen, beim
- geschäftige
- *innerliche*
  - vormittags beim Gehen •
- Menses, vor den
  - *während der*
- *Metrorrhagie, bei*
- *Schlaf, vor dem*
- **Schmerzen, bei**
- Schwangerschaft, während der
- umhertreibende

Schaukeln amel.

Schlafwandeln

Schlägt sich selbst, Kopf, seinen [+3]

Schreck, Menses während [★1]

Schreien
- *Berührung, bei*
- greift nach den Genitalien, und [★2]
- Kindern, bei
- **Schmerzen, vor**
- Urinieren, vor dem [+2]

Schüchternheit
- abends, Zu-Bett-Gehen, beim
- *Schreck, nach* •

Selbstbetrachtung

Selbstmord, Neigung zum
- Messer, mit einem

Selbstquälerisch

Sentimental, schwärmerisch

Seufzen
- Fieberhitze, bei
- Schweiß, bei

Singen
- abwechselnd mit Weinen
- Trällern

Sinne abgestumpft
- *geschärft*

Sitzen, Neigung zum

Spaßen, Abneigung gegen
- *Spaß, verträgt keinen*

Spotten
- Lächerliche zu ziehen, Sucht, alles ins

Sprechen, hastiges
- kindisches
- Schwatzen
- springt schnell von einem Gedanken zum anderen
- unsinniges
- unverständliches

Springen, Bett, springt aus dem

Stimmung, abstoßende, widerwärtige
- *abwechselnde*
- *veränderliche, unbeständige, wankelmütige*

Stöhnen, Ächzen, Wimmern
- **ängstliches**
- Fieberhitze, bei
- Schweiß, bei

Streitsüchtig, zanksüchtig

Stumpfheit, Geistesträgheit, Denk- und Verständnisschwierigkeit
- Gemütsbewegungen, durch
- Lesen, beim
- Rauchen, durch •
- Schreiben, beim
- warmen Zimmers, beim Betreten eines
- Wein, nach

Tadelsüchtig, kritisch

Tadelt sich selbst, Selbstvorwürfe
- *andere*

Tanzen

Tod, sterben, Gefühl zu
- **Todesahnung**
  - **sagt die Todesstunde voraus**
- **Todesgedanken**
- wünscht sich den [+3]

Traum, wie im
Traurigkeit, Verzagtheit, Niedergeschlagenheit, Depression, Schwermut, Melancholie
ängstliche
Fieberfrost, vor
Fieberhitze, bei
Gehen, beim und nach dem
Gesundheit, über seine
Menses, vor den
Musik, durch
Schweiß, bei
Trunksucht, Alkoholismus
Überlegt, denkt nach
unfähig nachzudenken
Unbeständigkeit
Unerträgliche Schmerzen ⋆1
Ungeduld
wirft sich herum •
Ungehorsam
Ungestüm
Schweiß, mit
Unterhaltung, Konversation agg.
unternehmen, vieles, verharrt bei nichts, unternimmt
Untröstlich
Unzufrieden, missvergnügt, unbefriedigt
Vergesslich
Gemütsbewegungen, durch
Verwegenheit
Verwirrung des Geistes
morgens
Erwachen, beim
betrunken, wie
wie nach einem Rausch
Bewegung, durch
Erwachen, beim
Fieberfrost, bei
Freien, im, amel.
Gehen, beim, Freien, im
Schmerzanfällen, bei
warmen Zimmer, im
Verzweiflung
abwechselnd mit Hoffnung
Fieberfrost, bei
Fieberhitze, während der
Genesung, an der
Schmerzen, bei
Vorsichtig
Wahnideen, Einbildungen, Halluzinationen, Sinnestäuschungen
nachts
ängstliche
akustische Täuschungen
Ansammlung von Dingen, Schwärmen, Menschenmengen etc.
beschäftigt, Tätigkeit, mit einer
Bilder, Phantome, sieht
nachts
geisteskrank werden, sie wird
geschwollen, er ist
Gesichter, größer, werden
Gespenster, Geister, sieht
Gestalten, sieht
groß, Körperteile erscheinen zu
klein, kleiner zu sein
Kopf, groß, scheint zu
Körper, verunstaltet, ein Teil ist •
Krankheit, unheilbare, hat eine
Phantasie, Einbildungen der
Schafe, treibt •
schlafe, obgleich wach, beharrt darauf, dass er
schwebt in der Luft +1
Sterben, er ist am
Stimmen, hört
treibt Schafe •
verdammt, verloren zu sein
vergrößert
Entfernungen sind
Gegenstände sind
Kopf ist
Körperteile sind
Weinen, mit
zu Hause fort, ist von
Weinen, weinerliche Stimmung
abends
abwechselnd mit Frohsinn
Lachen
Singen
Wut
Angst, nach
Fieberfrost, bei
Fieberhitze, bei
grundlos
Husten, durch ⋆4
Konvulsionen, bei
lautes Weinen, Schluchzen
Musik, durch
Schmerzen, bei
Schweiß, bei
Widerspenstig
widersprechen seinen Worten, Absichten
Widerspruch, verträgt keinen
Wildheit

Wille, widersprüchlich
Wirft Gegenstände weg
Zerstreut, unaufmerksam
Zorn, Jähzorn
  heftiger
  Husten, infolge von Zorn
  Kindern, bei
  Kleinigkeiten, über
  Zittern, mit
Zweifelnd, Genesung, an der

Aconitum cammarum

Angst
Gedächtnisschwäche
Konzentration, schwierige
Raserei, Wut
Ruhelosigkeit
  nachts

Aconitum ferox

Aktivität, geistige
Angst
Gedächtnis, gutes
Ruhelosigkeit
  schmerzhafte •
Traurigkeit, Verzagtheit, Niedergeschlagenheit, Depression, Schwermut, Melancholie
Verwirrung des Geistes

Aconitum lycoctonum

Faulheit, Indolenz, Abneigung gegen Arbeit
Geistesabwesend
geistige Arbeit, Abneigung gegen
  ermüdet
  unmöglich
Geschäft, Abneigung gegen
Konzentration, schwierige
Lachen
  abwechselnd mit Raserei
  agg.
  krampfhaftes
Manie
Ruhelosigkeit
  Fieberhitze, bei
Stimmung, veränderliche, unbeständige, wankelmütige
Unbeständigkeit
Wildheit
Wille, widersprüchlich

Aconitinum

Hydrophobie, Tollwut
Stumpfheit, Geistesträgheit, Denk- und Verständnisschwierigkeit

Actaea spicata

Abscheu, Leben, gegen das
Angst,
  Bewegung amel.
  Ruhe, in der
Ausschweifung, sexuelle
Beschwerden infolge von Schreck
Betäubung, wie im Rausch
Bewusstlosigkeit, Koma, Stupor
Delirium
  Fieber, während
  rasendes
Denken, Abneigung gegen
Eigensinnig, starrköpfig
Furcht, Alleinsein, vor dem
  Menses, unterdrückte Menses durch Furcht
  Tod, vor dem
    nachts
Gedächtnisschwäche
Gesellschaft, Verlangen nach; Abneigung gegen Einsamkeit, Gesellschaft amel.
Jammern, Lamentieren, Klagen
Launenhaftigkeit
Lebensüberdruss, Lebensmüdigkeit, Verzweiflung über Kleinigkeiten, mit •
Reizbarkeit
Ruhelosigkeit
Schlafwandeln
Selbsttäuschung
Selbstüberhebung, Selbstüberschätzung, Eigenkult
Seufzen
  Fieberhitze, bei
  Schweiß, bei
Singen
  abwechselnd mit Weinen
  Trällern
Sitzen, Neigung zum
Traurigkeit, Verzagtheit, Niedergeschlagenheit, Depression, Schwermut, Melancholie
Unbeständigkeit
Unentschlossenheit
Ungeduld
Verwirrung des Geistes

Wahnideen, fehlschlagen, alles wird
Zerstreut, unaufmerksam
Zorn, Jähzorn

Adelheid aqua

Bewusstlosigkeit, Koma, Stupor
Ruhelosigkeit
nachts

Adlumia fungosa

Fehler, Schreiben, beim
Reizbarkeit
Traurigkeit, Verzagtheit, Niedergeschlagenheit, Depression, Schwermut, Melancholie
Zerstreut, unaufmerksam

Adonis vernalis

Betäubung, wie im Rausch
Furcht, Magen aufsteigend, vom
Mürrisch, missmutig
Ruhelosigkeit, ängstliche
Trunksucht, Alkoholismus
Traurigkeit, Verzagtheit, Niedergeschlagenheit, Depression, Schwermut, Melancholie

Aesculus hippocastanum

Auffahren, Schlaf, aus dem
Auffassungsvermögen, leichtes
Beschwerden infolge von Erwartungsspannung, Vorempfinden, Ahnung
Betäubung, wie im Rausch
Bewusstlosigkeit, Koma, Stupor
Erwachen, beim
Sitzen, beim
Traum, wie im, Erwachen, beim
Delirium
Empfindlich
entfliehen, versucht zu
Fenster, aus dem
Erkennt niemanden
Exzentrizität, Überspanntheit
Faulheit, Indolenz, Abneigung gegen Arbeit
Fehler, Orten, irrt sich in
Froh, guten Mutes, glücklich
Furcht, nachts, Erwachen, nach dem
Gedächtnisschwäche
Gedanken, schnelle, lebhafte
geistige Arbeit, Abneigung gegen
Gewalttätig, heftig
Ideen, Einfällen, Reichtum an; Geistesklarheit
Konzentration, schwierige
Aufmerksamkeit, kann die Aufmerksamkeit nicht halten ★1
Mürrisch, missmutig
Reizbarkeit
abends
Ruhebedürfnis
Seelenruhe, Gelassenheit
Stumpfheit, Geistesträgheit, Denk- und Verständnisschwierigkeit
morgens
Erwachen, beim
nachts beim Erwachen
Tod, Gefühl vom
Traurigkeit, Verzagtheit, Niedergeschlagenheit, Depression, Schwermut, Melancholie
Fieberhitze, bei
Verwirrung des Geistes
morgens Erwachen, beim
Erwachen, beim
weiß nicht, wo sie ist, noch wann die Gegenstände um sie herum hierher kamen
Verzweiflung
Wahnideen, verloren, sie ist (Seligkeit), Erwachen, beim •
Zerstreut, unaufmerksam
Zorn, Jähzorn
leicht in, gerät
Widerspruch, durch

Aesculus glabra

Betäubung, wie im Rausch
Bewusstlosigkeit, Koma, Stupor
Stumpfheit, Geistesträgheit, Denk- und Verständnisschwierigkeit
Verwirrung des Geistes

Aethusa cynapium

Angst
nachmittags
Dunkeln, im
Kopfschmerzen, bei
Zukunft, um die
Auffahren, Schlaf, Einschlafen, beim

- Beschwerden infolge von Erwartungsspannung, Vorempfinden, Ahnung
- Betäubung, wie im Rausch
  - Erbrechen (bei einem Kind), nach •
  - Schwindel, bei
- Bewusstlosigkeit, Koma, Stupor
  - Augen, starrem Blick, mit
  - Fieber, bei
  - *Liegen, ausgestreckt, liegt* •
  - Schwindel, während
- *Delirium*
  - *nachts*
  - albernes, einfältiges
  - Fieber, während
  - *Fieberfrost, im*
  - *Konvulsionen, während*
  - *rasendes*
  - Schweiß amel. Delir •
  - Wahnideen, mit
  - *wahnsinniges*
- *Dunkelheit agg.*
- Empfindlich
- Ernst
  - mittags amel. •
- Erregung, Aufregung
  - morgens
  - vormittags
- *Erschöpfung, geistige*
- *Erwartungsspannung, Prüfung, vor*
- Fleißig, Arbeitswut
- Froh, guten Mutes, glücklich
  - vormittags
- Furcht
  - nachmittags
  - Augenschließen, beim
  - Diarrhoe durch
  - Dunkelheit, vor
  - *Prüfung, vor*
  - Schlaf, vor dem (zeitlich), Augen zu schließen, Furcht die; er würde sonst nie wieder aufwachen
- Gebärden, krampfhafte, Schlaf, im •
- Gedächtnisschwäche
- Gedanken, hartnäckige
  - Kleid, an ein am Vortage gemachtes •
- Geisteskrankheit, Wahnsinn
- geistige Arbeit, Abneigung gegen
  - *unmöglich*
- Geschwätzigkeit
- Gesellschaft, Verlangen nach; Abneigung gegen Einsamkeit, Gesellschaft amel.
  - Alleinsein agg., beim
- *Idiotie*
- *Imbezillität*
- *Konzentration, schwierige*
  - *Kindern, bei*
  - **Lernen, Lesen etc., beim**
- Lästig, geht auf die Nerven
  - Freien, im
- Lesen, unfähig zu
- Liebt Hunde ★1
  - Katzen ★1
  - Tiere ★1
- Manie
- Mürrisch, missmutig
  - nachmittags
  - *Freien, im*
  - Hitze, im Kopf, mit •
- **nagen, Verlangen zu** +3
- Qualvolle Angst
  - *Erbrechen, mit*
- *Raserei, Wut*
- reden, Abneigung zu, möchte schweigen, wortkarg
  - vormittags
- *Reizbarkeit*
  - vormittags
  - nachmittags
  - Essen, nach dem
  - Freien, im
  - Kopfschmerzen, bei
  - Menses, während der
  - Sitzen, im
- Ruhelosigkeit
  - *ängstliche*
  - Fieberfrost, bei
- Schreien
  - Kindern, bei
- Schüchternheit, Auftreten in der Öffentlichkeit, beim
- Seelenruhe, vormittags •
- *Selbstmord, Springen, Fenster, aus dem*
- Spaßen, Scherzen
- Sprechen, langsames
  - springt schnell von einem Gedanken zum anderen
- Springen, Fenster, aus dem
- spucken, Drang zu
- *Stumpfheit, Geistesträgheit, Denk- und Verständnisschwierigkeit*
- Traurigkeit, Verzagtheit, Niedergeschlagenheit, Depression, Schwermut, Melancholie
  - nachmittags
  - abends

Alleinsein, beim
Freien, im
Ungeduld
Unterhaltung, Konversation amel. +2
Unzufrieden, missvergnügt, unbefriedigt
Vergesslich
Verwirrung des Geistes
Wahnideen, Einbildungen, Halluzinationen, Sinnestäuschungen
Tag und Nacht
nachts
Gesichter, sieht, Augenschließen, beim
hochgestellte Persönlichkeit, ist eine
Hunde, sieht
Katzen, sieht
Kleider, wunderschön, findet ihre
Mäuse, sieht
Maus läuft unter dem Stuhl weg
Phantasie, Einbildungen der
Ratten, sieht
laufen im Zimmer umher
Tieren, von
Menschen sind Ratten, Mäuse, Insekten etc.
Zunge, lang, ist zu •
Weinen, weinerliche Stimmung
Geräuschen, bei
Stuhlgang, beim
unzufrieden mit sich selbst, und ist ⋆2
Witzig, geistreich
Zorn, Jähzorn
Zurückhaltend, reserviert

Agaricus muscarius

Aktivität
Albernes Benehmen
angefasst werden, will nicht
angesprochen werden, will nicht
Angst
abends
nachts
Erwachen, beim
Geräusche, durch
Gesundheit, um seine
Menses, nach den
verhindert den Schlaf •
Schlaf, im
Menses, nach den
Schweiß amel.
Tiefatmen, beim, amel.
Zukunft, um die
Anstrengung, agg. durch geistige
antworten, Abneigung zu
singt, spricht, will jedoch nicht auf Fragen antworten •
weigert sich zu antworten
Auffahren
abends, Einschlafen, beim, Zucken hört beim Einschlafen auf
elektrisiert, wie
Schlaf, Einschlafen, beim
Bedauert sich selbst
beleidigt, leicht; nimmt alles übel
Beschäftigung, Ablenkung amel.
Beschwerden infolge von Erregung, Gefühlserregung
Schreck
sexuellen Exzessen
Tadel
Trunksucht
Überanstrengung, geistiger
Zorn, Ärger
Betäubung, wie im Rausch
morgens
amel.
Erwachen, beim
Freien, im, amel.
Schwindel, bei
Bewusstlosigkeit, Koma, Stupor
morgens
abwechselnd mit Konvulsionen
Fieber, bei
Koitus, nach
Schmerzen, durch
Schwindel, während
Boshaft, gehässig
Böswillig, mutwillig
Chaotisches, wirres Verhalten
Delirium
albernes, einfältiges
Bett und entflieht, springt plötzlich aus dem
erkennt niemanden
seine Verwandten nicht, wirft Wein und Medikamente nach der Schwester •
Erschöpfung, mit
Fieber, während
geschäftiges
gewalttätiges
Kopfschmerzen, bei
Kräften, mit gesteigerten
lärmendes
leicht ⋆3
lustiges, fröhliches
abwechselnd mit Melancholie •

murmelt, murrt
rasendes
Rausch, wie in einem
religiöses
ruhiges
Schreien, mit
singt
tollt mit Kindern •
ungestümes, grimmiges
Delirium tremens, Säuferwahnsinn
Demenz
Denken, Abneigung gegen
Droht
Eigensinnig, starrköpfig
Ekstase
Empfindlich, Geräusche, gegen, sprechen zu hören, andere
Entfernungen, schlechte Beurteilung von
entfliehen, versucht zu
Entmutigt
Entwicklungsstillstand eines Kindes
Erregung, Aufregung
abends
abwechselnd mit Delirium •
Erschöpfung, geistige
Exzentrizität, Überspanntheit
Faulheit, Indolenz, Abneigung gegen Arbeit
abends
Essen, nach dem
Mittagessen, nach dem
Fehler, Schreiben, beim
Sprechen, beim
agg. nach Anstrengung •
Buchstabieren, beim
Schlaflosigkeit, nach
Worte, benutzt falsche
Feigheit
Fleißig, Arbeitswut
Froh, guten Mutes, glücklich
abends
abwechselnd mit Traurigkeit
albern, und
Furcht
abends, Bett, im
nachts
Anfall zu bekommen, einen
Ersticken, vor dem, nachts
Geisteskrankheit, seinen Verstand zu verlieren, vor
gestört zu werden •
Krankheit, vor drohender
Karzinom ★1
Unglück, vor
Unheil, vor
Gebärden, Greifen oder Langen nach etwas, nach Flocken
heftige
seltsame Stellungen und Lagen
Kopfes, des
unfreiwillige Handbewegungen, als ob sie einen Wollknäuel wickelt
Gedächtnis, gutes
abends
Gedächtnisschwäche
auszudrücken, sich
gedacht hat, für das, was er gerade
gehört hat, für das, was er
getan hat, was er gerade
Personen, für
Worte, für
Gedanken, Andrang, Flut der
abends, im Bett
nachts
Schlaflosigkeit durch
Gedichte, macht
Geisteskrankheit, Wahnsinn
boshafte
Körperkraft, mit vermehrter
scheue •
geistige Arbeit, Abneigung gegen
unmöglich
morgens
Geschäft, Abneigung gegen
Geschwätzigkeit
beantwortet keine Fragen, aber •
springt schnell von einem Thema zum anderen
Geselligkeit, Hang zur
Gesellschaft, Abneigung, gegen; Gegenwart anderer agg. die Symptome; Verlangen nach Einsamkeit
Gesellschaft, Verlangen nach; Abneigung gegen Einsamkeit, Gesellschaft amel.
Alleinsein agg., beim
Gewalttätig, heftig
Gewalttaten, Wut führt zu
Gleichgültigkeit, Apathie
alles, gegen
Arbeitsscheu, mit
geschäftlichen Angelegenheiten, gegen seine
Grimassenschneiden
Größe, Ausmaß, schlechte Beurteilung von
Hass
Rache, Hass und

Heiterkeit
Hochmütig, arrogant
Hydrophobie, Tollwut
Hysterie
sexuellen Ausschweifungen, nach
Ideen, Einfällen, Reichtum an; Geistesklarheit
abends, Bett, im
Idiotie
Imbezillität
Kämpfen, Krieg, spricht vom
Kindisches Benehmen
Konzentration, schwierige
Lernen, Lesen etc., beim
lernt mit Schwierigkeit
Kummer
Küsst, Hände seiner Gefährten, die
Lachen
Bett, im •
Fieberfrost, bei
lautes
unfreiwilliges
Lasziv
Läuft umher
gefährlichsten Orten, an •
Launenhaftigkeit
Leichtsinnig, frivol
Leid anzutun, Raserei treibt ihn, sich ein
Manie
Raserei, mit
Morphinismus
Mürrisch, missmutig
morgens, Erwachen, beim
Mutig
Neugierig
Nymphomanie
Pfeifen
Phantasie, verstärkte Phantasietätigkeit
abends Bett, im
nachts
Schlaflosigkeit, mit
Pläne, kühne •
rachsüchtige •
Prophezeit
Proportionen, schlechte Beurteilung von ⋆[2,3]
Raserei, Wut
abwechselnd mit religiöser Erregung •
anhaltende
heftige, gewalttätige
Kraft, mit vermehrter
mutwillig-boshafte
Trunkenheit, bei •
Reden anderer agg., Unterhaltung
reden, Abneigung zu, möchte schweigen, wortkarg
lernt langsam sprechen
Reizbarkeit
morgens, Erwachen, beim
Erwachen, beim
Koitus, nach
Resignation
Ruhelosigkeit
abends
Mitternacht, nach, 3 h
innerliche
nachts im Traum •
Schlafwandeln
Schmollen
Schreien
Schlaf, im
Selbstsucht, Egoismus
Selbstüberhebung, tragen ihre Großtaten vor •
Seufzen
Singen
abwechselnd mit Ärger
fröhliches
Sinne abgestumpft
Sitzen, Neigung zum
Spaßen, Scherzen
treibt mit allem sein Spiel
Sprechen, ehrerbietiges •
fröhliches
springt schnell von einem Gedanken zum anderen
stoßweises
unzusammenhängendes
zögerndes
Springen
Stimmung, veränderliche, unbeständige, wankelmütige
Streitsüchtig, zanksüchtig
Stumpfheit, Geistesträgheit, Denk- und Verständnisschwierigkeit
morgens
abends amel.
nachts amel. •
Fieberfrost, bei
geistige Anstrengung, durch
Kindern, bei
Tafelfreuden, Schwelgerei
Tanzen
groteskes
Tollkühnheit
töten, Verlangen zu
Traum, wie im

Traurigkeit, Verzagtheit, Niedergeschlagenheit, Depression, Schwermut, Melancholie
morgens
nachmittags amel.
abends
Anstrengung, nach
Kleinigkeiten, um
Koitus, nach
Kopfschmerzen, bei
Masturbation, durch
Pollutionen, durch
sexuelle Exzesse, durch
Trügerisch, hinterlistig
Trunksucht, Alkoholismus
Umarmt Gefährten, seine
Unbehagen, Unpässlichkeit
vormittags
Unbesonnen, sorglos
Unbeständigkeit
Unentschlossenheit
Ungeschickt, lässt Dinge fallen ⋆3
Unzufrieden, missvergnügt, unbefriedigt
Vergesslich
Worte beim Sprechen, für; sucht nach Worten
Verliebt
Verrät Geheimnisse
Verschwenderisch
Verstümmelt seinen Körper
Verwegenheit
Verwirrung des Geistes
morgens
Erwachen, beim
nachmittags
betrunken, wie
wie nach einem Rausch
Essen, nach dem
amel.
Freien, im
Gehen, beim
amel.
Freien, im
Kopfschmerzen, mit
Lesen, beim
Tragen schwerer Lasten, beim •
Verzweiflung
Raserei, grenzt an •
Wahnideen, Einbildungen, Halluzinationen, Sinnestäuschungen
akustische Täuschungen
Arme gehören ihr nicht
Beine gehören ihr nicht
Gespenster, Geister, sieht
Gestalten, sieht
hochgestellte Persönlichkeit, ist eine
Hölle, Pforte der Hölle bekennen, muss seine Sünden an der •
klein, Gegenstände werden kleiner
kleiner zu sein
leicht, körperlos, er ist
Loch erscheint wie ein schrecklicher Abgrund, ein kleines •
Offizier, er ist
Personen, unterhält sich mit abwesenden
Phantasie, Einbildungen der
Pilz aufschlitzen, er muss auf die Knie fallen, seine Sünden bekennen und sich den Bauch mit einem •
rachsüchtige •
Stimmen, hört
tot, Leiche, Schwester, Leiche von •
Menschen, sieht tote
übermenschlich, Kontrolle, ist unter übermenschlicher
vergrößert, Entfernungen sind
Gegenstände sind
verkleinert, ganze Körper ist, der •
Wasser, Löffel voll Wasser erscheint wie ein See, ein •
Wirft Gegenstände, Personen, nach
Zerreißt Sachen
Zerstörungssucht, Destruktivität
Zerstreut, unaufmerksam
Zorn, Jähzorn

Agaricus citrinus

Bewusstlosigkeit, Koma, Stupor
Faulheit, Indolenz, Abneigung gegen Arbeit

Agaricus campestris

Delirium

Agaricus emeticus

Angst
kalte Getränke amel.

Agaricus pantherinus

Antwortet einsilbig
Bewusstlosigkeit, Koma, Stupor

Delirium
    rasendes

Agaricus phalloides

Angst
Antwortet langsam
Bewusstlosigkeit, Koma, Stupor
Delirium
Gebärden, seltsame Stellungen und Lagen
Ruhelosigkeit
    Bett, sich herumwerfen im
Sprechen, langsames
Ungeduld

Agaricus procerus

Bewusstlosigkeit, Koma, Stupor
Delirium, Schreien, mit
    verweigert die Medikamente •
Delirium tremens, Säuferwahnsinn

Agaricus semiglobatus

Bewusstlosigkeit, Koma, Stupor
Heiterkeit

Agaricus stercorarius

Bewusstlosigkeit, Koma, Stupor
entfliehen, versucht zu
Erregung, Aufregung
    Konvulsionen, nach •
Ruhelosigkeit
Wildheit
    Konvulsionen, vor

Agave americana

Hydrophobie, Tollwut

Agave tequilana

Bewusstlosigkeit, Koma, Stupor
Erregung, Aufregung
    Amnesie, gefolgt von vorübergehender •
Gewalttätig, heftig
Pessimist
Schreien
Spaßen, Scherzen
Traurigkeit, Verzagtheit, Niedergeschlagenheit, Depression, Schwermut, Melancholie
Trunksucht, Alkoholismus
Verlangen, voller

Agnus castus

Abscheu, Leben, gegen das
Angst
    Gesundheit, um seine +1
    hypochondrische +1
Anstrengung, agg. durch geistige
Auffahren
    Schlaf, aus dem
        im
Beschwerden infolge von Erwartungsspannung, Vorempfinden, Ahnung
    sexuellen Exzessen
Bewusstlosigkeit, Koma, Stupor
Delirium
Demenz, senilis, Dementia
Ekstase
Entmutigt
    abwechselnd mit Hochmut •
Erregung, Aufregung
Erschöpfung, geistige
Exzentrizität, Überspanntheit
Feigheit
Furcht
    Tod, vor dem
        bald sterben, sie wird
        Erwachen, beim
Gedächtnisschwäche
    Geschäfte, für
    tun wollte, was er gerade
Geistesabwesend
Geisteskrankheit, Kindbett, im
geistige Arbeit, Abneigung gegen
    unmöglich
Geschäft, unfähig zu Geschäften
Geschwätzigkeit
Gleichgültigkeit, Apathie
    abwechselnd mit Fröhlichkeit
    äußere Dinge, gegen
Heiterkeit
    abwechselnd mit Traurigkeit
Hypochondrie
Hysterie
    laszive
Ideen, Mangel an
Imbezillität

Konzentration, schwierige
Lernen, Lesen etc., beim
lernt mit Schwierigkeit
Lebensüberdruss, Lebensmüdigkeit
Lesen, schwierig, ist
Mürrisch, missmutig
Obszön
Phantasie, verstärkte Phantasietätigkeit
Raserei, Wut
verliebte, morgens beim Aufstehen •
Resignation
Selbstmord, Selbstmordgedanken
Selbstvertrauen, Mangel an
Sinne abgestumpft
Sinnlichkeit
Sprechen, zögerndes
Stimmung, abwechselnde
veränderliche, unbeständige, wankelmütige
Stumpfheit, Geistesträgheit, Denk- und Verständnisschwierigkeit
Lesen, beim
Tod, sterben, Gefühl zu
Todesahnung
bald sterben, ihr kann nicht geholfen werden, glaubt, sie muss •
Todesgedanken
wünscht sich den
Traurigkeit, Verzagtheit, Niedergeschlagenheit, Depression, Schwermut, Melancholie
tagsüber
Kopfschmerzen, bei
Milch, nach Versiegen der •
Wochenbett, im
Unbesorsam
Unzufrieden, missvergnügt, unbefriedigt
sich selbst, mit
Verächtlich, geringschätzig
sich selbst, gegen
abwechselnd mit Exzentrizität, Überspanntheit •
Vergesslich
Einkäufe, für; geht fort und lässt sie liegen
Verliebt
Verwirrung des Geistes
Lesen, beim
Verzweiflung
Wahnidee, Existenz der Dinge, zweifelt an der
Geruchssinnes, des
Reichtum, von
Zerstreut, unaufmerksam
Zorn, Jähzorn
Zweifelnd, Genesung, an der

Agremone ochroleuca

Angst
nachts, Pavor nocturnus
Furcht, blind zu werden
vergiftet zu werden
Gedächtnisschwäche
Manie, Besessenheitswahn

Agrostema githago

Bewusstlosigkeit, Koma, Stupor

Ailanthus glandulosa

Angst
morgens
Antwortet unrichtig
Betäubung, wie im Rausch
Bewusstlosigkeit, Koma, Stupor
Diphtherie, bei
Erbrechen, mit
Fieber, bei
Scharlach, bei
Delirium
erkennt niemanden
Erschöpfung, mit
Fieber, während
Gesicht, rotem
Kopfschmerzen, bei
murmelt, murrt
rasendes
ruheloses
wahnsinniges
Denken, Abneigung gegen
Erschöpfung, geistige
erschreckt, leicht
Faulheit, Indolenz, Abneigung gegen Arbeit
Fehler, Rechnen, beim
Gedächtnisschwäche
Ereignisse, frühere, für
gesagt hat, für das, was er
Personen, für
Geisteskrankheit, Wahnsinn
Gleichgültigkeit, Apathie
alles, gegen
Fieber, bei
stoisch gegen Ereignisse •
Typhus, bei
Konzentration, schwierige
Rechnen, beim

Kummer
Manie
Murmeln, murren
Phantasien, verwirrte
Qualvolle Angst
    Übelkeit, mit
Rechnen, Unfähigkeit zum; Geometrie, zur
Reden, Schlaf, im
Reizbarkeit
Ruhelosigkeit
    morgens
Schreien, Kindern, bei
Seufzen
Sinne abgestumpft
Stöhnen, Schlaf, im
Stumpfheit, Geistesträgheit, Denk- und Verständnisschwierigkeit
Traum, wie im
Traurigkeit, Verzagtheit, Niedergeschlagenheit, Depression, Schwermut, Melancholie
Unbesonnen, sorglos
Vergesslich
Verwirrung des Geistes
    Traum, wie im
Wahnideen, Ratten, sieht, laufen im Zimmer umher
        herauf, eine Ratte läuft das Bein
    Schlangen, heraufkriechen, fühlt eine Schlange •
    unwirklich, alles erscheint
Weinen, weinerliche Stimmung
    möchte unaufhörlich

Alcoholus

Angst, allein, wenn
    Bett, im
    verbirgt sie vergeblich •
Auffahren, Schlaf, aus dem
Beklagt sich
Beschimpfen, beleidigen, schmähen
Bewusstlosigkeit, Koma, Stupor
Boshaft, gehässig
Brutalität
Delirium
    Bett und entflieht, springt plötzlich aus dem
    rasendes
    religiöses
Delirium tremens, Säuferwahnsinn
Demenz
Eigensinnig, starrköpfig
Empfindlich
entfliehen, versucht zu
Erschöpfung, geistige
Exzentrizität, Überspanntheit
Faulheit, Indolenz, Abneigung gegen Arbeit
    körperliche
Fehler, Personen, irrt sich in
Feigheit
Feuer legen, Dinge anzünden, will
Fluchen, Schwören
Freundlichkeit, Feinde gegenüber, einem •
Freundschaftsbeteuerungen, ergießt sich in •
Froh, guten Mutes, glücklich
Furcht, unerklärbare, unbestimmte
    Unglück, vor
Gebärden, Greifen oder Langen nach etwas, Ruhe, in der •
    lebhafte
Gedächtnisschwäche
Gedanken, Andrang, Flut der
    gedankenvoll
    schnelle, lebhafte
    wandernde, abschweifende
Gefühllos, hartherzig
Geisteskrankheit, Wahnsinn
    Kopfverletzung, durch
Geschwätzigkeit
Geselligkeit, Hang zur
Gewalttätig, heftig
Heiterkeit
Imbezillität
Kindisches Benehmen
Konzentration, schwierige
Lachen
Lächeln
Leidenschaftlich
Lügner
    lügt, spricht nie die Wahrheit, weiß nicht, was sie sagt
Manie
Mitgefühl, Mitleid
Mürrisch, missmutig
Mutig
Obszön, Lieder, obszöne
Phantasien, absurde
    lebhafte
Prahler, Aufschneider, Großsprecher
Raserei, Wut
reden, Abneigung zu, möchte schweigen, wortkarg
Reizbarkeit
Ruhelosigkeit

Bett, sich herumwerfen im
verbergen, sucht vergeblich seine Ruhelosigkeit zu •
Schamlos
Schreien
Seelenruhe, Gelassenheit
Selbstmord, Neigung zum
Sentimental, schwärmerisch
Singen, ungestümes •
Sinne abgestumpft
geschärft
Spaßen, zügelloses •
Spotten, Freunde, über sein •
Sprechen, hastiges
unbesonnenes
unzusammenhängendes
verwirrtes
Springen, Bett, springt aus dem
Stimmung, veränderliche, unbeständige, wankelmütige
Streitsüchtig, zanksüchtig
Stumpfheit, Geistesträgheit, Denk- und Verständnisschwierigkeit
töten, Verlangen zu
Traurigkeit, Verzagtheit, Niedergeschlagenheit, Depression, Schwermut, Melancholie
Trinkern, bei
Unbesonnen, sorglos
Ungeduld
Widerspruch, beim geringsten
Verlangen, voll von unbeherrschtem •
Verrät Geheimnisse
Verwirrung des Geistes
Wahnideen, Einbildungen, Halluzinationen, Sinnestäuschungen
Abgrund, Furcht, in einen Abgrund zu fallen •
beleidigt zu werden, meint
Feind, lauert einem Feind auf •
Hydrothorax, er hat einen
Reichtum, von
Schiffes, sie sind im Sturm an Bord eines •
schlafe, obgleich wach, beharrt darauf, dass er
verfolgt zu werden, Mördern, Räubern, von •
Polizei, von der
Witzig, geistreich
Würdelos •
Zurückhaltend, reserviert

Aletris farinosa

Bewusstlosigkeit, Koma, Stupor
Konzentration, schwierige
Unzufrieden, missvergnügt, unbefriedigt

Alfalfa

Erschöpfung, geistige
Hypochondrie
Mürrisch, missmutig
Traurigkeit, Verzagtheit, Niedergeschlagenheit, Depression, Schwermut, Melancholie

Allium cepa

Albernes Benehmen
Angst
Faulheit, morgens
Fehler, Arbeit, in der
Sprechen, beim
Buchstabieren, beim
stellt Worte falsch
Furcht
Schmerzen, vor, dass die Schmerzen unerträglich werden ⋆2
Geisteskrankheit, Wahnsinn
Gleichgültigkeit, morgens
beim Erwachen
Konzentration, schwierige
Menschenfeindlichkeit
Ruhelosigkeit
Sinne abgestumpft
Stumpfheit, nachmittags
Wein, nach
Traurigkeit, Verzagtheit, Niedergeschlagenheit, Depression, Schwermut, Melancholie
Unzufrieden, missvergnügt, unbefriedigt
Verwirrung des Geistes
Kaffee, nach
Wein, nach
Verzweiflung
Zerstreut, unaufmerksam
Kaffee oder Wein, nach •
Zorn, Jähzorn

Allium sativum

Angst
Empfindlich
moralische Eindrücke, gegen

entfliehen, versucht zu
Furcht, Alleinsein, vor dem
genesen, nicht zu
Medizin, einzunehmen, Furcht zu viel
zu vertragen, keinerlei •
Tod, vor dem
vergiftet zu werden
Gedächtnisschwäche
Gedanken, wandernde, abschweifende
Gefräßigkeit
Gesellschaft, Verlangen nach; Abneigung gegen Einsamkeit, Gesellschaft amel.
Ideen, Einfällen, Mangel an
Ruhelosigkeit
allein, wenn
Traurigkeit, Verzagtheit, Niedergeschlagenheit, Depression, Schwermut, Melancholie
Alleinsein, beim
Trieb, krankhafter, laufen, zu; krankhafter Lauftrieb
Ungeduld
Weinen, Schlaf, im

Alloxanum

Angst
Zukunft, um die
Diktatorisch, herrisch, dogmatisch, despotisch
Empfindlich, Geräusche, gegen
Fehler, Schreiben, beim
Sprechen, beim
Buchstabieren, beim
Fleißig, Arbeitswut
Gedächtnisschwäche
Eigennamen, für
ereignet hat, für das, was sich gerade •
Ereignisse, für neue
gehört hat, für das, was er gerade
gelesen hat, für das, was er
getan hat, was er gerade
Orte, für
sagen wollte, für das, was er
tun wollte, was er gerade
Worte, für
Gesellschaft, Abneigung, gegen; Gegenwart anderer agg. die Symptome; Verlangen nach Einsamkeit
allein, amel. wenn
Gleichgültigkeit, Apathie
Arbeitsscheu, mit
geliebte Personen, gegen
Umgebung, gegen die
Heiterkeit
Konzentration, schwierige
Reizbarkeit
Geräusche, durch
Traurigkeit, Verzagtheit, Niedergeschlagenheit, Depression, Schwermut, Melancholie
Alleinsein, beim
amel. •
Ungeduld
Verlassenheit, Gefühl der
Verwirrung, Identität, Kopf vom Körper getrennt, als ob sein
Weinen, weinerliche Stimmung
Alleinsein, beim, amel. •
Zorn, Jähzorn

Aloe socotrina

Abscheu, Allgemeinen, im, Schmerzen, bei •
Aktivität
abwechselnd mit Erschöpfung •
geistige, abwechselnd mit Erschöpfung •
Faulheit •
Angst
anfallsweise
Bewegung, durch
Essen, nach dem
Gehen, beim
Handarbeit, bei
Stehen, beim
Anstrengung, agg. durch geistige
Auffahren, ängstliches
Geräusche, durch
Beklagt sich
Betäubung, wie im Rausch
Bewusstlosigkeit, abwechselnd mit Raserei •
Stuhlgang, beim
Boshaft, gehässig
Böswillig, mutwillig
Eigensinnig, starrköpfig
Ekel, Widerwillen
Empfindlich
Geräusche, gegen
geringste Geräusch, gegen das
Musik, gegen
Entmutigt
Erregung, Aufregung
Gesichtshitze, mit •
Urinieren, beim •
erschreckt, leicht, Pollutionen, nach •

Faulheit, Indolenz, Abneigung gegen Arbeit
morgens
mittags
nachmittags
abends amel.
Erwachen, beim
Fleißig, Arbeitswut
Fluchen, Schwören
Froh, guten Mutes, glücklich
morgens, Erwachen, beim
abends
Furcht
Geräusche, durch
Männern, vor
Menschenmenge, in einer
Menschen, vor; Anthropophobie
Pollutionen, nach
Tod, vor dem
Gedächtnis, gutes
abwechselnd mit Mattigkeit •
Gedächtnisschwäche
Arbeit, bei geistiger
Gedanken versunken, in
Essen, nach dem •
Gedanken, Andrang, Flut der, nachts
drängen sich auf, sexuelle
gedankenvoll
Essen, nach dem •
feuchtkaltem Wetter, bei •
wandernde, abschweifende
geistige Arbeit, Abneigung gegen
Verlangen nach
Geschwätzigkeit
Gesellschaft, Abneigung, gegen; Gegenwart anderer agg. die Symptome; Verlangen nach Einsamkeit
Gewalttätig, heftig
Gleichgültigkeit, Apathie
abends
Essen, nach dem •
Hass
Rache, Hass und
Hast, große Eile
Arbeit, bei seiner, nachmittags •
Hypochondrie
Hysterie
Ideen, Einfällen, Reichtum an; nachts
Imbezillität
Konzentration, schwierige
Lachen
Kindern, bei
Lasziv
Lebensüberdruss, Lebensmüdigkeit
Lebhaft, munter
Mürrisch, missmutig
abends
bewölktes Wetter, durch
grundlos
Musik agg.
Zittern durch
Qualvolle Angst
Raserei, Leiden, durch
reden, Abneigung zu, möchte schweigen, wortkarg
Essen, nach dem
Reizbarkeit
nachmittags
abends
amel.
Schmerzen, bei
Stuhlgang, vor
Wetter, bei regnerischem oder bedecktem
Ruhelosigkeit
Schreien, ruft nach jemandem
Schüchternheit
schamhaft, verlegen
Seelenruhe, Gelassenheit
versöhnt mit dem Schicksal
Selbstbetrachtung, Essen, nach dem
Spaßen, Scherzen
Sprechen, Schwatzen
Stilles Wesen
Stimmung, abstoßende, abweisend gegen jeden •
veränderliche, unbeständige, wankelmütige
Mittagessen, nach dem •
Stöhnen, Schlaf, im
Streitsüchtig, zanksüchtig
Stumpfheit, Geistesträgheit, Denk- und Verständnisschwierigkeit
Tod, Todesahnung
sagt die Todesstunde voraus
Todesgedanken
Traurigkeit, Verzagtheit, Niedergeschlagenheit, Depression, Schwermut, Melancholie
morgens
abends amel.
Unzufrieden, missvergnügt, unbefriedigt
abends amel.
Regenwetter, bei •
sich selbst, mit
Verächtlich, geringschätzig
Verbrüdert mit der ganzen Welt •
Verspielt
Verwirrung des Geistes
morgens

abends
Fieberfrost, bei
Verzweiflung
Widerspruch, verträgt keinen
zurückhalten, um nicht heftig zu werden, muss sich
Zeit vergeht zu langsam, erscheint länger
Zorn, Jähzorn
Widerspruch, durch
Zufrieden

Alumen

Abneigung, alles, gegen
Abscheu, Allgemeinen, im, abends
Angst
vormittags
nachts
Beschwerden infolge von schlechten Nachrichten
Betäubung, Gehen, beim
Bett bleiben, möchte im
Denken, Beschwerden agg., an seine
Eigensinnig, starrköpfig
Erregung, Aufregung
erschreckt, leicht
Faulheit, vormittags
Furcht
Bewusstlosigkeit, vor •
fallen, zu
Geisteskrankheit, seinen Verstand zu verlieren, vor
töten, er könnte
Unglück, vor
Gebärden, unfreiwillige Handbewegungen
Gedächtnisschwäche
geistige Arbeit, Abneigung gegen
Gesellschaft, Abneigung, gegen; Gegenwart anderer agg. die Symptome; Verlangen nach Einsamkeit
Gleichgültigkeit, Apathie
alles, gegen
Lachen, krampfhaftes
Langeweile
Milde
Mürrisch, missmutig
Quält seine Umgebung
Raserei, Wut
Ruhelosigkeit
Bett, sich herumwerfen im
Schüchternheit
Traurigkeit, Verzagtheit, Niedergeschlagenheit, Depression, Schwermut, Melancholie
morgens
vormittags, 9–12 h •
Unentschlossenheit
Verwirrung des Geistes, nachmittags
Wahnideen, Blut rauscht in den Adern wie das Brausen von vielen Wassern
Weinen, morgens
abwechselnd mit Lachen
Zweifelnd, Genesung, an der, Medizin ist nutzlos

Alumina

Abscheu, Allgemeinen, im
abends
Leben, gegen das
Affektiertheit, gekünsteltes Benehmen, Geziertheit
Albernes Benehmen
Angst
morgens
Erwachen, beim
vormittags
abends
nachts
Erwachen, beim
Mitternacht, nach
4 h
Anfällen, bei
anfallsweise +1
Darandenken, durch
epileptische Anfälle, vor drohendem Anfall •
Erwachen, beim
Fieber, im
Freien amel., im
Furcht, mit
Geräusche, durch
Gesundheit, um seine
Gewissensangst, als ob eines Verbrechens schuldig
Hause, im
beim Betreten des Hauses
hypochondrische
Schlaf, vor dem
Sprechen, beim
Unterhaltung, durch
Urinieren, vor
Zimmer, beim Eintreten in ein •
Zukunft, um die
antworten, Abneigung zu

Auffahren
nachts
Mitternacht im Schlaf, vor
fallen hört, wenn er etwas •
Geräusche, durch
Schlaf, aus dem
Einschlafen, vor dem •
beim
im
Schreck, durch und wie durch
Urinierens, am Beginn des •
Ausschweifung, sexuelle
Beharrlichkeit, fehlende ★2
Beklagt sich
beleidigt, leicht; nimmt alles übel
Bellen
knurren wie ein Hund
Beschäftigung, Ablenkung amel.
Beschränktheit, Borniertheit
Beschwerden infolge von Enttäuschung
Erwartungsspannung, Vorempfinden, Ahnung
Geringschätzung, Verachtung durch andere
Kränkung, Demütigung +3
sexuellen Exzessen
Zorn, Ärger
Angst, mit
stillem Kummer, mit
Betäubung, wie im Rausch
Beten
inbrünstiges
Bett, bleiben, möchte im
Bewusstlosigkeit, Koma, Stupor
Traum, wie im, Erwachen, beim
Blut oder Messer sehen, kann kein •
Brütet, sieht alles schwarz
Delirium
gewalttätiges
Denken, Beschwerden agg., an seine
Ehrgeiz
Eigensinnig, starrköpfig
widersetzt sich den Wünschen anderer
Empfindlich
Geräusche, gegen
Entmutigt
abwechselnd mit Hoffnung
Zuversicht •
Ernst
Erregung, Aufregung
Fieberhitze, bei
Gehen, Freien, beim Gehen im
Herzklopfen, mit heftigem
Erschöpfung, geistige
Menses, nach den •
erschreckt, leicht
Blut, beim Anblick von •
Urinieren, vor dem •
Farben, rote Farbe, Abneigung gegen •
Faulheit, Indolenz, Abneigung gegen Arbeit
morgens
vormittags
intelligent, obgleich sehr
Fehler, Schreiben, beim
Sprechen, beim
beabsichtigte, sagt, was er nicht
stellt Worte falsch
Worte, benutzt falsche
Zeit, in der
Feigheit
Froh, guten Mutes, glücklich
abends
Bett, im
nachts
abwechselnd mit Weinen
Zerstreutheit
Gehen im Freien, beim und nach dem
Schlaf, im
Furcht
morgens
abends
Anfall zu bekommen, einen
Apoplexie, vor
Bettnässen, vor •
Blut, vor ★1
Einbrechern, vor
Epilepsie, vor
morgens •
ereignen, es könnte sich etwas
Erwachen, beim
Traum, nach einem
fallen, zu
Gehen, vor dem
Geisteskrankheit, seinen Verstand zu verlieren, vor
Geräusche, durch
geschlagen zu werden, von hinter ihm Gehenden •
Herzklopfen, mit
Impulsen, Trieben, vor seinen eigenen •
Krankheit, vor drohender
unheilbar zu sein
Menschen, vor; Anthropophobie
Messern, vor +3
rot ist, vor allem, was ★1

Selbstmord, vor
Stecknadeln, spitzen Gegenständen, vor
Tod, vor dem
morgens
Erwachen, beim
Traum, nach einem
Unglück, vor
Unheil, vor
abends
Wasser, vor +1
Zimmers, beim Betreten des
Gedächtnis, gutes
Gedächtnisschwäche
Eigennamen, für
gedacht hat, für das, was er gerade
Worte, für
Gedanken versunken, in
Andrang, Flut der
gedankenvoll
hartnäckige
Krankheit, an eine
quälende
schreckliche, Sehen von Blut oder einem Messer, beim •
unangenehme
unzusammenhängende
Geistesabwesend
Geisteskrankheit, Wahnsinn
geistige Arbeit, Abneigung gegen
unmöglich
Geiz
Gemütssymptome wechseln mit körperlichen Symptomen
Gesellschaft, Abneigung, gegen; Gegenwart anderer agg. die Symptome; Verlangen nach Einsamkeit
morgens •
vormittags •
Gewalttätig, heftig
Gewissensqual
Gleichgültigkeit, Apathie
vormittags
Langeweile, mit
Vergnügen, gegen jedes
Hast, große Eile
ungeschickt aus
Heiterkeit
Herausfordernd, trotzig
Herzlich, liebevoll, zärtlich
Heulen
Hitzig, feurig
Hochmütig, arrogant
Hypochondrie
morgens
nachts
Erwachen, beim
Selbstmord, treibt zum
Hysterie
Ideen, Einfällen, Mangel an
Ideen, Einfällen, Reichtum an; Geistesklarheit
Idiotie
Imbezillität
Indiskretion, Taktlosigkeit
Jammern, Lamentieren, Klagen
Schlaf, im
unwillkürliches •
Kindisches Benehmen
Konzentration, aktive
Konzentration, schwierige
Lernen, Lesen etc., beim
Kummer
morgens
Erwachen, beim
Lachen
nachts
Abneigung gegen +2
abwechselnd mit Krämpfen •
Konvulsionen, vor, bei oder nach
krampfhaftes
Schlaf, im
Traum, im
verächtliches •
Lächeln, niemals
Langeweile
vormittags •
Heimweh, mit +1
Lästig, geht auf die Nerven
Launenhaftigkeit
Lebensüberdruss, Lebensmüdigkeit
Anblick von Blut oder eines Messers, beim •
Schweiß, bei
Lebhaft, munter
abwechselnd mit Zerstreutheit •
Leid anzutun, fürchtet, wenn allein gelassen, sich ein
Lesen, Abneigung gegen
unfähig zu, Kindern, bei
Manie
Mathematik, unbegabt, Algebra, für
Geometrie, für
Menses, Gemütssymptome agg. nach den
Milde
Mitteilsam
Murmeln, murren

Schlaf, im
Mürrisch, missmutig
nachmittags
Ohrläppchen, mit heißen •
Musik Abneigung gegen
Mutig
abwechselnd mit Furcht •
Obszön
Pflichten, kein Pflichtgefühl
Phantasie, verstärkte Phantasietätigkeit
abends, Bett, im
Schlaflosigkeit, mit
Qualvolle Angst
morgens
nachts
4h
Rechnen, Unfähigkeit zum
Geometrie, zur
Reden agg. alle seine Beschwerden
Schlaf, im
ängstliches
erregtes
Reden anderer agg., Unterhaltung
reden, Abneigung zu, möchte schweigen, wortkarg
Reizbarkeit
nachmittags
Fieberfrost, bei
Reden, beim
Religiosität, auffallende
Resignation +2
Ruhebedürfnis
Ruhelosigkeit
abends
nachts
Mitternacht, vor
ängstliche
Bett, sich herumwerfen im
Liegen, im
Sitzen, beim
Sachlich, nüchtern
Schimpfen, murren ★2
Schlafwandeln
Schlagen
möchte schlagen
Schreien
Erwachen, beim
Schlaf, im
Schmerzen, vor, Lumbalgegend, in der
Schüchternheit
abwechselnd mit Sicherheit •
Selbstbetrachtung
Selbstmord, Neigung zum
Anblick von Blut oder eines Messers schreckliche Selbstmordgedanken, obgleich sie den Gedanken verabscheut, beim •
Erschießen, durch
Hypochondrie, aus
Messer, mit einem
Rasiermesser, mit einem
Mut fehlt, aber der
Schwermut, aus
Schwitzen, beim
Selbstmordgedanken
Todesfurcht, mit
überfahren lassen, will sich
Selbstvertrauen, Mangel an
Seufzen
Sinne abgestumpft
Schwinden der +3
Sitzen, Neigung zum
Sitzt still
Sorgen, voller, morgens, Bett, im •
Erwachen, beim •
Spaßen, treibt mit allem sein Spiel
Spotten
Sprechen, ängstliches, im Schlaf
Stilles Wesen
Stimmung, abstoßende, widerwärtige
abwechselnde
veränderliche, unbeständige, wankelmütige
Stöhnen, Ächzen, Wimmern
ängstliches
Ohrläppchen, mit heißen •
Schlaf, im
unwillkürliches
Streitsüchtig, zanksüchtig
nachmittags
Schlaf, im
Stumpfheit, Geistesträgheit, Denk- und Verständnisschwierigkeit
Erwachen, beim
Lesen, beim
Tadelsüchtig, kritisch
Tadelt andere
Tod, Agonie vor dem
Todesahnung
sagt die Todesstunde voraus
wünscht sich den
töten, Verlangen zu
Messer, mit einem
beim Anblick eines Messers
beim Anblick eines Messers oder Gewehres •

verletzen, Impuls, jemanden mit einem Messer zu
Traum, wie im
Traurigkeit, Verzagtheit, Niedergeschlagenheit, Depression, Schwermut, Melancholie
morgens
Erwachen, beim
vormittags
nachmittags
abends
nachts
Erwachen, beim
Essen, nach dem
Gesellschaft, Abneigung gegen Gesellschaft, Verlangen nach Einsamkeit
Krankheit, über sein
Menses, nach den
Selbstmord, mit Neigung zum
Trieb, krankhafter
fürchtet seinen
Trunksucht, Alkoholismus
Unbesonnen, sorglos
Unbeständigkeit
Gedanken, der
Unentschlossenheit
Unterhaltung, Konversation agg.
unternehmen, unternimmt vieles, verharrt bei nichts
Unterscheidungsvermögen, Urteilskraft, Mangel an
Unvorsichtig
Unzufrieden, missvergnügt, unbefriedigt
allem, mit
Verächtlich, geringschätzig
Vergesslich
Fieberhitze, bei
Namen, vergisst seinen eigenen
Worte beim Sprechen, für; sucht nach Worten
Verlassenheit, Gefühl der
Vernachlässigt Wichtiges
Verschwenderisch
Verwegenheit
Verwirrung des Geistes
morgens
Aufstehen, nach dem, amel.
Erwachen, beim
Alkoholgenuss, durch
Fieberhitze, während
Identität, über seine
Dualität, Gefühl der
Lesen, beim
Rauchen, nach
sprechen, wenn jemand anderer spricht ★1
Wein, nach
Verzweiflung
Genesung, an der
Wählerisch, anspruchsvoll, pedantisch
Wahnideen, Einbildungen, Halluzinationen, Sinnestäuschungen
abends, Bett, im
außerhalb seines Körpers, sah oder sprach noch jemand •
Bewusstsein gehört einem anderen, sein •
Bilder, Phantome, sieht
Schlaf, verhindern den
Diebe, sieht
doppelt zu sein
Feuer, sieht
gefühllos, er ist ★2
geisteskrank werden, sie wird
Geld, zählt, er
Gesehenes erscheint ihm wie durch die Augen eines anderen gesehen •
Gespenster, Geister, sieht
glatt, er sei ★2
groß, Körperteile erscheinen zu
hochgestellte Persönlichkeit, ist eine
Hochzeit, von einer
Identität, Irrtümer in der eigenen
Kopf, gehört einem anderen
Krankheit, unheilbare, hat eine
melancholische
Phantasie, Einbildungen der
sagt, scheint ein anderer schon gesagt zu haben, was er •
Schmerzen im Schlaf, er hat •
spricht, ein anderer spricht, wenn er spricht
Tieren, von
tot, Menschen, sieht tote
unangenehme
Ungeziefer herumkriechen, sieht
unwirklich, alles erscheint
Verbrechen begangen, er hatte ein
Verbrechern, von
vergrößert
Körperteile sind
Visionen, hat
Wasser, vom
Würmer, kriechenden Würmern, von
Zeit erscheint länger, vergeht zu langsam
Wahrheit, sagt rücksichtslos die
Weinen, weinerliche Stimmung
tagsüber

morgens, Erwachen, beim
abends
nachts
Schlaf, im
abwechselnd mit Frohsinn
Lachen
Erwachen, beim
Konvulsionen, bei
krampfhaftes
lautes Weinen, Schluchzen
leicht, weint
Menses, nach den
Schlaf, im
traurigen Gedanken, bei
unwillkürliches Weinen
Wimmern, Winseln
Widerspenstig
widersprechen, Neigung zu
widersprechen seinen Worten, Absichten
Widerspruch, verträgt keinen
Wille, Willensschwäche
Zeit vergeht zu langsam, erscheint länger
Zerstreut, unaufmerksam
abwechselnd mit Lebhaftigkeit •
Unachtsamkeit
Zorn, Jähzorn
Zittern, mit
Zudringlich, aufdringlich
Zufrieden
Zurückhaltend, reserviert
Zweifelnd, Genesung, an der

Alumina phosphorica

Abscheu, Leben, gegen das
Angst
morgens, Erwachen, beim
abends
nachts
Furcht, mit
Gesundheit, um seine
Gewissensangst, als ob eines Verbrechens schuldig
Zukunft, um die
antworten, Abneigung zu
Auffahren, Schlaf, Einschlafen, beim
Ausgelassenheit
Beschwerden infolge von Kummer
sexuellen Exzessen
Überanstrengung, geistiger
Betäubung, wie im Rausch
Bewusstlosigkeit, periodische
Denken, Beschwerden agg., an seine
Eigensinnig, starrköpfig
Empfindlich, Geräusche, gegen
Entmutigt
Ernst
Erregung, Aufregung
abwechselnd mit Stumpfheit
Erschöpfung, geistige
Faulheit, Indolenz, Abneigung gegen Arbeit
Furcht, abends
ereignen, es könnte sich etwas
Erwachen, beim
Geisteskrankheit, seinen Verstand zu verlieren, vor
Menschen, vor; Anthropophobie
Tod, vor dem
Unglück, vor
Geisteskrankheit, Wahnsinn
geistige Arbeit, Abneigung gegen
Gesellschaft, Abneigung, gegen; Gegenwart anderer agg. die Symptome; Verlangen nach Einsamkeit
Gleichgültigkeit, Apathie
abwechselnd mit Erregung
Hast, große Eile
Ideen, Einfällen, Mangel an
Ideen, Einfällen, Reichtum an; Geistesklarheit
abwechselnd mit Mangel an Ideen •
Imbezillität
Jammern, Unglück, über eingebildetes •
Konzentration, schwierige
Lachen, krampfhaftes
Manie
Reden Schlaf, im
reden, Abneigung zu, möchte schweigen, wortkarg
Reizbarkeit
Schüchternheit
Selbstmord, Selbstmordgedanken
Sinne abgestumpft
Sitzt still
Stimmung, abwechselnde
veränderliche, unbeständige, wankelmütige
Stumpfheit, Geistesträgheit, Denk- und Verständnisschwierigkeit
Tod, Gewissheit des Todes
Traurigkeit, morgens, Erwachen, beim
nachmittags
Unbesonnen, sorglos
Unentschlossenheit
Unzufrieden, missvergnügt, unbefriedigt

Vergesslich
Verwirrung des Geistes
morgens
Erwachen, beim
Weinen, morgens, Erwachen, beim
nachts
abwechselnd mit Lachen
Schlaf, im
unwillkürliches
Widerspenstig
Zerstreut, unaufmerksam
Zurückhaltend, reserviert

Alumina silicata

Abscheu, Leben, gegen das
Angst
abends
nachts
Erwachen, beim
Gesundheit, um seine
Gewissensangst, als ob eines Verbrechens schuldig
Auffahren, Schlaf, Einschlafen, beim
Beschwerden infolge von Überanstrengung, geistiger
Eigensinnig, starrköpfig
Empfindlich, Geräusche, gegen
Entmutigt
Erregung, Aufregung
Menses, vor der
Erschöpfung, geistige
erschreckt, leicht
Faulheit, Indolenz, Abneigung gegen Arbeit
Fehler, Schreiben, beim
Sprechen, beim
Worte, benutzt falsche
Feigheit
Furcht
Erwachen, beim
Geisteskrankheit, seinen Verstand zu verlieren, vor
Gedächtnisschwäche
Geisteskrankheit, Wahnsinn
Gesellschaft, Abneigung, gegen; Gegenwart anderer agg. die Symptome; Verlangen nach Einsamkeit
allein, amel. wenn
aber agg. wenn allein und amel. in Gesellschaft •
Gewissensqual
Gleichgültigkeit, Apathie
Hysterie
Ideen, Einfällen, Mangel an
Imbezillität
Konzentration, schwierige
Lachen, hysterisches
Launenhaftigkeit
Mürrisch, missmutig
Phantasien, verstärkte Phantasietätigkeit
Reden, Schlaf, im
reden, Abneigung zu, möchte schweigen, wortkarg
Religiosität, auffallende
Ruhelosigkeit, nachts
ängstliche
Schlafwandeln
Schüchternheit
Selbstmord, Selbstmordgedanken
Sinne abgestumpft
Sitzt still
Stimmung, veränderliche, unbeständige, wankelmütige
Stumpfheit, Geistesträgheit, Denk- und Verständnisschwierigkeit
Erwachen, beim
Tadelsüchtig, kritisch
Tod, wünscht sich den
Traurigkeit, Verzagtheit, Niedergeschlagenheit, Depression, Schwermut, Melancholie
erzählt war, amel. nachdem es •
Unentschlossenheit
Unzufrieden, missvergnügt, unbefriedigt
allem, mit
Vergesslich
Verwirrung des Geistes
morgens
Erwachen, beim
Verzweiflung
Wahnidee, fällt, er
fällt nach vorn, sie
klein, kleiner zu sein
Visionen, hat
Weinen, Schlaf, im
Widerspenstig
Widerspruch, verträgt keinen
Wille, Willensschwäche
Zerstreut, unaufmerksam
Zorn agg.

Ambra grisea

Abscheu, Leben, gegen das
angesehen zu werden, verträgt nicht
Angst
  tagsüber
  abends
    Zwielicht, im
    Bett, im
  nachts
  Mitternacht, vor
  Bett, im
  Darandenken, durch
  Essen, nach dem
  Fieber, im
  Gesellschaft, in
  Hitzewallungen, bei
  Menschenmenge, in einer
  Mittagessen, nach dem
  Schlaf, vor dem
  Sprechen, beim
  Stuhlgang, vor
    vergeblichen Drang zum, durch
  Unterhaltung, durch
Anstrengung, agg. durch geistige
antworten, Abneigung zu
  weigert sich zu antworten
Antwortet, wiederholt die Frage zuerst
Argwöhnisch, misstrauisch
  Scheu vor Gesellschaft
Auffahren
  abends, Einschlafen, beim
  Schlaf, Einschlafen, beim
Auffassungsvermögen, leichtes
außergewöhnlichen Dinge, jegliche, agg. ⋆2
Beklagt sich
Beschwerden infolge von
  geschäftlichem Misserfolg
  Kummer
  Schicksalsschlägen
  Schock, seelischem Schreck
  Sorgen
  Tod, Eltern, Verwandten oder Freunden, von ⋆3
  Überanstrengung, geistiger
Betäubung, wie im Rausch
Bewusstlosigkeit, Koma, Stupor
  Traum, wie im
  überfüllten Zimmer, im
Boshaft, gehässig
Chaotisches, wirres Verhalten
Delirium, morgens
    Erwachen, beim

Denken, Beschwerden agg., an seine
Ekel, Lachen anderer, gegen das •
Empfindlich
  Geräusche, gegen
  Musik, gegen
Entmutigt
Entrüstung
Ernst
Erregung, Aufregung
  nachts
  agg.
  Herzklopfen, mit heftigem
  Kindern, bei
  nervöse
  Reden, beim
  Schwangerschaft, in der
  Wein, nach
Erschöpfung, geistige
erschreckt, leicht, Erwachen, beim
Exzentrizität, Überspanntheit
Faulheit, Indolenz, Abneigung gegen Arbeit
  morgens +1
Feigheit +3
Fragen, spricht nur in
Fremder, Gegenwart Fremder agg.
  Kind hustet beim Anblick
Furcht
  Annäherung anderer, vor
  Armut, vor
  engem Raum, in; Klaustrophobie +1
  Fremden, vor
  Geisteskrankheit, seinen Verstand zu verlieren, vor
  Männern, vor
  Menschen, vor; Anthropophobie
  Musik, durch
  Unheil, vor
  Zittern, mit
Gedächtnisschwäche
  Formen, für
  gelesen hat, für das, was er
  Personen, für
Gedanken versunken, in
  Andrang, Flut der
    Tag und Nacht
  hartnäckige
    unerfreulichen Dingen, verfolgt von
  Schwinden der
    Gesellschaft, in •
  sexuelle
  unangenehme
  unzusammenhängende

wandernde, abschweifende
Geisteskrankheit, Wahnsinn
erotische
Geistige Arbeit unmöglich
Alter, im •
Geschwätzigkeit
abschweifen ★[3]
Schlaf, im
springt schnell von einem Thema zum anderen
Gesellschaft, Abneigung, gegen; Gegenwart anderer agg. die Symptome; Verlangen nach Einsamkeit
allein, amel. wenn
Anwesenheit Fremder, Abneigung gegen
anderer ist ihr während des Stuhlgangs unerträglich •
lächelnde Gesichter, Abneigung gegen •
verlegen in ★[6]
Gesellschaft, junges Mädchen der großen ★[2]
Gesellschaft, Verlangen nach; Abneigung gegen Einsamkeit, Gesellschaft amel.
Alleinsein agg., beim
Gewalttätig, heftig
Gleichgültigkeit, Apathie
alles, gegen
angenehme Dinge, gegen
ärgerliche, unangenehme Dinge gegen
Erregung, nach •
Freude, gegen
Freud und Leid, gegen
Grobheit
Hast, große Eile
geistiger Arbeit, bei
ungeschickt aus
Hypochondrie
Hysterie
Ideen, Einfällen, Mangel an
Ideen, Einfällen, Reichtum an; Geistesklarheit
Imbezillität
Jammern, Lamentieren, Klagen
Konzentration, schwierige
Lernen, Lesen etc., beim
Kummer
Lachen
nachts
Abneigung gegen
Laszív
Lebensüberdruss, Lebensmüdigkeit
Lesen, versteht das Gelesene nicht
Licht, flieht das
Mathematik, unbegabt, Geometrie, für
Menschenfeindlichkeit
Milde
Mürrisch, missmutig
agg.
Musik, Herzklopfen durch Hören von
Husten, Musik agg.
Klavierspielen, Husten beim
Kopfschmerzen durch
Ohrenschmerzen durch
Zittern durch
Nymphomanie
Pflichten, kein Pflichtgefühl
Phantasien, laszive
Traum, selbst im •
verstärkte Phantasietätigkeit
Tag und Nacht
abends, Bett, im
Schlaflosigkeit, mit
Qualvolle Angst
abends
nachts
Schweiß, bei
nachts •
Rechnen, Unfähigkeit zum, Geometrie, zur
Reden agg. alle seine Beschwerden
Schlaf, im
Kindern, bei
Reden anderer agg., Unterhaltung,
reden, Abneigung zu, möchte schweigen, wortkarg
Reizbarkeit
abwechselnd mit Traurigkeit
Essen, nach dem
Reden, beim
Unterhaltung, durch
Ruhelosigkeit
tagsüber
nachts
Mitternacht, nach, 2 h
ängstliche
Erwachen, beim
Gehen, beim
Kindern, bei
Reden, nach
Schwangerschaft, während der
Unterhaltung, durch •
Schüchternheit
Auftreten in der Öffentlichkeit, beim
Gesellschaft, in
schamhaft, verlegen
ungeschickt, und
Selbstmord, Neigung zum
Verzweiflung, aus

Selbstvertrauen, Mangel an
Sentimental, schwärmerisch
Sinne abgestumpft
geschärft
Sitzt versunken und bemerkt nichts, als ob in tiefen, traurigen Gedanken
weint, und
Sorgen, voller
täglichen S., bewegt von
Sprechen, hastiges
springt schnell von einem Gedanken zum anderen
Springen, Bett, springt aus dem
Stimmung, abstoßende, widerwärtige
veränderliche, unbeständige, wankelmütige
Stöhnen, Ächzen, Wimmern
Streitsüchtig, zanksüchtig
warten, ohne auf Antworten zu ⋆1
Stumpfheit, Geistesträgheit, Denk- und Verständnisschwierigkeit
morgens
alten Menschen, bei
Lesen, beim
versteht Fragen erst nach Wiederholung
Tafelfreuden, Schwelgerei
Tod, wünscht sich den
Traum, wie im
Traurigkeit, Verzagtheit, Niedergeschlagenheit, Depression, Schwermut, Melancholie
abwechselnd mit Heftigkeit •
Reizbarkeit
Erregung, nach •
Musik, durch
Überlegt, unfähig nachzudenken, Alter, im •
Unbesonnen, sorglos
Unbeständigkeit
Ungeduld
Unterhaltung, Konversation, Abneigung gegen
agg.
Untröstlich
Verbittert, erbittert
Vergesslich
alter Menschen, Vergesslichkeit
Verweilt bei vergangenen unangenehmen Ereignissen
nachts
Verwirrung des Geistes
morgens
Bett, im
Bewegung, durch
Erwachen, beim
Essen, nach dem
Lesen, beim
Schlaf, nach dem
Verzweiflung
Wahnideen, Einbildungen, Halluzinationen, Sinnestäuschungen
morgens, Bett, im
abends, Bett, im
absurde Gestalten sind anwesend
Ansammlung von Dingen, Schwärmen, Menschenmengen etc.
Bilder, Phantome, sieht
nachts
schreckliche
depressive ⋆2
Fratzen, sieht
geisteskrank werden, sie wird
Gesichter, sieht
entsetzliche
teuflische, umdrängen ihn
loswerden, kann sie nicht •
verzerrte, beim Hinlegen am Tage
Gespenster, Geister, sieht
hell, alles ist zu •
Licht im Zimmer, es ist zu viel (beim Einschlafen) •
Phantasie, Einbildungen der
schwebt in der Luft +1
Teufel, sieht
Visionen, hat
wollüstige
Zeit erscheint länger, vergeht zu langsam
Weinen, weinerliche Stimmung
möchte unaufhörlich
Musik, durch
Zorn, nach
Widerspenstig
Wille, Willensschwäche
Zeit vergeht zu langsam, erscheint länger
Zerstreut, unaufmerksam
spricht, wenn man zu ihm
Zorn, Jähzorn
abwechselnd mit Traurigkeit
heftiger
Zittern, mit

Ammoniacum gummi

Erregung, Aufregung
nachts
Reden, beim
Faulheit, Indolenz, Abneigung gegen Arbeit
morgens

Schläfrigkeit, mit
geistige Arbeit, Abneigung gegen
Gleichgültigkeit, Schläfrigkeit, mit
Langsamkeit
Mürrisch, missmutig
Ruhelosigkeit
nachts
Stumpfheit, Geistesträgheit, Denk- und Verständnisschwierigkeit
Torpor, Erstarrung
Traurigkeit, Verzagtheit, Niedergeschlagenheit, Depression, Schwermut, Melancholie
nachts
Unbehagen, Unpässlichkeit
Unzufrieden, missvergnügt, unbefriedigt
allem, mit

Ammonium bromatum

Entmutigt
Fehler, Schreiben, beim
Sprechen, beim
Worte, benutzt falsche
Furcht
Ruhelosigkeit durch Furcht
Traurigkeit, Verzagtheit, Niedergeschlagenheit, Depression, Schwermut, Melancholie
Vergesslich, Worte beim Sprechen, für; sucht nach Worten
Verwirrung des Geistes

Ammonium carbonicum

Abneigung, Frauen, gegen
Geschlecht, gegen das andere
Wasser, gegen •
Abscheu, Leben, gegen das
angesprochen werden, will nicht
Angst
morgens
vormittags
nachmittags
17–18 h •
abends
19 h
19–20 h
amel.
Bett, im
nachts
Mitternacht, vor
Bett, im
Erwachen, beim
Fieber, im
Furcht, mit
Gesundheit, um seine
Gewissensangst, als ob eines Verbrechens schuldig
nachmittags •
hypochondrische
Menses, vor den
Schweiß, mit kaltem
Anstrengung, agg. durch geistige
antworten, Abneigung zu
Auffahren, nachts
leichtes
Schlaf, aus dem
Einschlafen, beim
im
Schreck, durch und wie durch
Ausgelassenheit
Außer-sich-Sein, schlechtes Wetter, durch •
auszugehen, Abneigung
Beeinflussbar
Beschimpfen, beleidigen, schmähen
abends •
Beschränktheit, Borniertheit
Beschwerden infolge von Erwartungsspannung, Vorempfinden, Ahnung
Hast, Übereilung
Liebe, enttäuschter
Zorn, Ärger
Betäubung, wie im Rausch
morgens, Erwachen, beim
Erwachen, beim
Bewusstlosigkeit, Koma, Stupor
Gemütsbewegung, nach
Scharlach, bei
Boshaft, gehässig
Chaotisches, wirres Verhalten
Delirium
Erschöpfung, mit
Rausch, wie in einem
Denken, Beschwerden agg., an seine
Eigensinnig, starrköpfig
Kinder, eigensinnige
Ekstase
Eleganz, Mangel an
Empfindlich, geistige Eindrücke, für
Geräusche, gegen
schmerzhafte Empfindlichkeit gegen
sprechen zu hören, andere
Menses, während der
Sinneseindrücke, gegen

entfliehen, versucht zu, Familie, den Kindern, der
Entfremdet ihrer Familie
Entmutigt, Gehen, beim
Ernst
Erregung, Aufregung
abends
Bett, im, Denken an die ihr von anderen zugefügten Kränkungen, beim •
nachts
Reden, beim
Erschöpfung, geistige
erschreckt, leicht
Kleinigkeiten, über
Extravaganz
Exzentrizität, Überspanntheit
Faulheit, Indolenz, Abneigung gegen Arbeit
morgens
intelligent, obgleich sehr
Rechnen, beim
Schreiben, beim
Alter, im
falsche Buchstaben, Zahlen
Sprechen, beim
Alter, im •
Buchstabieren, beim
stellt Worte falsch
Worte, benutzt falsche
Namen, nennt Gegenstände beim falschen
nennt den Gegenstand, den er sieht, statt den gewünschten
Feigheit
Fluchen, Schwören
Froh, guten Mutes, glücklich
abends
Furcht
vormittags
nachmittags
abends
nachts
Erwachen, beim
Krankheit, vor drohender
lebenslange
Tod, vor dem
nachts
Unglück, vor
morgens
vormittags •
Unheil, vor
Gebärden, bedeckt Mund mit Händen [+3]
Gedächtnisschwäche
auszudrücken, sich
sagen wollte, für das, was er
Schmerzen, durch, plötzliche [★3]
Gedächtnisverlust
Verletzungen, nach
Kopfverletzungen, nach
Gedanken versunken, in
Gedanken, hartnäckige
quälende
vergangene unangenehme Ereignisse, an
Schwinden der
unzusammenhängende
wandernde, abschweifende
Gedichte, macht
Geistesabwesend
Geisteskrankheit, Wahnsinn
Geistige Arbeit unmöglich
gelingt ihm, nichts; erfolglos
Geschäft, Abneigung gegen
Gewissensqual
nachmittags
Gleichgültigkeit, Apathie
äußere Dinge, gegen
mürrische
Hass
Rache, Hass und
Hast, große Eile
Heiterkeit
Herausfordernd, trotzig
Hypochondrie, Weinen, mit
Hysterie
Ohnmacht, hysterische
Ideen, Einfällen, Mangel an
Ideen, Einfällen, Reichtum an; Geistesklarheit
Imbezillität
Intoleranz, Geräuschen, gegenüber
Jammern, Lamentieren, Klagen
Konzentration, schwierige
Kindern, bei
Kummer
Lachen
Kleinigkeiten, über
krampfhaftes
niemals, lacht
unmäßiges
Lästig, morgens •
Launenhaftigkeit
Lebensüberdruss, Lebensmüdigkeit
Menses, Gemütssymptome agg. vor den
während der
Mitgefühl, Mitleid
moralischem Empfinden, Mangel an
Mürrisch, missmutig

morgens
vormittags
abends
bewölktes Wetter, durch
Essen, nach dem
Fieber, nach
Menses, während der
regnerisches Wetter, durch •
Sturm, bei •
Wetter, durch schlechtes •
Neid
Hass, und
Phantasien, laszive
abends
verstärkte Phantasietätigkeit
Qualvolle Angst
Reden agg. alle seine Beschwerden
Schlaf, im
dachte, woran er beim Wachsein •
enthüllt Geheimnisse
Reden anderer agg., Unterhaltung,
reden, Abneigung zu, möchte schweigen, wortkarg
Menses, während der
reisen, Verlangen zu
Reizbarkeit
tagsüber
morgens
vormittags
abends
amel.
Essen amel.
nach dem
Fieberhitze, bei
Freien, im
Gehen, beim
Kopfschmerzen, bei
Menses, während der
Mittagessen, nach dem
Wetter, bei regnerischem oder bedecktem
wortkarge
Religiosität, auffallende
Rückgrat, ohne
Ruhelosigkeit
abends
19 h •
Bett, im
ängstliche
Erwachen, beim
Fieberhitze, bei
Menses, während der
umhertreibende

Schreien, Schlaf, im
Schüchternheit
Selbstmord, Neigung zum
Selbstvertrauen, Mangel an
Seufzen
Sinne abgestumpft
Sitzen, Neigung zum
Spaßen, Abneigung gegen
Stilles Wesen
Menses, während der
Stimmung, veränderliche, unbeständige, wankelmütige
Abendessen, nach dem
Stöhnen, Ächzen, Wimmern
Erwachen, beim
Schlaf, im
Streitsüchtig, zanksüchtig
abends
Menses, während der •
Stumpfheit, Geistesträgheit, Denk- und Verständnisschwierigkeit
morgens
Sprechen, beim
Tadelsüchtig, kritisch
Tod, Todesgedanken
Traurigkeit, Verzagtheit, Niedergeschlagenheit, Depression, Schwermut, Melancholie
morgens
vormittags
abends
amel.
nachts
amel.
Abendessen amel.
Essen, nach dem, amel.
Fieberfrost, bei
Menses, vor den
während der
wolkigem Wetter, bei •
Unbesonnen, sorglos
Unbeständigkeit
Gedanken, der
Unentschlossenheit
Ungehorsam
Unreinlichkeit, Unsauberkeit
beschmutzt alles
Unterhaltung, Konversation agg.
Unzufrieden, missvergnügt, unbefriedigt
allem, mit
Vergesslich
alter Menschen, Vergesslichkeit
Verleumden, Neigung zum

Vernachlässigt alles
Verrät Geheimnisse, Schlaf, im
Verweilt bei vergangenen unangenehmen Ereignissen
denkt an alles, was andere zu ihrer Kränkung getan haben; liegt damit wach, morgens hat sie es vergessen •
rührt unangenehme Erinnerungen auf [+1]
Verwirrung des Geistes
abends
Menses, während der
Sitzen, im
Verzogene Kinder
Verzweiflung
Vorsichtig, ängstlich
Wahnideen, akustische Täuschungen
Gespenster, Geister, sieht
Tieren, von
tot, Menschen, sieht tote
Ungeziefer herumkriechen, sieht
Verbrechern, von
Würmer, kriechenden Würmern, von
Weinen, weinerliche Stimmung
morgens
abends
amel.
nachts
Angst, nach
ängstliches
Aufstehen, nach dem •
Erwachen, beim
widersprechen seinen Worten, Absichten
Widerspruch, verträgt keinen
Wille, Verlust des Willens
Willensschwäche
Zerstreut, unaufmerksam
Alter, im
spricht, wenn man zu ihm
Unachtsamkeit
Zorn, Jähzorn
abends
Gesicht, roten Flecken im, mit •
Menses, während der
Widerspruch, durch
Zurückhaltend, reserviert
Menses, während der

Ammonium causticum

Bewusstlosigkeit, Koma, Stupor
erschreckt, leicht
Qualvolle Angst
Reizbarkeit
Ruhelosigkeit, nachts
Schüchternheit

Ammonium muriaticum

Abneigung, alles, gegen
Familienmitglieder, gegen
Personen, gegen gewisse
Angst
nachts
Erwachen, beim
Furcht, mit
gelähmt, als ob
Schlaf, Auffahren aus dem, beim
antworten, Abneigung zu
Auffahren
abends, Einschlafen, beim
leichtes
Schlaf, aus dem
Einschlafen, beim
im
Traum, durch einen
Beschimpfen, beleidigen, schmähen
Kinder beschimpfen ihre Eltern
Beschwerden infolge von Kummer
Zorn, Ärger
stillem Kummer, mit
Betäubung, wie im Rausch
Bewusstlosigkeit, Koma, Stupor
Blasphemie, Fluchen, und
Boshaft, gehässig
Delirium, epileptischen Anfällen, nach
Dunkelheit agg.
Ehrgeiz, Verlust des Ehrgeizes
Eleganz, Mangel an
Empfindlich, gewisse Personen, gegen
Ernst
Erregung, Reden, beim
Erschöpfung, geistige, abends
erschreckt, leicht
Erwachen, beim
Kleinigkeiten, über
Faulheit, Indolenz, Abneigung gegen Arbeit
morgens
Schläfrigkeit, mit
Fehler, Sprechen, beim
Furcht
abends, Zwielicht, im
Dunkelheit, vor

Kummer, wie durch
lebenslange
Menschenmenge, in einer
Menschen, vor; Anthropophobie
töten, er könnte
Gedächtnisschwäche
Gedanken versunken, in
abends
Gedanken, gedankenvoll
Gleichgültigkeit, Apathie
äußere Dinge, gegen
Schläfrigkeit, mit
Hass
Rache, Hass und
Konzentration, schwierige
abends
Kummer
weinen, kann nicht
Lachen, niemals, lacht
Lästig, geht auf die Nerven
Licht, Verlangen nach
Meditation
Menschenfeindlichkeit
Mürrisch, missmutig
morgens
vormittags
nachmittags, Dämmerung, in der
Musik amel.
Neid, Hass, und
reden, Abneigung zu, möchte schweigen, wortkarg
abends
reisen, Verlangen zu
Reizbarkeit
morgens
vormittags
mittags
abends
Essen, nach dem
amel.
Kopfschmerzen, bei
Ruhelosigkeit, vormittags
nachts
Erwachen, beim
Essen, nach dem
Mittagessen, nach dem
Schüchternheit
Selbstbetrachtung
Selbstvertrauen, Mangel an
Sitzen, Neigung zum
Stumpfheit, Geistesträgheit, Denk- und Verständnisschwierigkeit
Erwachen, beim
Traurigkeit, Verzagtheit, Niedergeschlagenheit, Depression, Schwermut, Melancholie
nachmittags, Dämmerung, in der
Dunkelheit, in der
Essen, nach dem, amel.
Kummer, nach
Trunksucht, Alkoholismus
Unbesonnen, sorglos
Ungehorsam
Unzufrieden, missvergnügt, unbefriedigt
Verwirrung des Geistes
morgens
betrunken, wie, wie nach einem Rausch
Freien, im, amel.
Verzweiflung
Bett, unter dem, jemand ist
ermordet werden, er wird
Feind, unter dem Bett ist ein •
Feuer, sieht
Kopf ist umgeben von •
Schwert hängt über seinem Kopf, ein •
Tieren, von
Wasser, vom
Weinen, weinerliche Stimmung
abends
Angst, nach
Erwachen, beim
möchte
Wille, Verlust des Willens
Willensschwäche
Zerstreut, unaufmerksam
spricht, wenn man zu ihm
Zorn, Jähzorn
morgens
mittags
Essen, amel. nach dem •
reden, abgeneigt zu
Zurückhaltend, reserviert, abends •

Ammonium nitricum

Verwirrung des Geistes

Ammonium valerianicum

Hysterie

Amnii liquor

Aktivität

Reizbarkeit
Ruhelosigkeit
    Bett, im
    Menses, vor den

Amorphophallus rivieri

Angst, Furcht, mit
Bewusstlosigkeit, Dämmerzustand
Gleichgültigkeit, Apathie
Stumpfheit, Geistesträgheit, Denk- und Verständnisschwierigkeit

Amphisbaena vermicularis

Langeweile
Milde
Traurigkeit, Verzagtheit, Niedergeschlagenheit, Depression, Schwermut, Melancholie
    morgens

Amygdalae amarae aqua

Angst
Betäubung, wie im Rausch
Bewusstlosigkeit, Koma, Stupor
    Erregung, nach
    Schnarchen, unwillkürlichem Urin- und Stuhlabgang, mit
Delirium
    Konvulsionen, während
        wie nach, gefolgt von plötzlicher Bewusstlosigkeit •
    murmelt, murrt
Furcht, Ersticken, vor dem
Sprechen, betrunken, wie
    unverständliches
    unzusammenhängendes
    zögerndes
Stumpfheit, Geistesträgheit, Denk- und Verständnisschwierigkeit
Verwirrung des Geistes
    betrunken, wie
Weinen, weinerliche Stimmung

Amygdalus persica

Verwirrung des Geistes, Wein, nach

Amylenum nitrosum

Angst
    Freien, im, amel.
    Klimakterium, während des
Anstrengung, agg. durch geistige
Auffahren, Schlaf, im
Betäubung, wie im Rausch
Bewusstlosigkeit, Koma, Stupor
Erregung, Aufregung
Furcht
    ereignen, es könnte sich etwas
        stillsitzen, kann nicht •
    Ruhelosigkeit durch Furcht
    Unglück, vor
Geistesabwesend
Hysterie
Ideen, Einfällen, Reichtum an; Geistesklarheit
Klimakterium agg.
Ruhelosigkeit
Schreien, Cri encéphalique
    Konvulsionen, vor
        während epileptischer
Seufzen
Traum, wie im
Traurigkeit, Verzagtheit, Niedergeschlagenheit, Depression, Schwermut, Melancholie
Unsicherheit, geistige
Verwirrung des Geistes
Wahnideen, unwirklich, alles erscheint

Anacardium occidentale

Gedächtnisschwäche
Gleichgültigkeit, Apathie
Imbezillität
    Aphasie, mit
Murmeln, murren, unverständliches
Verwirrung des Geistes

Anacardium orientale

Abneigung, Gesellschaft, gegen die ★2
Abscheu, sprechen, zu
Albernes Benehmen
Angst
    morgens
        Erwachen, beim
    abends
        Bett, im
    Bett, im

Erwachen, beim
Fieber, im
Freien, im
Furcht, mit
Gehen, beim
Freien, im
Geschäftsangelegenheiten, wegen
Gewissensangst, als ob eines Verbrechens schuldig
Handarbeit, bei
hypochondrische
Kleinigkeiten, um
Stehen, beim
verfolgt, wie, beim Gehen •
Zukunft, um die
Anstrengung, agg. durch geistige
antworten, Abneigung zu
Antwortet, langsam
überlegt lange
unvollständig
Argwöhnisch, misstrauisch
Gehen, beim •
Asoziales Verhalten ⋆2
Auffahren
abends, Einschlafen, beim
Bett, im, beim Wachliegen
Erwachen, beim
Schlaf, aus dem
im
Schreck, durch und wie durch
Auffassungsvermögen, leichtes
Außer-sich-Sein
Beklagt sich
Schlaf, im, komatösem, in
beleidigt, leicht; nimmt alles übel
Beschimpfen, beleidigen, schmähen
Ehemann beschimpft seine Frau vor den Kindern oder umgekehrt
Beschwerden infolge von Entrüstung
Erregung, Gefühlserregung
Erwartungsspannung, Vorempfinden, Ahnung
Kummer
Schreck
Überanstrengung, geistiger
Widerspruch
Zorn, Ärger
Betäubung, wie im Rausch
Angst, mit •
Bewusstlosigkeit, Koma, Stupor
morgens
Schmerzen, durch
Traum, wie im
Verhalten, automatenhaftes
Blasphemie, Gotteslästerung, Fluchen, und
Boshaft, gehässig
Zorn, mit
Böswillig, mutwillig
Chaotisches, wirres Verhalten
Delirium
ängstliches
Essen amel.
rasendes
Schrecken, voller
unsinnig, mit offenen Augen
Wahnideen, mit
Delirium tremens, Säuferwahnsinn
Demenz
senilis, Dementia
Dualität, Gefühl der ⋆1
Ehrfurcht, Mangel an, respektlos
Ehrgefühl, kein
Eifersucht
Eigensinnig, starrköpfig
Empfindlich
Geräusche, gegen
Musik, gegen
Klaviermusik, gegen
Entfernungen, schlechte Beurteilung von
überschätzt, werden
Entfremdet ihrer Familie
Gesellschaft, der •
Entmutigt
Erkennt, Verwandten nicht, seine
Ernst
albernem Benehmen anderer, gegenüber •
Lächerlichem, beim Anblick von •
Erregung, Aufregung
abends
abwechselnd mit Stumpfheit
Erschöpfung, geistige
nachmittags
Essen, nach dem
Fieber, bei
erschreckt, leicht
ertragen, wenn nicht jeder Gegenstand an seiner Stelle ist, kann nicht
Erwartungsspannung, Lampenfieber
Prüfung, vor
Faulheit, Indolenz, Abneigung gegen Arbeit
morgens
vormittags
nachmittags
Essen, nach dem
Schlummer, nach

Fehler, Zeit, in der
verwechselt Gegenwart mit Vergangenheit
Gegenwart mit Zukunft •
Zukunft mit Vergangenheit
Feigheit
Fluchen, Schwören
Raserei, bei
Froh, guten Mutes, glücklich
tagsüber
nachmittags
abends
albern, und
Essen, beim
Furcht
morgens
abends
Annäherung anderer, vor
Einbrechern, vor
Feinden, vor
Freien, im
Gehen, beim
Freien, im
hinter ihm, jemand ist
Lähmung, vor
Männern, vor
Menschen, vor; Anthropophobie
Prüfung, vor
Teufel, geholt zu werden vom
Tod, vor dem
Unglück, vor
Unheil, vor
vergiftet zu werden
Gebärden, Ausdauer, mit großer •
automatische
kindische •
Gedächtnis, gutes
nachmittags
Gedächtnisschwäche
Eigennamen, für
gedacht hat, für das, was er gerade
gelesen hat, für das, was er
gesehen hat, für alles, was er •
Personen, für
Worte, für
Gedächtnisverlust
Apoplexie, nach
Furcht, durch •
Imbezillität, bei •
Sonnenstich, nach
Gedächtnisverwirrung
Gedanken, Andrang, Flut der
nachmittags
abends
hartnäckige
getrennt, Geist und Körper sind
schnelle, lebhafte
Schwinden der
wandernde, abschweifende
zwei entgegengesetzte Gedankenrichtungen
Gefühllos, hartherzig
Gehen, Freien, im, agg. Gemütssymptome
Geisteskrankheit, Wahnsinn
religiöse
geistige Arbeit, Abneigung gegen
unmöglich
Geschäft, Abneigung gegen
Geschäftig
Geschwätzigkeit
Gesellschaft, Abneigung, gegen; Gegenwart anderer agg. die Symptome; Verlangen nach Einsamkeit
Gewalttätig, heftig
Gewalttaten, Wut führt zu
Gewissensqual
Gleichgültigkeit, Apathie
tagsüber
alles, gegen
angenehme Dinge, gegen
ärgerliche, unangenehme Dinge gegen
Freude, Freud und Leid, gegen
Religion, gegen seine
Vergnügen, gegen jedes
Gottlos, Mangel an religiösem Gefühl
Grausamkeit, Unmenschlichkeit
Grobheit
Hass
Rache, Hass und
Heiterkeit, abends
Hellsehen
Herausfordernd, trotzig
Herzlich, liebevoll, zärtlich
Hilflosigkeit, Gefühl der
Hochmütig, arrogant
Hypochondrie
morgens
Essen, nach dem
Pollutionen, nach
Hysterie
Pollutionen, nach
sexuellen Ausschweifungen, nach
Ideen, Einfällen, Mangel an
Ideen, Einfällen, Reichtum an; Geistesklarheit
abends

- Ideen, fixe ★[3]
- Ideen schwinden ★[2,3]
- Idiotie
- **Imbezillität**
  - Raserei, stampft mit den Füßen
- Jammern, Lamentieren, Klagen
- Kinder, ungeduldig mit Kindern ★[6]
- Kindisches Benehmen
- Konflikt, steht mit sich selbst in ★[2]
- Konzentration, aktive
- **Konzentration, schwierige**
  - *morgens*
  - *Lernen, beim, lernt mit Schwierigkeit*
- Kummer
- Küsst Hände seiner Gefährten, die
- Lachen
  - *ernste Dinge, über*
  - krampfhaftes
  - unmäßiges
- *Langsamkeit*
  - *Bewegungen, der*
- Lästig, geht auf die Nerven
- Lasziv
- **Leidenschaftlich**
- Lernen, Lernschwäche ★[3]
- *Manie*
  - *Besessenheitswahn*
- *Menschenfeindlichkeit*
- Milde
- Monomanie
- *moralischem Empfinden, Mangel an*
- Murmeln, murren
- **Mürrisch, missmutig**
  - nachmittags
  - nachts
  - Erwachen, beim
  - Fieberfrost, bei
  - Schlaf, im
  - *Vergesslichkeit, durch* •
- *Musik agg.*
  - Klavierspiel, durch
  - Ermüdung, Klavierspielen, beim •
- Obszön
- Pflichten, kein Pflichtgefühl
- Phantasien, laszive
  - abends
  - *verstärkte Phantasietätigkeit*
    - nachmittags
    - abends
- Philosophie, Begabung für
- Pläne, schmiedet viele
- *Qualvolle Angst*
- *Raserei, Wut*
  - abends
  - Fluchen, mit
  - heftige, gewalttätige
  - *Schreien, mit*
- Reden agg. alle seine Beschwerden
- reden, Abneigung zu, möchte schweigen, wortkarg
  - Erwachen, beim
  - *Kopfschmerzen, bei*
- *Reizbarkeit*
  - tagsüber
  - nachmittags
  - nachts
  - Erwachen, beim
  - Fieberfrost, bei
  - Fieberhitze, bei
  - Freien, im
  - *Kopfschmerzen, bei*
  - Musik, bei
    - Klaviermusik, durch
  - warmen Zimmer, im
- *Religiosität, auffallende*
  - *Empfinden, Mangel an religiösem*
- **Ruchlosigkeit, Gottlosigkeit** ★[2]
- *Ruhebedürfnis*
- **Ruhelosigkeit**
  - vormittags
  - nachmittags
  - nachts
  - ängstliche
  - Fieberfrost, bei
  - fieberhafte
  - Kopfschmerzen, bei
  - periodische, jeden dritten Tag •
- Satyriasis
- Schamlos
- *Schlafwandeln*
- Schmollen
- *Schreien*
  - Kindern, bei
  - *muss schreien, fühlt, sie*
  - Schlaf, im
- Schüchternheit
  - schamhaft, verlegen
- *Selbstmord, Neigung zum*
  - Erschießen, durch
  - *Springen in die Tiefe, durch*
- Selbstüberhebung, Selbstüberschätzung, Eigenkult
- **Selbstvertrauen, Mangel an**
- Seufzen

Schlaf, im
Sinne abgestumpft
geschärft
Schwinden der
Sitzen, Neigung zum
sonderbar, alles erscheint
Sorgen, voller
Sprechen, entschlossener, sicherer nachmittags als vormittags •
hastiges
Schwatzen
springt schnell von einem Gedanken zum anderen
unsinniges
unzusammenhängendes
Springen, Impuls zu springen, hochgelegenen Ort, von einem
Stilles Wesen, Schlaf, nach dem •
Stimmung, abwechselnde
veränderliche, unbeständige, wankelmütige
Stöhnen, Schlaf, im
Streitsüchtig, zanksüchtig
Stumpfheit, Geistesträgheit, Denk- und Verständnisschwierigkeit
morgens
Erwachen, beim
vormittags
nachmittags
amel. •
abends
denken, unfähig, lange zu
Erwachen, beim
geistige Anstrengung, durch
Tadelt sich selbst, Selbstvorwürfe
Tod, Todesahnung
töten, Verlangen zu
Traum, wie im
Traurigkeit, Verzagtheit, Niedergeschlagenheit, Depression, Schwermut, Melancholie
morgens
Erwachen, nach dem
Amenorrhoe, bei
Essen, nach dem
Klimakterium, im
Streit mit Ehemann, nach •
Typhus, nach
Wochenbett, im
Trieb, krankhafter
widersprüchlicher ★2
Trügerisch, hinterlistig
Trunksucht, Alkoholismus
Unbarmherzig, skrupellos, gewissenlos
Unbesonnen, sorglos
Uneins mit sich selbst ★2
Unentschlossenheit
Unfreundliche Stimmung ★5
Ungeduld
Spielen der Kinder, durch das •
Ungestüm
Ungläubig, irreligiös ★2
unterdrückten oder zurückgetretenen Hautausschlägen oder Hämorrhoiden, Gemütssymptome agg. nach
Unverschämtheit
Unwillkürliche Handlungen
Unzufrieden, missvergnügt, unbefriedigt
allem, mit
Verderbtheit •
Vergesslich
morgens
nachmittags
amel. •
alter Menschen, Vergesslichkeit
Einkäufe, für; geht fort und lässt sie liegen
geistige Anstrengung, durch
Verlassenheit, Gefühl der
Verleumden, Neigung zum
Verwirrung des Geistes
morgens
Aufstehen, beim und nach dem
Erwachen, beim
nachts
betrunken, wie, wie nach einem Rausch
Erwachen, beim
Identität, über seine
Schlaf, nach dem
Verzweiflung
Arbeit, über seine •
Wählerisch, anspruchsvoll, pedantisch
Wahnideen, Einbildungen, Halluzinationen, Sinnestäuschungen
abgetrennt von der Welt, er ist
angefeindet, gehindert und gequält, er wird
akustische Täuschungen
ängstliche
Ansammlung von Dingen, Schwärmen, Menschenmengen etc.
Bahre, liegt auf einer
besessen, ist
Bett, jemand ist mit ihm im
Bilder, Phantome, sieht schreckliche
dämonisch, hält sich für ★1
doppelt zu sein
drei Personen auf einmal, er ist

Ehemann, er ist nicht ihr •
Erfolg, er hat keinen; macht alles falsch
Feind, umgeben von Feinden
Feuer, sieht
Fluchen, mit
flüstert ihm etwas zu, jemand, Gotteslästerungen, murmelt •
Fremde, sieht, er
geht, hinter ihm, jemand
Geist und Körper sind getrennt
Geruchssinnes, des
Gestalten, sieht
sonderbare Gestalten begleiten ihn, die eine zur Rechten, die andere zur Linken •
Grab, er ist in seinem
Kind, gehört ihr nicht •
Kirchhof, besucht einen
Mensch, Zimmer, ein anderer ist im
Personen, sieht
hinter ihm, jemand ist
neben ihm, sind
Phantasie, Einbildungen der
religiöse
richtig, macht nichts
ruft, jemand
ihn, mit Namen, seine abwesende Mutter oder Schwester •
Seele, der Körper war zu klein für die Seele oder von ihr getrennt
Sehens und Hörens, des
sonderbar, alles ist
Stimmen, hört
hört Stimmen, denen er folgen muss
rufen ihn bei Namen •
Tast-Sinnestäuschungen
Teufel, sieht
anwesend, sind
er ist
gotteslästernde Worte zu, flüstert •
sitzt ihm im Nacken •
spricht in das eine Ohr, ein Engel in das andere, um ihn zu Mord oder guten Taten anzutreiben •
tot, er selbst war
Leiche, auf einer Bahre
Menschen, sieht tote
Traum, wie in einem
übermenschlich, Kontrolle, ist unter übermenschlicher
Unfälle, sieht
unwirklich, alles erscheint
Verbrechen begangen, er hatte ein
verfolgt zu werden
Feinden, von
Schrecklichem, von etwas •
Visionen, hat
Willen, besessen von zwei
Weinen, nachts
amel.
Fieberhitze, bei
Schlaf, im
Wimmern, Schlaf, im
komatösen
Widerspenstig
widersprechen, Neigung zu
Widerspruch, verträgt keinen
Widerstreit mit sich selbst
Wille, Verlust des Willens, Apoplexie, nach •
widersprüchlich
Willensschwäche
zwei Willen zu haben, Gefühl
Zärtlichkeiten, liebkost Mann und Kind, stößt sie dann weg •
Zerstreut, unaufmerksam
Zögert ⋆2
Zorn, Jähzorn
erstechen, könnte jemanden
heftiger
Kleinigkeiten, über
Widerspruch, durch
Zurückhaltend, nachmittags
Schlaf, nach dem •

Anagallis arvensis

Delirium
Fieber, während
Erregung, Aufregung
Froh, guten Mutes, glücklich
Geisteskraft, gesteigerte
Geisteskrankheit, Wahnsinn
Syphilis, bei •
Heiterkeit
Hydrophobie, Tollwut
Hypochondrie
Hysterie
Ideen, Einfällen, Reichtum an; Geistesklarheit
Manie

Anantherum muricatum

Albernes Benehmen
Argwöhnisch, misstrauisch

Betäubung, wie im Rausch
Delirium
Eifersucht
Erregung, Aufregung
Froh, guten Mutes, glücklich
Furcht, Tod, vor dem
Gedächtnisschwäche
Geisteskrankheit, Wahnsinn
  Masturbation, durch
  sexuelle Exzesse, durch
Gesellschaft, Abneigung, gegen; Gegenwart anderer agg. die Symptome; Verlangen nach Einsamkeit
Hast, große Eile
Hydrophobie, Tollwut
Hypochondrie
Idiotie
Lachen
Manie
Monomanie
  groteskes Auftreten in der Öffentlichkeit •
reisen, Verlangen zu
Reizbarkeit
Ruhelosigkeit
Selbstmord, Neigung zum
Selbstüberhebung, Selbstüberschätzung, Eigenkult
Selbstvertrauen, Mangel an
Singen
Streitsüchtig, zanksüchtig
Traurigkeit, Verzagtheit, Niedergeschlagenheit, Depression, Schwermut, Melancholie
Verwirrung des Geistes, betrunken, wie
Wahnideen, Einbildungen, Halluzinationen, Sinnestäuschungen
Weinen, weinerliche Stimmung
Widerspenstig

Angustura vera

Abscheu, Allgemeinen, im
Aktivität, geistige
Angst
  nachts
  plötzliche
  Schlaf, im
Anstrengung, agg. durch geistige
Argwöhnisch, misstrauisch
Auffahren
  Geräusche, durch +5
  Schlaf, im
  Schläfrigkeit mit
Auffassungsvermögen, leichtes
beleidigt, leicht; nimmt alles übel
Betäubung, wie im Rausch
Bewusstlosigkeit, Koma, Stupor
  morgens
Ekstase
Empfindlich
  Geräusche, gegen
Entmutigt
Ernst
Erregung, Aufregung
  nachmittags
  abends, Bett, im
Erschöpfung, geistige
erschreckt, leicht
  Kleinigkeiten, über
Exzentrizität, Überspanntheit
Faulheit, morgens
Feigheit
Fleißig, Arbeitswut
Froh, guten Mutes, glücklich
  nachmittags
  abends, Bett, im
  Freien, im
  Gehen im Freien, beim und nach dem
  Handarbeit, bei •
Furcht
  Berührung, vor
  Schlaf, vor dem (zeitlich), Augen zu schließen, Furcht die; er würde sonst nie wieder aufwachen
  Tod, vor dem, Herzsymptomen, bei
Gedächtnis, gutes
  nachmittags
Gedanken, Andrang, Flut der
  nachmittags
  Arbeiten, beim
  hartnäckige
  schnelle, lebhafte
  wandernde, abschweifende
    nachmittags
Geistesabwesend
Gewalttätig, heftig
Gewissenhaft in Kleinigkeiten
Hass, bitteres Gefühl wegen geringer Kränkungen •
Heiterkeit
Ideen, Einfällen, Mangel an
Ideen, Einfällen, Reichtum an; Geistesklarheit
Konzentration, schwierige
  nachmittags
  Lernen, Lesen etc., beim

Lachen agg.
Lebhaft, munter
Lesen, Gemütssymptome agg. durch
Mürrisch, missmutig
    Koitus, nach
Phantasien, verstärkte Phantasietätigkeit
    nachmittags
    Arbeit, bei der
Pläne, schmiedet viele
Reizbarkeit
    Kleinigkeiten, durch
    Schweiß, bei
Ruhelosigkeit
    nachmittags
    nachts
    innerliche
    Menses, vor den
Schüchternheit
Selbstvertrauen, Mangel an
Seufzen
Spaßen, Abneigung gegen
    Spaß, verträgt keinen
Stimmung, veränderliche, unbeständige, wankelmütige
Stöhnen, Ächzen, Wimmern
Streitsüchtig, zanksüchtig
Stumpfheit, Geistesträgheit, Denk- und Verständnisschwierigkeit
    nachmittags
Tafelfreuden, Schwelgerei
Theoretisieren, Theorien aufstellen
Traum, wie im
Traurigkeit, Verzagtheit, Niedergeschlagenheit, Depression, Schwermut, Melancholie
Unbehagen, morgens
Unentschlossenheit
Unzufrieden, missvergnügt, unbefriedigt
    Umgebung, mit der
Verbittert, erbittert
    Beleidigung, durch leichte •
Vergnügen, Freude
Verwirrung des Geistes
    betrunken, wie, wie nach einem Rausch
    geistige Anstrengung, durch
    Gehen, beim
    Lesen, beim
Wahnideen, Phantasie, Einbildungen der
Weinen, weinerliche Stimmung
    Schlaf, im
Zerstreut, unaufmerksam
    nachmittags •
    Lesen, beim
        vor dem Einschlafen •
    verträumt
Zorn, Jähzorn

Angelica atropurpurea

Trunksucht, Alkoholismus

(Radix) angelicae sinensis

Entmutigt
Konzentration, schwierige
Ruhelosigkeit

Anhalonium lewinii

Addieren fällt schwer
angesprochen werden, will nicht
Angst
    Fieberfrost, während
Anpassungsfähigkeit, Verlust •
Argwöhnisch, misstrauisch
Auffassungsvermögen, leichtes
Auflösung der Formen •
    Raumes, des •
ausdrücken, möchte sich •
Außer-sich-Sein
Betäubung, wie im Rausch
Bewusstlosigkeit, Verhalten, automatenhaftes
Brütet, sieht alles schwarz
Delirium
Ekstase
Empfindlich, Geräusche, gegen
Entstellung aller Gegenstände •
Erregung, Aufregung
Erschöpfung, geistige
Euphorie
Fehler, Orten, irrt sich in
    Raum und Zeit, in
    Zeit, in der
        Gegenwart geht in der Ewigkeit auf •
Furcht, Menschen, vor; Anthropophobie
    Tod, vor dem
Gedächtnis, gutes
    vergangene Ereignisse, für
Gedächtnisschwäche
    Worte, für
Gedanken versunken, in
Gedanken, hartnäckige, getrennt, Willen, Gedanken getrennt vom •

Monotonie der
schnelle, lebhafte
Schwinden der
Geistige Arbeit unmöglich
Geschwätzigkeit
offenherzige
Gesellschaft, Abneigung, gegen; Gegenwart anderer agg. die Symptome; Verlangen nach Einsamkeit
Gewissenhaft in Kleinigkeiten
Gleichgültigkeit, Apathie
Hellsehen
Hysterie
Ideen, Einfällen, Mangel an
Ideen, Einfällen, Reichtum an; Geistesklarheit
Initiative, Unternehmungsgeist, Mangel an
Ironie •
Konzentration, aktive
Konzentration, schwierige
Körperbewusstsein, gesteigertes •
Lebhaft, munter
Licht, Fülle von, sieht eine •
Liebe zu jemandem des eigenen Geschlechts, Homosexualität, Tribadie
Manie
Musik amel.
Getragenwerden von, Gefühl des •
Trommeln bewirken Euphorie •
Nymphomanie
Optimist
Phantasien, verstärkte Phantasietätigkeit
Schlaflosigkeit, mit
Prophezeit
Qualvolle Angst
reden, Abneigung zu, möchte schweigen, wortkarg
Reizbarkeit
Resignation
Ruhelosigkeit
nachts
Schizophrenie
Hebephrenie
Selbstbeherrschung, Verlust der
Selbstbetrachtung
Selbstlosigkeit, Altruismus
Selbstmord, Neigung zum
Selbstsucht, Selbstdarstellung, Drang zur •
Selbstvertrauen, Mangel an
Sichzurückziehen von der Wirklichkeit •
Spotten
Sprechen, hastiges
unzusammenhängendes
Stimmung, abwechselnde
Streitsüchtig, zanksüchtig
Stumpfheit, Geistesträgheit, Denk- und Verständnisschwierigkeit
Tatkraft geht unter dem Einfluss der visuellen Halluzinationen verloren •
Tod, wünscht sich den
Traum, Flucht in die Traumwelt •
Traurigkeit, Verzagtheit, Niedergeschlagenheit, Depression, Schwermut, Melancholie
Umgebung, gesteigerter Orientierungssinn für die •
Unbeständigkeit
Unentschlossenheit
Unsicherheit, geistige
Unwillkürliche Handlungen
Unzuverlässig •
Vergesslich
Worte beim Sprechen, für; sucht nach Worten
Verlassenheit, Gefühl der, Isolation, Vereinsamung, Gefühl der
Verschmelzen mit der Umgebung •
Verwirrung des Geistes
Identität, über seine
Abbau der Persönlichkeit, Verlust der Selbsterkenntnis und Selbstkontrolle, Trennung von oder Selbstidentifizierung mit der Umgebung, Spaltung der Person •
Situation, über die •
Wahnideen, Einbildungen, Halluzinationen, Sinnestäuschungen
abgetrennt von der Welt, er ist
akustische Täuschungen
antwortet jeder Wahngestalt
Bilder, Phantome, sieht, Augenschließen, beim
doppelt zu sein
Gegenstände sind
durchsichtig, alles ist •
er ist
Gegenstände, Bewegung, in
helle, Wahnidee durch
leuchtend gefärbte
Geräusche, hört
Gesichter, sieht, Augenschließen, beim
intrigierende •
maskenhafte
Gestalten, sieht
klein, Gegenstände erscheinen in Bewegung, kleine •
Körper, immateriell, ist •

  Musik, er hört
  Phantasie, Einbildungen der
  Schlangen, in ihr und um sie herum
  schöne
  schwebt in der Luft
  sonderbar, alles ist
  steht neben sich selbst •
  Stimmen, hört
  tot, er selbst war
  Unsterblichkeit, von •
  unwirklich, alles erscheint
  vergrößert, Buchstaben sind •
   Gegenstände sind
    verkleinert, und •
  Visionen, hat
   Augenschließen, beim
   farbenreiche •
  Zeit erscheint länger, vergeht zu langsam
Weinen, weinerliche Stimmung
Wiederholt unverändert das gleiche •
Wille, Verlust des Willens
  gesteigerter Einsicht, Selbsterkenntnis, mit •
  Willensschwäche
  zwei Willen zu haben, Gefühl
Wirklichkeit, Flucht vor der •
Zeit vergeht zu langsam, erscheint länger
  vergeht zu schnell, eilt zu sehr
Zweifelnd, skeptisch

Anilinum

Bewusstlosigkeit, Koma, Stupor
Imbezillität
Ruhelosigkeit, nachts

Anisum stellatum

Trunksucht, Alkoholismus

Antimonium arsenicosum

Angst
Qualvolle Angst
Ruhelosigkeit
  ängstliche

Antimonium crudum

Abneigung, alles, gegen
Abscheu, Allgemeinen, im
   Pubertät, in der •
  Leben, gegen das
Albernes Benehmen
angefasst werden, will nicht
angesehen zu werden, verträgt nicht
  agg. Gemütssymptome
angesprochen werden, will nicht
Angst
  tagsüber
  abends, Bett, im
  nachts
  Mitternacht, nach
   3–5 h
  angefasst zu werden
  Bett, im
  Erbrechen, beim
  Fieber, intermittierenden, im
  Freien, im
  Furcht, mit
  Gehen, beim
  Lebensüberdruss, mit
  Stuhlgang, vor
  Zukunft, um die
Argwöhnisch, misstrauisch
Auffahren
  Geräusche, durch
  Schlaf, aus dem
   im
  Traum, im
beeindruckbar, bestimmbar, leicht
Beschwerden infolge von Ausschweifung +3
  Kummer
  Liebe, enttäuschter
Betäubung, wie im Rausch
Bett, bleiben, möchte im
Bewusstlosigkeit, Koma, Stupor
Delirium
  Schläfrigkeit, mit
  Schlaf, im
   komatösen, im
  wahnsinniges
Delirium tremens, Säuferwahnsinn
Demenz
  senilis, Dementia
Eigensinnig, starrköpfig
  Kinder, eigensinnige
Ekel, alles, gegen +2
Ekstase, nachts
  Gehen im Mondschein, beim •
Empfindlich
  Geräusche, gegen
   geringste Geräusch, gegen das
  Kinder, empfindliche

- Entmutigt
- Ernst
- Erregung, Aufregung
  - abends, Bett, im
  - Gehen, Freien, beim Gehen im
- Erschöpfung, geistige
- erschreckt, leicht
  - Erwachen, beim
- Faulheit, Indolenz, Abneigung gegen Arbeit
  - Essen, nach dem
  - Mittagessen, nach dem
- Froh, guten Mutes, glücklich
  - abends, Bett, im
- Furcht
  - *Berührung, vor*
  - *Geräusche, durch*
  - Tod, vor dem
  - Unglück, vor
  - Unheil, vor
  - Zittern, mit
- Gebärden, Greifen oder Langen nach etwas, zupft an der Bettdecke
  - stampft mit den Füßen
- Gedächtnis, gutes
- Gedanken versunken, in
- Gedanken, Andrang, Flut der, Gehen im Freien, beim
  - hartnäckige, nachts
  - quälende
    - nachts
- *Gedichte, macht*
- Gefräßigkeit
- Gehen, Freien, im, agg. Gemütssymptome
- Geisteskrankheit, Wahnsinn
  - stampft mit den Füßen
- Gereizt ⋆[3]
- Geschäftig, vergisst alles, wenn er beschäftigt ist
- Gesellschaft, Abneigung, gegen; Gegenwart anderer agg. die Symptome; Verlangen nach Einsamkeit
- getragen zu werden, verlangt
- Grobheit, unartiger, ungezogener Kinder
- Heiterkeit
- Herzlich, liebevoll, zärtlich
- Hydrophobie, Tollwut
- Hysterie, Pubertät, in der
- Ideen, Einfällen, Reichtum an; Geistesklarheit
- Idiotie
  - idiotische Handlungen •
  - zupft Federn aus dem Bett •
- Imbezillität
- instabil, emotional; empfindlich ⋆[2,3]
- Konzentration, schwierige
- Kummer
- Lästig, geht auf die Nerven
- Launenhaftigkeit
- Lebensüberdruss, Lebensmüdigkeit
  - nachts
- Liebe, exaltierte, überschwängliche ⋆[2]
  - *liebeskrank*
- Manie
- Meditation
- Menschenfeindlichkeit
- *Mondlicht, Gemütssymptome durch*
- **Mürrisch, missmutig**
  - nachmittags
  - abends
  - *Kindern, bei*
    - **schreien bei Berührung •**
- *Nymphomanie*
  - Menses, unterdrückten, nach
- Phantasien, verstärkte Phantasietätigkeit, Gehen im Freien, beim
- Pubertät, Gemütsstörungen in der
- *reden, Abneigung zu, möchte schweigen, wortkarg*
- **Reizbarkeit**
  - tagsüber
  - morgens
  - vormittags
  - abends
  - *Berührung, durch*
  - Kindern, bei
  - Kleinigkeiten, durch
  - *Kopfschmerzen, bei*
  - *Traurigkeit, mit*
- Ruhelosigkeit
- Schlafwandeln
- **Schmollen**
- Schreien
  - Berührung, bei
  - Schlaf, im
- *Selbstmord, Neigung zum*
  - nachts
    - Bett, im •
  - *Erschießen, durch*
  - Ertrinken, durch
  - *Selbstmordgedanken*
    - *treiben ihn aus dem Bett •*
  - Verzweiflung, aus
- **Sentimental, schwärmerisch**
  - *Diarrhoe, bei •*
  - *Menses, vor den •*
  - **Mondschein •**
- Seufzen, nachmittags •

Sinnlichkeit
Sitzen, Neigung zum
Sprechen, langsames
Stimmung, abstoßende, widerwärtige
    veränderliche, unbeständige, wankelmütige
Streitsüchtig, abends
Stumpfheit, Geistesträgheit, Denk- und Verständnisschwierigkeit
Tafelfreuden, Schwelgerei
Tod, wünscht sich den
Traum, wie im
Traurigkeit, Verzagtheit, Niedergeschlagenheit, Depression, Schwermut, Melancholie
    tagsüber
    morgens
        Erwachen, nach dem
    vormittags
    abends
    Atemnot, mit
    Fieberfrost, vor •
    Fieberhitze, bei
    Gehen, beim und nach dem, Freien, im
    Geräusche, durch
    Pubertät, in der
Trunksucht, Alkoholismus
Ungeduld
unterdrückten oder zurückgetretenen Hautausschlägen oder Hämorrhoiden, Gemütssymptome agg. nach
Unzufrieden, missvergnügt, unbefriedigt
Verlangen, Frau, nach idealer •
Verlangt nichts
Verliebt
Verwirrung des Geistes
    betrunken, wie
    Identität, über seine
Verzweiflung, Schmerzen, bei, Magenschmerzen, bei
Wahnideen, Einbildungen, Halluzinationen, Sinnestäuschungen
    Geräusche, hört, Klopfen an der Tür •
    Identität, Irrtümer in der eigenen
    Phantasie, Einbildungen der
    ruft, jemand
        Erwachen, jemand ruft beim
        Leiche, verstümmelte Leiche
    verstümmelte Körper, sieht
Weinen, weinerliche Stimmung
    ansieht, wenn man ihn
    Berührung, bei
    Fieberhitze, bei
    gewaschen, wenn mit kaltem Wasser •
    Glockenläuten, beim
    Kleinigkeiten, um
    Musik, durch, Glockenläuten, durch
Widerspenstig
Widerspruch, verträgt keinen
Wille, Willensschwäche
Zorn, Jähzorn
    Berührung, bei

Antimonium muriaticum

Bewusstlosigkeit, Koma, Stupor

Antimonium oxydatum

Auffahren, Schlaf, im
Empfindlich
Reizbarkeit
Ruhelosigkeit, nachts

Antimonium sulfuratum auratum

Delirium, rasendes
Empfindlich, Kinder, empfindliche
    Pubertät, in der
Erregung, nachts
Furcht
Ruhelosigkeit, Erwachen, beim

Antimonium tartaricum

Abscheu, Allgemeinen, im
    Leben, gegen das
angefasst werden, will nicht
angesehen zu werden, verträgt nicht
    agg. Gemütssymptome+2
angesprochen werden, will nicht
    allein gelassen werden, will
Angst
    abends
    Fieber, intermittierenden, im
    Furcht, mit
    Schwangerschaft, in der
    Sitzen, im
    Zukunft, um die
Auffahren
    Mitternacht im Schlaf, vor
    leichtes
    Schlaf, aus dem

komatösem Schlaf, aus
im
Schläfrigkeit mit
Ausgelassenheit abwechselnd mit mürrischem Wesen •
Außer-sich-Sein
beißen, Verlangen zu
Beklagt sich, Krankheit, über seine
Beschwerden infolge von Zorn, Ärger
Betäubung, wie im Rausch
Bewusstlosigkeit, Koma, Stupor
morgens
antwortet richtig, wenn angesprochen, aber Delirium und Bewusstlosigkeit kommen sofort zurück
Asphyxie, mit •
Hustenanfällen, zwischen
Meningitis, bei
Stehen, beim
Chaotisches, wirres Verhalten
Delirium
antwortet richtig, wenn angesprochen, aber Bewusstlosigkeit und Delirium kommen sofort zurück
Fieber, während
lustiges, fröhliches
murmelt, murrt
rasendes
Schlaf, im
Delirium tremens, Säuferwahnsinn
Eigensinnig, starrköpfig
Empfindlich
Geräusche, gegen
Kinder, empfindliche
Pubertät, in der
Entmutigt
abends
Angst, mit
Erregung, Aufregung
fiebrige
erschreckt, leicht
Kleinigkeiten, über
Faulheit, Indolenz, Abneigung gegen Arbeit
morgens
Schläfrigkeit, mit
Feigheit
Feuer legen, Dinge anzünden, will
Froh, guten Mutes, glücklich
tagsüber
nachmittags
abwechselnd mit Angst
Ärger
mürrischem Wesen
Reizbarkeit
Furcht
nachmittags
abends
Alleinsein, vor dem
Berührung, vor
Ersticken, vor dem, nachts
Erwachen, beim
genesen, nicht zu
Krankheit, vor drohender
Menses, während der, Dysmenorrhoe, während der •
Tod, vor dem
Gebärden, krampfhafte
stampft mit den Füßen
Gedächtnisschwäche
Gedanken, Schwinden der
Geisteskrankheit, Wahnsinn
Gereizt ⋆[3]
Geschwätzigkeit
Gesellschaft, Abneigung, gegen; Gegenwart anderer agg. die Symptome; Verlangen nach Einsamkeit
Gesellschaft, Verlangen nach; Abneigung gegen Einsamkeit, Gesellschaft amel.
Alleinsein agg., beim
getragen zu werden, verlangt
gerade sitzend •
Gewalttätig, heftig
Schmerzen, durch
Gleichgültigkeit, Apathie
abwechselnd mit Angst und Ruhelosigkeit
Schläfrigkeit, mit
Hypochondrie
Imbezillität
instabil, emotional; empfindlich ⋆[2,3]
Jammern, Erwachen, beim
Lachen, krampfhaftes
Launenhaftigkeit
Lebensüberdruss, Lebensmüdigkeit
Manie
Raserei, mit
Mürrisch, missmutig
morgens
vormittags
nachts
abwechselnd mit Ausgelassenheit • Frohsinn
Erwachen, beim
Hustenanfall, vor
Kindern, bei

Mutig
Phantasien, verstärkte Phantasietätigkeit, Schlaflosigkeit, mit
Qualvolle Angst
Raserei, Wut
Selbstmord, mit Neigung zum
Reden, Schlaf, im
reden, Abneigung zu, möchte schweigen, wortkarg
Redet, sich selbst, mit
Reizbarkeit
morgens
Erwachen, beim
vormittags
nachmittags
abends
nachts +2
abwechselnd mit Fröhlichkeit
Erwachen, beim
Geräusche, durch
Kindern, bei
schreien bei Berührung •
Ruhelosigkeit
nachts
ängstliche
Bett, im, sich herumwerfen im
Fieberhitze, bei
Kindern, bei
Herumgetragenwerden, amel. beim
Menses, während der
Schreien
nachts
Berührung, bei
Kindern, bei, Berührung, bei •
Schlaf, im
mit starrem Blick und Zittern ⋆2
Selbstmord, Neigung zum
Sinne abgestumpft
Schwinden der
Sitzen, Neigung zum
Springen, Bett, springt aus dem
Stimmung, angenehme
abwechselnde
veränderliche, unbeständige, wankelmütige
Stöhnen, Ächzen, Wimmern
Berührung, bei •
Schlaf, im
Streitsüchtig, zanksüchtig
Stumpfheit, Geistesträgheit, Denk- und Verständnisschwierigkeit
Traurigkeit, nachmittags
abends
Trunksucht, Alkoholismus
Unbehagen, morgens, Erwachen, beim
Unzufrieden, missvergnügt, unbefriedigt
Verwegenheit
Verwirrung des Geistes
morgens
Aufstehen, nach dem, amel.
Erwachen, beim
Erwachen, beim
Freien, im, amel.
geistige Anstrengung, durch
Verzweiflung
Erwachen, beim, bei Wechselfieber •
Fieberfrost, bei
Fieberhitze, während der
Wahnideen, Einbildungen, Halluzinationen, Sinnestäuschungen
Feuer, sieht
Gespenster, Geister, sieht
Phantasie, Einbildungen der
Wasser, vom
watet im, er •
Weinen, weinerliche Stimmung
nachts
agg.
Anfällen, vor ⋆5
Berührung, bei
Erwachen, beim
Husten, vor
beim
Keuchhustenanfall, beim
Konvulsionen, bei
Schlaf, im
Wimmern, Anfall, vor dem (Krankheits-) ⋆2
Husten, während, Keuchhusten
Zorn, mit ⋆2,3
Widerspenstig
Wildheit
Wille, widersprüchlich
Zorn, Jähzorn
abends
abwechselnd mit Ausgelassenheit •
abwechselnd mit Frohsinn
Husten, infolge von Zorn
Schmerzen agg. •

Anthemis nobilis

auszugehen, Abneigung
Faulheit, Indolenz, Abneigung gegen Arbeit
Froh, guten Mutes, glücklich
Furcht

Annäherung, vor, Fahrzeugen, von
ereignen, es könnte sich etwas
Haus zu verlassen, das •
überfahren zu werden (beim Ausgehen)
Gedanken, wandernde, abschweifende
geistige Arbeit, Abneigung gegen
Verlangen nach
Lesen, wünscht, ihm werde vorgelesen
Ruhelosigkeit, nachts

Anthracinum

beißen, Verlangen zu
Bewusstlosigkeit, Koma, Stupor
Delirium
Fieber, während
Erregung, Aufregung
Reizbarkeit, nachts
Ruhelosigkeit
nachts
Tod, Todesahnung
Verwirrung des Geistes

Anthracokali

Erregung, Fieberhitze, bei
Mürrisch, missmutig
Ruhelosigkeit
Traurigkeit, Verzagtheit, Niedergeschlagenheit, Depression, Schwermut, Melancholie
Fieberfrost, bei

Antipyrinum

Wahnideen, Einbildungen, Halluzinationen, Sinnestäuschungen
akustische Täuschungen
Visionen, hat +1
Furcht, Geisteskrankheit, seinen Verstand zu verlieren, vor +1

Apium graveolens

Gedanken, hartnäckige
Reizbarkeit

Apis mellifica

Aktivität, fruchtlose +3
geistige +3
Albernes Benehmen
Angst
Argwöhnisch, misstrauisch
Auffahren
ängstliches
Geräusche, durch
Schlaf, aus dem
im
Schreck, durch und wie durch
Außer-sich-Sein
beleidigt, leicht; nimmt alles übel
Beschäftigung, Ablenkung amel.
Beschwerden infolge von Eifersucht
Erwartungsspannung, Vorempfinden, Ahnung
Kummer
Raserei, Wut
schlechten Nachrichten
Schock, seelischem Schreck
Schreck
sexuellen Exzessen
Zorn, Ärger
Betäubung, wie im Rausch
Fieberhitze, bei
Bewusstlosigkeit, Koma, Stupor
Fieber, bei
Hydrozephalus, bei
Meningitis, bei
Menses, während der
Scharlach, bei
Schreien, unterbrochen durch
Delirium
nachts
Mitternacht, nach •
ängstliches
Fieber, während
Gelächter, mit
geschwätziges, unklar, undeutlich
gesund, sagt, sie ist
gewalttätiges
Kongestion, mit
Meningitis cerebrospinalis
Menses, während der
Menstrualbeschwerden, mit •
murmelt, murrt
rasendes
sanftes
Schlaf, im
Schreien, mit
wahnsinniges
Zittern, mit
Diktatorisch, herrisch, dogmatisch, despotisch
Eifersucht

Frauen, zwischen •
Eigensinnig, starrköpfig
Ekstase
Empfindlich
Geräusche, gegen
spitze, auf sie gerichtete Gegenstände, gegen
Entmutigt
Erregung, Aufregung
nachts
Fieberhitze, bei
Hydrozephalus, bei
schlechten Nachrichten, nach
Erschöpfung, geistige
Faulheit, Indolenz, Abneigung gegen Arbeit
Fleißig, Arbeitswut
Freundlichkeit
Froh, guten Mutes, glücklich
Schwitzen, beim
simuliert Heiterkeit, während er sich unglücklich fühlt •
Furcht
Alleinsein, vor dem
Apoplexie, vor
Berührung, vor
Ersticken, vor dem
Herzkrankheit, vor, organischer, vor
Stecknadeln, spitzen Gegenständen, vor
Tod, vor dem
vergiftet zu werden
Gebärden, krampfhafte
Gedächtnisschwäche
Gedanken, hartnäckige
Schwinden der
Geisteskrankheit, Wahnsinn
erotische
geschäftige
Geschäftig
fruchtlos
Geschwätzigkeit
wahnsinnige
Gesellschaft, Verlangen nach; Abneigung gegen Einsamkeit, Gesellschaft amel.
Alleinsein agg., beim
gesund zu sein, behauptet trotz schwerer Krankheit
Gewalttätig, heftig
Gewissenhaft in Kleinigkeiten
Gleichgültigkeit, Apathie
Fieber, bei
freudlose
Typhus, bei
Hast, ungeschickt aus
Hysterie
Idiotie
Imbezillität
Kindisches Benehmen
Entbindung, nach der ★2
Konzentration, schwierige
kompliziert, kleinlich, umständlich, wählerisch ★2
Lachen
dummes
ernste Dinge, über
krampfhaftes
stupidem Ausdruck, mit
Unglück, über ein •
Lasziv
Lebensüberdruss, Lebensmüdigkeit
vormittags •
Leichtsinnig, frivol
Manie
Raserei, mit
sexuelle Manie bei Männern
Frauen, bei
Murmeln, murren
Schlaf, im
Mürrisch, missmutig
Nymphomanie
Obszön
Possen, spielt
Probleme, hat immer, macht sich unnötig Sorgen ★2
Qualvolle Angst
Raserei, Wut
Reden, Schlaf, im
Redet, sich selbst, mit
Reizbarkeit
fragt, wenn man ihn
Hämorrhoiden, mit
schickt den Arzt nach Hause, sagt, er ist nicht krank
Ruhelosigkeit
nachmittags
nachts
abwechselnd mit Traurigkeit •
Bett, im, sich herumwerfen im
bewegen, muss sich ständig
Fieberhitze, bei
Menses, während der
Metrorrhagie, bei
Schlägt mit dem Kopf gegen Wand und Dinge
Schreien
Cri encéphalique
Erwachen, beim
Hydrozephalus, bei
Kindern, bei

Schlaf, im
Konvulsionen, vor
während epileptischer
muss schreien, fühlt, sie
Schlaf, im
Schmerzen, vor +2
Zahnen, beim
Seelenruhe, Gelassenheit
Singen
Spaßen, Abneigung gegen
Sprechen, unzusammenhängendes
Stimmung, veränderliche, unbeständige, wankelmütige
Stöhnen, Ächzen, Wimmern
Schlaf, im
Stumpfheit, Geistesträgheit, Denk- und Verständnisschwierigkeit
Tadelsüchtig, kritisch
Tanzen
Theoretisieren, Theorien aufstellen
Tod, Gefühl vom
Todesahnung
Todesgedanken
Furcht, ohne
wünscht sich den
vormittags
Torpor, Erstarrung
Traum, wie im
Traurigkeit, Verzagtheit, Niedergeschlagenheit, Depression, Schwermut, Melancholie
morgens
vormittags
Diarrhoe, bei
Fieberfrost, bei
Fieberhitze, bei
Schweiß, bei
weinen, kann nicht
Zorn, nach
Unbesonnen, sorglos
Unbeständigkeit
Unentschlossenheit
Ungeduld
Ungeschickt ★3
unternehmen, unternimmt vieles, verharrt bei nichts
Unzufrieden, missvergnügt, unbefriedigt
allem, mit
Vergesslich
Kopfschmerzen, bei
Verliebt
Verschiebt alles auf den nächsten Tag
Verwirrung des Geistes
Essen, nach dem
amel.
geistige Anstrengung, durch
Lesen, beim
Wahnideen, Einbildungen, Halluzinationen, Sinnestäuschungen
Bett, jemand ist mit ihm im
Bilder, Phantome, sieht
geht, kann nicht gehen, er; laufen oder hüpfen, muss
Gesichter, sieht
Gespenster, sieht, Augenschließen, beim
gesund, er ist
Personen, neben ihm, sind
Phantasie, Einbildungen der
schwanger, sie ist
stirbt, er
tot, er selbst war
Visionen, hat, Augenschließen, beim
Zunge ist aus Holz, seine •
Weinen, weinerliche Stimmung
Tag und Nacht •
alles, über •
Fieberhitze, bei
grundlos
Schlaf, im +3
Schwangerschaft, während der
widersprechen, Neigung zu
Wille, Kontrolle über seinen Willen, hat keine; weiß nicht, was zu tun ist; dumpfes Gefühl im Kopf •
zerbrechen, zerschlagen, Verlangen, Sachen zu
Zerstörungssucht, Destruktivität
Zerstreut, unaufmerksam
Zorn, Jähzorn
heftiger

Apisinum

Demenz

Apocynum cannabinum

Bewusstlosigkeit, Koma, Stupor
Hydrozephalus, bei
Meningitis, bei
Ehrgeiz, Verlust des Ehrgeizes
Exzentrizität, Phantasien, in
Faulheit, Indolenz, Abneigung gegen Arbeit
Froh, guten Mutes, glücklich

Gedanken, Schwinden der
 wandernde, abschweifende
Geistige Arbeit unmöglich
Phantasien, verstärkte Phantasietätigkeit
reden, Abneigung zu, möchte schweigen, wortkarg
Ruhelosigkeit
 nachts
 Bett, im
Seufzen
Traurigkeit, Verzagtheit, Niedergeschlagenheit, Depression, Schwermut, Melancholie
Trunksucht, Alkoholismus
Verwirrung des Geistes
 Schmerzanfällen, bei
Weinen, weinerliche Stimmung

Apomorphinum

antworten, Abneigung zu
Bewusstlosigkeit, Koma, Stupor
Morphinismus
Ruhelosigkeit
Stumpfheit, Geistesträgheit, Denk- und Verständnisschwierigkeit
Trunksucht, Alkoholismus

Aqua marina

Angst
 nachmittags, 14–16 h •
 Eis-Getränke agg. •
 Erwachen agg. •
 Gesellschaft agg. •
 Schweiß agg. •
 Seligkeit, um die ewige
 Sprechen agg. •
Bewusstlosigkeit, Koma, Stupor
Empfindlich
Furcht, Geisteskrankheit, seinen Verstand zu verlieren, vor
Gedanken, quälende, sexuelle
Gleichgültigkeit, Apathie
Konzentration, schwierige
Langsamkeit
Ruhelosigkeit
 ängstliche
Wahnideen, beobachtet, sie wird
Zerstreut, unaufmerksam

Aquilegia vulgaris

Hysterie

Aragallus lamberti

Gedächtnisschwäche
 Worte, für
Gesellschaft, Abneigung, gegen; Gegenwart anderer agg. die Symptome; Verlangen nach Einsamkeit
Gleichgültigkeit, Apathie +1
Haus, verlassen, möchte das Haus
Konzentration, schwierige
Ruhelosigkeit
Verwirrung des Geistes +1
Zerstreut, unaufmerksam

Aralia racemosa

Furcht
 Krankheit, vor drohender, Lungenkrankheit ⋆1
Ungeduld

Aranea diadema

Angst
Froh, guten Mutes, glücklich
Furcht, engem Raum, in; Klaustrophobie
 Tod, vor dem
Gleichgültigkeit, Fieber, bei
Mürrisch, missmutig
Qualvolle Angst
Reizbarkeit
 Fieberhitze, bei
 Menses, während der
Ruhelosigkeit
Tod, wünscht sich den
Traurigkeit, Verzagtheit, Niedergeschlagenheit, Depression, Schwermut, Melancholie
 Bett nicht verlassen, will das •
 Fieberhitze, bei
Verwirrung des Geistes
 abends
 Essen, nach dem
 geistige Anstrengung, durch
Wahnideen, Einbildungen, Halluzinationen, Sinnestäuschungen
 akustische Täuschungen, Reden klingt wie entfernt •
 geschwollen, er ist

groß, Körperteile erscheinen zu
unwirklich, aller erscheint
vergrößert, Unterarm ist •

Aranea ixobola

Anstrengung, agg. durch geistige
Empfindlich
Geräusche, gegen
Gerüche, gegen
Euphorie
Geschwätzigkeit
Grobheit
Hast, große Eile
Konzentration, schwierige
Lebensüberdruss, Lebensmüdigkeit
Necken
Qualvolle Angst
Reizbarkeit
Ruhelosigkeit
Freien, amel., im
Schnippisch, bissig
Traurigkeit, Verzagtheit, Niedergeschlagenheit, Depression, Schwermut, Melancholie
Geschwätzigkeit, nach •
Unentschlossenheit
Verwirrung des Geistes
Wahnideen, Einbildungen, Halluzinationen, Sinnestäuschungen
Geschmacks, des
Witzig, geistreich
Zerstreut, unaufmerksam

Aranea scinencia

Angst
Erschöpfung, geistige
Sprechen, schwerfälliges •

Argentum metallicum

Abscheu, Allgemeinen, im
Angst
nachts
Pavor nocturnus
Erwachen, beim
Fieber, im
Freien, im
Gehen, beim
Freien, im
Gesundheit, um seine
Kleidung, wie wenn die Kleidung beim Verlassen des Hauses zu eng wäre •
Anstrengung, agg. durch geistige
Auffahren
elektrisiert, wie, Schläge, elektrische, im Schlaf wecken sie auf
Beschwerden infolge von Furcht
Schreck
Zorn, Ärger
Betäubung, wie im Rausch
Bewusstlosigkeit, Koma, Stupor
Delirium
epileptischen Anfällen, nach
rasendes
Schmerzen, mit
Demenz, senilis, Dementia
Denken, Beschwerden agg., an seine
Empfindlich
Entmutigt
Ernst
Erregung, Aufregung
Erschöpfung, geistige
Faulheit, Indolenz, Abneigung gegen Arbeit
Friedens, Gefühl himmlischen •
Froh, guten Mutes, glücklich
tagsüber
nachmittags
abwechselnd mit Traurigkeit
Weinen
Furcht
Apoplexie, vor
Herzklopfen, mit •
ereignen, es könnte sich etwas
Orten, Gebäuden ★3
sprechen, zu
Gebärden, bedeckt Mund mit Händen +3
Gedächtnisschwäche
gesagt hat, für das, was er
sagen wollte, für das, was er
Gedanken, Kontrolle über seine Gedanken verloren, Sitzen und Nachdenken, beim •
Geisteskrankheit, Wahnsinn
Geistige Arbeit unmöglich
Geschwätzigkeit
tagsüber •
abwechselnd mit Traurigkeit •
springt schnell von einem Thema zum anderen
Hast, große Eile
Heiterkeit
Hypochondrie
Ideen, Einfällen, Mangel an

Ideen, Einfällen, Reichtum an; Geistesklarheit
Imbezillität
Konzentration, schwierige
Lachen
  agg.
Lebhaft, munter
Lügner +1
Manie
  abwechselnd mit Depression
Mürrisch, missmutig
Qualvolle Angst
  Gehen im Freien, beim
  Kleidung wie zu eng beim Gehen im Freien •
Raserei, Wut
  epileptischen Anfällen, Raserei nach
  Schmerzen, durch
Reden agg. alle seine Beschwerden
reden, Abneigung zu, möchte schweigen, wortkarg
  Gesellschaft, in •
reden, wünscht mit jemandem zu
Reizbarkeit
  vormittags
  Kleinigkeiten, durch
Ruhelosigkeit
  nachts
  Bett, im, treibt aus dem
Schlafwandeln
Schlagen
Schreien
  Schlaf, im
Seelenruhe, Gelassenheit
Sitzen, Neigung zum
Spaßen, Scherzen
Sprechen, unsinniges
Springen
  epileptischen Anfällen, nach ⋆2
Stimmung, veränderliche, unbeständige, wankelmütige
Stumpfheit, Geistesträgheit, Denk- und Verständnisschwierigkeit
Traurigkeit, Verzagtheit, Niedergeschlagenheit, Depression, Schwermut, Melancholie
  morgens
  vormittags
Trügerisch, hinterlistig +2
Trunksucht, Alkoholismus
Unbehagen, Gehen, nach dem
Vergesslich
Verlangen, unkontrollierbares Verlangen zu kratzen ⋆3
Verwirrung des Geistes
  betrunken, wie
    wie nach einem Rausch
  Fieberhitze, während
Wahnideen, Einbildungen, Halluzinationen, Sinnestäuschungen
  absurde Gestalten sind anwesend
  Schlaganfall bekommen, er wird •
  schwebt in der Luft +1
Weinen, weinerliche Stimmung
  abwechselnd mit Frohsinn
  Kleinigkeiten, um
  leicht, weint
Zerstreut, unaufmerksam
Zorn, Jähzorn
  Husten, infolge von Zorn

Argentum muriaticum

reden, Abneigung zu, möchte schweigen, wortkarg

Argentum nitricum

Abergläubisch +1
Abscheu, Allgemeinen, im
  Arbeit, gegen die
Aktivität, fruchtlose +2
Albernes Benehmen
Angst
  morgens, Aufstehen, beim und nach dem
  vormittags, 11 h •
  nachmittags
  nachts
    Erwachen, beim
  andere, um +1
  Aufstehen, nach dem
  Bahnfahrt, vor einer, amel. im Zug
  Erwachen, beim
  Erwartungsspannung, durch, vor einer Verabredung
  Essen, nach dem
  Fahren oder Reiten, beim
  Gehen, beim
    Freien, im
    schnellen, beim, geht dadurch immer schneller
  Gesundheit, um seine
  hypochondrische
  Ohnmacht, mit
  Zeit festgesetzt ist, wenn eine
  Zukunft, um die
Anstrengung, agg. durch geistige

Auffahren, Schmerz agg.
Beschwerden infolge von Ausschweifung
Erregung, Gefühlserregung
Erwartungsspannung, Vorempfinden, Ahnung
Furcht
Kränkung, Demütigung
Schreck
sexuellen Exzessen
Überanstrengung, geistiger
Zorn, Ärger
Betäubung, wie im Rausch
nachts
Schreiben, beim •
Bett, bleiben, möchte im
Bewusstlosigkeit, Koma, Stupor
nachts
Schwindel, während
Delirium
rasendes
Schmerzen, mit
Denken, Beschwerden agg., an seine
Ehrgeiz, Verlust des Ehrgeizes
Eigensinnig, starrköpfig
unsinnigen Einwand, findet gegen jeden Vorschlag einen •
Empfindlich
Geräusche, gegen
geringste Geräusch, gegen das
Entfernungen, schlechte Beurteilung von
Erdboden gibt nach *3
Erkennt, Straßen nicht, bekannte
Erregung, Aufregung
nachts
agg.
Erwartung von Ereignissen, in
Klimakterium, im
nervöse
Erschöpfung, geistige
Zittern, mit
erschreckt, leicht
Erwartungsspannung, Lampenfieber
Exzentrizität, Überspanntheit
Phantasien, in
Faulheit, Indolenz, Abneigung gegen Arbeit
Arbeit wird ihm schaden, meint, die (Hypochondrie) •
Fehler, Orten, irrt sich in
Sprechen, beim
Worte, benutzt falsche
Feigheit
Furcht
morgens
Aufstehen, beim •
Alleinsein, vor dem
fürchtet zu sterben
Anfall zu bekommen, einen
Apoplexie, vor
Arbeit, Grauen vor der
nachmittags •
Diarrhoe durch
Einbrechern, vor
engem Raum, in; Klaustrophobie
Epilepsie, vor
fallen auf ihn, hohe Mauern und Gebäude
fallen, zu
Geisteskrankheit, seinen Verstand zu verlieren, vor
Hausecken vorbeizugehen, an manchen
hochgelegenen Orten, vor
Kirche oder Oper, wenn fertig zur
Krankheit, vor drohender
unheilbar zu sein
Menschenmenge, in einer
Misserfolg, vor
offenen Plätzen, vor; Agoraphobie
ohnmächtig zu werden
Probe, Feuerprobe, vor einer
Schlaf, vor dem (zeitlich)
Selbstbeherrschung zu verlieren, die
Selbstmord, vor
spät, verspätet zu sein *1
Tod, vor dem
allein, wenn
sagt die Todesstunde voraus
Überqueren einer Brücke oder eines Platzes, vor dem
Unheil, vor
unternehmen, etwas zu
Gebärden, lächerliche
scheue •
Gedächtnisschwäche
auszudrücken, sich
sagen wollte, für das, was er
Schmerzen, durch, plötzliche *3
Worte, für
Gedanken, versunken in, abwechselnd mit Leichtfertigkeit •
Gedanken, hartnäckige
quälende
nachts
seltsame
unzusammenhängende
Geisteskrankheit, Wahnsinn

Geistige Arbeit unmöglich
Geschäftig, fruchtlos
Geschwätzigkeit, abschweifen ⋆3
springt schnell von einem Thema zum anderen
Gesellschaft, Abneigung, gegen; Gegenwart anderer agg. die Symptome; Verlangen nach Einsamkeit
Gesellschaft, Verlangen nach; Abneigung gegen Einsamkeit, Gesellschaft amel.
Gleichgültigkeit, Apathie
geschäftlichen Angelegenheiten, gegen seine
Gesellschaft, in
liegt mit geschlossenen Augen
Vergnügen, gegen jedes
Hast, große Eile
Essen, beim
Gehen, beim
jeder soll sich beeilen
Zeit einzuhalten, Hast, um die verabredete •
Heiterkeit, nachmittags •
Hilflosigkeit, Gefühl der +1
Höhe agg. Gemütssymptome
Hydrophobie, Tollwut
Hypochondrie
Hysterie
Ideen, Einfällen, Mangel an
Ideen, Einfällen, Reichtum an; Geistesklarheit abends
Ideen, sonderbare ⋆2,3
Imbezillität
Impulsiv
Jammern, Lamentieren, Klagen
Krankheit, über seine
Kindisches Benehmen
Klimakterium agg.
Konzentration, schwierige
Versuch zur Konzentration wird es schwarz vor den Augen, beim •
Lachen agg.
ernste Dinge, über
Lästig, geht auf die Nerven
Leid anzutun, fürchtet, wenn allein gelassen, sich ein
Lügner
lügt, spricht nie die Wahrheit, weiß nicht, was sie sagt
Luftschlösser, baut, plant viel ⋆2
Manie, periodische
Murmeln, murren, nachts
Mürrisch, missmutig
Phantasien, Schlaf, verhindert den
Einschlafen, beim
verstärkte Phantasietätigkeit
Schlaflosigkeit, mit
Pläne, schmiedet viele
Prophezeit, sagt die Todesstunde voraus
Qualvolle Angst
Gehen im Freien, beim
Raserei, Wut
Reden agg. alle seine Beschwerden
Schlaf, im
reden, Abneigung zu, möchte schweigen, wortkarg
Essen, nach dem
Traurigkeit, bei
Reden, wünscht mit jemandem zu
Redet, ängstlich über seinen Zustand, weckt Frau und Kind (bei Hypochondrie) •
einem Thema, nur von
sich selbst, mit, beständig von seinen Leiden •
Schwierigkeiten, von ihren ⋆2
Reizbarkeit
morgens, Aufstehen, nach dem
Erwachen, beim
erregt, wenn
Erwachen, beim
Religiosität, auffallende
Ruhelosigkeit
nachts
ängstliche
epileptischen Anfällen, zwischen •
zwingt zu schnellem Gehen
Bett, sich herumwerfen im
Konvulsionen, vor
Kopfschmerzen, bei
Schüchternheit
schamhaft, verlegen
Selbstmord, Neigung zum
Ertrinken, durch
Furcht vor einem offenen Fenster oder einem Messer, mit
Selbstmordgedanken
Springen in die Tiefe, durch
Fenster, aus dem
Selbstvertrauen, Mangel an
Seufzen
Mittagessen, nach dem •
Simuliert Krankheit
Sinne abgestumpft
verwirrt
Sitzen, Neigung zum
Sonderbares, Seltsames zu tun, Impuls
Spannung, Anspannung agg. ⋆2

Sprechen, kindisches
langsames
unzusammenhängendes
zögerndes
Springen, Bett, springt aus dem
Impuls zu springen, Fluss, in einen
hochgelegenen Ort, von einem
Brücke, von einer, beim Überqueren ⋆2
Stimmung, veränderliche, unbeständige, wankelmütige
Stumpfheit, Geistesträgheit, Denk- und Verständnisschwierigkeit
nachmittags
Fieberhitze, bei
Kindern, bei
Schreiben, beim
Theoretisieren, Theorien aufstellen
Tod, Todesahnung
sagt die Todesstunde voraus
Traum, wie im
Traurigkeit, Verzagtheit, Niedergeschlagenheit, Depression, Schwermut, Melancholie
morgens
Essen, nach dem
Fieberhitze, bei
Freien, im, amel.
Geringschätzung, durch unverdiente •
Klimakterium, im
Reden, Abneigung gegen
Trieb, krankhafter +3
Trügerisch, hinterlistig
Trunksucht, Alkoholismus
Unentschlossenheit
Ungeduld
unternehmen, nichts aus Furcht vor Misserfolg, unternimmt
Vergesslich
Worte beim Sprechen, für; sucht nach Worten
Verlassenheit, Gefühl der
Erwachen, beim
Isolation, Vereinsamung, Gefühl der
Verweilt bei vergangenen unangenehmen Ereignissen
Verwirrung des Geistes
morgens
Aufstehen, beim und nach dem
Erwachen, beim
nachts
Bewegung, durch, amel.
Erwachen, beim
Essen, nach dem
Gehen, beim
Identität, über seine, Dualität, Gefühl der
Kaffee, nach
Mittagessen, nach dem
Schreiben, beim
Verzweiflung
andere, um, sich selbst, und
Hypochondrie, bei •
religiöse Verzweiflung an der ewigen Seligkeit
Wahnideen, Einbildungen, Halluzinationen, Sinnestäuschungen
Anfall bekommen und geht schneller, sie wird einen •
Arbeit, schaden, wird ihm •
Bilder, Phantome, sieht
nachts
Augenschließen, beim
Schlaf, verhindern den
schreckliche
doppelt zu sein
Erfolg, er hat keinen; macht alles falsch
fällt, Bett, aus dem
Mauern stürzen ein
fehlschlagen, alles wird
Gehirn, Gehirnerweichung, hat
geschwollen, er ist
Gesichter, sieht
Augenschließen, beim
verzerrte, beim Hinlegen am Tage
Gespenster, sieht, Augenschließen, beim
Hausecken springen vor, so dass er befürchtet, beim Gehen auf der Straße dagegen zu rennen •
Häuser kommen von jeder Seite auf ihn zu und erdrücken ihn •
Herz steht still im Sitzen •
krank zu sein
Krankheit, unheilbare, hat eine
Mauern stürzen ein
Ort, vorbeigehen, er kann nicht an einem bestimmten
richtig, macht nichts
Schlangen, in ihr und um sie herum
Sodawasser zu sein, eine Flasche
sonderbar, gewohnte Dinge erscheinen
Sterben, er ist am
beim Gehen befürchtet er einen Anfall oder den Tod, was ihn schneller gehen lässt •
tot, Menschen, sieht tote
verachtet, ist
verändert, alles ist
vergrößert, Entfernungen sind
Gegenstände sind

verlassen, im Stich gelassen, ist
vernachlässigt, er wird vernachlässigt
verstoßen, er ist von Verwandten
Visionen, hat
Augenschließen, beim
Welt verloren und ohne jede Hoffnung, er ist für die •
Wolken, schwere schwarze Wolken hüllen sie ein
Zeit erscheint länger, vergeht zu langsam
Zimmer, Wände, erdrücken, wollen ihn •
zu Hause, verändert, alles zu Hause hat sich
Weinen, weinerliche Stimmung
Essen, nach dem
Hoffnungslosigkeit, aus ⋆2
Widerspenstig
Wille, Verlust des Willens, Melancholie, aus
Zeit vergeht zu langsam, erscheint länger
Zögert ⋆2,3
Zorn, Jähzorn
vormittags, 11 h
Husten, infolge von Zorn
leicht in, gerät
Zittern, mit
Zurückhaltend, reserviert

Aristolochia clematitis

Angst, Zukunft, um die
Fleißig, Arbeitswut
Furcht
Alleinsein, vor dem
Menschen, vor; Anthropophobie
Gesellschaft, Abneigung, gegen; Gegenwart anderer agg. die Symptome; Verlangen nach Einsamkeit
Ruhelosigkeit
Bett, im
Menses, vor den
Traurigkeit, Verzagtheit, Niedergeschlagenheit, Depression, Schwermut, Melancholie
Freien, im, amel.
Klimakterium, im
Menses, während der, amel.
Verlassenheit, Gefühl der, Isolation, Vereinsamung, Gefühl der
Weinen, weinerliche Stimmung

Arnica montana

Abscheu, Allgemeinen, im
Arbeit, gegen die
Albernes Benehmen
angefasst werden, will nicht
angesprochen werden, will nicht
Angst
nachts
angefasst zu werden
Erwachen, beim
Fieber, im
Fieberfrost, während
Gesundheit, um seine
Gewissensangst, als ob eines Verbrechens schuldig
Hitzewallungen, bei
hypochondrische
periodische
Schlaf, im
Zukunft, um die
Anmaßend
Anstrengung, agg. durch geistige
antworten, Abneigung zu
weigert sich zu antworten
Antwortet, Stupor kehrt nach Antwort sofort zurück
Argwöhnisch, misstrauisch
Auffahren
abends, Einschlafen, beim
Kleinigkeiten, durch
Schlaf, aus dem
Einschlafen, beim
im
Schreck, durch und wie durch
Außer-sich-Sein
Beklagt sich
beleidigt, leicht; nimmt alles übel
Beschwerden infolge von, Erregung, Gefühlserregung
Geldverlust
Hast, Übereilung
Kummer
Raserei, Wut
schlechten Nachrichten
Schock, seelischem Schreck
Schreck
sexuellen Exzessen
Überanstrengung, geistiger
Ungeduld ⋆2
Zorn, Ärger
Betäubung, wie im Rausch
Kopfverletzung, nach
Schwindel, bei
Beten
stilles

Bewusstlosigkeit, Koma, Stupor
antwortet richtig, wenn angesprochen, aber Delirium und Bewusstlosigkeit kommen sofort zurück
Aufstehen, beim
Fieber, bei
Gehirnerschütterung, durch •
liegt wie tot
Schwindel, während
Verletzungsschock, beim
Boshaft, gehässig
Böswillig, mutwillig
Brütet, sieht alles schwarz
Delirium
nachts
antwortet richtig, wenn angesprochen, aber Bewusstlosigkeit und Delirium kommen sofort zurück
Blutung, nach
Fieberfrost, im
gesund, sagt, sie ist
murmelt, murrt
Schläfrigkeit, mit
Schlaf, komatösen, im
Delirium tremens, Säuferwahnsinn
Denken, Abneigung gegen, nachmittags, Gehen im Freien, nach dem •
Beschwerden agg., an seine
Diktatorisch, herrisch, dogmatisch, despotisch
Befehlston
Eigensinnig, starrköpfig
Ekel, Widerwillen
alles, gegen
Ekstase
Empfindlich
äußeren Eindrücke, gegen alle
Geräusche, gegen
schmerzhafte Empfindlichkeit gegen
Schmerzen, gegen
Entmutigt
Erregung, Aufregung
abends, Bett, im
Erschöpfung, geistige
erschreckt, leicht
Kleinigkeiten, über
Erschütterungen, seelische •
Faulheit, Indolenz, Abneigung gegen Arbeit
Freien, im •
Gehen, beim
Fehler, Sprechen, beim
stellt Worte falsch
Worte, benutzt falsche

Fleißig, Arbeitswut
Fluchen, Schwören
Raserei, nach •
Froh, guten Mutes, glücklich
abends, Bett, im
sorglos •
Furcht
nachts
Ärzten, vor ★1
Annäherung anderer, vor, berührt werden, er könnte
Apoplexie, vor
Erwachen, beim
Berührung, vor
ereignen, es könnte sich etwas
nachts
Ersticken, vor dem, nachts
fallen auf ihn, hohe Mauern und Gebäude
geschlagen zu werden, von ihm Entgegenkommenden •
Herzkrankheit, vor +1
Krankheit, vor drohender
unheilbar zu sein
Lähmung, vor
Menschenmenge, in einer
Misserfolg, vor
offenen Plätzen, vor; Agoraphobie
Probe, Feuerprobe, vor einer
Tod, vor dem
nachts
allein, wenn
Herzsymptomen, bei
plötzlichem, vor
Unglück, vor
Unheil, vor
verletzt zu werden
wiederkehrende
Gebärden, Greifen oder Langen nach etwas, nach Flocken
zupft an der Bettdecke
Gedächtnis, gutes
Gedächtnisschwäche
gelesen hat, für das, was er
für das, was er gerade
gesagt hat, für das, was er
sagen wollte, für das, was er
Worte, für
Gedächtnisverlust
Verletzungen, Kopfverletzungen, nach
Gedanken, versunken in
Gedanken, gedankenvoll
wandernde, abschweifende

Geistesabwesend
Geisteskrankheit, Wahnsinn
geistige Arbeit, Abneigung gegen
  unmöglich
  Verlangen nach
Gemütssymptome wechseln mit körperlichen
Geschäft, Abneigung gegen
Geschäftig
Geschwätzigkeit
  Reden, hält
Gesellschaft, Abneigung, gegen; Gegenwart anderer agg. die Symptome; Verlangen nach Einsamkeit
gesund zu sein, behauptet trotz schwerer Krankheit
Gewalttätig, heftig
Gewissensqual, Beschwerden durch ⋆2
Gleichgültigkeit, Apathie
  alles, gegen
  Fieber, bei
  Fieberfrost, bei
  Gehirnerschütterung, nach
  geschäftlichen Angelegenheiten, gegen seine
  Schmerzen, gegen
  Typhus, bei
Grobheit
Hellsehen
Herausfordernd, trotzig
Heulen
  Zorn, bei ⋆3
Hochmütig, arrogant
Hypochondrie
Hysterie
  Ohnmacht, hysterische
Ideen, Einfällen, Mangel an
Indiskretion, Taktlosigkeit
Jammern, Lamentieren, Klagen
  abwechselnd mit Zorn •
  Schlaf, im
Konzentration, schwierige
Kratzt, Kalk von den Wänden, den
Kummer
Lachen
  grundloses
  krampfhaftes
Lästig, geht auf die Nerven
Launenhaftigkeit
Leichtsinnig, frivol
Manie
Milde
Mitgefühl, Abneigung gegen •
Murmeln, murren
  Apoplexie, bei
Mürrisch, missmutig
  Essen, nach dem
Necken
nichts fehle ihm, sagt ⋆2
Phantasien, verstärkte Phantasietätigkeit
  versunken in seinen
Prahler, Aufschneider, Großsprecher
Qualvolle Angst
  nachts
  Fieberfrost, im •
  Fieberhitze, bei
  Herzkrankheit, bei
  Schweiß, bei
Raserei, Wut
Reden agg. alle seine Beschwerden
  Schlaf, im
    lautes
reden, Abneigung zu, möchte schweigen, wortkarg
  Gehen im Freien, nach •
Reizbarkeit
  Abendessen, nach dem
  Essen, nach dem
  Fieberfrost, bei
  fragt, wenn man ihn
  Freien, im
  schickt den Arzt nach Hause, sagt, er ist nicht krank
Ruhe, Ruhe und Stille, verlangt nach, Gehen im Freien, beim
Ruhebedürfnis
Ruhelosigkeit
  ängstliche
  Bett, sich herumwerfen im
  Fieberhitze, bei
  Zittern, mit
Schmeichler
Schmollen
Schreien
  Cri encéphalique
  Erwachen, beim
  Husten agg.
  Kindern, bei, Schlaf, im
  Schlaf, im
Schüchternheit
Seelenruhe, Gelassenheit
Selbstbetrachtung
Selbstüberhebung, Selbstüberschätzung, Eigenkult
Seufzen, Fieberhitze, bei
Sinne abgestumpft
  geschärft

Sitzen, Neigung zum
Sitzt still
Sorgen, voller
Sprechen, hastiges
    lautes
        Schlaf, im
    springt schnell von einem Gedanken zum anderen
    unverständliches, Schlaf, im
Stimmung, abstoßende, widerwärtige
    abwechselnde
    veränderliche, unbeständige, wankelmütige
Stöhnen, Ächzen, Wimmern
    Fieberfrost, bei
    Fieberhitze, bei
    Schlaf, im
Streitsüchtig, zanksüchtig
Stumpfheit, Geistesträgheit, Denk- und Verständnisschwierigkeit
    morgens
        Erwachen, beim
    Erwachen, beim
    Kopfverletzung, nach
    sagt nichts
    Schläfrigkeit, mit
    Träumen, nach
Tadelsüchtig, kritisch
Tod, Todesahnung
    Todesgedanken
Tollkühnheit
Traum, wie im
Traurigkeit, Verzagtheit, Niedergeschlagenheit, Depression, Schwermut, Melancholie
    nachts
    Verletzungen, Kopfverletzung, durch
Trost, freundliche Worte agg.
Trunksucht, Alkoholismus
Unbesonnen, sorglos
Unbeständigkeit
Unentschlossenheit
Ungehorsam
unterdrückten oder zurückgetretenen Hautausschlägen oder Hämorrhoiden, Gemütssymptome agg. nach
Unzufrieden, missvergnügt, unbefriedigt
    allem, mit
Verächtlich, geringschätzig
Vergesslich
    Fieberhitze, bei
    Worte beim Sprechen, für; sucht nach Worten
Verwegenheit
Verweigert, Medizin, die
Verwirrung des Geistes
    morgens
    Traum, wie im
Verzweiflung
Wahnideen, Einbildungen, Halluzinationen, Sinnestäuschungen
    nachts
    arretiert werden, soll
    Bett, hart, ist zu
    Bilder, Phantome, sieht, nachts
        schreckliche
        schwarze
        verweilt bei, kommt zurück auf
    Diebe, sieht
    Gespenster, schwarze Gestalten im Traum
    gesund, er ist
    Herzkrankheit, wird herzkrank und stirbt
    Hunde, sieht
    Katzen, sieht
    Kirchhof, besucht einen
    Krankheit, unheilbare, hat eine
    Phantasie, Einbildungen der
    Ratsversammlung, hält eine
    Sterben, er ist am
    Tieren, von
    tot, Leiche, verstümmelte Leiche
        Menschen, sieht tote
    verstümmelte Körper, sieht
    Visionen, hat
        phantastische
Weinen, weinerliche Stimmung
    nachts
    Abendessen, nach dem •
    agg.
    Erwachen, beim
    Essen, nach dem
    Husten, vor
        beim
        nach
        Keuchhustenanfall, beim
    Schlaf, im
    Schweiß, bei
    Wimmern, Schlaf, im
    Zorn, nach
Widerspenstig
widersprechen, Neigung zu
Widerspruch, verträgt keinen
Zerstreut, unaufmerksam
    verträumt
Zorn, Jähzorn
    antworten, wenn gezwungen zu

Husten, infolge von Zorn
Zurückhaltend, reserviert
Gehen, nach dem
Zweifelnd, Genesung, an der

Arsenicum album

Abneigung, alles, gegen
Ehefrau, gegen seine +2
Umgebung, gegen seine •
Abscheu, Allgemeinen, im, Schmerzen, durch
Leben, gegen das
Albernes Benehmen
angefasst werden, will nicht
angesehen zu werden, verträgt nicht
agg. Gemütssymptome +2
angesprochen werden, will nicht
morgens
Angst
morgens
nachmittags
abends
Zwielicht, im
Bett, im
nachts
Pavor nocturnus
Erwachen, beim
Mitternacht, vor
Mitternacht, nach
3 h
nach
allein, wenn
andere, um
Anfällen, bei
anfallsweise
Bahnfahrt, vor einer, amel. im Zug
Bett, im
Herumwerfen, mit
Bett, treibt aus dem
Bewegung amel.
Erwachen, beim
Erwartungsspannung, durch, vor einer Verabredung +1
Fieber, im
Prodromalstadium des Fiebers, im
Fieberfrost, vor
während
nach
Furcht, mit
geistige Anstrengung, durch
Gesundheit, um seine
Gewissensangst, als ob eines Verbrechens schuldig
Hause, im
Husten, vor
hypochondrische
Kleinigkeiten, um
Klimakterium, während des
Kopf, Stirnschweiß, mit
Kopfschmerzen, bei
Liegen, im
Ohnmacht, mit
periodische
Pflicht getan hätte, als ob er nicht •
Schlaf, im
Schmerzen, durch
Schweiß, mit kaltem
Seligkeit, um die ewige
ängstlich gewissenhaft in ihren religiösen Ausübungen, zu
sitzende Beschäftigung, durch
Stuhlgang, vor
während
Träume, beim Erwachen durch schreckliche
treibt von einer Stelle zur anderen
verlangt wird, wenn etwas von ihm •
Zukunft, um die
Anorexia mentalis
Anstrengung, agg. durch geistige
antworten, Abneigung zu
unfähig zu
weigert sich zu antworten
Antwortet albern
kurz angebunden, barsch
langsam
überstürzt
Argwöhnisch, misstrauisch
Anschlag auf sein Leben zu verüben, Menschen sind um das Haus, um einen •
Auffahren
abends, Einschlafen, beim
anfallsweise
elektrisiert, wie, Schläge, elektrische, im Schlaf wecken sie auf
Geräusche, durch
krampfhaftes
Schlaf, aus dem
Einschlafen, beim
im
Außer-sich-Sein
Bedenken, Skrupel ⋆2
beißen, Glas, beißt sein •
Löffel usw., beißt

Beklagt sich
mitleiderregend •
beleidigt, leicht; nimmt alles übel
Beruhigt werden, kann nicht, Getragenwerden, nur durch,
schnelles, nur durch •
Beschäftigung, Ablenkung amel.
Beschimpfen, beleidigen, schmähen
Ehemann beschimpft seine Frau vor den Kindern oder umgekehrt
Beschwerden infolge von Erwartungsspannung, Vorempfinden, Ahnung
Kränkung, Demütigung
Kummer
Schreck
sexuellen Exzessen
Sorgen
Trunksucht
Überanstrengung, geistiger
Uneinigkeit zwischen Bediensteten *[1]
Eltern, Verwandten, Freunden
Zorn, Ärger
Angst, mit
Entrüstung, mit
stillem Kummer, mit
Bestechlich, käuflich
Bestimmtheit, Rechthaberei
Betäubung, wie im Rausch
morgens, 11–18 h •
Gehen, beim
Freien, im
Beten
Knien, im
stilles
Bett, Abneigung gegen das, meidet es
Bewusstlosigkeit, Koma, Stupor
abends
abwechselnd mit Ruhelosigkeit
bei Fieber •
Anstrengung, nach
Augen, starrem Blick, mit
Bewegung, bei der geringsten
Diarrhoe, nach •
Brechdurchfall •
epileptischem Anfall, nach
erwacht oft, aber nur für kurze Zeit
Fieber, bei
Fieberfrost, vor
bei
häufige Anfälle vom Bewusstlosigkeit, Absencen
Schwindel, während
Stuhlgang, vor
überfüllten Zimmer, im
unvollständige
Bitten, flehen
Boshaft, gehässig
Böswillig, mutwillig
Chaotisches, wirres Verhalten
Delirium
nachts
ängstliches
Bett und entflieht, springt plötzlich aus dem
Blutung, nach
Schlaf, im
Fieber, während
Fieberfrost, im
gesund, sagt, sie ist
gewalttätiges
Konvulsionen, während
Kopfschmerzen, bei
Menses, vor den
murmelt, murrt
rasendes
Schlaf, im
unsinnig, mit offenen Augen
Verfolgung, Delir mit Wahnideen der
Wahnideen, mit
wahnsinniges
Zittern, mit
Delirium tremens, Säuferwahnsinn
Demenz
Denken, Beschwerden agg., an seine
Dunkelheit agg.
Ehrgefühl, kein
Ehrgeiz, Verlust des Ehrgeizes
Eifersucht
Frauen, zwischen
Kindern, unter
Männern, zwischen
Eigensinnig, starrköpfig
Kinder, eigensinnige
Ekel, Widerwillen
Empfindlich
geistige Eindrücke, für
Geräusche, gegen
Stimmen, gegen
Gerüche, gegen
Licht, gegen
Schmerzen, gegen
Sinneseindrücke, gegen
entfliehen, versucht zu
besuchen, will die Tochter •
springt plötzlich aus dem Bett

wechseln, das Bett zu
Entfremdet ihrer Familie
Frau, seiner
Entmutigt
Entrüstung
morgens •
Ernst
Erregung, Aufregung
morgens
Fieberfrost, bei
Herzklopfen, mit heftigem
Erschöpfung, geistige
erschreckt, leicht
nachts, Erwachen, beim, 3 h
Erwachen, beim
ertragen, wenn nicht jeder Gegenstand an seiner Stelle ist, kann nicht
Erwartungsspannung
essen, weigert sich zu
Exzentrizität, politische
Faulheit, Indolenz, Abneigung gegen Arbeit
Schläfrigkeit, mit
Finanzwesen, geeignet für das
ungeeignet für das
Fleißig, Arbeitswut
Fluchen, Schwören
Konvulsionen, während •
Fremder, Gegenwart Fremder agg.
Kind hustet beim Anblick
Freude, Unglück anderer, über das •
Froh, guten Mutes, glücklich
abwechselnd mit mürrischem Wesen
Schwitzen, beim
Furcht
Tag und Nacht •
morgens
abends, Bett, im
nachts
Mitternacht, nach, 3 h
Ärger, nach
Alleinsein, vor dem
fürchtet zu sterben
sich selbst zu verletzen, sich ein Leid anzutun •
Bett, vor seinem
Cholera, vor der
Dunkelheit, vor
Einbildungen, vor
Einbrechern, vor
Einsamkeit, vor
engem Raum, in; Klaustrophobie
Gewölben, Kirchen und Kellern, vor
Entbindung, während der
ereignen, es könnte sich etwas
Ersticken, vor dem
nachts
fallen, zu
Fieberhitze, bei
Freund hat einen Unfall •
Geistern, Gespenstern, vor
nachts
Geisteskrankheit, seinen Verstand zu verlieren, vor
wenn er sich ausruhen will, muss sich immer bewegen
Kleinigkeiten, vor
Krankheit, vor drohender
Karzinom ★[1]
Menschen, vor; Anthropophobie
Menschenmenge, in einer
Messern, vor
Ruhelosigkeit durch Furcht
Selbstmord, vor
springt vor Furcht aus dem Bett
Fenster, aus dem •
Stecknadeln, spitzen Gegenständen, vor
Tod, vor dem
nachts, 1–3 h
allein, wenn
abends im Bett
Ärger, nach •
drohendem, vor
Erbrechen, beim
Erwachen, beim
plötzlichem, vor
töten, er könnte
Messer, mit einem
überwältigende
unerklärbare, unbestimmte
Unglück, vor
Unheil, vor
unternehmen, etwas zu
wiederkehrende
Zittern, mit
Gallige Stimmung
Gebärden, macht
gewohnten Beschäftigung, seiner
Greifen oder Langen nach etwas, nach Flocken
zupft an der Bettdecke
krampfhafte
ringt die Hände
unfreiwillige Handbewegungen
hebt die Hände hoch •

Kopf, zum, Schlaf, im •
wirft die Hände über den Kopf
Gedächtnis, gutes
Gedächtnisschwäche
Gedanken, Andrang, Flut der
allein, wenn •
drängen sich auf und schwirren durcheinander
zu schwach, um sie abzuwehren, oder an einem Gedanken festzuhalten •
hartnäckige
allein, wenn
Kontrolle über seine Gedanken verloren, Frösteln, mit •
Krankheit, an eine
quälende
Schwinden der, Bücken, beim Aufrichten vom
Gefühllos, hartherzig
Geht, marschiert mehr, als ihr gut tut •
Geisteskraft, gesteigerte
Geisteskrankheit, Wahnsinn
Angst, mit
entfliehen, Verlangen zu
Fieberhitze, mit
Gebet, hebt Hände empor und kniet wie im •
Kummer, durch
Lähmung, mit
Melancholie
Puls, mit schnellem
religiöse
Ruhelosigkeit, mit
Schreck, durch
Selbstmord, Neigung zum
Trinkern, bei
Verfolgungswahn
Zeichen, schreibt unverständliche •
Geistige Arbeit unmöglich
Geiz
Gemütsstörungen im Allgemeinen ★[2]
Geschäft, Abneigung gegen
redet vom
Verlangen nach
Geschäftig
fruchtlos
Geschwätzigkeit
Schweiß, bei
Gesellschaft, Abneigung, gegen; Gegenwart anderer agg. die Symptome; Verlangen nach Einsamkeit
Furcht vor Alleinsein, jedoch
Schwitzen, beim
Treffen mit Freunden, die er glaubt, beleidigt zu haben, gegen •
vermeidet den Anblick von Menschen
Gesellschaft, Verlangen nach; Abneigung gegen Einsamkeit, Gesellschaft amel.
Alleinsein agg., beim
doch Furcht vor Menschen
gesund zu sein, behauptet trotz schwerer Krankheit
getötet zu werden, Verlangen
Stich ins Herz, durch (nach Mitternacht) •
getragen zu werden, verlangt
schnell
Gewalttätig, heftig
Gewalttaten, Wut führt zu
Gewissenhaft in Kleinigkeiten
Kleinigkeiten, beschäftigt sich intensiv mit
Gewissensqual
Gier, Habsucht
Gleichgültigkeit, Apathie
alles, gegen
geliebte Personen, gegen
Genesung, gegenüber seiner
Leben, gegen sein
periodische
Pflichten, gegen seine
Schläfrigkeit, mit
Schweiß, bei
Vergnügen, gegen jedes
Wohlergehen anderer, gegen das
Grausamkeit, Unmenschlichkeit
liebt es, Menschen und Tiere leiden zu lassen ★[1]
Grimassenschneiden, schneidet seltsame Gesichter
Hast, große Eile
Bewegungen, in seinen
Trinken, beim
Herzlich, liebevoll, zärtlich
Heulen
Hydrophobie, Tollwut
Hypochondrie
Alleinsein, beim •
Hysterie
Ohnmacht, hysterische
Ideen, Einfällen, Reichtum an; Geistesklarheit
Idiotie
Imbezillität
Impulsiv
Intoleranz
Intrigant
Isst mehr, als sie sollte •

Jammern, Lamentieren, Klagen
Angst in der Magengegend, über •
Konvulsionen, bei •
lautes, durchdringendes •
Menses, während der
Kindisches Benehmen
Klammert, gehalten werden, möchte
amel., wenn
klammert sich an andere
Klatschsüchtig
Kleptomanie
Klimakterium agg.
Konzentration, schwierige
Lernen, beim, lernt mit Schwierigkeit
Kriecht, rollt auf dem Boden
Kummer
Kleinigkeiten, über
Kurz angebunden, barsch
Lachen
agg.
Kleinigkeiten, über
krampfhaftes
leicht zum, kommt
niemals, lacht
Lächeln
niemals
Langsamkeit
Lästig, geht auf die Nerven
Läuft umher
Launenhaftigkeit
Lebensüberdruss, Lebensmüdigkeit
Trinkern, bei •
Lebhaft, munter
Leid anzutun, fürchtet, wenn allein gelassen, sich ein
Leidenschaftlich
Lernen, Lernschwäche ★3
Manie
gehalten werden, will •
gewalttätige
qualvoller Angst, während •
Raserei, mit
Menschenfeindlichkeit
Menses, Gemütssymptome agg. während der
Milde
moralischem Empfinden, Mangel an
Verbrecher zu werden, Neigung; ohne Gewissensbisse
Morphinismus
Murmeln, murren
Schlaf, im
unverständliches
Mürrisch, missmutig
morgens
Bett, im
abwechselnd mit Frohsinn
Erwachen, beim
Fieberfrost, bei
Kindern, bei
sich selbst gegenüber
Neid
Eigenschaften anderer, auf
Habgier, und
Parteiisch, voreingenommen
Pessimist
Pflichten, kein Pflichtgefühl
Phantasien, periodisch wiederkehrende •
verstärkte Phantasietätigkeit
nachts
allein, wenn •
Prahler, Aufschneider, Großsprecher
Prozesssüchtig
Quält sich selbst
Qualvolle Angst
abends
Atemnot, mit •
Erbrechen, mit
Herumwerfen, mit
Herzklopfen, mit
Herzkrankheit, bei
Übelkeit, mit
treibt von einer Stelle zu anderen
Unruhe, mit
zusammengeschnürt wird, als ob alles •
Raserei, Wut
abends
nachts
abwechselnd mit Schlaf •
gefesselt werden, muss
Konvulsionen, Raserei mit
Kopfschmerzen, bei
zieht Umstehende an den Haaren +3
Reden anderer agg., Unterhaltung,
Schlaf, im
enthüllt Geheimnisse
reden, Abneigung zu, möchte schweigen, wortkarg
Fieberhitze, bei
Schweiß, bei
Traurigkeit, bei
Reißt, sich selbst, an
Reizbarkeit
morgens, Erwachen, beim
abwechselnd mit Fröhlichkeit
anspricht, wenn man ihn

Erwachen, beim
Essen, nach dem
Fieberfrost, bei
Fieberhitze, bei
Geräusche, durch
Kindern, bei
Kopfschmerzen, bei
Schmerzen, bei
wortkarge
Religiosität, auffallende
Kindern, bei
Pubertät, in der
Schwermut, religiöse
Rollt sich, wälzt sich auf dem Boden
Ruhe haben, will seine
Fieberfrost, bei
Ruhelosigkeit
abends
nachts
Mitternacht, nach
3 h, nach •
abwechselnd mit Schläfrigkeit bis Stupor (im Fieber) •
ängstliche
treibt von einer Stelle zur anderen
Bett, gehen, will aus einem Bett ins andere
sich herumwerfen im
treibt aus dem
bewegen, muss sich ständig
Erwachen, beim
Fieberfrost, bei
Fieberhitze, bei
hypochondrische
innerliche
Kindern, bei
Herumgetragenwerden, amel. beim
Kopfschmerzen, bei
Menses, während der
unterdrückte, durch
periodische •
Schläfrigkeit, mit
Schmerzen, durch
Sitzen, beim, Arbeit, bei der
umhertreibende
Schaukeln agg.
Schlägt sich selbst
Kopf, seinen
schlägt mit dem Kopf gegen Wand und Dinge
Schmollen
Schreckliche Dinge, traurige Geschichten ergreifen sie tief
schreiben, Unfähigkeit zu
Schreien
Cri encéphalique
Erwachen, beim
Schmerzen, vor
Wahnideen, durch
Schüchternheit
abends, Zu-Bett-Gehen, beim
Seelenruhe, Gelassenheit
Selbstmord, Neigung zum
nachts
Mitternacht, nach
Erdolchen, durch
Erhängen, durch
Fieberhitze, bei
Gas, durch
Gift, durch
Messer, mit einem
Schreck, nach •
Schwitzen, beim
Springen in die Tiefe, durch
Fenster, aus dem
Trunkenheit, bei
überfahren lassen, will sich
Wahnideen, durch
Wechselfieber, bei
Selbstquälerisch
Sentimental, schwärmerisch
Seufzen
Fieberhitze, bei
Menses, während der
Schlaf, im
komatösen •
Schweiß, bei
Sinne abgestumpft
geschärft
Schwinden der
Sitzen, Neigung zum
Sorgen, voller
abends, Bett, im
andere um
Kleinigkeiten, um
Seinen, um die
Sorgsamkeit, Sorgfalt
Spaßen, Scherzen
Abneigung gegen
boshaftes •
spielen, Spielleidenschaft
Spotten
Sarkasmus, beißender Spott
Satire, Lust an
Sprechen, einsilbiges
hastiges

langsames
lautes
schroffes
springt schnell von einem Gedanken zum anderen
unverständliches
unzusammenhängendes
epileptischen Anfall, nach
vollenden, kann den Satz nicht
wildes
Springen, Bett, springt aus dem
Fenster, aus dem
spucken, Drang zu, Gesicht, den Leuten ins
Stilles Wesen
Stimmung, abstoßende, widerwärtige
abwechselnde
veränderliche, unbeständige, wankelmütige
Stöhnen, Ächzen, Wimmern
abends
Schlaf, im •
nachts
Menses, während der
Schlaf, im
Streitsüchtig, zanksüchtig
Schlaf, im
Stumpfheit, Geistesträgheit, Denk- und Verständnisschwierigkeit
vormittags
mittags
nachmittags
Schnupfen, beim •
Schweiß, bei
Sucht, Dieben, nachts nach •
Tadelsüchtig, kritisch
Tadelt sich selbst, Selbstvorwürfe
andere
Theoretisieren, Theorien aufstellen
Tod, Agonie vor dem
Gefühl vom
Todesahnung
Todesgedanken
wünscht sich den
töten, Verlangen zu
Barbier will seinen Kunden
geliebte Personen
Messer, mit einem
plötzlicher Impuls zu töten
Trinkern, bei •
vergiften, Impuls, jemanden zu
verletzen, Impuls, jemanden mit einem Messer zu
Traum, wie im
tagsüber
Traurigkeit, Verzagtheit, Niedergeschlagenheit, Depression, Schwermut, Melancholie
morgens, Erwachen, beim
nachmittags, Dämmerung, in der
abends
Bett, im
nachts
Bett, im
Alleinsein, beim
Anstrengung, nach
Dunkelheit, in der
Essen, nach dem
Fieberfrost, bei
Fieberhitze, bei
geistiger Anstrengung, nach
Geldverlust, nach •
getröstet werden, kann nicht •
Kindern, bei
Kopfschmerzen, bei
Mädchen vor der Pubertät, bei
Menses, unterdrückte, durch
Mittagessen, nach dem
periodische
Pubertät, in der
Reden, Abneigung gegen
ringt die Hände
Schlaflosigkeit mit
Schweiß, bei
stille
Zorn, nach
Trieb, krankhafter
Trinkt mehr, als sie sollte •
Trost, freundliche Worte agg.
Trügerisch, hinterlistig
Trunksucht, Alkoholismus
Charakterschwäche, aus
Unbarmherzig, skrupellos, gewissenlos
Unbehagen, Unpässlichkeit
Fieberfrost, bei •
Unbeständigkeit
Undankbar
Unehrlich, unredlich
Unentschlossenheit
Kleinigkeiten, in
Planen, im
Ungeduld
Fieberhitze, bei
Ungestüm, Schweiß, mit
unterdrückten oder zurückgetretenen Hautausschlägen oder Hämorrhoiden, Gemütssymptome agg. nach

Unterhaltung, Abneigung gegen
Verlangen nach
Untröstlich
Unzufrieden, missvergnügt, unbefriedigt
tagsüber
allem, mit
sich selbst, mit
Verächtlich, geringschätzig
Vergesslich
Verlangen, mehr als sie benötigt, verlangt
Verlangt nichts
Verlassenheit, Gefühl der, geliebt von seinen Eltern, Gatten, Freunden, glaubt sich nicht
Verleumden, Neigung zum
Denunziant
Petzer
Verrät Geheimnisse, Schlaf, im
verstecken, Verlangen sich zu
Furcht, aus
Verstümmelt seinen Körper
Verweigert, Behandlung, jede, Krankheit, trotz schwerer
Verwirrung des Geistes
morgens
Erwachen, beim
abends
Bett springen, lässt ihn aus dem
Erwachen, beim
Freien, im, amel.
Schlaf, nach dem
Waschen des Gesichtes amel.
Zimmer, im
Verzweiflung
Fieberfrost, bei
Fieberhitze, während der
Genesung, an der
Leben, am
periodische
religiöse Verzweiflung an der ewigen Seligkeit
Schmerzen, bei
Schweiß, bei
Vorsichtig
Wählerisch, anspruchsvoll, pedantisch
Wahnideen, Einbildungen, Halluzinationen, Sinnestäuschungen
Tag und Nacht
nachts
akustische Täuschungen
angefeindet, gehindert und gequält, er wird
Ansammlung von Dingen, Schwärmen, Menschenmengen etc.
arretiert werden, soll
aufhängen, will sich •
beleidigt, er hat Menschen
beobachtet, sie wird
beschäftigt, Beruf, in seinem
Tätigkeit, mit einer
Bett, unter dem, jemand ist
Bilder, Phantome, sieht
schreckliche
schwarze
Diebe, sieht
nachts •
Hause, im
und unter dem Bett sind, im Haus
ermorden, ihn zu, andere verschwören sich
jemanden, er muss
ermordet, jemanden, er hat (die ganze Nacht)
fällt, Bett, aus dem
Feuer, sieht
Freund, beleidigt, hat seinen
Unfall gehabt, hat einen •
Gegenstände, packen, versucht, Gegenstände zu
geisteskrank werden, sie wird
Geruchssinnes, des
Geschäft, gewöhnlichen Beschäftigung nach, sie gehen der
Gesichter, sieht
Augenschließen, beim
Gespenster, Geister, sieht
Tag und Nacht •
schwarze Gestalten im Traum
gesund, er ist
Glocken läuten, hört
glücklich sein, er wird nie in seinem Hause •
hängen, sieht Menschen •
Haus ist voller Menschen, sein
Insekten, sieht
Kopf, steht auf dem ★3
Körper, dreifachen, hat einen
verfaulen, wird
krank, zu sein
Mann, erhängte, sah einen, der sich •
macht dasselbe wie er, ein •
Personen, sieht
Augenschließen, sieht Personen beim
neben ihm, sind
tun dasselbe wie er •
Phantasie, Einbildungen der
Ratten, sieht
laufen im Zimmer umher

religiöse
ruft, Erwachen, jemand ruft beim
Schreien, zwingen zum
Selbstmord, treiben zum
Sterben, Zeit ist gekommen zu sterben, seine
Teufel, sieht
Tieren, von
Bett, Tiere sind auf seinem
Käfer, Würmer etc.
tot, Leiche, Bekannten auf dem Sofa und hat
Furcht, Leiche von abwesendem
Menschen, sieht tote
Unfälle, sieht
Ungeziefer herumkriechen, sieht
sein Bett ist bedeckt mit •
Unrecht getan, er hat
Verbrechen begangen, er hatte ein
Verbrechern, von
verdammt, verloren zu sein
verfolgt zu werden
Feinden, von
Polizei, von der
verhungern, seine Familie wird
verletzt werden, wird
verloren, sie ist (Seligkeit)
Verschwörungen gegen ihn, es gibt
verunreinigt alles, was sie anfasst •
Visionen, hat
Augenschließen, beim
phantastische
Wasser, vom
Würmer, Bett, sind im •
kriechenden Würmern, von
Waschen, Reinlichkeit, Sauberkeit, Manie zur
Weinen, weinerliche Stimmung
nachts
Mitternacht, vor
nach
Fieberfrost, bei
grundlos
Husten, beim
hysterisches
Kind, wie ein
Kindern, bei
Menses, während der
Schlaf, im
Schmerzen, bei
unwillkürliches, Schwäche, aus
Wimmern, Winseln
Schlaf, im
Zorn, mit ⋆2,3
Widerspenstig
widersprechen, Neigung zu
Widerspruch, verträgt keinen
Wille, Willensschwäche
Wirft Gegenstände weg
Zerstreut, unaufmerksam
ziehen, Verlangen zu, sich an den Haaren
Zorn, Jähzorn
morgens, Erwachen, beim
antworten, wenn gezwungen zu
Erwachen, beim +1
essen, wenn gezwungen zu •
Fehler, über seine
Gesicht, mit blassem, bläulichem
getröstet, wenn
heftiger
Kleinigkeiten, über
leicht in, gerät
Schmerzen, bei
sich selbst, über
Widerspruch, durch
Zurückhaltend, reserviert
Zweifelnd, Genesung, an der
Medizin ist nutzlos
Seelenheil, am

Arsenicum hydrogenisatum

Abscheu, Beschäftigung, gegen seine •
Angst
Erwachen, beim
Fieberfrost, vor
während
Gesundheit, um seine
Antwortet, kurz angebunden, barsch
langsam
Auffahren
Schlaf, Einschlafen, beim
im
Beklagt sich, Schmerzen, über seine
Bewusstlosigkeit, Koma, Stupor
Erbrechen, mit
Entmutigt
Erregung, Aufregung
Fieberhitze, bei
Exzentrizität, Überspanntheit
Faulheit, Indolenz, Abneigung gegen Arbeit
Furcht
Alleinsein, vor dem, fürchtet zu sterben
Tod, vor dem, allein, wenn
Gedächtnisschwäche
Geschäft, Abneigung gegen

Geschwätzigkeit
Gesellschaft, Verlangen nach; Abneigung gegen Einsamkeit, Gesellschaft amel.
Gleichgültigkeit, Apathie
 wichtige Nachrichten, gegen •
Heiterkeit
Ruhelosigkeit
Stimmung, veränderliche, unbeständige, wankelmütige
Stöhnen, Schlaf, im
Tod, Gewissheit des Todes
 Todesgedanken
Ungeduld
Verzweiflung
 Erbrechen, bei •
Zorn, Jähzorn
Zweifelnd, Genesung, an der

Arsenicum iodatum

angesprochen werden, will nicht
Angst
 Bett, Bettwärme, durch •
Anstrengung, agg. durch geistige
antworten, Abneigung zu
Auffahren
 Schlaf, im
Beschwerden infolge von, Überanstrengung, geistiger
Betäubung, wie im Rausch
Delirium
 nachts
Empfindlich
 Geräusche, gegen
 Sinneseindrücke, gegen
Entmutigt
Erregung, Aufregung
Erschöpfung, geistige
Faulheit, Indolenz, Abneigung gegen Arbeit
Froh, guten Mutes, glücklich
Furcht
 Geisteskrankheit, seinen Verstand zu verlieren, vor
 Menschen, vor; Anthropophobie
 Unglück, vor
 Unheil, vor
Gedanken, hartnäckige
 wandernde, abschweifende
Geisteskrankheit, Wahnsinn
Geschwätzigkeit
Gleichgültigkeit, Apathie
 geliebte Personen, gegen
 Glück, gegenüber dem
 Umgebung, gegen die
Hast, große Eile
Konzentration, schwierige
Milde
Reizbarkeit
Ruhelosigkeit
 nachts
 ängstliche
 Bett, treibt aus dem
 Bettwärme agg.
Schüchternheit
Sinne abgestumpft
Sitzen, Neigung zum
Stimmung, abwechselnde
 veränderliche, unbeständige, wankelmütige
Studieren, lernen agg. ★2
Stumpfheit, Geistesträgheit, Denk- und Verständnisschwierigkeit
töten, Verlangen zu
 plötzlicher Impuls zu töten
Traurigkeit, Verzagtheit, Niedergeschlagenheit, Depression, Schwermut, Melancholie
Unentschlossenheit
Ungeduld
Unzufrieden, missvergnügt, unbefriedigt
Verwirrung des Geistes
 morgens
 abends
Verzweiflung
Wahnideen, Einbildungen, Halluzinationen, Sinnestäuschungen
 Phantasie, Einbildungen der
 tot, Menschen, sieht tote
Weinen, weinerliche Stimmung
Zorn, Jähzorn

Arsenicum metallicum

Beschwerden infolge von Überanstrengung, geistiger
Bewusstlosigkeit, morgens
entfliehen, versucht zu
Faulheit, Indolenz, Abneigung gegen Arbeit
Furcht, vergiftet zu werden
 nachts •
Gedächtnisschwäche
 gelesen hat, für das, was er
Gesellschaft, Abneigung, gegen; Gegenwart anderer agg. die Symptome; Verlangen nach Einsamkeit

Stumpfheit, Geistesträgheit, Denk- und Verständnisschwierigkeit
Tod, wünscht sich den
Traurigkeit, Verzagtheit, Niedergeschlagenheit, Depression, Schwermut, Melancholie
schlafen und nie wieder erwachen, möchte •
Wahnideen, Einbildungen, Halluzinationen, Sinnestäuschungen
Gespenster, Geister, sieht
Personen, drohen ihr, sie schreit entsetzlich •

Arsenicum sulfuratum flavum

Abscheu, Leben, gegen das
angesprochen werden, will nicht
Angst
morgens
abends
Bett, im
nachts
Erwachen, beim
Fieber, im
Furcht, mit
Gewissensangst, als ob eines Verbrechens schuldig
Seligkeit, um die ewige
Stuhlgang, während
antworten, Abneigung zu
Antwortet langsam
Argwöhnisch, misstrauisch
Auffahren
abends, Einschlafen, beim
leichtes
Schlaf, Einschlafen, beim
im
beleidigt, leicht; nimmt alles übel
Beschwerden infolge von Zorn, Ärger
Betäubung, wie im Rausch
Boshaft, gehässig
Delirium, nachts
rasendes
Delirium tremens, Säuferwahnsinn
Eigensinnig, starrköpfig
Empfindlich
Ernst
Erregung, Aufregung
nachts
Erschöpfung, geistige
erschreckt, leicht
Faulheit, Indolenz, Abneigung gegen Arbeit
Furcht
nachts
Alleinsein, vor dem
Einsamkeit, vor
Folterung, vor •
Geistern, Gespenstern, vor
Menschen, vor; Anthropophobie
Menschenmenge, in einer
ohnmächtig zu werden
Tod, vor dem
Unheil, vor
Gebärden, Greifen oder Langen nach etwas, zupft an der Bettdecke
Gedächtnis, gutes
abwechselnd mit Gedächtnisschwäche
Gedanken, Andrang, Flut der
Schwinden der
Geisteskrankheit, Wahnsinn
Raserei •
Trinkern, bei
Geistige Arbeit unmöglich, Essen, nach dem •
Geschwätzigkeit
abwechselnd mit Boshaftigkeit •
Gewissenhaft in Kleinigkeiten
Gewissensqual
Gleichgültigkeit, Apathie
Hast, große Eile
immer in
Hysterie
Ideen, Einfällen, Reichtum an; Geistesklarheit
Jammern, abwechselnd mit Lachen •
Lachen, abwechselnd mit Wimmern, Stöhnen
Lebhaft, munter
abwechselnd mit Murmeln, Murren •
Manie
Murmeln, murren
Qualvolle Angst
Raserei, Wut
reden, Abneigung zu, möchte schweigen, wortkarg
Reizbarkeit
morgens, Erwachen, beim
Fieberfrost, bei
Religiosität, auffallende
Ruhelosigkeit, abends
nachts
Bett, sich herumwerfen im
Fieberhitze, bei
Menses, während der
Schüchternheit
schamhaft, verlegen

Sprechen, springt schnell von einem Gedanken zum anderen
unzusammenhängendes
Streitsüchtig, zanksüchtig
Tadelsüchtig, kritisch
besten Freunden gegenüber
Tod, wünscht sich den
Traurigkeit, abends
Fieberhitze, bei
Schweiß, bei
Trunksucht, Alkoholismus
Ungeduld
Unterhaltung, Abneigung gegen
Unvernünftig
Unzufrieden, missvergnügt, unbefriedigt
Vergesslich
Verlangen, mehr als sie benötigt, verlangt
Verwirrung des Geistes, morgens, Erwachen, beim
Verzweiflung
Wahnideen, Einbildungen, Halluzinationen, Sinnestäuschungen
fällt, Bett, aus dem
Weinen, nachts
Schlaf, im
Zerstreut, unaufmerksam

Arsenicum sulfuratum rubrum

Ideen, Einfällen, Reichtum an; Geistesklarheit
Mürrisch, missmutig
reden, Abneigung zu, möchte schweigen, wortkarg
Traurigkeit, Verzagtheit, Niedergeschlagenheit, Depression, Schwermut, Melancholie

Artemisia vulgaris

Beschwerden infolge von Kummer
schlechten Nachrichten
Schreck
Bewusstlosigkeit, Koma, Stupor
Konvulsionen, nach
Delirium, Blick auf einen Punkt gerichtet, stiert
Erregung, Aufregung
epileptischen Anfällen, vor
Erschöpfung, geistige, Epilepsie, bei •
Furcht
Hysterie
Imbezillität
Kleptomanie
Mürrisch, missmutig
Reizbarkeit
epileptischem Anfall, vor
Konvulsionen, vor
Ruhelosigkeit
Schlafwandeln
Schreien, Cri encéphalique
Konvulsionen, vor
während epileptischer
Stiehlt Geld, ohne Notwendigkeit ⋆2
Traurigkeit, epileptischen Anfall, vor einem, Tag und Nacht vor einem •
Wahnideen, Einbildungen, Halluzinationen, Sinnestäuschungen

Arum dracontium

Traurigkeit, Verzagtheit, Niedergeschlagenheit, Depression, Schwermut, Melancholie

Arum italicum

Ruhelosigkeit
Zerstreut, unaufmerksam

Arum maculatum

Angst
Furcht
Hypochondrie
reden, Abneigung zu, möchte schweigen, wortkarg
Traurigkeit, Verzagtheit, Niedergeschlagenheit, Depression, Schwermut, Melancholie
Weinen, weinerliche Stimmung

Arum triphyllum

Auffahren, Schlaf, Einschlafen, beim
im
beißen, Finger, beißt
sich selbst, beißt
Betäubung, wie im Rausch
Bewusstlosigkeit, Koma, Stupor
Delirium
Fieber, während
geschäftiges
murmelt, murrt
zupft an Nase oder Lippen •
Eigensinnig, starrköpfig

Kinder, eigensinnige
entfliehen, versucht zu
Erregung, Aufregung
Gebärden, Greifen oder Langen nach etwas, nach Flocken
Nase, Lippen an die
zupft an der Bettdecke
spielt mit den Fingern +3
Gedächtnisschwäche
Geisteskrankheit, Wahnsinn
Gleichgültigkeit, Apathie
Manie
Murmeln, murren
Mürrisch, missmutig
Reizbarkeit
Ruhelosigkeit
Bett, sich herumwerfen im
Schreien
Traurigkeit, Verzagtheit, Niedergeschlagenheit, Depression, Schwermut, Melancholie
Vergesslich
Verwirrung des Geistes
morgens
Widerspenstig
Zerstreut, unaufmerksam
Zorn, Jähzorn

Arundo mauritanica

Angst
Freien, im, amel.
Husten, durch
Froh, guten Mutes, glücklich
albern, und
Gedanken, drängen sich auf, sexuelle
Gleichgültigkeit, Schmerzen, gegen
Hysterie
Ideen, Einfällen, Mangel an
Lachen
leicht zum, kommt
Laszív
Phantasien, laszive
reden, Abneigung zu, möchte schweigen, wortkarg
Stumpfheit, Geistesträgheit, Denk- und Verständnisschwierigkeit
Weinen, Kindern, bei, nachts

Asa foetida

Angst
Erregung, durch
Essen, nach dem
Fieber, im
hypochondrische
hysterische
Anstrengung, agg. durch geistige
Auffahren
Beharrlichkeit, fehlende ⋆2
Beklagt sich
Beschwerden infolge von Erregung
sexuellen Exzessen
Betäubung, wie im Rausch
Bewusstlosigkeit, Koma, Stupor
Lesen, durch
schnell vorübergehende
Sitzen, beim
Chaotisches, wirres Verhalten
Empfindlich
Schmerzen, gegen
Erregung, Aufregung
Fluor, nach unterdrücktem •
Herzklopfen, mit heftigem
Unterdrückung von Ausscheidungen, durch
Erschöpfung, geistige
Faulheit, Indolenz, Abneigung gegen Arbeit
Freude, Freudenausbrüche mit Bersten vor Lachen
Froh, guten Mutes, glücklich
Furcht
Abdomen aufsteigend, vom •
Alleinsein, vor dem
Einsamkeit, vor
essen, nach dem Essen
Gehirnerweichung, vor
Lähmung, vor
Magen aufsteigend, vom
Menschenmenge, in einer
Tod, vor dem
Herzsymptomen, bei
Unheil, vor
Gedächtnis, gutes
Gedächtnisschwäche
gehen, auf und ab, geht •
Gesellschaft, Verlangen nach; Abneigung gegen Einsamkeit, Gesellschaft amel.
Alleinsein agg., beim
Gleichgültigkeit, Apathie
alles, gegen
Hypochondrie
Hysterie
hysterische Beschwerden bei tief sitzender skrophulöser, psorischer, syphilitischer Konstitution •

Ohnmacht, hysterische
Unterdrückung der Absonderungen, nach
Ideen, Einfällen, Mangel an
Ideen, Einfällen, Reichtum an; Geistesklarheit
Jammern, Lamentieren, Klagen
Konzentration, schwierige
Kummer, Anfälle von •
Lachen
abwechselnd mit Schreien
Freude, aus übermäßiger
krampfhaftes
Launenhaftigkeit
Lesen, Gemütssymptome agg. durch
Mitgefühl amel. ⋆2
Mürrisch, missmutig
morgens
Hustenanfall, vor
Nymphomanie
Phantasien, verstärkte Phantasietätigkeit
Qualvolle Angst
Essen, nach dem
Redet, Schwierigkeiten, von ihren ⋆2
Reizbarkeit
abwechselnd mit Gleichgültigkeit
Menses, während der
Ruhelosigkeit
nachts
ängstliche
Bett, sich herumwerfen im
Fieberfrost, bei
hypochondrische
hysterische •
Schreiben agg. Gemütssymptome
Selbstmord, Neigung zum
Selbstsucht, Egoismus
Sinne abgestumpft
geschärft
Stimmung, abwechselnde
veränderliche, unbeständige, wankelmütige
Streitsüchtig, zanksüchtig
Stumpfheit, Geistesträgheit, Denk- und Verständnisschwierigkeit
Symptome, übersteigerte Darstellung ihrer ⋆2
Traurigkeit, Verzagtheit, Niedergeschlagenheit, Depression, Schwermut, Melancholie
ängstliche
Druck auf der Brust, durch
Essen, nach dem
Trost amel. +2
Trunksucht, Alkoholismus
Übertreibt ihre Symptome ⋆2
Unbesonnen, sorglos
Unbeständigkeit
Unentschlossenheit
Freien, amel. im •
Planen, im
wankelmütige
Unzufrieden, missvergnügt, unbefriedigt
sich selbst, mit +2
Verwirrung des Geistes
morgens
nachmittags
Sitzen, im
Wahnideen, Einbildungen, Halluzinationen, Sinnestäuschungen
geschwollen, er ist
Weinen, abwechselnd mit Lachen
Schmerzen, bei
Widerspruch, verträgt keinen
Wille, Willensschwäche
Zerstreut, unaufmerksam
Zorn, Jähzorn

Asarum europaeum

Abneigung, alles, gegen
Abscheu, Allgemeinen, im
angefasst werden, will nicht
Angst, hypochondrische
Anstrengung, agg. durch geistige
Auffahren
Geräusche, durch
Betäubung, wie im Rausch
Bewusstlosigkeit, Koma, Stupor
Chaotisches, wirres Verhalten
Empfindlich
Geräusche, gegen
geringste Geräusch, gegen das
Kratzen auf Leinen, Seide oder Saiten, gegen •
Papierrascheln, gegen
Uhrschlagen, Glockenläuten, gegen
Erregung, Aufregung
nervöse
Schwangerschaft, in der
Erschöpfung, geistige
Euphorie
abwechselnd mit, Stille, Ruhe, Verlangen nach •
Traurigkeit
Gefühl von Leichtigkeit wie nach einer Anästhesie mit Chloräthyl, mit dem •
Exzentrizität, Überspanntheit

Faulheit, Indolenz, Abneigung gegen Arbeit
Essen, nach dem
Froh, guten Mutes, glücklich
abwechselnd mit, reden, Abneigung zu •
Traurigkeit
Furcht, Berührung, vor
Geräusche, durch
Gebärden, ringt die Hände +3
Gedächtnis, gutes, Eigennamen, für •
Gedächtnisschwäche
Arbeit, bei geistiger
Gedanken, versunken in
Gedanken, hartnäckige
unerfreulichen Dingen, verfolgt von
Schwinden der
Anstrengung, bei
Arbeit, bei der
Gehen, Freien, im, amel. Gemütssymptome
geistige Arbeit, Abneigung gegen
unmöglich
gelingt ihm, nichts; erfolglos
Geschäft, Abneigung gegen
Gleichgültigkeit, Apathie
Heiterkeit
Hysterie
Ideen, Einfällen, Mangel an
Erbrechen amel. •
Ideen, Einfällen, Reichtum an; Geistesklarheit
Imbezillität
Konzentration, schwierige
Lernen, Lesen etc., beim
Versuch zur Konzentration, hat ein Leeregefühl beim
Kränkung, Träume von erlittener •
Langsamkeit
Lästig, geht auf die Nerven
Licht, Verlangen nach
Milde
Mürrisch, missmutig
Fieber, bei
Freien, im, amel.
Neu, kann nichts Neues tun ★2
Qualvolle Angst
Erbrechen, mit
Reizbarkeit
abwechselnd mit Traurigkeit
Geräusche, durch, Rascheln einer Zeitung, selbst durch das
Traurigkeit, mit
Ruhelosigkeit
Sinne abgestumpft
geschärft
Schwinden der
Sitzen, Neigung zum
Springen
Stilles Wesen
Stimmung, abwechselnde
veränderliche, unbeständige, wankelmütige
Streitsüchtig, zanksüchtig
Stumpfheit, Geistesträgheit, Denk- und Verständnisschwierigkeit
Erbrechen amel.
Traurigkeit, Verzagtheit, Niedergeschlagenheit, Depression, Schwermut, Melancholie
ängstliche
Anstrengung, nach
periodische
Trunksucht, Alkoholismus
Untröstlich
Unzufrieden, missvergnügt, unbefriedigt
Verweilt bei vergangenen unangenehmen Ereignissen
Verwirrung des Geistes
morgens
Aufstehen, beim und nach dem
betrunken, wie
Gehen, beim
konzentrieren, bei dem Versuch sich zu
Schwitzen, beim
Wahnideen, Einbildungen, Halluzinationen, Sinnestäuschungen
Fliegens, Gefühl des
Körper, leichter als Luft, ist
kratzte an Leinen oder ähnlichem Stoff, jemand •
leicht, körperlos, er ist
Luft, schwebt wie ein Geist in der
schwebt in der Luft
Gehen, beim •
Weinen, weinerliche Stimmung
Angst, nach
Widerspruch, verträgt keinen
Zerstreut, unaufmerksam
Zorn, Jähzorn
Husten, vor

Asclepias cornuti

Betäubung, wie im Rausch
Hysterie
Stumpfheit, Geistesträgheit, Denk- und Verständnisschwierigkeit

Asclepias tuberosa

Angst, Gehen, nach dem
Erschöpfung, geistige
Exzentrizität, Überspanntheit
    abends
Faulheit, Indolenz, Abneigung gegen Arbeit
Froh, guten Mutes, glücklich
Gebärden, macht
Hysterie
Mürrisch, missmutig
Reizbarkeit
Ruhelosigkeit
    nachts
Stumpfheit, Geistesträgheit, Denk- und Verständnisschwierigkeit
Traurigkeit, Verzagtheit, Niedergeschlagenheit, Depression, Schwermut, Melancholie

Asimina triloba

Gedanken, hartnäckige, Tagesereignisse, nachts an
Unterhaltung, Abneigung gegen

Asparagus officinalis

Angst
Erregung, nachmittags
    fiebrige
Froh, guten Mutes, glücklich
Furcht
getragen zu werden, verlangt
Hydrophobie, Tollwut
Mürrisch, missmutig
    Kleinigkeiten, um
Reizbarkeit
    Kleinigkeiten, durch
Ruhelosigkeit, ängstliche
Verwirrung des Geistes

Astacus fluviatilis

Bewusstlosigkeit, Koma, Stupor
Delirium
    Fieberfrost, im
Furcht
Traurigkeit, Verzagtheit, Niedergeschlagenheit, Depression, Schwermut, Melancholie

Asterias rubens

Angst
    mittags, 12–15 h •
    nachts
    Erwachen, beim
    Hause, im
    Schlaf, im
        Menses, nach den
    Weinen amel.
beißen, Verlangen zu
Beschwerden infolge von Erregung, Gefühlserregung
Bewusstlosigkeit, Erwachen, beim
Denken, Abneigung gegen
Erregung, Aufregung
    nachts
    abwechselnd mit Traurigkeit
Erschöpfung, geistige
Faulheit, Indolenz, Abneigung gegen Arbeit
Froh, guten Mutes, glücklich
    nachmittags
    abends
Furcht, mittags, 12–15 h •
    Apoplexie, vor
        nachts, als ob der Kopf platze •
    Erwachen, beim
    ohnmächtig zu werden
    schlechte Nachrichten zu erfahren
    Unglück, vor
    Unheil, vor
    Weinen amel.
Gedächtnisschwäche
    getan hat, was er gerade
Gedanken, sexuelle
Geisteskrankheit, Klimakterium, im
Gleichgültigkeit, Apathie
Hysterie
Ideen, Einfällen, Mangel an
Ideen, Einfällen, Reichtum an, Kopfschmerzen, nach •
Lasziv
moralischem Empfinden, Mangel an
Mürrisch, missmutig
Nymphomanie
reden, Abneigung zu, möchte schweigen, wortkarg
Reizbarkeit
    mittags
    Konvulsionen, vor
Ruhelosigkeit
    nachts

Streitsüchtig, zanksüchtig
vormittags, 12–14 h •
Stumpfheit, Geistesträgheit, Denk- und Verständnisschwierigkeit
Traurigkeit, Verzagtheit, Niedergeschlagenheit, Depression, Schwermut, Melancholie
abwechselnd mit Euphorie
Ungeduld
Hause, im •
Verwirrung des Geistes
Verzweiflung
sexuelles Verlangen, durch heftiges •
Wahnideen, antwortet jeder Wahngestalt
Fremde, Kontrolle von Fremden, unter
Stimmen, hört
zu Hause fort, ist von
Weinen, weinerliche Stimmung
Gemütsbewegung, nach leichter
leicht, weint
möchte
sexueller Erregung, mit *2
Widerspruch, verträgt keinen
Zorn, Jähzorn
nachmittags, 12–14 h

Astragalus excapus

Ekstase
Erschöpfung, geistige, abends
Gedanken, quälende
Geistige Arbeit unmöglich
Gemütssymptome wechseln mit körperlichen
Stimmung, veränderliche, unbeständige, wankelmütige
Traurigkeit, Verzagtheit, Niedergeschlagenheit, Depression, Schwermut, Melancholie
Verwirrung des Geistes
morgens

Athamanta oreoselinum

Erregung, abends
Reizbarkeit, Fieberhitze, bei

Atropinum

Angst
Gewissensangst, als ob eines Verbrechens schuldig
antworten, Abneigung zu
weigert sich zu antworten
Antwortet, eingebildete Fragen, auf
gleichgültig •
unvollständig
Auffahren
Schlaf, im
Schreck, durch und wie durch
Beschimpfen, beleidigen, schmähen
Bewusstlosigkeit, Koma, Stupor
abwechselnd mit Delirium •
Delirium, nach
Konvulsionen, nach
Traum, wie im, weiß nicht, wo er ist
Delirium
nachts
Bett und entflieht, springt plötzlich aus dem
Bücher anzufassen, sucht •
gewalttätiges
Kopfschmerzen, durch
rasendes
ruheloses
Schrecken, voller
Schreien, mit
streift umher
wildes
Delirium tremens, Säuferwahnsinn
Empfindlich
Erregung, Aufregung
Faulheit, Indolenz, Abneigung gegen Arbeit
Fehler, Orten, irrt sich in
Zeit, in der
Froh, guten Mutes, glücklich
Furcht
bemerke ihren Zustand, man
Unglück, vor
Fieberhitze, bei
Gebärden, Greifen oder Langen nach etwas, nach Flocken
nachts
zupft an der Bettdecke
unfreiwillige Handbewegungen, wirft die Hände umher
Gedächtnisschwäche
sagen wollte, für das, was er
Gedanken, wandernde, abschweifende
nachmittags
Geisteskrankheit, Wahnsinn
geistige Arbeit, Abneigung gegen
Gesellschaft, Abneigung, gegen;
Gegenwart anderer agg. die Symptome; Verlangen nach Einsamkeit
gesund zu sein, behauptet trotz schwerer Krankheit

Gleichgültigkeit, Apathie
Hast, Bewegungen, in seinen
Ideen, Einfällen, Mangel an
Konzentration, schwierige
Lachen, idiotisches
stupidem Ausdruck, mit
wildes
Lächeln
Manie
Murmeln, murren
nachts
Erwachen, beim
Mürrisch, missmutig
Raserei, Wut
reden, Abneigung zu, möchte schweigen, wortkarg
Reizbarkeit
Ruhelosigkeit
nachts
ängstliche
Aufstehen, beim
Bett, sich herumwerfen im
Fieberhitze, bei
innerliche
Schlagen
Schreien
Seufzen
Sinne geschärft
Sprechen, hastiges
langsames
lautes
Schwatzen
springt schnell von einem Gedanken zum anderen
unbezüglich zum Thema •
unsinniges
unverständliches, Schlaf, im
unzusammenhängendes
verlegenes
verwirrtes, morgens beim Erwachen •
wildes
Springen, Bett, springt aus dem
Streitsüchtig, zanksüchtig
Stumpfheit, Geistesträgheit, Denk- und Verständnisschwierigkeit
nachmittags
Traum, wie im
Traurigkeit, Verzagtheit, Niedergeschlagenheit, Depression, Schwermut, Melancholie
Unterhaltung, Abneigung gegen
Verwirrung des Geistes
Augenschließen, beim •
Wahnideen, Einbildungen, Halluzinationen, Sinnestäuschungen
akustische Täuschungen
angenehme
beschäftigt, Tätigkeit, mit einer
gewöhnlichen Beschäftigung, mit einer
Bilder, Phantome, sieht schreckliche
Blut zirkuliert nicht gut, sein •
Einkäufe mit ihrer Schwester, macht •
Eisenbahn abfahren, er muss mit der •
Epilepsie, er leidet an •
Gegenstände, Freien, im •
packen, versucht, Gegenstände zu
Geschäft, gewöhnlichen Beschäftigung nach, sie gehen der
Gespenster, Geister, sieht
nachts, sieht
Bett, in seinem •
Gestalten, sieht
gigantische •
näht, sie •
Personen, sieht
neben ihm, sind
Regen, durch ein nasses Kopftuch glaubt er, im Regen gewesen zu sein •
sonderbar, gewohnte Dinge erscheinen
Spielzeug, spielt mit •
spricht, sie, eingebildeten Personen, laut und unzusammenhängend, zu
stillt ihr Kind, sie •
vergangenen Begebenheiten, von längst
vergrößert, Entfernungen sind
Gegenstände sind
Visionen, hat
Zeitungen, er sieht •
Zimmer, sieht Personen am Bett im
Zeit vergeht zu schnell, eilt zu sehr
Zerstreut, unaufmerksam
Zorn, Jähzorn
Kleinigkeiten, über
Zudringlich, aufdringlich

Aurum arsenicosum

Abscheu, Leben, gegen das
Aktivität
angesprochen werden, will nicht
Angst
tagsüber
nachts
Furcht, mit

Gewissensangst, als ob eines Verbrechens schuldig
Seligkeit, um die ewige
Anstrengung, agg. durch geistige
beleidigt, leicht; nimmt alles übel
Beschwerden infolge von Kummer
sexuellen Exzessen
Widerspruch
Zorn, Ärger
stillem Kummer, mit
Boshaft, gehässig
Delirium
nachts
Denken, Beschwerden agg., an seine
Eigensinnig, starrköpfig
Empfindlich
Geräusche, gegen
Stimmen, gegen
Erregung, Aufregung
Fieberfrost, bei
Erschöpfung, geistige
erschreckt, leicht
Faulheit, Indolenz, Abneigung gegen Arbeit
Fleißig, Arbeitswut
Furcht
abends
nachts
Menschen, vor; Anthropophobie
Menschenmenge, in einer
Tod, vor dem
Unheil, vor
Gedächtnis, gutes
Gedächtnisschwäche
Geisteskrankheit, Wahnsinn
Fanatiker, der
religiöse
Trinkern, bei
Geschwätzigkeit
Gewalttätig, abwechselnd mit Seelenruhe •
Gewissenhaft in Kleinigkeiten
Gewissensqual
Gleichgültigkeit, Kinder, gegen ihre
Pflichten, gegen seine, Haushaltes, des
Hast, große Eile
Hysterie
Ideen, Einfällen, Reichtum an; Geistesklarheit
Imbezillität
Jammern, Lamentieren, Klagen
Kummer
Lachen
Lebensüberdruss, Lebensmüdigkeit
Manie
Phantasien, verstärkte Phantasietätigkeit
Qualvolle Angst
reden, Abneigung zu, möchte schweigen, wortkarg
abwechselnd mit Gewalttätigkeit •
Reizbarkeit
abwechselnd mit Fröhlichkeit
anspricht, wenn man ihn
Fieberfrost, bei
Ruhelosigkeit
nachts
ängstliche
Liegen, im
Schreien
Schüchternheit
Selbstmord, Neigung zum
Schwitzen, beim
Springen, Fenster, aus dem
Sprechen, springt schnell von einem Gedanken zum anderen
Streitsüchtig, zanksüchtig
Tadelsüchtig, kritisch
Tadelt sich selbst, Selbstvorwürfe
andere, eingebildeter Beleidigung, wegen •
Tod, wünscht sich den
Traurigkeit, abends
Menses, unterdrückte, durch
Schweiß, bei
Unentschlossenheit
Ungeduld
Unordentlich
Unzufrieden, missvergnügt, unbefriedigt
Vergesslich
Vernachlässigt, Haushalt, ihren
Kinder, ihre •
Verwirrung des Geistes
morgens
Verzweiflung, Fieberfrost, bei
Genesung, an der
periodische
religiöse Verzweiflung an der ewigen Seligkeit
Schmerzen, bei
Wahnideen, Einbildungen, Halluzinationen, Sinnestäuschungen
Phantasie, Einbildungen der
Tieren, von
Unrecht getan, er hat
Weinen, weinerliche Stimmung
Fieberfrost, bei
hysterisches
Schlaf, im

Widerspenstig
Zerstreut, unaufmerksam
Zorn, Jähzorn
Zurückhaltend, reserviert

Aurum jodatum

Angst
 tagsüber
 nachts
Anstrengung, agg. durch geistige
Demenz, senilis, Dementia
 Syphilitiker, der
Empfindlich, Geräusche, gegen
Erregung, Aufregung
Erschöpfung, geistige
Faulheit, Indolenz, Abneigung gegen Arbeit
Froh, guten Mutes, glücklich
 anfallsweise •
 grundlos •
Furcht, Arbeit, Grauen vor der
 Menschen, vor; Anthropophobie
 Menschenmenge, in einer
 Unheil, vor
Geisteskrankheit, Wahnsinn
 Gesicht, mit rotem
Gesellschaft, Abneigung, gegen; Gegenwart anderer agg. die Symptome; Verlangen nach Einsamkeit
Gewissenhaft in Kleinigkeiten
Hast, große Eile
Hysterie
Manie
Reizbarkeit
Ruhelosigkeit
Schüchternheit
Selbstvertrauen, Mangel an
Stimmung, abwechselnde
 veränderliche, unbeständige, wankelmütige
Traurigkeit, Verzagtheit, Niedergeschlagenheit, Depression, Schwermut, Melancholie
Unentschlossenheit
Ungeduld
Verwirrung des Geistes, morgens
Verzweiflung, Genesung, an der
 religiöse Verzweiflung an der ewigen Seligkeit
Weinen, weinerliche Stimmung

Aurum metallicum

Abneigung, Annäherung, gegen
 Familienmitglieder, gegen
 Personen, gegen gewisse
Abscheu, Allgemeinen, im, Alter, im
 Leben, gegen das
 abends
Albernes Benehmen, morgens beim Erwachen •
angesprochen werden, will nicht
 allein gelassen werden, will
Angst
 Druck, Brust, auf der, durch
 Essen amel.
 Fahren oder Reiten, beim
 Furcht, mit
 Geräusche, durch
 Gewissensangst, als ob eines Verbrechens schuldig
 Lebensüberdruss, mit
 Selbstmord, Neigung zum, mit
 Seligkeit, um die ewige
 treibt von einer Stelle zur anderen
 Zukunft, um die
Anstrengung, agg. durch geistige
antworten, Abneigung zu
Antwortet, Fragen, in •
Argwöhnisch, misstrauisch
 Auffahren, Geräusche, durch
 Schlaf, aus dem
 im
 Traum, durch einen
Auffassungsvermögen, leichtes
Beklagt sich
beleidigt, leicht; nimmt alles übel
Beschäftigung, Ablenkung amel.
Beschimpfen, beleidigen, schmähen
Beschwerden infolge von Angst
 Enttäuschung
 Erregung, Gefühlserregung
 Geldverlust
 Geringschätzung, Verachtung durch andere
 Gewalttätigkeit, Heftigkeit
 Kränkung, Demütigung
 Kummer
 Liebe, enttäuschter
 Schwermut durch
 Selbstmord durch, Neigung zum
 Schreck
 sexuellen Exzessen
 Widerspruch
 Zorn, Ärger

    - Angst, mit
    - *Entrüstung, mit*
    - *Schreck, mit*
    - stillem Kummer, mit
    - unterdrücktem
- Betäubung, wie im Rausch
  - *abwechselnd mit Konvulsionen* •
  - *Krampfanfällen, zwischen*
  - *Schwindel, bei*
- **Beten**
- **Betrug, Täuschung verursacht Kummer und Kränkung** *[1]
- Bewusstlosigkeit, abwechselnd mit Konvulsionen
  - Stehen, beim
- Bitten, flehen
- *Boshaft, gehässig*
- Brütet, sieht alles schwarz
  - Ecke oder lässt den Kopf hängen, brütet in einer
- *Delirium*
  - nachts
  - Erwachen, beim
  - geschwätziges
  - gewalttätiges
  - *Kopfschmerzen, durch*
  - *Kräften, mit gesteigerten*
  - lustiges, fröhliches
  - rasendes
  - religiöses
  - Schlaflosigkeit, mit *[3]
- Delirium tremens, Säuferwahnsinn
- Demenz, senilis, Dementia
- Denken, Beschwerden agg., an seine
- Eigensinnig, starrköpfig
  - Kinder, eigensinnige
    - Masturbation, Jungen nach •
- Ekel, Widerwillen
  - alles, gegen
- Empfindlich
  - geistige Eindrücke, für
  - *Geräusche, gegen*
    - **Musik amel.**
    - Stimmen, gegen
  - Gerüche, gegen
  - gewisse Personen, gegen
  - Licht, gegen
  - *Schmerzen, gegen*
  - *Sinneseindrücke, gegen*
- Entmutigt
- Entrüstung
- Ernst
- **Erregung, Aufregung**
  - *abends, Bett, im*
  - abwesende Personen, über •
  - agg.
  - amel.
  - *Erwartung, wie in freudiger* •
  - Fieberfrost, bei
  - *religiöse*
  - *Schmerzen, bei* •
  - Zittern, mit
- **Erschöpfung, geistige**
  - Lesen, durch
- erschreckt, leicht
  - *Einschlafen, beim*
- Essen, geistige Symptome amel. beim
- *Faulheit, Indolenz, Abneigung gegen Arbeit*
- Feigheit
- **Fleißig, Arbeitswut**
- *Fragen, spricht nur in*
- Froh, guten Mutes, glücklich
  - tagsüber
  - abends, Bett, im
  - *abwechselnd mit Ausbrüchen von Entrüstung*
    - Gewalttätigkeit
    - *mürrischem Wesen*
    - *Traurigkeit*
    - *Zorn*
    - *Zornesausbrüchen*
  - Tod, beim Denken an den •
- **Furcht**
  - Einbrechern, vor
  - *Geräusche, durch*
    - *Tür, an der*
  - *Herzkrankheit, vor*
    - aufsteigend vom Herzen
    - *organischer, vor*
  - *Männern, vor*
  - *Magen aufsteigend, vom*
  - *Menschen, vor; Anthropophobie*
  - Menschenmenge, in einer
  - *Pflicht zu versäumen, seine* •
  - Ruhelosigkeit durch Furcht
  - Tod, vor dem
  - überwältigende
  - Unheil, vor
  - *Verlangen nach dem Tod, mit* •
  - *Zittern, mit*
- Gebärden, krampfhafte, Denken an Bewegung, beim •
  - ringt die Hände
- *Gedächtnis, gutes*
- *Gedächtnisschwäche*
- Gedächtnisverlust, Geisteskrankheit, bei

Gedanken, hartnäckige
Geisteskrankheit, Wahnsinn
 Kindbett, im
 Melancholie
 religiöse
geistige Arbeit, Abneigung gegen
 ermüdet
 unmöglich
 Verlangen nach
gelingt ihm, nichts; erfolglos
Gemütsstörungen im Allgemeinen ⋆2
Gemütssymptome wechseln mit körperlichen +1
Geschwätzigkeit
 nachts
 schnelles Fragen ⋆2
Gesellschaft, Abneigung, gegen; Gegenwart anderer agg. die Symptome; Verlangen nach Einsamkeit
Gewalttätig, heftig
 Schmerzen, durch
Gewissenhaft in Kleinigkeiten
Gewissensqual
Gleichgültigkeit, freudlose
Grobheit
Hass
 Personen, die ihn beleidigt haben, auf Rache, Hass und
Hast, große Eile
 Bewegungen, schnell genug machen, kann alles nicht
 Beruf, im
  möchte verschiedene Dinge auf einmal tun
 Essen, beim
 geistiger Arbeit, bei
Heimweh
Heulen
Hochmütig, arrogant
Hoffnungsvoll
 Lungenkrankheit, bei ⋆2
Höhe agg. Gemütssymptome
Hypochondrie
 Selbstmord, treibt zum
Hysterie
Ideen, Einfällen, Mangel an
Ideen, Einfällen, Reichtum an; Geistesklarheit
Imbezillität
Impulsiv
Initiative, Unternehmungsgeist, Mangel an
Jammern, Lamentieren, Klagen
Konzentration, schwierige
Kummer
 Kopfschmerzen durch
Lachen
 abwechselnd mit Abscheu vor dem Leben • agg.
 krampfhaftes
 Reden, beim
 unfreiwilliges
Lächeln unwillkürliches
 beim Sprechen •
Langeweile
 Unterhaltung amel.
Lasziv
Launenhaftigkeit
 abends
Lebensüberdruss, Lebensmüdigkeit
 abends
 Alter, im
 Schweiß, bei
Leere, Gefühl der inneren ⋆5
 ganze Körper hohl wäre, als ob der ⋆5
Leidenschaftlich
Manie
Meditation
Melancholie, brütet, sieht alles schwarz ⋆2
Menschenfeindlichkeit
Menses, Gemütssymptome agg. nach den
Milde
Monomanie
Morphinismus
Mürrisch, missmutig
 abwechselnd mit Frohsinn
 sich selbst gegenüber
Musik amel.
Neugierig
Obszön, Reden, obszöne
Pessimist
Phantasien, laszive
  nachts •
 verstärkte Phantasietätigkeit
  nachts
Qualvolle Angst
 Herzklopfen, mit
Reden anderer agg., Unterhaltung,
 Schlaf, im
reden, Abneigung zu, möchte schweigen, wortkarg
Redet, sich selbst, mit
reisen, Verlangen zu
Reizbarkeit
 abwechselnd mit Fröhlichkeit
  Weinen
 Abwesende, über
 anspricht, wenn man ihn
 Fieberfrost, bei

- Traurigkeit, mit

- *Religiosität, auffallende*
  - *Schwermut, religiöse*
    - Gewissensbisse, durch
- *Ruhelosigkeit*
  - nachmittags
    - Liegen, beim •
  - nachts
  - *ängstliche*
  - *geschäftige*
  - Liegen, im
  - umhertreibende
  - Zittern, mit
- Schizophrenie
- Schimpfen, murren ★2
- Schmollen
- *Schreckliche Dinge, traurige Geschichten ergreifen sie tief*
- *Schreien*
  - Menses, nach den •
  - muss schreien, fühlt, sie
  - *Schlaf, im*
- *Schüchternheit*
  - schamhaft, verlegen
- Seelenruhe, Gelassenheit
- *Selbstbetrachtung*
- Selbstkritik ★2
- **Selbstmord, Neigung zum**
  - abends
  - Angst, aus
  - Erhängen, durch
  - Erschießen, durch
  - *Ertrinken, durch*
  - Hypochondrie, aus
  - **Schmerzen, durch**
  - Schwangerschaft, in der •
  - **Schwermut, aus**
  - *Schwitzen, beim*
  - **Selbstmordgedanken**
  - **Springen in die Tiefe, durch**
    - **Fenster, aus dem**
    - *aus Schmerzen* •
  - überfahren lassen, will sich
- Selbstüberhebung, Selbstüberschätzung, Eigenkult
- *Selbstvertrauen, Mangel an*
  - *andere setzen kein Vertrauen in sie, was sie unglücklich macht, und glaubt* •
- Seufzen, Schlaf, im
- Sinne abgestumpft
- *Sitzen, Neigung zum*
- Sitzt still
  - versunken und bemerkt nichts, als ob in tiefen, traurigen Gedanken
- Sorgen, voller
  - Kleinigkeiten, um
- Sprechen, albernes
  - hastiges
  - lautes
  - springt schnell von einem Gedanken zum anderen
    - nachts
  - unsinniges
- *Springen*
  - **Fenster, aus dem**
  - **Impuls zu springen, hochgelegenen Ort, von einem**
- Stilles Wesen
  - abwechselnd mit Lustigkeit, Trällern, Singen
- Stimmung, abstoßende, widerwärtige
  - abwechselnde
  - *veränderliche, unbeständige, wankelmütige*
    - abends
    - *Schweiß, bei*
- **Stöhnen, Schlaf, im**
- **Streitsüchtig, zanksüchtig**
- Stumpfheit, Geistesträgheit, Denk- und Verständnisschwierigkeit
  - geistige Anstrengung, durch
- Tadelsüchtig, kritisch
- *Tadelt sich selbst, Selbstvorwürfe*
  - andere
- *Theoretisieren, Theorien aufstellen*
- Tod, Todesgedanken
    - Freude, machen ihm •
  - **wünscht sich den**
    - **abends**
    - *abwechselnd mit Lachen* •
    - *Genesung, während der*
- **Traurigkeit, Verzagtheit, Niedergeschlagenheit, Depression, Schwermut, Melancholie**
  - *morgens*
  - **abends**
  - *abgelenkt werden, möchte von den Gedanken an sich*
  - *abwechselnd mit physischer Energie*
  - Alleinsein, beim
  - *Alter, im*
  - Amenorrhoe, bei
  - *Freunde verloren, als hätte er die Zuneigung der* •
  - Gesellschaft, Abneigung gegen Gesellschaft, Verlangen nach Einsamkeit
  - *Impotenz, mit*

Klimakterium, im
Kopfschmerzen, bei
Kummer, nach
Liebe, durch enttäuschte
Masturbation, durch
Menses, vor den
während der
unterdrückte, durch
periodische
Pollutionen, durch
Pubertät, in der
Quecksilbermissbrauch, nach
Schlaflosigkeit durch
Schweiß, bei
Selbstmord, mit Neigung zum
Wochenbett, im
Zorn, durch
Trost, freundliche Worte agg.
Trunksucht, Alkoholismus
Überlegt, unfähig nachzudenken
Unbehagen, Unpässlichkeit
Unentschlossenheit
Ungeduld
Schweiß, bei
Unterhaltung, Konversation agg.
Unzufrieden, missvergnügt, unbefriedigt
sich selbst, mit
Verächtlich, sich selbst, gegen
Verantwortung, ungewöhnliche Verantwortung agg. ⋆2
Vergesslich
geistige Anstrengung, durch
Verlassenheit, Gefühl der
Verschwiegen, Geheimniskrämer
verstecken, Kinder verstecken sich •
Verwirrung des Geistes
morgens
Aufstehen, beim und nach dem
Aufstehen, nach dem
geistige Anstrengung, durch
Identität, über seine
Verzweiflung
andere, um •
sich selbst, und
Fieberfrost, bei
Herzerkrankung, bei ⋆2
periodische
religiöse Verzweiflung an der ewigen Seligkeit
Schmerzen, bei
verloren, hält alles für
voreilig, unüberlegt
leichtsinnig, unüberlegt ⋆2
Wahnideen, Einbildungen, Halluzinationen, Sinnestäuschungen
nachts
Diebe, sieht
Erfolg, er hat keinen; macht alles falsch
Erwachen, beim
fehlschlagen, alles wird
Freund, Zuneigung des Freundes verloren, hat die
Gesichter, sieht
größer, werden
wohin er sieht, oder sie sehen aus den Ecken
Gespenster, Geister, sieht
schweben in der Luft
Herz dreht sich herum •
hohl, ganze Körper ist, der
Hunde, sieht
klein, Gegenstände erscheinen
Kopf, riesengroßer Kopf an der gegenüberliegenden Wand
Kränkung, nach
melancholische
Personen, unterhält sich mit abwesenden
Phantasie, Einbildungen der
religiöse
richtig, macht nichts
Tieren, von
ungeeignet, er ist, Welt, für diese •
Unrecht getan, er hat
verdammt, verloren zu sein
verfolgt zu werden
Feinden, von
verlassen, im Stich gelassen, ist
verloren, sie ist (Seligkeit)
vernachlässigt, er hat seine Pflicht
Vertrauen zu ihm verloren, seine Freunde haben alles
Vorwurf, hat seine Pflicht versäumt und verdient •
Zuneigung von Freunden verloren, hat die
Weinen, weinerliche Stimmung
nachts
abwechselnd mit Lachen
Fieberfrost, bei
krampfhaftes
Lachen zur gleichen Zeit, Weinen und
Schlaf, im
Schweiß, bei
trifft, wenn er jemanden •
unwillkürliches

Wimmern, Winseln
Schlaf, im
Widerspenstig
widersprechen, Neigung zu
Widerspruch, verträgt keinen
agg.
Widerstreit mit sich selbst
Wildheit
Zerstreut, unaufmerksam
Zorn, Jähzorn
abwechselnd mit Frohsinn
abwesende Personen, beim Denken an
heftiger
Kleinigkeiten, über
Widerspruch, durch
Zittern, mit
Zufrieden
Zurückhaltend, reserviert
Zweifelnd, Genesung, an der
Seelenheil, am

Aurum muriaticum

Abscheu, Leben, gegen das
Angst, Erregung, durch
geistige Anstrengung, durch
Anstrengung, agg. durch geistige
Auffahren
anspricht, wenn man ihn
Erwachen, beim, erstickt, als ob er
Schlaf, aus dem
im
Beschwerden infolge von Kränkung, Demütigung
Kummer
Schreck
Zorn, Ärger
Delirium
Kongestion, mit
Kopfschmerzen, durch
Denken, Beschwerden agg., an seine
Empfindlich, Geräusche, gegen
Erregung, Aufregung
Faulheit, Indolenz, Abneigung gegen Arbeit
Froh, guten Mutes, glücklich
nachmittags
Furcht, Ersticken, vor dem, nachts
Herzklopfen, mit
Unheil, vor
Gedächtnisschwäche
geistige Arbeit, Abneigung gegen
Geschäft, Abneigung gegen
Gesellschaft, Verlangen nach; Abneigung gegen Einsamkeit, Gesellschaft amel.
Hypochondrie
Launenhaftigkeit
Lebensüberdruss, Lebensmüdigkeit
Mürrisch, Denken an seine Beschwerden, wenn er allein ist, beim •
Musik amel.
Reizbarkeit
Religiosität, Schwermut, religiöse
Ruhelosigkeit
Angina pectoris, bei •
Freien, amel., im
Gehen, beim, Freien, im, amel. •
Schreckliche Dinge, traurige Geschichten ergreifen sie tief
Schreien
Selbstmord, Neigung zum
Stimmung, veränderliche, unbeständige, wankelmütige
Tod, wünscht sich den
Traurigkeit, Verzagtheit, Niedergeschlagenheit, Depression, Schwermut, Melancholie
Klimakterium, im
Quecksilbermissbrauch, nach
Unbesonnen, sorglos
Unzufrieden, missvergnügt, unbefriedigt
Verwirrung des Geistes
Freien, im, amel.
Wahnideen, Einbildungen, Halluzinationen, Sinnestäuschungen
Krankheit, er hat jede
Weinen, weinerliche Stimmung
widersprechen, Neigung zu
Zerstreut, unaufmerksam
Auffahren, wenn angesprochen
Zorn, Denken an seine Beschwerden, beim •

Aurum muriaticum natronatum

Angst
Beschwerden infolge von Zorn, Ärger
Gleichgültigkeit, Genesung, gegenüber seiner +1
Ungeduld

Aurum sulfuratum

Abscheu, Leben, gegen das
Aktivität, geistige

angesprochen werden, will nicht
Angst
Furcht, mit
Gewissensangst, als ob eines Verbrechens schuldig
Seligkeit, um die ewige
Anstrengung, agg. durch geistige
Argwöhnisch, misstrauisch
beleidigt, leicht; nimmt alles übel
Beschwerden infolge von Kummer
Brütet, sieht alles schwarz
Ecke oder lässt den Kopf hängen, brütet in einer
Eigensinnig, starrköpfig
Empfindlich
Erregung, Aufregung
Erschöpfung, geistige
erschreckt, leicht
Faulheit, Indolenz, Abneigung gegen Arbeit
umschlagend in Arbeitswut •
Feigheit
Froh, guten Mutes, glücklich
krankhaft •
Furcht, Einbrechern, vor
Menschen, vor; Anthropophobie
Menschenmenge, in einer
Tod, vor dem
Unheil, vor
Gedächtnisschwäche
Geisteskrankheit, Wahnsinn
Geschwätzigkeit
Gesellschaft, Abneigung, gegen; Gegenwart anderer agg. die Symptome; Verlangen nach Einsamkeit
Grobheit
Hast, große Eile
Hysterie
Ideen, Einfällen, Reichtum an; Geistesklarheit
Imbezillität
Jammern, Lamentieren, Klagen
Manie
Mürrisch, missmutig
Phantasien, verstärkte Phantasietätigkeit
reden, Abneigung zu, möchte schweigen, wortkarg
Reizbarkeit
Ruhelosigkeit
nachts
Schüchternheit
Selbstmord, Selbstmordgedanken
Selbstvertrauen, Mangel an
Sitzt still
Stimmung, veränderliche, unbeständige, wankelmütige
Stöhnen, Ächzen, Wimmern
Streitsüchtig, zanksüchtig
Stumpfheit, Geistesträgheit, Denk- und Verständnisschwierigkeit
Tadelsüchtig, kritisch
besten Freunden gegenüber
Tod, wünscht sich den
Traurigkeit, Verzagtheit, Niedergeschlagenheit, Depression, Schwermut, Melancholie
morgens
abends
Schweiß, bei
Unentschlossenheit
Unzufrieden, missvergnügt, unbefriedigt
Vergesslich
Verwirrung des Geistes
morgens
geistige Anstrengung, durch
Verzweiflung, Genesung, an der
religiöse Verzweiflung an der ewigen Seligkeit
Wahnideen, Tieren, von
Weinen, weinerliche Stimmung
nachts
abwechselnd mit Lachen
Zerstreut, unaufmerksam
Zorn, Jähzorn
heftiger

Aurantii cortex

Auffahren, Schlaf, im

Avena sativa

Anstrengung, agg. durch geistige
Beschwerden infolge von Überanstrengung, geistiger
Erschöpfung, geistige
Schlaflosigkeit, mit
Hypochondrie
Morphinismus
Trunksucht, Alkoholismus

Azadirachta indica

Demenz, senilis, Dementia
Fehler, Schreiben, beim
Sprechen, beim

Buchstabieren, beim
Gedächtnisschwäche
Eigennamen, für
Ereignisse, neue, für
Hypochondrie
Traurigkeit, Verzagtheit, Niedergeschlagenheit, Depression, Schwermut, Melancholie
Vergesslich
Weinen, weinerliche Stimmung

B

Bacillinum Burnett

Geisteskrankheit, Wahnsinn
Idiotie
Imbezillität

Badiaga

Aktivität, geistige
Denken, Beschwerden agg., an seine
Erregung, Aufregung
Fehler, Zeit, in der
Froh, guten Mutes, glücklich
Gedächtnis, gutes
geistiger Arbeit, Verlangen nach
Ruhelosigkeit
nachts
Schreien
Stumpfheit, Geistesträgheit, Denk- und Verständnisschwierigkeit
Verzweiflung
Weinen, Husten, beim

Baptisia tinctoria

Abneigung, Frauen, gegen
Angst
Erwachen, beim
Antwortet langsam
schläft dann sofort wieder
Stupor kehrt nach Antwort sofort zurück
Argwöhnisch, misstrauisch
Auffahren, Schlaf, Einschlafen, beim
Betäubung, wie im Rausch
Ruhelosigkeit, mit
Schläfrigkeit, mit
Bett, Abneigung gegen das, meidet es
aufstehen aus dem, möchte
Bewusstlosigkeit, Koma, Stupor
antwortet richtig, wenn angesprochen, aber Delirium und Bewusstlosigkeit kommen sofort zurück
Fieber, bei
häufige Anfälle vom Bewusstlosigkeit, Absencen
Delirium
nachts
anhaltendes
antwortet richtig, wenn angesprochen, aber Bewusstlosigkeit und Delirium kommen sofort zurück
Augenschließen, beim
Erschöpfung, mit
geschäftiges
geschwätziges
Gesicht, rotem, mit
murmelt, murrt
sanftes
Sepsis, durch
ungestümes, grimmiges
unsinnig, mit offenen Augen
Demenz, senilis, Dementia
Denken, Abneigung gegen
Beschwerden agg., an seine
Dunkelheit agg.
Empfindlich, Geräusche, gegen
entfliehen, versucht zu
Erregung, Aufregung
Erschöpfung, geistige
Fieber, bei
Faulheit, Indolenz, Abneigung gegen Arbeit
Furcht
Bett, vor seinem
Dunkelheit, vor
Ersticken, vor dem, Schlaf, im •
Herzkrankheit, vor
Schlaf, einzuschlafen, Furcht
Tod, vor dem
vergiftet zu werden

Gedächtnis, gutes
Gedächtnisschwäche
Gedanken, Schwinden der
wandernde, abschweifende
geistige Arbeit, Abneigung gegen
unmöglich
Geschwätzigkeit
Gleichgültigkeit, Apathie
alles, gegen
Hysterie
Imbezillität
Konzentration, schwierige
Manie
Murmeln, murren
Phantasien, verwirrte
reden, Abneigung zu, möchte schweigen, wortkarg
Ruhelosigkeit
nachts
Mitternacht, nach
Bett, sich herumwerfen im
bewegen, aber zu kraftlos, sich zu •
Fieberhitze, bei
Schüchternheit, abends, Zu-Bett-Gehen, beim
Sinne abgestumpft
Sprechen, unzusammenhängendes
Stöhnen, Schlaf, im
Stumpfheit, Geistesträgheit, Denk- und Verständnisschwierigkeit
nachts beim Erwachen
Fieberhitze, bei
Frühstück, nach dem •
Tod, Gefühl vom
Gewissheit des Todes
Traurigkeit, Verzagtheit, Niedergeschlagenheit, Depression, Schwermut, Melancholie
Verwirrung des Geistes
betrunken, wie
Fieberhitze, während
Identität, über seine
Dualität, Gefühl der
Verzweiflung, Genesung, an der
Wahnideen, Einbildungen, Halluzinationen, Sinnestäuschungen
Arme, abgeschnitten, sind •
gehören ihr nicht
Beine, abgeschnitten, sind
gehören ihr nicht
unterhalten sich
Zehe unterhält sich mit Daumen •
Bett, hart, ist zu
jemand ist mit ihm im
versinkt
doppelt zu sein
drei Personen auf einmal, er ist
Erfolg, er hat keinen; macht alles falsch
geschwollen, er ist
geteilt in zwei Teile
Glieder sind getrennt von ihm
Identität, Irrtümer in der eigenen
Körper, verstreut über das Bett, wirft sich umher, die Stücke zusammenzusuchen
spricht, zum anderen Körperteil, ein Teil •
vergrößert
Kopf ist
versinken, zu
Weinen, weinerliche Stimmung
Wildes Gefühl im Kopf ★4,5
Wildheit
Kopfschmerzen, bei •

Baryta acetica

Angst
Kleinigkeiten, um
Anstrengung, agg. durch geistige
Argwöhnisch, misstrauisch
Auffahren, Geräusche, durch
Beschwerden infolge von Überanstrengung, geistiger
Demenz, senilis, Dementia
Eigensinnig, starrköpfig
Faulheit, Indolenz, Abneigung gegen Arbeit
Furcht, Menschen, vor; Anthropophobie
Gedächtnisschwäche
Eigennamen, für
Murmeln, murren, Schlaf, im
Mürrisch, missmutig
Reizbarkeit
Selbstvertrauen, Mangel an
Sitzen, Neigung zum
spucken, Drang zu
Stimmung, veränderliche, unbeständige, wankelmütige
Traurigkeit, Verzagtheit, Niedergeschlagenheit, Depression, Schwermut, Melancholie
Kleinigkeiten, um
Unbehagen, Essen, nach dem
Unentschlossenheit
Wille, Willensschwäche
Zorn, plötzlicher •

Baryta carbonica

Aktivität
Albernes Benehmen
Angst
morgens
vormittags
mittags
abends
Bett, im
Unbehagen und Angst, muss sich abdecken
nachts
Mitternacht, vor
andere, um
anfallsweise +1
Bett, im
Fieber, im
Freien, im
Freunde zu Hause, um
Furcht, mit
Gehen, beim
Geräusche, durch
Geschäftsangelegenheiten, wegen
Haushalt während der Schwangerschaft, vor dem
Kleinigkeiten, um
Liegen, im, Seite, auf der
linken
plötzliche
Schwangerschaft, in der
Stuhlgang, vor
Zukunft, um die
Argwöhnisch, misstrauisch
reden über sie, Leute •
Scheu vor Gesellschaft
Auffahren
Geräusche, durch
leichtes
Schlaf, aus dem
Einschlafen, beim
im
Schreck, durch und wie durch
Traum, durch einen
Zittern, mit
Auffassungsvermögen, leichtes
Außer-sich-Sein
Beeinflussbar
Beschäftigung, Ablenkung amel.
Beschränktheit, Borniertheit
Beschwerden infolge von Erwartungsspannung, Vorempfinden, Ahnung
Zorn, Ärger
Betäubung, wie im Rausch
morgens
nachts
Schwindel, bei
Bewusstlosigkeit, Koma, Stupor
Alter, im •
Apoplexie, bei
überfüllten Zimmer, im
Boshaft, gehässig
Zorn, mit
Böswillig, mutwillig
Brütet, Ecke oder lässt den Kopf hängen, brütet in einer
Delirium
Fieber, während
geschwätziges
Schlaf, im
Schrecken, voller
Demenz, senilis, Dementia
Faseln, mit
Denken, Beschwerden agg., an seine
Empfindlich
geistige Eindrücke, für
Geräusche, gegen
geringste Geräusch, gegen das
Stimmen, männliche, gegen
Schweiß, bei
Sinneseindrücke, gegen
entfliehen, versucht zu
Schwangerschaft, in der •
wegzulaufen, um
Entmutigt
Angst, mit
Weinen, mit
Entwicklungsstillstand eines Kindes
Ernst
Erschöpfung, geistige
Alter, im •
erschreckt, leicht
Kleinigkeiten, über
Faulheit, Indolenz, Abneigung gegen Arbeit
Essen, nach dem
Kindern, bei
körperliche
Mittagessen, nach dem
Feigheit
Zornesausbruch, mit plötzlichem •
Fleißig, Arbeitswut
Menses, vor den
Fremder, Gegenwart Fremder agg.
Kind hustet beim Anblick

Froh, guten Mutes, glücklich
Furcht
  abends
  Annäherung anderer, vor
  Auffahren, mit
  Eisenbahn zu fahren, mit der
  ereignen, es könnte sich etwas
  Fremden, vor
  Gehen, beim
  Geräusche, durch
    nachts
    Straße, auf der
  Kindern, bei
    Männern, vor
    Menschen, vor; Anthropophobie
    Kindern, bei
  Menschenmenge, in einer
  offenen Plätzen, vor; Agoraphobie
  Tod, vor dem
  Überqueren einer Brücke oder eines Platzes, vor dem
  Unglück, vor
  Unheil, vor
Gedächtnisschwäche
  Arbeit, bei geistiger
    Kind kann nicht wegen Gedächtnisschwäche bei geistiger Arbeit unterrichtet werden •
  gesagt hat, für das, was er
  getan hat, was er gerade
  sagen wollte, für das, was er
  tun wollte, was er gerade
  Worte, für
Gedanken, versunken in
Gedanken, gedankenvoll
  unangenehme
Geisteskrankheit, Wahnsinn
  Kindbett, im
geistige Arbeit, Abneigung gegen
  unmöglich
Geschäftig
Geschwätzigkeit
  Menses, während der
  Schwangerschaft, während der •
Gesellschaft, Abneigung, gegen; Gegenwart anderer agg. die Symptome; Verlangen nach Einsamkeit
  allein, amel. wenn
  Anwesenheit, Fremder, Abneigung gegen
Gesellschaft, meidet die ⋆1
Gewalttätig, heftig
  Gewalttaten, Wut führt zu
Gewissenhaft in Kleinigkeiten
Gleichgültigkeit, Apathie
  Pubertät, in der
Grobheit
Hass, Männer, auf
Hast, große Eile
Herzlich, liebevoll, zärtlich
Heuchelei
Hysterie
Ideen, Einfällen, Mangel an
Idiotie
Imbezillität
Indiskretion, Taktlosigkeit
Intoleranz
Kinder, bedecken ihr Gesicht, sehen aber durch ihre Finger •
Kindisches Benehmen
  Alter, im •
Kindliches Verhalten
Konflikt, steht mit sich selbst in ⋆2
Konzentration, schwierige
  Kindern, bei
  Lernen, Lesen etc., beim
    lernt mit Schwierigkeit
Kummer
  Kleinigkeiten, über
Lachen
  Abneigung gegen
  grundloses
  kindisches
  unmäßiges
Langsamkeit
Langeweile
Launenhaftigkeit
Leichtgläubig
Leichtsinnig, frivol
Leidenschaftlich
Lernen, Lernschwäche ⋆3
Lesen, Abneigung gegen
magnetisiert werden, will, Mesmerismus amel.
Manie
Menschenfeindlichkeit
Mitteilsam
Murmeln, murren, Alter, im •
  Schlaf, im
Mürrisch, missmutig
  abends
nagen, Verlangen zu
Pessimist
Phantasien, verstärkte Phantasietätigkeit *nachts*
Probleme, hat immer, macht sich unnötig Sorgen ⋆2

Raserei, Wut
nachts
heftige, gewalttätige
Kleinigkeiten, über
Reden, Schlaf, im
reden, Abneigung zu, möchte schweigen, wortkarg
Traurigkeit, bei
lernt langsam sprechen
reisen, Verlangen zu
Reizbarkeit
abends
Religiosität, auffallende
Rückgrat, ohne
Ruhelosigkeit
Essen, nach dem
Fieberhitze, bei
Schüchternheit
schamhaft, verlegen
Selbstvertrauen, Mangel an
Sinne geschärft
Sitzen, Neigung zum
Sitzt still
Sorgen, voller
häusliche Angelegenheiten, um
Sorgsamkeit, Sorgfalt
Spaßen, Scherzen
spielen, Abneigung zu spielen bei Kindern
sitzen in der Ecke, und
Stimmung, abwechselnde
veränderliche, unbeständige, wankelmütige
Stöhnen, Ächzen, Wimmern
Alter, im •
Schweiß, bei
Streitsüchtig, zanksüchtig
Stumpfheit, Geistesträgheit, Denk- und Verständnisschwierigkeit
morgens
Erwachen, beim
alten Menschen, bei
Erwachen, beim
Kindern, bei
Mittagsruhe, nach der
Tadelsüchtig, kritisch
Traurigkeit, Verzagtheit, Niedergeschlagenheit, Depression, Schwermut, Melancholie
morgens
Erwachen, beim
abends
Essen, nach dem
Kleinigkeiten, um
Reden, Abneigung gegen
Trunksucht, Alkoholismus
Unbeholfen, plump ★[2, 3]
Unbesonnen, sorglos
Unentschlossenheit
Handlungen, in seinen
Kleinigkeiten, in
Planen, im
Ungeduld
Ungeschickt, lässt Dinge fallen ★[3]
Unzufrieden, missvergnügt, unbefriedigt
Vergesslich
alter Mensch, Vergesslichkeit
Aufträge, vergisst ★[2,3]
Worte beim Sprechen, für; sucht nach Worten
Vergnügen, Abneigung gegen
Verlassenheit, Gefühl der
abends
Vernachlässigt alles
Verschwiegen, Geheimniskrämer
verstecken, Kind glaubt, alle Besucher lachen es aus und versteckt sich hinter Möbel •
Kinder verstecken sich, Fremden, vor •
Verwirrung des Geistes
morgens
Erwachen, beim
abends
Alter, im
Erwachen, beim
Freien, im, amel.
Sitzen, im
Verzogene Kinder
Verzweiflung
Genesung, an der
Vorsichtig, ängstlich
Wahnideen, Einbildungen, Halluzinationen, Sinnestäuschungen
ausgelacht, verspottet zu werden
Beine, abgeschnitten, sind
beobachtet, sie wird
beraubt, bestohlen zu werden
Bilder, Phantome, sieht
schreckliche
emporzusteigen, dann zu fallen ★[1]
Feuer, jedes Geräusch ist ein Feueralarm, und sie zittert •
Knien, er geht auf den
krank und sterbend, ein lieber Freund ist zu sein •
kritisiert, sie wird
Personen, sehen ihn an
Phantasie, Einbildungen der
Soldaten, sieht
Sterben, er ist am

stirbt, Freund, sein liebster •
tot, Menschen, sieht tote
verlassen, im Stich gelassen, ist
Weinen, weinerliche Stimmung
nachts
geht allein weg und weint, als ob sie keine Freunde hätte •
Schlaf, im
Wimmern, Schlaf, im
Widerspenstig
widersprechen, Neigung zu
Widerstreit mit sich selbst +2
Wille, Verlust des Willens
Willensschwäche
Zeit vergeht zu langsam, erscheint länger
Zerstreut, unaufmerksam
spricht, wenn man zu ihm
Zorn, Jähzorn
heftiger
Zweifelnd, skeptisch

Baryta iodata

Angst
Brütet, sieht alles schwarz
Empfindlich, Geräusche, gegen
Erschöpfung, geistige
Faulheit, Indolenz, Abneigung gegen Arbeit
Feigheit
Menschen, vor; Anthropophobie
Unheil, vor
Gedächtnisschwäche
Geschwätzigkeit
Gesellschaft, Abneigung, gegen; Gegenwart anderer agg. die Symptome; Verlangen nach Einsamkeit
Gleichgültigkeit, Apathie
Hast, große Eile
Hysterie
Konzentration, schwierige
Reizbarkeit
Ruhelosigkeit
Schüchternheit
Sitzt still
Stimmung, abwechselnde
Stumpfheit, Geistesträgheit, Denk- und Verständnisschwierigkeit
Traurigkeit, Verzagtheit, Niedergeschlagenheit, Depression, Schwermut, Melancholie
Unentschlossenheit
Ungeduld
Vergesslich
Verwirrung des Geistes
Wahnideen, Einbildungen, Halluzinationen, Sinnestäuschungen
Phantasie, Einbildungen der
tot, Menschen, sieht tote
Weinen, weinerliche Stimmung
Zorn, Jähzorn

Baryta muriatica

Albernes Benehmen
Angst
abends
Bücken amel. •
Zukunft, um die
Antwortet verworren, als ob an etwas anderes denkend
Argwöhnisch, misstrauisch
Auffahren
leichtes
Bewusstlosigkeit, Koma, Stupor
Erschöpfung, geistige
Feigheit
Furcht
Männern, vor
Unheil, vor
Geisteskrankheit, Wahnsinn
erotische
Gesellschaft, Abneigung, gegen; Gegenwart anderer agg. die Symptome; Verlangen nach Einsamkeit
Gleichgültigkeit, Apathie
Idiotie
Imbezillität
Kindisches Benehmen
Konzentration, schwierige
Lernen, Lesen etc., beim
Manie
Nymphomanie
Reden, Schlaf, im
reden, Abneigung zu, möchte schweigen, wortkarg
Reizbarkeit
abends
Schüchternheit
Sitzen, Neigung zum
Sitzt still
sonderbar, alles erscheint
spielen, Abneigung zu spielen bei Kindern
sitzen in der Ecke, und

Stumpfheit, Geistesträgheit, Denk- und Verständnisschwierigkeit
Kindern, bei
Tod, Todesahnung
Traurigkeit, Verzagtheit, Niedergeschlagenheit, Depression, Schwermut, Melancholie
morgens
Unentschlossenheit
Verwirrung des Geistes
Wahnideen, Knien, er geht auf den
sonderbar, alles ist
gewohnte Dinge erscheinen
verändert, alles ist
Zorn, Jähzorn

Baryta phosphorica

Trieb, krankhafter, gehen, zu ⋆3

Baryta sulfurica

Angst, abends, Bett, im
nachts
Mitternacht, vor
Fieber, im
Furcht, mit
Zukunft, um die
Argwöhnisch, misstrauisch
Bewusstlosigkeit, Koma, Stupor
periodische
erschreckt, leicht
mittags, Mittagsschlaf, nach dem
Faulheit, Indolenz, Abneigung gegen Arbeit
Feigheit
Freien, Gemütssymptome amel. im •
Furcht, abends
Menschen, vor; Anthropophobie
Menschenmenge, in einer
Tod, vor dem
Unheil, vor
Unterhaltung, vor •
Gedächtnisschwäche
geistige Arbeit, Abneigung gegen
Geschwätzigkeit
Gesellschaft, Abneigung, gegen; Gegenwart anderer agg. die Symptome; Verlangen nach Einsamkeit
Gleichgültigkeit, Apathie
Hast, große Eile
Hysterie, Kummer, durch
Imbezillität
Jammern, Lamentieren, Klagen
Konzentration, schwierige
Launenhaftigkeit
Reden, Schlaf, im
Reizbarkeit
abends
Schüchternheit, schamhaft, verlegen
Stöhnen, Ächzen, Wimmern
Tadelsüchtig, kritisch
Ungeduld
Vergesslich, Worte beim Sprechen, für; sucht nach Worten
Verlangen, mehr als sie benötigt, verlangt
Verwirrung des Geistes, morgens
abends
Freien, im, amel.
Weinen, weinerliche Stimmung
nachts
Wille, Verlust des Willens

Bartfelder aqua

Angst, Kaffee, nach
Ernst
Gedanken, gedankenvoll

Belladonna

Abergläubisch
Abneigung, Gesellschaft, gegen die
Abscheu, Allgemeinen, im
Leben, gegen das
Aktivität, geistige
Albernes Benehmen
anfassen, muss alles
angefasst werden, will nicht
Angst
tagsüber
nachmittags
abends
nachts
abwechselnd mit Raserei •
Anfällen, bei
anfallsweise +1
Druck, Brust, in der, durch •
Erwachen, beim
Essen, nach dem
Fieber, im
Freien, im
Furcht, mit
Gehen, beim

Freien, im
Gesellschaft, in
hypochondrische
Kopfschmerzen, bei
Lebensüberdruss, mit
Menschenmenge, in einer
Menses, während der
Zorn und Angst
Schaudern, Frösteln, mit
Schlaf, im
Anstrengung, agg. durch geistige
antworten, Abneigung zu
weigert sich zu antworten
Antwortet albern
einsilbig
ohne Beziehung zu der Frage
überstürzt
unrichtig
unzusammenhängend
Argwöhnisch, misstrauisch
Auffahren
Berührung, bei
Erwachen, beim
fallen, mit dem Gefühl zu
Schlaf, aus dem
Einschlafen, beim
im
Schreck, durch und wie durch
Auffassungsvermögen, leichtes
Ausgelassenheit
Ausschweifung, sexuelle
Außer-sich-Sein
beißen, Verlangen zu
nachts •
Delirium, im
Gegenstände, beißt
Kindern, bei •
Löffel usw., beißt •
Menschen, beißt
Umstehende, beißt •
Beklagt sich
Schlaf, im
beleidigt, leicht; nimmt alles übel
Bellen
brüllen
Delirium, im
knurren wie ein Hund
Beschimpfen, beleidigen, schmähen
Beschwerden infolge von Ehrgeiz, enttäuschtem
Erregung, Gefühlserregung
moralischer Erregung ⋆1
Furcht
Geringschätzung, Verachtung durch andere
Kränkung, Demütigung
Kummer
Liebe, enttäuschter
Schwermut durch
unglücklicher
Schreck
Überanstrengung, geistiger
Verletzungen, Unfällen; Gemütssymptome infolge von
Zorn, Ärger
Angst, mit
Schreck, mit
stillem Kummer, mit
Betäubung, wie im Rausch
Freien, im, amel.
Kopf, durch Blutandrang zum •
Schläfrigkeit, mit
Schwindel, bei
Beten
Bewusstlosigkeit, Koma, Stupor
morgens
nachts
Fieber, bei
Fieberfrost, bei
Gliederzucken, mit
Hitzschlag, beim
Konvulsionen, nach
Schreien, unterbrochen durch
Schwindel, während
Sitzen, beim
Bitten, flehen
Boshaft, gehässig
Brütet, sieht alles schwarz
Ecke oder lässt den Kopf hängen, brütet in einer
Chaotisches, wirres Verhalten
Delirium
mittags
abends
nachts
albernes, einfältiges
anfallsweises
anhaltendes
ängstliches
Arme, Herumwerfen der •
Augenschließen, beim
Bett und entflieht, springt plötzlich aus dem
Blutung, nach
erkennt niemanden
Erwachen, beim
Essen amel.

extravaganter Sprache, mit •
Fieber, während
Fieberfrost, im
Furcht vor Männern, mit
Gelächter, mit
geschäftiges
geschwätziges
 unklar, undeutlich
Gesicht, bläulichem, mit •
 rotem
gewalttätiges
Grimassen, mit •
Hause gehen, will nach
Herumrennen, mit
Hunden, spricht von •
hysterisches, beinahe
Karotiden, mit Pulsieren der •
Kongestion, mit
Konvulsionen, während
 nach
Kopf, mit Hitze im
Kopfverletzungen, nach
lärmendes
lebhaftes
lustiges, fröhliches
Menses, vor den
 während der
Mund, bewegt seine Lippen wie beim Sprechen •
murmelt, murrt
 sich selbst, zu
nackt sein, möchte im Delir
periodisches
phantastisches
Pupillen, mit erweiterten
rasendes
sammeln, versucht, Gegenstände von der Wand zu
Schläfrigkeit, mit
Schlaf, im
 Einschlafen, beim
 nach dem, amel.
Schlaflosigkeit, mit ★3
Schrecken, mit Ausdruck von
 voller
Schreien, mit
sorgenvolles
Springen, mit
Stöhnen, mit
streift umher
tollwütiges
trauriges
ungestümes, grimmiges
uriniert am Topf vorbei •
Wahnideen, mit
wahnsinniges
Wasser, springt ins
wiegt sich hin und her
wildes
wütendes ★1
Zähneknirschen, mit •
Zittern, mit

Delirium tremens, Säuferwahnsinn
 entfliehen, versucht zu
 Gesicht, mit rotem aufgedunsenem
 Wahnideen, mit
Demenz
 Epileptiker, der
 senilis, Dementia
Eifersucht, sagt und tut, was er nicht sagen und tun wollte
Eigensinnig, starrköpfig
 Kinder, eigensinnige
Eitelkeit
Ekstase
Empfindlich
 Fieberhitze, bei
 Geräusche, gegen
  Entbindung, während der
  Fieberfrost, bei
  geringste Geräusch, gegen das
 Gerüche, gegen
 Kinder, empfindliche
 Licht, gegen
 Mangel an Empfindlichkeit
 Pubertät, in der
 Schmerzen, gegen
 Schweiß, bei
entfliehen, versucht zu
 Fenster, aus dem
 springt plötzlich aus dem Bett
 Straße, auf die, gestikulierend und tanzend im Hemd •
 wegzulaufen, um
Entfremdet, wissen, will nichts von seinen Verwandten
Entmutigt
Erkennt, Verwandten nicht, seine
Ermahnung agg.
 freundliche agg.
Ernst
Erregung, Aufregung
 Essen amel. •
 Schweiß, bei

- **Erschöpfung, geistige**
- **erschreckt, leicht**
  - *Erwachen, beim*
- essen, weigert sich zu
  - Löffel, kann nicht mit einem •
- *Extravaganz*
- *Exzentrizität, Überspanntheit*
- Faulheit, Indolenz, Abneigung gegen Arbeit
- Fehler, Arbeit, in der
  - Orten, irrt sich in
  - *Sprechen, beim*
- Feigheit
- **Feuer legen, Dinge anzünden, will**
- Fleißig, Arbeitswut
  - Menses, vor den
- Fluchen, Schwören
- *Froh, guten Mutes, glücklich*
  - abends
  - nachts
  - abwechselnd mit Manie
    - Stöhnen
    - Tanzen •
    - Traurigkeit
    - Weinen
  - albern, und
  - Essen, beim
  - gefolgt von Schläfrigkeit
  - Schlaf, im
  - Schwitzen, beim
  - *streitsüchtig, und*
  - *Tanzen, Lachen, Singen, mit*
- **Furcht**
  - *nachts*
  - abwechselnd mit Manie •
    - Raserei •
  - Alleinsein, vor dem
    - fürchtet zu sterben
  - allem, beständig vor
  - *Annäherung anderer, vor*
  - Apoplexie, vor
  - Auffahren, mit
  - *Berührung, vor*
  - Blitzen, vor
  - Dunkelheit, vor
  - **Einbildungen, vor**
    - **Tieren, vor eingebildeten •**
  - Einbrechern, vor
  - Einsamkeit, vor
  - *entfliehen, mit dem Verlangen zu*
  - *Erwachen, beim*
    - unter dem Bett, vor etwas •
  - *Galgen, vor •*
  - Geistern, Gespenstern, vor
  - *Geräusche, durch*
  - **Hunden, vor**
  - In-der-Nähe-Stehenden, vor •
  - Lähmung, vor
  - Männern, vor
  - Menschen, vor; Anthropophobie
  - Menschenmenge, in einer
  - **springt vor Furcht aus dem Bett**
    - Berührung, bei •
  - **Tieren, vor**
  - *Tod, vor dem*
    - allein, wenn
    - **drohendem, vor**
  - überwältigende
  - Unheil, vor
  - verfaulen, der Körper wird •
  - *vergiftet zu werden*
  - *Wasser, vor*
  - *Zittern, mit*
- *Gebärden, macht*
  - gewohnten Beschäftigung, seiner
  - gieße, als ob er aus einer Hand in die andere •
  - *Greifen oder Langen nach etwas, nach Flocken*
    - Umstehenden, nach
    - *zupft an der Bettdecke*
  - *heftige*
  - *klatscht mit den Händen*
  - krampfhafte
    - Getränken, beim Anblick von •
  - *lächerliche*
  - spielt mit den Fingern
  - trinkt, als ob er •
  - unfreiwillige Handbewegungen
    - *hastige •*
    - wirft die Hände umher
      - über den Kopf
  - zieht Umstehende an den Haaren •
  - **zerbricht Nadeln**
    - *Stöcke*
- **Gedächtnis, gutes**
  - vergangene Ereignisse, für
- **Gedächtnisschwäche**
  - auszudrücken, sich
  - Eigennamen, für
  - Ereignisse, für
    - frühere, für
    - neue, für
  - gedacht hat, für das, was er gerade
  - gelesen hat, für das, was er
  - Kopfschmerzen, bei •
  - Personen, für

Schmerzen, durch, plötzliche ★[3]
tun wollte, was er gerade
Gedanken, versunken in
Gedanken, Andrang, Flut der
gedankenvoll
Geschäfte abends im Bett, an
hartnäckige
schnelle, lebhafte
Schwinden der
Fieberfrost, bei
Kopfschmerzen, bei •
sexuelle
tiefe
wandernde, abschweifende
nachts •
gehen, Kreis, geht im
Geistesabwesend
Geisteskrankheit, Wahnsinn
alberne, lächerliche
anfallsweise
Angst, mit
Demütigung, durch
entfliehen, Verlangen zu
erotische
essen, weigert sich zu
Fieberhitze, mit
fröhliche, lustige
geschäftige
Geschwätzigkeit, mit
Herausstrecken der Zunge, Schnalzen, Verzerren des Gesichtes, mit •
Jammern, Stöhnen, nur
Kindbett, im
Körperkraft, mit vermehrter
Kummer, durch
Melancholie
Menses, während der
Mutwillen, Ausgelassenheit, mit
reisen, mit Verlangen zu
religiöse
Ruhelosigkeit, mit
Schlaflosigkeit, mit
Schreck, durch
Schwangerschaft, in der
starren Augen, mit
Tanzen, mit
und sich Ausziehen •
Trinkern, bei
unterdrückten Hautausschlägen, nach
Vermögens, nach dem Gewinn eines
zerbrechen, sie will sitzen und Nadeln
Zorn, durch
geistige Arbeit, Abneigung gegen
Gemütsstörungen im Allgemeinen ★[2]
Gemütssymptome wechseln mit körperlichen +[1]
Geschäft, redet vom
Geschwätzigkeit
abwechselnd mit Lachen
Schweigen
Schweiß, bei
wahnsinnige
Gesellschaft, Abneigung, gegen; Gegenwart anderer agg. die Symptome; Verlangen nach Einsamkeit
Abscheu gegen Gesellschaft
Freunden, von besten
Schwitzen, beim
Gesellschaft, Verlangen nach; Abneigung gegen Einsamkeit, Gesellschaft amel.
gesund zu sein, behauptet trotz schwerer Krankheit
getötet zu werden, Verlangen
getragen zu werden, verlangt
schnell
Gewalttätig, heftig
Gewalttaten, Wut führt zu
krank, wenn •
Gewissensqual
Glänzende, leuchtende Gegenstände agg.
Gleichgültigkeit, Apathie
abwechselnd mit Empfindsamkeit •
alles, gegen
freudlose
Schweiß, bei
Grausamkeit, Unmenschlichkeit
liebt es, Menschen und Tiere leiden zu lassen ★[1]
Grimassenschneiden
Grobheit
Grunzen
Hast, große Eile
Bewegungen, in seinen
Essen, beim
Trinken, beim
Hause gehen, will nach
redet von zu Hause
Heimweh
Heirat, besessen vom Verlangen zur Heirat, sexuell erregte Mädchen sind
Heiterkeit
Herausfordernd, trotzig
Heulen
Hochmütig, dumm und
Hydrophobie, Tollwut
Berührung erneuert Krampfanfall •
Tollwutprophylaxe ★[3]

Hypochondrie
Hysterie
Ideen, Einfällen, Mangel an
Ideen, Einfällen, Reichtum an; Geistesklarheit
Idiotie
 beißen, Verlangen zu
Imbezillität
 sexueller Erregung, mit
Imitation, Nachahmung
Intoleranz, Geräuschen, gegenüber
Intrigant
Jammern, Lamentieren, Klagen
 abwechselnd mit Delirium •
Kämpfen, Gefechten, spricht von
 Krieg, spricht vom
kämpfen, sich mit jemandem schlagen, möchte
Kindbett, Gemütssymptome im
Kindisches Benehmen
Kleptomanie
kokett, nicht genügend
 allzu
Konzentration, schwierige
 Lernen, Lesen etc., beim
Krach zu machen, sucht
Krächzen, Schlaf, im •
Kratzt mit den Nägeln ★7
Kriecht auf dem Boden
Lachen
 agg.
 abwechselnd mit Ächzen
 anfallsweise
 dummes
 Grinsen, Hohnlächeln •
 Konvulsionen, vor, bei oder nach
 krampfhaftes
 lautes
 Reden, beim
 sardonisches
 Schlaf, im
 unfreiwilliges
 unmäßiges
 ärgerlich, lästig •
Lächeln
 albernes
 sardonisches •
 unwillkürliches
Langsamkeit
Lästig, geht auf die Nerven
Lasziv
Läuft umher
 gegen Dinge •
 Hemd, im •
Launenhaftigkeit
Lebensüberdruss, Lebensmüdigkeit
 Fieberhitze, bei
 Freien, im
 Gehen im Freien, beim •
Leichtgläubig
Leichtsinnig, frivol
Leidenschaftlich
Licht, Verlangen nach
magnetisiert werden, will, Mesmerismus amel.
Manie
 anspucken und beißen, will Umstehende •
 Besessenheitswahn
 gewalttätige
 Raserei, mit
 Schreien in der
 Singen, mit
 springt über Stühle und Tische •
 zerreißt, Haare aus, reißt sich die
 zerkratzen sich selbst •
Mathematik, unbegabt für
Menschenfeindlichkeit
Menses, Gemütssymptome agg. während der
Milde
Mitgefühl, Mitleid
Mondlicht, Gemütssymptome durch
moralischem Empfinden, Mangel an
 Verbrecher zu werden, Neigung; ohne Gewissensbisse
Morphinismus
Murmeln, murren
 abends
Mürrisch, missmutig
 morgens, Bett, im
  Erwachen, beim
 abwechselnd mit Weinen •
 Erwachen, beim
 Kleinigkeiten, um
nackt zu sein, Verlangen
 Delirium, im
Naiv
Nymphomanie
 puerperale
Obszön
 Reden, obszöne
Pfeifen
Phantasien, laszive
 lebhafte
 Schlaf, Einschlafen, beim
 verstärkte Phantasietätigkeit
  Augenschließen im Bett, beim
  Geschäfte, über •

Schlaflosigkeit, mit
Possen, spielt
Delirium, im
Trunkenheit, bei
Prahler, Aufschneider, Großsprecher
Quält sich selbst
Qualvolle Angst
mittags •
abends
Gehen im Freien, beim
Herzkrankheit, bei
Menses, während der
Weinen, mit •
Raserei, Wut
abends
nachts
abwechselnd mit Angst •
Fröhlichkeit
Furcht •
Todeswunsch •
Beißen, mit
Berührung, erneuert durch
boshafte
Entbindung, während der •
epileptischen Anfällen, Raserei mit
heftige, gewalttätige
kennt die Verwandten nicht mehr
Konvulsionen, Raserei mit
Kopfschmerzen, bei
Kraft, mit vermehrter
leuchtende, helle Gegenstände, durch
Medikamenten, durch erzwungene Einnahme von •
Menses, während der
Schreien, mit
Spucken, mit
starrem Blick, mit •
Trinken, beim
Wasser, beim Anblick von
zieht Umstehende an den Haaren •
Rechnen, Unfähigkeit zum
Reden, Schlaf, im
beichten laut
lautes
reden, Abneigung zu, möchte schweigen, wortkarg
abwechselnd mit Geschwätzigkeit
lernt langsam sprechen
Redet, schnell ★2
sich selbst, mit
Verstorbenen, mit
reisen, Verlangen zu
Reißt, Haaren, an ihren
sich selbst, an
Reizbarkeit
morgens, Erwachen, beim
abwechselnd mit Gleichgültigkeit
Weinen
Erwachen, beim
Fieberfrost, bei
Geräusche, durch
Kleinigkeiten, durch
Kopfschmerzen, bei
Menses, während der
Schlaflosigkeit, mit
Trost agg.
Religiosität, auffallende
Ruhe haben, will seine
Ruhe und Stille, verlangt nach
Ruhebedürfnis
Ruhelosigkeit
morgens
mittags
nachts
ängstliche
Bett, gehen, will aus einem Bett ins andere
sich herumwerfen im
treibt aus dem
bewegen, muss sich ständig
Erwachen, beim
Fieberfrost, bei
Fieberhitze, bei
geschäftige
Getränken, beim Anblick von •
Kinder, vagabundierend
Kopfschmerzen, bei
Menses, während der
Schmerzen, durch
Stuhlgang, beim •
umhertreibende
Sachlich, nüchtern
Schamlos
Schlafwandeln
Schlagen
möchte schlagen
um sich nach eingebildeten Gegenständen, schlägt
Umstehende, schlägt
Schlägt sich selbst
Bauch, seinen •
Gesicht, sein •
schlägt mit dem Kopf gegen Wand und Dinge
Schmeckt, kostet alles •
Schreck, Menses während •

Schreckt vor nichts zurück ★2
Schreien
Cri encéphalique
heiseres
Husten agg.
Kindern, bei
Schlaf, im
Trost agg. •
Konvulsionen, vor
zwischen
Schlaf, im
Schmerzen, vor
Schüchternheit
schamhaft, verlegen
Schwangerschaft, Geistesstörungen in der
Seelenruhe, Gelassenheit
Selbstbetrachtung
Selbstmord, Neigung zum
Erdolchen, durch
Erhängen, durch
Ertrinken, durch
Fieberhitze, bei
Gehen im Freien, beim •
Gift, durch
Liebe, durch enttäuschte ★2
Messer, mit einem
Schmerzen, durch
Springen in die Tiefe, durch
Fenster, aus dem
Trunkenheit, bei
Selbstquälerisch
Selbstsucht, Egoismus
Selbstvertrauen, Mangel an
Seufzen
abwechselnd mit Tanzen und Springen •
Fieberhitze, bei
Schlaf, im
Simuliert Krankheit
Singen
nachts
abwechselnd mit Ächzen •
Weinen
Fieber, im
Schlaf, im
Trällern
Sinne abgestumpft
geschärft
Schwinden der
verwirrt
Sitzen, Neigung zum
Sitzt und zerbricht Nadeln
Sonderbar, Sonderling

Spaßen, Scherzen
erotisches
lächerliches oder albernes
spielen, Verlangen zu, „Verstecken" zu spielen •
Spielleidenschaft
um Geldgewinn
Sprechen, albernes
deliröses
Schlaf, im •
hastiges
heftiges
langsames
lautes
Schlaf, im
leises
manieriert, unnatürlich
Schwatzen
springt schnell von einem Gedanken zum anderen
nachts
unsinniges
unverständliches
unzusammenhängendes
abends •
nachts +5
verwirrtes
Springen
Bett, springt aus dem
ständig ins Bett zurück, und •
Fenster, aus dem
Kinder am Abend, auf Stühle, Tische und Ofen •
spucken, Drang zu
Gesicht, den Leuten ins
Starren, gedankenloses +3
Stilles Wesen
abwechselnd mit Lustigkeit, Trällern, Singen
Stimmung, abstoßende, widerwärtige
abwechselnde
veränderliche, unbeständige, wankelmütige
Meinungen, in seinen
Stöhnen, Ächzen, Wimmern
abwechselnd mit Tanzen •
Lachen
Liedern, Freudensprüngen •
Atemzug, mit jedem ★2
Fieberhitze, bei
Husten, beim
Schlaf, im
Stößt mit Füßen, gibt Fußtritte
Schlaf, im
Streitsüchtig, zanksüchtig
rauflustig

  - *Schlaf, im*
  - Zorn, ohne
- **Stumpfheit, Geistesträgheit, Denk- und Verständnisschwierigkeit**
  - abwechselnd mit Trübsehen •
  - *betrunken, als ob*
  - Erwachen, beim
  - Fieberfrost, bei
  - Fieberhitze, bei +5
  - Träumen, nach
- Tadelsüchtig, kritisch
- *Tanzen*
  - abwechselnd mit Stöhnen •
  - *wildes*
- Tod, Gewissheit des Todes
  - Todesahnung
  - wünscht sich den
    - abwechselnd mit Raserei •
    - Angst, aus
    - Gehen im Freien, beim •
    - qualvoller Angst, aus •
    - Raserei, in anfallsfreien Pausen der •
- töten, Verlangen zu
  - Trunkenheit, bei
- *Traum, wie im*
- *Traurigkeit, Verzagtheit, Niedergeschlagenheit, Depression, Schwermut, Melancholie*
  - nachts
  - Enthaltsamkeit, durch
  - Erwachen, beim
  - *Fieberhitze, bei*
  - Liebe, durch enttäuschte
  - Menses, vor den
  - Schweiß, bei
  - sexueller Erregung, mit
  - Wochenbett, im
  - Zorn, nach
- Trieb, krankhafter
  - **Feuer zu legen, Dinge anzuzünden** ★1
  - laufen, zu; krankhafter Lauftrieb
  - unüberlegter Handlung zu
- *Trinken, Gemütssymptome nach*
- *Trost, freundliche Worte agg.*
- Trügerisch, hinterlistig
  - betrügerisch
- *Trunksucht, Alkoholismus*
- Umherstreifen, sinnlos, wie ein Geisteskranker
- *Unabhängig* ★1
- Unbesonnen, sorglos
- Ungeduld
  - Fieberhitze, bei
- unterdrückten oder zurückgetretenen Hautausschlägen oder Hämorrhoiden, Gemütssymptome agg. nach
- Unterhaltung, Abneigung gegen
- Unverschämtheit
- Unwillkürliche Handlungen +3
- Unzufrieden, missvergnügt, unbefriedigt
  - allem, mit
  - sich selbst, mit
- Unzuverlässig, Versprechungen, in seinen
- *Vergesslich*
  - Einkäufe, für; geht fort und lässt sie liegen
  - Fieberfrost, bei
  - Kopfschmerzen, bei
- Vergnügen, lasziven Gedanken, nur bei •
- **Verlangen, voller, körperlicher Bewegung, nach**
- Verleumden, Neigung zum
- Verliebt
- *Verschwenderisch*
- *verstecken, Verlangen sich zu*
  - *Furcht, aus*
- Versteckt Dinge •
- Verstümmelt seinen Körper
- Verwegenheit
- Verweigert, Behandlung, jede
- *Verwirrung des Geistes*
  - morgens
    - *Aufstehen, beim und nach dem*
  - abends
  - Alkoholgenuss, durch
  - Aufstehen, nach dem
  - betrunken, wie
    - wie nach einem Rausch
  - Bewegung, durch
  - Bier, durch
  - Essen, nach dem
  - Freien, im, amel.
  - Gehen, beim
  - Rauchen, nach
  - Sitzen, im
  - Traum, wie im
  - Trinken, nach
  - warmen Zimmer, im
- Verzweiflung
  - Fieberfrost, bei
  - Fieberhitze, während der
- **Wahnideen, Einbildungen, Halluzinationen, Sinnestäuschungen**
  - abends, Einschlafen, beim
  - *nachts*
  - *Aktivität, mit*
  - angefeindet, gehindert und gequält, er wird

angenehme, morgens nach dem Schlaf •
Ansammlung von Dingen, Schwärmen, Menschenmengen etc.
Arbeit, fleißig an der, ist
Ärger, nach
arm, er ist
arretiert werden, soll
Bäume erscheinen als Menschen in phantastischen Kostümen (nachmittags beim Reiten) •
berührt alles, er •
beschäftigt, gewöhnlichen Beschäftigung, mit einer
  Tätigkeit, mit einer
beleidigt zu werden, meint
besessen, ist
Bett, unter dem, jemand ist
    klopft
  versinkt
  wegzuziehen, jemand versucht, die Bettdecken •
  wirft sie auf und ab, jemand
Bilder, Phantome, sieht
  nachts
  angenehme
  Augenschließen, beim
  Dunkeln, im
  schreckliche
  schwarze
akustische Täuschungen
blind, er ist
Diebe, sieht
durchgeschnitten, er ist, in zwei Teile
durchsichtig, Kopf und Nase sind
Einschlafen, beim
Empfindungen falsch dar, stellt seine •
ermordet werden, er wird
erstochen, er hatte auf der Straße einen Vorübergehenden •
Feuer, sieht
  Haus in der Heimat brennt, sein •
  Haus, brennt
Fische, Fliegen etc., sieht
Fledermäusen, von •
Fliegens, Gefühl des
Fremde, Zimmer voller fremder Männer, die nach ihr greifen •
Galgen und fürchtet sich davor, sieht •
gefangen genommen, er wird •
Gegenstände, glitzernde •
  leuchtend gefärbte
  packen, versucht, Gegenstände zu
Geld, zählt, er
Geräusche, hört
  Bett, unter dem •
Geschäft, macht
  gewöhnlichen Beschäftigung nach, sie gehen der
Geschwätzigkeit, mit
Gesichter, sieht
  Augenschließen, beim
  entsetzliche
Gespenster, Geister, sieht
  Augenschließen, beim
  Feuer, im •
Gestalten, sieht
gesund, er ist
geteilt in zwei Teile
  zerschnitten in zwei Teile, oder
gewalttätige
Gewehr, benutzt einen Stock wie ein •
Gurken auf dem Bett, sieht •
hitzige •
hochgestellte Persönlichkeit, ist eine
Hunde, sieht
  er ist ein Hund, knurrt und bellt
  schwarze
  umschwärmen ihn
Insekten, sieht
  leuchtende •
Jongleur, er ist ein •
Katzen, sieht
  schwarze
Kirchhof, besucht einen
Kopf, durchsichtig und braungefleckt •
  Freundes aus einer Flasche ragen, sieht den Kopf seines •
  schüttelt den
Körper, braungefleckt, ist •
  sinkt zwischen den Oberschenkeln zusammen, sein Körper •
  verfaulen, wird
krank zu sein
Kränkung, nach
Kräuter, sammelt
Krieg zu sein, im
Küchenschaben wimmeln im Zimmer •
Kummer und Zorn, durch
lächerliche
lebhafte
leblose Gegenstände sind Personen
Magier, er ist ein •
Masken, sieht
  lachende, sieht (nachts im Bett) •

Mäuse, sieht
närrische
Nase, durchsichtige, hat eine •
Offizier, er ist
Personen, sieht
Augenschließen, sieht Personen beim
hinter ihm, jemand ist
neben ihm, sind
unterhält sich mit abwesenden
Pfeifen, mit
Pferde, sieht
Phantasie, Einbildungen der
Polizist, Arzt ist ein Polizist •
Ratten, sieht
Reichtum, von
Reise, befindet sich auf einer
Reisen, von
reitet, Ochsen, einen •
religiöse
Riesen, sieht •
ruft, jemand
Erwachen, jemand ruft beim
sammeln, strengt sich an, Gegenstände von Bildern und Tapeten zu •
schießen; versucht, mit einem Stock zu
Schildkröten, sieht im Zimmer große •
Schlangen, in ihr und um sie herum
Schlange, legt sich eine rote Schlange um seinen Hals •
Schmetterlingen, von
schön, Dinge sehen schön aus
schöne
Schreck, nach
schwarze Gegenstände und Menschen, sieht
schwebt in der Luft
abends •
Bett, schwimmt im
Sehens und Hörens, des
Soldaten, sieht
sonderbar, gewohnte Dinge erscheinen
spricht, eingebildeten Personen, laut und unzusammenhängend, zu
Geistern, mit
Toten, mit
toten Schwester, mit seiner
Kirchhof, auf dem •
Sterben, er ist am
Zeit ist gekommen zu sterben, seine
Stieren, von •
Stimmen, hört
entfernte
Fremden, von
Toten, von
Stöhnen, mit
Teufel, sieht
geholt vom, er wird
Tieren, von
dunkel gefärbte •
Feuer, im •
Käfer, Würmer etc.
Menschen sind Ratten, Mäuse, Insekten etc.
schreckliche
schwarze Tiere an Wänden und Möbeln, sieht •
unreine Tiere •
tot, Leiche, große gelbe Leiche; versucht, mit ihm das Bett zu teilen und wird sofort hinausgeworfen •
Menschen, sieht tote
träumen, im wachen Zustand glaubt er zu •
trinken, zu •
umgeben, ist von Freunden
unangenehme
getrennt von den umgebenden Gegenständen
unterhält sich während der Wahnidee
Verbrechern, von
verdammt, verloren zu sein
verfolgt zu werden
Feinden, von
Polizei, von der
Soldaten, von
vergrößert
Augen sind
verletzt werden, wird
Visionen, hat
tagsüber
Augenschließen, beim
schöne
schreckliche
Dunkelheit, in der
Ungeheuern, von
Vögel, sieht
Wäsche zu waschen
Wölfen, von
wollüstige
Zimmer, Wände, fürchterliche Erscheinungen an den Wänden, sieht
zu Hause fort, ist von
Zunge, zieht sie ihm heraus, jemand •
wandern, ruhelos umher, streift
Weinen, weinerliche Stimmung
morgens

nachmittags
nachts
abwechselnd mit Ärger •
Frohsinn
Lachen
Missmut
Singen
Tanzen •
agg.
Angst, nach
Ermahnungen, wegen
Erwachen, beim
Essen, beim, Kindern, bei
Fieberfrost, bei
Fieberhitze, bei
Gehen im Freien, beim
grundlos
Husten, vor
beim
nach
Kindern, bei
Säuglingen
Kleinigkeiten, um +5
Konvulsionen, durch •
bei
krampfhaftes
leicht, weint
Schlaf, im
Schmerzen, bei
Schweiß, bei
Trost agg.
unwillkürliches
verweigert wird, wenn ihm etwas
Vorhaltungen, bei
Wimmern, Winseln
Zorn, nach
Wichtigtuerisch
Widerspenstig
Widerspruch, verträgt keinen
Wildheit
Wirft Gegenstände, Personen, nach
Wohlwollen, Güte
zerbrechen, zerschlagen, Verlangen, Sachen zu
zerreißt Sachen
Schlafanzug und Bettzeug
Zerstörungssucht, Destruktivität
Kleidern, an
Trunkenheit, bei
Zerstreut, unaufmerksam
ziehen, Verlangen zu, sich an den Haaren
Zähnen, an den eigenen •
Zorn, Jähzorn
abwechselnd mit Weinen
Erwachen, beim
Fehler, über seine
Gesicht, mit rotem
heftiger
Husten, vor
infolge von Zorn
Kleinigkeiten, über
leicht in, gerät
sich selbst, über
Zurückhaltend, reserviert
Zweifelnd, Seelenheil, am

Bellis perennis

Erregung, Aufregung
Idiotie
Langsamkeit
Reizbarkeit
Ruhelosigkeit
Stumpfheit, Geistesträgheit, Denk- und Verständnisschwierigkeit
Verwirrung des Geistes
Umgebung, über die •

Benzinum

Tadelsüchtig, kritisch
Verzweiflung
Wahnideen, Hand, Vision einer weißen gespreizten Hand, die sich in der Dunkelheit dem Gesicht nähert •
Weinen, weinerliche Stimmung

Benzinum nitricum

Bewusstlosigkeit, Koma, Stupor
Erregung, Aufregung
Gedanken, unangenehme, nachts •
Geschwätzigkeit
Reizbarkeit
Ruhelosigkeit, Bett, sich herumwerfen im
Seufzen
Sprechen, verwirrtes
Verweilt bei vergangenen unangenehmen Ereignissen, nachts

Benzoicum acidum

Abscheu, Allgemeinen, im
Aktivität, Arbeit, bei der •

Angst
geistige Anstrengung, durch
Sitzen, im
Auffahren
Schlaf, aus dem
im
Bewusstlosigkeit, Koma, Stupor
Erregung, Aufregung
erschreckt, leicht
Fehler, Schreiben, beim
lässt Worte aus
Hast, nach •
Gedanken, hartnäckige
unangenehme
getragen zu werden, verlangt
hinlegen, und lässt sich nicht (Kinder) ★2
Hast, große Eile
agg.
Hypochondrie
Hysterie
Kummer
Mürrisch, Kindern, bei, getragen zu werden, verlangen
Reizbarkeit, Kindern, bei
Schreien, Kindern, bei
Traurigkeit, Verzagtheit, Niedergeschlagenheit, Depression, Schwermut, Melancholie
Vergesslich, Worte beim Sprechen, für; sucht nach Worten
Verweilt bei vergangenen unangenehmen Ereignissen
Verwirrung des Geistes
Wahnideen, Stimmen, hört
wirre (beim Schlucken oder Gehen im Freien agg.)

Benzolum

Wahnideen, versinken, zu

Berberis vulgaris

Abscheu, Leben, gegen das
Angst
abends, Bett, im
Aufstehen von einem Sitz, beim
Bett, im
Bewegung, durch
Fieber, im
Furcht, mit
Schlaf, vor dem
abends •
Stehen, beim
Stuhlgang, vor
Anstrengung, agg. durch geistige
Auffahren
Beschwerden infolge von Streit
Bewusstlosigkeit, Fahren, beim
Boshaft, gehässig
Dämmerung agg. Gemütssymptome
Denken, Abneigung gegen
Dunkelheit agg.
Ekstase
Erregung, nachts
Erwachen, beim
Erschöpfung, geistige
morgens
erschreckt, leicht
Faulheit, Indolenz, Abneigung gegen Arbeit
Traurigkeit, aus
Furcht
nachmittags
abends
Zwielicht, im
Gedächtnisschwäche
Gedanken, Schwinden der
unterbrochen, wenn
unzusammenhängende
Geistesabwesend
Geisteskrankheit, Wahnsinn
geistige Arbeit, Abneigung gegen
unmöglich
Unterbrechung, bei der geringsten •
Gleichgültigkeit, Apathie
äußere Dinge, gegen
Hast, Essen, beim
Konzentration, schwierige
unterbrochen, wenn
Langeweile, Menses, während der •
Lebensüberdruss, Lebensmüdigkeit
Menses, vor den •
während der •
Meditation
Menses, Gemütssymptome agg. während der
Mürrisch, missmutig
Mutig
reden, Abneigung zu, möchte schweigen, wortkarg
Reizbarkeit
Erwachen, beim
Gehen, beim
Menses, vor den
während der
nach den

Sitzt, stützend, den Körper mit Händen ⋆3
Stumpfheit, Geistesträgheit, Denk- und Verständnisschwierigkeit
morgens
Erwachen, beim
Erwachen, beim
Schlaf, nach tiefem
Tod, wünscht sich den
Menses, während der •
Torpor, Erstarrung
Traurigkeit, Verzagtheit, Niedergeschlagenheit, Depression, Schwermut, Melancholie
Arbeitsunlust, mit
Menses, vor den
während der
Überlegt, denkt nach
Unzufrieden, missvergnügt, unbefriedigt
Vergesslich, morgens
Verwirrung des Geistes
Erwachen, beim
unterbrochen wird, wenn er
Wahnideen, Einbildungen, Halluzinationen, Sinnestäuschungen
Bilder, Phantome, sieht
nachts
Gespenster, sieht, Zwielicht, im •
groß, Gegenstände werden größer
Pulsschlag, mit dem
und kleiner •
länger, Gegenstände erscheinen
Phantasie, Einbildungen der
vergrößert
Kopf ist
Weinen, weinerliche Stimmung
Zerstreut, unaufmerksam
Zorn, Jähzorn

Bismutum subnitricum

Abneigung, alles, gegen
Angst
Erwachen, beim
Auffahren
Mitternacht im Schlaf, vor
fallen, mit dem Gefühl zu
leichtes
Schlaf, aus dem
Einschlafen, beim
im
Beklagt sich
Betäubung, wie im Rausch
Bewusstlosigkeit, Koma, Stupor
Delirium
Delirium tremens, Säuferwahnsinn
erschreckt, leicht
Erwachen, beim
Faulheit, abends amel.
Froh, abends
Furcht
Alleinsein, vor dem
Einsamkeit, vor
Erwachen, beim
Gefühllos, hartherzig
Gesellschaft, Verlangen nach; Abneigung gegen Einsamkeit, Gesellschaft amel.
Alleinsein agg., beim
Gleichgültigkeit, Apathie
alles, gegen
Hypochondrie
Jammern, Lamentieren, Klagen
Klammert sich an Personen oder Möbel etc.
nehmen, will immer die Hand der Mutter •
Lästig, geht auf die Nerven
moralischem Empfinden, Mangel an
Mürrisch, missmutig
Qualvolle Angst
treibt von einer Stelle zu anderen
Unruhe, mit
reden, Abneigung zu, möchte schweigen, wortkarg
abends amel.
Reizbarkeit
tagsüber
abends amel.
Ruhelosigkeit
nachts
ängstliche
Bett, treibt aus dem
umhertreibende
Selbstbetrachtung
Stilles Wesen
Stimmung, abwechselnde
veränderliche, unbeständige, wankelmütige
Stumpfheit, Geistesträgheit, Denk- und Verständnisschwierigkeit
vormittags
Lesen, beim
Traurigkeit, abends amel.
Trunksucht, Alkoholismus
Unbeständigkeit
Unentschlossenheit
wankelmütige
unternehmen, vieles, verharrt bei nichts, unternimmt

Unzufrieden, missvergnügt, unbefriedigt
allem, mit
Verwirrung des Geistes, morgens
betrunken, wie
Wahnideen, Einbildungen, Halluzinationen, Sinnestäuschungen
Phantasie, Einbildungen der
Wille, Willensschwäche
Zurückhaltend, reserviert

Blatta americana

Faulheit, Indolenz, Abneigung gegen Arbeit

Boletus laricis

Gallige Stimmung
Gedächtnisschwäche
Mürrisch, missmutig
Reizbarkeit
Ruhelosigkeit
nachts
Stumpfheit, Geistesträgheit, Denk- und Verständnisschwierigkeit
Traurigkeit, Verzagtheit, Niedergeschlagenheit, Depression, Schwermut, Melancholie
Fieberhitze, bei
Zerstreut, unaufmerksam

Boletus luridus

Delirium

Boletus satanas

Ruhelosigkeit
Unbehagen, Unpässlichkeit

Boldo

Wahnideen, akustische Täuschungen

Bombyx processionea

Delirium

Bondonneau aqua

Angst
Erregung, nervöse
Mürrisch, missmutig
Reizbarkeit
Zorn, Jähzorn

Borax veneta

Aktivität, fruchtlose +3
Angst
abends
bis 23 h •
nachts
Pavor nocturnus
Bewegung, durch
Abwärtsbewegung
Fahrstuhl, im •
Flugzeug, im •
Seilbahn, in der •
Erwachen, beim
Fahren oder Reiten, beim
abwärts
Geschaukeltwerden, beim •
Kindern, bei, Gewiegtwerden, beim •
Hineinlegen in die Wiege, beim *4
Kleinigkeiten, um
Stuhlgang, vor
nach
Tanzen, beim •
Anstrengung, agg. durch geistige
Argwöhnisch, misstrauisch
Auffahren
ängstliches, Abwärtsbewegung, durch •
Geräusche, durch
Kleinigkeiten, durch
leichtes
Menses, während der
niest, wenn jemand •
räuspert, wenn sich jemand •
Schlaf, aus dem
im
Schreck, durch und wie durch
Auffassungsvermögen, leichtes
beleidigt, leicht; nimmt alles übel
Beschimpfen, beleidigen, schmähen
Betäubung, Fieberfrost, bei
Unterhaltung, nach angeregter •
Bewusstlosigkeit, Fieber, bei
Schwindel, während
Boshaft, gehässig

Empfindlich
Geräusche, gegen
Entbindung, während der
geringste Geräusch, gegen das
plötzlichen Knall •
Kinder, empfindliche
Ernst
Erregung, Aufregung
abends, Bett, im
agg.
erschreckt, leicht
Erwachen, beim
Kleinigkeiten, über
Niesen, beim •
essen, weigert sich zu
Faulheit, Indolenz, Abneigung gegen Arbeit
nachmittags
Schlaf, nach dem
Schlummer, nach
Stuhlgang, vor •
Fehler, Raum und Zeit, in
Zeit, in der
Fluchen, Schwören
Froh, guten Mutes, glücklich
morgens
vormittags
abends, Bett, im
abwechselnd mit Ärger
Stuhlgang, nach
Furcht
Abwärtsbewegung, vor
Erwachen, beim
Fahren, beim
fallen, zu
Geräusche, durch
plötzlichem Geräusch, vor
Gewitter, vor
Infektionen, vor
Kindern, bei, nachts
Kleinigkeiten, vor
Krankheit, vor drohender
Menses, vor den (zeitlich)
Gebärden, Greifen oder Langen nachetwas, nach Flocken
Mutter, im Schlaf nach der
Gedächtnisschwäche
getan hat, was er gerade
Gedanken, Andrang, Flut der
nachts
Erwachen, beim
Schlaflosigkeit durch
gedankenvoll
Schwinden der
Geisteskrankheit, Wahnsinn
geistige Arbeit, Abneigung gegen
unmöglich
Geschäftig, fruchtlos
Geschwätzigkeit
getragen zu werden, verlangt
Gewalttätig, heftig
Gewitter, Gemütssymptome bei
Gleichgültigkeit, Apathie
ärgerliche, unangenehme Dinge gegen
Heiterkeit, Koitus, nach •
Herzlich, liebevoll, zärtlich
Hysterie
Ideen, Einfällen, Reichtum an; Geistesklarheit
nachts
Idiotie, schrillem Schreien, mit
Klammert sich an Personen oder Möbel etc.
Kind wacht entsetzt auf, kennt niemand, schreit und klammert sich an die Umstehenden
klammert sich an die Pflegerin beim Getragenwerden
Lachen
agg.
unfreiwilliges
Langeweile
Laszi v
Lebensüberdruss, abwechselnd mit Frohsinn •
Milde
Mürrisch, missmutig
nachmittags
nachts
abwechselnd mit Frohsinn
Lachen
Erwachen, beim
Essen, nach dem
Fieber, bei
Freien, im
Kindern, bei
Stuhlgang, vor
Nasenbluten amel. Gemütssymptome •
Phantasien, verstärkte Phantasietätigkeit, nachts
Schlaflosigkeit, mit
Rebelliert gegen Umschläge
Reden agg. alle seine Beschwerden
reden, Abneigung zu, möchte schweigen, wortkarg
Fieberhitze, bei
lernt langsam sprechen
Reizbarkeit
nachmittags

16 h •
nachts
abwechselnd mit Fröhlichkeit
Essen, nach dem
Fieberfrost, bei
Freien, im
Gehen, beim
geschäftlichen Angelegenheiten, bei
wichtigen, bei •
Kindern, bei
Stuhlgang, vor
Ruhe haben, will seine
Ruhe und Stille, verlangt nach, Gehen im Freien, beim
Ruhelosigkeit
nachts
Bett, sich herumwerfen im
Essen, beim
Fieberfrost, bei
geistiger Arbeit, bei und nach
Kindern, bei
Menses, während der
Reden, nach
Rückwärtsbeugen amel. •
Schaukeln agg.
Schreien
Kindern, bei
Erwachen, beim •
gestillt werden, wenn sie
Schlaf, im
Schlaf, im
Stuhlgang, vor •
Urinieren, vor dem
Schüchternheit
Seelenruhe, Gelassenheit
Stuhlgang, nach dem •
Sinne geschärft
Schwinden der
Sitzen, Neigung zum
Spaßen, Abneigung gegen
Stimmung, abwechselnde
veränderliche, unbeständige, wankelmütige
Nasenbluten amel. •
Stöhnen, Ächzen, Wimmern
morgens •
Kindern, bei
Streitsüchtig, zanksüchtig
Stumpfheit, Geistesträgheit, Denk- und Verständnisschwierigkeit
morgens
Gehen, beim, Freien, amel. im
Tadelsüchtig, kritisch
Tadelt andere
16 h •
Tanzen agg.
Traurigkeit, Verzagtheit, Niedergeschlagenheit, Depression, Schwermut, Melancholie
Trunksucht, Alkoholismus
Unbeständigkeit
Ungeschickt ★3
unternehmen, vieles, verharrt bei nichts, unternimmt
Unzufrieden, missvergnügt, unbefriedigt
nachmittags, Stuhlgang, vor •
Stuhlgang, vor •
Vergesslich
Verleumden, Neigung zum
Verwirrung des Geistes
abends
Gehen, beim, amel.
geistige Anstrengung, durch
Stuhlgang amel.
Wahnideen, beraubt, bestohlen zu werden
Teufel, besessen vom, ist
Weinen, weinerliche Stimmung
morgens
nachts
abwechselnd mit Frohsinn
Lachen
agg.
Erwachen, beim
Husten, vor
Kind weint, wenn es geschaukelt oder gestillt wird ★4
Kindern, bei
nachts
Säuglingen
Schlaf, im
Stuhlgang, beim
Urinieren, vor dem •
Zeit, vertrödelt die
Zorn, Jähzorn
heftiger
Zufrieden
nachmittags nach Stuhlgang •
Zurückhaltend, Gehen, im Freien, beim

Bothrops lanceolatus

Aphasie ★5
Bewusstlosigkeit, Koma, Stupor
Fehler, Sprechen, beim, Worte, benutzt falsche
Ruhelosigkeit

Vergesslich, Worte beim Sprechen, für; sucht nach Worten
Verwirrung des Geistes

Bovista lycoperdon

Abneigung, alles, gegen
Abscheu, Leben, gegen das
Angst
nachmittags
abends
nachts
Fieber, im
Kopfschmerzen, bei
Untätigkeit, mit
Auffahren, Schlaf, aus dem
im
Traum, durch einen
beleidigt, leicht; nimmt alles übel
Beschwerden infolge von sexuellen Exzessen
Betäubung, wie im Rausch
morgens, Aufstehen, nach dem
abends
Schwindel, bei
Bewusstlosigkeit, Koma, Stupor
morgens
Augen, starrem Blick, mit
schnell vorübergehende
Schwindel, während
Stehen, beim
Traum, wie im, weiß nicht, wo er ist
nachts •
Chaotisches, wirres Verhalten
Delirium, Blick auf einen Punkt gerichtet, stiert
Schmerzen, mit
Empfindlich
Ernst
Erschöpfung, geistige
Faulheit, Indolenz, Abneigung gegen Arbeit
Essen, nach dem
Traurigkeit, aus
Fehler, Orten, irrt sich in
Raum und Zeit, in
Schreiben, beim
falsche Worte
lässt Silben aus
Sprechen, beim
stellt Worte falsch
Worte, benutzt falsche
Zeit, in der
Fluchen, Schwören
Froh, guten Mutes, glücklich
morgens
Gesellschaft, in •
Furcht, Erwachen, beim, Traum, nach einem
Geisteskrankheit, seinen Verstand zu verlieren, vor
Krankheit, vor drohender
Stecknadeln, spitzen Gegenständen, vor
Gedächtnis, gutes
Gedächtnisschwäche
getan hat, was er gerade
Gedanken, versunken in
Geistesabwesend
Geisteskrankheit, Wahnsinn
Geschwätzigkeit
offenherzige
Gesellschaft, Abneigung, gegen; Gegenwart anderer agg. die Symptome; Verlangen nach Einsamkeit
allein, amel. wenn
Gesellschaft, Verlangen nach; Abneigung gegen Einsamkeit, Gesellschaft amel.
Alleinsein agg., beim
Gleichgültigkeit, Apathie
alles, gegen
äußere Dinge, gegen
Gesellschaft, in
amel. •
Leben, gegen sein
mürrische
Hast, große Eile
Heiterkeit, morgens
Ideen, Einfällen, Mangel an
Imbezillität
Indiskretion, Taktlosigkeit
kämpfen, sich mit jemandem schlagen, möchte
Konzentration, schwierige
Aufmerksamkeit, kann die Aufmerksamkeit nicht halten ⋆1
Kummer
Lachen, Asthma, bei ⋆2
Lästig, geht auf die Nerven
Laszív
Launenhaftigkeit
morgens
abends
Lebensüberdruss, Lebensmüdigkeit
Milde
Mürrisch, missmutig
morgens
nachmittags
abends

abwechselnd mit Frohsinn
Essen, nach dem
Mutig
Naiv
Qualvolle Angst
reden, Abneigung zu, möchte schweigen, wortkarg
Reizbarkeit
morgens
Erwachen, beim
nachmittags
abends
Erwachen, beim
Koitus, nach
Kopfschmerzen, bei
nimmt alles übel
Traurigkeit, mit
Ruhelosigkeit, abends
nachts
ängstliche
Schaut, Himmel, grundlos in den ⋆2
Schlagen
Schmollen
Selbstbetrachtung
Sinne abgestumpft
Schwinden der
Soziale (gesellschaftliche) Funktionen amel. ⋆2
Spaßen, Abneigung gegen
Sprechen, stoßweises
Stimmung, abwechselnde
veränderliche, unbeständige, wankelmütige
Streitsüchtig, zanksüchtig
Stumpfheit, Geistesträgheit, Denk- und Verständnisschwierigkeit
Erwachen, beim
Stehen agg.
Traurigkeit, Verzagtheit, Niedergeschlagenheit, Depression, Schwermut, Melancholie
abends
Alleinsein, beim
Arbeitsunlust, mit
Gesellschaft, amel. in •
Trunksucht, Alkoholismus
Unbesonnen, sorglos
Ungeschickt ⋆2
Unzufrieden, missvergnügt, unbefriedigt
Essen, nach dem
Vergesslich
Verschwiegen, Geheimniskrämer
Verwegenheit
Verwirrung des Geistes
morgens
abends
Alkoholgenuss, durch
Aufstehen, nach dem
Bücken, beim
Erwachen, beim
Frühstück, nach dem, amel. •
Koitus, nach
Stehen, beim
Wein, nach
Verzweiflung
abwechselnd mit Hoffnung
geschwollen, er ist
Gespenster, Geister, sieht
groß, Körperteile erscheinen zu
Herz, groß, ist zu
sonderbar, gewohnte Dinge erscheinen
Ungeziefer herumkriechen, sieht
vergrößert, Entfernungen sind
Gegenstände sind
Kopf ist
Wasser, vom
Würmer, kriechenden Würmern, von
Wahrheit, sagt rücksichtslos die
Weinen, abwechselnd mit Lachen +5
Zerstreut, unaufmerksam
Zorn, Jähzorn
morgens
nachmittags
abends
abwechselnd mit Heiterkeit
Arbeit, Abneigung gegen jede

Brachyglottis repens

Reden, Schlaf, im
Reizbarkeit
Ruhelosigkeit, nachts

Bromium

Aktivität, Geschäften, in seinen
Angst
Gesundheit, um seine
Antwortet, Stupor kehrt nach Antwort sofort zurück
Auffahren
Schlaf, im
Auffassungsvermögen, leichtes
Bellen
Bewusstlosigkeit, Koma, Stupor
Delirium

ängstliches
Kongestion, mit
Entmutigt
Erregung, Aufregung
Fassungslos
Faulheit, Indolenz, Abneigung gegen Arbeit
Fleißig, Arbeitswut
Froh, guten Mutes, glücklich
Furcht
abends
Alleinsein, vor dem
abends
Apoplexie, vor
Dunkelheit, vor
Einbildungen, vor
Geistern, Gespenstern, vor
abends
hinter ihm, jemand ist
Gedächtnis, gutes
Gedächtnisschwäche
Gedanken, gedankenvoll
Geisteskrankheit, Wahnsinn
geistige Arbeit, Abneigung gegen
unmöglich
Verlangen nach
Geschäft, Abneigung gegen
Gesellschaft, Abneigung, gegen, sitzt in ihrem Zimmer, tut nichts •
Gesellschaft, Verlangen nach; Abneigung gegen Einsamkeit, Gesellschaft amel.
abends
Alleinsein agg., beim
getragen zu werden, verlangt
Krupp, bei •
schnell
Gleichgültigkeit, Apathie
Pflichten, gegen seine, Haushaltes, des
Heulen
Hypochondrie
Hysterie
sexuell, Unterdrückung der sexuellen Erregung, durch +1
Imbezillität
Jammern, Lamentieren, Klagen
heiseres •
Konzentration, schwierige
Launenhaftigkeit
Lesen, Abneigung gegen
Manie
Mürrisch, missmutig
nachmittags
Mittagsruhe, nach der
reden, Abneigung zu, möchte schweigen, wortkarg
Reizbarkeit
Erwachen, beim
Ruhebedürfnis
Sitzen, Neigung zum
Sitzt still
Starren, gedankenloses
Streitsüchtig, zanksüchtig
Tadelsüchtig, kritisch
Traurigkeit, Verzagtheit, Niedergeschlagenheit, Depression, Schwermut, Melancholie
Menses, vor den
während der
Untröstlich
Unzufrieden, missvergnügt, unbefriedigt
Vergesslich
Verwirrung des Geistes
nachts, Sichhinlegen, beim
Liegen, beim
Schreiben, beim
Verzweiflung
Wahnideen, Bilder, Phantome, sieht
fasten, zu
Fremde, sehen ihm über die Schulter •
Gespenster, Geister, sieht
abends wird ein Gespenst erscheinen •
Mensch, Zimmer, ein anderer ist im
Personen, sieht
hinter ihm, jemand ist
Reise, befindet sich auf einer
Schulter, Personen sehen ihm über die •
springen vor ihr vom Boden auf, alle möglichen Dinge •
tot, Menschen, sieht tote
Visionen, hat, abends
Weinen, weinerliche Stimmung

Brucea antidysenterica

Betäubung, wie im Rausch
Erregung, Aufregung
abends
Zittern, mit
Gedanken, versunken in
Mürrisch, morgens
Stilles Wesen
Traurigkeit, morgens

Bryonia alba

- Aktivität
- *angefasst werden, will nicht*
- **Angst**
  - abends
    - *Bett, im*
  - nachts
  - *Mitternacht, vor*
  - *Bett, im*
  - Bett, treibt aus dem
  - Darandenken, durch
  - Erwachen, beim
  - *Fieber, im*
  - *Freien, im, amel.*
  - Furcht, mit
  - Geschäftsangelegenheiten, wegen
  - Gesundheit, um seine
  - Gewissensangst, als ob eines Verbrechens schuldig
  - **grundlose**
  - *Hause, im*
  - hypochondrische
  - treibt von einer Stelle zur anderen
  - tun, zwingt ihn, irgendetwas zu •
  - **Zukunft, um die**
- Antwortet, überstürzt
- **Argwöhnisch, misstrauisch**
- **Auffahren**
  - Bett, im, beim Wachliegen
  - *Erwachen, beim*
  - Schlaf, aus dem
    - Einschlafen, beim
    - im
  - Schreck, durch und wie durch
- Beharrlichkeit
- Beklagt sich
- Beschwerden infolge von Erregung, Gefühlserregung
  - Erwartungsspannung, Vorempfinden, Ahnung
  - **Geringschätzung, Verachtung durch andere**
  - *Gewalttätigkeit, Heftigkeit*
  - *Hast, Übereilung*
  - *Kränkung, Demütigung*
  - *Kummer*
  - Schreck
  - *Zorn, Ärger*
    - Angst, mit
    - *stillem Kummer, mit*
- **Betäubung, wie im Rausch**
- *Bett, aufstehen aus dem, möchte*
- *Bewusstlosigkeit, Koma, Stupor*
  - **morgens**
    - **Aufstehen, beim** •
  - abends
  - **Aufstehen, beim**
  - Delirium, nach
  - Fieber, bei
- Boshaft, gehässig
- Chaotisches, wirres Verhalten
- **Delirium**
  - morgens
    - **Tagesanbruch, bei**
  - mittags
  - abends
  - *nachts*
  - *Augenschließen, beim*
  - *Bett und entflieht, springt plötzlich aus dem*
  - **Erwachen, beim**
  - *Fieber, während*
  - **Geschäft, spricht vom**
  - *geschäftiges*
  - geschwätziges
  - Hitze agg.
  - **murmelt, murrt**
    - Schlaf, im
  - rasendes
  - ruheloses
  - **ruhiges**
  - *Schläfrigkeit, mit*
  - Schlaf, im
    - *Einschlafen, beim*
    - komatösen, im
  - Schlaflosigkeit, mit ★[1]
  - wahnsinniges
  - *wildes*
  - *wütendes* ★[1]
  - Zittern, mit
- Demenz, senilis, Dementia
- Denken, Abneigung gegen
  - Beschwerden agg., an seine
- Eigensinnig, starrköpfig
- Ekstase
- Empfindlich
  - Fieberfrost, bei
  - *Geräusche, gegen*
  - Musik, gegen
- entfliehen, versucht zu
  - Fenster, aus dem
  - wegzulaufen, um
- Entmutigt
- Entrüstung
- *Erregung, Aufregung*

mittags
Erschöpfung, geistige
erschreckt, leicht
Faulheit, Indolenz, Abneigung gegen Arbeit
Fehler, Orten, irrt sich in
Feigheit
Feilschen
Fleißig, Arbeitswut
Menses, vor den
Fremder, Gegenwart Fremder agg.
Froh, guten Mutes, glücklich
Furcht
Alleinsein, vor dem
Armut, vor
Bewegung, vor
entfliehen, mit dem Verlangen zu
Ersticken, vor dem
Erwachen, beim
Fahren, beim
Freien, im, amel.
Geisteskrankheit, seinen Verstand zu verlieren, vor
Gewitter, vor
Krankheit, vor drohender
Leiden, vor
Magen aufsteigend, vom
Tod, vor dem
drohendem, vor
Unglück, vor
Unheil, vor
vergiftet zu werden
verhungern, zu
Gebärden, unfreiwillige Handbewegungen
fährt in der Luft umher
wirft die Hände umher
Gedächtnisschwäche
Gedanken, Andrang, Flut der
abends, im Bett
nachts
Schlaflosigkeit durch
hartnäckige
unerfreulichen Dingen, verfolgt von, Erwachen, beim
Wünsche, an
Schwinden der
Fieberfrost, bei
Lesen, beim
Geisteskrankheit, Geschwätzigkeit, mit
Kindbett, im
reisen, mit Verlangen zu
Ruhelosigkeit, mit
Geiz
Gemütsstörungen im Allgemeinen ★[2]
Geschäft, redet vom
Geschäftig
Gesellschaft, Abneigung, gegen; Gegenwart anderer agg. die Symptome; Verlangen nach Einsamkeit
Anwesenheit, Fremder, Abneigung gegen
Gesellschaft, Verlangen nach; Abneigung gegen Einsamkeit, Gesellschaft amel.
gestört werden, will nicht
gesund, fühlt sich sehr, vor einem Anfall ★[5]
Gewalttätig, heftig
Gewalttaten, Wut führt zu
Gewissenhaft in Kleinigkeiten
Gewitter, Gemütssymptome vor
Gemütssymptome bei
Gleichgültigkeit, Apathie
Grausamkeit, Unmenschlichkeit
Hast, große Eile
Trinken, beim
Hause gehen, will nach
redet von zu Hause
verlassen, möchte das Haus
Heimweh
Herzlich, liebevoll, zärtlich
Hypochondrie
Hysterie
Menses, während der
Ideen, Einfällen, Mangel an
Ideen, Einfällen, Reichtum an; Geistesklarheit
abends, Bett, im
Indiskretion, Taktlosigkeit
Jammern, Lamentieren, Klagen
Schlaf, im
Klammert sich, gehalten werden, amel., wenn
Kleptomanie
Konzentration, schwierige
Langsamkeit
Lästig, geht auf die Nerven
Launenhaftigkeit
Leidenschaftlich
Manie
Murmeln, murren
Mürrisch, missmutig
morgens
Bett, im
Erwachen, beim
Essen, nach dem
Husten, Keuchhusten, bei
Musik agg.
Neid
Phantasien, verstärkte Phantasietätigkeit
abends, Bett, im

nachts
Schlaflosigkeit, mit
Raserei, Wut
Rebelliert gegen Umschläge
Reden, Schlaf, im
reden, Abneigung zu, möchte schweigen, wortkarg
Schweiß, bei
Reizbarkeit
morgens, Erwachen, beim
allein, wünscht, zu sein •
Erwachen, beim
Essen, nach dem
Fieberfrost, bei
Fieberhitze, bei
Husten, Keuchhusten, bei
Kopfschmerzen, bei
Leberstörungen, bei
Menses, während der
Schweiß, bei
Resignation
Ruhe amel. ⋆2
haben, will seine
Fieberfrost, bei
Ruhebedürfnis
Ruhelosigkeit
nachts
Mitternacht, nach
ängstliche
Bett, sich herumwerfen im
treibt aus dem
geschäftige
Kinder, vagabundierend
Kopfschmerzen, bei
Schweiß, bei
Schlafwandeln
erledigen, um seine Tagesarbeit zu
Schreien
Erwachen, beim
Husten agg. +2
Schlaf, im
Schmerzen, vor
Schüchternheit
Selbstvertrauen, Mangel an
Seufzen
nachts •
Fieberhitze, bei
Schweiß, bei
Sinne abgestumpft
Schwinden der
Sitzen, Neigung zum
Sorgsamkeit, Sorgfalt
Spaßen, Scherzen
Spotten
Sprechen, albernes
deliröses, Erwachen, beim •
Geschäften, von •
hastiges
Schwatzen
morgens •
springt schnell von einem Gedanken zum anderen
nachts
unzusammenhängendes
verwirrtes
Springen, Bett, springt aus dem
Stilles Wesen, Fieberhitze, bei
Stimmung, veränderliche, unbeständige, wankelmütige
Stöhnen, Ächzen, Wimmern
Schlaf, im
Schweiß, bei
Streitsüchtig, zanksüchtig
Stumpfheit, Geistesträgheit, Denk- und Verständnisschwierigkeit
angesprochen, wenn
Bewegung agg. •
Fieberfrost, bei
Fieberhitze, bei
Liegen, beim •
Stehen agg.
Tod, Todesahnung
Traum, wie im
Traurigkeit, Verzagtheit, Niedergeschlagenheit, Depression, Schwermut, Melancholie
Fieberhitze, bei
Schweiß, bei
Trunksucht, Alkoholismus
Umherstreifen, sinnlos, wie ein Geisteskranker
Unbehagen, Unpässlichkeit
Essen, nach dem
Undankbar, Geiz, aus
Unehrlich, unredlich
Unentschlossenheit
Ungeduld
Ungestüm
Schweiß, mit
unglücklich, bedauernswert, fühlt sich
Unreinlichkeit, beschmutzt alles
Unsicherheit, geistige
Unzufrieden, missvergnügt, unbefriedigt
sich selbst, mit
Vergesslich
Verlangen, voller

mehr als sie benötigt, verlangt
Unerreichbarem, nach
vorhanden ist, verlangt, was nicht
Verlangt nichts
Verwirrung des Geistes
morgens
Aufstehen, beim und nach dem
Erwachen, beim
nachmittags
Aufstehen, nach dem
Aufstoßen amel.
betrunken, wie nach einem Rausch
Bewegung, durch
Erwachen, beim
Fahren oder Reiten, beim
Fieberhitze, während
Freien, im, amel.
Gähnen amel.
Gehen, beim
Freien, im, amel.
Liegen, beim
Schlaf, nach dem
Stehen, beim
Trinken, nach
Verzweiflung
Fieberfrost, bei
Genesung, an der
Wahnideen, Einbildungen, Halluzinationen, Sinnestäuschungen
morgens
abends
nachts
Arbeit, fleißig an der, ist
nicht ausführen, sie kann ihre •
Bett, hart, ist zu
versinkt
Delirium zu bekommen, erwartet, nachts ein •
Einschlafen, beim
Fremde, Freunde erscheinen als
Kontrolle von Fremden, unter
Zimmer zu sein, scheinen im
Geschäft, macht
geschlagen, er wird
Gesichter, sieht, Augenschließen, beim
Gespenster, sieht, Augenschließen, beim
Gestalten, sieht
Kopf, schwer, sein Kopf erscheint ihm zu •
Personen, sieht
Augenschließen, sieht Personen beim
Phantasie, Einbildungen der
Soldaten, sieht
stechen ihn nieder (amel. bei Abkühlung) •
sonderbar, Land, wie in einem sonderbaren
tot, Menschen, sieht tote
unglücklich, er ist
verfolgt zu werden
Soldaten, von
verletzt zu werden
Visionen, hat, Augenschließen, beim
zu Hause fort, ist von
zu Hause, fort von, muss dorthin zurückkehren
Wechsel, Veränderung, Verlangen nach
Weinen, weinerliche Stimmung
tagsüber
nachts
Mitternacht, nach
Fieberhitze, bei
Husten, vor
nervös, den ganzen Tag über
Schlaf, im
Schweiß, bei
Wimmern, Schlaf, im
Widerspenstig
Widerspruch, verträgt keinen
agg.
Widerwärtiges, gemeines Verhalten ⋆2
Wille, Willensschwäche
Wirft Gegenstände weg
Zorn, Jähzorn
abends
Gesicht, mit rotem
heftiger
Kleinigkeiten, über
Widerspruch, durch
Zweifelnd, Genesung, an der

Bufo rana

Abscheu, Allgemeinen, im
Albernes Benehmen
Angst
Erwachen, beim
Musik, durch
Argwöhnisch, misstrauisch
Auffahren
Geräusche, durch
leichtes
Schlaf, aus dem
im
Schreck, durch und wie durch
beißen, Verlangen zu
Gegenstände, beißt

Beklagt sich
abwechselnd mit Schreien •
beleidigt, leicht; nimmt alles übel
Beschwerden infolge von Liebe, enttäuschter Schreck
Betäubung, wie im Rausch
Krampfanfällen, zwischen
Mittagessen, nach dem
Schwindel, nach •
Bewusstlosigkeit, Koma, Stupor
epileptischem Anfall, nach
Konvulsionen, nach
schnell vorübergehende
Verhalten, automatenhaftes
Boshaft, gehässig
Delirium
Fieber, während
Kopf, mit Hitze im
Delirium tremens, Säuferwahnsinn
Empfindlich
Geräusche, gegen
Musik, gegen
Erregung, Aufregung
Erschöpfung, geistige
abends
erschreckt, leicht
Kleinigkeiten, über
Faulheit, Indolenz, Abneigung gegen Arbeit
nachmittags
Fehler, Sprechen, beim
stellt Worte falsch
Worte, benutzt falsche
Fremder, Gegenwart Fremder agg.
Froh, abends
Furcht
Alleinsein, vor dem
ereignen, es könnte sich etwas
Erwachen, beim
Infektionen, vor
Krankheit, vor drohender
Menschenmenge, in einer
Musik, durch
Spiegeln im Zimmer, vor
Tieren, vor
Tod, vor dem
Unglück, vor
Gallige Stimmung
Gebärden, macht
Greifen oder Langen nach etwas, Genitalien, nach den, Delirium, im ⋆3
Gedächtnisschwäche
getan hat, was er gerade

Geisteskrankheit, Wahnsinn
erotische
Masturbation, durch
Geschwätzigkeit
Gesellschaft, Abneigung, gegen;
Gegenwart anderer agg. die Symptome; Verlangen nach Einsamkeit
Anwesenheit Fremder, Abneigung gegen
Furcht vor Alleinsein, jedoch
wünscht die Einsamkeit, um zu masturbieren
Gesellschaft, Verlangen nach; Abneigung gegen
Einsamkeit, Gesellschaft amel.
Alleinsein agg., beim
doch Furcht vor Menschen
Glänzende, leuchtende Gegenstände agg.
Gleichgültigkeit, Apathie
Hysterie
Idiotie
Masturbation, mit
Imbezillität
Jammern, Lamentieren, Klagen
abwechselnd mit Schreien •
Kichern
Kindisches Benehmen
Einfalt, kindliche Einfalt bleibt, während der Körper wächst ⋆4
Konzentration, schwierige
Lachen
ernste Dinge, über
grundloses
kindisches
Kleinigkeiten, über
krampfhaftes, epileptischen Anfall, vor, während oder nach einem
Lasziv
Läuft umher
Manie
erotische ⋆3
moralischem Empfinden, Mangel an
Mürrisch, missmutig
Menses, nach den
Musik, Abneigung gegen
agg.
Obszön
Reden, obszöne
Phantasien, verstärkte Phantasietätigkeit
Qualvolle Angst
Raserei, Wut
Alleinsein, beim •
Reden, Schlaf, im
reden, Abneigung zu, möchte schweigen, wortkarg

Reizbarkeit
morgens, Erwachen, beim
nachts, Hinlegen, nach dem
Erwachen, beim
Menses, nach den
Ruhelosigkeit, Konvulsionen, vor
Schläfrigkeit, mit
Schamlos
Schlagen
Schreien, Bewusstlosigkeit, bis zur •
Konvulsionen, vor
läuft schreiend durch das Haus •
Schlaf, im
Seufzen, epileptischen Anfällen, vor
Sinne, Schwinden der
Sprechen, albernes
unsinniges
unverständliches
Konvulsionen, vor epileptischen •
Stöhnen, Schlaf, im
Stumpfheit, Geistesträgheit, Denk- und Verständnisschwierigkeit
abends amel.
Traurigkeit, Verzagtheit, Niedergeschlagenheit, Depression, Schwermut, Melancholie
Erwachen, beim
Trügerisch, hinterlistig
Trunksucht, Alkoholismus
Übertreibt ihre Symptome ★2
Unentschlossenheit
Ungeduld
Verwirrung des Geistes
morgens
betrunken, wie
Essen, nach dem
Verzweiflung
Wahnideen, Phantasie, Einbildungen der
Weinen, weinerliche Stimmung
Erwachen, beim
Kleinigkeiten, um
Schlaf, im
Widerwärtiges, gemeines Verhalten ★2, 3
Zerstörungssucht, Destruktivität
Zerstreut, unaufmerksam
Zorn, Jähzorn
falsch verstanden, wenn •
Konvulsionen, vor •

Bufo sahytiensis

Entmutigt
Faulheit, Indolenz, Abneigung gegen Arbeit
nachmittags
Froh, abends
Furcht, Menschen, vor; Anthropophobie
Gedächtnisschwäche
ereignet hat, für das, was sich
geistige Arbeit, Abneigung gegen
Gesellschaft, Abneigung, gegen; Gegenwart anderer agg. die Symptome; Verlangen nach Einsamkeit
Imbezillität
Lebhaft, munter
abends
Phantasien, verstärkte Phantasietätigkeit
reden, Abneigung zu, möchte schweigen, wortkarg
Traurigkeit, Verzagtheit, Niedergeschlagenheit, Depression, Schwermut, Melancholie
Unbesonnen, sorglos
Unentschlossenheit
Planen, im
Vergesslich, morgens
abends

Bunias orientalis

Angst
Erschöpfung, geistige
Qualvolle Angst
Selbstmord, Neigung zum
Traurigkeit, Verzagtheit, Niedergeschlagenheit, Depression, Schwermut, Melancholie

Butyricum acidum

Angst
Furcht
Gleichgültigkeit, Apathie
Reizbarkeit
Traurigkeit, Verzagtheit, Niedergeschlagenheit, Depression, Schwermut, Melancholie

Buthus australis

Angst
abends, 19 h
Zukunft, um die
19 h •

- Auffassungsvermögen, leichtes
- Empfindlich, überempfindlich
    - Geräusche, gegen
    - Licht, gegen
- Erschöpfung, geistige
- Geisteskrankheit, Geschwätzigkeit, mit
- geistige Arbeit, Abneigung gegen
    - unmöglich
- Geschwätzigkeit
    - abwechselnd mit Schweigen
- Gleichgültigkeit, Apathie
    - alles, gegen
    - äußere Dinge, gegen
- Konzentration, schwierige
- Lebensüberdruss, Lebensmüdigkeit
- Qualvolle Angst
    - abends, 19 h •
- reden, Abneigung zu, möchte schweigen, wortkarg
    - abwechselnd mit Geschwätzigkeit
- Reizbarkeit
- Ruhelosigkeit
- Selbstvertrauen, Mangel an
- Sprechen, unzusammenhängendes
- Stimmung, abwechselnde
    - veränderliche, unbeständige, wankelmütige
- Traum, wie im
- Traurigkeit, Klimakterium, im
- Unentschlossenheit
- Weinen, weinerliche Stimmung
- Wille, Willensschwäche
- Zorn, Jähzorn

C

Cactus grandiflorus

- Albernes, groteskes Benehmen
- **Angst**
    - nachmittags
    - abends
    - nachts
    - *Erwachen, beim*
    - Gewissensangst, als ob eines Verbrechens schuldig
- antworten, Abneigung zu
- *Argwöhnisch, misstrauisch*
- *Auffahren, Schlaf, aus dem*
    - *Schreck, durch und wie durch*
- Beschwerden infolge von Liebe, enttäuschter
- Betäubung, wie im Rausch
- *Bewusstlosigkeit, Koma, Stupor*
    - *Fieber, bei*
    - Hitzschlag, beim
- Delirium
    - *nachts*
        - *Erwachen, beim* •
    - Erwachen, beim
    - lustiges, fröhliches
    - Schlaf, im
        - Einschlafen, beim
        - nach dem, amel.
- Empfindlich, Geräusche, gegen
    - *sprechen zu hören, andere*
    - Musik, gegen
- *Erregung, Herzklopfen, mit heftigem*
- erschreckt, leicht
    - Erwachen, beim
- Froh, guten Mutes, glücklich
    - Herzerkrankung, bei •★2
- *Furcht*
    - ereignen, es könnte sich etwas
    - Ersticken, vor dem, nachts
    - *Erwachen, beim*
    - Herzkrankheit, vor
    - Krankheit, unheilbar zu sein
    - *Tod, vor dem*
        - Herzsymptomen, bei
    - Unglück, vor
- Gedächtnisschwäche
    - Worte, für
- Geisteskrankheit, Wahnsinn
    - Fieberhitze, mit
- *Gesellschaft, Abneigung, gegen; Gegenwart anderer agg. die Symptome; Verlangen nach Einsamkeit*
- Gewissensqual
- Hast, große Eile
- **Hypochondrie**
- *Hysterie*
- Konzentration, schwierige
- Langsamkeit
    - alter Menschen
    - Arbeiten, im
    - *Rückstand, verspätet, immer im* •
- Lebhaft, munter

Manie, Fieber, im •
Medizin einnehmen, will große Dosen von •
Milde
Mitgefühl agg.
Mürrisch, missmutig
Musik agg.
Kopfschmerzen durch
Reden anderer agg., Unterhaltung
Schlaf, im
reden, Abneigung zu, möchte schweigen, wortkarg
Traurigkeit, bei
Reizbarkeit
Trost agg.
Ruhelosigkeit
nachts
Sitzen, beim
schreiben, Schwierigkeiten, seine Gedanken beim Schreiben auszudrücken
Schreien
Schmerzen, vor
Sonderbares, Seltsames zu tun, Impuls
Spaßen, Witziges zu tun, Verlangen •
Sprechen, unzusammenhängendes
Erwachen, beim
Stumpfheit, Geistesträgheit, Denk- und Verständnisschwierigkeit
Schläfrigkeit, mit
Tod, Todesahnung
Traurigkeit, Verzagtheit, Niedergeschlagenheit, Depression, Schwermut, Melancholie
Menses, während der
Reden, Abneigung gegen
Trieb, krankhafter, sonderbare Dinge zu tun [*2]
Trost, freundliche Worte agg.
Mitgefühl agg.
Unentschlossenheit
Planen, im
Vergesslich, Worte beim Sprechen, für; sucht nach Worten
Vorsichtig
Wahnideen, Drähten, ist gefangen in
klein, Gegenstände werden kleiner
Krankheit, unheilbare, hat eine
Sterben, er ist am
Herzkrankheit mit Rheuma, bei •
verletzt zu werden
Weinen, weinerliche Stimmung
grundlos, ohne zu wissen, warum
hysterisches
Menses, vor den
während der
möchte
Trost agg.
Widerspruch, verträgt keinen
Zorn, Jähzorn
Widerspruch, durch
Zurückhaltend, reserviert

Cadmium metallicum

Anstrengung, agg. durch geistige
Argwöhnisch, misstrauisch
Empfindlich, überempfindlich
Faulheit, Indolenz, Abneigung gegen Arbeit
Gedächtnisschwäche
Einzelheiten, für •
Geistige Arbeit unmöglich
Gesellschaft, Abneigung, gegen; Gegenwart anderer agg. die Symptome; Verlangen nach Einsamkeit
Gleichgültigkeit, Apathie
Konzentration, schwierige
Reizbarkeit
Ruhelosigkeit
Traurigkeit, Verzagtheit, Niedergeschlagenheit, Depression, Schwermut, Melancholie
Verwirrung des Geistes
Zorn, Tadel, durch

Cadmium muriaticum

Gleichgültigkeit, alles, gegen [+1]
Grippe, nach [*1]
Ruhe amel. [*2]

Cadmium sulfuratum

Angst
allein, wenn
Gesellschaft, in
Stuhlgang, vor
Beschwerden infolge von Zorn, Ärger
Bewusstlosigkeit, Koma, Stupor
Hustenanfällen, zwischen
Faulheit, Indolenz, Abneigung gegen Arbeit
Furcht, Alleinsein, vor dem
Annäherung anderer, vor
Arbeit, Grauen vor der
Einsamkeit, vor
geistige Arbeit, Abneigung gegen
Gesellschaft, Verlangen nach; Abneigung gegen Einsamkeit, Gesellschaft amel.

Alleinsein agg., beim
Lächeln, Schlaf, im
Reizbarkeit
Ruhebedürfnis
Ruhelosigkeit
Kopfschmerzen, bei
Sonnenlicht agg. •
Stöhnen, Schlaf, im
Stumpfheit, nachmittags
Trunksucht, Alkoholismus

Caela zacatechichi

Beschwerden infolge von Kummer
Widerspruch
Gedächtnisschwäche, Ereignisse, für, neue, für
Kummer
Streitsüchtig, zanksüchtig
widersprechen, Neigung zu
Zorn, Kleinigkeiten, über

Cahinca racemosa

Angst
geistige Arbeit, Abneigung gegen
Langeweile
Reizbarkeit, abends
Ruhelosigkeit, nachts
Urinieren, vor dem
Vergesslich
Weinen, Husten, beim
Zorn, abends
heftiger

Cajuputum

Abneigung, Annäherung, gegen
angesprochen werden, will nicht
allein gelassen werden, will
Betäubung, nachmittags
Faulheit, Indolenz, Abneigung gegen Arbeit
Gedanken, Andrang, Flut der
schnelle, lebhafte
Gehen, langsam und würdevoll, schreitet •
Gesellschaft, Abneigung, gegen; gehen, will allein •
Hysterie
Ideen, Einfällen, Mangel an
Ideen, Einfällen, Reichtum an; Geistesklarheit
Sprechen, langsames
Stumpfheit, Geistesträgheit, Denk- und Verständnisschwierigkeit
nachmittags
abends, Zu-Bett-Gehen, nach dem •
Traurigkeit, Verzagtheit, Niedergeschlagenheit, Depression, Schwermut, Melancholie
Wahnideen, vergiftet worden, er ist

Caladium seguinum

Angst
abends
Bett, im
Bett, im
Furcht, mit
Gesundheit, um seine
hypochondrische
Rasieren, beim •
Zukunft, um die
Anstrengung, agg. durch geistige
Auffahren
Geräusche, durch
Knistern, Rascheln von Papier, durch •
Schlaf, aus dem
im
Tür zuschlägt, wenn eine
Beschwerden infolge von sexuellen Exzessen
Betäubung, wie im Rausch
Bewusstlosigkeit, Koma, Stupor
Fieber, bei
schnell vorübergehende
Delirium
erkennt niemanden
murmelt, murrt
Eifersucht, Impotenz, mit
Empfindlich, Geräusche, gegen
Einschlafen, vor dem
Entmutigt
Erkennt, Verwandten nicht, seine
Erregung, Aufregung
Erschöpfung, geistige
erschreckt, leicht
Schatten, vor seinem eigenen •
Furcht
abends
Anstrengung, vor
Bewegung, vor
Dunkelheit, vor
Geräusche, durch
Infektionen, vor
Krankheit, vor drohender

Schatten, vor seinem eigenen
Schlaf, vor dem (zeitlich)
einzuschlafen, Furcht
schneiden, beim Rasieren sich zu •
Tod, vor dem
Unglück, vor
Unheil, vor
verletzt zu werden
Gedächtnisschwäche
geschrieben hat, für das was er
getan hat, was er gerade
Tagesereignisse, für
Gedanken, Andrang, Flut der
Geisteskrankheit, Wahnsinn
Geistige Arbeit unmöglich
Geschäftig
Geschwätzigkeit
Schweiß, bei
Gleichgültigkeit, Apathie
Hast, große Eile
Essen, beim
Heulen
Hilflosigkeit, Gefühl der
Hysterie
Indiskretion, Taktlosigkeit
Jammern, Lamentieren, Klagen
Kindisches Benehmen
Konzentration, schwierige
Lasziv
Impotenz, mit
starrt Frauen auf der Straße an ⋆2
Leere, Gefühl der ⋆5
Leichtsinnig, frivol
Manie
Milde
Murmeln, murren
Mürrisch, morgens
Essen, nach dem
Mutig
Nymphomanie
Phantasien, laszive
Impotenz, mit
Qualvolle Angst
Reizbarkeit
morgens
7 h
Erwachen, beim
Koitus, nach
Schlafes aufgeweckt, wenn durch Geräusche
während des
Ruhelosigkeit
vormittags
Kopfschmerzen, bei
Rauchen, nach dem •
Schreien
Sprechen, Schwatzen
unbesonnenes
unzusammenhängendes
Stöhnen, Ächzen, Wimmern
ängstliches +2
Schlaf, im
Stumpfheit, Geistesträgheit, Denk- und Verständnisschwierigkeit
Schläfrigkeit, mit
Traurigkeit, Verzagtheit, Niedergeschlagenheit, Depression, Schwermut, Melancholie
morgens
Impotenz, mit
Masturbation, durch
Pollutionen, durch
Unbehagen, Unpässlichkeit
Salzfisch, nach •
Unbesonnen, sorglos
Vergessen, Dinge fallen ihm im Schlaf wieder ein, vergessene
Vergesslich
Schlaf, erinnert sich an alles Vergessene, im
sexuellen Ausschweifungen, nach
Tabakvergiftung, durch •
Verwegenheit
Verwirrung des Geistes
Erwachen, beim
Frühstück, nach dem
Weinen, nachts
Ärger, aus
Kind, wie ein, über die Krankheit mit sinnlosem Geschwätz •
Krankheit, während einer •
Schlaf, im
unzufrieden mit sich selbst, und ist ⋆2
Widerspenstig
Zerstreut, unaufmerksam
Zorn, Jähzorn
Lärm, über, im Schlaf •
leicht in, gerät

Calcarea acetica

Angst
abends, Bett, im
Blähungen, Abgang amel.
Gegenwart, um die
Zukunft, um die

- Fleißig, Arbeitswut
- Furcht, Dunkelheit, vor
- Geistige Arbeit unmöglich
- Geschwätzigkeit
  - abends
- Mürrisch, missmutig
  - morgens
- Stumpfheit, Druck im Hypogastrium, durch ★[5]
- Traurigkeit, Verzagtheit, Niedergeschlagenheit, Depression, Schwermut, Melancholie
- Weinen, Schlaf, im
- Wille, Verlust des Willens
  - Willensschwäche

Calcarea arsenicosa

- Abscheu, Leben, gegen das
- **Angst**
  - **abends**
    - *Bett, im*
  - *nachts*
  - Erwachen, beim
  - *Fieber, im*
  - **Fieberfrost, während**
  - Furcht, mit
  - Gesundheit, um seine
  - *Seligkeit, um die ewige*
    - nachts •
  - *Zukunft, um die*
- *Anstrengung, agg. durch geistige*
- Auffahren
  - leichtes [+7]
  - Schlaf, im
- beleidigt, leicht; nimmt alles übel
- Beschwerden infolge von Erregung
  - Zorn, Ärger
- Betäubung, wie im Rausch
- Bewusstlosigkeit, Anstrengung, nach
- Böswillig, mutwillig
- *Delirium, abends, Dunkeln, im*
  - *Dunkeln, im*
- Emotionen, geringste Emotion verursacht Herzklopfen ★[5]
- Empfindlich, überempfindlich
- Erregung, Aufregung
  - Herzklopfen, mit heftigem
- Erschöpfung, geistige
- *Faulheit, Indolenz, Abneigung gegen Arbeit*
- Furcht, abends
  - nachts
  - Einsamkeit, vor der [+7]
  - *Geisteskrankheit, seinen Verstand zu verlieren, vor*
  - *Krankheit, vor drohender*
  - *Tod, vor dem*
    - nachts
- Gedächtnisschwäche
- Gedanken, tiefe
- Geisteskrankheit, Wahnsinn
- Geistige Arbeit unmöglich
- Gesellschaft, Verlangen nach; Abneigung gegen Einsamkeit, Gesellschaft amel.
- Gleichgültigkeit, Apathie
  - Vergnügen, gegen jedes
- Jammern, Lamentieren, Klagen
- Lebensüberdruss, Lebensmüdigkeit
- **Qualvolle Angst**
- Reizbarkeit
- *Ruhelosigkeit*
  - nachts
    - Mitternacht, nach, 3 h
  - Bett, sich herumwerfen im
  - Fieberhitze, bei
  - Menses, während der
- Schüchternheit
- Stumpfheit, Geistesträgheit, Denk- und Verständnisschwierigkeit
- Tadelsüchtig, kritisch
- **Traurigkeit, Verzagtheit, Niedergeschlagenheit, Depression, Schwermut, Melancholie**
  - Fieberhitze, bei
  - Schweiß, bei
- Trunksucht, Alkoholismus
- Unentschlossenheit
- Unzufrieden, missvergnügt, unbefriedigt
- Verwirrung des Geistes, morgens
  - abends
  - Erwachen, beim
- Verzweiflung, Genesung, an der
  - religiöse Verzweiflung an der ewigen Seligkeit
- Wahnideen, Einbildungen, Halluzinationen, Sinnestäuschungen
  - Bilder, Phantome, sieht
  - Feuer, sieht
  - Hunde, sieht
  - Personen, unangenehme, sieht
  - Phantasie, Einbildungen der
  - schwebt in der Luft
  - tot, Menschen, sieht tote
  - Visionen, hat
- *Weinen, weinerliche Stimmung*
  - nachts

- Zorn, Jähzorn
  - *Koitus, nach*

Calcarea bromata

- Angst
- Mürrisch, missmutig
- Reizbarkeit
  - Kindern, bei
- Ruhelosigkeit, Kindern, bei

Calcarea carbonica

- Abneigung, alles, gegen
  - *Familienmitglieder, gegen*
  - **Personen, gegen gewisse**
    - gegen alle
- *Abscheu, Allgemeinen, im*
    - Alter, im
  - Arbeit, gegen die
  - *Leben, gegen das*
- Aktivität, fruchtlose $^{+3}$
- Albernes Benehmen
- angefasst werden, will nicht
- angesehen zu werden, verträgt nicht
- **Angst**
  - vormittags
  - nachmittags
  - **abends**
    - *Zwielicht, im*
    - *Bett, im*
  - *nachts*
    - *Pavor nocturnus*
  - Mitternacht, nach
    - Erwachen, beim
  - Anfällen, bei
  - Arbeit, Verlangen nach, mit •
  - Augenschließen, beim
  - *Bett, im*
  - Blähungen, Abgang amel.
  - *Darandenken, durch*
  - Dunkeln, im
  - Erwachen, beim
  - *Fieber, im*
  - **Fieberfrost, während**
  - Freien, im, amel.
  - *Furcht, mit*
  - Gedanken, durch •
  - geistige Anstrengung, durch
  - Geschäftsangelegenheiten, wegen
  - *Gesundheit, um seine*
  - Gewissensangst, als ob eines Verbrechens schuldig
  - *Grausamkeiten, nach dem Hören von* •
  - Hitzewallungen, bei
  - *hypochondrische*
    - **Manie, medizinische Bücher zu lesen**
  - Kindern, bei
    - Herausnehmen aus der Wiege, beim
  - Kleinigkeiten, um
  - Kopfschmerzen, bei
  - Krampf, Rektumkrampf, bei •
  - Menses, vor den
    - während der
  - Regen, durch $\star^{1}$
  - Schaudern, Frösteln, mit
  - *Schlaf, Einschlafen, vor dem*
  - Schweiß amel.
  - *Seligkeit, um die ewige*
  - Stehen, beim, amel.
  - Stuhlgang, vor
    - *nach*
  - Träume, beim Erwachen durch schreckliche
  - übertriebene $\star^{1}$
  - **Zukunft, um die**
- Anmaßend
- **Anstrengung, agg. durch geistige**
  - amel.
  - körperliche Anstrengung amel.
- Argwöhnisch, misstrauisch
- *Auffahren*
  - abends, Schlaf, im
  - *Geräusche, durch*
  - Kleinigkeiten, durch
  - leichtes
  - Menses, vor den
  - Nadelstich, bei einem •
  - *Schlaf, aus dem*
    - *Einschlafen, beim*
    - *im*
  - Traum, durch einen
- Auffassungsvermögen, leichtes, Trunkenheit, bei
- Ausdruckslos $\star^{3}$
- Ausschweifung, sexuelle
- Außer-sich-Sein
- **Bedauert sich selbst**
- Beeinflussbar
- *beißen, Verlangen zu*
  - *spuckt, bellt und beißt* •
- Beklagt sich
  - Beleidigungen, über längst vergangene
- **beleidigt, leicht; nimmt alles übel**
  - Beleidigungen, durch frühere

Bellen
Beschäftigung, Ablenkung amel.
Beschwerden infolge von Angst
Enthaltsamkeit ⋆3
Erregung, Gefühlserregung
Erwartungsspannung, Vorempfinden, Ahnung
Furcht
Geldverlust
geschäftlichem Misserfolg
Grobheit anderer
Kränkung, Demütigung
Kummer
literarischem, wissenschaftlichem Misserfolg
schlechten Nachrichten
Schreck
Selbstüberhebung, Selbstgefälligkeit, Geltungsbedürfnis
sexuellen Exzessen
Sorgen
Tod eines Kindes
Eltern, Verwandten oder Freunden, von
Trunksucht
Überanstrengung, geistiger
Zorn, Ärger
Angst, mit
Schreck, mit
Betäubung, wie im Rausch
nachmittags
nachts
Bücken, beim
Gehen, beim
Schwindel, bei
Bett, Abneigung gegen das, meidet es
Bewegung, geistige Symptome amel. durch körperliche •
Bewusstlosigkeit, Koma, Stupor
morgens
abends
Anstrengung, nach
Bücken, beim
Drehen im Kreis, nach •
Fieber, bei
Gehen, beim
Kopfbewegungen, bei
schnell vorübergehende
Stuhlgang, nach
Blasphemie, Gotteslästerung
Borgt von allen
Boshaft, gehässig
nachts
Böswillig, mutwillig
Brütet, sieht alles schwarz
Dämmerung agg. Gemütssymptome
Delirium
nachts
ängstliches
Augenschließen, beim
Feuer, spricht von •
Fieber, während
rasendes
Schlaf, im
Einschlafen, beim
Schlaflosigkeit, mit ⋆3
Schrecken, mit dem Ausdruck von
springt aus dem Fenster
Verfolgung, Delir mit Wahnideen der
Zittern, mit
Delirium tremens, Säuferwahnsinn
Wahnideen, mit
Demenz
Denken, Beschwerden agg., an seine
Dunkelheit agg.
Ehebrecherisch
Eifersucht, brutal aus, sanfter Mann wird
schlagen, treibt ihn, seine Frau zu +1
sexueller Erregung, mit
Eigensinnig, starrköpfig
Kinder, eigensinnige, Fettwerden, neigen zum •
Empfindlich, überempfindlich
morgens
abends
geistige Eindrücke, für
Geräusche, gegen
abends •
Einschlafen, vor dem
schrille Geräusche, gegen
gewisse Personen, gegen
Grausamkeiten, beim Hören von •
Grobheit, gegen
Kinder, empfindliche
Musik, gegen
Pubertät, in der
Sinneseindrücke, gegen
Entmutigt
abends
Ungeduld, mit •
Entwicklungsstillstand eines Kindes
Ermahnung agg.
Ernst
Erregung, Aufregung
morgens

- *abends*
  - Bett, im
- nachts
- agg.
- Fieberfrost, bei
- Herzklopfen, mit heftigem
- *Hören schrecklicher Dinge, nach dem*
- *Koitus, nach* •
- **Menses, Wiedereinsetzen der, Erregung führt zum** •
- *schlechten Nachrichten, nach*

Erschöpfung, geistige
- *Koitus, nach*
- Reden, durch

erschreckt, leicht
- *Erwachen, beim*
- *geweckt, wenn*
- Kleinigkeiten, über
  - Tage vor den Menses, am •
- *Menses, vor den* •

Erwartungsspannung, Zahnarzt, Arzt, vor Gang zum

Erzählen ihrer Symptome agg.

exklusiv, zu

Faulheit, Indolenz, Abneigung gegen Arbeit
- Freien, im, amel.
- körperliche
- plötzlich ★[2]

Fäuste wie im rasenden Zorn, Ballen der •

Fehler, Schreiben, beim
  - *falsche Worte*
- *Sprechen, beim*
  - dreht Worte um
  - *stellt Worte falsch*
  - *Worte, benutzt falsche*
    - Namen, nennt Gegenstände beim falschen
    - nennt den Gegenstand, den er sieht, statt den gewünschten

Feigheit

Feuer, denkt an und spricht vom •

Fleißig, Arbeitswut
- *Menses, vor den*

Fluchen, Schwören

Froh, guten Mutes, glücklich
- nachmittags
- abends
- albern, und
- gefolgt von Schläfrigkeit
- *Verstopfung, bei*

Frühreife

Furcht

abends
- Bett, im
- *Zwielicht, im*

nachts

Alleinsein, vor dem

allem, beständig vor

Arbeit, Grauen vor der

Armut, vor

bemerke ihren Zustand, man

Bett, vor seinem

Dunkelheit, vor

engem Raum, Gewölben, Kirchen und Kellern, vor

ereignen, es könnte sich etwas

Erwachen, beim

fallen, zu

Fetzen, Lumpen, vor ★[1]

Fieber, vor (beim Frösteln)

Fieberfrost, bei

Geistern, Gespenstern, vor

Geisteskrankheit, seinen Verstand zu verlieren, vor
- nachts

Gewitter, vor

Grausamkeiten, durch Bericht von •

Herzkrankheit, vor

Hunden, vor

Infektionen, vor

Insekten, vor +[1]

Kindern, bei

Kleinigkeiten, vor

Krankheit, vor drohender
- **ansteckenden, epidemischen Krankheiten, vor**
- **Karzinom** ★[1]
- unheilbar zu sein

lebenslange

Leiden, vor

Magen aufsteigend, vom

Menschen, vor; Anthropophobie

Menschenmenge, in einer

Menses, vor den (zeitlich)
- *unterdrückte Menses durch*

offenen Plätzen, vor; Agoraphobie

Operation, vor jeder •

Schatten, vor seinem eigenen

Schlaf, vor dem (zeitlich)
- einzuschlafen, Furcht

schlechte Nachrichten zu erfahren

Schmerzen, vor

sehen, Wunden zu •

Stellung zu verlieren, seine gewinnbringende
Tieren, vor
Tod, vor dem
abends
Fieberhitze, bei
Hunger, durch •
Tuberkulose, vor
Ungeziefer, vor ★[1]
Unglück, vor
Unheil, vor
verhungern, zu
Verwirrung könnte bemerkt werden, ihre •
Wut zu geraten, in
Zahnarzt, vor dem Gang zum •
Zittern, mit
Gebärden, automatische
Greifen, Finger in den Mund, Kinder stecken alles in ihren Mund
spielt mit den Fingern
zählt, als ob er Geld
zerbricht Nadeln
Stöcke
Gedächtnis, gutes, kurzes, aber
Gedächtnisschwäche
Arbeit, bei geistiger, Müdigkeit, durch
Ereignisse, für
frühere, für
neue, für
gehört hat, für das, was er
gesagt hat, für das, was er
Orte, für
plötzlich und periodisch auftretende
Worte, für
Gedächtnisverlust, epileptischen Anfällen, nach
Gedanken, versunken in
Gedanken, Andrang, Flut der
abends, im Bett
nachts
Schlaflosigkeit durch
gedankenvoll
hartnäckige
nachts
Mord, an
Mord, Feuer und Ratten, nur an •
schreckliche
Schwinden der
seltsame
sexuelle
unangenehme
wandernde, Menses, während der •
Gefräßigkeit
Geisteskraft, gesteigerte, Trunkenheit, intelligenter bei
Geisteskrankheit, Wahnsinn
düstere Geisteskrankheit mit Verzweiflung und Lebensüberdruss infolge Furcht vor Kränkung oder Verlust der Stellung
Frösteln, mit
Gesicht, mit rotem
Melancholie
Stellung zu verlieren, aus Furcht, seine
Trinkern, bei
Verfolgungswahn
Vermögens, Verlust seines, nach dem
zerbrechen, sie will sitzen und Nadeln
geistige Arbeit, Abneigung gegen
unmöglich
Geiz
abwechselnd mit Verschwendung
verschwenderisch für sich selbst
Gemütsstörungen im Allgemeinen ★[2]
Geschäftig
fruchtlos
Geschmacklosigkeit in ihrer Kleidung
Geschwätzigkeit
abends
Gesellschaft, Abneigung, gegen; Gegenwart anderer agg. die Symptome; Verlangen nach Einsamkeit
Land, möchte von allen Menschen weg aufs
vermeidet den Anblick von Menschen
Gesellschaft, Verlangen nach; Abneigung gegen Einsamkeit, Gesellschaft amel.
Alleinsein agg., beim
Gewalttätig, heftig
morgens
Gewalttaten, Wut führt zu
Stuhlgang, vor •
Gewissenhaft in Kleinigkeiten
Gewissensqual
Gier, Habsucht
Gleichgültigkeit, Apathie
Genesung, gegenüber seiner
Pflichten, gegen seine
Schweiß, bei
wichtige Dinge, gegen
wortkarge
Gottlos, Mangel an religiösem Gefühl
Grauen, Gruseln ★[2,3]
Grausamkeit sehen, Kinder können nicht ertragen, Grausamkeiten im Kino zu •
Hass
Personen, die ihn beleidigt haben, auf

Rache, Hass und
Hast, große Eile
Hause gehen, will nach
Hellsehen
Hochmütig, arrogant
dumm und
Hoffnungsvoll
Hydrophobie, Tollwut
Hypochondrie
nachts
eingebildete Krankheit
Selbstmord, treibt zum
Weinen, mit
Hysterie
Menses, während der
Ideen, Einfällen, Mangel an
Ideen, Einfällen, Reichtum an; Geistesklarheit
abends, Bett, im
nachts
Imbezillität
Indiskretion, Taktlosigkeit
Jammern, Lamentieren, Klagen
Klatschsüchtig
Kleinigkeiten erscheinen wichtig
Kleptomanie
Geld, stiehlt •
Konzentration, aktive
Menses, vor den •
Konzentration, schwierige
Abneigung gegen
Lernen, beim, lernt mit Schwierigkeit
Menses, nach den •★[1]
Kratzt, Kind kratzt sich den Kopf beim Erwachen ★[7]
Ohr, hinter dem, Verwirrung, bei ★[7+8]
Kriecht, rollt auf dem Boden
Kummer
Beleidigungen, Kummer durch frühere
Kopfschmerzen durch
Kurz angebunden, barsch
Lachen
Fieberfrost, bei
Konvulsionen, vor, bei oder nach
krampfhaftes
wildes
Landleben, Verlangen nach dem [+2]
Langsamkeit
alter Menschen
Bewegungen, der
Rechnen, beim •
Langeweile
Lästig, geht auf die Nerven
Lasziv
abends •
Läuft umher
Launenhaftigkeit
Lebensüberdruss, Lebensmüdigkeit
Alter, im
Schweiß, bei
Leidenschaftlich
Lesen, Gemütssymptome agg. durch
Sucht, medizinische Bücher zu
Licht, Verlangen nach
Liebe zu jemandem des eigenen Geschlechts, Homosexualität, Tribadie
Lügner
Scharlatan und
magnetisiert werden, will
Manie
Mathematik, Abscheu vor
unbegabt für
Geometrie, für
Menschenfeindlichkeit
Menses, Gemütssymptome agg. vor den
während der
Milde
Morphinismus
Murmeln, murren
Mürrisch, missmutig
morgens
abends
Erwachen, beim
Frauen, bei
Freien, im,
amel.
Hause, agg. im; amel. beim Gehen im Freien
Kindern, bei
Koitus, nach
Schläfrigkeit, mit
Stuhlgang, vor
Müßiggang, Untätigkeit
Musik agg.
Klavierspiel, durch
Geigenspiel agg.
Husten, Musik agg.
Klavierspielen, Husten beim
nagen, Verlangen zu [+3]
Neid
Eigenschaften anderer, auf
Hass, und
Nymphomanie
Menses, vor den
während der
Obszön

Reden, obszöne
Optimist
Pessimist
Pfeifen
Pflichten, kein Pflichtgefühl
stimulieren, um das Pflichtgefühl zu ★[1]
Phantasien, Erwachen, beim
laszive
Schlaf, Einschlafen, beim
verstärkte Phantasietätigkeit
abends, Bett, im
nachts
Augenschließen im Bett, beim
Schlaflosigkeit, mit
schreckliche
Prahler, Verschwender aus Prahlerei
Probleme, hat immer, macht sich unnötig Sorgen ★[2]
Proportionen, schlechte Beurteilung von ★[2,3]
Quält seine Umgebung
Tag und Nacht •
Qualvolle Angst
morgens
abends
Fieberhitze, bei
Herzklopfen, mit
Menses, während der
schrecklicher Dinge, nach dem Hören •
rachsüchtig ★[2]
Raserei, Wut
Rebelliert gegen Umschläge
Rechnen, Unfähigkeit zum
Geometrie, zur
Reden agg. alle seine Beschwerden
Schlaf, im
unangenehmen Dingen agg., von
reden, Abneigung zu, möchte schweigen, wortkarg
Schweiß, bei
lernt langsam sprechen
Redet, Mord, Feuer und Ratten, nur von •
sich selbst, mit
reisen, Verlangen zu
Reizbarkeit
tagsüber
morgens
Aufstehen, nach dem
Stuhlgang, vor dem •
abends amel.
Erkältung, nach einer •
Fieberfrost, bei
Freien, im
Kleinigkeiten, durch
Koitus, nach
Kopfschmerzen, bei
Menses, vor den
während der
Musik, bei
Nichtstun, beim •
Schlaflosigkeit, mit
Schweiß, bei
Sitzen, im
Stuhlgang, vor
Trost agg.
warmen Zimmer, im
Zahnung, während der
Religiosität, auffallende
Bibel lesen, möchte den ganzen Tag die
Kindern, bei
Pubertät, in der
Rollt sich, wälzt sich auf dem Boden
Rückgrat, ohne
Ruhelosigkeit
abends
20 h
nachts
ängstliche
Aufstoßen, durch ungenügendes +[5]
Bett, gehen, will aus einem Bett ins andere
sich herumwerfen im
Fieberhitze, bei
Koitus, nach
Menses, während der
Ohnmacht, gefolgt von •
Schamlos
Scharlatan
Schaukeln amel.
Schlafwandeln
Schmollen
Schreckliche Dinge, traurige Geschichten ergreifen sie tief
schreiben, Schwierigkeiten, seine Gedanken beim Schreiben auszudrücken
Schreien
nachts
Angst, aus
Kindern, bei
Tag und Nacht •
Konvulsionen, vor
während epileptischer
muss schreien, fühlt, sie
Schlaf, im
Schüchternheit
schamhaft, verlegen
ungeschickt, und

Selbstmord, Neigung zum
Erdolchen, durch
Erschießen, durch
Hypochondrie, aus
Messer, mit einem
Schwermut, aus
Schwitzen, beim
Selbstsucht, Egoismus
Selbstüberhebung, Selbstüberschätzung, Eigenkult
Selbstvertrauen, Mangel an
Sentimental, schwärmerisch
Sinne abgestumpft
Schwinden der
Sinnlichkeit
Sitzen, Neigung zum
Sitzt und zerbricht Nadeln
Sonderbar, Sonderling
Meinungen und Handlungen, in seinen
Sorgen, voller
täglichen Sorgen, bewegt von
Sorgsamkeit, Sorgfalt
Spaßen, Scherzen
erotisches
spät, immer zu
spielen, Spielleidenschaft
um Geldgewinn
Sprechen, albernes
springt schnell von einem Gedanken zum anderen
verwirrtes
nachts, Schlaf, im •
Springen, Bett, springt aus dem
spucken, Drang zu
Gesicht, den Leuten ins
Zorn, aus •
Stimmung, abwechselnde
unausstehliche •
veränderliche, unbeständige, wankelmütige
Stöhnen, Ächzen, Wimmern
Schlaf, im
Streitsüchtig, zanksüchtig
Stumpfheit, Geistesträgheit, Denk- und Verständnisschwierigkeit
Erwachen, beim
feuchte Luft, durch
geistige Anstrengung, durch
Kindern, bei
Menses, während der
Tadelsüchtig, kritisch
Tadelt andere
Testament zu machen, weigert sich, sein
Tod, Todesahnung
wünscht sich den
töten, Verlangen zu
Traum, wie im
Traurigkeit, Verzagtheit, Niedergeschlagenheit, Depression, Schwermut, Melancholie
morgens
abends amel.
Bett, im
nachts
Alleinsein, beim
ängstliche
Anstrengung, nach
Dunkelheit, in der
Fieberfrost, bei
Fieberhitze, bei
Gehen, beim und nach dem, Freien, im
Kindern, bei
Körperschwere, mit, Beinen, Schwere in den
Koitus, nach
Menses, vor den
während der
unterdrückte, durch
Pubertät, in der
Schläfrigkeit, mit
Schweiß, bei
Selbstmord, mit Neigung zum
unbeschäftigt, wenn •
Unglück, wie durch ein
warmen Zimmer, im
Trost, freundliche Worte agg.
Trügerisch, hinterlistig
betrügerisch
Trunksucht, Alkoholismus
Unbehagen, Unpässlichkeit
Undankbar
Unehrlich, unredlich
Unentschlossenheit
abends
Ungeduld
Ungehorsam
Unterhaltung, Konversation, Abneigung gegen agg.
Unverschämtheit
Unwillkürliche Handlungen +3
Unzufrieden, missvergnügt, unbefriedigt
abends
Koitus, nach
Unzuverlässig, Versprechungen, in seinen
Vergessen zu haben, hat ständig das Gefühl, etwas
Vergesslich
geistige Anstrengung, durch

Kopfschmerzen, bei
Trinkern, Vergesslichkeit bei
Worte beim Sprechen, für; sucht nach Worten
Verlassenheit, Gefühl der
geliebt von seinen Eltern, Gatten, Freunden, glaubt sich nicht
Verschwenderisch
Prahlerei, aus
verstecken, Verlangen sich zu, Furcht, aus ⋆1
Verwechselt Dinge und Ideen
Verweilt bei vergangenen unangenehmen Ereignissen
Kummer infolge früherer Beleidigungen
rührt unangenehme Erinnerungen auf
Verwirrung des Geistes
morgens
Aufstehen, beim und nach dem
Erwachen, beim
nachmittags
abends
nachts
Bett, im
Bier, durch
Bücken, beim
Erwachen, beim
Essen, nach dem
Frühstück, vor dem
Gehen, beim
geistige Anstrengung, durch
Koitus, nach
Kratzen hinter dem Ohr, beim •
Lesen, beim
Schlaf, nach dem
Mittagsruhe, nach einer
Sitzen, im
Traum, wie im
verwechselt Subjektives mit Objektivem
Verzweiflung
Fieberfrost, bei
Genesung, an der
gesellschaftliche Stellung, über seine
Gesundheit, über seine
Leben, am
religiöse Verzweiflung an der ewigen Seligkeit
Schmerzen, bei
Schweiß, bei
Todesfurcht, mit •
Vielfraß
Vorsichtig +2
Vorurteile, traditionelle

Wahnideen, Einbildungen, Halluzinationen, Sinnestäuschungen
abends, Bett, im
Einschlafen, beim
akustische Täuschungen
angefeindet, gehindert und gequält, er wird
ängstliche
beobachtet, sie wird
Bett, über dem, jemand ist •
unter dem, jemand ist
klopft
Bilder, Phantome, sieht
abends
nachts
Augenschließen, beim
schreckliche
Einschlafen, beim
ereignen, ereignet, es hat sich etwas
ermordet werden, er wird
sieht einen Ermordeten •
Feuer, sieht
Fieber, im •
geht, neben ihm, jemand
geisteskrank werden, sie wird
Leute glauben, sie ist •
Geld, spricht von
Geräusche, hört
Klappern über dem Bett (beim Einschlafen)
Klopfen unter dem Bett
Gesichter, sieht
Augenschließen, beim
entsetzliche
Gespenster, Augenschließen, beim
Gestalten, sieht
Herzkrankheit, hat eine
Hunde, sieht
umschwärmen ihn
Katzen, sieht
klein, kleiner zu sein
Körper, zerschmettert, wird •
krank, zu sein
arbeiten, will deshalb nicht
Krankheit, unheilbare, hat eine
lächerliche
lebhafte
leblose Gegenstände sind Personen
Mäuse, sieht
Mensch, etwas über dem Stuhl Hängendes ist ein Mensch, der da sitzt •
Personen, hinter ihm, jemand ist
neben ihm, sind

unterhält sich mit abwesenden
Phantasie, Einbildungen der
abends im Bett
Augen, beim Schließen der
Ratten, sieht
laufen, herauf, eine Ratte läuft das Bein
regnen, er hört es (nachts)
Reichtum, von
ruiniert, er ist
Schlangen, in ihr und um sie herum
sonderbar, gewohnte Dinge erscheinen
Sterben, er ist am
Tieren, von
tot, Menschen, sieht tote
Ungeziefer herumkriechen, sieht
Vernichtung, verfällt der
Verwirrung bemerken, andere werden ihre •
Visionen, hat
Augenschließen, beim
schreckliche
abends
wundervolle
wollüstige
Zimmer ist ein Haus •
zu Hause fort, ist von
wandern, will, nachts
Weibisch, verweichlicht
Weinen, weinerliche Stimmung
abends
nachts
abwechselnd mit Lachen
Angst, nach
Ermahnungen, wegen
Fieberfrost, bei
Fieberhitze, bei
Gehen im Freien, beim
gereiztes
Kindern, bei, Säuglingen
Kleinigkeiten, um
leicht, weint
Menses, während der
Schlaf, im
Schweiß, bei
Tadel, über
Trost agg.
Vorhaltungen, bei
Wimmern, Winseln
Schlaf, im
Wichtigtuerisch +2
Widerspenstig
Wille, Verlust des Willens
Willensschwäche

Zerstörungssucht, Destruktivität
Zerstreut, unaufmerksam
Menses, während der •
Zorn, Jähzorn
morgens
abends
Erkältung, nach •
früheren Ärger, über
Gesicht, mit rotem
heftiger
Kaffee agg.
Kleinigkeiten, über
Koitus, nach
leicht in, gerät
Stuhlgang, vor •
vergangene Dinge, über
Zurückhaltend, reserviert
Gehen, im Freien, nach dem
Zweifelnd, Genesung, an der
Seelenheil, am

Calcarea caustica

Ruhelosigkeit, nachts
Stumpfheit, Geistesträgheit, Denk- und Verständnisschwierigkeit

Calcarea fluorica naturalis

Angst
andere, um +1
Geldangelegenheiten, um
Zukunft, um die
Anstrengung, agg. durch geistige
Auffassungsvermögen, leichtes
Empfindlich, Geräusche, gegen
Gerüche, gegen
Erschöpfung, geistige
Essen, nach dem, amel.
Faulheit, Indolenz, Abneigung gegen Arbeit
Fleißig, Arbeitswut
Furcht
Arbeit, täglichen, vor der
Armut, vor
grundlose
Unglück, vor
Geiz
Gleichgültigkeit, Apathie
Hast, große Eile
Arbeit, bei seiner
Heiterkeit

Ideen, Einfällen, Reichtum an; Geistesklarheit
Konzentration, aktive
Konzentration, schwierige
Essen, amel. durch
Lernen, Lesen etc., beim
Qualvolle Angst
Reizbarkeit
Ruhelosigkeit
Rücken, bei Schmerz und Müdigkeit im •
Springen, Traum, im ★2
Traurigkeit, Verzagtheit, Niedergeschlagenheit, Depression, Schwermut, Melancholie
Unentschlossenheit
Ungeduld
Wahnideen, arm, er ist
Not geraten, er wird in

Calcarea hypophosphorosa

Redet schnell ★2
Schreien
Cri encéphalique
Schlaf, im

Calcarea jodata

Angst, anfallsweise
Kleinigkeiten, um
periodische
Anstrengung, agg. durch geistige
Auffahren, Schlaf, im
Entmutigt
Erschöpfung, geistige
Faulheit, Indolenz, Abneigung gegen Arbeit
Froh, guten Mutes, glücklich
Furcht, Geisteskrankheit, seinen Verstand zu verlieren, vor
Menschen, vor; Anthropophobie
Unglück, vor
Geisteskrankheit, Wahnsinn
Gesellschaft, Abneigung, gegen; Gegenwart anderer agg. die Symptome; Verlangen nach Einsamkeit
Gleichgültigkeit, Apathie
Manie
Reizbarkeit
Kopfschmerzen, bei
Ruhelosigkeit
ängstliche
Sinne abgestumpft
Stumpfheit, Geistesträgheit, Denk- und Verständnisschwierigkeit
Traurigkeit, Verzagtheit, Niedergeschlagenheit, Depression, Schwermut, Melancholie
Unentschlossenheit
Ungeduld
Unzufrieden, missvergnügt, unbefriedigt
Verwirrung des Geistes
Verzweiflung
Wahnideen, Einbildungen, Halluzinationen, Sinnestäuschungen
tot, Menschen, sieht tote
Weinen, weinerliche Stimmung
Zorn, Kleinigkeiten, über

Calcarea muriatica

Bewusstlosigkeit, Koma, Stupor

Calcarea phosphorica

Abneigung, Schule, gegen die ★2
Angst
andere, um +1
Bewegung, durch +4
Gesundheit, um seine +1
Kindern, bei
Herausnehmen aus der Wiege, beim
Anstrengung, agg. durch geistige
amel.
Pubertät, agg. durch geistige Anstrengung in der
Argwöhnisch, misstrauisch
Auffahren, krampfhaftes
Liegen, beim, auf dem Rücken
Schlaf, im
Schreck, durch und wie durch
Beschäftigung, Ablenkung amel.
Beschwerden infolge von Angst
Erregung, Gefühlserregung
Kummer
Liebe, enttäuschter
unglücklicher
schlechten Nachrichten
sexuellen Exzessen
Überanstrengung, geistiger
Zorn, Ärger
Betäubung, wie im Rausch
Delirium, Schläfrigkeit, mit
Demenz
senilis, Dementia

Denken, Beschwerden agg., an seine
Eifersucht
Empfindlich, überempfindlich
Entrüstung
Träume, über unangenehme •
Entwicklungsstillstand eines Kindes
Erregung, Aufregung
schlechten Nachrichten, nach
Erschöpfung, geistige
Reden, durch
erschreckt, leicht
Faulheit, Indolenz, Abneigung gegen Arbeit
abends
Fehler, Schreiben, beim
falsche Worte
wiederholt Worte
Sprechen, beim
Worte, benutzt falsche
Fleißig, Arbeitswut
Koitus, nach •
Menses, vor den
Froh, guten Mutes, glücklich
Furcht
Arbeit, geistiger, vor
Auffahren, mit
Dunkelheit, vor
Gewitter, vor +1
Herzkrankheit, vor +1
Krankheit, vor drohender, Karzinom ⋆1
schlechte Nachrichten zu erfahren
Unheil, vor
Gebärden, Greifen oder Langen nach etwas, nach Flocken
Gedächtnis, gutes
Gedächtnisschwäche
getan hat, was er gerade
tun wollte, was er gerade
Worte, für
Geisteskrankheit, erotische
geistige Arbeit, Abneigung gegen
Gesellschaft, Abneigung, gegen; Gegenwart anderer agg. die Symptome; Verlangen nach Einsamkeit
Gesellschaft, Verlangen nach; Abneigung gegen Einsamkeit, Gesellschaft amel.
Gewalttätig, heftig
getadelt wird, wenn er hört, wie ein anderer •
Gewissensqual
Gleichgültigkeit, Apathie
Hause gehen, will nach
fortgehen, und dann wieder
Heimweh
Ideen, Einfällen, Mangel an
Ideen, Einfällen, Reichtum an; Geistesklarheit
Idiotie
Imbezillität
Klammert, gehalten, amel., wenn
kompliziert, kleinlich, umständlich, wählerisch ⋆2
Konzentration, schwierige, Lernen, beim, lernt mit Schwierigkeit
Kretinismus
Kummer
Laszív
Liebe zu jemandem des eigenen Geschlechts, Homosexualität, Tribadie
Mitgefühl, Mitleid +1
Mürrisch, missmutig
abwechselnd mit Frohsinn
Kaffee, nach •
Nymphomanie
Menses, vor den
reden, Abneigung zu, möchte schweigen, wortkarg
lernt langsam sprechen
reisen, Verlangen zu
Reizbarkeit
Kaffee, nach •
Kindern, bei
Kopfschmerzen, bei
Schweiß, bei
Trost agg.
Zahnung, während der
Ruhe und Stille, verlangt nach, Gehen im Freien, beim
Ruhelosigkeit
ängstliche
Liegen, auf dem Rücken agg., auf der Seite amel. •
umhertreibende
Schnippisch, bissig
Schreien
Kindern, bei
Schlaf, im
muss schreien, fühlt, sie
Schlaf, im
Sentimental, schwärmerisch
Seufzen
Sorgen, voller
Stimmung, veränderliche, unbeständige, wankelmütige
Stumpfheit, Geistesträgheit, Denk- und Verständnisschwierigkeit
geistige Anstrengung, durch
Kaltwaschen amel. •

Kindern, bei
schlechte Nachrichten, durch •
Tadelsüchtig, kritisch
Tadelt sich selbst, Selbstvorwürfe
andere
Traurigkeit, Verzagtheit, Niedergeschlagenheit, Depression, Schwermut, Melancholie
Ärger, nach
Erwachen, beim
Mädchen vor der Pubertät, bei
Schläfrigkeit, mit
schlechten Nachrichten, nach
Zorn, durch
Trost, freundliche Worte agg.
Unbehagen, Unpässlichkeit
Unentschlossenheit
Unzufrieden, missvergnügt, unbefriedigt
sich selbst, mit
Vergesslich
Verwirrung des Geistes
morgens, Erwachen, beim
Bewegung, durch
Erwachen, beim
geistige Anstrengung, durch
Hutaufsetzen agg.
Identität, über seine, Dualität, Gefühl der
Kaffee, nach
Kaltbaden amel.
Waschen des Gesichtes amel.
Wahnideen, Bett, versinkt
Feuer, sieht
Phantasie, Einbildungen der
zu Hause fort, ist von
zu Hause, fort von, muss dorthin zurückkehren
wandern, umherstreifen, will
Weinen, weinerliche Stimmung
Trost agg.
Widerspruch, verträgt keinen
Wildheit
unangenehmen Nachrichten, nach •
Zerstreut, unaufmerksam
Zorn, Jähzorn
Arbeit, kann nicht arbeiten •
gelähmt, wie
schlechte Nachrichten, über •
Widerspruch, durch

Calcarea silicata

Abscheu, Leben, gegen das
angesprochen werden, will nicht
Angst, morgens, Erwachen, beim
abends, Bett, im
nachts
Familie, um seine
Geldangelegenheiten, um
Gesundheit, um seine
Menses, während der
Anstrengung, agg. durch geistige
antworten, Abneigung zu
weigert sich zu antworten
Auffahren
Schlaf, im
Beschäftigung, Ablenkung amel.
Beschwerden infolge von, Furcht
Schreck
sexuellen Exzessen
Überanstrengung, geistiger
Betäubung, wie im Rausch
Bewusstlosigkeit, Koma, Stupor
Verhalten, automatenhaftes
Delirium, albernes, einfältiges
murmelt, murrt
ruhiges
springt aus dem Fenster •
Ehrgeiz, Verlust des Ehrgeizes
Empfindlich, Geräusche, gegen
Verweise, gegen
entfliehen, versucht zu, Fenster, aus dem
Erregung, Aufregung
Erschöpfung, geistige
erschreckt, leicht
mittags, Mittagsschlaf, nach dem
Faulheit, Indolenz, Abneigung gegen Arbeit
Fehler, Sprechen, beim
stellt Worte falsch
Feigheit
Furcht
nachts
Anstrengung, vor
Arbeit, Grauen vor der
Armut, vor
Berührung, vor
Einbildungen, vor
Gehirnerweichung, vor
geistiger Anstrengung, nach •
Krankheit, unheilbar zu sein
Gedächtnisschwäche
gesagt hat, für das, was er gerade •

Geisteskrankheit, Wahnsinn
geistige Arbeit, Abneigung gegen
Hast, große Eile
Hysterie
Ideen, Mangel an, tagsüber •
Ideen, Einfällen, Reichtum an, nachts
Imbezillität
Jammern, Lamentieren, Klagen
Konzentration, schwierige, Lernen, Lesen etc., beim
    Unterhaltung, bei
Lachen, Weinen oder Lachen bei jeder Gelegenheit
Lasziv
Launenhaftigkeit
Lebensüberdruss, Lebensmüdigkeit
Milde
Murmeln, murren
    abends, Einschlafen, beim •
Mürrisch, missmutig
Nachgiebigkeit
Phantasien, verstärkte Phantasietätigkeit
reden, Abneigung zu, möchte schweigen, wortkarg
Redet, Verstorbenen, mit
Reizbarkeit
    morgens
    abends
    Kleinigkeiten, durch
    Koitus, nach
    Kopfschmerzen, bei
    Trost agg. •
Ruhelosigkeit, nachts
    ängstliche
Schreien, Schlaf, im
Schüchternheit
    schamhaft, verlegen
Selbstmord, Neigung zum
Selbstvertrauen, Mangel an
Sinne abgestumpft
Sitzt still
    weint, und
Sorgen, voller
Sprechen, albernes
    unsinniges
Stimmung, veränderliche, unbeständige, wankelmütige
Stumpfheit, Geistesträgheit, Denk- und Verständnisschwierigkeit
Tadelsüchtig, kritisch
Traurigkeit, tagsüber
    morgens
    Fieberhitze, bei
    grundlose
Trost, freundliche Worte agg.
Unentschlossenheit
Ungeduld
Unzufrieden, missvergnügt, unbefriedigt
    allem, mit
Verlangen, vorhanden ist, verlangt, was nicht
Verwirrung des Geistes
    morgens, Erwachen, beim
    abends
    Essen, nach dem
    geistige Anstrengung, durch
    Sitzen, im
Verzweiflung
Wahnideen, Bilder, Phantome, sieht, nachts
    Frauen, alten und verhutzelten, von
    Gesichter, sieht
        entsetzliche
    Hunde, sieht
    Personen, unangenehme, sieht
    Phantasie, Einbildungen der
        nachts
    spricht, sie, Toten, mit
    Stimmen, hört
        antwortet, und •
        Toten, von
    tot, Menschen, sieht tote
    verhungern, seine Familie wird
    Visionen, hat, schreckliche
Weinen, nachts
    Schlaf, im
Widerspenstig
Wille, Verlust des Willens
Zerstreut, unaufmerksam
Zorn, Jähzorn
    agg.
    geistiger Anstrengung, nach •
Zweifelnd, Genesung, an der

Calcarea sulfurica

Abscheu, Leben, gegen das
Angst
    morgens
    abends
        Bett, im
    nachts
    Erwachen, beim
    Fieber, im
    Freien, im, amel.
    Furcht, mit

Gesundheit, um seine
Liegen, im
Seligkeit, um die ewige
Zukunft, um die
antworten, Abneigung zu
Argwöhnisch, misstrauisch
Auffahren
leichtes
beleidigt, leicht; nimmt alles übel
Beschwerden infolge von Zorn, Ärger
Betäubung, wie im Rausch
Bewusstlosigkeit, Koma, Stupor
Boshaft, gehässig
Brütet, sieht alles schwarz
Delirium tremens, Säuferwahnsinn
Eifersucht
Eigensinnig, starrköpfig
Empfindlich, überempfindlich
Erregung, Aufregung
Erschöpfung, geistige
Fehler, Sprechen, beim
stellt Worte falsch
Feigheit
Froh, guten Mutes, glücklich
morgens
traurig am Abend, und
nachmittags
abends
18 h •
abwechselnd mit Kummer
Traurigkeit
Furcht
nachts
Dunkelheit, vor
Geisteskrankheit, seinen Verstand zu verlieren, vor
Tod, vor dem
Unglück, vor
Unheil, vor
Vögeln, vor ⋆1
Gedächtnisschwäche
plötzlich und periodisch auftretende
tun wollte, was er gerade
Gedanken, versunken in, Unglück vor, stellt sich ein •
Gedanken, hartnäckige
quälende
Schwinden der
gehen, Verlangen zum Gehen vergeht, sobald sie aufbricht •
Geisteskrankheit, Wahnsinn
geistige Arbeit, Abneigung gegen
Gesellschaft, Abneigung, gegen; Gegenwart anderer agg. die Symptome; Verlangen nach Einsamkeit
Gleichgültigkeit, Apathie
Hass, Personen, übereinstimmen, die nicht mit ihm •
Hast, große Eile
Hysterie
Imbezillität
Jammern, geschätzt wird, weil er nicht jammert •
Lästig, geht auf die Nerven
Lasziv
Launenhaftigkeit
abends
Lebhaft, nachmittags
Mürrisch, missmutig
reden, Abneigung zu, möchte schweigen, wortkarg
Reizbarkeit
nachmittags
abends
Koitus, nach
Ruhelosigkeit
nachmittags
abends
Schimpfen, sein Wert werde von anderen nicht verstanden ⋆2
Schüchternheit
schamhaft, verlegen
Sitzt, denkt nach, und •
Stimmung, veränderliche, unbeständige, wankelmütige
Streitsüchtig, zanksüchtig
Stumpfheit, Geistesträgheit, Denk- und Verständnisschwierigkeit
abends
Essen, nach dem
Traurigkeit, Verzagtheit, Niedergeschlagenheit, Depression, Schwermut, Melancholie
morgens, aber fröhlich am Abend
nachmittags
abends
bittere Traurigkeit, verbittert •
Schweiß, bei
Unentschlossenheit
Ungeduld
Unzufrieden, missvergnügt, unbefriedigt
allem, mit
Vergesslich
Essen, nach dem
Verwirrung des Geistes
morgens

Erwachen, beim
abends
Freien, im, amel.
geistige Anstrengung, durch
Verzweiflung
Fieberhitze, während der
Genesung, an der
Wahnideen, Einbildungen, Halluzinationen, Sinnestäuschungen
Bilder, Phantome, sieht
schreckliche
nachts beim Versuch einzuschlafen •
Visionen, hat
Weinen, weinerliche Stimmung
Schweiß, bei
Widerspenstig
Zerstreut, unaufmerksam
Zorn, Jähzorn

Calendula officinalis

Angst
Fieberfrost, während
Stuhlgang, vor
während
Auffahren, Schreck, durch und wie durch
Bewusstlosigkeit, Verbrennung, bei
Delirium
wildes
Empfindlich, überempfindlich
erschreckt, leicht
Kleinigkeiten, über
Furcht, ereignen, es könnte sich etwas
Schreckliches ^1
Mürrisch, missmutig
Fieberfrost, bei
Schläfrigkeit, mit
Reizbarkeit
Fieberfrost, bei
Ruhelosigkeit
nachts
Sprechen, unverständliches

Calotropis gigantea

Ruhelosigkeit
nachts

Caltha palustris

Angst
Ruhelosigkeit

Camphora

Abneigung, alles, gegen
Albernes Benehmen
angefasst werden, will nicht
angesprochen werden, will nicht
Angst
nachts
Bett, im
Herumwerfen, mit
Erscheinung beim Erwachen, durch eine schreckliche
Fieberfrost, während
geistige Anstrengung, durch
Schlaf, im
Seligkeit, um die ewige
Stuhlgang, während
Anstrengung, amel. durch geistige
antworten, weigert sich zu antworten
Auffahren
Geräusche, durch
leichtes
Schlaf, im
Auffassungsvermögen, leichtes
beißen, Verlangen zu
beleidigt, leicht; nimmt alles übel
Beschäftigung, Ablenkung amel.
Beschimpfen, beleidigen, schmähen
Beschwerden infolge von, Erwartungsspannung, Vorempfinden, Ahnung
Schreck
Zorn, Ärger
Bestimmtheit, Rechthaberei
Betäubung, wie im Rausch
Fieberhitze, bei
Bett, Abneigung gegen das, meidet es
aufstehen aus dem, möchte
Beweglichkeit, geistige +2
Bewusstlosigkeit, Koma, Stupor
Augen, starrem Blick, mit
Fieber, bei
Fieberfrost, bei
Gemütsbewegung, nach
Hitzschlag, beim
Schreien, heulendem, mit •
Verhalten, automatenhaftes
Brütet, Ecke oder lässt den Kopf hängen, brütet in einer
Delirium
nachts
ängstliches
Blick auf einen Punkt gerichtet, stiert

Durst, mit
erotisches
Fieber, während
geschäftiges
geschwätziges
gewalttätiges
Konvulsionen, während
lärmendes
rasendes
ruhiges
Schläfrigkeit, mit
Schlaf, Einschlafen, beim
komatösen, im
wahnsinniges
wiederholt ständig denselben Satz •
wildes
Denken, Beschwerden amel., an seine
Diktatorisch, herrisch, dogmatisch, despotisch
Dunkelheit agg.
Eifersucht
Eigensinnig, starrköpfig
Ekel, Widerwillen
Ekstase
Empfindlich, überempfindlich
Geräusche, gegen
entfliehen, versucht zu
Entmutigt
Erregung, Aufregung
Wein, wie nach
Erschöpfung, geistige
Verletzungen, durch
Faulheit, Indolenz, Abneigung gegen Arbeit
Fieberfrost, bei •
Fehler, Zeit, in der
Feigheit
Froh, guten Mutes, glücklich
Furcht
nachts
Ärger, nach
Alleinsein, vor dem
nachts
aufwärts gezogen zu werden •
Bett, vor seinem
Dunkelheit, vor
Gedanken, vor seinen eigenen •
Gefahr, vor drohender
Gehen, geht aus Furcht, bis Schweiß amel. •
Menschen, vor; Anthropophobie
Schlaf, einzuschlafen, Furcht
Spiegeln im Zimmer, vor
Tod, vor dem
Unheil, vor

Gebärden, macht
heftige
krampfhafte
seltsame Stellungen und Lagen
unfreiwillige Handbewegungen, wilde
wilde •
Gedächtnis, gutes
Gedächtnisschwäche
Ereignisse, frühere, für
getan hat, was er gerade
Gedächtnisverlust
Katalepsie, nach •
Gedanken, Andrang, Flut der
drängen sich auf und schwirren durcheinander
grobe, primitive •
Schwinden der
sich selbst, über, möchte von Gedanken über sich selbst abgelenkt werden •
Geistesabwesend
Geisteskraft, gesteigerte
Geisteskrankheit, Wahnsinn
erotische
Gesichtsblässe, mit
Kindbett, im
starren Augen, mit
Geistige Arbeit unmöglich
Geschwätzigkeit
Gesellschaft, Abneigung, gegen; Gegenwart anderer agg. die Symptome; Verlangen nach Einsamkeit
Gesellschaft, Verlangen nach; Abneigung gegen Einsamkeit, Gesellschaft amel.
nachts
Alleinsein agg., beim
Gewalttätig, heftig
Glänzende, leuchtende Gegenstände agg.
Gleichgültigkeit, Apathie
Arbeitsscheu, mit
Hast, große Eile
Arbeit, bei seiner
Bewegungen, in seinen
Heiterkeit
Heulen
Hysterie
Ideen, Einfällen, Mangel an
Ideen, Einfällen, Reichtum an; Geistesklarheit
Imbezillität
Impulsiv
Indiskretion, Taktlosigkeit
Jammern, Lamentieren, Klagen
Klammert sich an andere

Konzentration, schwierige
Kriecht, Kind verkriecht sich, heult, schreit •
Lachen, Kindern, bei, wahnsinniges •
  Konvulsionen, vor, bei oder nach
  sardonisches
Langeweile
Lernen, lernt leicht ★3
liegen, möchte auf bloßem Boden •
Manie
  beschimpft jeden
  kaltem Schweiß, mit
  Raserei, mit
Monomanie
Murmeln, murren, Schlaf, im
Mürrisch, missmutig
  nachts
nackt zu sein, Verlangen
  entblößt ihre Brust in Puerperalmanie •
Nymphomanie
Obszön
  Reden, obszöne
Phantasien, laszive
  Schlaf, Einschlafen, beim
  verstärkte Phantasietätigkeit
    abends, Bett, im
    Augenschließen im Bett, beim
  verwirrte
Prophezeit
Qualvolle Angst
Raserei, Wut
  anfallsweise
  Beißen, mit
  Schaum vor dem Mund, mit •
  Spucken, mit
  zerreißt die Kleidung •
Reden, Schlaf, im
    sanfter Stimme, mit, die ganze Nacht •
reden, Abneigung zu, möchte schweigen, wortkarg
Reizbarkeit
  morgens, Erwachen, beim
  nachts
    Visionen, mit furchtvollen •
  Erwachen, beim
  Fieberfrost, bei
Religiosität, auffallende
  nachts gequält durch religiöse Gedanken
Ruhelosigkeit
  nachts
  ängstliche
  Bett, sich herumwerfen im
  Entbindung, während der

Satyriasis
Schamlos
Schlagen
Schlägt sich selbst
  Brust, seine
Schreien
  Hilfe, um
  Kindern, bei
  Konvulsionen, vor
    während epileptischer
Schüchternheit, abends, Zu-Bett-Gehen, beim
Selbstbetrachtung, nachts •
Selbstmord, Furcht vor einem offenen Fenster oder einem Messer, mit
  Springen in die Tiefe, durch
    Fenster, aus dem
Seufzen
  Schlaf, im
Sinne abgestumpft
  Schwinden der
Sitzen, Neigung zum
Sprechen, deliröses
  fremder Sprache, in
  hastiges
  springt schnell von einem Gedanken zum anderen
  unsinniges
  unzusammenhängendes
Springen, Bett, springt aus dem
  Fenster, aus dem
Stimmung, abstoßende, widerwärtige
Stöhnen, Ächzen, Wimmern
  Schweiß, bei
Streitsüchtig, zanksüchtig
Stuhl, schluckt seinen
Stumpfheit, Geistesträgheit, Denk- und Verständnisschwierigkeit
Tanzen, wildes
Tod, Gefühl vom
  Todesgedanken
töten, Verlangen zu
  dachte, er müsse jemanden töten
  Gehen im Freien und auf der Straße, beim
Trancezustand
  spielt Klavier mit geschlossenen Augen, schreibt Briefe in einer erlernten Sprache •
Traurigkeit, Verzagtheit, Niedergeschlagenheit, Depression, Schwermut, Melancholie
  nachts
  abgelenkt werden, möchte von den Gedanken an sich
  Dunkelheit, in der

Trunksucht, Alkoholismus
Unbehagen, Unpässlichkeit
Unbesonnen, sorglos
Unentschlossenheit
Vergesslich
Verlassenheit, Gefühl der
    Isolation, Vereinsamung, Gefühl der
verstecken, Verlangen sich zu
Verwirrung des Geistes
    betrunken, wie nach einem Rausch
    Fieberhitze, während
    Gehen, beim
    Identität, über seine
Verzweiflung
    religiöse Verzweiflung an der ewigen Seligkeit
Wahnideen, Einbildungen, Halluzinationen, Sinnestäuschungen
    abends, Bett, im
    nachts
    absurde, Gestalten sind anwesend
    allein, Welt, sie ist alleine auf der
    Bilder, Phantome, sieht
        nachts
        schreckliche
    Einschlafen, beim
    Fliegens, Gefühl des
    Gegenstände, leuchtend gefärbte
        manchmal dick, manchmal dünn (beim Augenschließen im Schlummer) •
    Gespenster, Geister, sieht
    groß, Gegenstände werden größer
        Pulsschlag, mit dem •
    Hölle, ist in der
    klein, Gegenstände werden kleiner
    länger, Gegenstände erscheinen
    Personen, neben ihm, sind
    Phantasie, Einbildungen der
    Teufel, er ist ein
    tot, er selbst war
    vergrößert, Entfernungen sind
    verlassen, im Stich gelassen, ist
    Visionen, hat
        nachts
        Augenschließen, beim
        schreckliche
            nachts
        Ungeheuern, von
        wundervolle
Weinen, weinerliche Stimmung
    nachts
    Angst, nach
    grundlos
    Kindern, bei
    Konvulsionen, bei
    möchte weinen, aber die Augen bleiben trocken •
        unaufhörlich
    Schlaf, im
    Schweiß, bei
    unwillkürliches
Widerspenstig
widersprechen, Neigung zu
Wildheit
Wille, Verlust des Willens
Wirft Gegenstände weg
Zeit vergeht zu langsam, erscheint länger
Zerreißt Sachen
Zerstörungssucht, Destruktivität
    Kleidern, an
Zorn, Jähzorn

Camphora bromata

Erregung, Aufregung
Fehler, Orten, irrt sich in
Hysterie
Reizbarkeit
Traurigkeit, Verzagtheit, Niedergeschlagenheit, Depression, Schwermut, Melancholie
Wahnideen, Ausmaße von Gegenständen, umgekehrte •

Cannabis indica

Albernes Benehmen
Angst
    anfallsweise +1
    Freien, im, amel.
    Masturbation, durch •
    Seligkeit, um die ewige
antwortet unzusammenhängend
Argwöhnisch, misstrauisch
Auffahren, Schlaf, im
Auffassungsvermögen, leichtes
beißen, Verlangen zu
Betäubung, wie im Rausch
Bewusstlosigkeit, Koma, Stupor
    nachts
    Kerzenlicht, durch •
    Klavierspiel, beim Anhören von •
    Musik, durch
    plötzliche

  - schnell vorübergehende
  - Schwangerschaft, in der
  - Traum, wie im
  - Verhalten, automatenhaftes
- **Böswillig, mutwillig**
- **Delirium**
  - nachts
  - erotisches
  - fremden Ländern, spricht von •
  - geschwätziges
  - rasendes
  - *Wahnideen, mit*
  - wahnsinniges
- *Delirium tremens, Säuferwahnsinn*
  - Wahnideen, mit
- Demenz
- Ekstase
- Empfindlich, Geräusche, gegen
  - Mangel an Empfindlichkeit
- *Entfernungen, schlechte Beurteilung von*
  - *überschätzt, werden*
- Erkennt, Straßen nicht, bekannte
- *Erregung, Aufregung*
  - nachmittags
  - *Traurigkeit, nach*
- Erschöpfung, geistige
  - Zittern, mit
- erschreckt, leicht
- *Exzentrizität, Überspanntheit*
  - *epileptischen Anfall, vor einem* •
- Faulheit, Indolenz, Abneigung gegen Arbeit
- Fehler, Orten, irrt sich in
  - *Raum und Zeit, in*
  - Schreiben, beim
    - falsche Worte
  - Zeit, in der
- Fluchen, Schwören
- **Froh, guten Mutes, glücklich**
  - *abwechselnd mit Manie*
    - Traurigkeit
- Frohlockend, jauchzend •
- Furcht
  - Anfall zu bekommen, einen
  - Annäherung anderer, vor
  - Dingen, vor wirklichen und unwirklichen •
  - **Dunkelheit, vor**
  - ertränkt zu werden •
  - Geistern, Gespenstern, vor
  - **Geisteskrankheit, seinen Verstand zu verlieren, vor**
  - glitzernden Gegenständen, Spiegeln oder kann sie nicht ertragen, vor
  - Kohleneimer, vor •
  - Kontrollverlust, vor ★[1]
  - Spiegeln im Zimmer, vor
  - Stimme zu gebrauchen, seine
  - *Tod, vor dem*
  - verletzt zu werden
  - Wasser, vor
- Gebärden, macht
  - automatische
  - unfreiwillige Handbewegungen
    - reibt sich die Hände •
  - wütende
- Gedächtnis, gutes
- *Gedächtnisschwäche*
  - auszudrücken, sich
  - Eigennamen, für
  - *gedacht hat, für das, was er gerade*
  - gehört hat, für das, was er
  - gelesen hat, für das, was er
  - *gesagt hat, für das, was er*
  - geschrieben hat, für das was er
  - *sagen wollte, für das, was er*
  - **schreiben wollte, für das, was er**
  - Worte, für
- Gedächtnisverlust
  - Aphasie, bei
- Gedanken, versunken in
- Gedanken, Andrang, Flut der
  - *drängen sich auf und schwirren durcheinander*
  - **hartnäckige**
  - Kreise, bewegen sich im •
  - lächerliche
  - schnelle, lebhafte
  - *Schwinden der*
    - *Lesen, beim*
    - *Reden, beim*
    - *Schreiben, beim*
  - unzusammenhängende
  - Vergangenheit, an die
  - wandernde, abschweifende
- Gedichte, macht
- gehen, Freien, im, amel. Gemütssymptome
- *Geistesabwesend*
- Geisteskraft, gesteigerte
- Geisteskrankheit, Wahnsinn
  - *erotische*
  - *Kindbett, im*
  - Trinkern, bei
- geistige Arbeit, Abneigung gegen
  - unmöglich
- *Geschwätzigkeit*

Gesellschaft, Abneigung, gegen; Gegenwart anderer agg. die Symptome; Verlangen nach Einsamkeit
Glänzende, leuchtende Gegenstände agg.
Gleichgültigkeit, Apathie
    äußere Dinge, gegen
    Gewissen, gegen sein
Hast, große Eile
    Bewegungen, in seinen
    jeder soll sich beeilen
Heiterkeit
Hellsehen
    Mitternacht •
Hochmütig, arrogant
Hydrophobie, Tollwut
Hysterie
Ideen, Einfällen, Reichtum an; Geistesklarheit
    Urinieren, nach •
Kichern
Konflikt, steht mit sich selbst in ⋆[2]
Konzentration, schwierige
Kriecht auf dem Boden
Lachen
    andauerndes
    ernste Dinge, über
    Kleinigkeiten, über
    krampfhaftes
    sardonisches
    unfreiwilliges
    unmäßiges
    Weinen und Lachen zur gleichen Zeit
    Wort, bei jedem gesagten •
    Zyanose, mit
Laszív
Läuft umher, gegen Menschen beim Gehen •
Launenhaftigkeit
Leidenschaftlich
Lesen, unfähig zu
Luftschlösser, baut, plant viel ⋆[2]
Manie
    Raserei, mit
Meditation
Milde
Morphinismus
Musik, angenehm, ist
    Ohnmacht beim Hören von
Nymphomanie
Pfeifen
Phantasien, angenehme
    lebhafte
    verstärkte Phantasietätigkeit
Proportionen, schlechte Beurteilung von ⋆[2,3]

Qualvolle Angst
    Beklemmung, mit
    Luft amel., frische
Raserei, Wut
    Weinen, mit
Reden, Schlaf, im
reden, Abneigung zu, möchte schweigen, wortkarg
Redet, einem Thema, nur von
Reizbarkeit
    nachmittags
Ruhe haben, will seine
Ruhelosigkeit
Satyriasis
Schlafwandeln
Schreien
Schüchternheit, abends, Zu-Bett-Gehen, beim
Selbstbetrachtung
Singen
Sinne geschärft
sonderbar, alles erscheint
Sorgen, voller
Spaßen, Scherzen
    Wortspiele, macht •
Spotten, Sarkasmus, beißender Spott
Sprechen, enthusiastisches •
    extravagantes, übertreibendes
    hastiges
    lebhaftes
    Stimme, mit schriller, kreischender
    unsinniges
    unzusammenhängendes
    vollenden, kann den Satz nicht
spucken, Gesicht, den Leuten ins
Stöhnen, Ächzen, Wimmern
Stumpfheit, Geistesträgheit, Denk- und Verständnisschwierigkeit
Tanzen
Theoretisieren, Theorien aufstellen
Tod, Gefühl vom
        Fieberfrost, im •
    Todesahnung
    Todesgedanken
Traum, wie im
Traurigkeit, Verzagtheit, Niedergeschlagenheit, Depression, Schwermut, Melancholie
    morgens
Trieb, krankhafter, laufen, zu; krankhafter Lauftrieb
Trunksucht, Alkoholismus
Unentschlossenheit
Vergesslich

Straßen, für wohlbekannte
Worte beim Sprechen, für; sucht nach Worten
Vergnügen, Freude
Verlangen, voller, körperlicher Bewegung, nach
Verlassenheit, Gefühl der
Isolation, Vereinsamung, Gefühl der
Verliebt
Verwirrung des Geistes
Traum, wie im
Verzweiflung
Genesung, an der
Wahnideen, Einbildungen, Halluzinationen, Sinnestäuschungen
nachts
absurde, lächerliche •
Gestalten sind anwesend
akustische Täuschungen
angenehme
Armee zieht an ihm in der Straße vorüber, eine schweigende (beim Gehen) •
Äther, umgeben von undurchdringlichem •
Bahre, liegt auf einer
Ball, er sitzt auf einem
Befehlshaber, ist ein
behext, er ist •
Bein ist eine Blechbüchse, gefüllt mit Treppenstangen •
Beine, lang, sind zu •
Berggrat, er ist auf einem •
beschäftigt, Tätigkeit, mit einer
Beweis, führt einen beredten •
Bierkrug und ziselierte ihn mit Drachenbildern, er sah einen riesigen •
Bilder, Phantome, sieht angenehme
Blumen, von gigantischen •
Blut rauscht in den Adern wie das Brausen von vielen Wassern
Chormusik, er ist in einem Dom beim Hören von •
Christus, er ist
dehnen sich aus, die Vorübergehenden •
Delirium, er hatte ein •
Diebe, Hause, im
doppelt zu sein
Sinneseindrücke treten doppelt auf •
drei Personen auf einmal, er ist
durchsichtig, er ist
Engel, sieht
Entfernungen, von
ermorden, ihn zu, Personen sind bestochen •
erwürgt, er wird (nachts beim Erwachen)
Ewigkeit, er war in der •
Existenz, eigenen Existenz, zweifelt an seiner •
gestaltlose Existenz im unermesslichen Raum •
zwei Existenzen zu haben •
fällt, Mauern stürzen ein
Feiglinge, die ihn Verlassenden sind •
Fingernägel erscheinen tellergroß (bei Schläfrigkeit) •
Fliegens, Gefühl des
Abgrund, von einem Felsen in einen dunklen (beim Zu-Bett-Gehen) •
Frauen, alten und verhutzelten, von
Fremde, sieht, er
Gefährten sind halb Menschen, halb Pflanzen •
Geheimnis, alles um ihn erscheint ein schreckliches •
Gehirn, Gehirnerweichung, hat
Geist, er ist ein •
geisteskrank werden, sie wird
Geräusche, Lärm von Wagen, hört •
geschwollen, er ist
Gesichter, sieht
entsetzliche
hässliche Gesichter erscheinen angenehm •
lächerliche •
vornehmer Leute •
geteilt in zwei Teile
Gewicht, er hat kein
Giraffe, er ist eine •
Glocken läuten, hört
unzählige, lieblich tönende •
Gnom zu sein, ein •
göttlich zu sein
grillenhafte •
groteske
Halle, Illusion einer riesigen
Haus, beweglich, scheint •
ist voller Menschen, sein
Himmel, ist im
Himmelskörper, eine Kugel zu sein, ein •
Hitze, hat eine vom Epigastrium ausstrahlende, fürchterliche •
hochgestellte Persönlichkeit, ist eine
Hölle, ist in der
Schatten der, im (um Mitternacht beim Erwachen) •
Ichthyosaurier, sieht einen •
Identität, Irrtümer in der eigenen
jemand anders, sie ist

Jäger, er ist ein
Jungfrau Maria zu sein, die •
Kaiser, ist ein •
Kleider, fliegen fort und werden Sternschnuppen, sie (beim Ausziehen) •
  Lumpen, ist gekleidet in •
Königin, sie ist eine •
Kopf, gehört einem anderen
  Pendel, Kopf ist wie ein umgedrehtes, schwingendes •
  riesengroßer Kopf an der gegenüberliegenden Wand
Körper, bedeckt die ganze Erde, sein •
  geteilt, ist
  Größe seines Körpers, über die •
Kummer, jeder, den er trifft, hat einen heimlichen •
lang, Bein ist zu , ein •
lächerliche
Leben, rast von Leben zu Leben •
  Symbole des, alle vergangenen Begebenheiten drehen sich rasch auf Rädern •
Lebenstätigkeiten, deutliches Bewusstsein von gewöhnlich unbemerkten •
leicht, körperlos, er ist
Leuchtkäfern, von •
Lokomotive, er ist eine •
Mandarin, hielt den Freund für einen •
Mann, verhüllter Mann springt aus der Mauer (wenn er auf der Straße geht) •
Marmorstatue, hielt sich für eine •
Mauern stürzen ein
  umgeben, ist von hohen •
Mensch, Zimmer, ein anderer ist im
Musik, er hört
  süßeste und erhabendste Melodie
Nilpferd, ist ein •
Not geraten, sie ist in •
Offizier, er ist
Orten, verschiedenen, er ist zu gleicher Zeit an
Pferde, reitet •
Pflanzendasein zu führen, ein •
Phantasie, Einbildungen der
Platz umgeben von Häusern bis hundert Stockwerke hoch, sieht einen •
Pumpenschwengel, er war ein •
Raum, Ausdehnung des Raumes
Reichtum, von
Reise, befindet sich auf einer
Reisen, von
reitet •
ruft, jemand
  ihn, jemand
Rußwolke fiel auf ihn •
Säge, er war eine riesige, auf- und abschnellende •
Satyren, Vision von tanzenden
Schmetterlingen, von
schöne
schöpferische Fähigkeiten, hat •
schreien, zu •
schwebt in der Luft
schwimmt, er
Seele, der Körper war zu klein für die Seele oder von ihr getrennt
seziert werden, er wird •
singen, zu •
Sodawasser zu sein, eine Flasche
Soldaten, sieht, marschieren still vorbei •
sonderbar, alles ist
  gewohnte Dinge erscheinen
    lächerlich, sind
  Stimme erschien ihr, die eigene •
Sonne wirbelt herum •
Sterben, er ist am
  wird sterben und gleich seziert •
Sterne, sah in seinem Teller •
Stimmen, hört
  seine eigene Stimme klingt sonderbar und hallt wie Donner •
stirbt, er
Strudel, hinabgezogen in einen seelischen •
tanzende Satyre und kopfnickende Mandarine •
Tartaren, einer Gruppe von •
Teufel, sieht
  anwesend, sind
  besessen vom, ist
  er ist ein
Tintenfass, war ein, er •
tot, er selbst war
  Leiche, auf einer Bahre
  Menschen, sieht tote, Mitternacht beim Erwachen •
Überirdischem, von etwas •
übermenschlich, er ist
umgeben, ist von Freunden
unwirklich, alles erscheint
vergrößert
  Bein ist länger, ein •
  Entfernungen sind
  Gegenstände sind
  Kopf ist

Körperteile sind
Personen sind
Wimpern sind •
verkleinert, alles ist
verlassen, im Stich gelassen, ist
verletzt werden, wird
Vernichtung, verfällt der
versetzt, Welt, in eine andere •
Visionen, hat
Erhabenheit, von großartiger
Macht, von eingebildeter •
schöne
Ungeheuern, von
wundervolle
Wasser, blauem, von •
Nektar, Wasser ist wundervoller (beim Trinken)
Unglück durch •
wechseln plötzlich •
Weltraum, getragen, er wird in den (beim Liegen)
gezwungen, eine unermessliche Planetenbahn zu beschreiben, und •
Wimpern, von langen •
Windes, das Heulen des, klang im Schornstein wie das Sausen eines gewaltigen Rades und wie der Widerhall eines Donnerschlages auf einer großen Orgel •
Wirbelsäule ist ein Barometer •
Wissen, er besitzt ein unendliches •
Wolken lassen sich auf Patienten herab oder tanzen um die Sonne, sonderbare •
Würmer, Erbrochenes ist ein Haufen von Würmern •
Zeit erscheint länger, vergeht zu langsam
Zimmer, Wände, fürchterliche Erscheinungen an den Wänden, sieht •
zusammenzugleiten, scheinen •
zu Hause, zu sein, wenn nicht
Zylinder, ist ein •
Weinen, weinerliche Stimmung
unwillkürliches
Widerspruch, verträgt keinen
Widerstreit mit sich selbst +2
Witzig, geistreich
Zärtlichkeiten, Neigung zu, Verlangen nach Zärtlichkeiten •
Zeit vergeht zu langsam, erscheint länger
Ewigkeit, Minuten erscheinen als •
Zerstreut, unaufmerksam

Cannabis sativa

Albernes Benehmen
Angst
nachts
Stimme, beim Erheben der •
Argwöhnisch, misstrauisch
Auffahren
elektrisiert, wie
Geräusche, durch
Schlaf, aus dem
Auffassungsvermögen, leichtes
beleidigt, leicht; nimmt alles übel
Betäubung, wie im Rausch
Bett, Abneigung gegen das, meidet es
Bewusstlosigkeit, Koma, Stupor
Traum, Erwachen, beim, aus einem Traum •
Boshaft, gehässig
Delirium
lustiges, fröhliches
rasendes
Wahnideen, mit
Delirium tremens, Säuferwahnsinn
Dunkelheit agg.
Ekstase
Empfindlich, überempfindlich
Essen, nach dem
Geräusche, gegen
Entfernungen, schlechte Beurteilung von
Ernst
abwechselnd mit Fröhlichkeit
Erregung, Aufregung
Erschöpfung, geistige
erschreckt, leicht
Faulheit, Indolenz, Abneigung gegen Arbeit
abends
Fehler, Schreiben, beim
lässt Worte aus
wiederholt Worte
Sprechen, beim
falsche Antworten, gibt
stellt Worte falsch
Worte, benutzt falsche
Unterscheiden von Gegenständen, im
Zeit, in der
Fleißig, Arbeitswut
Froh, guten Mutes, glücklich
nachmittags
abwechselnd mit Ernst
Manie
Traurigkeit
Zornesausbrüchen

Fieberfrost, bei
Furcht
Bett, vor seinem
Dunkelheit, vor
Geräusche, durch
Magen aufsteigend, vom
Tod, vor dem
Gebärden, drehen, schnell, auf dem Fuß •
krampfhafte
Gedächtnis, gutes
Gedächtnisschwäche
auszudrücken, sich
sagen wollte, für das, was er
tun wollte, was er gerade
Worte, für
Gedanken, versunken in
Gedanken, Andrang, Flut der
gedankenvoll
hartnäckige
Schwinden der
Stillstand der
wandernde, abschweifende
Geisteskrankheit, Wahnsinn
benimmt sich wie ein Geisteskranker
boshafte
fröhliche, lustige
Kindbett, im
Weinen, mit
Geschwätzigkeit
gesund, zu sein, behauptet trotz schwerer Krankheit
Gleichgültigkeit, Apathie
alles, gegen
freudlose
Hast, große Eile
Fieberfrost, bei •
Hochmütig, arrogant
Hysterie
Ideen, Einfällen, Mangel an
Ideen, Einfällen, Reichtum an; Geistesklarheit
Imbezillität
Konzentration, schwierige
Lachen
agg.
krampfhaftes
lautes
Zyanose, mit
Lächerlich, Dinge scheinen
Lästig, geht auf die Nerven
Laszív
Launenhaftigkeit
vormittags
nachmittags
Lebhaft, munter
Rausch, wie durch einen •
Licht, Verlangen nach
Luftschlösser, baut, plant viel ★2
Manie
Raserei, mit
Meditation
Murmeln, murren
unverständliches
Mürrisch, missmutig
nachmittags
Musik amel.
Nachgiebigkeit
Nymphomanie
Pfeifen
Phantasien, lebhafte
verstärkte Phantasietätigkeit
Raserei, Wut
abwechselnd mit Fröhlichkeit
boshafte
Fieberfrost, bei
Kleinigkeiten, über
Spucken, mit
Weinen, mit
reden, Abneigung zu, möchte schweigen, wortkarg
Reizbarkeit
nachmittags
Ruhelosigkeit
Fieberfrost, bei
Schamlos
schreiben, Schwierigkeiten, seine Gedanken beim Schreiben auszudrücken
Singen
Sinne, Schwinden der
Sitzen, Neigung zum
sonderbar, alles erscheint
Stimmen klingen sonderbar •
Sprechen, hastiges
unzusammenhängendes
verwirrtes
spucken, Drang zu
Gesicht, den Leuten ins
Stimmung, abwechselnde
veränderliche, unbeständige, wankelmütige
Stumpfheit, Geistesträgheit, Denk- und Verständnisschwierigkeit
nachmittags
abends
Erwachen, beim
Schläfrigkeit, mit

Schreiben, beim
Tanzen amel.
Traum, wie im
Traurigkeit, Verzagtheit, Niedergeschlagenheit, Depression, Schwermut, Melancholie
vormittags
abends amel.
Fieberfrost, bei
Unbesonnen, sorglos
Unbeständigkeit
Unentschlossenheit
wankelmütige
Unsicherheit, geistige
Unterhaltung, Konversation agg.
Unzufrieden, missvergnügt, unbefriedigt
allem, mit
Vergesslich
Worte beim Sprechen, für; sucht nach Worten
Verlassenheit, Isolation, Vereinsamung, Gefühl der
Verwechselt Dinge und Ideen
Verwirrung des Geistes
morgens, Erwachen, beim
nachmittags
abends
Identität, über seine
Dualität, Gefühl der
Traum, wie im
verwechselt Subjektives mit Objektivem
Wahnideen, Einbildungen, Halluzinationen, Sinnestäuschungen
akustische Täuschungen
Ansammlung von Dingen, Schwärmen, Menschenmengen etc.
Bilder, Phantome, sieht
doppelt zu sein
Entfernungen, von
geisteskrank werden, sie wird
Harz zu schwitzen, aus jeder Pore •
Identität, Irrtümer in der eigenen
jemand anders, sie ist
Kopf, gehört einem anderen
Mensch, anderer Mensch, sie ist ein
Musik, überirdische
Phantasie, Einbildungen der
Reise, befindet sich auf einer
sonderbar, alles ist
gewohnte Dinge erscheinen
spricht, ein anderer spricht, wenn er spricht
Stimmen, hört
unwirklich, alles erscheint
vergrößert, Entfernungen sind
Visionen, hat
Zeit erscheint länger, vergeht zu langsam
Weinen, weinerliche Stimmung
abwechselnd mit Frohsinn
Lachen
Wut
Fieberfrost, bei
Wille, Willensschwäche
Zeit vergeht zu langsam, erscheint länger
Zerstreut, unaufmerksam
Zorn, Jähzorn
abwechselnd mit Frohsinn
Weinen
heftiger
Kleinigkeiten, über

Cantharis

Abneigung, alles, gegen +2
Abscheu, Allgemeinen, im
Albernes Benehmen
Angst
morgens
vormittags
nachts
Bett, im, Herumwerfen, mit
Erwartungsspannung, durch
Essen, nach dem
Fieber, im
Furcht, mit
Gewissensangst, als ob eines Verbrechens schuldig
hypochondrische
Menses, während der
Mittagessen, nach dem
Stuhlgang, vor
während
Argwöhnisch, misstrauisch
Auffahren, Schlaf, aus dem
im
Ausschweifung, sexuelle
beißen, Verlangen zu
Delirium, im
Beklagt sich
Bellen
brüllen
Delirium, im
Beschimpfen, beleidigen, schmähen
Beschwerden infolge von Erwartungsspannung, Vorempfinden, Ahnung

Bett, Abneigung gegen das, meidet es
Bewusstlosigkeit, Koma, Stupor
nachts, Erwachen, beim
Augen, starrem Blick, mit
Gehen, beim, im Freien
Gesicht, mit rotem
Gliederzucken, mit
kalter Haut, mit •
Konvulsionen, nach
Liegen, ausgestreckten Armen, schreit und wirft sich herum, liegt mit •
plötzliche
schnell vorübergehende
Schwindel, während
urämisches Koma
Blasphemie, Gotteslästerung
Fluchen, und
Boshaft, gehässig
Zorn, mit
Brütet, sieht alles schwarz
Chaotisches, wirres Verhalten
Delirium
abends
nachts
ängstliches
Blick auf einen Punkt gerichtet, stiert
erotisches
Fieber, während
Geschäft, spricht vom
gewalttätiges
rasendes
Schrecken, voller
Schreien, mit
Hilfe, nach
tollwütiges
unsinnig, mit offenen Augen
wahnsinniges
wildes
Ehebrecherisch
Eigensinnig, starrköpfig
Ekstase
Empfindlich, überempfindlich
Entmutigt
Angst, mit
Erregung, Aufregung
morgens
Fieberfrost, bei
krampfartige
Erschöpfung, geistige
morgens
erschreckt, leicht
Faulheit, Indolenz, Abneigung gegen Arbeit
morgens
Fehler, Sprechen, beim
Worte, benutzt falsche
Feigheit
Fluchen, Schwören
Frechheit, Impertinenz
Froh, guten Mutes, glücklich
abwechselnd mit Traurigkeit
Furcht
Bett, vor seinem
essen, nach dem Essen
Magen aufsteigend, vom
Spiegeln im Zimmer, vor
Tod, vor dem
Wasser, vor
Gebärden, krampfhafte
unfreiwillige Handbewegungen, wirft die Hände umher
Gedanken, versunken in
Gedanken, Andrang, Flut der
morgens
drängen sich auf und schwirren durcheinander
gedankenvoll
hartnäckige
Schwinden der
Anstrengung, bei
seltsame
Geisteskrankheit, Wahnsinn
erotische
Kindbett, im
Körperkraft, mit vermehrter
Ruhelosigkeit, mit
Geistige Arbeit unmöglich
gelingt ihm, nichts; erfolglos
Geschäft, redet vom
Geschäftig, fruchtlos
Geschwätzigkeit
Gewalttätig, heftig
Glänzende, leuchtende Gegenstände agg.
Gleichgültigkeit, alles, gegen
Grausamkeit, Unmenschlichkeit
Grobheit
Hast, große Eile
Gehen, beim
Heiterkeit
Herausfordernd, trotzig
Hydrophobie, Tollwut
Hypochondrie
Hysterie
Ideen, Einfällen, Mangel an
Ideen, Einfällen, Reichtum an; Geistesklarheit

Jammern, Lamentieren, Klagen
Konzentration, schwierige
morgens
Kratzt, Kalk von den Wänden, den
Lachen, abwechselnd mit Traurigkeit
Lasziv
Läuft umher
Launenhaftigkeit
Leidenschaftlich
Manie
erotische ★3
Raserei, mit
zerreißt, Haare aus, reißt sich die
zerfleischt sich mit seinen Fingernägeln
Meditation
Mürrisch, missmutig
morgens
nachmittags
Nymphomanie
Menses, unterdrückten, nach
Obszön
Lieder, obszöne
Phantasien, laszive
verstärkte Phantasietätigkeit
morgens
nachts
Qualvolle Angst, Gehen im Freien, beim
Raserei, Wut
anfallsweise
Beißen, mit
heftige, gewalttätige
Konvulsionen, Raserei mit
leuchtende, helle Gegenstände, durch
Schreien, mit
Trinken oder bei Berühren des Kehlkopfes, beim Versuch zu •
Wasser, beim Anblick von
reden, Abneigung zu, möchte schweigen, wortkarg
Redet, Verstorbenen, mit
Reizbarkeit
morgens
Aufstehen, nach dem
abends
Beleidigungen, durch •
Schmerzen, bei
Ruhelosigkeit
Tag und Nacht
nachts
ängstliche
Bett, sich herumwerfen im
bewegen, muss sich ständig
Erwachen, beim
Kopfschmerzen, bei
Raserei, endet mit •
umhertreibende
Satyriasis
Schamlos
Schlagen
um sich nach eingebildeten Gegenständen, schlägt
Wand, die •
Schmollen
Schreien
Konvulsionen, vor
Wahnideen, mit
Schüchternheit
Selbstbetrachtung
Selbstvertrauen, Mangel an
Sentimental, schwärmerisch
Sinne abgestumpft
Schwinden der
Sinnlichkeit
Sitzen, Neigung zum
Sprechen, deliröses
springt schnell von einem Gedanken zum anderen
unsinniges
zögerndes
Stimmung, veränderliche, unbeständige, wankelmütige
Stöhnen, Ächzen, Wimmern
Streitsüchtig, zanksüchtig
Stumpfheit, Geistesträgheit, Denk- und Verständnisschwierigkeit
morgens
Tod, Gewissheit des Todes
Todesahnung
Traurigkeit, Verzagtheit, Niedergeschlagenheit, Depression, Schwermut, Melancholie
morgens
mittags
Essen, nach dem
Mittagessen, nach dem
Umherstreifen, sinnlos, wie ein Geisteskranker
Unbesonnen, sorglos
Unbeständigkeit
Unentschlossenheit
Ungehorsam
Unterhaltung, Konversation agg.
Unverschämtheit
nachmittags
Unzufrieden, missvergnügt, unbefriedigt
allem, mit

Verächtlich, geringschätzig
Vergesslich
Verliebt
Verwirrung des Geistes
morgens
geistige Anstrengung, durch
Lesen, beim
Verzweiflung
Wahnideen, Einbildungen, Halluzinationen, Sinnestäuschungen
nachts
akustische Täuschungen
Arbeit, fleißig an der, ist
besessen, ist
Bett, hochgehoben, wird •
unter dem, jemand ist
klopft
wirft sie auf und ab, jemand
bewegen, hört unsichtbare Dinge nahe über ihm sich ⋆8
Bilder, Phantome, sieht
nachts
erwürgt, eiskalten Händen, von •
Fußtritte, hört
gehoben in die Luft, Bett wird hochgehoben •
gepackt, wie
Geräusche, Klopfen unter dem Bett
Geschäft, macht
glänzenden Gegenständen, von •
Hand, um Mitternacht nimmt etwas ihre •
Kehle, jemand packte sie mit eiskalten Händen an der •
Phantasie, Einbildungen der
Schreien, zwingen zum
schwebt in der Luft
spricht, Toten, mit
Tast-Sinnestäuschungen
tot, Menschen, sieht tote
verletzt zu werden
Visionen, hat
nachts
wandern, ruhelos umher, streift
Weinen, weinerliche Stimmung
morgens
agg.
Angst, nach
Konvulsionen, bei
Schmerzen, bei
Wimmern, Winseln
Widerspenstig
nachmittags •
widersprechen, Neigung zu
nachmittags •
Widerspruch, verträgt keinen
Wildheit
Zerreißt Sachen
Zerstörungssucht, Destruktivität
Zerstreut, unaufmerksam
Zorn, Jähzorn
morgens, Erwachen, beim
nachmittags
abends
Schmerzen, bei

Capsicum annuum

Abneigung, alles, gegen
Angst
Fieberfrost, während
Geräusche, durch
Stuhlgang, vor
Tief atmen, muss tief atmen •
Zorn, während
Argwöhnisch, misstrauisch
Auffahren
Fieberhitze, bei
Schlaf, aus dem
im
Traum, durch einen
Beharrlichkeit
beleidigt, leicht; nimmt alles übel
Beschwerden infolge von Erregung, Gefühlserregung
Heimweh
Kummer
Betäubung, wie im Rausch
Bewusstlosigkeit, Koma, Stupor
Fieber, bei
Fieberfrost, bei
Boshaft, gehässig
Zorn, mit
Brütet, sieht alles schwarz
Delirium
Fieberfrost, im
Delirium tremens, Säuferwahnsinn
Denken, Abneigung gegen
Eigensinnig, starrköpfig
Kinder, fröstelige, widerspenstige und ungeschickte •
Ekel, Widerwillen
Eleganz, Mangel an
Empfindlich, äußeren Eindrücke, gegen alle
Fieberfrost, bei

Geräusche, gegen
Fieberfrost, bei
Entrüstung
Erregung, Fieberfrost, bei
Fieberhitze durch Erregung •
Erschöpfung, geistige
erschreckt, leicht
Erwachen, beim
Faulheit, Indolenz, Abneigung gegen Arbeit
Fleißig, Arbeitswut
Froh, guten Mutes, glücklich
abwechselnd mit Ausbrüchen von Entrüstung
Zorn
Zornesausbrüchen
Furcht
Erwachen, beim
getadelt zu werden •
Luft, vor frischer
Tadel, vor
Tod, vor dem
Unheil, vor
Gebärden, ungeschickt in
Gedächtnis, gutes
Gedächtnisschwäche
Worte, für
Gedanken, versunken in
Gedanken, unzusammenhängende
Geistesabwesend
Geistige Arbeit unmöglich
Geschäftig
Geselligkeit, verstecken, um die Unsicherheit zu ⋆1
Gesellschaft, Abneigung, gegen; Gegenwart anderer agg. die Symptome; Verlangen nach Einsamkeit
Gleichgültigkeit, Apathie
alles, gegen
Hartnäckigkeit
Hast, große Eile
Heimweh
Hitze im Rachen, mit •
roten Wangen, mit •
Heulen
Hypochondrie
Idiotie
Imbezillität
Indiskretion, Taktlosigkeit
Jammern, Lamentieren, Klagen
Konzentration, schwierige
Kummer
Küsst jeden
Lachen
Langeweile, Heimweh, mit
Lästig, geht auf die Nerven
Launenhaftigkeit
Milde
Mürrisch, missmutig
Fieberfrost, bei
Schlaf, im, amel.
Pfeifen
Fieber, bei •
reden, Abneigung zu, möchte schweigen, wortkarg
Reizbarkeit
Erwachen, beim, amel. •
Fieberfrost, bei
Ruhelosigkeit
ängstliche
Fieberfrost, bei
Fieberhitze, bei
geschäftige
Schreckt vor nichts zurück ⋆2
Schreien
Erwachen, beim
Seelenruhe, Gelassenheit
Selbstbetrachtung
Selbstmord, Neigung zum
Heimweh, aus •
Selbstmordgedanken
Sicherheit, wünscht sich ⋆1
Singen
Sinne abgestumpft
geschärft
Sitzen, Neigung zum +3
Spaßen, Scherzen
Abneigung gegen
abwechselnd mit Zorn
Spaß, verträgt keinen
Stilles Wesen
Stimmung, abstoßende, widerwärtige
abwechselnde
veränderliche, unbeständige, wankelmütige
Stöhnen, Ächzen, Wimmern
Gegenstände, über •
Streitsüchtig, zanksüchtig
Stumpfheit, Geistesträgheit, Denk- und Verständnisschwierigkeit
morgens
Erwachen, beim
Erwachen, beim
Fieberfrost, bei
Fieberhitze, bei
Schweiß, bei
Träumen, nach

Tadelsüchtig, kritisch
Tadelt andere
Tod, wünscht sich den
Traurigkeit, Verzagtheit, Niedergeschlagenheit, Depression, Schwermut, Melancholie
Hämorrhoiden, nach unterdrückten •
Trunksucht, Alkoholismus
Unbeholfen, plump ★2, 3
Ungehorsam
Ungeschickt ★3
Unreinlichkeit, Unsauberkeit
Unsicherheit, geistige +1
Unzufrieden, missvergnügt, unbefriedigt
leblosen Gegenständen, mit •
Vergesslich
Kopfschmerzen, bei
Verwirrung des Geistes
morgens
Erwachen, beim
Fieberfrost, bei
voreilig, unüberlegt
Weinen, weinerliche Stimmung
nachts
abwechselnd mit Lachen
Fieberhitze, bei
Husten, nach
Schlaf, im
Widerspenstig
widersprechen seinen Worten, Absichten
Widerspruch, verträgt keinen
Wille, widersprüchlich
Witzig, geistreich
Zerstreut, unaufmerksam
Zorn, Jähzorn
abwechselnd mit Frohsinn
Heiterkeit
Spaßen
Zufriedenheit
Fieberfrost, beim •
Husten, infolge von Zorn
leicht in, gerät
Zufrieden
Zurückhaltend, reserviert

Carbolicum acidum

Aktivität, geistige
Angst, Abkühlung, durch
Anstrengung, agg. durch geistige
Auffahren
anspricht, wenn man ihn
Schlaf, aus dem
im
Bewusstlosigkeit, Koma, Stupor
Konvulsionen, nach
unvollständige
Delirium
Empfindlich, Gerüche, gegen
Erregung, Aufregung
Hydrozephalus, bei
Erschöpfung, geistige
Faulheit, Indolenz, Abneigung gegen Arbeit
körperliche
Froh, guten Mutes, glücklich
abends
Essen, beim
Furcht, Krankheit, vor drohender
nachts im Bett •
Gedächtnisschwäche
ereignet hat, für das, was sich
Ereignisse, neue, für
gelesen hat, für das, was er
tun wollte, was er gerade
Gedanken, schnelle, lebhafte
Geistesabwesend
geistige Arbeit, Abneigung gegen
unmöglich
Verlangen nach
Heiterkeit
Ideen, Einfällen, Reichtum an; Geistesklarheit
Konzentration, schwierige
Lernen, Lesen etc., beim
Lesen, Abneigung gegen
Gemütssymptome agg. durch
Mürrisch, missmutig
reden, Abneigung zu, möchte schweigen, wortkarg
Reizbarkeit
Ruhelosigkeit, nachts
Schreien
Cri encéphalique
Schlaf, im
Seufzen
Stimmung, abstoßende, widerwärtige
Stöhnen, Ächzen, Wimmern
Stumpfheit, Geistesträgheit, Denk- und Verständnisschwierigkeit
Traum, wie im
Traurigkeit, Verzagtheit, Niedergeschlagenheit, Depression, Schwermut, Melancholie
Trunksucht, Alkoholismus
Ungeduld
Unzufrieden, missvergnügt, unbefriedigt

Vergesslich
Vergnügen, Freude
Verwirrung des Geistes
Zerstreut, unaufmerksam
    Auffahren, wenn angesprochen

Carbo animalis

Abscheu, Leben, gegen das
Albernes Benehmen
Angst
    morgens
        Aufstehen, beim und nach dem
        amel.
        Erwachen, beim
    nachmittags
    abends
        Bett, im
    nachts
    Mitternacht, nach, 0–2 h •
    Aufstehen, nach dem
        amel.
    Augenschließen, beim
    Bett, im
    Dunkeln, im
    Erwachen, beim
    Essen, nach dem
    Fieber, im
    Fieberfrost, während
    Gewissensangst, als ob eines Verbrechens schuldig
    Menses, vor den
    Pollutionen, nach
    Schaudern, Frösteln, mit
    Sitzen, im
Auffahren
    Schlaf, Einschlafen, beim
        im
Außer-sich-Sein
beleidigt, leicht; nimmt alles übel
Beschwerden infolge von sexuellen Exzessen
Betäubung, wie im Rausch
    Gehen, beim
    Sitzen bei Tisch, im •
Bewusstlosigkeit, Koma, Stupor
    morgens
    Gehen, beim
    Kopfbewegungen, bei
    schnell vorübergehende
    Schwindel, während
    Sitzen, beim
    Traum, wie im
Boshaft, gehässig
    Zorn, mit
Brütet, sieht alles schwarz
Delirium, Rausch, wie in einem
Dunkelheit agg.
    Eigensinnig, starrköpfig
Empfindlich, überempfindlich
    Geräusche, gegen
    Musik, gegen
Entmutigt
    tagsüber und nachts •
Erregung, abends, Bett, im
    nachts
Erschöpfung, geistige
    Pollutionen, nach
erschreckt, leicht
    abends
Faulheit, Indolenz, Abneigung gegen Arbeit
    morgens
    Schläfrigkeit, mit
Fehler, Schreiben, beim
Feigheit
Froh, guten Mutes, glücklich
    abends, Bett, im
    abwechselnd mit Traurigkeit
        Weinen
    albern, und
Furcht
    morgens
    nachmittags
    abends
    nachts
    Anfall zu bekommen, einen
    Augenschließen, beim
    Dunkelheit, vor
    engem Raum, in, Gewölben, Kirchen und Kellern, vor •
    Ersticken, vor dem
        Augenschließen, beim •
        Liegen, beim
        Schleimansammlung im Hals, durch •
    Erwachen, beim
    Fieberfrost, bei
    Geisteskrankheit, seinen Verstand zu verlieren, vor
    Krankheit, vor drohender
    Menschen, vor; Anthropophobie
    Menschenmenge, in einer
    ohnmächtig zu werden
    Pollutionen, nach
    Tod, vor dem

Unheil, vor
Gebärden, unfreiwillige Handbewegungen, wirft die Hände umher
Gedächtnisschwäche
auszudrücken, sich
gesagt hat, für das, was er
sagen wollte, für das, was er
tun wollte, was er gerade
Gedanken, gedankenvoll
Schwinden der
Geisteskrankheit, Wahnsinn
geistige Arbeit, Abneigung gegen
Geiz
Gesellschaft, Abneigung, gegen; Gegenwart anderer agg. die Symptome; Verlangen nach Einsamkeit
allein, amel. wenn
Gewalttätig, morgens
Gewissensqual
Gleichgültigkeit, Apathie
Schläfrigkeit, mit
Hast, große Eile
Gehen, beim
Heimweh
morgens •
Herzlich, liebevoll, zärtlich
Imbezillität
Kindisches Benehmen
Klammert, gehalten werden, amel., wenn
Konzentration, schwierige
Kummer
Lachen, krampfhaftes
Lästig, geht auf die Nerven
Launenhaftigkeit
Licht, Verlangen nach
Meditation
Milde
Mürrisch, missmutig
morgens, Erwachen, beim
Schläfrigkeit, mit
Musik agg.
Pfeifen
lustiges •
unwillkürliches
Phantasien, lebhafte
verstärkte Phantasietätigkeit
abends, Bett, im
nachts
Reden anderer agg., Unterhaltung
Schlaf, im
reden, Abneigung zu, möchte schweigen, wortkarg
Reizbarkeit
morgens
Erwachen, beim
vormittags
abwechselnd mit Gleichgültigkeit
Erwachen, beim
Ruhelosigkeit
nachts
ängstliche
Bett, sich herumwerfen im
treibt aus dem
Erwachen, beim
innerliche
Schaukeln amel.
Schmollen
schreiben, Schwierigkeiten, seine Gedanken beim Schreiben auszudrücken
Schreien
Schlaf, im
Schüchternheit
tagsüber
nachmittags
schamhaft, verlegen
Selbstbetrachtung
Selbstvertrauen, Mangel an
Sinne, Schwinden der
Spaßen, Abneigung gegen
Sprechen, betrunken, wie
langsames
leises
Stimmung, abwechselnde
veränderliche, unbeständige, wankelmütige
Stöhnen, Ächzen, Wimmern
Schlaf, im
Stumpfheit, Geistesträgheit, Denk- und Verständnisschwierigkeit
morgens
Erwachen, beim
vormittags
Mittagessen, nach dem
Schläfrigkeit, mit
Tod, Todesgedanken
Traum, wie im
Traurigkeit, Verzagtheit, Niedergeschlagenheit, Depression, Schwermut, Melancholie
morgens
amel.
Erwachen, beim
nachmittags
abends
nachts
ängstliche

Erwachen, beim
Schlaflosigkeit, mit
Trunksucht, Alkoholismus
Überlegt, denkt nach
Unterhaltung, Konversation agg.
Unzufrieden, missvergnügt, unbefriedigt
allem, mit
Vergesslich
Worte beim Sprechen, für; sucht nach Worten
Verlassenheit, Gefühl der
morgens
Verwirrung des Geistes
morgens
Erwachen, beim
abends
Bewegung, durch, Kopfbewegung
Gehen, beim
Nasenbluten amel.
Sitzen, im
Traum, wie im
Verzweiflung
Wahnideen, Einbildungen, Halluzinationen, Sinnestäuschungen
abends, Bett, im
Bilder, Phantome, sieht
abends
nachts
Schlaf, vor dem
Einschlafen, beim
schreckliche
Gesichter, sieht
entsetzliche
teuflische, umdrängen ihn
Phantasie, Einbildungen der
sonderbar, alles ist
gewohnte Dinge erscheinen
Stadt, er ist in einer verlassenen •
verändert, alles ist
verlassen, im Stich gelassen, ist
Visionen, hat
abends
schreckliche
wechseln plötzlich •
Weinen, weinerliche Stimmung
morgens
abends
nachts
Schlaf, im
abwechselnd mit Frohsinn
seltsamen Possen
Erwachen, beim
Essen, beim •
lautes Weinen, Schluchzen
Schlaf, im
Widerspenstig
Zorn, Jähzorn
morgens
Erwachen, beim
Erwachen, beim
früheren Ärger, über
vergangene Dinge, über
Zurückhaltend, reserviert

Carbo vegetabilis

Abscheu, Leben, gegen das
Affektiertheit, gekünsteltes Benehmen, Geziertheit
Albernes Benehmen
Angst
morgens
Erwachen, beim
nachmittags
16–18 h •
abends
Zwielicht, im
Bett, im
nachts
Erwachen, beim
Mitternacht, vor
anfallsweise
Augenschließen, beim
Bett, im
aufsitzen, muss •
treibt aus dem
Druck, Brust, auf der, durch
Dunkeln, im
Erwachen, beim
Erwartungsspannung, durch, vor einer Verabredung [+1]
Essen, beim
nach dem
Fieber, im
wie durch •
Fieberfrost, während
Fremder, in Gegenwart
Furcht, mit
Gewissensangst, als ob eines Verbrechens schuldig
Kopf, mit Blutandrang zum
Kopfhitze, mit
Stirnschweiß, mit
Kopfschmerzen, bei

Liegen, im
Menses, vor den
Schaudern, Frösteln, mit
Schlaf, vor dem
Einschlafen, vor dem
Schmerzen, durch
Stuhlgang, nach
Anstrengung, agg. durch geistige
Antwortet langsam
unpassend
unrichtig
Argwöhnisch, misstrauisch
Auffahren
nachts
Geräusche, durch
leichtes
Schlaf, aus dem
Einschlafen, beim
im
Schreck, durch und wie durch
Traum, durch einen
Ausschweifung, sexuelle
Außer-sich-Sein
beißen, Verlangen zu
Wurmbefall, beißt bei •
beleidigt, leicht; nimmt alles übel
Beschwerden infolge von Ausschweifung
Erwartungsspannung, Vorempfinden, Ahnung
sexuellen Exzessen
Betäubung, wie im Rausch
Bewusstlosigkeit, Koma, Stupor
morgens
Aufstehen, beim
Dämmerzustand
Liegen, beim
liegt wie tot
Delirium
nachts
Dunkeln, im
Erwachen, beim
ruhiges
Delirium tremens, Säuferwahnsinn
Denken, Abneigung gegen
Dunkelheit agg.
Eigensinnig, starrköpfig
Ekstase, Schweiß, bei
Empfindlich
tagsüber •
Fieberhitze, bei
Geräusche, gegen
Entmutigt
Reizbarkeit, mit
Weinen, mit
Erregung, Aufregung
abends
Bett, im
Eile, wie in
Fieberfrost, bei
Erschöpfung, geistige
morgens
mittags
erschreckt, leicht
Extravaganz
Faulheit, Indolenz, Abneigung gegen Arbeit
morgens
abends
Schläfrigkeit, mit
Feigheit
Freigebig, Fremden, gegenüber
Froh, guten Mutes, glücklich
abends
Bett, im
abwechselnd mit mürrischem Wesen
albern, und
Essen, nach dem
Furcht
morgens
nachmittags
abends
nachts
Erwachen, nach dem
Apoplexie, vor
Erwachen, beim
Dunkelheit, vor
ereignen, es könnte sich etwas
Ersticken, vor dem
essen, nach dem Essen
Fremden, vor
Geistern, Gespenstern, vor
nachts
Menschen, vor; Anthropophobie
Schlaf, vor dem (zeitlich)
Tod, vor dem
überwältigende
Unfällen, vor
Unheil, vor
Zittern, mit
Gebärden, überkreuzt die Finger ★3
Gedächtnisschwäche
Ereignisse, neue, für
gehört hat, für das, was er
gesagt hat, für das, was er
periodische
plötzlich und periodisch auftretende

Gedanken, hartnäckige
Gedichte, macht
Geisteskrankheit, Blutungen, nach
geistige Arbeit, Abneigung gegen
  unmöglich
Geiz
  Freigebigkeit gegen Fremde, Geiz gegen die Familie
Gesellschaft, Abneigung, gegen; Gegenwart anderer agg. die Symptome; Verlangen nach Einsamkeit
  Anwesenheit Fremder, Abneigung gegen
Gesellschaft, Verlangen nach; Abneigung gegen Einsamkeit, Gesellschaft amel.
getragen zu werden, verlangt
Gewalttätig, heftig
  morgens
  vormittags •
Gewissensqual
  nachmittags
Gleichgültigkeit, Apathie
  alles, gegen
  Familie, gegen seine
  Freud und Leid, gegen
  Musik, die er liebt, gegen
  Pflichten, gegen seine
  Schläfrigkeit, mit
Hast, große Eile
  Arbeit, bei seiner
Herzlich, liebevoll, zärtlich
Ideen, Einfällen, Mangel an
Ideen, Einfällen, Reichtum an; Geistesklarheit
Imbezillität
Kindliches Verhalten
Klammert sich an Personen oder Möbel etc., Ruhelosigkeit, mit •
kleiner, Gegenstände erscheinen
Kleptomanie
Konzentration, schwierige
Lachen
  agg.
  unmäßiges
Langsamkeit
Lasziv
Lebensüberdruss, Lebensmüdigkeit
Leidenschaftlich
Lesen, lautes, agg. ★3
Lügner
Monomanie
Mürrisch, missmutig
  Essen, nach dem
  Kleinigkeiten, um
  Wurmbefall, bei
Musik, Herzklopfen durch Hören von
Nymphomanie
Obszön
Phantasien, laszive
  Schweiß, bei
  verstärkte Phantasietätigkeit
    abends
      Bett, im
    nachts
Qualvolle Angst
  abends
  Herzkrankheit, bei
Raserei, Wurmbefall, bei •
Rebelliert gegen Umschläge
Reden, Schlaf, im
reden, Abneigung zu, möchte schweigen, wortkarg
Reizbarkeit
  tagsüber
  morgens
  vormittags
  Essen, nach dem
  Fieberfrost, bei
  Fieberhitze, bei
  Kleinigkeiten, durch
Religiosität, auffallende
Ruhelosigkeit
  nachmittags
    16–18 h
  abends
  nachts
  ängstliche
  Bett, treibt aus dem
  Fieberfrost, bei
  Fieberhitze, bei
  Gesellschaft, in •
  umhertreibende
Schaukeln agg.
Schlagen
  Wurmbefall, bei •
Schmeichler
Schreien
  Schlaf, im, Menses, vor den
  Stuhlgang, während •
Schüchternheit
  Auftreten in der Öffentlichkeit, beim
  Gesellschaft, in
  schamhaft, verlegen
  ungeschickt, und
Selbstmord, Neigung zum
  Erhängen, durch
  Erschießen, durch

Verzweiflung, aus
Zorn treibt zum •
Selbstvertrauen, Mangel an
Seufzen, Fieberhitze, bei
Sinne abgestumpft
Sitzen, Neigung zum
Spaßen, Scherzen
Spioniert alles aus
Sprechen, unfähig, öffentlich zu
Stimmung, veränderliche, unbeständige, wankelmütige
nachts •
Abendessen, nach dem
Stöhnen, Ächzen, Wimmern
Schlaf, im
Stößt mit Füßen, gibt Fußtritte
Wurmbefall, bei •
Stumpfheit, Geistesträgheit, Denk- und Verständnisschwierigkeit
morgens, Aufstehen, beim
abends
feuchte Luft, durch
Fieberhitze, bei
Lesen, beim
Schläfrigkeit, mit
Tod, wünscht sich den
Traum, wie im
Traurigkeit, Verzagtheit, Niedergeschlagenheit, Depression, Schwermut, Melancholie
abends
amel.
ängstliche
Schmerz, durch den geringsten •
Trunksucht, Alkoholismus
Unentschlossenheit, Heirat, zur
Ungeduld
Ungestüm
Schweiß, mit
unglücklich, bedauernswert, fühlt sich
Vergesslich
periodisch
Worte beim Sprechen, für; sucht nach Worten
Verlassenheit, Gefühl der
morgens
Vermännlichte Mädchen
Verwirrung des Geistes
morgens
Aufstehen, beim und nach dem
Erwachen, beim
nachmittags
abends
aufrütteln, muss sich
betrunken, wie
wie nach einem Rausch
Erwachen, beim
Essen, nach dem
geistige Anstrengung, durch
amel. •
Gehen, beim
Freien, im
Liegen, beim
Mittagessen, nach dem
Schlaf, nach dem
Mittagsruhe, nach einer
Traum, wie im
Verzweiflung
Fieberhitze, während der
Schmerzen, bei
Schweiß, bei
Vorurteile, traditionelle
Wahnideen, Einbildungen, Halluzinationen, Sinnestäuschungen
abends, Bett, im
nachts
akustische Täuschungen
ängstliche
Bett, jemand ist mit ihm im
bewegen, hört unsichtbare Dinge nahe über ihm sich ★8
Bilder, Phantome, sieht
nachts
Dunkeln, im
schreckliche
Dunkeln, im •
Erwachen, beim
fallen, nach innen zu, Zimmerwände scheinen (vor einem epileptischen Anfall)
Fußtritte, hört
Geräusche, hört
Gesichter, sieht
Augenschließen, beim
Gespenster, Geister, sieht
Gestalten, sieht
Hand streicht über den Körper, eine •
klein, Gegenstände werden kleiner
kleiner zu sein
epileptischem Anfall, vor •
Personen, neben ihm, sind
Phantasie, Einbildungen der
Fieberhitze, während
Verbrechen begangen, er hatte ein
Verbrechern, von
verlassen, im Stich gelassen, ist

vergrößert, Körperteile sind
Visionen, hat
abends
schreckliche
abends
Dunkelheit, in der
Weinen, weinerliche Stimmung
nachmittags
Angst, nach
Fieberfrost, bei
Freien, im
Schlaf, im
traurigen Gedanken, bei
Zorn, Jähzorn
vormittags
Gesicht, mit blassem, bläulichem
heftiger
Wurmbefall, bei
Zweifelnd, skeptisch

Carboneum

Ruhelosigkeit, nachts
Bett, sich herumwerfen im

Carboneum hydrogenisatum

antworten, Abneigung zu
Antwortet einsilbig
langsam
Betäubung, wie im Rausch
Bewusstlosigkeit, Koma, Stupor
plötzliche
Ekstase
Erregung, Aufregung
nachts
Verwirrung des Geistes
Wahnideen, Einbildungen, Halluzinationen, Sinnestäuschungen
Vernichtung, verfällt der
Zufrieden

Carboneum oxygenisatum

Abscheu, Allgemeinen, im
Aktivität, geistige
Angst
morgens, Erwachen, beim
nachts, Erwachen, beim
Antwortet, Schwierigkeit, mit
Betäubung, wie im Rausch
Bewusstlosigkeit, Koma, Stupor
plötzliche
Empfindlich, überempfindlich
Fehler, Schreiben, beim
Froh, guten Mutes, glücklich
Gedächtnisschwäche
Gedanken, unzusammenhängende
Gleichgültigkeit, Apathie
Idiotie
Imbezillität
Konzentration, schwierige
Qualvolle Angst
Ruhelosigkeit
Bett, sich herumwerfen im
Schreien
Sinne, Schwinden der
Spotten, Sarkasmus, beißender Spott
Stimmung, veränderliche, unbeständige, wankelmütige
Stöhnen, Ächzen, Wimmern
Stumpfheit, Geistesträgheit, Denk- und Verständnisschwierigkeit
Traurigkeit, Verzagtheit, Niedergeschlagenheit, Depression, Schwermut, Melancholie
Verwirrung des Geistes
betrunken, wie
Wahnideen, Bilder, Phantome, wechseln dauernd •
Weinen, krampfhaftes

Carboneum sulfuratum

Aktivität, geistige
angesprochen werden, will nicht
Angst
morgens
abends
Bett, im
nachts
Mitternacht, vor
Erwachen, beim
Furcht, mit
Gewissensangst, als ob eines Verbrechens schuldig
Menses, vor den
Seligkeit, um die ewige
Zukunft, um die
Antwortet, einsilbig
Handzeichen, mit •
Argwöhnisch, misstrauisch
Auffahren

Schlaf, aus dem
im
Schreck, durch und wie durch
Ausgelassenheit
beißen, Verlangen zu
Vater, beißt seinen •
beleidigt, leicht; nimmt alles übel
Beschäftigt mit ihn direkt umgebenden Dingen •
Beschwerden infolge von Schreck
Betäubung, wie im Rausch
Bewusstlosigkeit, Koma, Stupor
Delirium
nachts
phantastisches
rasendes
wahnsinniges
Demenz
Eigensinnig, starrköpfig
Empfindlich, überempfindlich
Geräusche, gegen
Entmutigt
Erregung, Aufregung
nachts
Erschöpfung, geistige
erschreckt, leicht
Faulheit, Indolenz, Abneigung gegen Arbeit
morgens
Unterhaltung fehlt, wenn •
Fehler, Schreiben, beim
Sprechen, beim
stellt Worte falsch
Froh, guten Mutes, glücklich
morgens
Blähungsabgang, nach •
Furcht
morgens
nachts
Gehen, vor dem, Dunkeln, im •
Geisteskrankheit, seinen Verstand zu verlieren, vor
Menschen, vor; Anthropophobie
Tod, vor dem
Unglück, vor
Gedächtnisschwäche
auszudrücken, sich
Ereignisse, neue, für
tun wollte, was er gerade
Worte, für
Gedanken, hartnäckige
quälende
Geisteskrankheit, Wahnsinn
geistige Arbeit, Abneigung gegen
Geschwätzigkeit
abwechselnd mit Lachen
Gesellschaft, Abneigung, gegen; Gegenwart anderer agg. die Symptome; Verlangen nach Einsamkeit
Gewalttätig, heftig
Gewissenhaft in Kleinigkeiten
Gleichgültigkeit, Apathie
abwechselnd mit Zorn
Hast, große Eile
Heiterkeit
Hysterie
Anfällen, in
Ideen, Einfällen, Reichtum an; Geistesklarheit
Idiotie
Imbezillität
Kindisches Benehmen
Konzentration, schwierige
Lernen, Lesen etc., beim
Lachen
unfreiwilliges
Launenhaftigkeit
Lebhaft, munter
Leidenschaftlich
Manie
Mürrisch, missmutig
Pfeifen
Phantasien, absurde
verstärkte Phantasietätigkeit
Raserei, Wut
Reden, Schlaf, im
reden, Abneigung zu, möchte schweigen, wortkarg
Reizbarkeit
morgens
abends
anspricht, wenn man ihn
Religiosität, auffallende
Ruhelosigkeit
nachts
Mitternacht, vor
Schlagen, möchte
Umstehende, schlägt
Schmollen
Schreien
Schüchternheit
Selbstmord, Springen, Fenster, aus dem
Singen
Sitzen, Neigung zum
Sitzt still
Sprechen, unzusammenhängendes
verlegenes
zögerndes

Springen, Fenster, aus dem
spucken, Drang zu
Starren, gedankenloses
Stimmung, veränderliche, unbeständige, wankelmütige
Stöhnen, Ächzen, Wimmern
Stumpfheit, Geistesträgheit, Denk- und Verständnisschwierigkeit
  morgens
  Kindern, bei
Traurigkeit, Verzagtheit, Niedergeschlagenheit, Depression, Schwermut, Melancholie
  abends
  Fieberfrost, bei
  Fieberhitze, bei
  Frohsinn, nach •
  Schweiß, bei
Trunksucht, Alkoholismus
Unentschlossenheit
Unzufrieden, missvergnügt, unbefriedigt
Vergesslich
  Worte beim Sprechen, für; sucht nach Worten
Verwirrung des Geistes
  morgens
    Erwachen, beim
  betrunken, wie
  geistige Anstrengung, durch
Verzweiflung
  Hautjucken, infolge von +4
Wahnideen, Feind, umgeben von Feinden
  akustische Täuschungen
  Geld, spricht von
  geschwollen, er ist
  Kaiser, sprach vom •
  Phantasie, Einbildungen der
  sonderbar, Gegenstände erscheinen
  Stimmen, hört
  unangenehme
  verletzt werden, wird
  Visionen, hat
    Erhabenheit, von großartiger
Weinen, weinerliche Stimmung
  gereiztes
  Schlaf, im
Widerspruch, verträgt keinen
zerbrechen, zerschlagen, Verlangen, Sachen zu
Zerstörungssucht, Destruktivität
Zerstreut, unaufmerksam
Zorn, Jähzorn
  abwechselnd mit Gleichgültigkeit
  heftiger

Carcinosinum Burnett

Angst
  andere, um +4
beleidigt, leicht; nimmt alles übel
Beschwerden infolge von Erwartungsspannung, Vorempfinden, Ahnung
  Schreck
  Tadel
Eigensinnig, starrköpfig
Empfindlich, überempfindlich
  Musik, gegen
  Rhythmusgefühl, starkes ★4
  Verweise, gegen
Froh, guten Mutes, glücklich
  Blitz und Donner, bei
Furcht
  Straßen, vor viel befahrenen ★1
Gedächtnisschwäche
  tägliche Dinge, für
Gewitter, liebt •
Gleichgültigkeit, Apathie
Konzentration, schwierige
Liebt Tiere ★1
Mitgefühl, Mitleid
Musik, Abneigung gegen
  agg.
reden, Abneigung zu, möchte schweigen, wortkarg
reisen, Verlangen zu
Reizbarkeit
  vergesslich, weil •
Schreien, nachts
Schüchternheit
Selbstmord, Neigung zum
Stumpfheit, Geistesträgheit, Denk- und Verständnisschwierigkeit
Tanzen
Trost, freundliche Worte agg.
Unzufrieden, missvergnügt, unbefriedigt
  Kinder, unzufriedene ★1
Verwirrung des Geistes
Wählerisch, anspruchsvoll, pedantisch
Widerspruch, verträgt keinen

Carduus benedictus

Auffahren, Geräusche, durch
Mürrisch, missmutig
  Fieber, nach

Carduus marianus

Auffahren
Empfindlich, Geräusche, gegen
Gedächtnisschwäche
    sagen wollte, für das, was er
    tun wollte, was er gerade
Kummer
Reizbarkeit
Ruhelosigkeit, nachts
Traurigkeit, Verzagtheit, Niedergeschlagenheit, Depression, Schwermut, Melancholie
Trunksucht, Alkoholismus
Vergesslich
Weinen, weinerliche Stimmung
Zorn, Jähzorn

Carlsbad aqua

Albernes Benehmen
Angst
    Freien, im, amel.
    Hause, im
Auffahren, Schlaf, im
Delirium
Entmutigt
    Menses, vor den •
Erregung, Aufregung
    Kleinigkeiten, über
Erschöpfung, geistige
Faulheit, Indolenz, Abneigung gegen Arbeit
Froh, guten Mutes, glücklich
Gedächtnisschwäche
    Eigennamen, für
    sagen wollte, für das, was er
Gedanken, versunken in
geistige Arbeit, Abneigung gegen
Geschwätzigkeit
Heimweh
Laszіv
Lesen, Abneigung gegen
Mitgefühl, Mitleid
Mürrisch, missmutig
reden, Abneigung zu, möchte schweigen, wortkarg
Reizbarkeit
    morgens, Aufstehen, nach dem
Ruhelosigkeit
    Bett, sich herumwerfen im
    innerliche
Schmollen
Schüchternheit
    tagsüber, 9 h •
Selbstbetrachtung
Sprechen, verwirrtes
Stimmung, veränderliche, unbeständige, wankelmütige
Stumpfheit, Geistesträgheit, Denk- und Verständnisschwierigkeit
Tadelsüchtig, kritisch
Traurigkeit, Verzagtheit, Niedergeschlagenheit, Depression, Schwermut, Melancholie
    nachmittags
    Freien, im, amel.
    Menses, vor den
Unbesonnen, sorglos
    Reden und Schreiben, beim •
Verwirrung des Geistes
    Gehen, beim, Freien, im, amel.
Wahnideen, Einbildungen, Halluzinationen, Sinnestäuschungen
    nachts
Weinen, weinerliche Stimmung
    Mitgefühl mit anderen, aus
Zerstreut, unaufmerksam
Zorn, Jähzorn
Zufrieden

Cascarilla

Angst
    Fieber, im
Denken, Abneigung gegen
erschreckt, leicht, Erwachen, beim, Traum, aus einem
Ruhelosigkeit
Wahnideen, Personen, hinter ihm, jemand ist

Cassada

moralischem Empfinden, Mangel an
Mürrisch, Erwachen, beim
Traurigkeit, Verzagtheit, Niedergeschlagenheit, Depression, Schwermut, Melancholie
Weinen, weinerliche Stimmung

Castoreum canadense

Angst
    morgens
        Aufstehen, beim und nach dem
            amel.

nachts
Mitternacht, nach
Erwachen, beim
Schlaf, im
Auffahren, Mitternacht, nach
Schlaf, aus dem
im
Ausgelassenheit
Bewusstlosigkeit, Mittagessen, nach dem
Ekstase
Empfindlich, überempfindlich
Sinneseindrücke, gegen
Erregung, Aufregung
Erschöpfung, geistige
Schläfrigkeit, mit
erschreckt, leicht, nachts
Froh, guten Mutes, glücklich
abends
abwechselnd mit Angst
Furcht
nachmittags
Unglück, vor
nachmittags
Unheil, vor
Hysterie
Launenhaftigkeit, tagsüber
abends
Milde
Mürrisch, missmutig
morgens
Bett, im
abends
Menses, während der
Reden, Schlaf, im
erregtes
zornigen Ausrufen, mit •
reden, Abneigung zu, möchte schweigen, wortkarg
Menses, während der
Reizbarkeit
morgens
nachmittags
abends
Erwachen, beim
Fieberfrost, bei
Menses, während der
Ruhelosigkeit
nachts
ängstliche
Bett, sich herumwerfen im
Frauen, bei
Schreien
Schlaf, im
Zorn, im
Sentimental, schwärmerisch
Sinne geschärft
Sprechen, unverständliches, Schlaf, im
zorniges, Schlaf, im •
Traurigkeit, Verzagtheit, Niedergeschlagenheit, Depression, Schwermut, Melancholie
morgens
nachmittags
abends
Unzufrieden, Menses, während der
Verlangen, ängstlichen Verlangens, voll •
Weinen, weinerliche Stimmung
nachmittags
abends amel.
nachts
Angst, nach
Schlaf, im
Zorn, Jähzorn
morgens, Erwachen, beim
Erwachen, beim
Menses, während der

Castor equi

Lachen, ernste Dinge, über

Castanea vesca

Ruhelosigkeit, nachts

Castella texana

Angst, nachts, Pavor nocturnus
Furcht, Kindern, bei, nachts
Gewalttätig, heftig
Konzentration, schwierige, Lernen, beim, lernt mit Schwierigkeit
Launenhaftigkeit
Reden, Schlaf, im
Reizbarkeit
Schlafwandeln
Schreien, Kindern, bei
Schlaf, im
Streitsüchtig, zanksüchtig
Weinen, Kindern, bei

Caulophyllum

Angst, Menses, während der
Delirium
Erregung, Aufregung
Menses, während der
Erschöpfung, geistige, Abort, nach •
essen, weigert sich zu
Furcht
Schwangerschaft, während der
Hysterie
Menses, während der
Menorrhagie, durch
Mürrisch, missmutig
Reizbarkeit
Abort, bei •
Ruhelosigkeit
nachmittags
15 h
abends
nachts
Wahnideen, schwanger, sie ist
Zorn, Menses, während der

Causticum Hahnemanni

Abneigung, Männer, gegen
Personen, gegen gewisse
Abscheu, Leben, gegen das
Affektiertheit, gekünsteltes Benehmen, Geziertheit
Albernes Benehmen, epileptischen Anfällen, vor •
Anarchist •
Angst
tagsüber
morgens
Erwachen, beim
abends
Zwielicht, im
Bett, im
nachts
Mitternacht, vor
Erwachen, beim •
Abendessen, nach dem
allein, wenn
andere, um
Anfällen, bei
Bett, im
Bett, treibt aus dem
Darandenken, durch
Erwachen, beim
Essen, nach dem
Furcht, mit
Geräusche, durch
Gewissensangst, als ob eines Verbrechens schuldig
Gewitter, bei
hypochondrische
Kleinigkeiten, um
Kopfschmerzen, bei
Lebensüberdruss, mit
Menschenmenge, in einer +1
Nachtwachen, durch
Schlaf, Einschlafen, vor dem
Schmerzen, durch
Selbstmord, Neigung zum, mit
Sitzen, im
Stuhlgang, vor
während
nach
vergeblichen Drang zum, durch
Anstrengung zum, während •
Zukunft, um die
Anstrengung, agg. durch geistige
antworten, Abneigung zu
weigert sich zu antworten
Antwortet, wiederholt die Frage zuerst
Argwöhnisch, misstrauisch
Auffahren
Geräusche, durch
Schlaf, aus dem
Einschlafen, beim
im
Schreck, durch und wie durch
Schweiß, bei
Auffassungsvermögen, leichtes
Ausgelassenheit
Ausschweifung, sexuelle
Außer-sich-Sein
Bedenken, Skrupel ⋆2
Begeisterung, politische ⋆1
Beklagt sich
beleidigt, leicht; nimmt alles übel
Beschimpfen, beleidigen, schmähen
Beschwerden infolge von Erregung, Gefühlserregung
Erwartungsspannung, Vorempfinden, Ahnung
Freude, übermäßiger
Furcht
Kränkung, Demütigung
Kummer
Liebe, enttäuschter
unglücklicher

  - *Schreck*
  - *Sorgen*
  - Tod eines Kindes
    - **Eltern, Verwandten oder Freunden, von**
  - Zorn, Ärger
- *Bestimmtheit, Rechthaberei*
- Betäubung, wie im Rausch
  - Pollutionen, nach •
- Bett, Abneigung gegen das, meidet es
- *Bewusstlosigkeit, Koma, Stupor*
  - morgens
  - abends
  - *Anstrengung, nach*
  - *Augen, starrem Blick, mit*
  - Essen, nach dem
  - Gehen, beim, im Freien
  - *Gemütsbewegung, nach*
  - *Sitzen, beim*
  - Verhalten, automatenhaftes
- Boshaft, gehässig
- Brütet, sieht alles schwarz
- *Charakterschwäche* ★1
- Dämmerung agg. Gemütssymptome
- Delirium, Schlaf, Einschlafen, beim
  - *Schreien, mit*
- Denken, Beschwerden agg., an seine
- Diktatorisch, herrisch, dogmatisch, despotisch
- *Dunkelheit agg.*
- Ehebrecherisch
- Ehrgeiz, Verlust des Ehrgeizes, Enttäuschung, aus ★2
- Eifersucht, sexueller Erregung, mit
  - Tier oder lebloses Objekt, auf ein
  - Weinen, mit
- *Eigensinnig, starrköpfig*
- Ekel, Widerwillen
  - alles, gegen
- **Empfindlich, überempfindlich**
  - Berührung, gegen
  - *Geräusche, gegen*
  - *Gerüche, gegen*
  - Geschrei von Kindern, gegen das
  - Musik, gegen
  - unterdrückende Einflüsse, gegen ★1
- entfliehen, versucht zu
- Entmutigt
  - Ekel, Widerwillen, mit •
- Ernst
- *Erregung, Aufregung*
  - *agg.*
  - *Debatte, in einer*
  - Fieberfrost, bei
  - Freude, aus
  - Gehen, nach dem
    - Freien, nach dem Gehen im •
  - Reden, beim
  - Schwäche, mit
- Erschöpfung, geistige
  - Schläfrigkeit, mit
- *erschreckt, leicht*
  - Kleinigkeiten, über
- Essen, nach dem, amel.
- essen, weigert sich zu
- *Extravaganz*
- Exzentrizität, politische
- Fanatismus
- *Faulheit, Indolenz, Abneigung gegen Arbeit*
  - Gehen, beim
    - nach dem •
- Fehler, Raum und Zeit, in
  - Schreiben, beim, stellt Buchstaben um
  - Sprechen, beim
    - dreht Worte um
    - falsche Silben, gibt
    - *spricht Worte falsch aus* •
    - stellt Laute um •
    - stellt Worte falsch
    - Worte, benutzt falsche
- Feigheit
- Fleißig, Arbeitswut
- Fluchen, Schwören
- Fremder, Gegenwart Fremder agg.
- Froh, guten Mutes, glücklich
  - tagsüber
  - morgens
  - vormittags
  - nachts
  - abwechselnd mit Ärger
  - Reizbarkeit
    - *Traurigkeit*
  - Schlaf, im
- *Furcht*
  - morgens
  - **abends**
    - *Zwielicht, im*
  - nachts
  - Abendessen, nach dem •
  - *Alleinsein, vor dem, nachts*
  - Annäherung anderer, vor
  - *Augenschließen, beim*
  - *Bett, vor seinem*
  - *Dunkelheit, vor*
  - engem Raum, in; Klaustrophobie
  - **ereignen, es könnte sich etwas**

Bettwärme amel.
essen, zu
nach dem Essen
Fremden, vor
Gefahr, vor drohender
Geistern, Gespenstern, vor
Geräusche, durch
nachts
Straße, auf der
Hunden, vor
Kindern, bei
Menschen, vor; Anthropophobie
Menschenmenge, in einer
Stuhl, nach dem ★[3]
Tieren, vor
Tod, vor dem
allein, wenn, abends im Bett
überwältigende
Unglück, vor
Unheil, vor
Zittern, mit
Gebärden, seltsame Stellungen und Lagen
unfreiwillige Handbewegungen
Gedächtnisschwäche
Eigennamen, für
Gedanken, versunken in
Gedanken, Andrang, Flut der
Tag und Nacht
abends, im Bett
Schlaflosigkeit durch
hartnäckige
abends
Liegen, beim
unerfreulichen Dingen, verfolgt von
quälende
abends
schnelle, lebhafte
schreckliche
abends •
Schwinden der, Anstrengung, bei
wandernde, abschweifende
abends •
Gefräßigkeit
Geistesabwesend
Geisteskrankheit, Wahnsinn
Melancholie
unterdrückten Hautausschlägen, nach
Verfolgungswahn
Vermögens, nach dem Gewinn eines
geistige Arbeit, Abneigung gegen
unmöglich
Geiz
Geschäft, unfähig zu Geschäften
Geschmacklosigkeit in ihrer Kleidung
Geschwätzigkeit
vormittags •
Trunkenheit, bei
Gesellschaft, Verlangen nach; Abneigung gegen Einsamkeit, Gesellschaft amel.
Gewalttätig, heftig
abends, Schläfchen, nach einem •
Kleinigkeiten, wegen
Gewissensqual
Gewitter, Gemütssymptome bei
Gleichgültigkeit, Apathie
Gewissen, gegen sein
Musik, die er liebt, gegen
Weinen, mit
Wohlergehen anderer, gegen das
Hast, große Eile
Essen, beim
Kurzatmigkeit, mit •
Heimweh
Heirat, besessen vom Verlangen zur Heirat, sexuell erregte Mädchen sind
Herausfordernd, trotzig
Herzlich, liebevoll, zärtlich
Heuchelei
Hitzig, feurig
Hochmütig, arrogant
Hypochondrie
Selbstmord, treibt zum
Hysterie
Menses, während der
Ideen, Einfällen, Mangel an
Ideen, Einfällen, Reichtum an; Geistesklarheit
abends, Bett, im
Idiotie, idiotische Handlungen, epileptischem Anfall, vor •
Imbezillität
epileptischem Anfall, vor •
Indiskretion, Taktlosigkeit
Intoleranz
Jammern, Lamentieren, Klagen
Kindisches Benehmen, epileptischen Anfällen, vor ★[2]
Klatschsüchtig
Kleinigkeiten erscheinen wichtig
Kleptomanie
Konzentration, aktive
Konzentration, schwierige
Lernen, beim, lernt mit Schwierigkeit
Kummer
Tag und Nacht •

  - Klagen, mit •
- Kurz angebunden, barsch
- Lachen
  - nachts
  - abwechselnd mit Traurigkeit
  - *Konvulsionen, vor, bei oder nach*
  - *krampfhaftes*
    - epileptischen Anfall, vor, während oder nach einem
  - *sardonisches*
  - Schlaf, im
  - Traum, im
  - *Weinen oder Lachen bei jeder Gelegenheit*
- Langsamkeit
- Lästig, geht auf die Nerven
- *Lasziv*
- *Launenhaftigkeit*
- Lebensüberdruss, Lebensmüdigkeit
- Leidenschaftlich
- Liebe zu jemandem des eigenen Geschlechts, Homosexualität, Tribadie
- Lügner
- magnetisiert, leicht zu magnetisieren
- Manie
  - *unterdrückten Hautausschlägen, nach*
- Mathematik, unbegabt für
    - Algebra, für
    - Geometrie, für
- Menses, Gemütssymptome agg. vor den
  - während der
- Milde
- *Mitgefühl, Mitleid*
- Murmeln, murren
- Murrisch, missmutig
  - vormittags
  - Erwachen, beim
  - Fieberfrost, bei
  - Menses, während der
  - Trunkenheit, bei
- Musik, Abneigung gegen
  - agg.
- Necken
- *Obszön*
  - Mann spürt kleinen Mädchen nach
- Pessimist
- Phantasien, verstärkte Phantasietätigkeit
    - Tag und Nacht
    - *abends*
      - *Dämmerung, in der* •
      - Bett, im
    - nachts
    - Schlaflosigkeit, mit
    - *schreckliche*
- Prozesssüchtig
- **Qualvolle Angst**
- Rechnen, Unfähigkeit zum
  - Geometrie, zur
- Reden, Schlaf, im
- *reden, Abneigung zu, möchte schweigen, wortkarg*
  - lernt langsam sprechen
  - wünscht mit jemandem zu
    - vormittags •
- reisen, Verlangen zu
- **Reizbarkeit**
  - tagsüber
  - vormittags
  - abwechselnd mit Fröhlichkeit
  - Erwachen, beim
  - *Fieberfrost, bei*
  - Fieberhitze, bei
  - Geräusche, durch
  - *Kleinigkeiten, durch*
  - *Menses, vor den*
    - während der
  - Musik, bei
  - nimmt alles übel
- Religiosität, auffallende
- *Ruhelosigkeit*
  - nachmittags, Dämmerung, in der •
  - **abends**
  - **nachts**
    - weckend •
  - *ängstliche*
  - Aufstehen, beim, vom Sitzen •
  - *Bett, sich herumwerfen im*
    - treibt aus dem
  - bewegen, muss sich ständig
  - Gehen, beim
  - Konvulsionen, vor
  - Menses, vor den
  - Schmerzen, durch
  - *Sitzen, beim*
- ruhen, kann nicht, Schlaf, im $^{\star 2}$
- *Schmollen*
- *Schreckliche Dinge, traurige Geschichten ergreifen sie tief*
- Schreiben agg. Gemütssymptome $^{+5}$
  - Unfähigkeit zu
    - lernen, Unfähigkeit der Kinder, schreiben zu
- *Schreien*
  - Konvulsionen, während epileptischer $^{+5}$
  - Schlaf, im
  - Trunkenheit, bei

- *Schüchternheit*
  - *abends, Zu-Bett-Gehen, beim*
  - *nachts*
- Seelenruhe, Gelassenheit
- Selbstbeherrschung, Verlust der
- Selbstbetrachtung
- Selbstmord, Neigung zum
  - Hypochondrie, aus
  - Liebe, durch enttäuschte *[2]
  - Schwermut, aus
- Selbstvertrauen, Mangel an
- Sentimental, schwärmerisch
  - *Trunkenheit, weint oder ist sentimental bei*
- Sinne abgestumpft
  - geschärft
- *Sinnlichkeit*
  - Fehlen der Sinnlichkeit bei Frauen
- Sitzen, Neigung zum
- Sorgen, voller
  - Tag und Nacht •
  - *andere um*
  - *Seinen, um die*
- spielen, Spielleidenschaft
- Spotten, Sarkasmus, beißender Spott
- Sprechen, albernes
  - hastiges
  - langsames
  - *manieriert, unnatürlich*
  - *verwirrtes*
- *Stilles Wesen*
- Stimmung, abstoßende, widerwärtige
  - abwechselnde
  - veränderliche, unbeständige, wankelmütige
- Stöhnen, Ächzen, Wimmern
  - Kleinigkeit, über jede •
  - Schlaf, im
- *Streitsüchtig, zanksüchtig*
  - Schlaf, im
  - Zorn, ohne
- *Stumpfheit, Geistesträgheit, Denk- und Verständnisschwierigkeit*
  - *epileptischen Anfällen, vor •*
  - *Gasvergiftung, durch*
  - Pollutionen, nach
  - Schläfrigkeit, mit
  - *versteht Fragen erst nach Wiederholung*
- *Tadelsüchtig, kritisch*
- Tanzen amel.
- Tod, Todesgedanken
  - *wünscht sich den*
    - Angst, aus
- **Traurigkeit, Verzagtheit, Niedergeschlagenheit, Depression, Schwermut, Melancholie**
  - *Tag und Nacht, Weinen, mit •*
  - morgens
  - mittags
  - abends
  - *nachts*
  - abwechselnd mit Lebhaftigkeit
  - *Amenorrhoe, bei*
  - ängstliche
  - Essen, nach dem
  - Kindern, bei
  - Kopfschmerzen, bei
  - *Menses, vor den*
    - *während der*
  - Pubertät, in der
  - Selbstmord, mit Neigung zum
- Trieb, krankhafter
- Trunksucht, Alkoholismus
- Unbehagen, Gehen, nach dem
- *Unbesonnen, sorglos*
- Undankbar
- Unentschlossenheit
- Ungehorsam
- Ungestüm
  - nachmittags •
- unterdrückten oder zurückgetretenen Hautausschlägen oder Hämorrhoiden, Gemütssymptome agg. nach
- *Untröstlich*
- Unvorsichtig
- Unzufrieden, missvergnügt, unbefriedigt
  - sich selbst, mit
- Vergessen zu haben, hat ständig das Gefühl, etwas
- *Vergesslich*
  - Einkäufe, für; geht fort und lässt sie liegen
  - *epileptischen Anfällen, vor •*
- Verleumden, Neigung zum
- **Verliebt**
- Vernachlässigt alles
- Verschwenderisch
- Verschwiegen, Geheimniskrämer
- Verweigert, Behandlung, jede
  - Krankheit, trotz schwerer
- Verweilt bei vergangenen unangenehmen Ereignissen, nachts
- Verwirrung des Geistes
  - morgens
  - Bücken, beim
  - Essen, nach dem
    - amel.

Freien, im
Gehen, beim, Freien, im
nach dem, amel. •
geistige Anstrengung, durch
Koitus, nach
Sitzen, im
Verzweiflung
Genesung, an der
Liebeskummer, durch
Vorsichtig
ängstlich
Wahnideen, Einbildungen, Halluzinationen, Sinnestäuschungen
absurde Gestalten sind anwesend
beraubt, bestohlen zu werden
Bilder, Phantome, sieht
Augenschließen, beim
schreckliche
schwarze
Fratzen, sieht
Gesichter, sieht
Augenschließen, beim
entsetzliche
teuflische, umdrängen ihn
groß, Menschen erscheinen zu (bei einem Schwindelanfall)
Insekten, sieht
krank, zu sein
arbeiten, will deshalb nicht
Phantasie, Einbildungen der
Raum, zwischen Gehirn und Schädel ist ein leerer •
tot, Menschen, sieht tote
unglücklich, er ist
Verbrechern, von
vergrößert, Personen sind
Visionen, hat
Augenschließen, beim
schreckliche
Weinen, weinerliche Stimmung
nachts
Schlaf, im
alte Menschen um nichts •
ängstliches
Ärger, über früheren
Beleidigung, frühere Beleidigung, über eine
Husten, Keuchhustenanfall, beim
Kindern, bei
Kleinigkeiten, um
Kinder beim geringsten Verdruss
lacht und weint bei jedem Anlass
Konvulsionen, bei
Krämpfen, nach •
krampfhaftes
Lähmung, bei ⋆[2]
leicht, weint
Menses, während der
Mitgefühl mit anderen, aus
nervös, den ganzen Tag über
Schlaf, im
Trinken, nach dem
Trunkenheit, weint oder ist sentimental bei
unwillkürliches
Wimmern, Winseln
Schlaf, im
Zorn, nach
Widerspenstig
widersprechen, Neigung zu
Wille, Willensschwäche
Zerstreut, unaufmerksam
Zorn, Jähzorn
abwechselnd mit Frohsinn
Erwachen, beim
heftiger
Kleinigkeiten, über
Zufrieden, sich selbst, mit
Zurückhaltend, reserviert

Ceanothus americanus

Angst, Arbeit, arbeitsunfähig zu werden •
Erregung, Fieberfrost, bei

Cecropia mexicana

Furcht, Krankheit, unheilbar zu sein
Pessimist
Traurigkeit, Verzagtheit, Niedergeschlagenheit, Depression, Schwermut, Melancholie
Krankheit, über seine
Zweifelnd, Genesung, an der

Cedron

Abneigung, Freunde, gegen seine
Angst
Bett, Abneigung gegen das, meidet es
Bewusstlosigkeit, Koma, Stupor
Delirium tremens, Zittern, mit
Erregung, Aufregung
Fieberfrost, vor •
Frauen, bei

Furcht, Bett, vor seinem
Freunden, vor •
Gedächtnisschwäche, Personen, für
Gesellschaft, Abneigung, gegen; Gegenwart anderer agg. die Symptome; Verlangen nach Einsamkeit
Gesellschaft, Verlangen nach; Abneigung gegen Einsamkeit, Gesellschaft amel.
Hydrophobie, Tollwut
Hysterie
Lasziv
Milde
Nymphomanie
Qualvolle Angst
Reizbarkeit
Ruhelosigkeit
nachts
Erwachen, beim
Frauen, bei
umhertreibende
Schreien
Konvulsionen, vor
während epileptischer
Seufzen
Stumpfheit, Geistesträgheit, Denk- und Verständnisschwierigkeit
Traurigkeit, Verzagtheit, Niedergeschlagenheit, Depression, Schwermut, Melancholie
Körperschwere, mit
Koitus, nach
Verwirrung des Geistes, abends
nachts
Weinen, weinerliche Stimmung

Cenchris contortrix

Angst
abends, Bett, im
Mitternacht, nach
Bett, im
Liegen, im
Schlaf, Einschlafen, vor dem
Argwöhnisch, misstrauisch
nachmittags, 15–20 h •
abends
beleidigt, leicht; nimmt alles übel
Beschwerden infolge von Erwartungsspannung, Vorempfinden, Ahnung
Betäubung, wie im Rausch
Bett, Abneigung gegen das, meidet es
Bewusstlosigkeit, Koma, Stupor
Eifersucht
Entmutigt
Fehler, Schreiben, beim
falsche Worte
Froh, abwechselnd mit Traurigkeit
Traurigkeit, nach •
Furcht, Apoplexie, vor
Bett, vor seinem
Tod, vor dem, Herzsymptomen, bei
plötzlichem, vor
Traum, nach einem
Gedächtnisschwäche
Gefühllos, hartherzig
Geisteskrankheit, Wahnsinn
Gesellschaft, Abneigung, gegen; Gegenwart anderer agg. die Symptome; Verlangen nach Einsamkeit
Gesellschaft, Verlangen nach; Abneigung gegen Einsamkeit, Gesellschaft amel.
Gleichgültigkeit, Pflichten, gegen seine
Konzentration, schwierige
Neid
Pflichten, Abneigung gegen häusliche
Reizbarkeit
Ruhelosigkeit
Bett, treibt aus dem
bewegen, muss sich ständig
Gehen, beim, amel.
umhertreibende
Schreien
Schüchternheit, abends, Zu-Bett-Gehen, beim
Selbstsucht, Egoismus
Seufzen
Sitzt, versunken und bemerkt nichts, als ob in tiefen, traurigen Gedanken
Starren, gedankenloses
Stimmung, abwechselnde
Streitsüchtig, zanksüchtig
Eifersucht, durch
Stumpfheit, Geistesträgheit, Denk- und Verständnisschwierigkeit
Tadelsüchtig, kritisch
Tod, Gefühl vom
Todesahnung
plötzlichen Todes, Ahnung eines •
Traum, wie im
Traurigkeit, Verzagtheit, Niedergeschlagenheit, Depression, Schwermut, Melancholie
tagsüber
grundlose
Unentschlossenheit
Vergesslich
geht, vergisst wohin sie

Wahnideen, Einbildungen, Halluzinationen, Sinnestäuschungen
Asyl geschickt, sie wird in ein •
Orten, zwei Orten, er ist zu gleicher Zeit an
Personen, hinter ihm, jemand ist
neben ihm, sind
Stimmen, hört
Visionen, hat
wandern, umherstreifen, will
Weinen, weinerliche Stimmung
Zeit vergeht zu langsam, erscheint länger
Zerstreut, unaufmerksam
verträumt
Zorn, Jähzorn
nachmittags
abends, 18 h •
20 h •
abwechselnd mit Freundlichkeit
unterbricht, wenn man ihn

Centaurea tagana

Abneigung, alles, gegen
Angst
Froh, guten Mutes, glücklich
Heimweh
Idiotie
Konzentration, schwierige
Stumpfheit, Geistesträgheit, Denk- und Verständnisschwierigkeit
Zerstreut, unaufmerksam

Cephalanthus occidentalis

Erregung, Aufregung
Froh, guten Mutes, glücklich
Ruhelosigkeit
Bett, sich herumwerfen im

Cereus bonplandii

Abscheu, Leben, gegen das, Menses, vor den •
Beten
Faulheit, Indolenz, Abneigung gegen Arbeit
Fehler, Zeit, in der
Fleißig, Arbeitswut
Geisteskrankheit, Wahnsinn
abwechselnd geistige Symptome mit körperlichen
Geschäft, Verlangen nach
Geschäftig
Impulsiv
nützlich zu sein, Verlangen ⋆1
Reizbarkeit
Ruhelosigkeit
Seelenruhe, Gelassenheit
Seufzen
Stumpfheit, morgens
Taten, nützliche Taten vollbringen, möchte •
Wahnideen, Einfluss, steht unter einem mächtigen
Incubus, Buhlteufel, wird niedergedrückt von einem •
Zeit vergeht zu langsam, erscheint länger

Cereus serpentinus

Beten, nachts
Empfindlich, überempfindlich
Fehler, Schreiben, beim
Sprechen, beim
Fluchen, Schwören
Geistige Arbeit unmöglich
Langeweile
Laszіv
moralischem Empfinden, Mangel an
Reizbarkeit
Zorn, heftiger
Kleinigkeiten, über

Cervus brasilicus

Ruhelosigkeit
Traurigkeit, tagsüber

Chamomilla

Abscheu, Allgemeinen, im
angefasst werden, will nicht
angesehen zu werden, verträgt nicht
agg. mental symptoms +2
angesprochen werden, will nicht
agg. wenn er angesprochen wird (oder man sich ihm zuwendet) ⋆2
Angst
abends, Bett, im
nachts
anfallsweise
Bett, im
Bett, treibt aus dem
Essen, nach dem
Fieber, im

geistige Anstrengung, durch
Gewissensangst, als ob eines Verbrechens schuldig
hypochondrische
Kaffee nach
Kindern, Kleinkindern, bei
Morphinabhängigen, bei ⋆4
periodische
Schlaf, im
Stillen, nach dem
Stuhlgang, vor
während
als wenn Stuhlgang kommen sollte
Urinieren, während
Urindrang, mit
Zukunft, um die
Anstrengung, agg. durch geistige
antworten, Abneigung zu
Antwortet, höflich sein, kann nicht
schnippisch
unpassend
Argwöhnisch, misstrauisch
Auffahren
Fieberhitze, bei
Kleinigkeiten, durch
Schlaf, aus dem
im
Schläfrigkeit mit
Schweiß, bei
Zahnung, während der •
Zittern, mit
Augen, geht mit niedergeschlagenen
Außer-sich-Sein
beißen, Löffel usw., beißt
Beklagt sich
beleidigt, leicht; nimmt alles übel
Beleidigungen, durch frühere
Beruhigt werden, Getragenwerden, nur durch
Beschimpfen, beleidigen, schmähen
Menses, vor den ⋆2
Beschwerden infolge von Ehrgefühl, verletztem
Geringschätzung, Verachtung durch andere
Kränkung, Demütigung
Schreck
Widerspruch
Zorn, Ärger
Angst, mit
stillem Kummer, mit
unterdrücktem
Betäubung, wie im Rausch
morgens, Erwachen, beim
Bewusstlosigkeit, Koma, Stupor
Gemütsbewegung, nach
Menses, unterdrückten, bei
Boshaft, gehässig
Brütet, sieht alles schwarz
Delirium
nachts
Fieber, während
Fieberfrost, im
phantastisches
rasendes
Schlaf, im
Schmerzen, mit
unsinnig, mit offenen Augen
Wahnideen, mit
Denken, Beschwerden agg., an seine
Diktatorisch, herrisch, dogmatisch, despotisch
Eigensinnig, starrköpfig
Kinder, eigensinnige
Menses, beim Beginn der •
Ekstase
Empfindlich, überempfindlich
äußeren Eindrücke, gegen alle
Geräusche, gegen
Gerüche, gegen
Kaffee, nach •
Kinder, empfindliche
Musik, gegen
Pubertät, in der
Schmerzen, gegen
entfliehen, versucht zu
Entmutigt
Angst, mit
Stöhnen, mit
Entrüstung
Ernst
Erregung, Aufregung
agg.
Fieberfrost, bei
Fieberhitze, bei
Wochenbett, im
Schweiß, bei
Erschöpfung, geistige
abends
erschreckt, leicht
Erwachen, beim, 3 h
Erwachen, beim
Faulheit, Indolenz, Abneigung gegen Arbeit
körperliche
Fehler, Lesen, beim
Orten, irrt sich in
Personen, irrt sich in
Schreiben, beim

lässt Silben aus
Worte
Sprechen, beim
beabsichtigte, sagt, was er nicht
lässt Worte aus
stellt Worte falsch
Worte, benutzt falsche
Feigheit
Froh, guten Mutes, glücklich
Furcht
nachts
Ärger, nach
Arbeit, Grauen vor der
Berührung, vor
Erwachen, beim
Fieberhitze, bei
Geräusche, durch
überwältigende
Unheil, vor
wiederkehrende
Wind, vor
Zittern, mit
Gebärden, Greifen oder Langen nach etwas, nach Flocken
Finger in den Mund, Kinder stecken
zupft an der Bettdecke
Gedächtnisschwäche
Personen, für
Worte, für
Gedanken, versunken in
Gedanken, gedankenvoll
hartnäckige
schnelle, Fieber, im •
Schwinden der
geistiger Anstrengung, bei
Geistesabwesend
Geisteskrankheit, unbeweglich wie eine Statue
geistige Arbeit, Abneigung gegen
Gemütsstörungen im Allgemeinen ★[2]
Gereizt ★[3]
Geschwätzigkeit, Reden, hält
Gesellschaft, Abneigung, gegen; Gegenwart anderer agg. die Symptome; Verlangen nach Einsamkeit
Freunden, von besten
getragen zu werden, verlangt
Gewalttätig, heftig
Schmerzen, durch
Gewissenhaft in Kleinigkeiten
Gewissensqual
Gleichgültigkeit, Apathie
abwechselnd mit Ärger
alles, gegen
äußere Dinge, gegen
Leben, gegen sein
Vergnügen, gegen jedes
Grobheit
Frauen, bei •
unartiger, ungezogener Kinder
Hast, große Eile
Heulen
Hypochondrie
Hysterie
Menses, während der
Ohnmacht, hysterische
Ideen, Einfällen, Mangel an
Ideen, Einfällen, Reichtum an; Geistesklarheit
nachts
Idiotie
Imbezillität
instabil, emotional; empfindlich ★[2,3]
Intoleranz, angesprochen zu werden, toleriert nicht •
Unterbrechung, Störung, gegenüber
Jammern, Lamentieren, Klagen
Schlaf, im
Schmerzen, über seine
Konzentration, schwierige
nachmittags
Lernen, Lesen etc., beim
Kummer, Beleidigungen, Kummer durch frühere
Lästig, geht auf die Nerven
Launenhaftigkeit
Manie
Menses, Gemütssymptome agg. zu Beginn der
während der
moralischem Empfinden, Mangel an
Morphinismus
Murmeln, murren
Mürrisch, missmutig
tagsüber
nachts
Erwachen, beim
Essen, nach dem
Kindern, bei
getragen zu werden, verlangen
Kleinigkeiten, um
Menses, vor den
während der
Schmerzen, nach
Unterbrechung, durch •
Zahnen, beim •
Musik, Abneigung gegen
agg.

        - Klavierspiel, durch
    - Husten, Musik agg.
        - Klavierspielen, Husten beim
    - Ohrenschmerzen durch
- nackt zu sein, Verlangen
- Phantasien, lebhafte
    - verstärkte Phantasietätigkeit
        - abends
        - *nachts*
        - *Schlaflosigkeit, mit*
- Qualvolle Angst
    - **Herumwerfen, mit**
- Raserei, Wut
    - Schmerzen, durch
- *Rebelliert gegen Umschläge*
- *Reden, Schlaf, im*
        - Hindernisse müssen weggeräumt werden •
- reden, Abneigung zu, möchte schweigen, wortkarg
        - Eigensinn, aus •
        - Fieberhitze, bei
- **Reizbarkeit**
    - morgens
        - Aufstehen, nach dem
        - Erwachen, beim
    - nachts
    - *Abort, drohendem, bei* •
    - **anspricht, wenn man ihn**
    - argwöhnische, misstrauische
    - **Entbindung, bei der**
    - Erwachen, beim
    - Essen, nach dem
    - Fieberfrost, bei
    - *Fieberhitze, bei*
    - *fragt, wenn man ihn*
    - **Kindern, bei**
    - *Leberstörungen, bei*
    - *Menses, vor den*
        - *während der*
    - Mittagessen, nach dem
    - Reden, beim
    - **schickt den Arzt nach Hause, sagt, er ist nicht krank**
    - **schickt die Krankenschwester aus dem Zimmer** •
    - *Schmerzen, bei*
    - *Schwangerschaft, während der* •
    - *Schweiß, bei*
    - **Zahnung, während der**
- *Religiosität, auffallende*
- *Ruhelosigkeit*
    - abends, Bett, im
    - *nachts*
    - *ängstliche*
    - Bett, gehen, will aus einem Bett ins andere
        - *sich herumwerfen im*
        - *treibt aus dem*
    - Fieberfrost, bei
    - *Fieberhitze, bei*
    - *Kindern, bei*
        - *Herumgetragenwerden, amel. beim*
    - Kopfschmerzen, bei
    - *Menses, während der*
    - Metrorrhagie, bei
    - *Zorn, Ruhelosigkeit durch*
- Schaukeln amel.
    - **Verlangen, geschaukelt zu werden**
- Schlafwandeln
- **Schlagen, Kindern, bei**
- **Schnippisch, bissig**
- *Schreien*
    - *Cri encéphalique*
    - *eigensinniges* •
    - *Erwachen, beim*
    - *Kindern, bei*
        - *nachts*
        - *Kolik mit*
        - weinen und
    - *Schlaf, im*
    - **Schmerzen, vor**
    - Zorn, im
- *Seelenruhe, Gelassenheit*
    - versöhnt mit dem Schicksal
- Selbstbetrachtung
- *Seufzen*
    - *Fieberhitze, bei*
    - *Schweiß, bei*
- *Sinne abgestumpft*
    - *geschärft*
    - Schwinden der
- *Sitzen, Neigung zum*
- Sitzt aufrecht
    - *steif, ganz*
    - still
- Sprechen, Ärger, über früheren •
    - deliröses, Fieberfrost, bei •
    - lautes
    - schroffes
    - seltsames
    - spitze, böse Zunge
    - springt schnell von einem Gedanken zum anderen
    - unverständliches, Schlaf, im

unzusammenhängendes
verwirrtes, nachts •
Stilles Wesen
Stimmung, veränderliche, unbeständige, wankelmütige
Stirnrunzeln, finsteren Blick, Neigung zum +3
Stöhnen, Ächzen, Wimmern
Beleidigung, wegen unbedeutender, lang zurückliegender •
Fieberhitze, bei
Kindern, bei
Gewünschte nicht haben können, mitleiderregendes, weil sie das •
Ruhelosigkeit, mit
Schlaf, im
Schläfrigkeit, mit •
schlechter Laune, aus •
Schmerzen, durch
unwillkürliches
Zahnen, beim
Stößt mit Füßen, gibt Fußtritte
steif und stößt beim Getragenwerden, macht sich
Streitsüchtig, zanksüchtig
Entbindung, während der •
Menses, am Beginn der •
Stumpfheit, Geistesträgheit, Denk- und Verständnisschwierigkeit
morgens, Aufstehen, beim
denken, unfähig, lange zu
Fieberfrost, bei
Fieberhitze, bei
Tadelsüchtig, kritisch
Tadelt andere
Tod, Todesgedanken
Traum, wie im
Traurigkeit, Verzagtheit, Niedergeschlagenheit, Depression, Schwermut, Melancholie
Essen, nach dem
Fieberfrost, bei
Musik, durch
Trost, freundliche Worte agg.
Trunksucht, Alkoholismus
Übertreibt ihre Symptome ★2
Unbarmherzig, skrupellos, gewissenlos
Unbesonnen, sorglos
Unentschlossenheit
Planen, im
Unerträgliche Schmerzen ★1
Ungeduld
Fieberhitze, bei
langsam, alles geht zu •
Schmerzen, durch
Ungestüm
Unsicherheit, geistige
Untröstlich
Unzufrieden, missvergnügt, unbefriedigt
allem, mit
falsch, andere machen alles •
sich selbst, mit
Umgebung, mit der
Verächtlich, geringschätzig
Vergesslich
Worte beim Sprechen, für; sucht nach Worten
Verweilt bei vergangenen unangenehmen Ereignissen
Verwirrung des Geistes
morgens
Aufstehen, beim und nach dem
nachmittags
abends
Erwachen, beim
Fieberfrost, bei
Fieberhitze, während
geistige Anstrengung, durch
Liegen, beim
Nasenbluten amel.
Schmerzanfällen, bei
Traum, wie im
Verzweiflung
Fieberfrost, bei
Fieberhitze, während der
Genesung, an der
Schmerzen, bei
Schweiß, bei
Wahnideen, Einbildungen, Halluzinationen, Sinnestäuschungen
nachts
akustische Täuschungen
Ärger und Beleidigungen, von
beleidigt zu werden, meint
Bilder, Phantome, sieht
nachts
Geräusche, hört
Gesichter, sieht
groß, Menschen erscheinen zu (bei einem Schwindelanfall)
Kopf, schüttelt den
lebhafte
Personen, unterhält sich mit abwesenden
Phantasie, Einbildungen der
Ratsversammlung, hält eine
Stimmen, hört

nachts •
entfernte
Fremden, von
Stöhnen, mit
Tieren, von
Bett, unter dem •
schreckliche
Visionen, hat
nachts
Wechsel, Veränderung, Verlangen nach
Weinen, weinerliche Stimmung
nachts
Schlaf, im
agg.
Ärger, aus
Beleidigung, eingebildete, über die geringste •
eigensinniges •
erbärmliches
Fieberfrost, bei
Fieberhitze, bei
getragen, Kind ist nur ruhig, wenn getragen
Husten, beim
Kindern, bei
Säuglingen
Konvulsionen, bei
lautes Weinen, Schluchzen
Schlaf, im
Schläfrigkeit, mit •
Schmerzen, bei
Schweiß, bei
Stuhlgang, beim
verweigert wird, wenn ihm etwas
Wimmern, Winseln
Schlaf, im
Zorn, nach
Widerspenstig
Widerspruch, verträgt keinen
Widerwärtiges, gemeines Verhalten ★[2]
Wirft Gegenstände weg
Zerstreut, unaufmerksam
Unachtsamkeit
Zorn, Jähzorn
agg.
angesprochen, wenn
Erstickungsanfall, mit •
Gesicht, mit rotem
getröstet, wenn
heftiger
Husten infolge von Zorn
Kindern, bei
Kleinigkeiten, über
leicht in, gerät
Schmerzen, bei
unterbricht, wenn man ihn
Zittern, mit
Zurückhaltend, reserviert

Chelidonium majus

Abscheu, Allgemeinen, im
Angst
morgens, Erwachen, beim
nachmittags
abends
18 h
amel.
nachts, Erwachen, beim
Aufstehen, nach dem
Erwachen, beim
Fieberfrost, nach
Furcht, mit
Geräusche, durch
Gewissensangst, als ob eines Verbrechens schuldig
Hause, im
Körperübungen amel.
plötzliche
Seligkeit, um die ewige
übertriebene ★[1]
Zukunft, um die
Auffahren
mittags
Geräusche, durch
Schlaf, aus dem
im
Schläfrigkeit mit
beleidigt, leicht; nimmt alles übel
Betäubung, wie im Rausch
morgens, Erwachen, beim
nachts
Bewusstlosigkeit, Koma, Stupor
morgens
Erwachen, beim
nachts
Delirium, nach
Erwachen, beim
Gelbsucht, bei •
Pneumonie, bei
Reiben der Fußsohlen amel. •
schnell vorübergehende
Schwindel, während
Brütet, sieht alles schwarz

Delirium
nachts
Erwachen, beim
Fieber, während
murmelt, murrt
rasendes
ruhiges
Eigensinnig, starrköpfig
Empfindlich, Geräusche, gegen
entfliehen, versucht zu
wegzulaufen, versucht
Erregung, Aufregung
abends
nachts
Faulheit, Indolenz, Abneigung gegen Arbeit
morgens
nachmittags
14 h •
Essen, nach dem
körperliche
Mittagessen, nach dem
Schläfrigkeit, mit
Froh, guten Mutes, glücklich
Furcht
bemerke ihren Zustand, man
ereignen, es könnte sich etwas
Geisteskrankheit, seinen Verstand zu verlieren, vor
Geräusche, durch
Gesundheit ruiniert zu haben, sich ihre •
Pneumonie, vor •
Tod, vor dem
nachts
Gedächtnisschwäche
Geschäfte, für
getan hat, was er gerade
tun wollte, was er gerade
Gedanken, versunken in
Gedanken, hartnäckige
Krankheit, an eine
Schwinden der
Geisteskrankheit, Wahnsinn
geistige Arbeit, Abneigung gegen
unmöglich
Geschwätzigkeit
getragen zu werden, verlangt
Gewissensqual
Gleichgültigkeit, Apathie
Schläfrigkeit, mit
Heiterkeit
Imbezilität
Kinder schlagen, möchte •
Konzentration, schwierige
Langsamkeit
Manie
Milde
Murmeln, murren
Mürrisch, missmutig
nachmittags
Erwachen, beim
grundlos
Kleinigkeiten, um
Phantasien, verstärkte Phantasietätigkeit
abends
Raserei, Wut
Reden, Abneigung zu, möchte schweigen, wortkarg
Reizbarkeit
nachmittags
Erwachen, beim
Religiosität, auffallende
Ruhelosigkeit
Tag und Nacht
ängstliche
Gewissensunruhe
innerliche
Schlagen, Kindern, bei
Schmollen
Schreien, Schlaf, im
Seelenruhe, Gelassenheit
morgens beim Erwachen
Selbstmord, Neigung zum
Sinne abgestumpft
Schwinden der
Sitzen, Neigung zum
Sorgen, voller
Sprechen, unzusammenhängendes
Streitsüchtig, zanksüchtig
Stumpfheit, Geistesträgheit, Denk- und Verständnisschwierigkeit
morgens, Bett, im
Erwachen, beim
Essen, nach dem
Zustand denken, konnte nicht an ihren •
Tod, Todesahnung
Todesgedanken
wünscht sich den
Traurigkeit, Verzagtheit, Niedergeschlagenheit, Depression, Schwermut, Melancholie
Trunksucht, Alkoholismus
Unentschlossenheit
unglücklich, bedauernswert, fühlt sich
Unterhaltung, Konversation agg.
Abneigung gegen

Unzufrieden, missvergnügt, unbefriedigt
Umgebung, mit der
Vergesslich
rasieren oder anzuziehen, vergisst, sich zu •
Verlangen, Kinder zu schlagen ⋆5
Verwirrung des Geistes
morgens
Aufstehen, beim und nach dem
nachmittags
nachts
Erwachen, beim
Erwachen, beim
Schlaf, Mittagsruhe, nach einer
Verzweiflung
Fieberhitze, während der
religiöse Verzweiflung an der ewigen Seligkeit
Wahnideen, Einbildungen, Halluzinationen, Sinnestäuschungen
denken, sie kann nicht •
geisteskrank werden, sie wird
Gesundheit ruiniert, er hat seine •
Krankheit, unheilbare, hat eine
Soldat zu sein (nachts)
Sterben, er ist am
Verbrechen begangen, er hatte ein
Verbrechern, von
Weinen, weinerliche Stimmung
nachts
getragen, wenn •
Verzweiflung, aus
Zerstreut, unaufmerksam
Zorn, Jähzorn
grundloser
heftiger
Kleinigkeiten, über
Zittern, mit
Zweifelnd, Seelenheil, am

Chenopodium anthelminticum

Aphasie ⋆5
Bewusstlosigkeit, Koma, Stupor
Fehler, Sprechen, beim, Worte, benutzt falsche
Furcht, Fieberhitze, durch •
Hysterie
Ruhelosigkeit, Bett, sich herumwerfen im
Schlagen, Umstehende, schlägt
Unterhaltung, Verlangen nach
Vergesslich, Worte beim Sprechen, für; sucht nach Worten
Weinen, weinerliche Stimmung
Menses, unterdrückten, bei
Wiederholt dieselben Handlungen ⋆2

Chimaphila maculata

Bewusstlosigkeit, schnell vorübergehende
Milde
Reizbarkeit, Fieberhitze, bei

Chimaphila umbellata

Hysterie
Ruhelosigkeit
Stumpfheit, Geistesträgheit, Denk- und Verständnisschwierigkeit
Traurigkeit, Verzagtheit, Niedergeschlagenheit, Depression, Schwermut, Melancholie
Trunksucht, Alkoholismus
Wahnideen, Ball, er sitzt auf einem

China boliviana

Blasphemie, Fluchen, und
Empfindlich, Geräusche, gegen
Feigheit
Fluchen, Schwören
Froh, abends
Gedanken, Zukunft, über die
Gewissensqual
Mürrisch, abwechselnd mit Frohsinn
Raserei, anfallsweise
Resignation
Traurigkeit, Verzagtheit, Niedergeschlagenheit, Depression, Schwermut, Melancholie
abwechselnd mit Seelenruhe •
Verlassenheit, Gefühl der
weinen, möchte
Zerstreut, unaufmerksam
Sichunterhalten, beim

China officinalis

Abneigung, Personen, gegen alle
Abscheu, Arbeit, gegen die
Leben, gegen das
Albernes Benehmen
angefasst werden, will nicht
angesehen zu werden, verträgt nicht
Angst
morgens

Erwachen, beim
abends
nachts
Mitternacht, nach
2 h
Bett, treibt aus dem
Erwachen, beim
Essen, nach dem
Fieber, im
Prodromalstadium des Fiebers, im
Fieberfrost, vor
während
Furcht, mit
Gewissensangst, als ob eines Verbrechens schuldig
Kleinigkeiten, um
Lebensüberdruss, mit
Träume, beim Erwachen durch schreckliche
Zukunft, um die
Anorexia mentalis
Anstrengung, agg. durch geistige
antworten, Abneigung zu
weigert sich zu antworten
Antwortet unverständlich
Argwöhnisch, misstrauisch
Auffahren
Schlaf, aus dem
Einschlafen, beim
im
Schreck, durch und wie durch
Ausschweifung, sexuelle
Außer-sich-Sein
Beklagt sich
beleidigt, leicht; nimmt alles übel
Beschäftigung, Ablenkung amel.
Beschwerden infolge von Erwartungsspannung, Vorempfinden, Ahnung
schlechten Nachrichten
sexuellen Exzessen
Überanstrengung, geistiger
Zorn, Ärger
stillem Kummer, mit
Bestechlich, käuflich
Betäubung, wie im Rausch
morgens
Bett, springt aus dem, will sich umbringen, hat aber nicht den Mut •
Bewusstlosigkeit, Koma, Stupor
aufrechter Haltung, in •
Erwachen, beim
Menses, nach den
unterdrückten, bei
Stehen, beim
Boshaft, gehässig
Zorn, mit
Chaotisches, wirres Verhalten
Delirium
Aderlass, nach •
Bett und entflieht, springt plötzlich aus dem
Blutung, nach
Fieber, während
rasendes
ruhiges
Schlaf, Einschlafen, beim
Schlaflosigkeit, mit ★3
Verlust von Körpersäften, durch
Zittern, mit
Delirium tremens, Säuferwahnsinn
Denken, Abneigung gegen
Diktatorisch, herrisch, dogmatisch, despotisch
Eifersucht, sexueller Erregung, mit
Eigensinnig, starrköpfig
Kinder, eigensinnige
Ekstase, Fieberhitze, bei
Elegant, Schönling
Empfindlich, überempfindlich
Berührung, gegen
Fieberfrost, bei
Geräusche, gegen
Entbindung, während der
Mangel an Empfindlichkeit
moralische Eindrücke, gegen
Schweiß, bei
Sinneseindrücke, gegen
entfliehen, versucht zu
springt plötzlich aus dem Bett
Entmutigt
Entrüstung
Ermahnung, freundliche agg.
Ernst
Erregung, Aufregung
morgens
abends
agg.
Blutung, nach •
Hören schrecklicher Dinge, nach dem
Kaffee, wie nach
schlechten Nachrichten, nach
Erschöpfung, geistige
erschreckt, leicht, Erwachen, beim, Traum, aus einem
Extravaganz
Faulheit, Indolenz, Abneigung gegen Arbeit
Essen, nach dem

körperliche
Mittagessen, nach dem
Schläfrigkeit, mit
Fehler, Schreiben, beim
stellt Buchstaben um
Sprechen, beim
dreht Worte um
stellt Worte falsch
Worte, benutzt falsche
Feigheit
Fleißig, Arbeitswut
Menses, vor den
Froh, guten Mutes, glücklich
morgens, Erwachen, beim
abends
nachts
bis 2 h •
abwechselnd mit Ernst [+1]
Traurigkeit
wünscht, froh zu sein •
Furcht
morgens
nachts
Arbeit, Grauen vor der
bedauert, bemitleidet zu werden •
Berührung, vor
Ersticken, vor dem, nachts
Erwachen, beim, Traum, nach einem
fallen, zu
Geistern, Gespenstern, vor
nachts
Geräusche, durch
Hunden, vor
Menschen, vor; Anthropophobie
Messern, vor
Streiche gespielt werden, dass ihm [★1]
Tieren, vor
Tod, vor dem
töten, er könnte
überwältigende
Unheil, vor
verletzt zu werden
Wut zu geraten, in
Gebärden, Greifen oder Langen nach etwas, zupft an der Bettdecke
leichte
Gedächtnis, gutes
Gedächtnisschwäche
periodische
plötzlich und periodisch auftretende
Worte, für
Gedanken, versunken in
Gedanken, alberne Gedanken nachts •
Andrang, Flut der
morgens, im Bett •
abends
im Bett
nachts
Erwachen, beim
Schlaflosigkeit durch
gedankenvoll
hartnäckige
schnelle, lebhafte
Schwinden der
periodisches •
sexuelle, Tag und Nacht
Stillstand der
unangenehme
unzusammenhängende
Gedichte, macht
Gefräßigkeit
Geisteskrankheit, Blutungen, nach
Fieberhitze, mit
Gefräßigkeit, mit
reisen, mit Verlangen zu
Ruhelosigkeit, mit
Trinkern, bei
geistige Arbeit, Abneigung gegen
unmöglich
Verlangen nach
Gemütsstörungen im Allgemeinen [★2]
Gesellschaft, Abneigung, gegen; Gegenwart anderer agg. die Symptome; Verlangen nach Einsamkeit
Gewalttätig, heftig
Gewalttaten, Wut führt zu
Gewissenhaft in Kleinigkeiten
Gier, Habsucht
Gleichgültigkeit, Apathie
abwechselnd mit Ärger
alles, gegen
Essen, gegen
Fieber, bei
Geld zu verdienen
periodische
Typhus, bei
Grausamkeit, Unmenschlichkeit
Grobheit unartiger, ungezogener Kinder
Heiterkeit, abends
Hochmütig, arrogant
Hypochondrie
Essen, nach dem
Selbstmord, treibt zum
Hysterie
Blutverlust, Säfteverlusten, nach

Menses, während der
nach den
Ideen, Einfällen, Mangel an
Ideen, Einfällen, Reichtum an; Geistesklarheit
abends
Bett, im
nachts
Ideen, fixe ★3
Imbezillität
Intoleranz, Geräuschen, gegenüber
Jammern, Lamentieren, Klagen
Konzentration, schwierige
kränken, Neigung, andere zu ★2
Kummer
Lachen agg.
Langsamkeit
Langeweile
Lästig, geht auf die Nerven
Lasziv
Impotenz, mit
Läuft umher
Launenhaftigkeit
Lebensüberdruss, Lebensmüdigkeit
Fieberhitze, bei
Lebhaft, munter
Lesen, wünscht, ihm werde vorgelesen
Luftschlösser, baut, plant viel ★2
magnetisiert werden, will, Mesmerismus amel.
Manie
Meditation
moralischem Empfinden, Mangel an
Mürrisch, missmutig
morgens
abends, Bett, im
nachts
abwechselnd mit Frohsinn
Liebkosen agg.
reden, Abneigung zu
Naiv, intelligent, aber sehr
Neid, Habgier, und
Nymphomanie
Menses, unterdrückten, nach
puerperale
Obszön
Phantasien, laszive
Impotenz, mit
Schlaf, Einschlafen, beim
verstärkte Phantasietätigkeit
morgens, Bett, im •
abends
Bett, im
nachts
Fieberhitze, bei
Schlaflosigkeit, mit
Zu-Bett-Gehen, nach dem
Pläne, schmiedet viele
abends
nachts •
Qualvolle Angst
Raserei, Wut
Reden anderer agg., Unterhaltung
reden, Abneigung zu, möchte schweigen, wortkarg
Schweiß, bei
Reizbarkeit
morgens
Kindern, bei •
nachts
abwechselnd mit Fröhlichkeit
erregt, wenn
Erwachen, beim
Fieberfrost, bei
Kindern, bei
Koitus, nach
Kopfschmerzen, bei
Schwäche, mit
Trost agg.
reizlos, alles erscheint •
Ruhelosigkeit
nachts
ängstliche
Bett, sich herumwerfen im
treibt aus dem
Erwachen, beim
Essen, nach dem
Fieberhitze, bei
Kopfschmerzen, bei
schreiben, Verlangen zu
Schreien
fröhlicher Stimmung, schreit grundlos in •
guter Laune, bei •
Schlaf, im
Schmerzen, vor, Lumbalgegend, in der
Schüchternheit
Gesellschaft, in
schamhaft, verlegen
Schwangerschaft, Geistesstörungen in der
Seelenruhe, Gelassenheit
Selbstbetrachtung
Selbstmord, Neigung zum
abends
nachts
Erschießen, durch
Furcht vor einem offenen Fenster oder einem Messer, mit

    Hypochondrie, aus
    Mut fehlt, aber der
    Schwermut, aus
    Springen, Fenster, aus dem
    Todesfurcht, mit
    Wechselfieber, bei
Selbstvertrauen, Mangel an
Sentimental, schwärmerisch
Seufzen
    abends
    Schweiß, bei
Singen
Sinne abgestumpft
    geschärft
Sitzen, Neigung zum
sonderbar, Sonderling
Sorgen, voller
    Kleinigkeiten, um
spielen, Spielleidenschaft
Spotten
Sprechen, albernes
    springt schnell von einem Gedanken zum anderen
Springen, Bett, springt aus dem
    Fenster, aus dem
Stimmung, abwechselnde
    veränderliche, unbeständige, wankelmütige
Stöhnen, Ächzen, Wimmern
    Schlaf, im
    Schweiß, bei
Streitsüchtig, zanksüchtig
Stumpfheit, Geistesträgheit, Denk- und Verständnisschwierigkeit
    morgens
        Erwachen, beim
    Erwachen, beim
    periodische •
    Schläfrigkeit, mit
    Schweiß, bei
    Träumen, nach
    Verlust von Körpersäften, nach
Tadelsüchtig, kritisch
Tadelt andere
Theoretisieren, Theorien aufstellen
    abends •
    nachts
Tod, wünscht sich den
töten, Verlangen zu
    geliebte Personen
    Messer, mit einem
    verletzen, Impuls, jemanden mit einem Messer zu
    Traum, wie im
Traurigkeit, Verzagtheit, Niedergeschlagenheit, Depression, Schwermut, Melancholie
    Essen, nach dem
    Fieberfrost, bei
    Fieberhitze, bei
    Menses, nach den
    Schwangerschaft, in der
    Schweiß, bei
    Selbstmord, mit Neigung zum
Trost, freundliche Worte agg.
Trunksucht, Alkoholismus
Umherstreifen, sinnlos, wie ein Geisteskranker
Unbarmherzig, skrupellos, gewissenlos
Unentschlossenheit
    Handlungen, in seinen
Ungeduld
Ungehorsam
    Kindern, bei •
unglücklich, bedauernswert, fühlt sich
Unterhaltung, Konversation agg.
Untröstlich
    Selbstmord, sogar bis zum •
Unzufrieden, missvergnügt, unbefriedigt
Verächtlich, geringschätzig
    allem gegenüber
Vergesslich
    nachts
    Erwachen, beim
    periodisch
    Säfteverlust, durch
Verlangen, unbestimmtem, voll von
Verlassenheit, Gefühl der
Verweilt bei vergangenen unangenehmen Ereignissen
    nachts
Verwirrung des Geistes
    morgens
    nachmittags
    nachts, Erwachen, beim
    betrunken, wie nach einem Rausch
    Bier, durch
    Erregung amel.
    Erwachen, beim
    Fieberhitze, während
    Schwitzen, beim
    Traum, wie im
Verzweiflung
    Schmerzen, bei
Vielfraß
Wahnideen, Einbildungen, Halluzinationen, Sinnestäuschungen

abends, Bett, im
angefeindet, gehindert und gequält, er wird
Arbeit, gehindert, er wird an seiner •
Ärger und Beleidigungen, von
Bilder, Phantome, sieht
  nachts
  Schlaf, Einschlafen, beim
  schreckliche
Einschlafen, beim
gefoltert, er wird
gehindert, gehemmt zu werden •
Gesichter, sieht, Augenschließen, beim
  Dunkeln, im
Gespenster, sieht, Augenschließen, beim
Personen, sieht
  Augenschließen, sieht Personen beim
Phantasie, Einbildungen der
regnen, er hört es (nachts)
unglücklich, er ist
verfolgt zu werden, Feinden, von
verlassen, im Stich gelassen, ist
Visionen, abends
  Augenschließen, beim
Weinen, weinerliche Stimmung
  nachts
  Ermahnungen, wegen
  Husten, beim
  Kindern, bei
  leicht, weint
  Not, über eine eingebildete •
  Schlaf, im
  Schweiß, bei
  Trost agg.
  Wimmern, Winseln
    Schlaf, im
  Zärtlichkeiten, bei
wertlos, Dinge erscheinen •
Widerspenstig
widersprechen seinen Worten, Absichten
Widerspruch, verträgt keinen
Wille, Willensschwäche
Zerstreut, unaufmerksam
Zorn, Jähzorn
  abwechselnd mit Gleichgültigkeit
  erstechen, könnte jemanden
  Kleinigkeiten, über
  Liebkosungen, durch •
  schikanieren, beleidigen, möchte •
Zurückhaltend, reserviert

Chininum arsenicosum

Abscheu, Leben, gegen das
Angst
  tagsüber
  abends
  nachts
  Erwachen, beim
  Fieber, im
  Fieberfrost, während
  Furcht, mit
  Gesundheit, um seine
  sitzen, muss gebeugt •
antworten, weigert sich zu antworten
Argwöhnisch, misstrauisch
Auffahren
  Erwachen, beim
  Schlaf, Einschlafen, beim
  Schreck, durch und wie durch
Beklagt sich
beleidigt, leicht; nimmt alles übel
Beschwerden infolge von sexuellen Exzessen
Betäubung, wie im Rausch
  Fieberhitze, bei
Delirium
  nachts
  Blutung, nach
Denken, Beschwerden agg., an seine
Empfindlich, überempfindlich
  Geräusche, gegen
Entmutigt
Erregung, Aufregung
  Kleinigkeiten, über
Erschöpfung, geistige
erschreckt, leicht, Erwachen, beim +7
Faulheit, Indolenz, Abneigung gegen Arbeit
Furcht
  nachts
  Geistern, Gespenstern, vor
    nachts
  Krankheit, vor drohender, Karzinom ★1
  Unheil, vor
    nachts •
Gedächtnisschwäche
Gedächtnisverlust, Verletzungen, nach
Gedanken, Andrang, nachts
  hartnäckige
geistige Arbeit, Abneigung gegen
  gestört werden, will nicht
  Gewissenhaft in Kleinigkeiten
Gleichgültigkeit, Apathie
  Vergnügen, gegen jedes

Heiterkeit
Ideen, Einfällen, Reichtum an; Geistesklarheit
nachts
Launenhaftigkeit
Lebensüberdruss, Lebensmüdigkeit
Phantasien, verstärkte Phantasietätigkeit
reden, Abneigung zu, möchte schweigen, wortkarg
Reizbarkeit
Erwachen, beim
Fieberfrost, bei
Kopfschmerzen, bei
Ruhelosigkeit
nachmittags
nachts
ängstliche
Bett, treibt aus dem
Erschöpfung, mit •
Fieberhitze, bei
Schüchternheit
Selbstmord, Neigung zum
Sentimental, schwärmerisch
Sitzen, Neigung zum
Sitzt still
Sprechen, springt schnell von einem Gedanken zum anderen
Springen, Bett, springt aus dem
Fieber, bei
Stöhnen, Ächzen, Wimmern
Fieberfrost, bei
Fieberhitze, bei
Stumpfheit, Geistesträgheit, Denk- und Verständnisschwierigkeit
Tadelsüchtig, kritisch
besten Freunden gegenüber
Traurigkeit, Verzagtheit, Niedergeschlagenheit, Depression, Schwermut, Melancholie
Fieberfrost, bei
Fieberhitze, bei
Schweiß, bei
Ungeduld
Wechselfieber, bei •
Unzufrieden, missvergnügt, unbefriedigt
allem, mit
Vergesslich
Worte beim Sprechen, für; sucht nach Worten
Verwirrung des Geistes
morgens
Erwachen, beim
Verzweiflung
Fieberfrost, bei
Fieberhitze, während der
Schmerzen, bei
Wahnideen, Einbildungen, Halluzinationen, Sinnestäuschungen
nachts
Bilder, Phantome, sieht
schreckliche
Entkräftung nicht ertragen, kann solch völlige •
Hämorrhagie, nach •
Phantasie, Einbildungen der
Weinen, weinerliche Stimmung
Zorn, Jähzorn

Chininum muriaticum

Trunksucht, Alkoholismus

Chininum sulfuricum

Aktivität, 21 h nach Gehen im Freien •
Angst
mittags
nachts
Mitternacht, nach
Bett, im
Bett, treibt aus dem
Fieber, im
Furcht, mit
Zukunft, um die
antworten, Abneigung zu
Antwortet unverständlich
Auffahren, morgens beim Erwachen
Schlaf, aus dem
Ausgelassenheit
Betäubung, wie im Rausch
Bewusstlosigkeit, Koma, Stupor
morgens
Dämmerzustand
Entbindung, bei der
Schwindel, während
Delirium
nachts
Bett und entflieht, springt plötzlich aus dem
Fieber, während
rasendes
Rausch, wie in einem
Schreien, mit
wahnsinniges
Delirium tremens, Säuferwahnsinn
Eigensinnig, starrköpfig
vormittags •

Empfindlich, überempfindlich
Entmutigt
Weinen, mit
Erregung, Aufregung
morgens
vormittags
Fieberhitze, bei
Kaffee, wie nach
Wein, wie nach
Faulheit, Indolenz, Abneigung gegen Arbeit
morgens, Erwachen, beim •
mittags
Gehen, beim
Schlaf, nach dem
Fehler, Addieren, beim •
Arbeit, in der
Rechnen, beim
Schreiben, beim
falsche Worte
Sprechen, beim
Worte, benutzt falsche, setzt rechts für links oder umgekehrt
Froh, guten Mutes, glücklich
abends
Furcht, Dunkelheit, vor +1
Unglück, vor
Unheil, vor
nachmittags •
Gebärden, macht
langsame
Gedächtnisschwäche
Eigennamen, für
Gedächtnisverwirrung
Geisteskrankheit, Wahnsinn
geistige Arbeit, Abneigung gegen
unmöglich
Geschäft, Abneigung gegen
unfähig zu Geschäften
Gleichgültigkeit, Apathie
Fieber, bei
Typhus, bei
Vergnügen, gegen jedes
Heiterkeit
Hysterie
Ideen, Einfällen, Reichtum an; Geistesklarheit
nachts
Konzentration, schwierige
Manie
Mürrisch, missmutig
Pläne, schmiedet viele
abends
Qualvolle Angst, Schweiß, bei
Raserei, Wut
Reizbarkeit
Erwachen, beim
Kopfschmerzen, bei
Ruhelosigkeit
nachmittags, 17 h
abends
ängstliche
Bett, sich herumwerfen im
treibt aus dem
Fieberhitze, bei
Schreien, Angst, aus
Seelenruhe, Gelassenheit
Seufzen
Sinne abgestumpft
Sprechen, langsames
Springen, Bett, springt aus dem
Stumpfheit, Geistesträgheit, Denk- und Verständnisschwierigkeit
Fieberhitze, bei
Schreiben, beim
Traurigkeit, Verzagtheit, Niedergeschlagenheit, Depression, Schwermut, Melancholie
nachmittags
Unglück, wie durch ein
Unentschlossenheit
Verwirrung des Geistes
morgens
abends
betrunken, wie
Verzweiflung
Wahnideen, Bett, versinkt
Phantasie, Einbildungen der
Willenskraft, Verlust der •
Weinen, weinerliche Stimmung
nachts
Erwachen, beim
Erwachen, beim
Schlaf, im
Wille, Verlust des Willens
Gehen, beim •
Zorn, Erwachen, beim

Chionanthus virginica

Beschwerden infolge von Streit
Reizbarkeit

Chloroformium

Bewusstlosigkeit, Koma, Stupor
Erregung, nach
Verletzungsschock, beim
Delirium
gewalttätiges
ruhiges
Delirium tremens, Säuferwahnsinn
Erregung, mit
Gedächtnisschwäche
Gleichgültigkeit, Apathie
Hysterie
Obszön, Reden, obszöne
Ruhelosigkeit
Bett, sich herumwerfen im
Entbindung, während der
Singen
Sprechen, langsames
unsinniges
Stöhnen, Ächzen, Wimmern
Stumpfheit, Geistesträgheit, Denk- und Verständnisschwierigkeit
Vertraulichkeit •
Verwirrung des Geistes
Wahnideen, Bewegung, Stuhl und Tisch in verschiedenen Richtungen, Bewegung von (beim Sitzen) •
schwebt in der Luft
Weinen, weinerliche Stimmung

Chloralum hydratum

Angst
nachts, Pavor nocturnus
antworten, Abneigung zu
Antwortet, Schwierigkeit, mit
unzusammenhängend
Betäubung, wie im Rausch
Bewusstlosigkeit, Koma, Stupor
Delirium
streift umher
wildes
Delirium tremens, Säuferwahnsinn
Empfindlich, Geräusche, gegen
Erregung, nachts
erschreckt, leicht, Erwachen, beim
Furcht
Gedächtnisschwäche
Gedanken, Leere der
Monotonie der
wandernde, abschweifende
Geisteskrankheit, Wahnsinn
Kindbett, im
Hause gehen, will nach
Hydrophobie, Tollwut
Hysterie
Schwangerschaft und Geburt, während der
Idiotie
Imbezillität
Kindisches Benehmen
Konzentration, schwierige
Manie
Mürrisch, missmutig
reden, Abneigung zu, möchte schweigen, wortkarg
Redet, sich selbst, mit
Reizbarkeit
morgens
Ruhelosigkeit
Schreien, Chorea, bei
Kindern, bei, nachts
Schlaf, im
Sprechen, hastiges
unsinniges
unzusammenhängendes
Springen, Bett, springt aus dem
Tanzen
Traurigkeit, Verzagtheit, Niedergeschlagenheit, Depression, Schwermut, Melancholie
Trügerisch, hinterlistig
Unentschlossenheit
verstecken, Verlangen sich zu
Verwirrung des Geistes
Verzweiflung, Genesung, an der
Wahnideen, Einbildungen, Halluzinationen, Sinnestäuschungen
Bett, steht drohend am Fußende, jemand •
Gestalten, warf mit der Flasche nach
Stimmen, hört
Visionen, hat
phantastische
Witzig, geistreich

Chlorum

Aktivität, geistige
Angst
nachts, Pavor nocturnus
Antwortet unzusammenhängend
Betäubung, wie im Rausch
Bewusstlosigkeit, Koma, Stupor

Fieber, bei
unvollständige
Delirium, ruhiges +5
abwechselnd mit Ruhelosigkeit •
streift umher
Delirium tremens, Säuferwahnsinn
entfliehen, versucht zu
Fieber, im
Erregung, Aufregung
fiebrige
Sekt, nach •
erschreckt, leicht
Froh, guten Mutes, glücklich
Furcht
Armut, vor
Geisteskrankheit, seinen Verstand zu verlieren, vor
Krankheit, vor drohender
Gedächtnisschwäche
Eigennamen, für
gelesen hat, für das, was er
Personen, für
Geisteskrankheit, lärmende
Heimweh
Hydrophobie, Tollwut
Hysterie
Ideen, Einfällen, Reichtum an; Geistesklarheit
Imbezillität
Murmeln, murren
Mürrisch, missmutig
morgens
Musik, Verlangen, Klavier zu spielen
Nymphomanie
Raserei, Essen, beim und nach dem •
Reizbarkeit
Essen, beim
nach dem
Trinken von Wein und Kaffee, beim •
Ruhelosigkeit
Schreien
Seelenruhe, Gelassenheit
Selbstvertrauen, Mangel an
Traurigkeit, Verzagtheit, Niedergeschlagenheit, Depression, Schwermut, Melancholie
Trügerisch, hinterlistig
Vergesslich, Namen, Personen, von ★2
verstecken, Verlangen sich zu
Verwirrung des Geistes
Wahnideen, Einbildungen, Halluzinationen, Sinnestäuschungen
geisteskrank werden, sie wird
Gestalten, warf mit der Flasche nach
Wildheit
Zorn, Jähzorn
Trinken von Kaffee und Wein, beim •

Chloramphenicolum

Delirium
Euphorie
Gleichgültigkeit, Apathie
Ruhelosigkeit, abends, Bett, im
Traurigkeit, Verzagtheit, Niedergeschlagenheit, Depression, Schwermut, Melancholie
Verwirrung des Geistes
Verzweiflung, Aufstehen, amel. beim
Wahnideen, Einbildungen, Halluzinationen, Sinnestäuschungen

Chlorpromazinum

Beschwerden infolge von Erwartungsspannung, Vorempfinden, Ahnung
Gedächtnisschwäche
Gedanken, automatische •
Gleichgültigkeit, Apathie
Konzentration, schwierige
Qualvolle Angst
vormittags, 10 h •
Reizbarkeit
Schizophrenie, Hebephrenie
katatonische
Traurigkeit, Verzagtheit, Niedergeschlagenheit, Depression, Schwermut, Melancholie
Verwirrung des Geistes
Wahnideen, Einbildungen, Halluzinationen, Sinnestäuschungen
Visionen, hat

Chromicum acidum

Betäubung, wie im Rausch
Delirium
Meningitis cerebrospinalis
streitsüchtiges
Fehler, Schreiben, beim
Gedächtnisschwäche
Buchstaben, zusammensetzt, wie er die verschiedenen Buchstaben •
schreiben wollte, für das, was er
Ruhelosigkeit
nachts
Erwachen, beim

Schmerzen, bei
Stumpfheit, Geistesträgheit, Denk- und Verständnisschwierigkeit
Traurigkeit, Verzagtheit, Niedergeschlagenheit, Depression, Schwermut, Melancholie
Verwirrung des Geistes

Cicuta maculata

Angst
Bewusstlosigkeit, Koma, Stupor
Delirium
Gebärden, heftige

Cicuta virosa

Abneigung, Menschheit, Verachtung für die •
Verlust des Vertrauens zur •
meidet die Torheit der •
Abscheu, Leben, gegen das
Essen, amel. beim •
Aktivität
Albernes Benehmen
nachts •
Angst
mittags
Anfällen, vor •
Furcht, mit
Konvulsionen, vor •
Ohnmacht, mit
Zukunft, um die
Anstrengung, agg. durch geistige
Antwortet, angesprochen, wenn; erkennt aber niemand •
kurz angebunden, barsch
Argwöhnisch, misstrauisch
Einsamkeit, Verlangen nach
Auffahren
Bett, im
Geräusche, durch
leichtes
Schlaf, im
Schreck, durch und wie durch
beißen, Verlangen zu
beleidigt, leicht; nimmt alles übel
Beschäftigung, Ablenkung amel.
Beschimpfen, beleidigen, schmähen
Beschwerden infolge von Erwartungsspannung, Vorempfinden, Ahnung
Streit
Verletzungen, Unfällen; Gemütssymptome infolge von
Betäubung, wie im Rausch
Kopfverletzung, nach
Krampfanfällen, zwischen
Bewunderung, übermäßige
Bewusstlosigkeit, Koma, Stupor
Augen, offenen, mit
Fieber, bei
Fieberfrost, bei
kennt niemanden, aber antwortet korrekt, wenn man ihn berührt oder anspricht ★[5]
Konvulsionen, nach
lang dauernde ★[2,3]
periodische
Traum, wie im, weiß nicht, wo er ist
Verhalten, automatenhaftes
Boshaft, gehässig
Delirium
albernes, einfältiges
Bett und entflieht, springt plötzlich aus dem
murmelt, murrt
rasendes
Schrecken, voller
singt
wahnsinniges
Denken, Beschwerden amel., an seine
Ekstase
periodische
zweimal täglich zu sterben, scheint •
Empfindlich, überempfindlich
Geräusche, gegen
traurige Geschichten, auf •
entfliehen, versucht zu
Erkennt, Verwandten nicht, seine
Erregung, Aufregung
Hören schrecklicher Dinge, nach dem
Konvulsionen, mit
Erschöpfung, geistige
erschreckt, leicht
Erzählen ihrer Symptome agg.
Faulheit, Indolenz, Abneigung gegen Arbeit
Fehler, Orten, irrt sich in
Raum und Zeit, in
Zeit, in der
verwechselt Gegenwart mit Vergangenheit
Zukunft mit Vergangenheit
Froh, guten Mutes, glücklich
Bett, springt aus dem •
klatscht in die Hände
Furcht
Gefahr, vor drohender

Geräusche, durch
Tür, an der
Gesellschaft, vor •
Konvulsionen, vor ★1
Krankheit, vor drohender
Menschen, vor; Anthropophobie
Menschheit, vor der •
meidet die Torheit der Menschheit •
Verachtung für die Menschheit •
Vertrauens zur, Verlust des •
Menschenmenge, in einer
Tür, beim Öffnen der
Unglück, vor
Gebärden, macht
klatscht mit den Händen
lächerliche
unfreiwillige Handbewegungen
Gedächtnisschwäche
Gedächtnisverlust, epileptischen Anfällen, nach
Verletzungen, Kopfverletzungen, nach
Gedanken, versunken in
Gedanken, gedankenvoll
Irrtümer anderer, über •
Schwinden der
wandernde, abschweifende
Geistesabwesend
Geisteskrankheit, Wahnsinn
alberne, lächerliche
anfallsweise
Kindbett, im
Melancholie
Tanzen, mit
geistige Arbeit, Verlangen nach, abends
Gesellschaft, Abneigung, gegen; Gegenwart anderer agg. die Symptome; Verlangen nach Einsamkeit
Anwesenheit, Fremder, Abneigung gegen
Menses, während der, will allein gelassen werden
vermeidet den Anblick von Menschen
Gewalttätig, heftig
Gewalttaten, Wut führt zu
Gleichgültigkeit, Apathie
alles, gegen
äußere Dinge, gegen
Gehirnerschütterung, nach
Grauen, Gruseln ★2,3
Hass
Rache, Hass und
Hause gehen, will nach
Heulen
Hochmütig, arrogant
Hysterie
Ideen, Einfällen, Mangel an
Idiotie
Imbezillität
Jammern, Lamentieren, Klagen
Katatonie
Kindisches Benehmen
Klammert, Konvulsionen, vor •
Konzentration, schwierige
Kummer
Lachen
nachts
dummes
krampfhaftes
Manie
nachts
Tanzen, Lachen, Schlagen, mit •
Schreien in der
Singen, mit
Meditation
Menschenfeindlichkeit
Milde
Mitgefühl, Mitleid
Monomanie
Morphinismus
Murmeln, murren
Mürrisch, missmutig
Fieber, bei
Naiv
Phantasien, verstärkte Phantasietätigkeit
Possen, spielt
Raserei, Wut
Reden, unangenehmen Dingen agg., von
reden, Abneigung zu, möchte schweigen, wortkarg
Reizbarkeit
Ruhelosigkeit
nachts
Bett, sich herumwerfen im
Schizophrenie, katatonische
Schlafwandeln
Schreckliche Dinge, traurige Geschichten ergreifen sie tief
Schreien
Cri encéphalique
Konvulsionen, vor
epileptischen
während epileptischer
muss schreien, fühlt, sie
Schlaf, im
Schmerzen, vor
Seelenruhe, Gelassenheit

Selbstbetrachtung
Selbstmord, Neigung zum
Selbstüberhebung, Selbstüberschätzung, Eigenkult
Seufzen, epileptischen Anfällen, vor
Singen
Sinne abgestumpft
Schwinden der
sonderbar, alles erscheint
Spaßen, Scherzen
lächerliches oder albernes
spielen, Verlangen zu, Kinderspielzeug, mit •
Sprechen, deliröses
springt schnell von einem Gedanken zum anderen
Springen
Bett, springt aus dem
Starren, gedankenloses
Stilles Wesen
Stimmung, veränderliche, nachts agg. •
Stöhnen, Ächzen, Wimmern
Schlaf, im
Stumpfheit, Geistesträgheit, Denk- und Verständnisschwierigkeit
abends amel.
Fieberfrost, bei
Kopfverletzung, nach
Tadelsüchtig, kritisch
Tadelt andere
Tanzen
groteskes
Tod, Gefühl vom
Torpor, Erstarrung
Traurigkeit, Verzagtheit, Niedergeschlagenheit, Depression, Schwermut, Melancholie
ängstliche
Erzählungen, durch traurige
Verletzungen, Kopfverletzung, durch
Trunksucht, Alkoholismus
Unbesonnen, sorglos
Unzufrieden, missvergnügt, unbefriedigt
Verächtlich, geringschätzig
Vergesslich
Verwirrung des Geistes
morgens
Aufstehen, beim und nach dem
Bett springen, lässt ihn aus dem
Fieberfrost, bei
Gehen, beim
Sitzen, im
Stehen, beim
voreilig, leichtsinnig, unüberlegt ⋆2
Wahnideen, Einbildungen, Halluzinationen, Sinnestäuschungen
absurde Gestalten sind anwesend
Bilder, Phantome, sieht
Geruchssinnes, des
Gestalten, sieht
Identität, Irrtümer in der eigenen
Kind, er ist wieder ein •
handelt wie ein, und •
Kirchhof, tanzt auf einem, er
lächerliche Possen
lebt nicht in normalen Verhältnissen •
Phantasie, Einbildungen der
sonderbar, alles ist
gewohnte Dinge erscheinen
Orte erschienen
Umgebung, sonderbare ⋆2
Spielzeug, Gegenstände erschienen so anziehend wie •
unwirklich, alles erscheint
verfolgt zu werden, Feinden, von
Visionen, hat
Ungeheuern, von
zu Hause fort, ist von
Weinen, weinerliche Stimmung
Erwachen, beim
Konvulsionen, bei
lautes Weinen, Schluchzen
Wimmern, Winseln
Zerstreut, unaufmerksam
Zorn, Jähzorn
Zufrieden
sich selbst, mit
Zweifelnd, skeptisch

Cimex lectularius

Angst
Fieberfrost, während
Trinken, nach dem ⋆5
Ekel, Widerwillen
Raserei, Fieberfrost, bei
Reizbarkeit
Fieberfrost, bei
Stumpfheit, Geistesträgheit, Denk- und Verständnisschwierigkeit
Fieberfrost, bei
Verwirrung des Geistes
Zerreißt Sachen
Zerstörungssucht, Destruktivität

Cimicifuga racemosa

Angst
Klimakterium, während des
Menses, während der
Anstrengung, agg. durch geistige
antworten, Abneigung zu
geschwätzig zu anderer Zeit •
weigert sich zu antworten
Antwortet ausweichend •
ohne Beziehung zu der Frage
überstürzt
Argwöhnisch, misstrauisch
Klimakterium, im •
Medizin einnehmen, will keine •
Auffahren
Schlaf, aus dem
Beschwerden infolge von Angst
Erregung, Gefühlserregung
geschäftlichem Misserfolg
Liebe, enttäuschter
Schreck
Zorn, Ärger
Bewusstlosigkeit, Koma, Stupor
Entbindung, bei der
Delirium
antwortet kurz
Fieber, während
geschwätziges
Kopfschmerzen, bei
Pupillen, mit erweiterten
rasendes
Delirium tremens, Säuferwahnsinn
Schlaflosigkeit, mit
Demenz, Epileptiker, der
Empfindlich, überempfindlich
Geräusche, gegen
Entbindung, während der
Erregung, Aufregung
Klimakterium, im
Menses, während der
Schwangerschaft, in der
erschreckt, leicht, nachts
Fleißig, Arbeitswut
Froh, guten Mutes, glücklich
abwechselnd mit Traurigkeit
Furcht
Abort infolge von Furcht, drohender
ermordet zu werden
Gefahr, vor drohender
Geisteskrankheit, seinen Verstand zu verlieren, vor
Klimakterium, im •
Krankheit, vor drohender
unheilbar zu sein
Ratten, vor ★[1]
Schwangerschaft, während der
Tod, vor dem
vergiftet zu werden
Gedächtnis, gutes
Gedächtnisschwäche
auszudrücken, sich
Worte, für
Gedanken, Andrang, Flut der
schnelle, lebhafte
Geisteskrankheit, Wahnsinn
geschäftlichen Mißerfolg, durch
Kindbett, im
Klimakterium, im
Neuralgie, nach Verschwinden der
Schwangerschaft, in der
Gemütssymptome wechseln mit körperlichen
Geschäft, Abneigung gegen
redet vom
Geschäftig
Geschwätzigkeit
abschweifen ★[3]
abwechselnd mit Schweigen
springt schnell von einem Thema zum anderen
Gesellschaft, Abneigung, gegen; Gegenwart anderer agg. die Symptome; Verlangen nach Einsamkeit
Gleichgültigkeit, Apathie
alles, gegen
Pflichten, gegen seine, Haushaltes, des
Hast, große Eile
Arbeit, bei seiner
Beruf, im
Heimweh
Hypochondrie
Hysterie
Klimakterium, im
Menses, während der
Menorrhagie, durch
Ohnmacht, hysterische
Ideen, Einfällen, Reichtum an; Geistesklarheit
instabil, emotional; empfindlich ★[2,3]
Klimakterium agg.
Konzentration, schwierige
Kummer
Launenhaftigkeit
Leid anzutun, fürchtet, wenn allein gelassen, sich ein
Manie

Lochien, durch unterdrückte
Menses, Gemütssymptome agg. während der
Morphinismus
Raserei, Wut
Kopfschmerzen, bei
reden, Abneigung zu, möchte schweigen, wortkarg
abwechselnd mit Geschwätzigkeit
reisen, Verlangen zu
Reizbarkeit
Kleinigkeiten, durch
Menses, während der
Ruhelosigkeit
vormittags
nachmittags
nachts
Mitternacht, nach, 3 h
ängstliche
Anstrengung, nach •
bewegen, muss sich ständig
fieberhafte
Menses, unterdrückte, durch
umhertreibende
schreiben, Schwierigkeiten, seine Gedanken beim Schreiben auszudrücken
Selbstmord, Neigung zum
Schwermut, aus
Seufzen
Menses, während der
Sitzt still
Sorgen, voller
Sprechen, hastiges
unzusammenhängendes
vollendet nicht den Satz •
Stimmung, veränderliche, unbeständige, wankelmütige
Stöhnen, Ächzen, Wimmern
Stumpfheit, Geistesträgheit, Denk- und Verständnisschwierigkeit
nachmittags
Tod, Todesahnung
Traurigkeit, Verzagtheit, Niedergeschlagenheit, Depression, Schwermut, Melancholie
nachmittags
Abkühlung, durch
Entbindung, während der
Klimakterium, im
Kopfschmerzen, bei
Menses, während der
unterdrückte, durch
Schlaflosigkeit, mit
Schwangerschaft, in der
Selbstmord, mit Neigung zum
Trinkern, bei
Wochenbett, im
Trunksucht, Alkoholismus
Unbeständigkeit
Unentschlossenheit
Ungeduld
Vergesslich
Verspielt
Verweigert, Medizin, die
Verwirrung des Geistes, morgens, Erwachen, beim
Menses, vor den
während der
Verzweiflung, Genesung, an der
Leben, am
Wahnideen, Einbildungen, Halluzinationen, Sinnestäuschungen
Arme sind an ihren Körper gebunden •
Bett, merkwürdige Gegenstände, Ratten, Schafe im •
Bilder, Phantome, sieht
Drähten, ist gefangen in
dunkle Gegenstände und Gestalten, sieht •
eingesperrt in einen Drahtkäfig •
geisteskrank werden, sie wird
Gestalten, sieht
Mäuse, sieht
Maus läuft unter dem Stuhl weg
Ratten, sieht
laufen im Zimmer umher
Schafe, sieht •
Tieren, von
Menschen sind Ratten, Mäuse, Insekten etc.
vergiftet worden, er ist
Visionen, hat
Ungeheuern, Ratten und sonderbaren Dingen, von •
Wolken, schwere schwarze Wolken hüllen sie ein
zu Hause fort, ist von
zu Hause, fort von, muss dorthin zurückkehren
wandern, umherstreifen, will
Weinen, weinerliche Stimmung
angesprochen, wenn
gefragt wird, wenn er etwas ⋆2
Wille, Willensschwäche
Zorn, Jähzorn
Menses, während der

Cina maritima

anfassen, muss alles, Kindern, bei •
angefasst werden, will nicht
Zärtlichkeiten, Abneigung gegen
angesehen zu werden, verträgt nicht
agg. Gemütssymptome +2
Angst
abends
nachts
Pavor nocturnus
Erwachen, beim
angefasst zu werden
Erwachen, beim
Freien, im
Furcht, mit
Gehen, beim
Freien, im
Gewissensangst, als ob eines Verbrechens schuldig
Husten, Keuchhustenanfall, nach •
Kindern, bei
Menses, während der
Stehen, beim
Anstrengung, agg. durch geistige
Auffahren
Schlaf, aus dem
Einschlafen, beim
im
beißen, Verlangen zu +3
Löffel usw., beißt
Beklagt sich
Erwachen, beim
beleidigt, leicht; nimmt alles übel
Beruhigt werden, kann nicht •
Beschwerden infolge von Schreck
Zorn, Ärger
Betäubung, wie im Rausch
Freien, im
Gehen, beim, Freien, im
Bewusstlosigkeit, Koma, Stupor
Boshaft, gehässig
Delirium
Erwachen, beim
rasendes
Schlaf, im
Schreien, mit
Eigensinnig, starrköpfig
Kinder, eigensinnige
Empfindlich, überempfindlich
Berührung, gegen
Ernst
Erregung, Aufregung
erschreckt, leicht, Erwachen, beim
Fremder, Gegenwart Fremder agg.
Furcht
Annäherung anderer, vor, Kinder können keine Annäherung ertragen
Berührung, vor
Erwachen, beim
Traum, nach einem
Gehen, beim
Freien, im
Unheil, vor
abends, Gehen im Freien, beim •
Zittern, mit
Gebärden, Greifen oder Langen nach etwas, nach Flocken
Nase, Lippen an die
zupft an der Bettdecke
seltsame Stellungen und Lagen
Gefräßigkeit
Gehen, Freien, im, agg. Gemütssymptome
Geiz
Gereizt ★3
getragen zu werden, verlangt
Schultern gelegt, über die
Gewissensqual
Gleichgültigkeit, Apathie
alles, gegen
angenehme Dinge, gegen
ärgerliche, unangenehme Dinge gegen
Freude, Freud und Leid, gegen
Liebkosungen, gegen •
Grimassenschneiden
Grobheit unartiger, ungezogener Kinder
Grunzen
Hast, Trinken, beim
Herausfordernd, trotzig
Heulen
Hochmütig, arrogant
Jammern, Lamentieren, Klagen
morgens beim Erwachen •
Erwachen, beim
Schlaf, im
Krächzen
Launenhaftigkeit
Milde
Mürrisch, missmutig
tagsüber
Erwachen, beim
Kindern, bei
Pubertät, in der
Wurmbefall, bei

- Qualvolle Angst
  - Gehen im Freien, beim
- Raserei, Wut
- *Reden, Schlaf, im*
- reden, Abneigung zu, möchte schweigen, wortkarg
- *Reizbarkeit*
  - *Erwachen, beim*
  - Fieberhitze, bei $^{+1}$
    - *nach*
  - *Husten, durch* •
  - **Kindern, bei**
  - Menses, während der
  - Schaukeln amel., schnelles •
  - *Wurmbefall, bei*
  - Zahnung, während der
- Religiosität, auffallende
- *Ruhelosigkeit*
  - morgens, Erwachen, beim
  - nachts
  - Bett, gehen, will aus einem Bett ins andere
    - *sich herumwerfen im*
  - Erwachen, beim
  - Fieberhitze, bei
  - Kindern, bei, Herumgetragenwerden, amel. beim
  - Übelkeit, durch
- Schaukeln amel.
- **Schlagen**
  - **Kindern, bei**
- Schmollen $^{+5}$
- *Schreien*
  - *Erwachen, beim*
  - Husten agg.
  - *Hydrozephalus, bei*
  - *Kindern, bei*
    - **abends**
  - *Konvulsionen, vor*
    - *während epileptischer*
  - muss schreien, fühlt, sie
  - *Schlaf, im*
- Sinne geschärft
- *Spaßen, Abneigung gegen*
- *spielen, Abneigung zu spielen bei Kindern*
- Sprechen, hastiges
  - springt schnell von einem Gedanken zum anderen
- **Springen, Kinder am Abend** •
  - plötzlichem Schmerz, wie von $^{\star 2}$
- Stimmung, veränderliche, unbeständige, wankelmütige
- *Stöhnen, Ächzen, Wimmern*
  - nachmittags •
  - Erwachen, beim
  - Husten, beim
  - *Kindern, bei*
- Stößt mit Füßen, Schlaf, im
  - steif und stößt beim Getragenwerden, macht sich
  - Wurmbefall, bei
- *Traurigkeit, Verzagtheit, Niedergeschlagenheit, Depression, Schwermut, Melancholie*
- Unbehagen, Unpässlichkeit
- Unentschlossenheit
- *Ungeduld*
- *Unzufrieden, missvergnügt, unbefriedigt*
  - allem, mit
- Verächtlich, geringschätzig
  - allem gegenüber
- Verlangen, voller
  - *zahlreichen, verschiedenen Dingen, nach*
- Verweigert Hilfe, jede •
- Verwirrung des Geistes
  - morgens, Aufstehen, beim und nach dem
  - Hustenanfall, vor einem •
- Wahnideen, Einbildungen, Halluzinationen, Sinnestäuschungen
  - Geruchssinnes, des
  - Geschmacks, des
  - Gestalten, sieht
  - Hunde, sieht
  - *Phantasie, Einbildungen der*
  - Tieren, von
  - Unrecht getan, er hat $^{+2}$
  - Verbrechen begangen, er hatte ein
  - Verbrechern, von
  - *Visionen, hat*
    - *abends*
- Weinen, weinerliche Stimmung
  - *nachts*
  - Berührung, bei
  - Erwachen, beim
  - getragen, Kind ist nur ruhig, wenn getragen
    - *Kind schreit erbärmlich, wenn festgehalten oder getragen*
  - *grundlos*
  - *Husten, beim*
    - nach
  - Kindern, bei
    - **Willen nicht bekommen, wenn sie ihren** •
  - **Kleinigkeiten, um**
  - Konvulsionen, bei
    - nach

krampfhaftes
Schlaf, im
Schmerzen, bei
Stuhlgang, beim
traurigen Gedanken, bei
unwillkürliches
Widerspenstig
Widerspruch, verträgt keinen
Widerwärtiges, gemeines Verhalten ⋆2
Wirft Gegenstände weg
Zärtlichkeiten, Abneigung gegen
Zorn, Jähzorn
Husten, vor
Kleinigkeiten, über
Wurmbefall, bei

Cinchoninum sulfuricum

Froh, guten Mutes, glücklich

Cinnabaris

Auffahren, Schlaf, aus dem
beleidigt, leicht; nimmt alles übel
Beschwerden infolge von schlechten Nachrichten
Ekstase, Gehen im Freien, beim •
Empfindlich, Geräusche, gegen
geringste Geräusch, gegen das
Erhabenheit, geistige, morgens beim Gehen im Freien •
Erregung, Kleinigkeiten, über
nervöse
schlechten Nachrichten, nach
Erschöpfung, geistige
Menses, vor den •
Faulheit, Indolenz, Abneigung gegen Arbeit
Schläfrigkeit, mit
Froh, guten Mutes, glücklich
morgens
Gehen im Freien, beim und nach dem
Gedächtnisschwäche, tun wollte, was er gerade
Gedanken drängen sich auf und schwirren durcheinander
geistige Arbeit, Abneigung gegen
Gesellschaft, Abneigung, gegen; Gegenwart anderer agg. die Symptome; Verlangen nach Einsamkeit
gesund, zu sein, behauptet trotz schwerer Krankheit
Gleichgültigkeit, Schläfrigkeit, mit
Heiterkeit
morgens
Gehen im Freien, beim •
Ideen, Einfällen, Reichtum an; Geistesklarheit
Konzentration, schwierige
Mürrisch, missmutig
nachmittags
Reden, Schlaf, im
Reizbarkeit
vormittags
mittags
nachts, Hinlegen, nach dem
Geräusche, durch
Ruhelosigkeit
nachts
Bett, sich herumwerfen im
Essen, nach dem
Schmollen, nachmittags •
Schreien, Kindern, bei, abends
Spotten, Sarkasmus, beißender Spott
Stumpfheit, tagsüber
denken, unfähig, lange zu
Freien amel., im
Traurigkeit, Verzagtheit, Niedergeschlagenheit, Depression, Schwermut, Melancholie
Unzufrieden, missvergnügt, unbefriedigt
sich selbst, mit
Vergesslich
Verwirrung des Geistes
Wahnideen, gesund, er ist
Zorn, Jähzorn

Cinnamonum ceylanicum

Angst
Hysterie
Blutverlust, Säfteverlusten, nach
Schreien, Kindern, bei, nachts
Unzufrieden, missvergnügt, unbefriedigt
sich selbst, mit
Vergesslich
Wahnideen, verkleinert, alles ist
linke Körperseite ist kleiner •
Weinen, weinerliche Stimmung

Cistus canadensis

Anstrengung, agg. durch geistige
Beschwerden infolge von Erregung, Gefühlserregung
Zorn, Ärger
Erregung, Aufregung
agg.

Froh, abends
Abendessen, nach dem •
Essen, beim
Furcht
Ruhelosigkeit
nachts
Bett, sich herumwerfen im
Zorn, gelähmt, wie

Citricum acidum

erschreckt, leicht
Faulheit, Hausarbeit, Abneigung gegen ihre gewöhnliche •

Citrus limonum

Bewusstlosigkeit, Koma, Stupor
Gleichgültigkeit, Pflichten, gegen seine, Haushaltes, des
Pflichten, Abneigung gegen häusliche

Citrus vulgaris

Auffahren, Schlaf, aus dem
Betäubung, wie im Rausch
Erregung, Aufregung
Bewegungen, mit schnellen, brüsken, unbeherrschten •
Fleißig, Arbeitswut
Ruhelosigkeit
nachts
Arbeit, bei der
Bett, sich herumwerfen im
Liegen, im
Wahnideen, körperbehindert, dienstunfähig, sie ist •
Weinen, weinerliche Stimmung

Clematis erecta

Aktivität
geistige
Angst
vormittags
nachts
Furcht, mit
Gehen, beim
Schlaf, Auffahren aus dem, beim
Auffahren, morgens beim Erwachen
Schlaf, aus dem
auszugehen, Abneigung
Beschwerden infolge von Heimweh
Kummer
Betäubung, wie im Rausch
Bewusstlosigkeit, Koma, Stupor
morgens
Fieber, bei
Hydrozephalus, bei
Boshaft, gehässig
Brütet, sieht alles schwarz
Delirium
rasendes
Empfindlich, überempfindlich
äußeren Eindrücke, gegen alle
geistige Eindrücke, für Erregung, Aufregung
Erschöpfung, geistige
erschreckt, leicht
Faulheit, Indolenz, Abneigung gegen Arbeit
morgens
abends amel.
Schläfrigkeit, mit
Fleißig, Arbeitswut
Froh, guten Mutes, glücklich
morgens, Erwachen, beim
vormittags
abends
abwechselnd mit Traurigkeit
gefolgt von Entkräftung
Reizbarkeit
Schwitzen, beim
Furcht
Alleinsein, vor dem
Einsamkeit, vor
Menschen, vor; doch agg. wenn alleine ★3
Unglück, vor
Gebärden, leichte
Gedächtnisschwäche
Gedanken, versunken in
Gedanken, gedankenvoll
Geisteskraft, gesteigerte
geistige Arbeit, Abneigung gegen
Verlangen nach
Gesellschaft, Abneigung, gegen; Gegenwart anderer agg. die Symptome; Verlangen nach Einsamkeit
Furcht vor Alleinsein, jedoch
Gesellschaft, Verlangen nach; Abneigung gegen Einsamkeit, Gesellschaft amel.
Alleinsein agg., beim
doch Furcht vor Menschen
Gewissensqual
Gleichgültigkeit, Apathie

Hast, Essen, beim
Heimweh
Heiterkeit
Ideen, Einfällen, Mangel an
Konzentration, schwierige
Langsamkeit
Langeweile, Heimweh, mit
Lästig, geht auf die Nerven
Läuft umher, Leichtigkeit und Schnelligkeit, mit großer •
Lesen, Abneigung gegen
wünscht, ihm werde vorgelesen
Meditation
Menschenfeindlichkeit
Milde
moralischem Empfinden, Mangel an
Mürrisch, missmutig
reden, Abneigung zu, möchte schweigen, wortkarg
abends amel.
Reizbarkeit
Erwachen, beim
Gehen, beim
Schweiß, bei
Ruhebedürfnis
Ruhelosigkeit
abends
nachts
Mitternacht, nach, 4 h
ängstliche
Bett, sich herumwerfen im
Fieberhitze, bei
Seelenruhe, Gelassenheit
Selbstbetrachtung
Selbstmord, Neigung zum
Seufzen, Kopfhitze, bei •
Sinne geschärft
Stilles Wesen
Stöhnen, Schlaf, im
Stumpfheit, Geistesträgheit, Denk- und Verständnisschwierigkeit
Erwachen, beim
Schläfrigkeit, mit
Zahnschmerzen, durch
Tod, Todesgedanken
wünscht sich den
Traurigkeit, Verzagtheit, Niedergeschlagenheit, Depression, Schwermut, Melancholie
Abendessen amel.
Essen, amel. nach dem
Unbehagen, Unpässlichkeit
Essen, nach dem
Unbesonnen, sorglos
Unentschlossenheit
Unzufrieden, missvergnügt, unbefriedigt
grundlos ⋆2
Vergesslich
Verwirrung des Geistes
morgens
Aufstehen, beim und nach dem
Erwachen, beim
nachmittags
betrunken, wie nach einem Rausch
Erwachen, beim
Freien, im, amel.
Verzweiflung
Wahnideen, Bewegung, Bett und Boden, Bewegung von (beim Aufwachen) •
Feuer, sieht
Weinen, weinerliche Stimmung
abends
Wille, Verlust des Willens
Zerstreut, unaufmerksam
Zorn, Jähzorn
Kleinigkeiten, über
Zurückhaltend, reserviert

Cobaltum metallicum

Beschwerden infolge von Erregung, Gefühlserregung
Betäubung, wie im Rausch
morgens
Erregung, Aufregung
agg.
erschreckt, leicht
Faulheit, Indolenz, Abneigung gegen Arbeit
körperliche
Froh, guten Mutes, glücklich
Gedächtnis, gutes
Gedanken, schnelle, lebhafte
geistige Arbeit, Abneigung gegen
Verlangen nach
Heiterkeit
Hysterie
Ideen, Einfällen, Reichtum an; Geistesklarheit
Lebhaft, munter
Ruhelosigkeit
Selbstvertrauen, Mangel an
Seufzen
Tadelt sich selbst, Selbstvorwürfe
Traurigkeit, Verzagtheit, Niedergeschlagenheit, Depression, Schwermut, Melancholie

Unzufrieden, missvergnügt, unbefriedigt
sich selbst, mit
Verwirrung des Geistes, morgens
Bewegung, durch
Wahnideen, Verbrecher, er ist ein
und andere wissen es •

Cobaltum nitricum

Aktivität
Angst
nachts
gelähmt, als ob
Erregung, Aufregung
Erschöpfung, geistige
Euphorie
Faulheit, Indolenz, Abneigung gegen Arbeit
Fleißig, Arbeitswut
Furcht
hochgelegenen Orten, vor
Misserfolg, vor
Schlaf, vor dem (zeitlich)
Gedächtnisschwäche
Konzentration, schwierige
Kopfschmerzen, mit
Mürrisch, missmutig
Qualvolle Angst
nachts
lähmend, unmöglich zu rufen und sich zu bewegen, mit Kopfhitze •
Reizbarkeit
morgens
Ruhelosigkeit
Fieberhitze, bei
Stimmung, abwechselnde
Traurigkeit, Verzagtheit, Niedergeschlagenheit, Depression, Schwermut, Melancholie
Erwachen, beim
Vergesslich, Erwachen, beim
Verweilt bei vergangenen unangenehmen Ereignissen
Wahnideen, vergrößert, Entfernungen sind

Coccus cacti

Angst
Mitternacht, nach
2–4 h •
Essen, nach dem
Betäubung, wie im Rausch
Empfindlich, überempfindlich
Erregung, nachts, Erwachen, beim
Bier, nach •
Erwachen, beim
Faulheit, Indolenz, Abneigung gegen Arbeit
Froh, guten Mutes, glücklich
abends
abwechselnd mit Traurigkeit
Furcht
abends
Gedächtnis, gutes
Geschwätzigkeit
Glänzende, leuchtende Gegenstände agg.
Gleichgültigkeit, ärgerliche, unangenehme Dinge gegen
Ideen, Einfällen, Reichtum an; Geistesklarheit
Lasziv
morgens •
Mürrisch, missmutig
Reizbarkeit
Mittagessen, nach dem
Ruhelosigkeit
nachts
Mitternacht, nach, 3 h
spucken, Drang zu
Stöhnen, Schlaf, im
Stumpfheit, Geistesträgheit, Denk- und Verständnisschwierigkeit
Traurigkeit, Verzagtheit, Niedergeschlagenheit, Depression, Schwermut, Melancholie
nachmittags
Erwachen, beim
Trunksucht, Alkoholismus
Verwirrung des Geistes
morgens, Aufstehen, beim und nach dem
Erwachen, beim
abends
Erwachen, beim
Essen, nach dem
Fieberhitze, während
Freien, im, amel.
Frühstück, nach dem
Gehen, beim
Wahnidee, Körper, klebt an einem wollenen Sack (nachts im Halbschlaf) •
vergrößert

Coca

Aktivität
Angst
abends
Druck, Brust, auf der, durch

Argwöhnisch, misstrauisch
Beschwerden infolge von Schock, seelischem Schreck
Überanstrengung, geistiger
Bewusstlosigkeit, Dämmerzustand
Boshaft, gehässig
Demenz
Denken, Abneigung gegen
Eigensinnig, starrköpfig
Ekstase
Erschöpfung, geistige
Faulheit, Indolenz, Abneigung gegen Arbeit
abends
nervöser Erschöpfung, bei •
Fehler, Sprechen, beim
Fleißig, 7–9 h •
nachts •
Froh, guten Mutes, glücklich
Furcht
Abwärtsbewegung, vor
fallen, zu, Gehen, beim
lassen, Gegenstände fallen zu •
Gallige Stimmung
Gebärden, unfreiwillige Handbewegungen
ungeduldige •
Gedächtnis, gutes
Gedächtnisschwäche
auszudrücken, sich
Worte, für
Gedanken, Andrang, Flut der
nachts
hartnäckige
gehobener Stimmung, in
geistiger Arbeit, Verlangen nach
Geschäft, Geschäftsmann, erschöpfter
Gesellschaft, Abneigung, gegen; Gegenwart anderer agg. die Symptome; Verlangen nach Einsamkeit
Gesellschaft, unbehaglich in ⋆2
Gleichgültigkeit, Apathie
äußere Dinge, gegen
Hast, Bewegungen, in seinen
Schreiben, beim
Heiterkeit
Hysterie
Ideen, Einfällen, Reichtum an; Geistesklarheit
nachts
Konzentration, schwierige
lachen, lächerlich, alles erscheint
Lesen, Abneigung gegen
schwierig, ist
Lügner
Manie
moralischem Empfinden, Mangel an
Mürrisch, morgens, Erwachen, beim
Phantasien, angenehme
verstärkte Phantasietätigkeit
Qualvolle Angst
Reizbarkeit
morgens, Erwachen, beim
Erwachen, beim
Kopfschmerzen, bei
Ruhe haben, will seine
Ruhebedürfnis
Ruhelosigkeit
nachts
Bett, sich herumwerfen im
Schüchternheit
schamhaft, verlegen
Seelenruhe, Gelassenheit
Soziale (gesellschaftliche) Funktionen agg. ⋆2
Sprechen, unzusammenhängendes
Stimmung, veränderliche, unbeständige, wankelmütige
Stöhnen, Ächzen, Wimmern
abends
Stumpfheit, Geistesträgheit, Denk- und Verständnisschwierigkeit
abends
Traum, wie im
Traurigkeit, Verzagtheit, Niedergeschlagenheit, Depression, Schwermut, Melancholie
nachmittags, 18 h
abends amel.
Anstrengung, nach
Fieberhitze, bei
Trügerisch, hinterlistig
Unentschlossenheit
Vergesslich, Worte beim Sprechen, für; sucht nach Worten
Verlangen, voller, körperlicher Bewegung, nach
Gymnastik •
Verlassenheit, Isolation, Vereinsamung, Gefühl der
Verwirrung des Geistes
Kaffee amel.
Schläfrigkeit, Verwirrung beim Kampf gegen •
Waschen des Gesichtes amel.
Wahnideen, Einbildungen, Halluzinationen, Sinnestäuschungen
Bilder, Phantome, sieht
schreckliche
Gestalten, sieht

schöne
Stimmen, hört
vernachlässigt, er hat sein Äußeres ⋆2
Visionen, schöne
Weltraum, getragen, er wird in den (beim Liegen)
Wäscht sich andauernd die Hände
Weinen, abends
Wille, Verlust des Willens
Zeit, vergeht zu schnell, eilt zu sehr
Zufrieden

Cocainum hydrochloricum

Ehrgeiz
Eifersucht
irrationale ⋆2
Fleißig, Arbeitswut
Geschwätzigkeit
moralischem Empfinden, Mangel an
Verwegenheit
Wahnideen, Einbildungen, Halluzinationen, Sinnestäuschungen
akustische Täuschungen
kritisiert, sie wird
verfolgt zu werden, Feinden, von
Würmer, bedeckt von Würmern, er ist •

Coccinella septempunctata

Hydrophobie

Cocculus indicus

Abneigung, alles, gegen
Albernes Benehmen
angefasst werden, will nicht
Angst
morgens
Erwachen, beim
abends
Bett, im
nachts
Mitternacht, vor
andere, um
Anfällen, bei
anfallsweise +1
Bett, im
Bewegung, durch
Erregung, durch
Erwachen, beim
Fieber, im
intermittierenden, im
Fieberfrost, während
Furcht, mit
Gesundheit, um seine
anderer, um die Gesundheit ⋆2
Seinen, um die Gesundheit der
Gewissensangst, als ob eines Verbrechens schuldig
Kleinigkeiten, um
Menses, vor den
während der
Nachtwachen, durch
periodische
plötzliche
Schlaf, im
Menses, nach den
Schlafmangel, durch
Stillen, nach dem
Zukunft, um die
Anstrengung, agg. durch geistige
antworten, Abneigung zu
Antwortet langsam
Schwierigkeit, mit
überlegt lange
überstürzt
Argwöhnisch, misstrauisch
Auffahren
Berührung, bei
Geräusche, durch
Kleinigkeiten, durch
leichtes
Schlaf, aus dem
im
Beklagt sich
beleidigt, leicht; nimmt alles übel
Beschwerden infolge von Erregung, Gefühlserregung
Erwartungsspannung, Vorempfinden, Ahnung
Furcht
Grobheit anderer
Kummer
Lärm •
Schreck
sexuellen Exzessen
Überanstrengung, geistiger
Zorn, Ärger
Angst, mit
Schreck, mit
stillem Kummer, mit

- **Betäubung, wie im Rausch**
  - *Essen, agg. nach dem*
  - Schläfrigkeit, mit
- **Bewusstlosigkeit, Koma, Stupor**
  - morgens
  - Anstrengung, nach
  - Dämmerzustand
  - Menses, während der
  - *murmelt, murrt*
  - *plötzliche*
  - Schwindel, während
  - Stuhlgang, nach
- Boshaft, gehässig
- Brütet, sieht alles schwarz
  - Ecke oder lässt den Kopf hängen, brütet in einer
- Delirium
  - abwechselnd mit Sopor
  - *Enzephalitis*
  - Menses, während der
  - *zorniges* •
- Denken, Beschwerden amel., an seine
- Ehrfurcht, Personen in seiner Umgebung, gegenüber den
- *Ekstase*
- *Empfindlich, überempfindlich*
  - *äußeren Eindrücke, gegen alle*
  - *Geräusche, gegen*
    - *geringste Geräusch, gegen das*
    - *sprechen zu hören, andere*
    - *Stimmen, gegen*
  - Grobheit, gegen
- entfliehen, versucht zu
- *Entmutigt*
- Entrüstung
- Erkennt alles, aber kann sich nicht bewegen (Katalepsie)
- *Ernst*
- Erregung, Aufregung
  - *agg.*
  - Herzklopfen, mit heftigem
  - Hören schrecklicher Dinge, nach dem
  - *Schweiß, bei*
  - **Zittern, mit**
- *Erschöpfung, geistige*
- erschreckt, leicht
  - Erwachen, beim
- essen, weigert sich zu
- Faulheit, Indolenz, Abneigung gegen Arbeit
  - *morgens*
  - Schwierigkeiten gegenüber •
- *Fehler, Sprechen, beim*
    - stellt Worte falsch
    - *Worte, benutzt falsche*
  - Zeit, in der
- Feigheit
- Fleißig, Arbeitswut
  - Menses, vor den
- Froh, guten Mutes, glücklich
  - abwechselnd mit Reizbarkeit
- *Furcht*
  - nachts
  - engem Raum, in; Klaustrophobie
  - ereignen, es könnte sich etwas
  - Ereignissen, vor plötzlichen •
  - Erwachen, beim
  - *Gefahr, vor drohender*
  - Geistern, Gespenstern, vor
    - nachts [+5]
    - Erwachen, beim
  - *Geräusche, durch*
    - *plötzlichem Geräusch, vor*
  - Menschen, vor; Anthropophobie
  - *Tod, vor dem*
    - Fieberhitze, bei
  - überwältigende
  - *Unheil, vor*
  - wiederkehrende
- Gebärden, macht
  - Greifen oder Langen nach etwas, nach Flocken
  - seltsame Stellungen und Lagen
- Gedächtnis, gutes
- **Gedächtnisschwäche**
  - auszudrücken, sich
  - ereignet hat, für das, was sich
  - gedacht hat, für das, was er gerade
  - gelesen hat, für das, was er
  - *Worte, für*
- *Gedanken, versunken in*
- Gedanken, Andrang, Flut der
    - abends, im Bett
    - Schlaflosigkeit durch
  - *gedankenvoll*
  - Geschäfte abends im Bett, an
  - hartnäckige
    - *unerfreulichen Dingen, verfolgt von*
  - tiefe
  - *unangenehme*
- *Geisteskrankheit, Wahnsinn*
  - *Amenorrhoe, durch* •
  - *Kummer, durch*
  - *Masturbation, durch*
  - *Schlaflosigkeit, mit*

geistige Arbeit ermüdet
    unmöglich
gemein, boshaft ⋆5
    Amenorrhoe, nach ⋆6
Geschäftig
Geschwätzigkeit
    Schweiß, bei
gestört werden, will nicht
Gewalttätig, heftig
    Gewalttaten, Wut führt zu
Gewissenhaft in Kleinigkeiten
    Kleinigkeiten, beschäftigt sich intensiv mit
Gewissensqual
Gleichgültigkeit, Apathie
    liegt mit geschlossenen Augen
    Vergnügen, gegen jedes
Hast, große Eile
Heimweh
Heiterkeit
Hypochondrie
    nachmittags
Hysterie
    Menses, vor den
        während der
    Ohnmacht, hysterische
Ideen, Einfällen, Mangel an
Ideen, Einfällen, Reichtum an; Geistesklarheit
    abends, Bett, im
Imbezillität
Intoleranz, Unterbrechung, Störung, gegenüber
Jammern, Lamentieren, Klagen
    Menses, während der
Konzentration, schwierige
Kummer
Lachen, krampfhaftes
Langsamkeit
    Bewegungen, der +2
Lästig, geht auf die Nerven
Launenhaftigkeit
Lebhaft, munter
Leere, Gefühl der ⋆5
Lesen, Gemütssymptome agg. durch
Manie
    Singen, mit
Mathematik, begabt für
Meditation
Menses, Gemütssymptome agg. vor den
Milde
Mitgefühl, Mitleid
moralischem Empfinden, Mangel an
Murmeln, murren
    Apoplexie, bei
Mürrisch, missmutig
Nachgiebigkeit
Nymphomanie
    Menses, unterdrückten, nach
Phantasien, verstärkte Phantasietätigkeit
        abends, Bett, im
        Schlaflosigkeit, mit
Raserei, Wut
    boshafte
    heftige, gewalttätige
Reden agg. alle seine Beschwerden
    anderer agg., Unterhaltung
reden, Abneigung zu, möchte schweigen, wortkarg
        morgens
            Erwachen, beim
        Erwachen, beim
Reizbarkeit
    morgens
    abwechselnd mit Fröhlichkeit
        Spaßen •
    Fieberfrost, bei
    Geräusche, durch
    Kleinigkeiten, durch
Ruhelosigkeit
    Bett, sich herumwerfen im
    Menses, während der
Schaukeln agg.
Schreckliche Dinge, traurige Geschichten ergreifen sie tief
Schreien
    Angst, aus
    Menses, während der
    Schlaf, im
Schüchternheit
    schamhaft, verlegen +3
Seelenruhe, Gelassenheit
Selbstbetrachtung
Sentimental, schwärmerisch
Seufzen
    Fieberhitze, bei
    Menses, während der
    Schweiß, bei
Singen
    Trällern
Sitzen, Neigung zum
Sitzt still
    versunken und bemerkt nichts, als ob in tiefen, traurigen Gedanken
Sorgen, voller, andere um
Spaßen, Scherzen
    Abneigung gegen

abwechselnd mit Ärger •
Sprechen, hastiges
langsames
Stilles Wesen
Stimmung, veränderliche, unbeständige, wankelmütige
Stöhnen, Ächzen, Wimmern
Menses, während der
Schlaf, im
Stumpfheit, Geistesträgheit, Denk- und Verständnisschwierigkeit
morgens, Bett, im
Erwachen, beim
geistige Anstrengung, durch
Träumen, nach
versteht Fragen erst nach Wiederholung
Tadelsüchtig, kritisch
Tanzen
Tod, Agonie vor dem
Traurigkeit, Verzagtheit, Niedergeschlagenheit, Depression, Schwermut, Melancholie
nachmittags
Beleidigung, wie durch •
Diarrhoe, bei
Fieberfrost, bei
Fieberhitze, bei
Kleinigkeiten, um
Masturbation, durch
Trinken, Gemütssymptome nach
Trunksucht, Alkoholismus
Überlegt, Traurigkeit, bei
Unentschlossenheit
Unterhaltung, Konversation agg.
Unzufrieden, missvergnügt, unbefriedigt
allem, mit
sich selbst, mit
Vergesslich
Fieberhitze, bei
Worte beim Sprechen, für; sucht nach Worten
Verlangt nichts
Verspielt
Verweilt bei vergangenen unangenehmen Ereignissen
Verwirrung des Geistes
morgens
betrunken, wie nach einem Rausch
Erwachen, beim
Essen, nach dem
geistige Anstrengung, durch
Identität, Dualität, Gefühl der
Kopf vom Körper getrennt, als ob sein
Lesen, beim
Menses, während der
Schwindel, mit
Trinken, nach
Verzweiflung
Menorrhagie, bei •
Wahnideen, Einbildungen, Halluzinationen, Sinnestäuschungen
Fratzen, sieht
Gespenster, Geister, sieht
Gestalten, sieht
hohl, Organe sind
Phantasie, Einbildungen der
sonderbar, gewohnte Dinge erscheinen
tot, Menschen, sieht tote
unwirklich, alles erscheint
Verbrechern, von
Visionen, Augenschließen, beim
Zeit scheint vorgerückt, vergeht zu schnell
Weinen, weinerliche Stimmung
nachts
Kleinigkeiten, um
Konvulsionen, bei
lautes Weinen, Schluchzen
Menses, während der
Schlaf, im
Wimmern, Winseln
Zorn, nach
Widerspenstig
Widerspruch, verträgt keinen
Witzig, geistreich
Zeit, vertrödelt die
vergeht zu schnell, eilt zu sehr
Zerstreut, unaufmerksam
Zorn, Jähzorn
abwechselnd mit Frohsinn
Munterkeit
Spaßen
Kleinigkeiten, über
leicht in, gerät
unterbricht, wenn man ihn
Widerspruch, durch
Zufrieden
Zurückhaltend, morgens
Bett, im •

Cochlearia officinalis

Angst
Beschwerden infolge von Erregung, Gefühlserregung
Zorn, Ärger

Betäubung, wie im Rausch
Erregung, Aufregung
Stumpfheit, Geistesträgheit, Denk- und Verständnisschwierigkeit
Traurigkeit, Verzagtheit, Niedergeschlagenheit, Depression, Schwermut, Melancholie
Unentschlossenheit
Verzweiflung, Schmerzen, Magenschmerzen, bei

Codeinum purum aut phosphoricum aut aceticum

Albernes Benehmen
Angst
Beschwerden infolge von Erregung, Gefühlserregung
Bewusstlosigkeit, Erwachen, beim
Delirium
Geisteskraft, gesteigerte
Gleichgültigkeit, Apathie
Heiterkeit
Konzentration, aktive
Konzentration, schwierige
Laszív
Lebhaft, munter
Phantasien, angenehme
  laszive
Ruhelosigkeit
Sitzen, Neigung zum
Stumpfheit, Geistesträgheit, Denk- und Verständnisschwierigkeit
  nachmittags
  abends
Traurigkeit, Kopfschmerzen, bei
Vergnügen, Freude
Verwirrung des Geistes

Coffea cruda

Aktivität, geistige
    Mitternacht, bis
  schöpferische •
angefasst werden, will nicht
Angst
  abends
  nachts
  Blähungen, durch
  Fieber, im
  Furcht, mit
  Gewissensangst, als ob eines Verbrechens schuldig
  Menses, während der
  Untätigkeit, mit
Anregung agg. ★1
Anstrengung, agg. durch geistige
antworten, Abneigung zu
Antwortet kurz angebunden, barsch
  unzusammenhängend
Auffahren, Berührung, bei
  Schlaf, aus dem
    Einschlafen, beim
    im
  Schreck, durch und wie durch
Auffassungsvermögen, leichtes
Außer-sich-Sein
Beklagt sich
Beschwerden infolge von Erregung, Gefühlserregung
  Erwartungsspannung, Vorempfinden, Ahnung
  Freude, übermäßiger
  Furcht
  Geringschätzung, Verachtung durch andere
  Gewalttätigkeit, Heftigkeit
  Lachen, übermäßigem •
  Liebe, enttäuschter
  Schreck
  Überraschungen, angenehmen
  Zorn, Ärger
    Angst, mit
    Schreck, mit
Betäubung, wie im Rausch
Bewusstlosigkeit, Koma, Stupor
  Entbindung, bei der
  Gemütsbewegung, nach
Delirium
  nachts
  Erwachen, beim
  Fieber, während
  wahnsinniges
Delirium tremens, Säuferwahnsinn
Eifersucht
Ekstase
  Fieberhitze, bei
Empfindlich, überempfindlich
  Berührung, gegen
  Geräusche, gegen
    agg. Schmerzen •
    Entbindung, während der

geringste Geräusch, gegen das
schmerzhafte Empfindlichkeit gegen
Schritten, gegen das Geräusch von
sprechen zu hören, andere
Uhrschlagen, Glockenläuten, gegen
Gerüche, gegen
Musik, gegen
Schmerzen, gegen
Entmutigt
Freien, im, amel.
Ernst
Erregung, Aufregung
nachts
agg.
Eile, wie in
Fieberfrost, bei
Fieberhitze, bei
Wochenbett, im
Freude, aus
Herzklopfen, mit heftigem
Klimakterium, im
Lesen, beim
Schwäche, mit
Schweiß, bei
Erschöpfung, geistige
Schlaflosigkeit, mit
erschreckt, leicht
Exzentrizität, Überspanntheit
Faulheit, Indolenz, Abneigung gegen Arbeit
Gehen, beim
Fleißig, Arbeitswut
Freude, Kopfschmerzen durch übermäßige Freude
Schlaflosigkeit durch übermäßige •
Froh, guten Mutes, glücklich
abwechselnd mit Stöhnen
Traurigkeit
Trunkenheit, bei
Furcht
abwechselnd mit Heiterkeit •
Apoplexie, vor
Berührung, vor
Entbindung, während der
fallen, zu
Schlafengehen, beim •
Gefahr, vor drohender, Schlafengehen, beim •
Geräusche, durch
Luft, vor frischer
Menses, während der
Tod, vor dem
Entbindung, während der
Schmerzen, durch •
Überraschungen, durch angenehme •
überwältigende
Unheil, vor
Zittern, mit
Gebärden, leichte
Gedächtnis, gutes
abends, Mitternacht, bis •
Gedächtnisschwäche
Ereignisse, frühere, für, alten Menschen, bei •
gelesen hat, für das, was er
Gedanken, Andrang, Flut der
nachts
Lesen, beim
Luft amel. frische •
schnelle, lebhafte
Schwinden der
Gedichte, macht
Gehen, Freien, im, agg. Gemütssymptome
Geisteskrankheit, Wahnsinn
Trinkern, bei
geistige Arbeit ermüdet
unmöglich
Geschwätzigkeit
Fieberhitze, bei
gesund zu sein, behauptet trotz schwerer Krankheit
getragen zu werden, Abneigung •
Gewalttätig, heftig
Gewissensqual
Gleichgültigkeit, ärgerliche, unangenehme Dinge gegen
Glückseligkeit, Wonne, Gefühl von
Hast, große Eile
agg.
Bewegungen, in seinen
Essen, beim
Trinken, beim
Heimweh
Heiterkeit
Herzlich, liebevoll, zärtlich
Heulen
Hypochondrie
Hysterie
Menses, während der
Ideen, Einfällen, Mangel an
Ideen, Einfällen, Reichtum an; Geistesklarheit
abends
nachts
Jammern, Lamentieren, Klagen
Kleinigkeiten, über •
Klammert sich an Personen oder Möbel etc.

- Klimakterium agg.
- Konzentration, aktive
- Konzentration, schwierige
  - Lernen, Lesen etc., beim
- Kummer
  - *stiller*
- Lachen
  - unmäßiges
- *Läuft umher, schwankend* •
  - *Zimmer, im*
- *Launenhaftigkeit*
- *Lebhaft, munter*
- Leidenschaftlich
- Lernen, lernt leicht ★[2,3]
- Luftschlösser, baut, plant viel ★[2]
- Manie
- Meditation
- Menses, Gemütssymptome agg. während der
- Mitgefühl agg.
  - ärgert sich über ★[2]
- Morphinismus
- *Mürrisch, missmutig*
  - morgens
  - Freien, im, amel.
- *Musik agg.*
  - **Kopfschmerzen durch**
- *Nymphomanie*
- Phantasien, lebhafte
  - Lesen, beim
  - *verstärkte Phantasietätigkeit*
    - nachts
    - Fieberhitze, bei
    - Schlaflosigkeit, mit
- *Pläne, schmiedet viele*
- *Qualvolle Angst*
  - Herumwerfen, mit
  - Menses, während der
- Reden, Schlaf, im
- reden, Abneigung zu, möchte schweigen, wortkarg
- *Reizbarkeit*
  - morgens, Aufstehen, nach dem
  - Fieberfrost, bei
  - Freien, im, amel.
  - Pollutionen, nach
  - *Schlaflosigkeit, mit*
- Religiosität, auffallende
- *Ruhelosigkeit*
  - nachts
  - ängstliche
  - *Menses, während der*
- *Schnell im Handeln*
- Schreien
  - Kindern, bei
  - **Schmerzen, vor**
- Schüchternheit
  - schamhaft, verlegen
- *Seelenruhe, Gelassenheit*
- *Sentimental, schwärmerisch*
- *Seufzen, Fieberhitze, bei*
- **Sinne geschärft**
  - Schwinden der
- Sorgen, voller
- Spaßen, Scherzen +[2]
- Sprechen, deliröses, Fieber, bei
  - unzusammenhängendes
- *Stimmung, veränderliche, unbeständige, wankelmütige*
- Stöhnen, Ächzen, Wimmern
  - Fieberhitze, bei
  - Schlaf, im
  - *Schmerzen, durch*
- Streitsüchtig, zanksüchtig
- Stumpfheit, Geistesträgheit, Denk- und Verständnisschwierigkeit
  - Lesen, beim
  - Schläfrigkeit, mit
- *Theoretisieren, Theorien aufstellen*
  - nachts
- *Tod, Gewissheit des Todes*
  - *Todesgedanken*
    - *Furcht, ohne*
- *Traum, wie im*
- *Traurigkeit, Verzagtheit, Niedergeschlagenheit, Depression, Schwermut, Melancholie*
  - *Freien, im, amel.*
  - Gehen, Freien, im
- Trost, freundliche Worte agg.
- *Trunksucht, Alkoholismus*
- Überraschungen, angenehme, agg. ★[2]
- *Umherstreifen, sinnlos, wie ein Geisteskranker*
- Unbesonnen, sorglos
- Unbeständigkeit
- Unentschlossenheit
- **Unerträgliche Schmerzen** ★[1]
- Unterhaltung, Konversation agg.
- Untröstlich
  - Freien, amel. im
- Unzufrieden, missvergnügt, unbefriedigt
  - allem, mit
- Verehrung •
- Vergesslich
  - alter Menschen, Vergesslichkeit

Verlangen, voller, diesem und jenem, nach
unkontrollierbares Verlangen zu kratzen ⋆3
Verlassenheit, Gefühl der
Verwirrung des Geistes
Fieberfrost, bei
Gehen, beim
Freien, im
Schmerzanfällen, bei
Verzweiflung
Entbindung, während der •
Schmerzen, bei
Magenschmerzen, bei
Wahnideen, Einbildungen, Halluzinationen, Sinnestäuschungen
akustische Täuschungen
erregt •
Geräusche, hört
leicht, körperlos, er ist
Paradies, er sah das •
Phantasie, Einbildungen der
schönen Landschaft, einer
Stimmen, hört
Verbrechern, von
Visionen, hat
Erhabenheit, von großartiger
zu Hause fort, ist von
Weinen, weinerliche Stimmung
abwechselnd mit Lachen
Entbindung, während der •
Fieberhitze, bei
Freien, im, amel.
Freude, vor
Gehen im Freien, beim
hysterisches
jammern, und ⋆2
Kindern, bei
Säuglingen
Kleinigkeiten, um
Kopfschmerzen, bei
Kränkung, nach
lautes Weinen, Schluchzen
leicht, weint
Menses, während der
Schmerzen, bei
unwillkürliches
Zorn, nach
Wille, Willensschwäche
Wirft Gegenstände weg
Witzig, geistreich
Wohlwollen, Güte
Zerstreut, unaufmerksam
Zorn, Jähzorn

abwechselnd mit Traurigkeit
heftiger
wirft Gegenstände weg

Coffea tosta

Angst
Bewegung, durch Abwärtsbewegung
Antwortet unverständlich
unzusammenhängend
Auffahren, Schreck, durch und wie durch
Beschwerden infolge von Erregung, Gefühlserregung
Bewusstlosigkeit, Koma, Stupor
Erregung, Aufregung
Fieberhitze, bei
Erschöpfung, geistige
Exzentrizität, Überspanntheit
Furcht
Gedächtnis, gutes
Gedanken, Andrang, Flut der
getötet zu werden, Verlangen
Entbindung, bei der •
Hysterie
Ideen, Einfällen, Reichtum an; Geistesklarheit
Konzentration, aktive
Phantasien, verstärkte Phantasietätigkeit
reden, Abneigung zu, Kopfschmerzen, bei
Ruhelosigkeit
Schlagen, möchte nach Dingen stoßen •
Sprechen, wiederholt immer dasselbe
Taten, gute Taten vollbringen, möchte •
Verstandeskraft, gesteigerte •
Verwirrung des Geistes
weiß nicht, wo sie ist, noch wann die Gegenstände um sie herum hierher kamen
Wahnideen, Verzauberung, von •
Wohlwollen, Güte

Coffeinum

Erregung, nervöse
Ruhelosigkeit
Verwirrung des Geistes

Colchicum autumnale

angefasst werden, will nicht
Angst
abends
Mitternacht, nach

Anstrengung, agg. durch geistige
Antwortet, gefragt, sagt nichts, wenn ⋆[1]
Auffahren
  Schlaf, aus dem
    im
  Traum, durch einen
Außer-sich-Sein
Beschwerden infolge von Grobheit anderer
  Kummer
Betäubung, wie im Rausch
Bewusstlosigkeit, Koma, Stupor
  Fieber, bei
  Liegen, beim
  Sitzen, Aufrechtsitzen, beim
Delirium
  nachts
  Erwachen, beim
  Fieber, während
  Gelächter, mit
  Kollaps, mit
  Kopfschmerzen, bei
  murmelt, murrt
  rasendes
  Schrecken, voller
  wahnsinniges
  wildes
Denken, Beschwerden agg., an seine
Empfindlich, überempfindlich
  äußeren Eindrücke, gegen alle
  Fieberfrost, bei
  Geräusche, gegen
  Gerüche, gegen
  Grobheit, gegen
  Licht, gegen
  Schmerzen, gegen
Entmutigt
  Schmerzen, durch
  Wut, mit
Erregung, Aufregung
  abwechselnd mit Traurigkeit
  agg.
  fiebrige
Erschöpfung, geistige
Faulheit, Indolenz, Abneigung gegen Arbeit
  Schläfrigkeit, mit
  Stuhlgang, nach •
Fehler, Schreiben, beim
    lässt Buchstaben aus
      Silben
Froh, guten Mutes, glücklich
Furcht
  nachts
  Berührung, vor
  Geisteskrankheit, seinen Verstand zu verlieren, vor
  Mäusen beim Erwachen, vor •
  Unglück, vor
  Unheil, vor
Gebärden, Greifen oder Langen nach etwas, nach Flocken
    zupft an der Bettdecke
Gedächtnisschwäche
  Arbeit, bei geistiger, Müdigkeit, durch
  auszudrücken, sich
  gedacht hat, für das, was er gerade
  gelesen hat, für das, was er
  sagen wollte, für das, was er
  schreiben wollte, für das, was er
Gedanken, Andrang, nachts
  schnelle, lebhafte
  unzusammenhängende
  wandernde, abschweifende
Geistesabwesend
Geisteskrankheit, Wahnsinn
  Schmerzen, durch unerträgliche
geistige Arbeit, Abneigung gegen
Gleichgültigkeit, klagt nicht, nur wenn gefragt; sagt dann aber nichts über seinen Zustand •
  Typhus, bei
Heiterkeit
Ideen, Mangel an, Unterbrechung, durch jede •
Ideen, Einfällen, Reichtum an; Geistesklarheit
  nachts
Konzentration, schwierige
Lachen, krampfhaftes
  sardonisches
Lästig, geht auf die Nerven
Lesen, Gemütssymptome agg. durch
  versteht das Gelesene nicht
Manie
Murmeln, murren
Mürrisch, missmutig
  vormittags
  nachmittags
Raserei, Wut
Reden anderer agg., Unterhaltung
reden, Abneigung zu, möchte schweigen, wortkarg
Reizbarkeit
  nachmittags
  abwechselnd mit Gleichgültigkeit
  Schmerzen, bei
Ruhe amel. ⋆[2]
Ruhebedürfnis

Ruhelosigkeit
nachts
Schwangerschaft, während der
schreiben, Unfähigkeit zu, zusammenhängend
Seufzen
Sinne geschärft
Sitzen, Neigung zum
Stöhnen, Ächzen, Wimmern
Streitsüchtig, zanksüchtig
Stumpfheit, Geistesträgheit, Denk- und Verständnisschwierigkeit
abwechselnd mit Geistesklarheit •
Schläfrigkeit, mit
unterbricht, wenn man ihn •
Traurigkeit, Verzagtheit, Niedergeschlagenheit, Depression, Schwermut, Melancholie
Unbehagen, Unpässlichkeit
Ungeduld
Unterbrechung agg. geistige Symptome
Unzufrieden, missvergnügt, unbefriedigt
allem, mit
Vergesslich
Worte beim Sprechen, für; sucht nach Worten
Verwechselt Dinge und Ideen
Verwirrung des Geistes
morgens
Freien, im
Sitzen, im
Verzweiflung
Schmerzen, bei
Wahnideen, Einbildungen, Halluzinationen, Sinnestäuschungen
akustische Täuschungen
Bett, unter dem, jemand ist
klopft
Erwachen, beim
geisteskrank werden, sie wird
Geräusche, hört
Mäuse, sieht
Phantasie, Einbildungen der
Ratten, sieht
Tieren, von
Bett, Tiere sind auf seinem
Weinen, weinerliche Stimmung
amel.
Wimmern, Winseln
Widerspruch, verträgt keinen
Wildheit, hellem Licht, starken Gerüchen, Berührung, bei •
Vergehen anderer, wegen •
Zerstreut, unaufmerksam
Zorn, Jähzorn

Collinsonia canadensis

Beschwerden infolge von Erregung, Gefühlserregung
Delirium, unsinnig, mit offenen Augen
Erregung, Aufregung
agg.
Heiterkeit
Ruhelosigkeit
Unentschlossenheit

Colocynthinum

Ruhelosigkeit
nachts
Fieberhitze, bei

Colocynthis

Abneigung, alles, gegen
Freunde, gegen seine +2
Angst
Schmerzen, durch
Seligkeit, Glaubens, um den Verlust des
Stuhlgang, nach
antworten, Abneigung zu
Außer-sich-Sein
Beklagt sich
Tag und Nacht •
beleidigt, leicht; nimmt alles übel
Beschwerden infolge von Entrüstung
Geringschätzung, Verachtung durch andere
geschäftlichem Misserfolg
Kränkung, Demütigung
Zorn, mit •
Kummer
Tadel
Unglück anderer ★2
Verlegenheit
Zorn, Ärger
Entrüstung, mit
stillem Kummer, mit
Betäubung, wie im Rausch
Mittagessen, nach dem
Bewusstlosigkeit, Koma, Stupor
abends
abwechselnd mit, entfliehen, Verlangen zu •
Boshaft, gehässig

Delirium
nachts
abwechselnd mit Sopor
Bett und entflieht, springt plötzlich aus dem entflieht bei Abort •
rasendes
Schläfrigkeit, mit
Schlaf, komatösen, im
Schlaflosigkeit, mit ★3
Schrecken, voller
unsinnig, mit offenen Augen
Ehrfurcht, Mangel an, respektlos
Eifersucht
Eigensinnig, starrköpfig
Ekel, Widerwillen
Empfindlich, überempfindlich
Verweise, gegen
entfliehen, versucht zu
Fieber, im
Entmutigt
Entrüstung
Erregung, Aufregung
agg.
Erschöpfung, geistige
Faulheit, Schläfrigkeit, mit
Feigheit
Froh, guten Mutes, glücklich
Furcht
Arbeit, Grauen vor der
entfliehen, mit dem Verlangen zu
ereignen, es könnte sich etwas +1
Gewitter, vor +1
Glauben, religiösen, seinen, zu verlieren ★1
Gebärden, seltsame Stellungen und Lagen
Gedächtnisschwäche
Gedanken, Andrang, Flut der
Schlaflosigkeit durch
wandernde, abschweifende
Geisteskrankheit, Wahnsinn
geistige Arbeit, Abneigung gegen
Geiz
Gesellschaft, Abneigung, gegen; Gegenwart anderer agg. die Symptome; Verlangen nach Einsamkeit
Freunden, von besten
Gesellschaft, Verlangen nach; Abneigung gegen Einsamkeit, Gesellschaft amel.
getragen zu werden, verlangt
Gewalttätig, heftig
Gleichgültigkeit, Apathie
Religion, gegen seine
Gottlos, Mangel an religiösem Gefühl
Ideen, Einfällen, Mangel an
Ideen, Einfällen, Reichtum an; Geistesklarheit
Jammern, Lamentieren, Klagen
Schmerzen, über seine
Konzentration, schwierige
Kummer
stiller, Entrüstung, mit •
Lästig, geht auf die Nerven
Launenhaftigkeit
moralischem Empfinden, Mangel an
Mürrisch, missmutig
Pflichten, kein Pflichtgefühl
Phantasien, verstärkte Phantasietätigkeit, Schlaflosigkeit, mit
Qualvolle Angst
Raserei, Wut
reden, Abneigung zu, möchte schweigen, wortkarg
Reizbarkeit
nachts
fragt, wenn man ihn
Schmerzen, bei
wortkarge
Religiosität, Empfinden, Mangel an religiösem
Ruhelosigkeit
nachmittags
nachts
ängstliche
Bett, sich herumwerfen im
Jucken, nach •
Kopfschmerzen, bei
Menses, vor den
Schläfrigkeit, mit
Schmerzen, bei
Zorn, Ruhelosigkeit durch
Schreien, Menses, während der
Schmerzen, vor
Sprechen, springt schnell von einem Gedanken zum anderen
nachts
Stöhnen, Ächzen, Wimmern
Schmerzen, durch
Stumpfheit, Geistesträgheit, Denk- und Verständnisschwierigkeit
morgens
Biergenuss, nach •
Traurigkeit, Verzagtheit, Niedergeschlagenheit, Depression, Schwermut, Melancholie
Unbehagen, abends
Ungeduld
Ungläubig, irreligiös ★2
Unzufrieden, missvergnügt, unbefriedigt

allem, mit
Vergesslich
verkehrt, alles erscheint
Verwirrung des Geistes
morgens
nachmittags
abends
betrunken, wie nach einem Rausch
Bier, durch
Bücken, beim
Essen, nach dem
Fieberhitze, während
Gehen, beim
Wein, nach
Verzweiflung, Genesung, an der +1
Wahnideen, Einbildungen, Halluzinationen, Sinnestäuschungen
nachts
Phantasie, Einbildungen der
versetzt, er ist in ein anderes Zimmer •
Weinen, weinerliche Stimmung
Kopfschmerzen, bei
Kränkung, nach
Widerspruch, verträgt keinen
Wille, Willensschwäche
Wirft Gegenstände weg
Zerstreut, unaufmerksam
Zorn, Jähzorn
antworten, wenn gezwungen zu
Schmerzen, bei
Wahnideen im Klimakterium, mit
wirft Gegenstände weg
Zurückhaltend, reserviert

Comocladia dentata

Beschwerden infolge von Liebe, enttäuschter
Boshaft, gehässig
Fleißig, Arbeitswut
Froh, vormittags
Gleichgültigkeit, alltägliche Angelegenheiten, gegen •
Schläfrigkeit, mit
Hellsehen, Schlaf, im •
Reden, Schlaf, im
Geschäften, von
Ruhelosigkeit
nachts
Mitternacht, nach, 2 h
Stumpfheit nachts beim Erwachen
Verächtlich, geringschätzig
Gegnern gegenüber, seinen
Verwirrung des Geistes
Zufrieden

Coniinum

Gebärden, angestrengte •
langsame
Konzentration, schwierige
Murmeln, murren
Schlaf, im
Stumpfheit, Geistesträgheit, Denk- und Verständnisschwierigkeit
Wahnideen, akustische Täuschungen

Coniinum bromatum

Gleichgültigkeit, Apathie
Inaktivität •

Conium maculatum

Abergläubisch
Abneigung, Familienmitglieder, gegen
Frauen, gegen
Freunde, gegen seine
Schwangerschaft, während der •
Gesellschaft, gegen die
Abscheu, Arbeit, gegen die
Affektiertheit, gekünsteltes Benehmen, Geziertheit
Albernes Benehmen
angefasst werden, will nicht
angesprochen werden, will nicht
Angst
morgens
nachmittags
15–18 h •
bis abends
nachts
Erwachen, beim
Mitternacht, nach, wenn er halb erwacht •
Darandenken, durch
Enthaltsamkeit, durch lange •
Erwachen, beim
Essen, nach dem
Fieber, im
Frühstück, nach dem
Furcht, mit
Gegenwart, um die

Gewissensangst, als ob eines Verbrechens schuldig
hypochondrische
hysterische
Kleinigkeiten, um
Menses, vor den
während der
Schlaf, im
sexuelle Erregung, durch unterdrückte ⋆1
Zukunft, um die
Annäherung von Personen agg.
Anstrengung, agg. durch geistige
antworten, Abneigung zu
Antwortet langsam
anziehen, will sich nicht (bei Schwermut) •
Argwöhnisch, misstrauisch
Auffahren
Geräusche, durch
Schlaf, aus dem
Schreck, durch und wie durch
Zuckungen, mit •
Aufmerksamkeit amel. ⋆2
Ausschweifung, sexuelle
Außer-sich-Sein
beeindruckbar, bestimmbar, leicht
unangenehm von allem beeindruckt •
Beklagt sich, Schlaf, im
Beschäftigung, Ablenkung amel.
Beschimpfen, beleidigen, schmähen
jemanden auf der Straße, beschimpft ⋆2
Beschränktheit, Borniertheit
Beschwerden infolge von Enthaltsamkeit ⋆3
Erregung, Gefühlserregung
Kränkung, Demütigung
Kummer
Liebe, enttäuschter
Schicksalsschlägen
sexuellen Exzessen
Sorgen
Überanstrengung, geistiger
Betäubung, wie im Rausch
Fieberfrost, bei
Kopfverletzung, nach
Schläfrigkeit, mit
Bett, bleiben, möchte im
Bewusstlosigkeit, Koma, Stupor
morgens
nachts, Erwachen, beim
Erwachen, nach dem
Fieberfrost, bei
geistige Empfindungslosigkeit
Menses, unterdrückten, bei
Schwindel, während
Traum, wie im
überfüllten Zimmer, im
Verhalten, automatenhaftes
Boshaft, gehässig
Brütet, sieht alles schwarz
Ecke oder lässt den Kopf hängen, brütet in einer
Delirium
morgens
Tagesanbruch, bei
nachts
anfallsweises
anhaltendes
Gelächter, mit
gewalttätiges
Herumrennen, mit
lustiges, fröhliches
phantastisches
unterbrochenes
wahnsinniges
Demenz
senilis, Dementia
Faseln, mit
Denken, Beschwerden agg., an seine
Diktatorisch, herrisch, dogmatisch, despotisch
Ehrgeiz
Eifersucht, sexueller Erregung, mit
Ekel, Widerwillen
alles, gegen
Empfindlich, überempfindlich
Geräusche, gegen
schmerzhafte Empfindlichkeit gegen
sprechen zu hören, andere
Stimmen, gegen
Licht, gegen
Mangel an Empfindlichkeit
Entfremdet ihrer Familie
Entmutigt
nachmittags •
Erdboden gibt nach ⋆3
Ernst
Erregung, Aufregung
morgens
abwechselnd mit Traurigkeit
agg.
Frauen, bei
Schwäche, mit
Schweiß, bei
Weinen, bis zum
Erschöpfung, geistige
Zittern, mit

erschreckt, leicht
nachts, 3 h, Erwachen, beim
Erwachen, beim, Traum, aus einem
Extravaganz
Faulheit, Indolenz, Abneigung gegen Arbeit
intelligent, obgleich sehr
Fehler, Rechnen, beim
Schreiben, beim
Sprechen, beim
spricht Worte falsch aus
Worte, benutzt falsche
Zeit, in der
Feigheit
Fremder, Gegenwart Fremder agg.
Froh, guten Mutes, glücklich
morgens
Furcht
nachts
Erwachen, nach dem
Mitternacht
Alleinsein, vor dem
will jedoch allein sein •
Annäherung anderer, vor
Arbeit, Grauen vor der
geistiger, vor
überredet werden zur, kann nicht •
Einbrechern, vor
Erwachen, beim
Gewitter, vor [+1]
Männern, vor
Menschen, vor; Anthropophobie
doch agg. wenn alleine [*3]
Menschenmenge, in einer
Menses, vor den (zeitlich)
während der
Schwangerschaft, während der
Tod, vor dem
morgens
Erwachen, beim
Tür, beim Öffnen der
Gebärden, Greifen oder Langen nach etwas, nach Flocken
zupft an der Bettdecke
spielt mit den Fingern
Gedächtnisschwäche
Arbeit, bei geistiger
Daten, für
Orthographie, für
Worte, für
Gedanken, versunken in
Gedanken, Andrang, Flut der
morgens
nachts
drängen sich auf, sexuelle
quälende
sexuelle
sexuelle
Gefühllos, hartherzig
Gehen, Freien, im, agg. Gemütssymptome
Geistesabwesend
Geisteskrankheit, Wahnsinn
abwechselnd mit anderen Geistessymptomen
Einkäufe, macht nutzlose •
periodisch auftretende
zieht seine besten Kleider an •
geistige Arbeit, Abneigung gegen
ermüdet
unmöglich
Geiz
Gemütssymptome wechseln mit körperlichen
Geschäft, Abneigung gegen
Verlangen nach
Geschäftig
Geschwätzigkeit
Gesellschaft, Abneigung, gegen; Gegenwart anderer agg. die Symptome; Verlangen nach Einsamkeit
allein, amel. wenn
Anwesenheit Fremder, Abneigung gegen
Fieberhitze, während
Furcht vor Alleinsein, jedoch
Menses, während der
Gesellschaft, Verlangen nach; Abneigung gegen Einsamkeit, Gesellschaft amel.
Alleinsein agg., beim
doch Furcht vor Menschen
Gewalttätig, heftig
Gewalttaten, Wut führt zu
Unterhaltung anderer, durch die
Gewissensqual
Gleichgültigkeit, Apathie
nachmittags
alles, gegen
äußere Eindrücke, gegen
Fieber, bei
Fieberfrost, bei
Freien, im
Gehen im Freien, beim •
Gewissen, gegen sein
Langeweile, mit
mürrische
Hast, große Eile
Bewegungen, in seinen
Hochmütig, arrogant

Kleider tragen, möchte seine besten •
Hypochondrie
Freien, im
Menses, Unterdrückung der, bei •
mürrische
Selbstmord, treibt zum
sexuelle Enthaltsamkeit, durch
Ausschweifung, durch
Hysterie
Koitus amel.
Menses, vor den
sexuellen Ausschweifungen, nach
Unterdrückung der sexuellen Erregung, durch •
Ideen, Einfällen, Mangel an
Imbezillität
Indiskretion, Taktlosigkeit
Intoleranz
Konzentration, schwierige
Lernen, lernt mit Schwierigkeit
Kummer
Lachen
agg.
Erschöpfung, bei •
Konvulsionen, vor, bei oder nach
krampfhaftes
Reizzustand im Oberbauch, durch •
sardonisches
Schwäche, aus •
unfreiwilliges
Langsamkeit
alter Menschen
Bewegungen, der
Langeweile
Lästig, geht auf die Nerven
Lasziv
Läuft umher
Lebensüberdruss, Lebensmüdigkeit
Leichtsinnig, frivol
Leidenschaftlich
Lesen, Abneigung gegen
Licht, flieht das
Lügner
magnetisiert werden, will, Mesmerismus amel.
Manie
abwechselnd mit Depression
Mathematik, unbegabt für, Geometrie, für
Meditation
Menschenfeindlichkeit
Menses, Gemütssymptome agg. vor den
moralischem Empfinden, Mangel an
Murmeln, murren, abends
Schlaf, im
Mürrisch, missmutig
morgens
vormittags
nachmittags
17–18 h •
abends
Freien, im
Kleinigkeiten, um
Obszön
Phantasien, laszive
verstärkte Phantasietätigkeit
morgens
nachts
verwirrte
wilde •
Prophezeit
Raserei, nachts
Rechnen, Unfähigkeit zum, Geometrie, zur
Reden anderer agg., Unterhaltung
Schlaf, im
reden, Abneigung zu, möchte schweigen, wortkarg
abwechselnd mit Streitsucht •
Kopfschmerzen, bei
Reizbarkeit
morgens
Erwachen, beim
nachmittags
17–18 h •
abends
Essen, nach dem
Fieberfrost, bei
Freien, im
Frühstück, nach dem •
Gehen, beim
Kopfschmerzen, bei
Menses, während der
Religiosität, auffallende
Schwermut, religiöse
Gewissensbisse, durch
Ruhelosigkeit
ängstliche
Bett, sich herumwerfen im
treibt aus dem
Fieberhitze, bei
Menses, vor den
Schläfrigkeit, mit
Satyriasis
Schlagen
Schlägt sich selbst, schlägt mit dem Kopf gegen Wand und Dinge

Schmollen
Schreckliche Dinge, traurige Geschichten ergreifen sie tief
Schreckt vor nichts zurück ⋆2
Schreien, Erwachen, beim
Schüchternheit
nachmittags
schamhaft, verlegen
Schwangerschaft, Geistesstörungen in der
Selbstmord, Hypochondrie, aus
Schwermut, aus
Sentimental, schwärmerisch
Sinne abgestumpft
geschärft
Sinnlichkeit
Fehlen der Sinnlichkeit bei Männern
Sitzen, Neigung zum
Sitzt, einer Stelle, 3–4 Tage bei Kopfschmerzen auf •
Sorgen, voller
Gesellschaft, mit Abneigungen gegen
Spaßen, treibt mit allem sein Spiel
spielen, Verlangen zu
Sprechen, stammelndes
Stilles Wesen, Lärm ist unerträglich •
Licht ist unerträglich, helles •
Ruhe und Stille, verlangt nach ⋆5
Stimmung, abstoßende, widerwärtige
abwechselnde
veränderliche, unbeständige, wankelmütige
Streitsüchtig, zanksüchtig
abwechselnd mit stiller Traurigkeit •
Stumpfheit, Geistesträgheit, Denk- und Verständnisschwierigkeit
mittags
nachmittags
alten Menschen, bei
denken, unfähig, lange zu
Erwachen, beim
Lesen, beim
Tadelt sich selbst, Selbstvorwürfe
Tanzen
Tod, Todesgedanken
morgens
Traum, wie im
Traurigkeit, Verzagtheit, Niedergeschlagenheit, Depression, Schwermut, Melancholie
morgens
nachmittags
abends
Abneigung, ihre Kinder zu sehen, aus Traurigkeit •
abwechselnd mit Streitsucht
Alleinsein, beim
Enthaltsamkeit, durch
Essen, nach dem
Fieberfrost, bei
Fieberhitze, bei
Freien, im
Frühstück, nach dem •
Gehen, beim und nach dem
Freien, im
Gesellschaft, Abneigung gegen Gesellschaft, Verlangen nach Einsamkeit
Klimakterium, im
Koitus, nach
Kopfschmerzen, bei
Masturbation, durch
Menses, vor den
unterdrückte, durch
periodische
14 Tage, alle •
Pollutionen, durch
Schweiß, bei
Selbstmord, mit Neigung zum
sexuelle Erregung, durch unterdrückte ⋆1
sexuelle Exzesse, durch
Verletzungen, Kopfverletzung, durch
Trinken, Gemütssymptome nach
Trunksucht, Alkoholismus
Unbesonnen, sorglos
Unentschlossenheit
Unterscheidungsvermögen, Urteilskraft, Mangel an
Unzufrieden, missvergnügt, unbefriedigt
sich selbst, mit +2
Unzuverlässig, Versprechungen, in seinen
Vergesslich
alter Menschen, Vergesslichkeit
Fieberfrost, bei
Worte beim Sprechen, für; sucht nach Worten
Vernachlässigt Wichtiges
Verschwenderisch
Verweilt bei vergangenen unangenehmen Ereignissen
Verwirrung des Geistes
morgens
Alkoholgenuss, durch +1
Alter, im
Bier, durch
Erwachen, beim
Fieberfrost, bei
Freien, im

Gehen, beim
Kopfschmerzen, mit
Schlaf, nach dem
Mittagsruhe, nach einer
Trinken, nach
Wein, nach
Verzweiflung
Fieberhitze, während der
Wählerisch, anspruchsvoll, pedantisch
Wahnideen, Einbildungen, Halluzinationen, Sinnestäuschungen
morgens
nachts
akustische Täuschungen
angefeindet, gehindert und gequält, er wird
Ansammlung von Dingen, Schwärmen, Menschenmengen etc.
Bilder, Phantome, sieht schreckliche
Diebe, Hause, im
Gans, er ist eine •
Gänse, warfen sich ins Wasser, hielten sich für •
Geräusche, hört
Haus ist voller Menschen, sein
Mensch, Zimmer, ein anderer ist im
Personen, sieht
gegenüber, ihm •
kommen nachts ins Haus
Phantasie, Einbildungen der
Tieren, von
Bett, tanzen auf seinem •
tot, Leiche, Bruder und Kind, Leiche von
verstümmelte Leiche
Menschen, sieht tote
tritt ein, jemand (nachts) •
Tür herein, jemand kam zur (nachts) •
verfolgt zu werden
Feinden, von
verletzt werden, wird
verstümmelte Körper, sieht
Visionen, hat
Zeit erscheint länger, vergeht zu langsam
Zimmer, sieht Personen am Bett im
Weinen, weinerliche Stimmung
nachts
Schlaf, im
abwechselnd mit Lachen
Alleinsein, beim
Fieberfrost, bei
Kleinigkeiten, um
lautes Weinen, Schluchzen
Menses, vor den
während der
nach den
periodisch alle vier Wochen •
Schlaf, im
Widerspenstig
Widerspruch, verträgt keinen
Wille, Verlust des Willens
Willensschwäche
Zeit, vergeht zu langsam, erscheint länger
Zerstörungssucht, Destruktivität
Zerstreut, unaufmerksam
Alter, im
Zorn, Jähzorn
Gesicht, mit blassem, bläulichem
Kleinigkeiten, über
leicht in, gerät
Stimmen, durch menschliche
Zudringlich, aufdringlich

Convolvulus duartinus

Auffahren, Schlaf, aus dem
Entmutigt
Erschöpfung, geistige
moralischem Empfinden, Mangel an
Phantasien, verstärkte Phantasietätigkeit
Traurigkeit, Verzagtheit, Niedergeschlagenheit, Depression, Schwermut, Melancholie

Convolvulus stans

Angst
nachts, Pavor nocturnus
Beschwerden infolge von Erregung, Gefühlserregung
Delirium
murmelt, murrt
Empfindlich, überempfindlich
Geräusche, gegen
Erregung, Aufregung
Erschöpfung, geistige
Gedächtnisschwäche
Gesellschaft, Abneigung, gegen; Gegenwart anderer agg. die Symptome; Verlangen nach Einsamkeit
allein, amel. wenn
Hysterie
Ruhelosigkeit
Schizophrenie, katatonische
Traurigkeit, Verzagtheit, Niedergeschlagenheit, Depression, Schwermut, Melancholie

Verwirrung des Geistes
Wahnideen, Einbildungen, Halluzinationen, Sinnestäuschungen
Visionen, hat
Weinen, weinerliche Stimmung

Copaiva

Abscheu, Allgemeinen, im, Hautausschlag, vor einem (zeitlich) •
Todesfurcht, bei •
Leben, gegen das
Angst, Gesundheit, um seine
Delirium
Empfindlich, Geräusche, gegen
Musik, gegen
Erregung, morgens
nachts
Menses, während der
Furcht, Tod, vor dem
Gedächtnisschwäche
Geistige Arbeit unmöglich
Geschäft, Abneigung gegen
Gesellschaft, Abneigung, gegen; Gegenwart anderer agg. die Symptome; Verlangen nach Einsamkeit
Hysterie
Lasziv
Erregung, mit heftiger •
Menschenfeindlichkeit
Mürrisch, missmutig
Phantasien, laszive
Reizbarkeit
Ruhelosigkeit
nachts
Koitus, nach
Stöhnen, Migräne, bei •
Streitsüchtig, Gegenbeschuldigungen wegen Kleinigkeiten •
Stumpfheit, Geistesträgheit, Denk- und Verständnisschwierigkeit
Traurigkeit, Verzagtheit, Niedergeschlagenheit, Depression, Schwermut, Melancholie
morgens
Erwachen, beim
nach dem
nachmittags
abends
Gehen, beim und nach dem
Menses, während der
periodische
Verächtlich, sich selbst, gegen
Verweilt bei vergangenen unangenehmen Ereignissen
Verwirrung des Geistes
Wahnideen, groß, ist, er
Weinen, weinerliche Stimmung
nachmittags
Glockenläuten, beim
Musik, Glockenläuten, durch
Klaviermusik, durch
Zorn, Jähzorn
Zittern, mit

Corallium rubrum

Auffahren, Schlaf, aus dem
Einschlafen, beim
im
Traum, durch einen
Beklagt sich
Beschimpfen, beleidigen, schmähen
Schmerzen, bei •
Betäubung, Wein, nach •
Bewusstlosigkeit, Koma, Stupor
Delirium
nachts
Fluchen, Schwören
amel. •
Schmerzen, über •
Furcht, Leiden, vor
Gebärden, bedeckt Mund mit den Händen $^{+3}$
Hysterie
Jammern, Lamentieren, Klagen
Lachen
Mürrisch, missmutig
Reizbarkeit
Ruhelosigkeit
nachts
Bett, sich herumwerfen im
Streitsüchtig, zanksüchtig
Schmerzen, während •
Verleumden, Neigung zum
Verwirrung des Geistes
Alkoholgenuss, durch
betrunken, wie nach einem Rausch
Bier, durch
Zorn, Jähzorn

Coriaria myrtifolia

Gebärden, krampfhafte

Coriaria ruscifolia

Albernes, groteskes Benehmen
Beklagt sich
Betäubung, wie im Rausch
Bewusstlosigkeit, Koma, Stupor
Konvulsionen, nach
Delirium, rasendes
Rausch, wie in einem
wahnsinniges
Delirium tremens, Säuferwahnsinn
Erregung, Aufregung
Furcht, Leiden, vor
Schmerzen, vor
Gedächtnisschwäche
Gedächtnisverlust,
Koma, nach •
Geisteskrankheit, Körperkraft, mit vermehrter
Lachen
Manie
Raserei, Wut
Reizbarkeit
Staunen versetzt, in
Wahnideen, wiedergeboren, fühlt sich, und ist von der Verwunderung über das Neue seiner Umgebung überwältigt •

Cornus circinata

Angst
Betäubung, wie im Rausch
Denken, Abneigung gegen
Erschöpfung, geistige
Faulheit, Indolenz, Abneigung gegen Arbeit
Gedächtnisschwäche
gelesen hat, für das, was er
Gedanken, wandernde, abschweifende
geistige Arbeit, Abneigung gegen
Gewalttätig, heftig
Gleichgültigkeit, Apathie
morgens
angenehme Dinge, gegen
Ideen, Einfällen, Mangel an
Konzentration, schwierige
Lernen, Lesen etc., beim
Lesen, Abneigung gegen
Mürrisch, missmutig
Reizbarkeit
Ruhelosigkeit
nachts
Seufzen
Stumpfheit, Geistesträgheit, Denk- und Verständnisschwierigkeit
Traurigkeit, Verzagtheit, Niedergeschlagenheit, Depression, Schwermut, Melancholie
Vergesslich
Verwirrung des Geistes
morgens
Aufstehen, beim und nach dem
abends
nachts
Bücken, beim

Cornus florida

Erschöpfung, geistige, Schläfrigkeit, mit
Lesen, versteht das Gelesene nicht

Corticotropinum

Aktivität, geistige
nachts, ab 4 h •
Albernes Benehmen
Angst
allein, wenn
Bewusstlosigkeit, Koma, Stupor
Bücken, beim
Kopfbewegungen, Vorbeugen des Kopfes, beim •
Traum, wie im, weiß nicht, wo er ist
Erschöpfung, geistige
Fehler, Sprechen, beim
Buchstabieren, beim
Worte, benutzt falsche
Furcht
Alter, vor Menschen im eigenen •
Gedächtnisschwäche
Eigennamen, für
tun wollte, was er gerade
Geistesabwesend
Gesellschaft, Abneigung, gegen; Gegenwart anderer agg. die Symptome; Verlangen nach Einsamkeit
allein, amel. wenn
Heiterkeit
Katatonie
Konzentration, schwierige
Manie
Reden, Schlaf, im
reden, Abneigung zu, möchte schweigen, wortkarg
Reizbarkeit
allein, wenn

Ruhelosigkeit, Arbeit, bei der
Schizophrenie, katatonische
Schüchternheit
  Gesellschaft, in
Sprechen, stammelndes
  zögerndes
Stimmung, abwechselnde
  veränderliche, unbeständige, wankelmütige
Stumpfheit, Geistesträgheit, Denk- und Verständnisschwierigkeit
Tod, Todesgedanken
  wünscht sich den
Traurigkeit, Verzagtheit, Niedergeschlagenheit, Depression, Schwermut, Melancholie
Unbesonnen, sorglos
Unentschlossenheit
unternehmen, vieles, verharrt bei nichts, unternimmt
Vergesslich
Verlassenheit, Gefühl der
  Isolation, Vereinsamung, Gefühl der
Verwirrung des Geistes
Wahnideen, Einbildungen, Halluzinationen, Sinnestäuschungen
  Mäuse, sieht
  Visionen, hat
Wille, Verlust des Willens

Cortisonum

Anstrengung, agg. durch geistige
Erregung, abwechselnd mit Unentschlossenheit •
  Traurigkeit
Euphorie
  abwechselnd mit Traurigkeit
Gedächtnisschwäche
Geisteskrankheit, Wahnsinn
Heiterkeit
Konzentration, schwierige
Langsamkeit
reden, Abneigung zu, möchte schweigen, wortkarg
Reizbarkeit
  Reise zu langsam geht, wenn die •
Stimmung, abwechselnde
Stumpfheit, Geistesträgheit, Denk- und Verständnisschwierigkeit
Tod, Todesgedanken
Traurigkeit, Verzagtheit, Niedergeschlagenheit, Depression, Schwermut, Melancholie
Vergesslich
Verwirrung des Geistes
Wahnideen, langsam, Gefühl, der Bus sei ⋆7+8
Weinen, weinerliche Stimmung
  grundlos

Cotyledon umbilicus

Albernes Benehmen
Angst
Bewusstlosigkeit, nachts, Erwachen, beim
Erregung, Verlangen nach •
Froh, guten Mutes, glücklich
Gedächtnisschwäche
  auszudrücken, sich
  sagen wollte, für das, was er
Gesellschaft, Verlangen nach; Abneigung gegen Einsamkeit, Gesellschaft amel.
Hysterie
Ruhelosigkeit, nachts, Mitternacht, vor
Singen
Stumpfheit, Geistesträgheit, Denk- und Verständnisschwierigkeit
Traurigkeit, Verzagtheit, Niedergeschlagenheit, Depression, Schwermut, Melancholie
Unbesonnen, morgens beim Erwachen •
Verwirrung des Geistes
Wildheit, nachts beim Erwachen •
Zerstreut, unaufmerksam

Crataegus oxyacantha

Reizbarkeit
Verzweiflung

Crocus sativus

Abscheu, Arbeit, gegen die
Albernes Benehmen
Angst
Anstrengung, amel. durch geistige
Auffahren, Schlaf, im
  Traum, durch einen
Ausgelassenheit
beeindruckbar, bestimmbar, leicht
beißen, Verlangen zu
  abends •
  Konvulsionen, beißt bei
beleidigt, leicht; nimmt alles übel
Beschäftigung, Ablenkung amel.
Beschimpfen, beleidigen, schmähen

- Beschwerden infolge von Erregung, Gefühlserregung $^{+3}$
  - Freude, übermäßiger
  - Zorn, Ärger
- Betäubung, wie im Rausch
  - Schwindel, bei
- Beweglichkeit, geistige $^{+2}$
- Bewusstlosigkeit, Koma, Stupor
  - morgens
  - Verhalten, automatenhaftes $^{+5}$
- Boshaft, gehässig
- Delirium
  - abends
  - ruhiges
- Demenz
- Eigensinnig, starrköpfig
- *Ekel, Widerwillen*
- Ekstase
- Empfindlich, überempfindlich
  - geistige Eindrücke, für
  - *Musik, gegen*
- Entrüstung
- Erregung, Aufregung
  - Menses, während der
  - Schwangerschaft, in der
- Erschöpfung, geistige
- essen, weigert sich zu
- Extravaganz
- Faulheit, Indolenz, Abneigung gegen Arbeit
  - Schläfrigkeit, mit
- Fehler, Schreiben, beim
  - Sprechen, beim
  - Zeit, in der
    - verwechselt Gegenwart mit Vergangenheit
      - Zukunft mit Vergangenheit
- **Froh, guten Mutes, glücklich**
  - abwechselnd mit Ärger
    - Ausbrüchen von Entrüstung
    - Gewalttätigkeit
    - Manie
    - Reizbarkeit
    - Streit
    - Traurigkeit
    - Zorn
    - Zornesausbrüchen
  - *Musik, durch* •
  - Schlaf, im
- Furcht
  - Tod, vor dem
  - Unheil, vor
  - Zittern, mit
- Gebärden, lächerliche
- Gedächtnis, gutes
  - Musik, für •
- Gedächtnisschwäche
  - Eigennamen, für
  - gesagt hat, für das, was er
  - Personen, für
  - schreiben wollte, für das, was er
- Gedanken, Andrang, Flut der
  - Schwinden der
- Gefühllos, hartherzig
- *Geistesabwesend*
- *Geisteskrankheit, Wahnsinn*
  - *abwechselnd geistige Symptome mit körperlichen*
  - benimmt sich wie ein Geisteskranker
  - fröhliche, lustige
  - Gesichtsblässe, mit
  - religiöse
  - sanfte
- Gemütssymptome wechseln mit körperlichen
- Geschwätzigkeit
  - lustige, ausgelassene
  - Spaßen, mit
  - witzige •
- Gewalttätig, heftig
  - abwechselnd mit Milde •
  - Gewalttaten, Wut führt zu
- Gewissensqual
  - schnell, bereut
- Gleichgültigkeit, Apathie
  - alles, gegen
  - Schläfrigkeit, mit
  - Vergnügen, gegen jedes
- Gottlos, Mangel an religiösem Gefühl
- Grausamkeit, Unmenschlichkeit
- *Heiterkeit*
  - abwechselnd mit Traurigkeit
- *Herzlich, liebevoll, zärtlich*
- Hypochondrie
- *Hysterie*
  - Mann, bei einem
  - Schlaflosigkeit, mit
- Ideen, Einfällen, Mangel an
- Imbezillität
- Impulsiv
- Indiskretion, Taktlosigkeit
- *Kindisches Benehmen*
- Konzentration, schwierige
- Kummer
- *Küsst jeden*
- *Lachen*

- abwechselnd mit Ärger, schlechter Laune
  - Schreien
  - Streitsucht
  - Zärtlichkeit •
- dummes
  - Kindern bei jeder Gelegenheit, bei •
- kindisches
- krampfhaftes
- lautes
- sardonisches
- Schlaf, im
- schreiendes
- unfreiwilliges
- *unmäßiges*
- unpassendes •

Lächeln, Schlaf, im
Lasziv
Launenhaftigkeit
- abends

Leidenschaftlich
Lesen agg. +3
Manie
- Raserei, mit

Milde
- abends •
- abwechselnd mit Härte

Mitgefühl, Mitleid
moralischem Empfinden, Mangel an
Mürrisch, missmutig
- abwechselnd mit Frohsinn
  - Lachen
  - Singen •

Musik agg.
- amel.

Nachgiebigkeit
Nymphomanie
Pfeifen
Phantasien, lebhafte
- verstärkte Phantasietätigkeit

Possen, spielt
Raserei, Wut
- abends
- abwechselnd mit Fröhlichkeit
  - liebevoll-zärtlicher Stimmung •
- anfallsweise
- Beißen, mit
- heftige, gewalttätige
- Kopfschmerzen, bei
- Reue, gefolgt von

Reizbarkeit
- abwechselnd mit Fröhlichkeit
- *nimmt alles übel*

Religiosität, auffallende
- Empfinden, Mangel an religiösem
- Schwermut, religiöse

Ruhelosigkeit
- ängstliche
- Menses, während der

Schlafwandeln
Schreien
- Schlaf, im

Schüchternheit
Seelenruhe, Gelassenheit
Seufzen
Singen
- nachts
- abwechselnd mit Ärger
  - Streitsucht •
  - Zorn •
- *Schlaf, im*
- *unwillkürliches*
  - *beim Hören einer gesungenen Note* •

Sinne, Schwinden der
Sitzen, Neigung zum
Spaßen, Scherzen
- lächerliches oder albernes

Springen
Stimmung, angenehme
- abstoßende, widerwärtige
- *abwechselnde*
- *veränderliche, unbeständige, wankelmütige*
  - abends
  - Schweiß, bei

Streitsüchtig, zanksüchtig
- abwechselnd mit Lustigkeit und Lachen
  - Singen •

Stumpfheit, Geistesträgheit, Denk- und Verständnisschwierigkeit
- Schläfrigkeit, mit

Tanzen
Tappen wie im Dunkeln
Traurigkeit, Verzagtheit, Niedergeschlagenheit, Depression, Schwermut, Melancholie
- *ängstliche*
- Menses, unterdrückte, durch

Trunksucht, Alkoholismus
Unbesonnen, sorglos
Ungestüm
Ungläubig, irreligiös ★2
Vergesslich
Verspielt
Verwirrung des Geistes
- betrunken, wie nach einem Rausch
- Essen, nach dem

Freien, im, amel.
Schreiben, beim
Trinken, nach
Wahnideen, Einbildungen, Halluzinationen, Sinnestäuschungen
Bilder, Phantome, sieht schreckliche
Feuer, sieht
Geschäft, unfähig zu Geschäften, er ist •
leicht, körperlos, er ist
Musik, er hört
Phantasie, Einbildungen der
religiöse
schwanger, sie ist
sonderbar, gewohnte Dinge erscheinen
Sterben, er ist am
Weinen, weinerliche Stimmung
nachts
abwechselnd mit Lachen
agg.
Schlaf, im
Widerspenstig
Wildheit
abends •
Wille, Verlust des Willens
Willensschwäche
Witzig, geistreich
Zerstreut, unaufmerksam
Zorn, Jähzorn
abends
abwechselnd mit Frohsinn
Lachen
Reue, schneller
Seelenruhe •
Singen •
Zärtlichkeit •
heftiger
Kleinigkeiten, über
Lachen mit Ausbrüchen von •
Tadel, durch
Zweifelnd, Seelenheil, am

Crotalus cascavella

Angst
Antwortet einsilbig
„nein" auf alle Fragen
Auffahren, Schlaf, im
Bewusstlosigkeit, Koma, Stupor
Delirium
erschreckt, leicht, nachts
Furcht, nachts
Alleinsein, vor dem
hinter ihm, jemand ist
Tod, vor dem
Gebärden, spielt mit den Fingern
Gedächtnisschwäche
Orthographie, für
Geisteskrankheit, Wahnsinn
abwechselnd mit Metrorrhagie •
Geschwätzigkeit
Gesellschaft, Verlangen nach; Abneigung gegen Einsamkeit, Gesellschaft amel.
Gleichgültigkeit, Apathie
Hast, große Eile
Hellsehen
Kindisches Benehmen
Lachen abwechselnd mit Ächzen •
Metrorrhagie •
dummes
Manie
abends •
abwechselnd mit Metrorrhagie •
Phantasien, verstärkte Phantasietätigkeit
Qualvolle Angst
reden, Abneigung zu, möchte schweigen, wortkarg
Ruhelosigkeit
Trinken agg. •
Schreien
Konvulsionen, vor
Selbstmord, Springen, Fenster, aus dem
Sprechen, verwirrtes
Springen, Fenster, aus dem
Stöhnen, Ächzen, Wimmern
Schlaf, im
Schlaflosigkeit, mit •
Tod, Todesgedanken
allein, wenn •
Traurigkeit, Verzagtheit, Niedergeschlagenheit, Depression, Schwermut, Melancholie
weinen, kann nicht
Verlangen, voller, körperlicher Bewegung, nach
Verwirrung des Geistes
Wahnideen, Einbildungen, Halluzinationen, Sinnestäuschungen
akustische Täuschungen
Augen, fallen heraus •
fällt, Bett, aus dem
Fußtritte, hört
hinter sich •
geht, hinter ihm, jemand
Gespenster, Tod erscheint als riesiges schwarzes Skelett, der •

Personen, hinter ihm, jemand ist
unterhält sich mit abwesenden
Phantasie, Einbildungen der
Skelette, sieht
Stimmen, hört
hört Stimmen, denen er folgen muss
Stöhnen, er hört •
Visionen, hat
Weinen, weinerliche Stimmung
lautes Weinen, Schluchzen

Crotalus horridus

Abneigung, Familienmitglieder, gegen
Personen, gegen gewisse
sich selbst, gegen ⋆3
Angst
Fieber, im
Ohnmacht, mit
Schweiß, mit kaltem
Anstrengung, agg. durch geistige
Antwortet unzusammenhängend
Argwöhnisch, misstrauisch
Auffahren, Schlaf, im
Beschwerden infolge von Erwartungsspannung, Vorempfinden, Ahnung
Schreck
Betäubung, wie im Rausch
Bewusstlosigkeit, Koma, Stupor
Apoplexie, bei
Fieber, bei
Schwindel, während
unvollständige
Delirium
nachts
Bett und entflieht, springt plötzlich aus dem
Fieber, während
geschwätziges
Konvulsionen, während
Kopfschmerzen, bei
murmelt, murrt
Schläfrigkeit, mit
Schreien, mit
Sepsis, durch
Stöhnen, mit
unsinnig, mit offenen Augen
wahnsinniges
Delirium tremens, Säuferwahnsinn
Gesicht, mit rotem aufgedunsenem
Demenz
senilis, Dementia
Eigensinnig, starrköpfig
Ekstase
morgens beim Erwachen •
erhabene •
Empfindlich, überempfindlich
Geräusche, gegen
gewisse Personen, gegen
Lesen, gegenüber dem
entfliehen, versucht zu
springt plötzlich aus dem Bett
Erregung, Aufregung
Faulheit, Indolenz, Abneigung gegen Arbeit
Fehler, Rechnen, beim
Schreiben, beim
Alter, im
Sprechen, beim
Buchstabieren, beim
stellt Worte falsch
Worte, benutzt falsche
Froh, guten Mutes, glücklich
Furcht
ernsten Gedanken, vor
Medizin, Auswählen der, beim •
Menschen, vor; Anthropophobie
offenen Plätzen, vor; Agoraphobie
Traurigkeit, mit
Unheil, vor
Gedächtnisschwäche
auszudrücken, sich
Daten, für
Eigennamen, für
Orte, für
Personen, für
Worte, für
Gedanken, wandernde, abschweifende
Geisteskrankheit, Wahnsinn
Frösteln, mit, und Kälte der Haut •
Kindbett, im
Puls, mit schnellem
Trinkern, bei
Geistige Arbeit unmöglich
Geschwätzigkeit
Gesellschaft, Verlangen nach; Abneigung gegen Einsamkeit, Gesellschaft amel.
Gleichgültigkeit, Apathie
Epilepsie, bei
Hydrophobie, Tollwut
Hysterie
Imbezillität
Kläglich, wehleidig ⋆2
Lachen
Langsamkeit, Bewegungen, der

Lebhaft, munter
Manie
Menschenfeindlichkeit
Murmeln, murren
  Apoplexie, bei
Mürrisch, missmutig
Qualvolle Angst
Raserei, Wut
Rechnen, Unfähigkeit zum
Redet, sich selbst, mit
Reizbarkeit
Ruhelosigkeit
  ängstliche
  Schläfrigkeit, mit
  umhertreibende
Schlafwandeln
Schreien, Konvulsionen, während epileptischer
Schüchternheit
Selbstmord, Neigung zum
  Springen in die Tiefe, durch
Sentimental, schwärmerisch
Sinne, Schwinden der
Sprechen, manieriert, unnatürlich
  unzusammenhängendes
  verwirrtes
  Wortschwall, gehaltloser
Stöhnen, Ächzen, Wimmern
Streitsüchtig, zanksüchtig
Stumpfheit, Geistesträgheit, Denk- und Verständnisschwierigkeit
  abwechselnd mit Munterkeit •
  Schläfrigkeit, mit
Tod, Todesgedanken
Torpor, Erstarrung
Traurigkeit, Verzagtheit, Niedergeschlagenheit, Depression, Schwermut, Melancholie
  Diarrhoe, bei
  Kopfschmerzen, bei
Trunksucht, Alkoholismus
Unentschlossenheit
Unreinlichkeit, Unsauberkeit
Vergesslich
  alter Menschen, Vergesslichkeit
  Straßen, für wohlbekannte
  Worte beim Sprechen, für; sucht nach Worten
Verwirrung des Geistes
  morgens
Wahnideen, Einbildungen, Halluzinationen, Sinnestäuschungen
  Bilder, Phantome, sieht
    nachts
  fällt, Bett, aus dem +1
  Feind, umgeben von Feinden
  Körper, lebendig, nur zur Hälfte lebendig •
  Reise, befindet sich auf einer
  Stimmen, hört
  Tieren, von
    schreckliche
  verfolgt zu werden, Feinden, von
Weinen, weinerliche Stimmung
  Lesen, beim
Zerstreut, unaufmerksam
Zorn, Jähzorn
  leicht in, gerät

Croton tiglium

Angst
  nachmittags
  Freien, im, amel.
  Stuhlgang, vor
    nach
Antwortet zusammenhanglos
Argwöhnisch, Einsamkeit, Verlangen nach
Betäubung, wie im Rausch
Faulheit, Indolenz, Abneigung gegen Arbeit
  Traurigkeit, aus
Furcht, Diarrhoe, mit
  ereignen, es könnte sich etwas
  Menschen, vor; Anthropophobie
  Unglück, vor
Gedächtnisschwäche
Gedanken, sich selbst denken, kann an nichts außer an •
Geisteskrankheit, Wahnsinn
  starren Augen, mit
Hysterie
Mürrisch, missmutig
  Schmerzen, nach
reden, Abneigung zu, möchte schweigen, wortkarg
Reizbarkeit
Ruhelosigkeit
  nachts
  Bett, sich herumwerfen im
Selbstsucht, Egoismus
Tanzen
Traurigkeit, Verzagtheit, Niedergeschlagenheit, Depression, Schwermut, Melancholie
  ängstliche
  Arbeitsunlust, mit
Unbehagen, Essen, Mittagessen, nach dem

Unzufrieden, missvergnügt, unbefriedigt
Verwirrung des Geistes
  nachmittags
  nachts
  Bier, durch
  Brot agg.
  Freien, im
Verzweiflung
Zeit, vertrödelt die
Zorn, Jähzorn

Cryptopinum

Erregung, Aufregung

Cubeba officinalis

Angst
  Erwachen, beim
Auffahren, Geräusche, durch
beißen, Verlangen zu
Erregung, Aufregung
  fiebrige
Erschöpfung, geistige
Exzentrizität, Überspanntheit
Gedächtnis, gutes
Gedächtnisschwäche
Neid
Obszön
  Reden, obszöne
Reizbarkeit
Ruhelosigkeit
  Fieberhitze, bei
Schamlos
Schlagen
Sprechen, unzusammenhängendes
    Schlaf, im
Ungeduld
unglücklich, bedauernswert, fühlt sich
Wahnideen, unglücklich, er ist

Culex musca

Angst
Faulheit, Indolenz, Abneigung gegen Arbeit
Furcht, Tod, vor dem
Gedächtnisschwäche
Ruhelosigkeit
  Gehen, beim, amel.
Streitsüchtig, zanksüchtig
Ungeduld

Unterbrechung agg. geistige Symptome
Wahnideen, vergiftet worden zu sein

Cundurango

Traurigkeit, Verzagtheit, Niedergeschlagenheit, Depression, Schwermut, Melancholie
Verwirrung des Geistes
Wahnideen, Schlangen, in ihr und um sie herum
    schwarze ★1

Cuprum aceticum

Angst
  nachts
  anfallsweise
  Bett, im
    Herumwerfen, mit
  geistige Anstrengung, durch
Anstrengung, agg. durch geistige
Antwortet langsam
Außer-sich-Sein
beißen, Verlangen zu
Beschimpfen, beleidigen, schmähen
Beschwerden infolge von Überanstrengung, geistiger
Betäubung, wie im Rausch
Bewusstlosigkeit, Koma, Stupor
  Apoplexie, bei
  Scharlach, bei
Delirium
  Hause gehen, will nach
  rasendes
  ruhiges
  Schlaf, im
  Schreien, mit
Demenz, Epileptiker, der
Empfindlich, Mangel an Empfindlichkeit
entfliehen, versucht zu, Erwachen, beim •
Erregung agg.
Erschöpfung, geistige
erschreckt, leicht
Exzentrizität, Überspanntheit
  Chorea mit
Furcht
  Annäherung anderer, vor
  fallen, zu, Kind hält sich an der Mutter fest
  Feuer fangen, Gegenstände werden
  verletzt zu werden
Gedächtnisschwäche
Gedanken, unzusammenhängende

Geisteskrankheit, Kindbett, im
Puls, mit schnellem
Hause gehen, will nach
fortgehen, und dann wieder
Jammern, Lamentieren, Klagen
Krächzen, Frösche, quakt wie
Manie
Mürrisch, missmutig
Husten, Keuchhusten, bei
Qualvolle Angst
Reizbarkeit
Husten, Keuchhusten, bei
Ruhelosigkeit
Schreien
Chorea, bei
Cri encéphalique
Schlaf, im
Sprechen, deliröses
fließendes
unzusammenhängendes, Schweiß, endend mit
verzerrtes •
Springen, Bett, springt aus dem
Manie, in der
spucken, Gesicht, den Leuten ins
Stöhnen, Ächzen, Wimmern
Husten, Keuchhusten, bei •
Tod, Gewissheit des Todes
Traurigkeit, Verzagtheit, Niedergeschlagenheit, Depression, Schwermut, Melancholie
Trunksucht, Alkoholismus
Verzweiflung
Wahnideen, Einbildungen, Halluzinationen, Sinnestäuschungen
Diebe, sieht
Hause im
Gegenstände, unkörperliche Gegenstände im Zimmer
Gemüse, er verkauft
Gespenster, Geister, sieht
Offizier, er ist
Stimmen, hört
Stühle, er repariert alte
Weinen, weinerliche Stimmung
Kind, wie ein
Verzweiflung, aus

Cuprum ammoniae sulfuricum

Ekstase

Cuprum arsenicosum

Angst
nachts
Betäubung, wie im Rausch
Bewusstlosigkeit, Dämmerzustand
Delirium
Erregung, Aufregung
nachts
Exzentrizität, Überspanntheit
Furcht
Läuft umher
Reizbarkeit
Ruhelosigkeit
Schreien
Stumpfheit, Geistesträgheit, Denk- und Verständnisschwierigkeit
Traurigkeit, Verzagtheit, Niedergeschlagenheit, Depression, Schwermut, Melancholie
Trunksucht, Alkoholismus
Verwirrung des Geistes
Schwindel, mit

Cuprum metallicum

Abneigung, alles, gegen
Albernes Benehmen
angefasst werden, will nicht
Angst
nachmittags
Anfällen, bei
anfallsweise
Entbindung, während der •
epileptische Anfälle, zwischen epileptischen Anfällen
Furcht, mit
geistige Anstrengung, durch
Gewissensangst, als ob eines Verbrechens schuldig
Husten, vor
Keuchhustenanfall, vor •
hypochondrische
Kopf, mit Blutandrang zum
Kopfhitze, mit
Lachen und Schreien endend in Schweißausbruch, infolge von Angst •
Nachtwachen, durch
Schmerzen, durch, Abdomen, im
Schreck, nach einem
Zukunft, um die
Anstrengung, agg. durch geistige

antworten, Abneigung zu
Antwortet langsam
  überlegt lange
  unzusammenhängend
Argwöhnisch, misstrauisch
Auffahren
  ängstliches
  Schlaf, im
Außer-sich-Sein
beißen, Verlangen zu
  Delirium, im
  Konvulsionen, beißt bei
  Löffel usw., beißt
Bellen, brüllen
Beschäftigung, Ablenkung amel.
Beschwerden infolge von Erregung, Gefühlserregung
  Furcht
  schlechten Nachrichten
  Schreck
  Überanstrengung, geistiger
  Zorn, Ärger
    Angst, mit
    Schreck, mit
Betäubung, wie im Rausch
  unterdrückte Hautausschläge, durch •
Bett, Abneigung gegen das, meidet es
Bewusstlosigkeit, Koma, Stupor
  Apoplexie, bei
  Augen, starrem Blick, mit
  Dämmerzustand
  Gliederzucken, mit
  Menses, nach den
Boshaft, gehässig
  Lachen, boshaftes •
Böswillig, mutwillig
Brütet, Ecke oder lässt den Kopf hängen, brütet in einer
Delirium
  abends
    Dunkeln, im
  ängstliches
  Bett und entflieht, springt plötzlich aus dem
  Blick auf einen Punkt gerichtet, stiert
  blökt wie ein Kalb •
  Dunkeln, im
  Gelächter, mit
  geschwätziges
  gewalttätiges
  Kollaps, mit
  Konvulsionen, während
  rasendes
  ruhiges
  Schlaf, im
  Schreien, mit
  wahnsinniges
  wildes
Demenz, Epileptiker, der
Diktatorisch, herrisch, dogmatisch, despotisch
  Befehlston
Dunkelheit agg.
Ekstase
Empfindlich, überempfindlich
  Mangel an Empfindlichkeit
  Musik, gegen
  Schmerzen, gegen
entfliehen, versucht zu
  wegzulaufen, um
Entmutigt
Entwicklungsstillstand eines Kindes
Erkennt, Verwandten nicht, seine
Erregung, Aufregung
  schlechten Nachrichten, nach
Erschöpfung, geistige
  Schläfrigkeit, mit
erschreckt, leicht
Exzentrizität, Überspanntheit
  Chorea mit
Faulheit, Indolenz, Abneigung gegen Arbeit
Fehler, Sprechen, beim
    Worte, benutzt falsche
Feigheit
Froh, guten Mutes, glücklich
  abends
  nachts
  abwechselnd mit Traurigkeit
Furcht
  abends
  Abwärtsbewegung, vor
  Annäherung anderer, vor
    Delirium, im
    Kinder können keine Annäherung ertragen
  auftreten oder wird sich verletzen, muss leicht •
  Bett, vor seinem
  Dunkelheit, vor
  entfliehen, mit dem Verlangen zu
  Erwachen, beim
  fallen, zu
  Feuer fangen, Gegenstände werden
  Fremden, vor
  Geisteskrankheit, seinen Verstand zu verlieren, vor
  Menschen, vor; Anthropophobie

Fieber, im •
Tod, vor dem
drohendem, vor
Unfällen, vor
Unglück, vor
Unheil, vor
Wasser, vor
Zittern, mit
Gebärden, bedeckt Mund mit Händen +3
lächerliche
Gedächtnis, gutes
Gedächtnisschwäche
Worte, für
Gedächtnisverwirrung
Gedanken, versunken in
Gedanken, hartnäckige
Schwinden der
wandernde, abschweifende
Geisteskrankheit, Wahnsinn
Angst, mit
Blutungen, nach
boshafte
entfliehen, Verlangen zu
fröhliche, lustige
Kindbett, im
Konvulsionen, mit
Mutwillen, Ausgelassenheit, mit
Puls, mit schnellem
Schweißausbruch, Anfälle von Geisteskrankheit mit nachfolgendem •
Geschwätzigkeit
erregte
Schlaf, im
Schweiß, mit ⋆3
Gesellschaft, Abneigung, gegen; Gegenwart anderer agg. die Symptome; Verlangen nach Einsamkeit vermeidet den Anblick von Menschen
Gewalttätig, heftig
Gewalttaten, Wut führt zu
Gewissensqual
Gleichgültigkeit, Apathie
Grimassenschneiden
Hass
Hast, Essen, beim
Hause gehen, will nach
Heiterkeit
Heulen
Hochmütig, arrogant
Hydrophobie, Tollwut
Hypochondrie
Hysterie
Menses, vor den
während der
nach den
Ohnmacht, hysterische
Ideen, Einfällen, Mangel an
Imbezillität
Imitation, Nachahmung
Impulsiv
Jammern, Lamentieren, Klagen
Konzentration, schwierige
Krächzen
Frösche, quakt wie
Lachen
abends
agg.
Angst, nach der
krampfhaftes
Schweiß, endend mit profusem •
Überarbeitung, nach •
unmäßiges
Langsamkeit
Langeweile
Lästig, geht auf die Nerven
Läuft umher
Lebhaft, munter
magnetisiert werden, will, Mesmerismus amel.
Manie
Raserei, mit
Menschenfeindlichkeit
Menses, Gemütssymptome agg. vor den
Milde
abwechselnd mit Eigensinn •
Mürrisch, missmutig
Phantasien, verstärkte Phantasietätigkeit
versunken in seinen
Possen, spielt
Delirium, im
Qualvolle Angst
nachmittags
Raffiniert, durchtrieben ⋆2
Raserei, Wut
anfallsweise
Beißen, mit
boshafte
epileptischen Anfällen, Raserei mit
heftige, gewalttätige
Schlagen, mit
Schreien, mit
Wasser, beim Anblick von
zieht an den Haaren ⋆3
Reden, Schlaf, im
reden, Abneigung zu, möchte schweigen, wortkarg

Reißt, Haaren, an ihren
Reizbarkeit
morgens, Erwachen, beim
Erwachen, beim
Kindern, bei
Ruhelosigkeit
nachts
ängstliche
Bett, sich herumwerfen im
umhertreibende
Schamlos
Schlagen
Konvulsionen, nach •
um sich nach eingebildeten Gegenständen, schlägt
Schreien
Cri encéphalique
Kindern, bei
Konvulsionen, vor
epileptischen
während epileptischer
Krämpfen, bei •
abdominellen
Menses, während der
Schüchternheit
Auftreten, sprechen, öffentlich zu
schamhaft, verlegen
Sentimental, schwärmerisch
Seufzen
Schweiß, bei
Singen
Sinne geschärft
Schwinden der
Sitzen, Neigung zum
Spaßen, Scherzen
spielen, Verlangen zu, nachts
Sprechen, langsames
Schwatzen
springt schnell von einem Gedanken zum anderen
Stimme, mit schriller, kreischender
unsinniges
unzusammenhängendes
Springen, Bett, springt aus dem
spucken, Drang zu
Gesicht, den Leuten ins
Stimmung, abwechselnde
veränderliche, unbeständige, wankelmütige
Stöhnen, Ächzen, Wimmern
nachts
Fieberfrost, bei
Schlaf, im
Schweiß, bei
Streitsüchtig, zanksüchtig
Schlaf, im
Stuhl auf den Boden, macht
Stumpfheit, Geistesträgheit, Denk- und Verständnisschwierigkeit
Schläfrigkeit, mit
Tod, Agonie vor dem
Todesahnung
Todesgedanken
Torpor, Erstarrung
töten, Verlangen zu
Traum, wie im
Traurigkeit, Verzagtheit, Niedergeschlagenheit, Depression, Schwermut, Melancholie
ängstliche
Fieberfrost, bei
Freien, im
Gehen, Freien, im
stillstehen oder sich hinsetzen, muss •
Gesellschaft, Abneigung gegen Gesellschaft, Verlangen nach Einsamkeit
Todesfurcht, mit ★2
Trügerisch, hinterlistig
Unbesonnen, sorglos
Unentschlossenheit
unterdrückten oder zurückgetretenen Hautausschlägen oder Hämorrhoiden, Gemütssymptome agg. nach
Unzufrieden, missvergnügt, unbefriedigt
allem, mit
Vergesslich
Schreck, nach •
verstecken, Verlangen sich zu
Furcht, aus
Verwirrung des Geistes
betrunken, wie
raum, wie im
Verzweiflung
Fieberfrost, bei
Vorsichtig
Wahnideen, Einbildungen, Halluzinationen, Sinnestäuschungen
arretiert werden, soll
Befehlshaber, ist ein
beschäftigt, Tätigkeit, mit einer
Bilder, Phantome, sieht
nachts
Augenschließen, beim, im Bett
Diebe, sieht
Gemüse, er verkauft
General, er ist ein •

Geschäft, macht
Gesichter, sieht
verzerrte, beim Hinlegen am Tage
Gespenster, Geister, sieht
Gestalten, sieht
hochgestellte Persönlichkeit, ist eine
Kräuter, sammelt
Offizier, er ist
Phantasie, Einbildungen der
Polizist, ein Polizist spräche bei ihm vor ★1
Rang, er ist eine Person von
Sterben, er ist am
Stühle, er repariert alte
Teufel, sieht
verfolgt zu werden, Feinden, von
Polizei, von der
Visionen, hat, abends
Augenschließen, beim
Weinen, weinerliche Stimmung
abwechselnd mit seltsamen Possen
agg.
Fieberhitze, bei
Gemütsbewegung, nach leichter
Konvulsionen, bei
epileptischen
krampfhaftes
lautes Weinen, Schluchzen +2
Redenhalten, beim •
Schweiß, bei
unwillkürliches
Wimmern, Winseln
Wichtigtuerisch
widersprechen, Neigung zu
Wildheit
Zerreißt Sachen
Zerstörungssucht, Destruktivität
Zerstreut, unaufmerksam

Cuprum sulfuricum

Angst
Bewusstlosigkeit, Koma, Stupor
Gleichgültigkeit, Apathie
Manie, wild, Blick, mit wildem •
Reizbarkeit
Ruhe haben, will seine
Ruhelosigkeit
nachts

Curare

angesprochen werden, will nicht
Angst
Auffahren
Schlaf, im
beißen, Verlangen zu
Betäubung, wie im Rausch
Bewusstlosigkeit, Verhalten, automatenhaftes
Delirium, Erwachen, beim
Wachen, Nachtwachen, durch
Ekstase
nachts •
Furcht, fallen, zu
Tod, vor dem
Geisteskrankheit, Wahnsinn
gemein, boshaft ★5
Gesellschaft, Abneigung, gegen; Gegenwart anderer agg. die Symptome; Verlangen nach Einsamkeit
vermeidet den Anblick von Menschen
schließt sich ein •
Grausamkeit, Unmenschlichkeit
Hast, große Eile
Hydrophobie, Tollwut
Hypochondrie, Menses, während der •
Jagt Personen •
Kleptomanie
Langeweile
moralischem Empfinden, Mangel an
Neid
reisen, Verlangen zu
Reißt, sich selbst, an
Ruhelosigkeit
Bett, sich herumwerfen im
Schlafwandeln
Schlägt sich selbst
Selbstmord, Neigung zum
Seufzen
Stiehlt Geld, ohne Notwendigkeit ★2
Stumpfheit, Erwachen, beim
töten, Verlangen zu
Traurigkeit, Verzagtheit, Niedergeschlagenheit, Depression, Schwermut, Melancholie
Menses, während der
Unentschlossenheit
Schwäche, bei nervöser •
Verlangen, voller, Größe, Vornehmheit, nach •
Verwirrung des Geistes
Verzweiflung
Wahnideen, Bilder, Phantome, sieht, nachts
schmutzig, alles ist •

verfault, alles erscheint •
Weinen, weinerliche Stimmung
Schlaf, im
Zerstörungssucht, Destruktivität
Zorn, Jähzorn

Cyclamen europaeum

Aktivität amel.
Angst
nachts
Fieber, im
Fieberfrost, während
Gewissensangst, als ob eines Verbrechens schuldig
Kopf, mit Blutandrang zum
Schlaf, im
Zukunft, um die
Antwortet unzusammenhängend
Auffahren, Schlaf, aus dem
im
auszugehen, Abneigung
beleidigt, leicht; nimmt alles übel
Beschäftigung, Ablenkung amel.
Beschwerden infolge von Freude, übermäßiger
Kummer
Betäubung, wie im Rausch
Bewusstlosigkeit, Koma, Stupor
geistige Empfindungslosigkeit
Lesen, durch
Boshaft, gehässig
Brütet, sieht alles schwarz
Krankheit, eingebildete, über eine ⋆2
Denkt, als hätte er eine üble Tat begangen ⋆2
Eigensinnig, starrköpfig
Empfindlich, Mangel an Empfindlichkeit
Ernst
abwechselnd mit Fröhlichkeit
Erregung, Aufregung
Exzentrizität, Überspanntheit
Faulheit, Indolenz, Abneigung gegen Arbeit
Amenorrhoe, bei •
körperliche
Fehler, Sprechen, beim
dreht Worte um
stellt Worte falsch
Fleißig, Arbeitswut
Freude abwechselnd mit Reizbarkeit •
Kopfschmerzen durch übermäßige Freude
Froh, guten Mutes, glücklich
abends
abwechselnd mit mürrischem Wesen
Furcht
Blitzen, vor
Tod, vor dem
Unglück, vor
Fieberhitze, bei
Frösteln, beim •
Unheil, vor
Gedächtnis, gutes
abwechselnd mit Gedächtnisschwäche
Gedächtnisschwäche
Arbeit, bei geistiger
Gedanken, versunken in
Gedanken, Andrang, Flut der
gedankenvoll
tiefe
Zukunft, um die
Zukunft, über die
Geistesabwesend
Geisteskrankheit, Wahnsinn
Klimakterium, im
geistige Arbeit, Abneigung gegen
unmöglich
Gesellschaft, Abneigung, gegen; Gegenwart anderer agg. die Symptome; Verlangen nach Einsamkeit
allein, amel. wenn
Weinen agg. •
Gewissenhaft in Kleinigkeiten
Gewissensqual
Gleichgültigkeit, Apathie
Klimakterium, im •
Heiterkeit, abends
Hypochondrie
Ideen, Einfällen, Mangel an
Imbezillität
Jammern, Lamentieren, Klagen
Konzentration, schwierige
Kummer
zurückgehaltener
Lästig, geht auf die Nerven
Lebhaft, munter
Lesen, Abneigung gegen
unfähig zu
Manie
Meditation
Menses, Gemütssymptome, während, reichliche Blutung amel.
Mürrisch, missmutig
nachmittags, Mittagsruhe, nach der
abends
abwechselnd mit Frohsinn

Erwachen, beim
grundlos
Kleinigkeiten, um
Menses, unterdrückte, durch •
Phantasien, angenehme
lebhafte
abends
verstärkte Phantasietätigkeit
abends
reden, Abneigung zu, möchte schweigen, wortkarg
Reizbarkeit
tagsüber
morgens
Erwachen, beim
nachmittags
abends
abwechselnd mit Fröhlichkeit
Erwachen, beim
Fieberfrost, bei
Kopfschmerzen, bei
Religiosität, auffallende
Ruhelosigkeit
nachts
Kopfschmerzen, Stirnkopfschmerz, nachts
durch •
Menses, während der
Schlafwandeln
Schreiben agg. Gemütssymptome
Seelenruhe, Gelassenheit
Selbstbetrachtung
Sinne abgestumpft
Sitzen, Neigung zum
Spaßen, Abneigung gegen
Sprechen, unzusammenhängendes
Stimmung, abwechselnde
veränderliche, unbeständige, wankelmütige
Stumpfheit, Geistesträgheit, Denk- und Verständnisschwierigkeit
morgens
abwechselnd mit Arbeitslust •
Arbeiten amel. •
Stuhlgang, nach •
Tadelsüchtig, kritisch
Tadelt sich selbst, Selbstvorwürfe
Traurigkeit, Verzagtheit, Niedergeschlagenheit, Depression, Schwermut, Melancholie
abends
Amenorrhoe, bei
Fieberfrost, bei
Menses, vor den
während der
amel.
unterdrückte, durch
Unglück, wie durch ein
Verächtlich, geringschätzig
Vergesslich
Verlassenheit, Gefühl der
Verwirrung des Geistes
abends
Erregung amel.
Essen, nach dem
Identität, Dualität, Gefühl der
Waschen des Gesichtes amel.
Verzweiflung, religiöse Verzweiflung an der ewigen Seligkeit
Wahnideen, allein, Welt, sie ist alleine auf der
angefeindet, gehindert und gequält, er wird
Bett, zwei Personen sind mit ihr im •
Bilder, Phantome, sieht angenehme
doppelt zu sein
Geld, zählt, er
schwanger, sie ist
Tieren, von, kriechenden, in ihrem Innern
Unrecht getan, er hat
Verbrechen begangen, er hatte ein
Verbrecher, er ist ein
verdammt, verloren zu sein
verfolgt zu werden, Feinden, von +1
verlassen, im Stich gelassen, ist
vernachlässigt, er hat seine Pflicht
Weinen, weinerliche Stimmung
agg.
amel.
Menses, während der
erleichtert nicht •
unterdrückten, bei
Stillen, im ⋆2
Zerstreut, unaufmerksam
Zorn, Jähzorn
Zufrieden
Zurückhaltend, reserviert
Zweifelnd, Seelenheil, am

Cynara scolymos

Boshaft, gehässig
Gedanken, sexuelle
Gesellschaft, Verlangen nach; Abneigung gegen Einsamkeit, Gesellschaft amel.
Gewalttätig, heftig
Nymphomanie
Reizbarkeit
Satyriasis

Sprechen, schwatzen
Zorn, Jähzorn

Cynodon dactylon

angesprochen werden, will nicht
Empfindlich, Geräusche, gegen
Faulheit, Indolenz, Abneigung gegen Arbeit
Raserei, Wut
Reizbarkeit
Streitsüchtig, zanksüchtig
Zorn, grundloser

Cypripedium pubescens

Angst
Auffahren
Beschwerden infolge von Erregung, Gefühlserregung
    Kummer
Delirium tremens, Säuferwahnsinn
    milde Anfälle •
Ekstase
    nachts, Erwachen, beim •
Erschöpfung, geistige, Pollutionen, nach
Froh, guten Mutes, glücklich
Gleichgültigkeit, Apathie
    alles, gegen
Hysterie
Lachen
    Kindern, bei
    Konvulsionen, vor, bei oder nach
    Schlaf, im
    schreiendes
Launenhaftigkeit
Ruhelosigkeit
Schreien
    nachts
    Schlaf, im
Traurigkeit, Verzagtheit, Niedergeschlagenheit, Depression, Schwermut, Melancholie
    Amenorrhoe, bei
    Pollutionen, durch
Zorn, Jähzorn
    heftiger

Cytisus laburnum

Angst
Betäubung, wie im Rausch
Bewusstlosigkeit, Koma, Stupor
Delirium
Erregung, Aufregung
Furcht
Gleichgültigkeit, Apathie
Manie, abwechselnd mit Depression
Qualvolle Angst
Reizbarkeit
Ruhelosigkeit
Traurigkeit, Verzagtheit, Niedergeschlagenheit, Depression, Schwermut, Melancholie
Wahnideen, Einbildungen, Halluzinationen, Sinnestäuschungen
Zorn, Jähzorn

D

Daphne indica

Auffahren, Schlaf, Einschlafen, beim
Empfindlich, überempfindlich
    Mangel an Empfindlichkeit
    Schmerzen, gegen
Erregung, Aufregung
    abends
erschreckt, leicht
Furcht
    Herzkrankheit, vor
        Schmerzen in der Herzgegend, durch •
Mürrisch, missmutig
Reizbarkeit
Ruhelosigkeit, Kopfschmerzen, bei
Schüchternheit
Traurigkeit, Verzagtheit, Niedergeschlagenheit, Depression, Schwermut, Melancholie
Unbesonnen, sorglos
Unentschlossenheit
Verwirrung, Identität, über seine, Kopf vom Körper getrennt, als ob sein
Wahnideen, Feuer, sieht
    Katzen, sieht
    Körper, Körperteile sind weggenommen
        verstreut über das Bett, wirft sich umher, die Stücke zusammenzusuchen
Zerstreut, unaufmerksam

Zorn, Jähzorn
  Zittern, mit

Datura arborea

Hellsehen
Verwirrung des Geistes
Wahnideen, Einbildungen, Halluzinationen, Sinnestäuschungen
  Füße berühren kaum den Boden •
  Gedanken schweben außerhalb des Gehirns •
  schönen Atmosphäre zu sein, in einer •
  schwebt in der Luft

Datura ferox

Delirium, aufgeweckt, wenn
  rasendes
Manie

Datura metel

Bewusstlosigkeit, Koma, Stupor
Delirium, geschwätziges
  Schreien, mit
Manie
Schüchternheit
  Delirium, im

Datura sanguinea

Bewusstlosigkeit, Koma, Stupor

Derris pinnata

Albernes Benehmen
Angst
Bewusstlosigkeit, Koma, Stupor
Entmutigt
Furcht, fallen, zu, Kopfdrehen, beim •
  Leiden, vor
  Schmerzen, vor
  töten, er könnte
    Messer, mit einem
Gedächtnisschwäche
Gedanken, Andrang, Flut der
Gesellschaft, Verlangen nach; Abneigung gegen Einsamkeit, Gesellschaft amel.
Ideen, Einfällen, Reichtum an; Geistesklarheit
Manie
Qualvolle Angst
Reizbarkeit
Schlagen
  möchte schlagen
Selbstmord, Neigung zum
Seufzen
Singen
  abwechselnd mit Weinen
spucken, Drang zu, morgens •
  Essen, nach dem •
Tadelsüchtig, kritisch
  besten Freunden gegenüber
Tod, wünscht sich den
Traurigkeit, Verzagtheit, Niedergeschlagenheit, Depression, Schwermut, Melancholie
Verzweiflung
Wahnideen, seekrank, er ist •
Weinen, weinerliche Stimmung

Desoxyribonucleinicum acidum

Empfindlich, überempfindlich
Entmutigt
Entwicklungsstillstand eines Kindes
Konzentration, schwierige
Lasziv
Mürrisch, missmutig
  vormittags
Qualvolle Angst
  Bewegung, amel. durch •
  Erwachen, beim
Reizbarkeit
Ruhelosigkeit
Schlafwandeln
Stumpfheit, Geistesträgheit, Denk- und Verständnisschwierigkeit
Verwirrung, Identität, über seine, Dualität, Gefühl der
Wille, Verlust des Willens
Zorn, Jähzorn

Dichapetalum

erschreckt, leicht, Erwachen, beim, Traum, aus einem
Essen, nach dem, amel.
Faulheit, Indolenz, Abneigung gegen Arbeit
Fleißig, Arbeitswut
  Müdigkeit, trotz •
Mürrisch, missmutig

Dictamnus albus

Schlafwandeln

Digitalinum

Angst, abends
  Sitzen, im
Betäubung, wie im Rausch
Bewusstlosigkeit, nachts, Erwachen, beim
Empfindlich, überempfindlich
Erregung, Aufregung
Erschöpfung, geistige
Furcht, Unglück, vor
Mürrisch, missmutig
Reizbarkeit
Ruhelosigkeit, nachts
Unbehagen, Unpässlichkeit
Ungeduld
Wahnideen, Einbildungen, Halluzinationen, Sinnestäuschungen
  Unrecht getan, er hat
Zorn, Kleinigkeiten, über

Digitalis purpurea

Aktivität, geistige, nachts •
  ruhelose
  Schlaflosigkeit, mit
Angst
  abends
    Zwielicht, im
    18 h
  nachts
  Bewegung, durch
  Druck, Brust, auf der, durch
  Erwachen, beim
  Furcht, mit
  Gehen, nach dem
  Gewissensangst, als ob eines Verbrechens schuldig
  Musik, durch
  Ohnmacht, mit
  Schlaf, im
  Sitzen, im
  Urinieren, vor
    nach •
  Weinen amel.
  Zukunft, um die
Anstrengung, agg. durch geistige
Antwortet unbestimmt •
Argwöhnisch, misstrauisch
Auffahren, fallen, mit dem Gefühl zu
  Herzklopfen, durch •
  Schlaf, aus dem
    im
  Schreck, durch und wie durch
  Traum, durch einen
Beharrlichkeit
Beklagt sich
Beschwerden infolge von Ausschweifung
  Erwartungsspannung, Vorempfinden, Ahnung
  Kummer
  Schicksalsschlägen
  sexuellen Exzessen
Betäubung, wie im Rausch
Bewusstlosigkeit, Koma, Stupor
  morgens
  Koitus, nach
  Stuhlgang, vor
Delirium
  nachts
  Bett und entflieht, springt plötzlich aus dem
  gewalttätiges
  Konvulsionen, während
  rasendes
  Schlaflosigkeit, mit ★3
  Schrecken, voller
  Wahnideen, mit
  wahnsinniges
Delirium tremens, Säuferwahnsinn
Eigensinnig, starrköpfig
  nachts •
Empfindlich, überempfindlich
  geistige Eindrücke, für
  moralische Eindrücke, gegen
  Musik, gegen
  Sinneseindrücke, gegen
entfliehen, versucht zu
  wegzulaufen, um
Entmutigt
  Reizbarkeit, mit
Erregung, Aufregung
  nachts
  stottert beim Sprechen mit Fremden •
Erschöpfung, geistige
erschreckt, leicht
  Erwachen, beim
Faulheit, Indolenz, Abneigung gegen Arbeit
  morgens, Aufstehen, beim
  Essen, nach dem
  Masturbation, nach

Schläfrigkeit, mit
Feigheit
Fleißig, Arbeitswut
Furcht
nachmittags
abends
Blitzen, vor
entfliehen, mit dem Verlangen zu
Ersticken, vor dem
nachts
Herzkrankheit, bei
Gehen, beim
Geisteskrankheit, seinen Verstand zu verlieren, vor
Magen aufsteigend, vom
Menschen, vor; Anthropophobie
Musik, durch
Tadel, vor
Tod, vor dem
Herzsymptomen, bei
überwältigende
Unglück, vor
Unheil, vor
Weinen amel.
Gedächtnis, gutes
Gedächtnisschwäche
Gedanken, versunken in
Gedanken, sexuelle, Tag und Nacht
unzusammenhängende
wandernde, abschweifende
Geisteskraft, gesteigerte
Geisteskrankheit, Wahnsinn
anfallsweise
eigensinnig bei
entfliehen, Verlangen zu
Trinkern, bei
Verschlossenheit, mit •
Geistige Arbeit unmöglich
Gesellschaft, Abneigung, gegen; Gegenwart anderer agg. die Symptome; Verlangen nach Einsamkeit
Gewissenhaft in Kleinigkeiten
Gewissensqual
Gleichgültigkeit, Apathie
tagsüber
abends
alles, gegen
Schläfrigkeit, mit
Hast, große Eile
Hypochondrie
Hysterie, Ohnmacht, hysterische
Ideen, Einfällen, Mangel an
Imbezillität
Jammern, Lamentieren, Klagen
Kummer
Lästig, geht auf die Nerven
Lasziv
Prostata, mit vergrößerter ★2
Launenhaftigkeit
Lebhaft, munter
Manie
Mürrisch, missmutig
Pollutionen, nach
Musik agg.
Nymphomanie
Phantasien, laszive
lebhafte
verstärkte Phantasietätigkeit
Qualvolle Angst
Erwachen, beim
Herzkrankheit, bei
Übelkeit, mit
Raserei, Wut
Reden, Schlaf, im
reden, Abneigung zu, möchte schweigen, wortkarg
kann nicht ★2
Redet, Abwesenden, mit, nachts •
Reizbarkeit
Koitus, nach
Traurigkeit, mit
Religiosität, auffallende
Ruhelosigkeit
nachts
Bett, sich herumwerfen im
geschäftige
Koitus, nach
Schreien
Hydrozephalus, bei
Schlaf, im
Selbstbetrachtung
Seufzen
Sinne abgestumpft
Sorgen, voller
abends
Sprechen, deliröses, nachts
springt schnell von einem Gedanken zum anderen, nachts
Stimmung, veränderliche, unbeständige, wankelmütige
Stöhnen, Ächzen, Wimmern
Streitsüchtig, zanksüchtig
Stumpfheit, Geistesträgheit, Denk- und Verständnisschwierigkeit
abends

Erwachen, beim
Schläfrigkeit, mit
schmerzhafte
Tadelt sich selbst, Selbstvorwürfe
Tod, Todesahnung
Todesgedanken
Traurigkeit, Verzagtheit, Niedergeschlagenheit, Depression, Schwermut, Melancholie
nachmittags
18 h
abends
ängstliche
Enttäuschung, durch •
Fieberhitze, bei
Kleinigkeiten, um
Musik, durch
Pollutionen, durch
Seufzen amel.
Weinen amel.
Trunksucht, Alkoholismus
Unbarmherzig, skrupellos, gewissenlos
Unentschlossenheit
Ungehorsam
Untröstlich
Vergesslich
Masturbation, nach
sofort für alles •
Verschwiegen, Geheimniskrämer
Verwirrung des Geistes
abends
betrunken, wie
wie nach einem Rausch
Verzweiflung
Wahnideen, Einbildungen, Halluzinationen, Sinnestäuschungen
nachts
Insekten, sieht
leicht, körperlos, er ist
Personen, unterhält sich mit abwesenden
Phantasie, Einbildungen der
Unrecht getan, er hat
Verbrecher, er ist ein
Verbrechern, von
Wasser, vom
wandern, umherstreifen, will, nachts
Weinen, weinerliche Stimmung
nachmittags
amel.
Angst, nach
Enttäuschungen, über •
Musik, durch
Zorn, Jähzorn
Zurückhaltend, reserviert
Zweifelnd, Seelenheil, am

Digitoxinum

Ruhelosigkeit, nachts
Puls, durch aussetzenden •

Dioscorea villosa

Abneigung, Frauen, gegen
Abscheu, sprechen, zu
Angst, Erwachen, beim
Ehrgeiz, Verlust des Ehrgeizes
Faulheit, Indolenz, Abneigung gegen Arbeit
abends
Pollutionen, nach
Fehler, Namen, in
Schreiben, beim
Sprechen, beim
Worte, benutzt falsche
Namen, nennt Gegenstände beim falschen
sagt Pflaumen, wenn er Birnen meint
setzt rechts für links oder umgekehrt
Froh, abwechselnd mit Augen-Niederschlagen auf der Straße
Furcht, Männern, vor
Menschen, vor; Anthropophobie
Menschenmenge, in einer
Gedächtnisschwäche
Worte, für
Gesellschaft, Abneigung, gegen; Gegenwart anderer agg. die Symptome; Verlangen nach Einsamkeit
Imbezillität
Mürrisch, missmutig
abends
reden, Abneigung zu, möchte schweigen, wortkarg
Reizbarkeit
abends
Ruhe haben, will seine
Ruhelosigkeit
nachmittags
16 h •
abends
nachts
Mitternacht, nach
Bett, im
Gehen, beim, amel.
Schmerzen, bei

Stumpfheit, Geistesträgheit, Denk- und Verständnisschwierigkeit
nachmittags
abends
Traurigkeit, Verzagtheit, Niedergeschlagenheit, Depression, Schwermut, Melancholie
Pollutionen, durch
Unterhaltung, Konversation agg.
Verwirrung des Geistes
abends
Wahnideen, Kopf, steht auf dem ⋆3

Diphtherinum

Bewusstlosigkeit, antwortet richtig, wenn angesprochen, aber Delirium und Bewusstlosigkeit kommen sofort zurück
Delirium
antwortet richtig, wenn angesprochen, aber Bewusstlosigkeit und Delirium kommen sofort zurück
Klammert, gehalten werden, amel., wenn

Dirca palustris

Angst, Zukunft, um die
Bewusstlosigkeit, Koma, Stupor
Faulheit, Indolenz, Abneigung gegen Arbeit
Fehler, Schreiben, beim
falsche Worte
Sprechen, beim
Worte, benutzt falsche
Zeit, in der
Furcht, schlechte Nachrichten zu erfahren
Gedächtnisschwäche, schreiben wollte, für das, was er
Geistige Arbeit unmöglich
Mürrisch, missmutig
reden, Abneigung zu, möchte schweigen, wortkarg
Ruhelosigkeit
nachts
Verwirrung des Geistes
Zeit vergeht zu langsam, erscheint länger
Zerstreut, unaufmerksam
Zorn, Jähzorn

Doryphora decemlineata

Angst, Schlaf, im
Bewusstlosigkeit, Koma, Stupor
Erbrechen, mit
Fieber, bei
murmelt, murrt
Delirium
Blick auf einen Punkt gerichtet, stiert
Erschöpfung, mit
Fieber, während
Geschäft, spricht vom
geschwätziges
Gesicht, rotem, mit
murmelt, murrt
Sepsis, durch
Delirium tremens, Säuferwahnsinn
Geschäft, redet vom
Reizbarkeit
Ruhelosigkeit
nachts
Schreien, Kindern, bei
Schlaf, im

Drosera rotundifolia

Abscheu, Leben, gegen das
abends
Angst
abends
19 h
19–20 h
20 h
nachts
Erwachen, beim
allein, wenn
Erwachen, beim
Fieber, im
Furcht, mit
Hitzewallungen, bei
hypochondrische
Lebensüberdruss, mit
Selbstmord, Neigung zum, mit
Zukunft, um die
Argwöhnisch, misstrauisch
Auffahren, Schlaf, aus dem
Einschlafen, beim
im
Außer-sich-Sein
Beharrlichkeit
beleidigt, leicht; nimmt alles übel
Bellen
Beschwerden infolge von Kummer
schlechten Nachrichten
Denken, Beschwerden agg., an seine
Eigensinnig, starrköpfig
Ausführung von Plänen, in der •

Empfindlich, überempfindlich
Geräusche, Uhrschlagen, Glockenläuten, gegen
Gerüche, gegen
Entmutigt
Zukunft, für die
Faulheit, Indolenz, Abneigung gegen Arbeit
Traurigkeit, aus
Feigheit
Froh, guten Mutes, glücklich
Furcht
abends
nachts
Alleinsein, vor dem
abends
Geistern, Gespenstern, vor
schlechte Nachrichten zu erfahren
Tod, vor dem
Unglück, vor
Unheil, vor
geistige Arbeit, Abneigung gegen
Geschwätzigkeit, Husten, nach *2
Gesellschaft, Verlangen nach; Abneigung gegen Einsamkeit, Gesellschaft amel.
abends
Alleinsein agg., beim
Gewalttätig, heftig
Gleichgültigkeit, Apathie
Hartnäckigkeit
Heimweh
Klammert, gehalten werden, amel., wenn
Konzentration, schwierige
Lernen, Lesen etc., beim
Kummer
Lachen agg.
Launenhaftigkeit
Lebensüberdruss, Lebensmüdigkeit
abends
Lesen, verweilen, kann nicht lange bei einem Thema, muss zu etwas anderem übergehen •
Manie
Mürrisch, missmutig
Mutig
Pläne, Ausführung, besteht auf der •
Raserei, Wut
reden, Abneigung zu, möchte schweigen, wortkarg
Reizbarkeit
Ruhelosigkeit
ängstliche
innerliche
Lesen, beim
umhertreibende
Seelenruhe, Gelassenheit
Selbstbetrachtung
Selbstmord, Neigung zum
abends
Ertrinken, durch
Selbstmordgedanken
Selbstvertrauen, Mangel an
Sinne abgestumpft
Sorgen, voller
Stimmung, abwechselnde
veränderliche, unbeständige, wankelmütige
Stumpfheit, Geistesträgheit, Denk- und Verständnisschwierigkeit
Fieberfrost, bei
Lesen, beim
Traurigkeit, Verzagtheit, Niedergeschlagenheit, Depression, Schwermut, Melancholie
tagsüber
Alleinsein, beim
ängstliche
Arbeitsunlust, mit
Trügerisch, hinterlistig
Unbeständigkeit
Unentschlossenheit
Ungeduld
Verlassenheit, Gefühl der
Verwirrung des Geistes
abends
Fieberfrost, bei
Fieberhitze, während
Gehen, beim
Wahnideen, angefeindet, gehindert und gequält, er wird
akustische Täuschungen
Ärger und Beleidigungen, von
betrogen zu werden *2
Bilder, Phantome, sieht
groß, Gegenstände werden größer
länger, Gegenstände erscheinen
Phantasie, Einbildungen der
ruft, jemand
verfolgt zu werden, Feinden, von
Visionen, hat
Weinen, weinerliche Stimmung
Zorn, Jähzorn
heftiger
Kleinigkeiten, über
Zurückhaltend, reserviert

Duboisia myoporoides

Bewusstlosigkeit, Koma, Stupor
Delirium
Erregung, Aufregung
Gebärden, Greifen oder Langen nach etwas, nach Flocken
Ruhelosigkeit
Springen, Bett, springt aus dem
Wahnideen, Einbildungen, Halluzinationen, Sinnestäuschungen

Duboisinum

Delirium

Dulcamara

Albernes Benehmen
Angst
nachts
Mitternacht, nach
andere, um +1
Erbrechen, beim
Furcht, mit
Schlaf, im
Zukunft, um die
Auffahren, abends
Einschlafen, beim
Schlaf, aus dem
Einschlafen, beim
im
Beklagt sich
Beschimpfen, beleidigen, schmähen
ärgerlich zu sein, ohne •
Betäubung, wie im Rausch
abends
Schwindel, bei
Bewusstlosigkeit, Koma, Stupor
Fieber, bei
Delirium
morgens
Erwachen, beim
nachts
Erwachen, beim
Fieber, während
leicht ★3
phantastisches
rasendes
Schlaflosigkeit, mit ★3
Schmerzen, mit
sorgenvolles
Diktatorisch, herrisch, dogmatisch, despotisch +1
Erschöpfung, geistige
Faulheit, Indolenz, Abneigung gegen Arbeit
Schläfrigkeit, mit
Fehler, Schreiben, beim
Sprechen, beim
Worte, benutzt falsche
Furcht
nachts
Unheil, vor
Gebärden, Greifen oder Langen nach etwas, nach Flocken
zupft an der Bettdecke
stampft mit den Füßen
Gedächtnisschwäche
auszudrücken, sich
Worte, für
Gedanken, wandernde, abschweifende
Geisteskrankheit, Wahnsinn
geistige Arbeit, Abneigung gegen
unmöglich
Geschwätzigkeit
Gewalttätig, heftig
Gleichgültigkeit, Apathie
Schläfrigkeit, mit
Grobheit, unartiger, ungezogener Kinder
Hast, große Eile
immer in
Hochmütig, arrogant
Imbezillität
Jammern, Lamentieren, Klagen
Konzentration, schwierige
Kopfschmerzen, mit
Langsamkeit
Launenhaftigkeit
Manie
Murmeln, murren
Mürrisch, missmutig
Nymphomanie
Raserei, Wut
Reizbarkeit
tagsüber
Kindern, bei
Kopfschmerzen, bei
Ruhelosigkeit
morgens
nachts
Bett, sich herumwerfen im
Erwachen, beim
Kopfschmerzen, bei
Schmollen

Schreien
Cri encéphalique
Kindern, bei
Schlaf, im
Sinne abgestumpft
Sitzen, Neigung zum
Sorgen, voller, Mitternacht •
Sprechen, springt schnell von einem Gedanken zum anderen
stammelndes
unzusammenhängendes
Springen, Bett, springt aus dem, schrecklichen Traum, durch •
Stöhnen, Ächzen, Wimmern
nachts, Herumwerfen, mit •
Streitsüchtig, zanksüchtig
nachmittags
Zorn, ohne
Stumpfheit, Geistesträgheit, Denk- und Verständnisschwierigkeit
abends
Schlaflosigkeit, mit
Tadelsüchtig, kritisch
nachmittags •
Traurigkeit, Verzagtheit, Niedergeschlagenheit, Depression, Schwermut, Melancholie
morgens
Bett, im •
nachts
Kopfschmerzen, bei
Unentschlossenheit
Ungeduld
morgens
Unzufrieden, missvergnügt, unbefriedigt
Vergesslich, Worte beim Sprechen, für; sucht nach Worten
Verlangen, voller
Verwirrung des Geistes
abends
betrunken, wie nach einem Rausch
Freien, im, amel.
Schmerzanfällen, bei
Wahnideen, Einbildungen, Halluzinationen, Sinnestäuschungen
morgens, Bett, im
nachts
Bett, versinkt
Bilder, Phantome, sieht
Erwachen, beim
Gespenster, Geister, sieht
morgens beim Erwachen vergrößert sich ein Gespenst, bis es verschwindet •
Phantasie, Einbildungen der
ruft, Erwachen, jemand ruft beim
Teufel, sieht
Weinen, mit
Weinen, weinerliche Stimmung
morgens
Ungeduld, vor •
Wahnideen, nach •
Wille, Willensschwäche
Wirft Gegenstände weg
morgens
Zerstreut, unaufmerksam
Zorn, Jähzorn
leicht in, gerät

(Bacillus) dysenteriae

Feigheit +4
Selbstvertrauen, Mangel an +4
Weinen, grundlos +4

E

Eaux bonnes aqua

Aktivität, geistige
Geisteskraft, gesteigerte
Ruhelosigkeit

Echinacea

Anstrengung, agg. durch geistige
Betäubung, wie im Rausch
Denken, Abneigung gegen
Furcht
geistige Arbeit, Abneigung gegen
Stumpfheit, Geistesträgheit, Denk- und Verständnisschwierigkeit
Traurigkeit, Verzagtheit, Niedergeschlagenheit, Depression, Schwermut, Melancholie
nachmittags
Verwirrung des Geistes
Schläfrigkeit, mit
Widerspruch, verträgt keinen

Elaeis guineensis

Beschimpfen, beleidigen, schmähen
Froh, guten Mutes, glücklich
Lachen
Mürrisch, missmutig
Seufzen
Traurigkeit, Verzagtheit, Niedergeschlagenheit, Depression, Schwermut, Melancholie
Ungehorsam
Zorn, Jähzorn

Elaps corallinus

angesprochen werden, will nicht
Angst
    Regen, im ⋆1
beißen, sich selbst, beißt
Beschwerden infolge von Erwartungsspannung, Vorempfinden, Ahnung
Bewusstlosigkeit, Koma, Stupor
    Verhalten, automatenhaftes
Erregung, Aufregung
    vormittags
    abends
Erschöpfung, geistige
Faulheit, Indolenz, Abneigung gegen Arbeit
Furcht
    Alleinsein, vor dem
    Apoplexie, vor
    Einbrechern, vor
    Einsamkeit, vor
    ereignen, es könnte sich etwas
    Krankheit, vor drohender
    Regen, vor
Gedächtnisschwäche
    Zeit, für die
Gedanken, versunken in
    tagsüber •
Geistesabwesend
Gesellschaft, Abneigung, gegen; Gegenwart anderer agg. die Symptome; Verlangen nach Einsamkeit
    Furcht vor Alleinsein, jedoch
    Land, möchte von allen Menschen weg aufs
Gesellschaft, Verlangen nach; Abneigung gegen Einsamkeit, Gesellschaft amel.
    Alleinsein agg., beim
    ereignen könnte, als wenn sich etwas Schreckliches •
Gleichgültigkeit, Apathie
Heimweh
Hysterie
    Menses, vor den
Konzentration, schwierige
Landleben, Verlangen nach dem •
Langeweile
Mürrisch, missmutig
    nachmittags
Phantasien, verstärkte Phantasietätigkeit
    morgens •
Reden anderer agg., Unterhaltung
reden, Abneigung zu, möchte schweigen, wortkarg
reisen, Verlangen zu
Reizbarkeit
    nachmittags
    anspricht, wenn man ihn
Ruhelosigkeit
Schlagen
    möchte schlagen
Schreien
    muss schreien, fühlt, sie
Sitzt still
    versunken und bemerkt nichts, als ob in tiefen, traurigen Gedanken
spielen, Verlangen zu, Gras, im •
Streitsüchtig, zanksüchtig
Traum, wie im, tagsüber
Traurigkeit, Verzagtheit, Niedergeschlagenheit, Depression, Schwermut, Melancholie
    nassem Wetter, bei
Vergesslich
Verlangen, voller, Höhle zu sein, in einer •
Verspielt
Wahnideen, Einbildungen, Halluzinationen, Sinnestäuschungen
    akustische Täuschungen
    fällt nach vorn, sie
    geschlagen, er wird
    Kopf, steht auf dem ⋆3
    spricht, hört sprechen •
    Stimmen, hört
    verletzt zu werden
Zeit vergeht zu schnell, eilt zu sehr
Zerstreut, unaufmerksam
Zorn, Jähzorn
    angesprochen, wenn

Elaterium officinarum

Auffahren, Schlaf, im
Furcht, Katastrophe, vor einer
Haus, verlassen, möchte das Haus
Heimweh
Traurigkeit, Fieberhitze, bei
wandern, will, nachts

Epigaea repens

Anstrengung, agg. durch geistige
Beschwerden infolge von Überanstrengung, geistiger

Epilobium palustre

Stumpfheit, Geistesträgheit, Denk- und Verständnisschwierigkeit

Epiphegus virginiana

Beschwerden infolge von Erregung, Gefühlserregung
Überanstrengung, geistiger

Equisetum arvense

Geistige Arbeit unmöglich
Schreien

Equisetum hyemale

Erschöpfung, geistige
Reizbarkeit
Ruhelosigkeit, abends
Stirnrunzeln, finsteren Blick, Neigung zum

Erechthites hieracifolia

Verlangen, voller, körperlicher Bewegung, nach

Ergotinum

Angst
Langsamkeit
Traurigkeit, Verzagtheit, Niedergeschlagenheit, Depression, Schwermut, Melancholie

Erigeron canadensis

Ehrgeiz, Verlust des Ehrgeizes
erschreckt, leicht, Erwachen, Traum, aus einem
Faulheit, Indolenz, Abneigung gegen Arbeit
nachmittags
abends
Fehler, Schreiben, beim, lässt Buchstaben aus
Worte
Froh, Urinieren, nach
Konzentration, schwierige
Reizbarkeit, morgens
Ruhelosigkeit
nachts
Traurigkeit, Verzagtheit, Niedergeschlagenheit, Depression, Schwermut, Melancholie
Weinen, Urinieren, beim

Eriodyction californicum

Gedächtnisschwäche
Heiterkeit
Stöhnen, Schlaf, im

Eryngium aquaticum

Ekstase
Gedanken, wandernde, abschweifende
Konzentration, schwierige
nachmittags
Nüchternheit, Besonnenheit
Ruhelosigkeit
Stumpfheit, Geistesträgheit, Denk- und Verständnisschwierigkeit
nachts beim Erwachen
Traurigkeit, Verzagtheit, Niedergeschlagenheit, Depression, Schwermut, Melancholie
Pollutionen, durch
Verwirrung des Geistes
nachmittags
denken, unfähig, lange zu

Eryngium maritinum

Froh, guten Mutes, glücklich
morgens, Erwachen, beim
Singen, morgens beim Erwachen

Erythrophlaeum judiciale

Ruhe haben, will seine

Espeletia grandiflora

Fehler, Sprechen, beim
Worte, benutzt falsche
Gleichgültigkeit, Apathie
Hast, große Eile
Hypochondrie
Konzentration, schwierige
Stumpfheit, mittags
Traurigkeit, Verzagtheit, Niedergeschlagenheit, Depression, Schwermut, Melancholie
Alter, im

Ether

Albernes Benehmen
Angst
Betäubung, wie im Rausch
Bewusstlosigkeit, Koma, Stupor
Delirium
nachts
rasendes
Delirium tremens, Säuferwahnsinn
Ekstase
Erregung, Aufregung
erschreckt, leicht
Froh, guten Mutes, glücklich
Furcht
Ersticken, vor dem, abends •
Gefahr, vor drohender
nachts •
Krankheit, vor drohender
Gebärden, krampfhafte
Geisteskrankheit, Wahnsinn
Geschwätzigkeit
Heiterkeit
Hilflosigkeit, Gefühl der
Hysterie
abends
Ideen, Einfällen, Reichtum an; Geistesklarheit
Lachen
abends
bellender Hund, wie ein •
dummes
krampfhaftes
Manie
Murmeln, murren
reden, Abneigung zu, möchte schweigen, wortkarg
Ruhelosigkeit
abends
Seelenruhe, Gelassenheit
Seufzen
Spaßen, Scherzen
Sprechen, extravagantes, übertreibendes
fröhliches
leidenschaftliches •
seltsames
unsinniges
unzusammenhängendes
Stöhnen, Ächzen, Wimmern
Stumpfheit, Geistesträgheit, Denk- und Verständnisschwierigkeit
Tanzen
Tod, Gefühl vom
abends •
Traurigkeit, Verzagtheit, Niedergeschlagenheit, Depression, Schwermut, Melancholie
Vergnügen, Freude
Verwirrung des Geistes
Wahnideen, Engel, sieht
Ewigkeit, gelebt zu haben, eine •
Gefährten, ist mit seinen Jugendgefährten zusammen •
Glocken läuten, hört, Begräbnisglocken, seine •
Gott, sieht •
lebhafte
Musik, er hört überirdische
mystische Halluzinationen •
Reisen, von, Welten, durch •
Weinen, weinerliche Stimmung

Eucalyptus globulus

Aktivität, geistige
Erregung, Aufregung
Erschöpfung, geistige
Fleißig, Arbeitswut
Froh, guten Mutes, glücklich
Heiterkeit
Schwung, Elan
Stumpfheit, Geistesträgheit, Denk- und Verständnisschwierigkeit
Verlangen, voller, körperlicher Bewegung, nach

Eugenia jambosa

Faulheit, Indolenz, Abneigung gegen Arbeit
Froh, guten Mutes, glücklich
Urinieren, nach
geistiger Arbeit, Verlangen nach
Geschwätzigkeit

Gesellschaft, Abneigung, gegen; Gegenwart anderer agg. die Symptome; Verlangen nach Einsamkeit
Grobheit
Heiterkeit
Meditation
Mürrisch, abwechselnd mit Frohsinn
Ruhelosigkeit
Traurigkeit, Verzagtheit, Niedergeschlagenheit, Depression, Schwermut, Melancholie
Urinieren amel.
Überlegt, denkt nach
Unzufrieden, missvergnügt, unbefriedigt
allem, mit
verkehrt, alles erscheint
verstecken, Verlangen sich zu
Verwirrung des Geistes
Wahnideen, schön, Urinieren, alles erscheint schön nach dem •

Euonymus europaea

Angst
Faulheit, Indolenz, Abneigung gegen Arbeit
Mürrisch, missmutig
Reizbarkeit
Traurigkeit, Verzagtheit, Niedergeschlagenheit, Depression, Schwermut, Melancholie
Unbesonnen, sorglos
Verwirrung des Geistes, geistige Anstrengung, durch
Wahnideen, Fliegens, Gefühl des
schwebt in der Luft

Euonymus atropurpurea

Gedächtnisschwäche, Eigennamen, für
Lästig, geht auf die Nerven

Eupatorium aromaticum

Hysterie

Eupatorium perfoliatum

Angst
Bewusstlosigkeit, Fieber, bei
Empfindlich, Gerüche, gegen
Erregung, Aufregung
Furcht, nachts
Geisteskrankheit, seinen Verstand zu verlieren, vor
Leiden, vor
Heimweh
Klammert, gehalten werden, amel., wenn
Reizbarkeit
Ruhelosigkeit
Fieberfrost, bei
Fieberhitze, bei
Schreien
Seufzen
Stimmung, veränderliche, unbeständige, wankelmütige
Stöhnen, Ächzen, Wimmern
Fieberfrost, bei
Fieberhitze, bei
Schlaf, im
Schmerzen, durch
Traurigkeit, Verzagtheit, Niedergeschlagenheit, Depression, Schwermut, Melancholie
Fieberhitze, bei
Schläfrigkeit, mit
Trunksucht, Alkoholismus
Unterhaltung, Konversation amel. •
Verzweiflung
Weinen, weinerliche Stimmung

Eupatorium purpureum

Beschwerden infolge von Heimweh
Furcht, Krankheit, vor drohender
Geschwätzigkeit
Heimweh
Hysterie
Schreien
Seufzen
Stöhnen, Ächzen, Wimmern
Stumpfheit, Geistesträgheit, Denk- und Verstandnisschwierigkeit
Traurigkeit, Verzagtheit, Niedergeschlagenheit, Depression, Schwermut, Melancholie
Verwirrung des Geistes
Wahnideen, Einbildungen, Halluzinationen, Sinnestäuschungen
akustische Täuschungen
Sehens und Hörens, des
Weinen, weinerliche Stimmung

Euphorbia amygdaloides

Mürrisch, missmutig
abends amel.
Ruhelosigkeit, nachts

Wahnideen, Einbildungen, Halluzinationen, Sinnestäuschungen
Geruchssinnes, des

Euphorbia corollata

Angst
Schweiß, mit kaltem
Lebensüberdruss, Lebensmüdigkeit
Tod, wünscht sich den

Euphorbia hypericifolia

Konzentration, schwierige

Euphorbia lathyris

Ruhelosigkeit

Euphorbium officinarum

Angst
Zukunft, um die
Auffahren, nachts
Bett, im, beim Wachliegen
elektrisiert, wie
Schläge durch den Körper bei völligem Wachsein, elektrische
Betäubung, wie im Rausch
Schläfrigkeit, mit
Beten
Bewusstlosigkeit, Koma, Stupor
tagsüber
mittags und nachmittags •
Delirium
Ernst
Fleißig, Arbeitswut
Furcht
Magen aufsteigend, vom
Unheil, vor
vergiftet worden zu sein
Gedanken, gedankenvoll
Geisteskrankheit, Wahnsinn
Gebet am Schwanz seines Pferdes zu sagen, besteht darauf, sein •
Gesellschaft, Abneigung, gegen; Gegenwart anderer agg. die Symptome; Verlangen nach Einsamkeit
Meditation
Milde
reden, Abneigung zu, möchte schweigen, wortkarg
Ruhe haben, will seine
Ruhelosigkeit, Mitternacht, vor
Zittern, mit
Schreien, Schlaf, im
Seelenruhe, Gelassenheit
Selbstbetrachtung
Sprechen, unverständliches
Stilles Wesen
Traurigkeit, Verzagtheit, Niedergeschlagenheit, Depression, Schwermut, Melancholie
Gesellschaft, agg. in
Überlegt, denkt nach
Wahnideen, geht, derselbe geht gleichzeitig hinter und vor ihm •
Mann, derselbe Mann geht vor und hinter ihm •
vergrößert
Weinen, nachts
Schlaf, im
Zurückhaltend, reserviert

Euphrasia officinalis

Angst, Zukunft, um die
antworten, Abneigung zu
Auffahren, Schlaf, aus dem
im
Schreck, durch und wie durch
Betäubung, wie im Rausch
Bewusstlosigkeit, Koma, Stupor
morgens
Brütet, sieht alles schwarz
Chaotisches, wirres Verhalten
Empfindlich, Mangel an Empfindlichkeit
Ernst
erschreckt, leicht, nachts, Erwachen, beim
Erwachen, beim
Faulheit, Indolenz, Abneigung gegen Arbeit
Fleißig, Arbeitswut
Furcht
Gedächtnisschwäche
Gedanken, versunken in
Gedanken, gedankenvoll
hartnäckige
Gleichgültigkeit, Apathie
äußere Dinge, gegen
Hypochondrie
Anteil an seiner Umgebung, nimmt keinen •
Konzentration, schwierige
Milde
Mürrisch, missmutig
Phantasien, verstärkte Phantasietätigkeit
reden, Abneigung zu, möchte schweigen, wortkarg

Reizbarkeit
Ruhelosigkeit
  nachts
Selbstbetrachtung
Sitzen, Neigung zum
Sprechen, zögerndes
Stilles Wesen
Stumpfheit, Geistesträgheit, Denk- und Verständnisschwierigkeit
Traurigkeit, Verzagtheit, Niedergeschlagenheit, Depression, Schwermut, Melancholie
Verwirrung des Geistes
  morgens
    Erwachen, beim
  abends
  Erwachen, beim
  Essen, nach dem
  Kaltbaden amel.
  Mittagessen, nach dem
  Waschen des Gesichtes amel.
Wahnideen, fasten, zu
  Gesichter, sieht, Augenschließen, beim
  Kopf, groß, große Köpfe schneiden Grimassen (abends beim Augenschließen) •
  Phantasie, Einbildungen der
Weinen, Liegen, beim •
Zurückhaltend, reserviert

Eupionum

erschreckt, leicht, Erwachen, beim
Froh, guten Mutes, glücklich
Gedächtnisschwäche
Gedanken, Andrang, Flut der
Ideen, Einfällen, Reichtum an; Geistesklarheit
Qualvolle Angst, nachmittags
Raserei, Wut
Reizbarkeit
  Menses, Aussetzen der, bei •
Ruhelosigkeit
  nachts
  innerliche
    abends im Bett •
Verwirrung des Geistes
Wahnideen, Einbildungen, Halluzinationen, Sinnestäuschungen
  Gallerte, der Körper ist aus •
  Glas, Holz, etc. zu sein, aus
Zorn, Jähzorn

Eysenhardtia polystachia

Konzentration, schwierige

F

Fagopyrum esculentum

Aktivität, geistige, 5 h
angesprochen werden, will nicht
Froh, guten Mutes, glücklich
Furcht, Tod, vor dem
geistige Arbeit, Abneigung gegen
    vormittags, 11 h •
  unmöglich, nachmittags
Konzentration, schwierige
  Lernen, Lesen etc., beim
Mürrisch, abends
reden, Abneigung zu, möchte schweigen, wortkarg
    nachmittags
Reizbarkeit
  abends
Ruhelosigkeit, morgens
  vormittags
  nachmittags
  abends
  nachts
    Mitternacht, nach, 3–4 h •
  Aufstehen, beim
  geistiger Arbeit, bei und nach
  studieren, beim Versuch zu
Stumpfheit, Geistesträgheit, Denk- und Verständnisschwierigkeit
  Essen, nach dem, amel.
Traurigkeit, Verzagtheit, Niedergeschlagenheit, Depression, Schwermut, Melancholie
Verwirrung des Geistes
  Essen, nach dem, amel.

Fagus silvatica

Delirium
Furcht, Wasser, vor
Hydrophobie, Tollwut

Traurigkeit, Verzagtheit, Niedergeschlagenheit, Depression, Schwermut, Melancholie
    nachts
Wildheit

Fel tauri

Geschäft, Verlangen nach
Geschäftig
Mürrisch, missmutig
Reizbarkeit

Ferrum aceticum

Mürrisch, Essen, nach dem
Ruhelosigkeit, Fieberhitze, bei
Traurigkeit, Alleinsein, beim

Ferrum arsenicosum

Angst
    nachts
    Fieber, im
    Furcht, mit
    Gewissensangst, als ob eines Verbrechens schuldig
Betäubung, wie im Rausch
Bewusstlosigkeit, Koma, Stupor
Eigensinnig, starrköpfig
Empfindlich, überempfindlich
    Geräusche, gegen
        Stimmen, gegen
Ernst
Erregung, Aufregung
Froh, guten Mutes, glücklich
Furcht
    Menschen, vor; Anthropophobie
    Menschenmenge, in einer
    Tod, vor dem
    Unglück, vor
    Unheil, vor
Gewissenhaft in Kleinigkeiten
Gewissensqual
Gleichgültigkeit, Apathie
Hysterie
Konzentration, schwierige
Lachen
Reden anderer agg., Unterhaltung
reden, Abneigung zu, möchte schweigen, wortkarg
Reizbarkeit
Religiosität, auffallende
Ruhelosigkeit
    nachts
    Bett, sich herumwerfen im
        treibt aus dem
    Fieberhitze, bei
Seelenruhe, Gelassenheit
Stimmung, abwechselnde
    veränderliche, unbeständige, wankelmütige
Streitsüchtig, zanksüchtig
Tod, Todesgedanken
Traurigkeit, Verzagtheit, Niedergeschlagenheit, Depression, Schwermut, Melancholie
    abends
    Alleinsein, beim
Unentschlossenheit
Unzufrieden, missvergnügt, unbefriedigt
Vergesslich
Verwirrung des Geistes
    morgens
        Erwachen, beim
    abends
Weinen, weinerliche Stimmung
Zerstreut, unaufmerksam
Zorn, Jähzorn
    Widerspruch, durch

Ferrum bromatum

Traurigkeit, Pollutionen, durch

Ferrum carbonicum

Angst, Zukunft, um die

Ferrum jodatum

Angst
Auffahren
    Schlaf, aus dem
        im
Betäubung, wie im Rausch
Demenz, Epileptiker, der
Erregung, Aufregung
Faulheit, abends
Froh, guten Mutes, glücklich
Gesellschaft, Abneigung, gegen; Gegenwart anderer agg. die Symptome; Verlangen nach Einsamkeit
Gewissenhaft in Kleinigkeiten

Gleichgültigkeit, Apathie
Hysterie
Konzentration, schwierige
Lernen, Lesen etc., beim
Reizbarkeit
Ruhelosigkeit
nachts
Stimmung, abwechselnde
veränderliche, unbeständige, wankelmütige
Stumpfheit, Geistesträgheit, Denk- und Verständnisschwierigkeit
Lesen, beim
Traurigkeit, Verzagtheit, Niedergeschlagenheit, Depression, Schwermut, Melancholie
Unentschlossenheit
Verwirrung des Geistes, abends
Hutaufsetzen agg.
Lesen, beim
Rauchen, nach
Schreiben, beim
Weinen, weinerliche Stimmung
Zorn, Jähzorn

Ferrum magneticum

Auffahren, Schlaf, Einschlafen, beim
im
Traum, durch einen
Froh, guten Mutes, glücklich
gehen, selbstüberheblich einher, schreitet •
Hochmütig, arrogant
Miene, selbstzufriedene
Hoffnungsvoll
Langsamkeit
Mürrisch, missmutig
reden, Abneigung zu, Essen, nach dem
Selbstbetrachtung, Essen, nach dem
Stumpfheit, Geistesträgheit, Denk- und Verständnisschwierigkeit
Unentschlossenheit
Zorn, Jähzorn

Ferrum metallicum

Abneigung, Freunde, gegen seine
Albernes Benehmen
Angst
nachts
Mitternacht, vor
Anfällen, bei
anfallsweise [+1]
Bett, im
Herumwerfen, mit
Bier, nach •
Essen, nach dem
Fieber, im
Furcht, mit
Gewissensangst, als ob eines Verbrechens schuldig
Kleinigkeiten, um
Schlaf, im
Schweiß, mit kaltem
Anstrengung, agg. durch geistige
Beschäftigung, Ablenkung amel.
Beschimpfen, beleidigen, schmähen
Beschwerden infolge von Erregung, Gefühlserregung
Geringschätzung, Verachtung durch andere
Zorn, Ärger
Bestimmtheit, Rechthaberei
Betäubung, wie im Rausch
Bewusstlosigkeit, Koma, Stupor
nachts amel. •
Schwindel, während
Chaotisches, wirres Verhalten
Denken, Abneigung gegen
Diktatorisch, herrisch, dogmatisch, despotisch
Eigensinnig, starrköpfig
Empfindlich, überempfindlich
Geräusche, gegen
Abneigung gegen
geringste Geräusch, gegen das
Papierrascheln, gegen
Ernst
Erregung, Aufregung
abends
nachts
agg.
Fieberhitze, bei
Kleinigkeiten, über
Menses, während der
nach der •
Widerspruch, durch geringsten •
Erschöpfung, geistige
Faulheit, Indolenz, Abneigung gegen Arbeit
Froh, guten Mutes, glücklich
abends
abwechselnd mit Traurigkeit
Furcht
Apoplexie, vor
Eisenbahn zu fahren, mit der
Geräusche, durch
Herzklopfen, mit

Menschen, vor; Anthropophobie
Menschenmenge, in einer
offenen Plätzen, vor; Agoraphobie
Tod, vor dem
Überqueren einer Brücke oder eines Platzes, vor dem
Unglück, vor
abends
Unheil, vor
Gedächtnisschwäche
Gedanken, wandernde, abschweifende
Geisteskraft, gesteigerte
geistige Arbeit, Abneigung gegen
unmöglich
Gemütssymptome wechseln mit körperlichen +1
Gesellschaft, Abneigung, gegen; Gegenwart anderer agg. die Symptome; Verlangen nach Einsamkeit
allein, amel. wenn
Freunden, von besten
vermeidet den Anblick von Menschen
Gewissenhaft in Kleinigkeiten
Gewissensqual
Gleichgültigkeit, Apathie
Grobheit
Hochmütig, arrogant
Miene, selbstzufriedene
Hypochondrie
Hysterie
Kleinigkeiten erscheinen wichtig
Konzentration, schwierige
Lachen
Menopause, während der ⋆1
unmäßiges
Langeweile
Launenhaftigkeit
Lebhaft, abends
Menses, Gemütssymptome agg. zu Beginn der
nach unterdrückten
Mürrisch, missmutig
Fieber, bei
Menses, während der
nach den
Nüchternheit, Besonnenheit
Reden agg. alle seine Beschwerden
anderer agg., Unterhaltung
reden, Abneigung zu, möchte schweigen, wortkarg
Reizbarkeit
Fieberhitze, bei
Geräusche, durch
Rascheln einer Zeitung, selbst durch das
Menses, während der
Religiosität, auffallende

Ruhelosigkeit
abends
nachts
Mitternacht, vor
nach, 2 h
ängstliche
Bett, gehen, will aus einem Bett ins andere
sich herumwerfen im
treibt aus dem
Bettwärme agg.
Fieberhitze, bei
Sitzen, beim
Schreckliche Dinge, traurige Geschichten ergreifen sie tief
Seelenruhe, Gelassenheit
Sinne geschärft
Sitzen, Neigung zum
Stimmung, abwechselnde
veränderliche, unbeständige, wankelmütige
Streitsüchtig, zanksüchtig
Stumpfheit, Geistesträgheit, Denk- und Verständnisschwierigkeit
nachmittags
Schläfrigkeit, mit
Tod, Todesgedanken
Traurigkeit, Verzagtheit, Niedergeschlagenheit, Depression, Schwermut, Melancholie
abends
abwechselnd mit Ausgelassenheit
Alleinsein, beim
Anstrengung, nach, amel. •
Diarrhoe, bei
Menses, vor den
während der
nach den
Trunksucht, Alkoholismus
Unbehagen, Unpässlichkeit
Unentschlossenheit
Ungestüm, Schweiß, mit
Unterhaltung, Konversation, Abneigung gegen
agg.
Unzufrieden, missvergnügt, unbefriedigt
Vergesslich
Essen, nach dem
Verwirrung des Geistes
morgens, Erwachen, beim
nachmittags
abends
Bewegung, durch, amel.
Essen, nach dem
Gehen, beim
Wahnideen, groß, Umgebung erscheint ihm zu •

Krieg zu sein, im
Personen, hinter ihm, jemand ist, Gehen, beim, Dunkeln, im
Umgebung ist weit, ausgedehnt •
Verbrechern, von
Wasser, vom
Weinen, weinerliche Stimmung
Lachen zur gleichen Zeit, Weinen und, Klimakterium, im •
möchte unaufhörlich
unmäßiges ⋆2
widersprechen, Neigung zu
Widerspruch, verträgt keinen
agg.
Zorn, Jähzorn
heftiger
leicht in, gerät
Mitgefühl agg. +1
Widerspruch, durch

Ferrum muriaticum

Angst
Essen, nach dem
Schweiß, mit kaltem
Bett, bleiben, möchte im, morgens
Bewusstlosigkeit, Koma, Stupor
Geschwätzigkeit
Optimist
Ruhelosigkeit
Bett, sich herumwerfen im
Seufzen, unwillkürliches
Traurigkeit, Verzagtheit, Niedergeschlagenheit, Depression, Schwermut, Melancholie
Unentschlossenheit
Zorn, Jähzorn

Ferrum phosphoricum

Angst
nachts
Essen, nach dem
Fieber, im
Furcht, mit
Gewissensangst, als ob eines Verbrechens schuldig
hypochondrische
Zukunft, um die
Auffahren, Fieberhitze, bei
Schlaf, aus dem
im
Beschwerden infolge von Zorn, Ärger
Betäubung, wie im Rausch
Bewusstlosigkeit, Koma, Stupor
Delirium
Schreien, mit
Delirium tremens, Säuferwahnsinn
Denken, Abneigung gegen
Eigensinnig, starrköpfig
Empfindlich, überempfindlich
Geräusche, gegen
Schmerzen, gegen
Entmutigt, abends
Erregung, Aufregung
abends
abwechselnd mit Traurigkeit
Faulheit, Indolenz, Abneigung gegen Arbeit
Festigkeit, Entschlossenheit, morgens •
Froh, guten Mutes, glücklich
Furcht
Apoplexie, vor
Menschen, vor; Anthropophobie
Menschenmenge, in einer
Tod, vor dem
Unglück, vor
Unheil, vor
Gedächtnisschwäche
Geisteskrankheit, Kindbett, im
geistige Arbeit, Abneigung gegen
Geschäftig
Geschwätzigkeit
Gesellschaft, Abneigung, gegen; Gegenwart anderer agg. die Symptome; Verlangen nach Einsamkeit
allein, amel. wenn
Gleichgültigkeit, Apathie
aufregende Ereignisse, gegen •
Vergnügen, gegen jedes
Hast, nachmittags •
Hypochondrie
Hysterie
Ideen, Einfällen, Reichtum an; Geistesklarheit
Intoleranz, nachmittags •
Ärger, gegenüber •
Hindernissen, gegenüber •
Konzentration, schwierige
Manie
Mürrisch, missmutig
Mutig
Präzision, geistige, erhöht ⋆5
reden, Abneigung zu, möchte schweigen, wortkarg
Reizbarkeit

Ruhelosigkeit
nachts
Bett, sich herumwerfen im
treibt aus dem
Fieberhitze, bei
Schreien
Schüchternheit, nachmittags
Singen
Stimmung, abwechselnde
Stumpfheit, Geistesträgheit, Denk- und Verständnisschwierigkeit
Traurigkeit, Verzagtheit, Niedergeschlagenheit, Depression, Schwermut, Melancholie
abends
Menses, vor den
Unentschlossenheit, abends
Ungestüm
abends •
Unzufrieden, missvergnügt, unbefriedigt
Vergesslich
Verwirrung des Geistes
morgens
abends
Bewegung, durch, amel.
Essen, nach dem
Gehen, beim, amel.
Waschen des Gesichtes amel.
Weinen, weinerliche Stimmung
Zorn, Jähzorn
heftiger
Zittern, mit

Ferrum picricum

Anstrengung, agg. durch geistige
Erschöpfung, geistige

Ferrum sulfuricum

Stöhnen, Ächzen, Wimmern

Ferrum tartaricum

Furcht, Apoplexie, vor

Ferula glauca

Auffahren, Schlaf, aus dem
Faulheit, Indolenz, Abneigung gegen Arbeit
Geisteskrankheit, erotische
Nymphomanie
Ruhelosigkeit, nachts
Traurigkeit, Verzagtheit, Niedergeschlagenheit, Depression, Schwermut, Melancholie
Ungeduld
Weinen, weinerliche Stimmung
Zorn, Jähzorn

Ficus religiosa

Ruhelosigkeit
Traurigkeit, Verzagtheit, Niedergeschlagenheit, Depression, Schwermut, Melancholie

Filix-mas

Angst
Bewusstlosigkeit, Koma, Stupor
Mürrisch, Wurmbefall, bei
Reizbarkeit, Wurmbefall, bei

Flavus

Traurigkeit, Verzagtheit, Niedergeschlagenheit, Depression, Schwermut, Melancholie

Flor de piedra

Aktivität, geistige
Ideen, Einfällen, Reichtum an; Geistesklarheit
Langsamkeit
Traurigkeit, Verzagtheit, Niedergeschlagenheit, Depression, Schwermut, Melancholie

Fluoricum acidum

Abneigung, Ehefrau, gegen seine •
Eltern, gegen die •
Familienmitglieder, gegen
redet freundlich mit anderen Personen ⋆2
Freunde, gegen seine
sich selbst, gegen ⋆3
Angst
morgens, Aufstehen, beim und nach dem, amel.
abends
Fieber, im
Gehen, schnellen, beim, geht dadurch immer schneller
Kopfschmerzen, bei
Zukunft, um die
Anstrengung, agg. durch geistige
Ausschweifung, sexuelle

Beschwerden infolge von Ausschweifung
Erwartungsspannung, Vorempfinden, Ahnung
Überanstrengung, geistiger
Bewusstlosigkeit, Koma, Stupor
periodische
Boshaft, gehässig
Ekstase
Empfindlich, überempfindlich
Geräusche, gegen
morgens •
Erregung, Aufregung
abends
Gehen, nach dem
Erschöpfung, geistige
Fehler, Orten, irrt sich in
Schreiben, beim
falsche Worte
Sprechen, beim, Buchstabieren, beim
stellt Worte falsch
Worte, benutzt falsche
setzt rechts für links oder umgekehrt
Zeit, in der
Fleißig, Arbeitswut
Frauen, vermännlichte •
Froh, guten Mutes, glücklich
morgens
abwechselnd mit Traurigkeit
Gehen im Freien, beim und nach dem
Menses, vor den
während der
Furcht
Apoplexie, vor
ereignen, es könnte sich etwas
Leiden, vor +1
Menschen, vor; Anthropophobie
Tod, vor dem
Unglück, vor
Gebärden, entschiedene •
unfreiwillige Handbewegungen
Gedächtnis, gutes
morgens •
Gedächtnisschwäche
Daten, für
Eigennamen, für
gedacht hat, für das, was er gerade
Geschäfte, für
getan hat, was er gerade
tun wollte, was er gerade
Gedanken, Andrang, Flut der
drängen sich auf und schwirren durcheinander
Geisteskrankheit, Wahnsinn
unbeweglich wie eine Statue
Geschäft, Abneigung gegen
Gesellschaft, Abneigung, gegen; Gegenwart anderer agg. die Symptome; Verlangen nach Einsamkeit
Gesellschaft, Verlangen nach; Abneigung gegen Einsamkeit, Gesellschaft amel.
Alleinsein agg., beim
Gleichgültigkeit, Apathie
geliebte Personen, gegen
Fremde, aber nicht gegen •
geschäftlichen Angelegenheiten, gegen seine
Verwandten, gegen seine
wichtige Dinge, gegen
Hass, Abwesende, auf; besser in ihrer Anwesenheit •
Rache, Hass und
Hast, Gehen, beim
Haus verlassen, möchte das Haus
Heiterkeit
Imbezillität
Konzentration, schwierige
Laszív
starrt Frauen auf der Straße an ★2
Launenhaftigkeit
abends
Lebhaft, morgens
Lesen, Gemütssymptome agg. durch
Mürrisch, missmutig
Nymphomanie
Optimist
Phantasien, ängstliche •
verstärkte Phantasietätigkeit
widerliche, beim Alleinsein
Raserei, Wut
reden, Abneigung zu, möchte schweigen, wortkarg
Reizbarkeit
Abwesende, über
schickt die Krankenschwester nach Hause •
Ruhelosigkeit
nachts
Satyriasis
Schreien, Schlaf, im
Schwung, Elan
Seelenruhe, Gelassenheit
Sitzt still
Streitsüchtig, zanksüchtig
Traurigkeit, Verzagtheit, Niedergeschlagenheit, Depression, Schwermut, Melancholie
abends

Trieb, krankhafter, gehen, zu ⋆3
Trügerisch, hinterlistig
Trunksucht, Alkoholismus
unterdrückten oder zurückgetretenen Hautausschlägen oder Hämorrhoiden, Gemütssymptome agg. nach
Unterhaltung, Konversation, agg.
Unzufrieden, missvergnügt, unbefriedigt
    abends
    Essen, nach dem
Verantwortung, Unfähigkeit, Verantwortung zu übernehmen ⋆2
Vergesslich
    morgens amel.
    abends
    aufzuziehen, seine Uhr •
Vermännlichte Frauen •
Verwirrung des Geistes
    nachts
    Frühstück, vor dem
Wahnideen, Einbildungen, Halluzinationen, Sinnestäuschungen
    abstoßende, phantastische •
    Bilder, Phantome, sieht, Alleinsein, beim
    Ehe lösen, muss seine •
    Gefahr, Eindruck einer
    Hausangestellte loswerden, er muss •
    Kinder aus dem Hause treiben, er muss •
    Phantasie, Einbildungen der
    tot, Menschen, sieht tote
    Verlobung muss aufgelöst werden •
Weinen, Schlaf, im
Zerstörungssucht, Destruktivität +3
Zerstreut, unaufmerksam
    periodische kurze Anfälle
Zorn, Jähzorn
Zufrieden
Zurückhaltend, reserviert

Folliculinum

Empfindlich, Berührung, gegen
    Geräusche, gegen
Erregung, abwechselnd mit Traurigkeit
Qualvolle Angst
    abends

Formica rufa

Aktivität, geistige
Beschwerden infolge von Kränkung, Demütigung
    schlechten Nachrichten
Beweglichkeit, geistige
Erregung, Aufregung
    schlechten Nachrichten, nach
Exzentrizität, Überspanntheit
Faulheit, Indolenz, Abneigung gegen Arbeit
    abends
Froh, guten Mutes, glücklich
    abwechselnd mit mürrischem Wesen
    Schmerzen, nach ⋆2
Furcht
    abends
Gedächtnisschwäche
geistige Arbeit, Abneigung gegen
    unmöglich, nachts •
Heiterkeit
Hysterie, Menses, während der
Mürrisch, missmutig
    abends
Reizbarkeit
Ruhelosigkeit
    nachts
Stimmung, veränderliche, unbeständige, wankelmütige
Stumpfheit, Geistesträgheit, Denk- und Verständnisschwierigkeit
    morgens
Traurigkeit, Verzagtheit, Niedergeschlagenheit, Depression, Schwermut, Melancholie
Unbehagen, Unpässlichkeit
Vergesslich
    abends
Verweilt bei vergangenen unangenehmen Ereignissen
Verwirrung des Geistes
Wahnideen, Einbildungen, Halluzinationen, Sinnestäuschungen
Zorn, Jähzorn

Franzensbad aqua

Angst, nachmittags
Faulheit, körperliche
Mürrisch, missmutig
Ruhelosigkeit, nachts

Fraxinus americana

Furcht, Erwachen, beim, Traum, nach einem reden, muss ⋆2
Ruhelosigkeit
ängstliche
Traurigkeit, Verzagtheit, Niedergeschlagenheit, Depression, Schwermut, Melancholie

Fucus vesiculosus

Aktivität

Fuligo ligni

Selbstmord, Neigung zum

G

Gadus morrhua

Gedächtnisschwäche, auszudrücken, sich
Stumpfheit, Geistesträgheit, Denk- und Verständnisschwierigkeit
Tod, wünscht sich den
Traurigkeit, Verzagtheit, Niedergeschlagenheit, Depression, Schwermut, Melancholie
Verzweiflung

Galinsoga parviflora

Fehler, Rechnen, beim
Schreiben, beim
falsche Buchstaben, Zahlen
Optimist, trotz der Schwäche
Verwirrung des Geistes

Gallicum acidum

Beschimpfen, beleidigen, schmähen
Delirium
Bett und entflieht, springt plötzlich aus dem
wildes, nachts
Eifersucht
Fluchen, Schwören
Furcht, Einsamkeit, vor
Grobheit
Reizbarkeit
Ruhelosigkeit, nachts
Sprechen, seltsames
Springen, Bett, springt aus dem
Verlangen, bewacht zu werden •

Gambogia

Angst
nachmittags
Wärme, durch
Faulheit, Indolenz, Abneigung gegen Arbeit
Fleißig, Arbeitswut
Froh, guten Mutes, glücklich
Gebärden, seltsame Stellungen und Lagen
Geschwätzigkeit
Gewalttätig, morgens
Mürrisch, missmutig
Reizbarkeit
morgens, Erwachen, beim
Erwachen, beim
Ruhelosigkeit, morgens
Traurigkeit, Verzagtheit, Niedergeschlagenheit, Depression, Schwermut, Melancholie
Diarrhoe, bei
Verzweiflung
Zorn, Jähzorn

Gastein aqua

Erregung, Bad, im •
Geschwätzigkeit
Ruhelosigkeit
Seufzen
Wahnideen, lebhafte

Gaultheria procumbens

Bewusstlosigkeit, Koma, Stupor

Gelsemium sempervirens

Aktivität, geistige
angefasst werden, will nicht
angesprochen werden, will nicht
Angst
Mitternacht, vor
Bewegung, durch, Abwärtsbewegung
Erwartungsspannung, durch, vor einer Verabredung

Fieberfrost, während
Gewitter, bei
Kindern, bei
Hineinlegen in die Wiege, beim ⋆4
Schreck, nach einem
Zeit festgesetzt ist, wenn eine
Zukunft, um die
Anstrengung, agg. durch geistige
Antwortet einsilbig
kurz angebunden, barsch
langsam
Auffahren, Schlaf, im
Aufmerksamkeit amel. ⋆2
Beschwerden infolge von Erregung, Gefühlserregung
Erwartungsspannung, Vorempfinden, Ahnung
Furcht
Kränkung, Demütigung
Kummer
schlechten Nachrichten
Schock, seelischem Schreck
Schreck
Tadel
Tod eines Kindes
Überanstrengung, geistiger
Verlegenheit
Zorn, Ärger
Angst, mit
Schreck, mit
stillem Kummer, mit
Betäubung, wie im Rausch
Schwindel, bei
Bewusstlosigkeit, Koma, Stupor
Alkohol, durch
Augen, öffnen, kann sie nicht •
Entbindung, bei der
Fieber, bei
lang dauernde ⋆2,3
Meningitis, bei
Scharlach, bei
Brütet, sieht alles schwarz
Delirium
anfallsweises
murmelt, murrt
Schlaf, im
Schlaf, im
Einschlafen, beim
wildes
Delirium tremens, Säuferwahnsinn
Schlaflosigkeit, mit
Denken, Abneigung gegen
Beschwerden agg., an seine
Empfindlich, überempfindlich
Geräusche, gegen
Fieberfrost, bei
Erregung, Aufregung
agg.
Erwartung von Ereignissen, in
Hören schrecklicher Dinge, nach dem
schlechten Nachrichten, nach
Schwangerschaft, in der
Erschöpfung, geistige
Pollutionen, nach
Erwartungsspannung
Lampenfieber
Sängern und Rednern, bei
Prüfung, vor
Zahnarzt, Arzt, vor Gang zum
Faulheit, Indolenz, Abneigung gegen Arbeit
nachmittags
Masturbation, nach
Feigheit
Froh, guten Mutes, glücklich
abwechselnd mit Traurigkeit
gefolgt von Melancholie
Furcht
Abwärtsbewegung, vor
Alleinsein, vor dem
Auftreten in der Öffentlichkeit, vor
Bewegung, vor
Diarrhoe durch
Dunkelheit, vor
ereignen, es könnte sich etwas
fallen, zu
Kind hält sich an der Mutter fest
Geisteskrankheit, seinen Verstand zu verlieren, vor
Gewitter, vor
Herz hört auf zu schlagen, wenn nicht dauernd in Bewegung •
Kirche oder Oper, wenn fertig zur
Menschen, vor; Anthropophobie
Misserfolg, vor
offenen Plätzen, vor; Agoraphobie
Probe, Feuerprobe, vor einer
Prüfung, vor
Schaudern durch Furcht •
Schlaf, vor dem (zeitlich)
Selbstbeherrschung zu verlieren, die
Tod, vor dem
Wasser, vor
Gedächtnis, gutes
Gedächtnisschwäche

Arbeit, bei geistiger
Müdigkeit, durch
Gedanken, Leere der
Schwinden der
Anstrengung, bei
unzusammenhängende
Geisteskrankheit, Wahnsinn
anfallsweise
geistige Arbeit, Abneigung gegen
unmöglich
Verlangen nach
Geschwätzigkeit
Fieberhitze, bei
Gesellschaft, Abneigung, gegen; Gegenwart anderer agg. die Symptome; Verlangen nach Einsamkeit
vermeidet den Anblick von Menschen
Gesellschaft, Verlangen nach; Abneigung gegen Einsamkeit, Gesellschaft amel.
Alleinsein agg., beim
gestört werden, will nicht
Gleichgültigkeit, Apathie
Grimassenschneiden
Heiterkeit
erinnern, kann sich an lang Vergessenes •
Höhe agg. Gemütssymptome
Hypochondrie
Hysterie
Kummer, durch
plethorischen Personen, bei
Schwangerschaft und Geburt, während der
Ideen, Einfällen, Reichtum an; Geistesklarheit
Klammert sich an Personen oder Möbel etc.
gehalten werden, möchte
amel., wenn
Kind klammert sich an die Pflegerin beim Getragenwerden
Konzentration, schwierige
abwechselnd mit Uterusschmerzen •
Versuch zur Konzentration, hat ein Leeregefühl beim
Kummer, stiller
weinen, kann nicht
Langsamkeit
Lebhaft, munter
Aufstehen, nach dem •
Lehnt sich halb zurück ⋆3
Licht, Verlangen nach
Manie
Mürrisch, missmutig
Qualvolle Angst
Reden, Schlaf, im
reden, Abneigung zu, möchte schweigen, wortkarg
Fieberhitze, bei
Reizbarkeit
anspricht, wenn man ihn
Fieberfrost, bei
Ruhe haben, will seine
Ruhelosigkeit
morgens
nachts
Bett, sich herumwerfen im
Fieberhitze, bei
Menses, während der
Sturm, vor einem
beim
Schreckliche Dinge, traurige Geschichten ergreifen sie tief
Schreien
Erwachen, beim
Gewitter, bei •
Schmerzen, vor
Schüchternheit
Selbstmord, Neigung zum
Springen in die Tiefe, durch
Fenster, aus dem
Selbstvertrauen, Mangel an
Seufzen
Singen
abwechselnd mit Reden •
Sinne abgestumpft
Sitzt still
Sprechen, betrunken, wie
manieriert, unnatürlich
stammelndes
unzusammenhängendes
nachts
Schlaf, im
verwirrtes
Springen, Fenster, aus dem
Impuls zu springen, hochgelegenen Ort, von einem
spucken, Drang zu, nachmittags
Stilles Wesen
Fieberhitze, bei
Stimmung, veränderliche, unbeständige, wankelmütige
Stöhnen, Ächzen, Wimmern
Schlaf, im
Stumpfheit, Geistesträgheit, Denk- und Verständnisschwierigkeit
denken, unfähig, lange zu
Masturbation, nach

Schläfrigkeit, mit
Urinabgang amel., reichlicher
Torpor, Erstarrung
Traurigkeit, Verzagtheit, Niedergeschlagenheit, Depression, Schwermut, Melancholie
Fieberhitze, bei
Impotenz, mit
Masturbation, durch
Schlaflosigkeit mit
weinen, kann nicht
Trunksucht, Alkoholismus
Überraschungen agg. ⋆2
Unaufmerksamkeit agg. ⋆2
Unbesonnen, sorglos
Ungeduld
Unterhaltung, Konversation, Abneigung gegen
Vergesslich
Verwirrung des Geistes
Erwachen, beim
geistige Anstrengung, durch
Identität, Dualität, Gefühl der
konzentrieren, bei dem Versuch sich zu
Masturbation, durch •
Rauchen, nach
Verzweiflung
Wahnideen, Bilder, Phantome, sieht schreckliche
doppelt zu sein
Grab, er ist in seinem
Identität, jemand anders, sie ist
krank, ein anderer ist •
Schlangen, in ihr und um sie herum
weiße ⋆1
vergrößert, Entfernungen sind
Gegenstände sind
Kopf ist
Weinen, weinerliche Stimmung
Wille, Muskeln gehorchen nur schwach dem Willen ⋆3
Muskeln gehorchen nicht mehr dem Willen, sobald die Aufmerksamkeit abgelenkt ist
Zorn, Jähzorn
leicht in, gerät

Gentiana cruciata

Furcht
reden, Abneigung zu, möchte schweigen, wortkarg
Ruhelosigkeit, Kopfschmerzen, bei
Verwirrung des Geistes
Aufstoßen amel.
Weinen, weinerliche Stimmung

Gentiana lutea

Betäubung, wie im Rausch
Mürrisch, missmutig
Ruhelosigkeit, nachts
Stumpfheit, Geistesträgheit, Denk- und Verständnisschwierigkeit
Verwirrung des Geistes
Schreiben, beim

Gettysburg aqua

geistige Arbeit, Abneigung gegen, vormittags
Stumpfheit, Geistesträgheit, Denk- und Verständnisschwierigkeit
Ruhelosigkeit, nachts
Mitternacht, nach, 1

Ginkgo biloba

Geschwätzigkeit
Tadelt sich selbst, Selbstvorwürfe
Wahnideen, unwirklich, alles erscheint
Zerreißt Sachen
Zorn, Jähzorn

Ginseng

Angst
Mittagessen, nach dem
Zukunft, um die
Auffahren, Schlaf, aus dem
Betäubung, wie im Rausch
Delirium, Schlaf, Einschlafen, beim
Denken, Abneigung gegen
Faulheit, Indolenz, Abneigung gegen Arbeit
Furcht
Fahren, beim
Unfällen, vor
Unglück, vor
Gedächtnisschwäche
Geisteskrankheit, erotische
Geistige Arbeit unmöglich
Hast, Bewegungen, in seinen
Impulsiv
Mutig
Ruhelosigkeit
innerliche
Seelenruhe, Gelassenheit
Stumpfheit, Geistesträgheit, Denk- und Verständnisschwierigkeit

Ungeduld
Verwirrung des Geistes
Weinen, weinerliche Stimmung
Zufrieden

Glonoinum

Abneigung, Ehemann, gegen ihren, und ihre Kinder
Kinder, gegen, ihre eigenen
Angst
Erwachen, beim
Gesundheit, um seine
Klimakterium, während des
Kopfschmerzen, bei
Anstrengung, agg. durch geistige
antworten, Abneigung zu
Aphasie ⋆5
Beschwerden infolge von Erregung, Gefühlserregung
Furcht
Schreck
Streit
Verletzungen, Unfällen; Gemütssymptome infolge von
Zorn, Schreck, mit
Bewusstlosigkeit, Koma, Stupor
morgens
mittags
Alkohol, durch
Gesicht, mit rotem
Hitzschlag, beim
kaltes Wasser über das Gesicht amel. •
Konvulsionen, nach
Seufzen, mit •
Traum, wie im, weiß nicht, wo er ist
unvollständige
Boshaft, gehässig
Delirium
Bett und entflieht, springt plötzlich aus dem
Kopfschmerzen, bei
rasendes
Delirium tremens, Säuferwahnsinn
Empfindlich, Geräusche, gegen
Entfernungen, schlechte Beurteilung von
überschätzt, werden
entfliehen, versucht zu
Fenster, aus dem
springt plötzlich aus dem Bett
wegzulaufen, um
Entsetzen, plötzliches ⋆2
Erkennt, niemanden
Straßen nicht, bekannte
Verwandten nicht, seine
Erregung, Aufregung
Klimakterium, im
Erschöpfung, geistige
erschreckt, leicht
Exzentrizität, Überspanntheit
Phantasien, in
Fehler, Orten, irrt sich in
Raum und Zeit, in
Zeit, in der
Froh, guten Mutes, glücklich
Furcht
Apoplexie, vor
Erwachen, beim
Halses, Furcht durch das Gefühl einer Anschwellung des
offenen Plätzen, vor; Agoraphobie
Klimakterium, im •
Tod, vor dem
Unglück, vor
vergiftet zu werden
worden zu sein
Gebärden, Finger, spreizt die ⋆3
Gedächtnis, gutes
Gedächtnisschwäche
Eigennamen, für
Gedächtnisverlust, Sonnenstich, nach
Gedanken, Andrang, Flut der
hartnäckige
beleidigt hatten, an Personen, die ihn •
wandernde, abschweifende
Geisteskrankheit, Wahnsinn
Geistige Arbeit unmöglich
Geschwätzigkeit
Glänzende, leuchtende Gegenstände agg.
Gleichgültigkeit, Apathie
Ideen, Einfällen, Mangel an
Ideen, Einfällen, Reichtum an; Geistesklarheit
Klammert, gehalten werden, amel., wenn
Klimakterium agg.
Konzentration, schwierige
Läuft umher
Lebhaft, munter
Manie
Müßiggang, Untätigkeit
Phantasien, verwirrte
Raserei, Wut
reden, Abneigung zu, möchte schweigen, wortkarg
Ruhelosigkeit
nachts

Schlagen
  Konvulsionen, puerperalen, nach •
Schreien
  Cri encéphalique
  Kindern, bei
Selbstmord, Springen in die Tiefe, durch
    Fenster, aus dem
Seufzen
Sinne, Schwinden der
  verwirrt
Sitzt, Kopf in den Händen und Ellbogen auf den Knien, mit dem
sonderbar, alles erscheint
    Stehen agg. •
Spaßen, Scherzen
Sprechen, maniriert, unnatürlich
Springen, Bett, springt aus dem
  Fenster, aus dem
spucken, Drang zu
Stumpfheit, Geistesträgheit, Denk- und Verständnisschwierigkeit
  Gasvergiftung, durch
  geistige Anstrengung, durch
  Lesen, beim
  Schreiben, beim
Tod, wünscht sich den
Traum, wie im
Traurigkeit, Verzagtheit, Niedergeschlagenheit, Depression, Schwermut, Melancholie
Trieb, krankhafter, laufen, zu; krankhafter Lauftrieb
Trunksucht, Alkoholismus
Unbehagen, Unpässlichkeit
Vergesslich
  Haus steht, auf welcher Straßenseite sein
  Kopfschmerzen, bei
  Straßen, für wohlbekannte
  Worte beim Sprechen, für; sucht nach Worten
Verweilt bei vergangenen unangenehmen Ereignissen
  Beleidigungen kommen ins Gedächtnis, lang vergessene
  rührt alten Verdruss auf
Verwirrung des Geistes
  nachts, Erwachen, beim
  betrunken, wie
    wie nach einem Rausch
  Bücken, beim
  Erwachen, beim
  Freien, im, amel.
  Gehen, beim
    Freien, im
  Reden, beim
  verläuft sich in wohlbekannten Straßen
  Willensanstrengung amel. •
Wahnideen, Einbildungen, Halluzinationen, Sinnestäuschungen
  doppelt zu sein
  Gegenstände, gekrümmte •
  geschwollen, er ist
  göttlich zu sein
  Haus, Stelle, steht nicht an richtiger (beim Gehen auf der Straße nach Kopfschmerzen) •
  Kinn ist zu lang , sein •
  Kopf, steht auf dem ⋆3
  lang, Kinn erscheint zu •
  Nase, länger, erscheint
  sonderbar, gewohnte Dinge erscheinen
    Orte erschienen, Kopfschmerzen, nach •
    Straßen, verläuft sich in bekannten, die Häuser erscheinen sonderbar
  Unordnung, Gegenstände erscheinen in
  Unterlippe ist geschwollen •
  vergrößert
    Entfernungen sind
    Gegenstände sind
    Kinn ist
    Kopf ist
Weinen, weinerliche Stimmung
  Schlaf, im
  Schmerzen, bei
    im Schmerzintervall •
Widerspruch, verträgt keinen
Zeit vergeht zu langsam, erscheint länger

Glycerinum

Gedächtnisschwäche
Geistige Arbeit unmöglich
Gleichgültigkeit, Apathie
Konzentration, schwierige

Gnaphalium polycephalum

Bewusstlosigkeit, Koma, Stupor
Ruhelosigkeit, nachts

Gossypium herbaceum

Angst
Beklagt sich

Beschwerden infolge von Erregung, Gefühlserregung
Brütet, sieht alles schwarz
Erregung, nervöse
Essen, nach dem, amel.
Konzentration, schwierige
Launenhaftigkeit
reisen, Verlangen zu
Ruhelosigkeit
Bett, sich herumwerfen im
Traurigkeit, Verzagtheit, Niedergeschlagenheit, Depression, Schwermut, Melancholie
Ungeduld
Unzufrieden, missvergnügt, unbefriedigt
Verweilt bei vergangenen unangenehmen Ereignissen
Weinen, weinerliche Stimmung

Granatum

Angst
Betäubung, wie im Rausch
Schwindel, bei
Empfindlich, überempfindlich
Entmutigt
Erregung, Aufregung
Erschöpfung, geistige
Faulheit, Indolenz, Abneigung gegen Arbeit
Furcht, Arbeit, Grauen vor der, Kopfschmerzen, bei •
Gedächtnisschwäche, tun wollte, was er gerade
Hochmütig, arrogant
Hypochondrie
Mürrisch, missmutig
Reizbarkeit
Schreien, Schlaf, im
Seelenruhe, Gelassenheit
Seufzen
Streitsüchtig, zanksüchtig
Stumpfheit, Geistesträgheit, Denk- und Verständnisschwierigkeit
Tadelsüchtig, kritisch
Tadelt andere
Traurigkeit, Verzagtheit, Niedergeschlagenheit, Depression, Schwermut, Melancholie
Unbehagen, Unpässlichkeit
Verwirrung des Geistes
Zecherei, nach einer
Wahnideen, Einbildungen, Halluzinationen, Sinnestäuschungen
Zorn, Jähzorn

Graphites naturalis

Abneigung, Männer, gegen
Affektiertheit, gekünsteltes Benehmen, Geziertheit
Aktivität, geistige, abends
Mitternacht, bis
angesprochen werden, will nicht
Angst
morgens
Erwachen, beim
abends
Bett, im
nachts
Erwachen, beim
Mitternacht, vor
Mitternacht, nach
2 h
andere, um +4
Arbeit, bei der •
Bett, im
Bett, treibt aus dem
Erwachen, beim
Fieber, im
Freien, im, amel.
Furcht, mit
Gewissensangst, als ob eines Verbrechens schuldig
Handarbeit, bei
Hitzewallungen, bei
hypochondrische
Kleinigkeiten, um
Menses, vor den
Schlaf, im
Schmerzen, durch, Magen, im
Seligkeit, um die ewige
Sitzen, im
sitzende Beschäftigung, durch
Träume, beim Erwachen durch schreckliche
Wärme, durch, amel.
Weinen amel.
Zukunft, um die
Anstrengung, agg. durch geistige
Antwortet zögernd
Argwöhnisch, misstrauisch
Auffahren
Schlaf, aus dem
im
Ausdruckslos ⋆3
Außer-sich-Sein
Angst, durch
beleidigt, leicht; nimmt alles übel

- **Beschwerden infolge von Erwartungsspannung, Vorempfinden, Ahnung**
  - Furcht
  - *Kummer*
  - *Schreck*
  - Überanstrengung, geistiger
  - Uneinigkeit zwischen Eltern, Verwandten, Freunden +1
    - Vorgesetztem und Untergebenen
  - Zorn, Ärger
- Betäubung, wie im Rausch
  - morgens
  - Schwindel, bei
- **Bewusstlosigkeit, Koma, Stupor**
  - **morgens**
- Delirium
  - nachts
  - Augenschließen, beim
  - phantastisches
  - rasendes
  - Wahnideen, mit
- Denken, Beschwerden agg., an seine
- Dunkelheit agg.
- Ehrgeiz
- Empfindlich, überempfindlich
  - morgens
  - geistige Eindrücke, für
  - Gerüche, gegen
  - Lärm amel. ★3
  - *Musik, gegen*
  - Schmerzen, gegen
  - *Sinneseindrücke, gegen*
- Entmutigt
  - nachts •
  - *Angst, mit*
  - *Erwachen, beim*
- **Erregung, Aufregung**
  - abends
  - *nachts*
  - Reden, beim
- *Erschöpfung, geistige*
- **erschreckt, leicht**
  - *Erwachen, beim*
    - Traum, aus einem
- **Faulheit, Indolenz, Abneigung gegen Arbeit**
  - Freien, im, amel.
  - *intelligent, obgleich sehr*
- Fehler, Schreiben, beim
  - Sprechen, beim
    - stellt Worte falsch
    - Worte, benutzt falsche
- Feigheit
  - Ansicht, Meinung, besitzt nicht den Mut zur eigenen
- Frechheit, Impertinenz
- Froh, guten Mutes, glücklich
  - morgens
    - traurig am Abend, und
  - vormittags
  - abends
  - abwechselnd mit Kummer
    - Traurigkeit
    - Weinen
  - gefolgt von Melancholie
  - *traurig abends* ★1
- **Furcht**
  - *morgens*
  - *abends, Bett, im*
  - nachts
  - Arbeit, Grauen vor der
    - geistiger, vor
  - ereignen, es könnte sich etwas
  - *Ersticken, vor dem, Essen amel.* •
  - Erwachen, beim, Traum, nach einem
  - *Geisteskrankheit, seinen Verstand zu verlieren, vor*
  - *Geschäften, vor*
  - *Gewitter, vor* +1
  - Menschen, vor; Anthropophobie
  - Menschenmenge, in einer
  - *Tod, vor dem*
  - *Unglück, vor*
  - Unheil, vor
    - abends
  - **Weinen amel.**
  - Zittern, mit
- Gebärden, überkreuzt Finger ★3
- *Gedächtnisschwäche*
  - Arbeit, bei geistiger
  - ereignet hat, für das, was sich
  - Ereignisse, neue, für
  - getan hat, was er gerade
- *Gedanken, Andrang, Flut der*
  - *abends, im Bett*
  - *nachts*
  - *drängen sich auf, sexuelle*
  - *hartnäckige*
    - abends
    - nachts
    - Mitternacht, vor •
    - Liegen, beim
    - unerfreulichen Dingen, verfolgt von
      - Gehen im Freien amel. •
  - quälende

abends
sexuelle
wandernde, abschweifende
Gehen, Freien, im, amel. Gemütssymptome
Geistesabwesend
Geisteskrankheit, Größenwahn
geistige Arbeit, Abneigung gegen
ermüdet
unmöglich
Mittagsschlaf, nach dem •
Geiz
Geschäft, Abneigung gegen
Gesellschaft, Abneigung, gegen; Gegenwart anderer agg. die Symptome; Verlangen nach Einsamkeit
Gewalttätig, heftig
morgens
Gewissenhaft in Kleinigkeiten
Kleinigkeiten, beschäftigt sich intensiv mit
Gewissensqual
Gleichgültigkeit, Apathie
Gewissen, gegen sein
Vergnügen, gegen jedes
Grobheit
Handarbeit, subtile Arbeit, Gemütssymptome infolge von
Hast, große Eile
Heiterkeit
abends
Herzlich, liebevoll, zärtlich
Hypochondrie, nachmittags
mürrische
Selbstmord, treibt zum
Hysterie
Ideen, Einfällen, Mangel an
Ideen, Einfällen, Reichtum an; Geistesklarheit
nachts
Indiskretion, Taktlosigkeit
Kleinigkeiten erscheinen wichtig
Konzentration, schwierige
Kindern, bei
Kummer
abends •
nachts im Bett
beständiger und chronischer •
Lachen
morgens
vormittags
Kleinigkeiten, über
Tadel, bei •
unmäßiges
Verweis, bei jedem •
Langsamkeit
Entschlusses, des •
Lärm amel. ⋆3
Lästig, geht auf die Nerven
Lasziv
Magnetisiert, Mesmerismus amel.
Mathematik, unbegabt für, Algebra, für
Menses, Gemütssymptome agg. während der
Mitgefühl, Mitleid
Mürrisch, missmutig
Essen, nach dem
Kindern, bei
Musik agg.
Nymphomanie
Phantasien, laszive
verstärkte Phantasietätigkeit
abends, Bett, im
nachts
Augenschließen im Bett, beim
Schlaflosigkeit, mit
Qualvolle Angst
tagsüber
Amenorrhoe, bei
Menses, vor den
Raserei, Wut
Rechnen, Unfähigkeit zum
Reden, Schlaf, im
ängstliches
erregtes
reden, Abneigung zu, möchte schweigen, wortkarg
Reizbarkeit
morgens
nachmittags
anspricht, wenn man ihn
Essen, nach dem
Kindern, gegenüber
Kleinigkeiten, durch
Koitus, nach
Kopfschmerzen, bei
stört, wenn man ihn
Stuhlgang, nach
Religiosität, auffallende
Ruhelosigkeit
nachts
Mitternacht, beim Erwachen
2 h, nach
ängstliche
Arbeit, bei der
Bett, sich herumwerfen im
treibt aus dem
Erwachen, beim

Freien, amel., im
Gehen, Freien, im, amel.
geistiger Arbeit, bei und nach
hypochondrische
lasziven Gedanken, bei •
Schweiß, bei
Sitzen, beim, Arbeit, bei der
umhertreibende
Schreien
Schüchternheit
Selbstmord, Neigung zum
Hypochondrie, aus
Schwermut, aus
Seufzen
Menses, während der
Sinne abgestumpft
Schwinden der
Sitzen, Neigung zum
sonderbar, alles erscheint
Sorgen, voller
abends, Bett, im
Sprechen, ängstliches, im Schlaf
zögerndes
Stimmung, abwechselnde
veränderliche, unbeständige, wankelmütige
Meinungen, in seinen
Stöhnen, Ächzen, Wimmern
Drang zu ⋆2
Schlaf, im
Schwäche, aus
Träumen, beim •
Streitsüchtig, warten, ohne auf Antworten zu ⋆1
Stumpfheit, Geistesträgheit, Denk- und Verständnisschwierigkeit
morgens
nachmittags
Essen, nach dem
Freien, im, amel.
Gehen, beim, Freien, amel. im
geistige Anstrengung, durch
Mittagsruhe, nach der
Schweiß, bei
Tadelsüchtig, kritisch
Tod, Gefühl vom
Todesahnung
Todesgedanken
Traurigkeit, Verzagtheit, Niedergeschlagenheit, Depression, Schwermut, Melancholie
morgens
amel.
vormittags
amel.
nachmittags
abends
Bett, im
aber fröhlich am Morgen •
nachts
Bett, im
ängstliche
Druck auf der Brust, durch
Essen, nach dem
Fieberfrost, bei
Fieberhitze, bei
Kleinigkeiten, um
Körperschwere, mit, Beinen, Schwere in den •
Menses, während der
Musik, durch
Pubertät, in der
Schweiß, bei
Selbstmord, mit Neigung zum
Trost, freundliche Worte agg.
Trunksucht, Alkoholismus
Unbeständigkeit
Unentschlossenheit
ängstliche •
Ungeduld
unglücklich, bedauernswert, fühlt sich
Unterhaltung agg.
unternehmen, vieles, verharrt bei nichts, unternimmt
Unverschämtheit
Unzufrieden, missvergnügt, unbefriedigt
allem, mit
Vergesslich
nachmittags
Verliebt
Verweilt bei vergangenen unangenehmen Ereignissen
Verwirrung des Geistes
morgens
Aufstehen, beim und nach dem
Erwachen, beim
nachmittags
abends
betrunken, wie
Erwachen, beim
Gehen, Freien, im, amel.
Menses, während der
nach den
Schlaf, nach dem
Verzweiflung
Fieberfrost, bei
Fieberhitze, während der
Kleinigkeiten, wegen •

Schweiß, bei
Vorsichtig
Wählerisch, anspruchsvoll, pedantisch
Wahnideen, Einbildungen, Halluzinationen, Sinnestäuschungen
abends, Bett, im
Ansammlung von Dingen, Schwärmen, Menschenmengen etc.
Bett, jemand ist mit ihm im
Bilder, Phantome, sieht
nachts
Augenschließen, beim
schreckliche
Herzkrankheit, hat eine
krank zu sein
Phantasie, Einbildungen der
sonderbar, alles ist
gewohnte Dinge erscheinen
tot, Menschen, sieht tote
unglücklich, er ist
Verbrechern, von
Visionen, hat
Augenschließen, beim
Wasser, vom
Weinen, weinerliche Stimmung
abends
nachts
abwechselnd mit Frohsinn
Lachen
Reizbarkeit und Gelächter bei Kleinigkeiten •
amel.
Angst, nach
ängstliches
Fieberhitze, bei
grundlos
Kindern, bei
Menses, während der
Musik, durch
Orgel, beim Hören der •
Schlaf, im
Schweiß, bei
Wille, Willensschwäche
Zerstreut, unaufmerksam
Zögert ⋆2, 3
Kleinigkeiten, bei ⋆2
Zorn, Jähzorn
nachts
heftiger
leicht in, gerät
unterbricht, wenn man ihn
Zweifelnd, skeptisch

Gratiola officinalis

Abneigung, alles, gegen
Abscheu, Leben, gegen das
Angst
Fieber, im
Freien, im, amel.
Gesundheit, um seine
hypochondrische
Zukunft, um die
Antwortet, überlegt lange
Beharrlichkeit, fehlende ⋆2
Beschwerden infolge von Stolz anderer Personen •
Bewusstlosigkeit, Koma, Stupor
Fahren, beim
Gehen, beim
Schwindel, während
Delirium tremens, Säuferwahnsinn
Ernst
Erschöpfung, geistige
essen, weigert sich zu
Faulheit, Indolenz, Abneigung gegen Arbeit
Schläfrigkeit, mit
Froh, guten Mutes, glücklich
Furcht
Anfall zu bekommen, einen
essen, zu
hungrig, wenn •
Gedächtnis, gutes
Gedanken, versunken in
Gedanken, Andrang der, Schlaflosigkeit durch
gedankenvoll
tiefe
Geisteskrankheit, erotische
geistige Arbeit, Abneigung gegen
unmöglich
Geschwätzigkeit
lustige, ausgelassene
Gesellschaft, Abneigung, gegen; Gegenwart anderer agg. die Symptome; Verlangen nach Einsamkeit
Gewalttätig, heftig
Gleichgültigkeit, Schläfrigkeit, mit
Hast, große Eile
Hypochondrie
mürrische
Hysterie
Konzentration, schwierige
Lästig, geht auf die Nerven
Launenhaftigkeit
Lebensüberdruss, Lebensmüdigkeit

Manie
Menschenfeindlichkeit
Mürrisch, missmutig
    vormittags
    Hypochondrie, bei
Nymphomanie
reden, Abneigung zu, möchte schweigen, wortkarg
        nachmittags
Reizbarkeit
    morgens
    vormittags
Satyriasis
Selbstmord, Neigung zum
Springen
Streitsüchtig, zanksüchtig
Stumpfheit, Erwachen, beim
Tanzen
Traurigkeit, Verzagtheit, Niedergeschlagenheit, Depression, Schwermut, Melancholie
    nachmittags
Unbehagen, Unpässlichkeit
Unentschlossenheit
Unzufrieden, missvergnügt, unbefriedigt
    nachmittags
    allem, mit
Verwirrung des Geistes
    betrunken, wie
    Erwachen, beim
    Essen, nach dem
    Freien, im, amel.
    Gehen, beim
    Liegen, beim
    Stehen, beim
    Traum, wie im
Wahnideen, verkleinert, alles ist
        klein, er ist •
widersprechen, Neigung zu
Widerspruch, verträgt keinen
Wille, Verlust des Willens
    Willensschwäche
Zerstreut, unaufmerksam
Zorn, Jähzorn
    heftiger
    Widerspruch, durch
Zurückhaltend, reserviert

Grindelia robusta

Angst
Auffahren, Schlaf, im
Furcht, Dunkelheit, vor
    Ersticken, vor dem
Licht, Verlangen nach
Verlangen, Sonnenschein, Licht und Gesellschaft, nach
Verwirrung des Geistes, betrunken, wie [+1]

Guaco

Hydrophobie, Tollwut

Guajacum officinale

Angst, Druck, Epigastrium, im, durch •
    Zusammenschnüren des Magens, durch •
Auffahren, Schlaf, aus dem
        im
Bewusstlosigkeit, Koma, Stupor
Boshaft, gehässig
Delirium, Schlaf, Einschlafen, beim
Eigensinnig, starrköpfig
erschreckt, leicht
Faulheit, Indolenz, Abneigung gegen Arbeit
Furcht, Anstrengung, vor
Gedächtnisschwäche
    Eigennamen, für
    gelesen hat, für das, was er
Gedanken, Schwinden der
Geistesabwesend
    morgens •
Gleichgültigkeit, Apathie
Herausfordernd, trotzig
Hochmütig, arrogant
Ideen, Einfällen, Mangel an
Lästig, geht auf die Nerven
Menschenfeindlichkeit
Mürrisch, missmutig
reden, Abneigung zu, möchte schweigen, wortkarg
Reizbarkeit
Ruhelosigkeit
    morgens, Bett, im
    nachts
    Bett, sich herumwerfen im
    Erwachen, beim
Schreien, Erwachen, beim
    Schlaf, im
Sitzen, Neigung zum

Spotten
Starren, gedankenloses, morgens •
Stumpfheit, Geistesträgheit, Denk- und Verständnisschwierigkeit
  morgens
  Stehen agg.
Tadelsüchtig, kritisch
Traurigkeit, Verzagtheit, Niedergeschlagenheit, Depression, Schwermut, Melancholie
Unbesonnen, sorglos
Ungehorsam
Verächtlich, geringschätzig
Vergesslich
  Namen, Personen, von ⋆2
Verwegenheit
Verwirrung des Geistes, Traum, wie im
Wahnideen, abends, Einschlafen, beim
  Einschlafen, beim
  eng, alles erscheint zu
Weinen, nachts
  Albtraum, nach •
  Erwachen, beim
Widerspenstig
Zerstreut, unaufmerksam
  morgens

Guarana

Delirium
Erregung, Aufregung
Extravaganz
Froh, guten Mutes, glücklich
Lebhaft, munter
Ruhelosigkeit
  krampfartige •
Traurigkeit, Kopfschmerzen, bei

Guarea trichiloides

Angst
  Fieber, im
Beharrlichkeit
Erregung, Aufregung
Fleißig, Arbeitswut
Gedächtnisschwäche
Geschwätzigkeit
Gleichgültigkeit, Apathie
Ruhelosigkeit, abends
Stimmung, veränderliche, unbeständige, wankelmütige
Unentschlossenheit
Vergesslich, Fieberhitze, bei

Guatteria gaumeri

Gedächtnisschwäche
Gedanken, quälende
Reizbarkeit
Traurigkeit, Verzagtheit, Niedergeschlagenheit, Depression, Schwermut, Melancholie
Unentschlossenheit

Gymnocladus canadensis

Gedächtnisschwäche
Geistige Arbeit unmöglich
Gleichgültigkeit, Apathie
Stumpfheit, Geistesträgheit, Denk- und Verständnisschwierigkeit
Vergesslich

H

Haematoxylum campechianum

Angst
  nachts
Betäubung, wie im Rausch
Boshaft, gehässig
Empfindlich, überempfindlich
Fehler, Sprechen, beim
Gedächtnisschwäche
  auszudrücken, sich
Geistige Arbeit unmöglich
Ruhebedürfnis
Ruhelosigkeit
Stumpfheit, Geistesträgheit, Denk- und Verständnisschwierigkeit
Weinen, weinerliche Stimmung
Wille, Willensschwäche
Zorn, Jähzorn

Hall aqua

Ruhelosigkeit, nachts

Haloperidolum

Anstrengung, agg. durch geistige
Fehler, Zeit, in der
Gedächtnisschwäche
gelesen hat, für das, was er
tägliche Dinge, für
Gesellschaft, Abneigung, gegen; allein, amel. wenn
Konzentration, schwierige
Langsamkeit
Pessimist
Qualvolle Angst
Ruhelosigkeit, ängstliche
Bett, im
Schizophrenie
Hebephrenie
katatonische
Stumpfheit, Geistesträgheit, Denk- und Verständnisschwierigkeit
Traurigkeit, Verzagtheit, Niedergeschlagenheit, Depression, Schwermut, Melancholie
abends amel.
Verwirrung des Geistes
Zeit, über die
Wahnideen, Beine, abgeschnitten, sind

Hamamelis virginica

angesprochen werden, will nicht
Betäubung, wie im Rausch
Bewusstlosigkeit, Koma, Stupor
Delirium
Denken, Beschwerden, beständig an seine Beschwerden, denkt •
Ehrfurcht, Personen in seiner Umgebung, gegenüber den
Empfindlich, überempfindlich
Erregung, Aufregung
Erschöpfung, geistige
Faulheit, Indolenz, Abneigung gegen Arbeit
morgens [+1]
Fehler, Sprechen, beim
Furcht, Geisteskrankheit, seinen Verstand zu verlieren, vor
Gedächtnisschwäche
gelesen hat, für das, was er
Worte, für
Gedanken, versunken in
Gedanken, wandernde, Lernen, beim
geistige Arbeit, Abneigung gegen
unmöglich
Verlangen nach
Gesellschaft, Abneigung, gegen; Gegenwart anderer agg. die Symptome; Verlangen nach Einsamkeit
Gewissenhaft in Kleinigkeiten
Gleichgültigkeit, Apathie
nachmittags
geschäftlichen Angelegenheiten, gegen seine
Hochmütig, arrogant
Ideen, Reichtum an, morgens nach unruhigem Schlaf •
Konzentration, schwierige
Lesen, unfähig zu
Meditation
Mürrisch, missmutig
Phantasien, verwirrte
reden, Abneigung zu, möchte schweigen, wortkarg
Reizbarkeit
Ruhelosigkeit
Seelenruhe, Gelassenheit
Hämoptyse, Hämorrhagien, bei •
Sitzen, Neigung zum, nachzudenken, und •
Stumpfheit, Geistesträgheit, Denk- und Verständnisschwierigkeit
morgens, Aufstehen, beim
Erwachen, beim
nachmittags
Erwachen, beim
Gehen, beim
Traurigkeit, Verzagtheit, Niedergeschlagenheit, Depression, Schwermut, Melancholie
abends amel.
Masturbation, durch
Pollutionen, durch
Überzeugung von anderen ernst genommen wissen, will ihre •
Unterhaltung, Verlangen nach, Niveau, auf hohem, zu hören •
Unzufrieden, missvergnügt, unbefriedigt
allem, mit
Vergesslich
Worte beim Sprechen, für; sucht nach Worten
Verlangen, Respekt, nach, der ihm gebührt *[2]
Wahnideen, geisteskrank werden, sie wird

Zerstreut, unaufmerksam
Zorn, Jähzorn

Harpagophytum procumbens

Gleichgültigkeit, Apathie

Hedera helix

Angst
Furcht
    entsetzliche •
    Herzkrankheit, vor
Qualvolle Angst
Sorgen, voller

Helleborus foetidus

Angst

Helleborus niger

Abneigung, alles, gegen
Albernes Benehmen
angefasst werden, will nicht
angesehen zu werden, verträgt nicht
angesprochen werden, will nicht
    allein gelassen werden, will
Angst
    Furcht, mit
Anstrengung, agg. durch geistige
    amel.
antworten, Abneigung zu
    weigert sich zu antworten
Antwortet langsam
    Schwierigkeit, mit
    überlegt lange
    verworren, als ob an etwas anderes denkend
    wiederholt die Frage zuerst
anziehen, unanständig, unschicklich an, zieht sich
Argwöhnisch, misstrauisch
Auffahren, abends, Einschlafen, Zucken hört beim Einschlafen auf
    Schlaf, aus dem, komatösem Schlaf, aus •
    im
Aufmerksamkeit amel. ⋆2
Beklagt sich
Bellen, knurren wie ein Hund
Beschäftigung, Ablenkung amel.
Beschwerden infolge von Heimweh
    Liebe, enttäuschter

Betäubung, wie im Rausch
    Fieberfrost, bei
    Kopfverletzung, nach
    Krampfanfällen, zwischen
    Schwindel, bei
    wacht schwer auf
Bewusstlosigkeit, Koma, Stupor
    antwortet richtig, wenn angesprochen, aber Delirium und Bewusstlosigkeit kommen sofort zurück
    Bücken, beim
    geistige Empfindungslosigkeit
    Hydrozephalus, bei
    Meningitis, bei
    Verhalten, automatenhaftes
Brütet, sieht alles schwarz
Chaotisches, wirres Verhalten
Delirium
    morgens
        Erwachen, beim
    antwortet richtig, wenn angesprochen, aber Bewusstlosigkeit und Delirium kommen sofort zurück
    Bett und entflieht, springt plötzlich aus dem
    Fieber, während
    Meningitis cerebrospinalis
    murmelt, murrt
    rasendes
    wahnsinniges
Delirium tremens, Säuferwahnsinn
Demenz
Denken, Beschwerden agg., an seine
    amel.
Dunkelheit agg. +3
Eigensinnig, starrköpfig
Empfindlich, überempfindlich
    Geräusche, gegen
entfliehen, versucht zu
    Fieber, im
Entmutigt
Erregung, Aufregung
Erschöpfung, geistige
falsch, macht Dinge ⋆2
Faulheit, Indolenz, Abneigung gegen Arbeit
Froh, abwechselnd mit Traurigkeit
Furcht
    Alleinsein, vor dem, nachts
    Einbildungen, vor
    Tod, vor dem
    Unglück, vor
    Unheil, vor
Gallige Stimmung

Gebärden, automatische
Greifen oder Langen nach etwas, nach Flocken
zupft an der Bettdecke
Gedächtnisschwäche
gehört hat, für das, was er
gesagt hat, für das, was er
sagen wollte, für das, was er
Worte, für
Gedanken, versunken in
Gedanken, gedankenvoll
hartnäckige
Schwinden der
Geistesabwesend
Geisteskrankheit, Wahnsinn
Apoplexie, nach ⋆2
Trinkern, bei
Geistige Arbeit unmöglich
Geschmacklosigkeit in ihrer Kleidung
Gesellschaft, Abneigung, gegen; Gegenwart anderer agg. die Symptome; Verlangen nach Einsamkeit
allein, amel. wenn
Gleichgültigkeit, Apathie
alles, gegen
äußere Dinge, gegen
Familie, gegen seine
Freude, Freud und Leid, gegen
geliebte Personen, gegen
Leiden, gegen
Vergnügen, gegen jedes
Verwandten, gegen seine
wortkarge
Wunsch und Willen hat keinen
Grimassenschneiden
Grobheit
Grunzen
Hast, Trinken, beim
Heimweh
Hilflosigkeit, Gefühl der
Hochmütig, arrogant
Hypochondrie
Hysterie
Ideen, Einfällen, Mangel an
Ideen, Einfällen, Reichtum an; Geistesklarheit
Ideen, fixe ⋆3
Idiotie
Imbezillität
schreit, wenn man sich mit ihm beschäftigt
Jammern, Lamentieren, Klagen
Konzentration, aktive
Konzentration, schwierige
Kummer
Lachen
Langsamkeit
alter Menschen
Läuft umher
Manie
Besessenheitswahn
Hände, ringt die Hände, läuft Tag und Nacht herum •
Meditation
Milde
Mitgefühl agg.
Monomanie
Murmeln, murren
unverständliches
Mürrisch, missmutig
Neid
Phantasien, lebhafte
abends
verstärkte Phantasietätigkeit
abends, Bett, im
Zu-Bett-Gehen, nach dem
Pubertät, Gemütsstörungen in der
Raserei, Wut
Reden anderer agg., Unterhaltung,
Schlaf, im
reden, Abneigung zu, möchte schweigen, wortkarg
vormittags
Redet, Verstorbenen, mit
Reizbarkeit
Trost agg.
Ruhelosigkeit
nachts
ängstliche
Bett, sich herumwerfen im
Schamlos
Schlagen
Schreien
Cri encéphalique
Kindern, bei
muss schreien, fühlt, sie
Schlaf, im
Seelenruhe, Gelassenheit
Selbstbetrachtung
nachmittags •
Selbstmord, Neigung zum
Erhängen, durch
Ertrinken, durch
Seufzen
unwillkürliches
Sinne abgestumpft
Sitzen, Neigung zum
Sitzt still

sonderbar, Sonderling
    Kleidung, in der
Sprechen, langsames
Starren, gedankenloses
Stilles Wesen
Stimmung, veränderliche, unbeständige, wankelmütige
Stirnrunzeln, finsteren Blick, Neigung zum
Stöhnen, Ächzen, Wimmern
  Schlaf, im
  Weinen, mit •
Stumpfheit, Geistesträgheit, Denk- und Verständnisschwierigkeit
  nachmittags
  Fieberfrost, bei
  sagt nichts
  versteht Fragen erst nach Wiederholung
Tadelt sich selbst, Selbstvorwürfe
Taten vollbringen könnte, fühlt, als ob er große •
Tod, Todesahnung
    sagt die Todesstunde voraus
Traum, wie im
Traurigkeit, Verzagtheit, Niedergeschlagenheit, Depression, Schwermut, Melancholie
  Denken an seine Stellung, beim •
  glücklich sieht, wenn er andere
  Mädchen vor der Pubertät, bei
  Menses, vor den
    ersten Menses, bei der •
    nach den
  Pubertät, in der
  stille
  Typhus, nach
Trost, freundliche Worte agg.
    Mitgefühl agg.
Trunksucht, Alkoholismus
Unaufmerksamkeit agg. ★2
Unbehagen, Unpässlichkeit
Unbesonnen, sorglos
Unbeständigkeit, Gedanken, der
Unentschlossenheit
Ungeduld
Ungeschickt, lässt Dinge fallen ★3
unglücklich, bedauernswert, fühlt sich
Unwillkürliche Handlungen
Unzufrieden, missvergnügt, unbefriedigt
Verächtlich, geringschätzig
Vergesslich
Verlangt nichts
Verlassenheit, Gefühl der
verstecken, Verlangen sich zu
Verwirrung des Geistes
  nachmittags
  Bücken, beim
  Darandenken agg.
  Erwachen, beim
  Fieberfrost, bei
Verzweiflung
  Genesung, an der
  religiöse Verzweiflung an der ewigen Seligkeit
Wahnideen, Einbildungen, Halluzinationen, Sinnestäuschungen
  morgens, Bett, im
  Ansammlung von Dingen, Schwärmen, Menschenmengen etc.
  Bilder, Phantome, sieht
    Dunkeln, im
  geht, kann nicht gehen, er, laufen oder hüpfen, muss
  Gespenster, Geister, sieht
  Gestalten, sieht
  neu, alles ist
  Phantasie, Einbildungen der
    abends im Bett
  spricht, sie, Toten, mit
  Sterben, er ist am
  Teufel, sieht
  Unrecht getan, er hat
  verdammt, verloren zu sein
  verfolgt zu werden, Feinden, von
  verloren, sie ist (Seligkeit)
  vernachlässigt, er hat seine Pflicht
  Visionen, hat, Augenschließen, beim
    schreckliche, Dunkelheit, in der
Weinen, weinerliche Stimmung
  amel.
  Schlaf, im +3
  Trost agg.
  Verzweiflung, aus
Widerspruch, verträgt keinen
Wille, Muskeln gehorchen nicht mehr dem Willen, sobald die Aufmerksamkeit abgelenkt ist
  Muskeln gehorchen nur schwach dem Willen ★3
  Verlust des Willens
Wünsche mehr, hat keine ★1
Zerstreut, unaufmerksam
Zorn, Jähzorn
  angesprochen, wenn
  getröstet, wenn
  Kleinigkeiten, über
  leicht in, gerät

unterbricht, wenn man ihn
Zurückhaltend, reserviert

Helleborus viridis

Ruhelosigkeit, nachts

Heloderma suspectum

Faulheit, Indolenz, Abneigung gegen Arbeit
Fehler, Sprechen, beim, Buchstabieren, beim
lässt Worte aus
Fleißig, Arbeitswut
Gedächtnisschwäche
Gleichgültigkeit, Apathie
Konzentration, schwierige
Vergesslich, Worte beim Sprechen, für; sucht nach Worten

Helonias dioica

Abneigung, Annäherung, gegen
Aktivität amel.
angesprochen werden, will nicht
allein gelassen werden, will
Anstrengung, agg. durch geistige
Auffahren, leichtes
Beschäftigung, Ablenkung amel.
Beschwerden infolge von Freude, übermäßiger
Betäubung, wie im Rausch
Bewusstlosigkeit, Koma, Stupor
Denken, Beschwerden agg., an seine
Faulheit, Indolenz, Abneigung gegen Arbeit
morgens +1
Fleißig, Arbeitswut
Gedächtnisschwäche
Gesellschaft, Abneigung, gegen; Gegenwart anderer agg. die Symptome; Verlangen nach Einsamkeit
Hypochondrie
Mürrisch, missmutig
Reden anderer agg., Unterhaltung
reden, Abneigung zu, möchte schweigen, wortkarg
Reizbarkeit
Diabetes, bei
Kopfschmerzen, bei
Ruhelosigkeit
Frauen, bei
Stumpfheit, Geistesträgheit, Denk- und Verständnisschwierigkeit
Diabetes, bei
Tadelsüchtig, kritisch
Traurigkeit, Verzagtheit, Niedergeschlagenheit, Depression, Schwermut, Melancholie
Gesellschaft, Abneigung gegen Gesellschaft, Verlangen nach Einsamkeit
glücklich sieht, wenn er andere
Pubertät, in der
Unterhaltung agg. +2
Verleumden, Neigung zum
Verzweiflung
Vorschläge, Rat nicht annehmen, will •
Widerspruch, verträgt keinen
agg.
Zorn, Widerspruch, durch

Hepar sulfuris calcareum

Abneigung, Familienmitglieder, gegen
Orte, gegen ★2
Personen, gegen gewisse +2
Abscheu, Allgemeinen, im
abends
Leben, gegen das
abends
Angst
abends
Bett, im
nachts
Mitternacht, vor
Mitternacht, nach
1–3 h •
allein, wenn
andere, um
angefasst zu werden
Bett, im
Bett, treibt aus dem
Erwachen, beim
Familie, um seine
Fieber, im
Freien, im
Furcht, mit
Gehen, beim
Freien, im
Gesundheit, Seinen, um die Gesundheit der
Lebensüberdruss, mit
Liegen, im
Schlaf, Einschlafen, vor dem
im
Selbstmord, Neigung zum, mit
Träume, beim Erwachen durch schreckliche

Zukunft, um die
Anstrengung, agg. durch geistige
Antwortet, schläft dann sofort wieder
überstürzt
Auffahren
mittags
ängstliches
Essen, nach dem •
Schlaf, aus dem
Einschlafen, beim
im
Beklagt sich
Beschimpfen, beleidigen, schmähen
Trunkenheit, bei
Beschwerden infolge von Uneinigkeit zwischen
Bediensteten *1
Eltern, Verwandten, Freunden
Zorn, unterdrücktem
Betäubung, wie im Rausch
Bewusstlosigkeit, Koma, Stupor
morgens
nachts, Erwachen, beim
Fieberfrost, bei
Gehen, beim, im Freien
Schmerzen, durch
schnell vorübergehende
Boshaft, gehässig
Zorn, mit
Delirium
morgens
Erwachen, beim
nachts
ängstliches
aufgeweckt, wenn
Fieber, während
murmelt, murrt
rasendes
Schrecken, voller
Droht
töten, zu
Eigensinnig, starrköpfig
Ekel, Widerwillen
Empfindlich, überempfindlich
äußeren Eindrücke, gegen alle
Fieberfrost, bei
geistige Eindrücke, für
Geräusche, gegen
Schmerzen, gegen
Sinneseindrücke, gegen
Entfremdet ihrer Familie
Entmutigt
Schmerzen, durch
Erregung, Aufregung
Fieberfrost, bei
Erschöpfung, geistige
erschreckt, leicht, Erwachen, beim
Faulheit, Indolenz, Abneigung gegen Arbeit
morgens
Fehler, Schreiben, beim
Sprechen, beim
stellt Worte falsch
Worte, benutzt falsche
Feigheit
Feuer legen, Dinge anzünden, will
Froh, morgens
Bett, im •
niemals
Furcht
abends
nachts
Alleinsein, vor dem
Berührung, vor
Erwachen, beim
Freien, im
Gehen, beim
genesen, nicht zu
Gesundheit geliebter Menschen, um die
ruiniert zu haben, von denen, die sie liebt *1
Gewitter, vor
Krankheit, vor drohender
Gehen im Freien agg. •
Menschen, vor; Anthropophobie
Menschenmenge, in einer
Menses, vor den (zeitlich)
Schlangen, vor +1
Tod, vor dem
Unheil, vor
verletzt zu werden
verunstaltet, entstellt zu werden •
Gebärden, Greifen, zupft an der Bettdecke
heftige
schreckliche
wütende
Gedächtnisschwäche
Eigennamen, für
gesagt hat, für das, was er
Orte, für
Schmerzen, durch, plötzliche *3
Worte, für
Gedanken, Andrang, Flut der
nachts
Schlaflosigkeit durch
gedankenvoll
Schwinden der

Arbeit, bei der
geistiger Anstrengung, bei
unangenehme
Gefühllos, hartherzig
Gehen, Freien, im, agg. Gemütssymptome
Geisteskrankheit, Wahnsinn
Trinkern, bei
unterdrückten Hautausschlägen, nach
geistige Arbeit, Abneigung gegen
unmöglich
Wein zur geistigen Arbeit, braucht •
Geiz
Geschwätzigkeit
Trunkenheit, bei
zuhören, möchte nicht •
Gesellschaft, Abneigung, gegen; Gegenwart anderer agg. die Symptome; Verlangen nach Einsamkeit
Gesellschaft, Verlangen nach; Abneigung gegen Einsamkeit, Gesellschaft amel.
Alleinsein agg., beim
Gewalttätig, heftig
abends, Kleinigkeiten, um
Gewalttaten, Wut führt zu
Kleinigkeiten, wegen
Schmerzen, durch
Gewissenhaft in Kleinigkeiten
Gleichgültigkeit, Apathie
morgens, beim Erwachen
Vergnügen, gegen jedes
Verwandten, gegen seine
Grausamkeit, Unmenschlichkeit
Hass, Rache, Hass und
Hast, große Eile
Beruf, im
Essen, beim
Trinken, beim
Hypochondrie
Selbstmord, treibt zum
Ideen, Einfällen, Mangel an
Ideen, Einfällen, Reichtum an; Geistesklarheit
nachts
Imbezillität, sexueller Erregung, mit
Impulsiv
instabil, emotional; empfindlich ⋆2,3
Kleinigkeiten erscheinen wichtig
Kurz angebunden, barsch, schroff
Lachen, niemals, lacht
Langsamkeit
Lästig, geht auf die Nerven
Launenhaftigkeit
Lebensüberdruss, Lebensmüdigkeit
abends
Schweiß, bei
Lebhaft, munter
Leidenschaftlich
Manie
unterdrückten Hautausschlägen, nach
moralischem Empfinden, Mangel an
Verbrecher zu werden, Neigung; ohne Gewissensbisse
Murmeln, murren
Mürrisch, missmutig
morgens
abends
Fieberfrost, bei
Kindern, bei
Kleinigkeiten, um
Schmerzen, nach
Musik, Abneigung gegen
Pelze, hüllt sich im Sommer in
Pflichten, kein Pflichtgefühl
Phantasien, verstärkte Phantasietätigkeit
nachts
Schlaflosigkeit, mit
Philosophie, Begabung für
Qualvolle Angst
abends
Selbstmordversuch, mit •
Raserei, Wut
töten, versucht, Menschen zu
reden, Abneigung zu, möchte schweigen, wortkarg
morgens
sitzt unbeweglich
Reizbarkeit
morgens, Aufstehen, nach dem
Fieberfrost, bei
Fieberhitze, bei
Kleinigkeiten, durch
Schmerzen, bei
Schweiß, bei
Ruhelosigkeit
abends
Bett, im
nachts
ängstliche
Bett, treibt aus dem
Schläfrigkeit, mit
Sachlich, nüchtern
Schlagen, Trunkenheit, bei
Schreckliche Dinge, traurige Geschichten ergreifen sie tief
Schreien, Hilfe, um, Schlaf, im
springt aus dem Bett
Husten agg. +2

Schlaf, im
fährt aus dem Schlaf und schreit um Hilfe
Selbstmord, Neigung zum
abends
Erschießen, durch
Ertrinken, durch
Hypochondrie, aus
Schwermut, aus
Schwitzen, beim
Selbstmordgedanken
verbrennen, sich selbst zu •
Sinne abgestumpft
Schwinden der
Sitzen, Neigung zum
Sitzt still
Sorgen, voller, allein, wenn •
Gehen im Freien, beim •
Seinen, um die
spielen, Abneigung zu spielen bei Kindern
Sprechen, deliröses, Fieberfrost, bei, geweckt wird, wenn er •
hastiges
unzusammenhängendes
Stimmung, abstoßende, widerwärtige
Stöhnen, nachts
Streitsüchtig, zanksüchtig
Schlaf, im
Stumpfheit, Geistesträgheit, Denk- und Verständnisschwierigkeit
geistige Anstrengung, durch
Husten, beim •
Testament zu machen, weigert sich, sein
Tod, Todesahnung
wünscht sich den
töten, Verlangen zu
Barbier will seinen Kunden
Beleidigung zu töten, plötzlicher Impuls, wegen einer kleinen
droht zu töten
Frau und Kinder •
geliebte Personen
Messer, mit einem
plötzlicher Impuls zu töten
Trunkenheit, bei
werfen, plötzlicher Impuls, sein Kind ins Feuer zu
Traum, wie im
Traurigkeit, Verzagtheit, Niedergeschlagenheit, Depression, Schwermut, Melancholie
morgens
abends
ängstliche
Fieberfrost, bei
Freien, im
Gehen, Freien, im
Quecksilbermissbrauch, nach
Selbstmord, mit Neigung zum
Trieb, krankhafter
Feuer zu legen, Dinge anzuzünden ★1
Trügerisch, meineidig
Trunksucht, Alkoholismus
Unbesonnen, sorglos
Unerträgliche Schmerzen ★1
Ungeduld
Ungestüm
Schweiß, mit
Unhöflich
Unterscheidungsvermögen, Urteilskraft, Mangel an
Unzufrieden, missvergnügt, unbefriedigt
allem, mit
anderen, mit ★2
immer
sich selbst, mit
Vergesslich
verkehrt, alles erscheint
Verlangt nichts
Verschwenderisch
Verwegenheit
Verweilt bei vergangenen unangenehmen Ereignissen
rührt unangenehme Erinnerungen auf
Verwirrung des Geistes
Ausstrecken auf einer Couch, beim •
Erwachen, beim
geistige Anstrengung, durch
Schlaf, nach dem
Verzweiflung
Fieberfrost, bei
Wahnideen, Einbildungen, Halluzinationen, Sinnestäuschungen
morgens, Bett, im
arm, er ist
Bilder, Phantome, sieht
schreckliche
ermordet werden, er wird
Feuer, sieht
Haus, brennt
Nachbarhaus brennt (erwacht morgens voller Schrecken) •
Welt brennt, die
Gespenster, Geister, sieht
krank, Familienmitglieder sind •
Phantasie, Einbildungen der

tot, Menschen, sieht tote
morgens beim Erwachen erschreckt durch Bilder von toten •
unangenehme
Visionen, hat
schreckliche
Wolken, sieht
Wechsel, Veränderung, Verlangen nach
Weinen, weinerliche Stimmung
nachts
agg.
bitteres •
Fieberfrost, bei
Husten, vor
beim
nach
lautes Weinen, Schluchzen
Schlaf, im
Widerspenstig
widersprechen, Neigung zu
Widerspruch, verträgt keinen
Zeit, vergeht zu schnell, eilt zu sehr
Zerstörungssucht, Destruktivität
Zerstreut, unaufmerksam
Schwindel, beim •
Zorn, Jähzorn
erstechen, könnte jemanden
heftiger
Kindern, bei
Kleinigkeiten, über
Lärm, über
Zurückhaltend, morgens

Heracleum sphondylium

Faulheit, Indolenz, Abneigung gegen Arbeit
Furcht, essen, zu
Hypochondrie
Launenhaftigkeit
Mürrisch, missmutig
reden, Abneigung zu, möchte schweigen, wortkarg
Traurigkeit, Verzagtheit, Niedergeschlagenheit, Depression, Schwermut, Melancholie

Hippuricum acidum

Angst
Gewissensangst, als ob eines Verbrechens schuldig
Reizbarkeit

Hippomanes

Abneigung, Annäherung, gegen
angesprochen werden, will nicht
allein gelassen werden, will
Angst, abends
Zukunft, um die
Auffahren, Geräusche, durch
Betäubung, wie im Rausch
Delirium
Entmutigt
morgens
Erregung, Aufregung
Erschöpfung, geistige
Faulheit, morgens
vormittags
Furcht, abends
Geräusche, durch
Gedächtnis, gutes
Gedächtnisschwäche
gelesen hat, für das, was er
Geisteskrankheit, Klimakterium, im
geistige Arbeit, Abneigung gegen
unmöglich
Geschäft, Abneigung gegen
Gesellschaft, Abneigung, gegen; Gegenwart anderer agg. die Symptome; Verlangen nach Einsamkeit
Heimweh
abends •
kämpfen, sich mit jemandem schlagen, möchte
Konzentration, schwierige
Aufmerksamkeit, kann die Aufmerksamkeit nicht halten ★1
Lebensüberdruss, Lebensmüdigkeit
Lebhaft, munter
Mürrisch, missmutig
morgens
vormittags
Fieber, nach
Phantasien, laszive
vormittags •
verstärkte Phantasietätigkeit, nachts
reden, Abneigung zu, möchte schweigen, wortkarg
vormittags
reisen, Verlangen zu
Reizbarkeit
morgens
vormittags
Fieberhitze, nach
Kopfschmerzen, bei

Ruhelosigkeit
bewegen, muss sich ständig
Selbstmord, Neigung zum
Singen
Sitzen, Neigung zum
Sitzt still
versunken und bemerkt nichts, als ob in tiefen, traurigen Gedanken
Stöhnen, Pollutionen, nach
Streitsüchtig, zanksüchtig
Stumpfheit, Geistesträgheit, Denk- und Verständnisschwierigkeit
abends
Lesen, beim
Traurigkeit, Verzagtheit, Niedergeschlagenheit, Depression, Schwermut, Melancholie
morgens, Erwachen, nach dem
Fieberhitze, bei
sitzt in der Ecke und möchte nichts mit der Welt zu tun haben •
Unbehagen, Unpässlichkeit
morgens
Unzufrieden, missvergnügt, unbefriedigt
morgens
abends
allem, mit
Vergesslich
Verwirrung des Geistes
abends
Weinen, nachts
Pollutionen, nach
Zorn, Fieber, beim •

Hippozaeninum

Delirium
nachts

Hirudo medicinalis

Konzentration, schwierige
Reizbarkeit
Streitsüchtig, zanksüchtig
Stumpfheit, Geistesträgheit, Denk- und Verständnisschwierigkeit
Traurigkeit, Verzagtheit, Niedergeschlagenheit, Depression, Schwermut, Melancholie
abwechselnd mit physischer Energie
Weinen, weinerliche Stimmung
Zorn, Jähzorn

Histaminum muriaticum

angesprochen werden, will nicht
Angst
Erwachen, beim, amel.
Ruhe, in der
Beschimpfen, beleidigen, schmähen
Beschwerden infolge von schlechten Nachrichten
Empfindlich, überempfindlich
Gedächtnisschwäche
Eigennamen, für
Worte, für
gehen, Gewaltmarsch, psychische Symptome
amel. durch •
Konzentration, schwierige
Langsamkeit
reden, Abneigung zu, möchte schweigen, wortkarg
Reizbarkeit
Kleinigkeiten, durch
Ruhelosigkeit
ängstliche
umhertreibende
Warten, beim •
Stimmung, abwechselnde
Streitsüchtig, zanksüchtig
Stumpfheit, Geistesträgheit, Denk- und Verständnisschwierigkeit
Tod, Todesgedanken
Traurigkeit, Verzagtheit, Niedergeschlagenheit, Depression, Schwermut, Melancholie
Gehen, beim und nach dem, amel.
Ungeduld
Wandern amel. Gemütssymptome •
Weinen, weinerliche Stimmung

Hoitzia coccinea

Erregung, Aufregung
Exzentrizität, Überspanntheit
Furcht
Qualvolle Angst
Stöhnen, Ächzen, Wimmern
Wahnideen, Einbildungen, Halluzinationen, Sinnestäuschungen

Homeria collina

Bewusstlosigkeit, Koma, Stupor

Hura brasiliensis

Aktivität
Angst
 abends
 Fieberfrost, während
 Seligkeit, um die ewige
Auffahren
 morgens beim Erwachen
 Bett, im
 Geräusche, durch
 Kleinigkeiten, durch
 leichtes
 Schlaf, im
 Tür aufgeht, wenn die
beißen, Verlangen zu
 Hände, beißt
 sich selbst, beißt
Beschwerden infolge von Kummer
Denken, Beschwerden agg., an seine
Eigensinnig, starrköpfig
Empfindlich, Geräusche, gegen
Erregung, Aufregung
 mittags
 nachts
Faulheit, Indolenz, Abneigung gegen Arbeit
Fehler, Orten, irrt sich in
 Zeit, in der
Froh, guten Mutes, glücklich
 morgens
  8 h •
Furcht, fallen, zu, Gehen, beim
 Fieber, vor, Zu-Bett-Gehen, beim •
 Geräusche, durch
 Unglück, vor
  nachmittags
   14 h •
Gleichgültigkeit, Apathie
 Vergnügen, gegen jedes
Herzlich, liebevoll, zärtlich
Hysterie
Konzentration, schwierige
Lachen
 morgens
  7–8 h •
 Frösteln, gefolgt von •
 Schmerzanfall, durch jeden •
Langeweile
Leidenschaftlich
Lesen, schwierig, ist
Liebe zu jemandem des eigenen Geschlechts, Perversität
Reizbarkeit
Religiosität, auffallende
Ruhelosigkeit, nachts
 Bett, im
Schmollen
Seufzen
Stumpfheit, geistige Anstrengung, durch
Tadelt sich selbst, Selbstvorwürfe
Tod, Todesgedanken
 wünscht sich den
Traurigkeit, Verzagtheit, Niedergeschlagenheit, Depression, Schwermut, Melancholie
 morgens
Ungeduld mittags •
 Schmerzen, durch
unglücklich, bedauernswert, fühlt sich
Unzufrieden, missvergnügt, unbefriedigt
 allem, mit
Verlassenheit, Gefühl der
 Isolation, Vereinsamung, Gefühl der
Verwirrung des Geistes
Verzweiflung, Genesung, an der
 religiöse Verzweiflung an der ewigen Seligkeit
Wahnideen, Einbildungen, Halluzinationen, Sinnestäuschungen
 allein, Welt, sie ist alleine auf der
 Freund, verliert einen, sie •
  Zuneigung des Freundes verloren, hat die •
 Gespenster, Geister, sieht
 hängen, sieht Menschen, einen Meter vom Boden (beim Einschlafen) •
 schwebt in der Luft
 tot, Menschen, sieht tote
 unglücklich, er ist
 verachtet, ist
 verlassen, im Stich gelassen, ist
 verloren, sie ist (Seligkeit)
 verstoßen, er ist von Verwandten
 Vertrauen zu ihm verloren, seine Freunde haben alles
 Zuneigung von Freunden verloren, hat die
Weinen, weinerliche Stimmung
 vormittags
 abends
 Freien, im
 grundlos
 Singen, beim •
Widerspruch, verträgt keinen
zerbrechen, zerschlagen, Verlangen, Sachen zu
Zerstörungssucht, Destruktivität

Zerstreut, unaufmerksam
 Arbeit, bei der •
Zorn, Jähzorn
 Widerspruch, durch

Hydrastis canadensis

Abscheu, Leben, gegen das
abweisen, möchte jemanden wegen anderer Meinung kurz •
auszugehen, Abneigung
Betäubung, wie im Rausch
 Schwindel, bei
Boshaft, gehässig
Delirium
 nachts
Denken, Beschwerden agg., an seine
Entmutigt
Faulheit, Indolenz, Abneigung gegen Arbeit
Fehler, Schreiben, beim
Fluchen, Schwören
 Mutter, wirft Essen oder Medizin durch das Zimmer, verflucht seine •
Froh, guten Mutes, glücklich
 morgens, Aufstehen, beim •
  Erwachen, beim
Furcht, Krankheit, vor drohender
 offenen Plätzen, vor; Agoraphobie
 Tod, vor dem
Gedächtnisschwäche
 ereignet hat, für das, was sich
 Ereignisse, neue, für
 gelesen hat, für das, was er
 Orthographie, für
 sagen wollte, für das, was er
 tun wollte, was er gerade
geistige Arbeit, Abneigung gegen
 unmöglich
Gesellschaft, Abneigung, gegen; Gegenwart anderer agg. die Symptome; Verlangen nach Einsamkeit
Gleichgültigkeit, alles, gegen
Hass, Rache, Hass und
Heiterkeit
Hoffnungsvoll
Konzentration, schwierige
Kühn
Langeweile
Lesen, Abneigung gegen
Milde
Mürrisch, missmutig
 Trunkenheit, bei
Phantasien, verstärkte Phantasietätigkeit, nachts
  schreckliche
Qualvolle Angst
reden, Abneigung zu, möchte schweigen, wortkarg
Reizbarkeit
 Essen, nach dem
 Fluor aufhört, Reizbarkeit, sobald •
 Mittagessen, nach dem
Ruhelosigkeit, nachts
Schlagen
 möchte schlagen
  abends amel. •
schreiben, Abneigung zu
Singen
Stöhnen, Ächzen, Wimmern
 Schmerzen, durch
Stumpfheit, Geistesträgheit, Denk- und Verständnisschwierigkeit
Tod, wünscht sich den
Traurigkeit, Verzagtheit, Niedergeschlagenheit, Depression, Schwermut, Melancholie
Trunksucht, Alkoholismus
Vergesslich
 Worte beim Sprechen, für; sucht nach Worten
Verwirrung des Geistes
Weinen, weinerliche Stimmung
Zerstreut, unaufmerksam
Zorn, Jähzorn
 Fluor, aufhört, sobald •

Hydrocotyle asiatica

Froh, guten Mutes, glücklich
Furcht, Menschen, vor; Anthropophobie
Geschwätzigkeit
Gleichgültigkeit, Apathie
Langeweile
Lebhaft, munter
Menschenfeindlichkeit
Mitteilsam
Optimist
Stöhnen, Ächzen, Wimmern
Traurigkeit, Verzagtheit, Niedergeschlagenheit, Depression, Schwermut, Melancholie
Vertrauensvoll

Hydrocyanicum acidum

- *Angst*
- Auffahren
- beißen, Verlangen zu
  - Delirium, im
- Betäubung, wie im Rausch
  - Schwindel, bei
- **Bewusstlosigkeit, Koma, Stupor**
  - lang dauernde ★[2,3]
  - *plötzliche*
- Delirium, wildes
- *Empfindlich, Mangel an Empfindlichkeit*
- Entmutigt
- Erregung, Aufregung
- Faulheit, Indolenz, Abneigung gegen Arbeit
- Feigheit
- Furcht
  - allem, beständig vor +[2]
  - Annäherung, Fahrzeugen, von
  - Menschenmenge, in einer
  - offenen Plätzen, vor; Agoraphobie
  - *Schlaf, einzuschlafen, Furcht*
  - Sorgen, vor eingebildeten •
  - überfahren zu werden (beim Ausgehen)
  - Unglück, vor
- Gebärden, krampfhafte
  - unfreiwillige Handbewegungen, wirft die Hände über den Kopf
- **Geisteskrankheit, Unempfindlichkeit, Schmerzlosigkeit, mit allgemeiner**
- *Geistige Arbeit unmöglich*
- Gleichgültigkeit, Apathie
- *Hydrophobie, Tollwut*
- Hypochondrie
- *Hysterie*
  - *verletzen, sie möchte sich selbst •*
- *Konzentration, schwierige*
- Lachen, lautes
  - sardonisches
- *Manie, Erregung in Gebärden und Sprache •*
- Menses, Gemütssymptome agg. während der
- Mürrisch, missmutig
  - nachmittags
- Phantasien, verstärkte Phantasietätigkeit, schreckliche
- *Qualvolle Angst, Urämie, bei •*
- reden, Abneigung zu, möchte schweigen, wortkarg
- Reizbarkeit
  - nachmittags
- Ruhelosigkeit
  - Bett, sich herumwerfen im
- Schreien
  - *Erwachen, beim*
  - Konvulsionen, vor
    - epileptischen
  - unwillkürliches ★[2]
- Seelenruhe, Gelassenheit
- Selbstmord, Neigung zum
- Sentimental, schwärmerisch
- *Seufzen, Hysterie, bei*
- **Sinne abgestumpft**
  - geschärft
- Sprechen, unzusammenhängendes
- *Starren, gedankenloses*
- Stöhnen, Ächzen, Wimmern
- *Stumpfheit, Geistesträgheit, Denk- und Verständnisschwierigkeit*
- Traurigkeit, Verzagtheit, Niedergeschlagenheit, Depression, Schwermut, Melancholie
  - nachmittags
- Unbehagen, Unpässlichkeit
- Vergesslich
- Verwirrung des Geistes
  - Freien, im, amel.
- Verzweiflung
- Wahnideen, Einbildungen, Halluzinationen, Sinnestäuschungen
  - *Freunde, umgeben von Freunden, gibt ihnen die Hand und ruft sie mit Namen •*
- Weinen, heftiges
- Zorn, Jähzorn

Hydrophis cyanocinctus

- Abscheu, Leben, gegen das
- Angst
- Auffahren, Schlaf, aus dem
- Hellsehen
- Konzentration, schwierige
- Reizbarkeit
- Stumpfheit, Geistesträgheit, Denk- und Verständnisschwierigkeit
- Traurigkeit, Verzagtheit, Niedergeschlagenheit, Depression, Schwermut, Melancholie
  - Klimakterium, im
- Vergesslich
- Weinen, weinerliche Stimmung

Hyoscyaminum bromatum

- Auffahren, Schlaf, aus dem
- Delirium

Gelächter, mit
Kichern, mit albernem •
ruhiges
Delirium tremens, Säuferwahnsinn
Erregung, Aufregung
Kindern, bei
Gebärden, Greifen oder Langen nach etwas, nach Flocken
Manie
Reizbarkeit
Ruhelosigkeit
Kindern, bei

Hyoscyamus niger

Abneigung, alles, gegen
Abscheu, Allgemeinen, im
Arbeit, gegen die
Leben, gegen das
Affektiertheit, gekünsteltes Benehmen, Geziertheit +1
Gebärden und Taten, in
Aktivität
geistige
Albernes Benehmen
anfassen, muss alles
angesprochen werden, will nicht
Fieberfrost, bei •
Angst
nachts
Anfällen, bei
anfallsweise +1
Bewegung, durch
Essen, nach dem
Furcht, mit
Gewissensangst, als ob eines Verbrechens schuldig
hypochondrische
Menses, während der
Mittagessen, nach dem
verfolgt, wie
Anregung agg. ★1
Anstrengung, agg. durch geistige
antworten, Abneigung zu
weigert sich zu antworten
Antwortet, eingebildete Fragen, auf
einsilbig, „nein" auf alle Fragen
kurz angebunden, barsch
langsam
ohne Beziehung zu der Frage
Stupor kehrt nach Antwort sofort zurück
unrichtig
unverständlich
unzusammenhängend
anziehen, unanständig, unschicklich an, zieht sich
Argwöhnisch, misstrauisch
Auffahren
krampfhaftes
Schlaf, aus dem
im
Schreck, durch und wie durch
Auffassungsvermögen, leichtes
aufhetzen, anstacheln, anstiften, andere •
Ausschweifung, sexuelle
beißen, Verlangen zu
Gegenstände, beißt
stört, beißt jeden, der ihn •
Beklagt sich
angebliches Unrecht, über •
beleidigt, leicht; nimmt alles übel
Beschimpfen, beleidigen, schmähen
Kinder beschimpfen ihre Eltern
Beschwerden infolge von Angst
Eifersucht
Erregung, Gefühlserregung
Erwartungsspannung, Vorempfinden, Ahnung
Geringschätzung, Verachtung durch andere
Kummer
Liebe, enttäuschter
Eifersucht, Zorn und unzusammenhängenden Reden, mit
lachen, mit Neigung zu •
Raserei nach •
Schwermut durch
Selbstmord durch, Neigung zum
unglücklicher
Schreck
Verletzungen, Unfällen; Gemütssymptome infolge von
Zorn, Ärger
Angst, mit
stillem Kummer, mit
Betäubung, wie im Rausch
Essen, agg. nach dem
Krampfanfällen, zwischen
sitzt unbeweglich wie eine Statue
Beten
Bett, aufstehen aus dem, möchte
Fieberfrost, im
bleiben, möchte im
Bewusstlosigkeit, Koma, Stupor

  - morgens
  - Alkohol, durch
  - antwortet richtig, wenn angesprochen, aber Delirium und Bewusstlosigkeit kommen sofort zurück
  - *Apoplexie, bei*
  - bewegungslos wie eine Statue
  - *Fieber, bei*
  - *geistige Empfindungslosigkeit*
  - **Gliederzucken, mit**
  - *häufige Anfälle vom Bewusstlosigkeit, Absencen*
  - *Hydrozephalus, bei*
  - Verhalten, automatenhaftes
- *Boshaft, gehässig*
  - beleidigend
- *Böswillig, mutwillig*
- Brütet, Ecke oder lässt den Kopf hängen, brütet in einer
- **Delirium**
  - albernes, einfältiges
  - *antwortet richtig, wenn angesprochen, aber Bewusstlosigkeit und Delirium kommen sofort zurück*
  - *ängstliches*
  - **Ärger, durch** •
  - *Bett und entflieht, springt plötzlich aus dem*
  - **Eifersucht, durch** •
  - erkennt niemanden
  - *erotisches*
  - Erschöpfung, mit
  - *Erwachen, beim*
  - *Fieber, während*
  - *Gelächter, mit*
  - **Geschäft, spricht vom**
  - *geschäftiges*
  - *geschwätziges*
    - *unklar, undeutlich*
  - *Gesicht, blassem, mit* •
    - **rotem**
  - **gewalttätiges**
  - greift Menschen mit einem Messer an •
  - *Hochzeit vor, bereitet sich zur* •
  - hüllt sich im Sommer in einen Pelz •
  - *hysterisches, beinahe*
  - *komisch*
  - Kopfverletzungen, nach
  - Kräften, mit gesteigerten
  - *lärmendes*
  - lustiges, fröhliches
  - Menses, vor den
    - während der
  - **murmelt, murrt**
    - sich selbst, zu
  - **nackt sein, möchte im Delir**
  - phantastisches
  - **rasendes**
  - **ruheloses**
  - **ruhiges**
  - sammeln, versucht, Gegenstände von der Wand zu
  - Schläfrigkeit, mit
  - Schlaflosigkeit, mit ⋆3
  - **Schmerzen, durch**
  - *Schrecken, voller*
  - streift umher
  - streitsüchtiges
  - umarmt den Ofen •
  - ungestümes, grimmiges
  - Unrecht, von eingebildetem •
  - *unsinnig, mit offenen Augen*
  - Verfolgung, Delir mit Wahnideen der Vorwürfen, mit
  - *Wachen, Nachtwachen, durch*
  - *Wahnideen, mit*
  - **wahnsinniges**
  - wiegt sich hin und her
  - *wildes*
  - Zittern, mit
- *Delirium tremens, Säuferwahnsinn*
  - Schlaflosigkeit, mit
  - *Zittern, mit*
- *Demenz*
- Denken, Abneigung gegen
- *Ehrfurcht, Personen in seiner Umgebung, gegenüber den*
- Ehrgefühl, kein
- **Eifersucht**
  - rachsüchtige •
  - **Raserei, mit** •
  - Tier oder lebloses Objekt, auf ein
  - **Töten, treibt zum** •
  - *Trunkenheit, bei*
  - Verbrechen, bis zum
- *Eigensinnig, starrköpfig*
  - Kinder, eigensinnige
- Ekstase
- *Empfindlich, überempfindlich*
  - morgens
  - Geräusche, gegen
    - *Fieberfrost, bei*
  - Mangel an Empfindlichkeit
- Entfernungen, schlechte Beurteilung von
- **entfliehen, versucht zu**

- springt plötzlich aus dem Bett, wechseln, das Bett zu
- *Straße, auf die* •
- *umzingelt und gefangen, als ob von Männern* •
- wegzulaufen, um

Entfremdet, wissen, will nichts von seinen Verwandten
Entmutigt
Erkennt niemanden
- **Verwandten nicht, seine**

Ernst
Erregung, Aufregung
- *agg.*
- Menses, während der

Erschöpfung, geistige
erschreckt, leicht
- *Erwachen, beim*

essen, weigert sich zu
Exzentrizität, Überspanntheit
Faulheit, Indolenz, Abneigung gegen Arbeit
- nachmittags

Fehler, Lesen, beim
- Sprechen, beim
  - stellt Worte falsch
  - *Worte, benutzt falsche*
- Unterscheiden von Gegenständen, im

Feierlich
Feuer legen, Dinge anzünden, will
Fleißig, Arbeitswut
- *Menses, vor den*

Fluchen, Schwören
Frechheit, Impertinenz
Freigebig, Fremden, gegenüber
Froh, guten Mutes, glücklich
- nachts
- abwechselnd mit Traurigkeit
  - Zornesausbrüchen
- gefolgt von Reizbarkeit
- Menses, vor den
- Schlaf, im
- *Tanzen, Lachen, Singen, mit*
- Urinieren, nach

Furcht
- **Alleinsein, vor dem**
- *allem, beständig vor*
- Arbeit, Grauen vor der
- *Auffahren, mit*
- Erwachen, beim
- essen, nach dem Essen
- Feinden, vor
- *Geistern, Gespenstern, vor*
- Geräusche, rauschendem Wasser, von
- *Hunden, vor*
- lang anhaltende ★3
- *Männern, vor*
- **Menschen, vor; Anthropophobie**
- Messern, vor
- *Syphilis, vor*
- Tod, vor dem
- Unheil, vor
- Verfolgung, vor •
- *vergiftet zu werden*
- *verkauft zu werden* •
- verletzt zu werden
- verraten zu werden •
- **Wasser, vor**

Gebärden, macht
- automatische
- **betrunken, wie** •
- erhabene
- **Greifen oder Langen nach etwas, nach Flocken**
  - Genitalien, nach den, Delirium, im ★3
  - **zupft an der Bettdecke**
- heftige
- **lächerliche**
- Nüsse, knackt, als ob er •
- Schauspieler, wie ein •
- schreckliche
- seltsame Stellungen und Lagen
  - Arme, der
- *spielt mit den Fingern*
- Spinnen nach, ahmt das •
- stampft mit den Füßen
- *unfreiwillige Handbewegungen*
  - spinnt und webt +1
- wischt oder etwas wegwischt, als ob er das Gesicht •

Gedächtnis, gutes
- *unwillkürliche Erinnerung* ★5
- *vergangene Ereignisse, für*

Gedächtnisschwäche
- *gedacht hat, für das, was er gerade*
- **gehört hat, für das, was er**
- *gelesen hat, für das, was er*
- **gesagt hat, für das, was er**
- Geschäfte, für
- *getan hat, was er gerade*
- Personen, für

Gedanken, versunken in
Gedanken, Andrang, Flut der
- nachts
- Halbschlaf, im •
- gedankenvoll

hartnäckige
schnelle, lebhafte
Stillstand der
wandernde, abschweifende
Gefühllos, hartherzig
Geistesabwesend
Geisteskrankheit, Wahnsinn
abwechselnd geistige Symptome mit körperlichen
alberne, lächerliche
benimmt sich wie ein Geisteskranker
erotische
Fieberhitze, mit
Gefräßigkeit abwechselnd mit Essensverweigerung
geistige Anstrengung, durch
Geschwätzigkeit, mit
Größenwahn
hochmütige
Jammern, Stöhnen, nur
Kindbett, im
Konvulsionen, mit
Körperkraft, mit vermehrter
Masturbation, durch
Melancholie
Mutwillen, Ausgelassenheit, mit
reisen, mit Verlangen zu
religiöse
Ruhelosigkeit, mit
Schlaflosigkeit, mit
Schwangerschaft, in der
Selbstmord, Neigung zum
streitsüchtige ⋆2
Tanzen, mit
Trinkern, bei
unbeweglich wie eine Statue
Unempfindlichkeit, Schmerzlosigkeit, mit allgemeiner
geistige Arbeit, Abneigung gegen
nachmittags
unmöglich
Geiz
Freigebigkeit gegen Fremde, Geiz gegen die Familie
verschwenderisch für sich selbst
Gemütsstörungen im Allgemeinen ⋆2
Geschäft, redet vom
Geschäftig
Geschmacklosigkeit in ihrer Kleidung
Geschwätzigkeit
abschweifen ⋆3
hastige
muntere, lebhafte
Schweiß, bei
wahnsinnige
Gesellschaft, Abneigung, gegen; Gegenwart anderer agg. die Symptome; Verlangen nach Einsamkeit
Fieberhitze, während
Gesellschaft, Verlangen nach; Abneigung gegen Einsamkeit, Gesellschaft amel.
Alleinsein agg., beim
gesund zu sein, behauptet trotz schwerer Krankheit
Gewalttätig, heftig
Gewalttaten, Wut führt zu
Gewissenhaft in Kleinigkeiten
Gewissensqual
Gier, Habsucht
packt habgierig mit beiden Händen alles ihm Angebotene •
Glänzende, leuchtende Gegenstände agg.
Gleichgültigkeit, Apathie
alles, gegen
Entblößung ihres Körpers, gegen
klagt nicht
nackt zu bleiben
Grausamkeit, Unmenschlichkeit
Grimassenschneiden
unhöfliche •
Grobheit
Hast, große Eile
Bewegungen, in seinen
Hause gehen, will nach
Heimweh
Hellsehen
Hochmütig, arrogant
Hydrophobie, Tollwut
Tollwutprophylaxe ⋆3
Hypochondrie
Hysterie
Menses, vor den
während der
Ideen, Einfällen, Mangel an
Ideen, Einfällen, Reichtum an; Geistesklarheit
Idiotie
Imbezillität
Lachen um nichts
sexueller Erregung, mit
Imitation, Nachahmung
Indiskretion, Taktlosigkeit
Intrigant
Jammern, Lamentieren, Klagen
Kämpfen, Gefechten, spricht von
Krieg, spricht vom

kämpfen, sich mit jemandem schlagen, möchte
Kindisches Benehmen
Klatschsüchtig
klettern, Verlangen zu
Konzentration, aktive
Konzentration, schwierige
  Aufmerksamkeit, kann die Aufmerksamkeit nicht halten ⋆1
Kühn
Kummer
Küsst jeden
Lachen
  abwechselnd mit Ruhe •
    Wimmern, Stöhnen
  agg.
  andauerndes
  dummes
  gezwungenes •
  Imbezillität, bei
  Kleinigkeiten, über
  krampfhaftes
  lächerlich, alles erscheint
  lautes
  Liebe, durch enttäuschte •
  Menses, vor den
  sardonisches
  Schlaf, im
  Traum, im
  unfreiwilliges
  unmäßiges
Lächeln
  albernes
  Schlaf, im
Langsamkeit
Laszlv
  Exhibitionismus, mit •
Läuft umher
  Zimmer, im
Lebensüberdruss, Lebensmüdigkeit
Lebhaft, munter
Leidenschaftlich
Licht, flieht das
Manie
  Besessenheitswahn
  erotische ⋆3
  gewalttätige
  Raserei, mit
Meditation
Menschenfeindlichkeit
Menses, Gemütssymptome agg. vor den
  während der
moralischem Empfinden, Mangel an
Morphinismus
Murmeln, murren
  Schlaf, im
  Schlaflosigkeit, mit •
  unverständliches
Mürrisch, missmutig
  Schläfrigkeit, mit
nackt zu sein, Verlangen
  morgens im Bett
  Delirium, im
  Hyperästhesie, bei taktiler •
  Schlaf, im
  Trunkenheit, bei •
Naiv
Neugierig
Nymphomanie
  Menses, während der
    unterdrückten, nach
Obszön
  Lieder, obszöne
  Reden, obszöne
Pelze, hüllt sich im Sommer in
Pessimist
Phantasien, lebhafte
  verstärkte Phantasietätigkeit
    nachts
  verwirrte
Possen, spielt
  Delirium, im
Qualvolle Angst
Raserei, Wut
  Tag und Nacht •
  abends
  nachts
  abwechselnd mit Ruhe, Erholung •
  epileptischen Anfällen, Raserei mit
  heftige, gewalttätige
  Konvulsionen, Raserei mit
  Kraft, mit vermehrter
  leuchtende, helle Gegenstände, durch
  Liebe, nach enttäuschter •
  Menses, während der
  Schreien, mit
  töten, versucht, Menschen zu
  Wasser, beim Anblick von
Reden anderer agg., Unterhaltung
  Schlaf, im
    beichten laut
    Krieg, vom •
reden, Abneigung zu, möchte schweigen, wortkarg
Redet, sich selbst, mit
  Verstorbenen, mit

Reizbarkeit
anspricht, wenn man ihn
Entbindung, bei der
Fieberfrost, bei
Masturbation, nach •
Schlaflosigkeit, mit
Religiosität, auffallende
Beschränktheit in religiösen Fragen
spricht über religiöse Dinge •
Ruhelosigkeit
morgens
nachmittags
nachts
Bett, gehen, will aus einem Bett ins andere
sich herumwerfen im
treibt aus dem
geschäftige
Menses, während der
Metrorrhagie, bei
umhertreibende
Satyriasis
Schamlos
Zurschaustellen der Genitalien
Schlafwandeln
Schlagen
möchte schlagen
Trunkenheit, bei
um sich nach eingebildeten Gegenständen, schlägt
Umstehende, schlägt
Schlägt sich selbst, schlägt mit dem Kopf gegen Wand und Dinge
Kopf, seinen +3
Schreien
Angst, aus
Cri encéphalique
Erwachen, beim
ohne zu erwachen ⋆2
Kindern, bei, Schlaf, schreien und schluchzen im ⋆2
kläglich im Stupor, Berührung agg. ⋆2
Konvulsionen, vor
während epileptischer
Wochenbett, im
Schlaf, im
Trunkenheit, bei
Wahnideen, mit
Schüchternheit
schamhaft, verlegen
Seelenruhe, Gelassenheit
Selbstbetrachtung
Selbstmord, Neigung zum
Ertrinken, durch
Liebe, aus enttäuschter •
Messer, mit einem
Springen in die Tiefe, durch
Verzweiflung, aus
Wahnideen, durch
Selbstvertrauen, Mangel an
Seufzen
Singen
Sinne abgestumpft
Schwinden der
Sinnlichkeit
Sitzen, Neigung zum
Sitzt aufrecht
steif, ganz
still
sonderbar, Sonderling
Spaßen, Scherzen
erotisches
lächerliches oder albernes
Spotten
Lächerliche zu ziehen, Sucht, alles ins
Sprechen, albernes
betrunken, wie
deliröses
feines, verfeinertes •
gefälliges, gewandtes
hastiges
lautes
lebhaftes
manieriert, unnatürlich
Schwatzen
liegt nackt im Bett und schwatzt •
springt schnell von einem Gedanken zum anderen
stammelndes
unsinniges
unverständliches
unzusammenhängendes
verwirrtes
Zukunft, über die •
Springen
Bett, springt aus dem
Fieber, bei
spucken, Gesicht, den Leuten ins
Stilles Wesen
abwechselnd mit Raserei •
Stimmung, abwechselnde
veränderliche, unbeständige, wankelmütige
Stirnrunzeln, finsteren Blick, Neigung zum +3
Stöhnen, Ächzen, Wimmern
Schlaf, im

warum, weiß nicht •
Streitsüchtig, zanksüchtig
Eifersucht, durch
Stumpfheit, Geistesträgheit, Denk- und Verständnisschwierigkeit
nachmittags
Fieberhitze, bei
Freien, im
Schläfrigkeit, mit
Schweiß, bei
Tadelsüchtig, kritisch
Tadelt sich selbst, Selbstvorwürfe
andere
Tanzen
Tappen wie im Dunkeln
Torpor, Erstarrung
töten, Verlangen zu
alle, denen er begegnet •
dachte, er müsse jemanden töten
Gehen im Freien und auf der Straße, beim
Messer, mit einem
Trunkenheit, bei
verletzen, Impuls, jemanden mit einem Messer zu
Traum, wie im
Traurigkeit, Verzagtheit, Niedergeschlagenheit, Depression, Schwermut, Melancholie
Blumengeruch, durch •
Enthaltsamkeit, durch
Essen, nach dem
Liebe, durch enttäuschte
Urinieren amel.
Trieb, krankhafter, Feuer zu legen, Dinge anzuzünden ⋆1
unüberlegter Handlung zu
Trügerisch, hinterlistig
Trunksucht, Alkoholismus
Überaktiv, sehr geschäftig
Umherstreifen, nackt •
sinnlos, wie ein Geisteskranker
Unbesonnen, sorglos
Unentschlossenheit
nachmittags •
Schläfrigkeit, mit •
Ungeduld
Ungestüm, Schweiß, mit
unterdrückten oder zurückgetretenen Hautausschlägen oder Hämorrhoiden, Gemütssymptome agg. nach
Unverschämtheit
Unwillkürliche Handlungen +3
Verächtlich, geringschätzig
Vergesslich
Fieberfrost, bei
Verlangt nichts
Verleumden, Neigung zum
Verliebt
Verrät Geheimnisse
verstecken, Verlangen sich zu
Verstümmelt seinen Körper
Verwechselt Dinge und Ideen
Verweigert, Medizin, die
Verweilt bei vergangenen unangenehmen Ereignissen
rührt unangenehme Erinnerungen auf
Verwirrung des Geistes
morgens
nachmittags
betrunken, wie
Essen, nach dem
Fieberfrost, bei
Fieberhitze, während
Freien, im
verwechselt Subjektives mit Objektivem
Verzweiflung
Liebeskummer, durch
Vorsichtig
Wahnideen, Einbildungen, Halluzinationen, Sinnestäuschungen
Aktivität, mit
akustische Täuschungen
Ameisen, Buchstaben sind •
angefeindet, gehindert und gequält, er wird
anwesend, jemand ist
beleidigt, er hat Menschen
beobachtet, sie wird
beschäftigt, Tätigkeit, mit einer
besessen, ist
Bilder, Phantome, sieht
schreckliche
dämonisch, hält sich für ⋆1
Debatte, ist in einer •
ermorden, jemanden, er muss
ermordet werden, er wird
fallen, Gegenstände werden
Frau ist treulos, seine
Freund, Zuneigung des Freundes verloren, hat die
Gänse, sieht •
gebissen, wird
gefressen, wurde von Tieren •
Gegenstände, packen, versucht, Gegenstände zu
gepackt, wie

Geräusche, hört
Geschwätzigkeit, mit
Gespenster, Geister, sieht
greift nach den Gespenstern •
Gestalten, sieht
gesund, er ist
gewalttätige
greift nach eingebildeter Erscheinung
groteske, Menschen erscheinen grotesk •
groß, Körperteile erscheinen zu
Harlekin, er ist ein •
Hennen sind mit Ketten angebunden •
Hochzeit, von einer
hören, er kann nicht
Insekten, sieht
Katzen, sieht
klein, Gegenstände erscheinen
klettert hoch, er •
Krebsen, von •
Krieg zu sein, im
kritisiert, sie wird
lächerliche
lebhafte
Mäuse, sieht
närrische
Nüsse, knackt •
Ofen, verwechselt den Ofen mit einem Baum •
erklettern, will ihn •
Ort, falschem Ort, an •
Personen, sieht
unterhält sich mit abwesenden
Pfauen, er jagt •
verscheucht sie •
Phantasie, Einbildungen der
Fieberhitze, während
Polizist, ins Haus kommen, er sieht einen
Ratten, sieht
Reise, befindet sich auf einer
religiöse
ruft, abwesenden Personen, nach •
Schlangen, in ihr und um sie herum
Schreien, mit
Schweine, Menschen sind
sehen, er kann nicht
Selbstmord, treiben zum
sonderbar, gewohnte Dinge erscheinen
lächerlich, sind
Orte erschienen
spinnt, sie
spricht, Toten, mit
toten Schwester, mit seiner
Stimmen, hört
Studium, nach
Teufel, sieht
besessen vom, ist
Tieren, von
Käfer, Würmer etc.
Menschen sind Tiere
Tasse, bewegen sich in einer •
Töne, horcht auf eingebildete •
tot, Menschen, sieht tote
treibt Pfauen •
Umgebung, sonderbare ★2
Unrecht erduldet, hat
getan, er hat
veränderliche •
Verbrecher, er ist ein
Verbrechern, von
verdammt, verloren zu sein
verfolgt zu werden
Feinden, von
Polizei, von der
vergangenen Begebenheiten, von längst
vergiftet, soll vergiftet werden, er
worden, er ist
vergrößert, Entfernungen sind
Gegenstände sind
Körperteile sind
verheiratet, er wird sich verheiraten •
verkauft zu werden •
verlassen, im Stich gelassen, ist
verletzt werden, wird
verletzt zu werden, Umgebung, durch seine
vernachlässigt, er hat seine Pflicht
Visionen, hat
phantastische
Vögel, rupft ihnen Federn aus •
Zimmer, Wände, fürchterliche Erscheinungen an den Wänden, sieht
zu Hause fort, ist von
zu Hause, fort von, muss dorthin zurückkehren
zu sein, wenn nicht
Wahrheit, sagt rücksichtslos die
wandern, ruhelos umher, streift
Weinen, weinerliche Stimmung
nachts
abwechselnd mit Lachen
Erwachen, beim
Kindern, bei
Konvulsionen, bei
lautes Weinen, Schluchzen
Menses, während der

  - *Schlaf, im*
  - Wimmern, Winseln
    - Schlaf, im
- widersprechen, Neigung zu
- Widerspruch, verträgt keinen
- Wildheit
- *zerbrechen, zerschlagen, Verlangen, Sachen zu*
- Zerreißt Sachen
- *Zerstörungssucht, Destruktivität*
  - Kleidern, an
- *Zerstreut, unaufmerksam*
- *Zorn, Jähzorn*
  - Gesicht, mit rotem
  - *heftiger*
  - Menses, während der
- Zudringlich, aufdringlich
- *Zurückhaltend, reserviert*
- Zweifelnd, Seelenheil, am

Hypericum perforatum

- Aktivität, geistige, Verlangen nach
- *Angst*
  - Fieber, im
- Auffahren
  - leichtes
  - Schlaf, im
  - Schreck, durch und wie durch
- *Beschwerden infolge von Schreck*
  - Verletzungen, Unfällen; Gemütssymptome infolge von
- Bewusstlosigkeit, Anstrengung, nach
- Delirium
  - *aufgeweckt, zum Beantworten von Fragen auf geweckt werden, kann* •
  - rasendes
  - Schlaf, im
- *Empfindlich, Schmerzen, gegen*
- Erregung, Aufregung
  - abends
- Erschöpfung, geistige
  - Verletzungen, durch
- erschreckt, leicht
  - Kleinigkeiten, über
- Faulheit, Indolenz, Abneigung gegen Arbeit
- Fehler, Schreiben, beim
    - falsche Worte
    - *lässt Buchstaben aus*
      - Worte
  - Sprechen, beim
    - Buchstabieren, beim
    - stellt Worte falsch
    - Worte, benutzt falsche, setzt rechts für links oder umgekehrt
- Fleißig, Arbeitswut
- Furcht
  - Abwärtsbewegung, vor
  - fallen, zu
- Gedächtnisschwäche
  - sagen wollte, für das, was er
- Gedächtnisverlust, Aphasie, bei
  - *Gehirnerschütterung, nach* •
  - Verletzungen, Kopfverletzungen, nach
- *Gedanken, sexuelle*
- Geisteskraft, gesteigerte
- *Geisteskrankheit, Schmerzen, durch unerträgliche*
- geistige Arbeit, Abneigung gegen
- Gewitter, Gemütssymptome vor
- Hydrophobie, Tollwut
- Ideen, Einfällen, Reichtum an; Geistesklarheit
- Laszw
- Nüchternheit, Besonnenheit
- Raserei, Wut
- Reden, Schlaf, im
- Reizbarkeit
- Religiosität, auffallende
- Ruhelosigkeit
  - morgens
    - Erwachen, beim
  - nachts
  - Erwachen, beim
  - Fieberhitze, bei
- Schreien
- Singen, Schlaf, im
  - *Schreien und Weinen, gefolgt von* •
- Sprechen, spitze, böse Zunge
  - wildes, Schlaf, im •
- Stumpfheit, morgens
  - Kopfverletzung, nach
- Traurigkeit, Verzagtheit, Niedergeschlagenheit, Depression, Schwermut, Melancholie
  - morgens
  - abends
  - *Verletzungen, durch* •
- *Unerträgliche Schmerzen* ⋆[1]
- *Verwirrung des Geistes*
  - morgens
    - Erwachen, beim
  - Erwachen, beim
- Verzweiflung, Schmerzen, bei
- Wahnideen, Bett, liegt nicht im (beim Aufwachen um 4 h) •

Gespenster, Geister, sieht
Stimmen, hört, Toten, von
Weinen, abends

Hypothalamus

Angst
Dunkeln, im
Empfindlich, überempfindlich
Entmutigt
Freundlichkeit
Furcht, Schlaf, Augen zu schließen, Furcht die; er würde sonst nie wieder aufwachen
geistige Arbeit, ermüdet
Liebe zu jemandem des eigenen Geschlechts, Homosexualität, Tribadie
Milde
Traurigkeit, Verzagtheit, Niedergeschlagenheit, Depression, Schwermut, Melancholie
Anstrengung, nach
Weinen, abwechselnd mit Lachen
Kleinigkeiten, um
Wille, Willensschwäche

I

Iberis amara

Aktivität, geistige
Entmutigt
Erregung, Aufregung
Gesichtsschweiß, mit kaltem •
erschreckt, leicht
abends
Furcht
Medizin einzunehmen, Furcht zu viel
Zittern, mit
Gedächtnis, gutes
Gedächtnisschwäche
gehört hat, für das, was er gerade
Konzentration, schwierige
Kummer
Mürrisch, missmutig
Reizbarkeit
morgens
Ruhelosigkeit
nachts
Seufzen
Stumpfheit, Geistesträgheit, Denk- und Verständnisschwierigkeit
Traurigkeit, Verzagtheit, Niedergeschlagenheit, Depression, Schwermut, Melancholie
Verwirrung des Geistes
Weinen, weinerliche Stimmung

Ichthyolum

Gedächtnisschwäche
Konzentration, schwierige
Trunksucht, Alkoholismus

Ictodes foetida

Angst
plötzliche
Geistesabwesend
Gewalttätig, heftig
Hysterie
Konzentration, schwierige
Mürrisch, missmutig
Qualvolle Angst, Stuhlgang, vor
Streitsüchtig, zanksüchtig
Ungestüm
widersprechen, Neigung zu
Widerspruch, verträgt keinen
Zerstreut, unaufmerksam
Zorn, heftiger

Ignatia amara

Abneigung, Frauen, gegen
Aktivität, ruhelose
Albernes Benehmen
angefasst werden, will nicht
angesprochen werden, will nicht
Angst
morgens
Erwachen, beim
nachts
Mitternacht, nach, Erwachen, beim
Anfällen, bei
anfallsweise [+1]
Bett, im
Erwachen, beim
Fieber, im

Fieberfrost, während
Freien, im
Furcht, mit
Gehen, beim
Freien, im
Gesundheit, um seine
Gewissensangst, als ob eines Verbrechens schuldig
Hause, im, amel. •
Hitzewallungen, bei
hypochondrische
Kaffee, nach
Kopf, mit Blutandrang zum
Menses, vor den
während der
Zorn und Angst
Ohnmacht, mit
Schreck, nach einem
Schwangerschaft, in der
Seligkeit, um die ewige
ängstlich gewissenhaft in ihren religiösen Ausübungen, zu
Bedenken, übermäßige religiöse
Annäherung von Personen agg.
Anorexia mentalis
Anstrengung, agg. durch geistige
Argwöhnisch, misstrauisch
Auffahren
Fieberhitze, bei
häufiges •
Menses, während der
Schlaf, aus dem
Einschlafen, beim
im
Auffassungsvermögen, leichtes
Aufmerksamkeit agg. ⋆2
Außer-sich-Sein
beißen, Verlangen zu
Beklagt sich
Schlaf, im
beleidigt, leicht; nimmt alles übel
Beleidigungen, durch frühere
Beschäftigung, Ablenkung amel.
Beschimpfen, beleidigen, schmähen
Beschwerden infolge von Bestrafung
Ehrgefühl, verletztem
Eifersucht
Enttäuschung
kürzlich erlebte •
Erregung, Gefühlserregung
moralischer Erregung +1
Erwartungsspannung, Vorempfinden, Ahnung
Freundschaft, betrogener
Furcht
Geldverlust
Heimweh
Kränkung, Demütigung
Kummer
Liebe, enttäuschter
Schwermut durch
stillem Kummer, mit
unglücklicher
literarischem, wissenschaftlichem Misserfolg
Scham
schlechten Nachrichten
Schreck
Sorgen
Stellung, Verlust der
Tadel
Tod eines Kindes
Eltern, Verwandten oder Freunden, von
Überanstrengung, geistiger
Verlegenheit
Widerspruch
Zorn, Ärger
Angst, mit
Schreck, mit
stillem Kummer, mit
unterdrücktem
Bestrafung agg. Gemütssymptome •
Betäubung, wie im Rausch
Bewusstlosigkeit, Koma, Stupor
morgens
Dämmerzustand
Gemütsbewegung, nach
häufige Anfälle vom Bewusstlosigkeit, Absencen
Menses, während der
schnell vorübergehende
überfüllten Zimmer, im
Boshaft, gehässig
Brütet, sieht alles schwarz
Chaotisches, wirres Verhalten
Delirium
ängstliches
Blick auf einen Punkt gerichtet, stiert
Blutung, nach
Fieber, während
Gelächter, mit
hysterisches, beinahe
Schlaf, Einschlafen, beim

- - Schlaflosigkeit, mit ★[3]
  - Zittern, mit
- Delirium tremens, Säuferwahnsinn
- Demenz
  - senilis, Dementia
- Eifersucht
- *Eigensinnig, starrköpfig*
  - abends
- Ekstase
- **Empfindlich, überempfindlich**
  - *Geräusche, gegen*
    - *sprechen zu hören, andere*
  - Gerüche, gegen
  - moralische Eindrücke, gegen
  - *Musik, gegen*
  - Schmerzen, gegen
  - *Verweise, gegen*
- entfliehen, versucht zu
- Entmutigt
- Entrüstung
- **Enttäuschung verursacht Kummer und Kränkung** ★[1]
- Ermahnung, freundliche agg.
- Ernst
- *Erregung, Aufregung*
  - **agg.**
  - Frauen, bei
  - Hören schrecklicher Dinge, nach dem
  - Klimakterium, im
  - *schlechten Nachrichten, nach*
- *Erschöpfung, geistige*
  - abends
  - nachts
  - **Kummer, durch lang dauernden** •
- *erschreckt, leicht*
  - *nachts*
  - Erwachen, beim
    - *Traum, aus einem*
- Erzählen ihrer Symptome agg.
- *essen, weigert sich zu*
- Fassungslos
- Faulheit, Indolenz, Abneigung gegen Arbeit
  - Essen, nach dem
- *Fäuste, macht (nach Schreck)* •
- Fehler, Schreiben, beim
    - *Hast, durch* •
  - Sprechen, beim
    - *Hast, aus* •
- Feigheit
  - Ansicht, Meinung, besitzt nicht den Mut zur eigenen
- *Fleißig, Arbeitswut*
  - *Menses, vor den*
- *Froh, guten Mutes, glücklich*
  - abwechselnd mit Ausbrüchen von Entrüstung
    - Traurigkeit
    - Zorn
    - Zornesausbrüchen
- **Furcht**
  - morgens
  - nachts
  - Mitternacht, nach
  - *Ärzten, vor* ★[1]
  - *Annäherung anderer, vor*
  - *Anorexie durch Furcht* •
  - Diarrhoe durch
  - *Einbrechern, vor*
    - *Mitternacht beim Erwachen, um*
  - *engem Raum, in; Klaustrophobie* [+1]
  - Erwachen, beim
  - fort von zu Hause, wenn ★[1]
  - Geisteskrankheit, seinen Verstand zu verlieren, vor
  - Geräusche, durch
  - Kleinigkeiten, vor
  - Krankheit, vor drohender
    - Karzinom ★[1]
    - unheilbar zu sein
  - Männern, vor
  - Magengeschwür, vor
  - Menschen, vor; Anthropophobie
  - *Ruhelosigkeit durch Furcht*
  - *Schlaf, nie wieder schlafen können, er wird* •
  - Stellung zu verlieren, seine gewinnbringende
  - Tod, vor dem
    - Erwachen vom Nachmittagsschlaf, beim ★[1]
  - vergiftet zu werden
  - Vögeln, vor ★[1]
- Gebärden, krampfhafte
  - lächerliche
  - *stampft mit den Füßen, Kinder im Schlaf* •
- *Gedächtnisschwäche*
  - Arbeit, bei geistiger
  - auszudrücken, sich
  - Musik, für
- Gedanken, versunken in
- *Gedanken, Andrang, Flut der*
  - *gedankenvoll*
  - *hartnäckige*
    - abends
    - Musik, abends an •
    - unerfreulichen Dingen, Erwachen, beim

Wünsche, an
schnelle, lebhafte
wandernde, abschweifende
Gehen, Freien, im, agg. Gemütssymptome
amel.
Geisteskrankheit, Wahnsinn
düstere Geisteskrankheit mit Verzweiflung und Lebensüberdruss infolge Furcht vor Kränkung oder Verlust der Stellung
fröhliche, lustige
Melancholie
Menses, reichlichen, mit +1
unterdrückten, mit
Schreck, durch
Stellung zu verlieren, aus Furcht, seine
Vermögens, Verlust seines, nach dem
Zorn, durch
geistige Arbeit, ermüdet
unmöglich
abends •
Gemütsstörungen im Allgemeinen ⋆2
Gemütssymptome wechseln mit körperlichen ⋆5
Geschäftig
Geschwätzigkeit abwechselnd mit Schweigen
Reden, hält
Schlaf, im
Gesellschaft, Abneigung, gegen; Gegenwart anderer agg. die Symptome; Verlangen nach Einsamkeit
Abscheu gegen Gesellschaft
Gesellschaft, Verlangen nach; Abneigung gegen Einsamkeit, Gesellschaft amel.
getragen zu werden, verlangt
Gewalttätig, heftig
Gewalttaten, Wut führt zu
Gewissenhaft in Kleinigkeiten
Essens, nach dem •
Gewissensqual
Menses, nach den •
Gleichgültigkeit, Apathie
alles, gegen
Arbeitsscheu, mit
Fieberfrost, bei
Musik, die er liebt, gegen
Weinen, mit
Grimassenschneiden
Grobheit
Grunzen
Schlaf, im •
Hass, Männer, auf
Hast, große Eile
geistiger Arbeit, bei
Menses, während der ⋆2
Schreiben, beim
Heimweh
Heiterkeit
Herausfordernd, trotzig
Herzlich, liebevoll, zärtlich
Heulen
Hochmütig, arrogant
Hypochondrie
Hysterie
Klimakterium, im
Kummer, durch
Menses, während der
Ohnmacht, hysterische
Ideen, Einfällen, Mangel an
Ideen, Einfällen, Reichtum an; Geistesklarheit
Imbezillität
Negativismus, triebhaftes Neinsagen, verweigert Befehle
schreit, wenn man sich mit ihm beschäftigt
Impulsiv
Indiskretion, Taktlosigkeit
Intoleranz, Geräuschen, gegenüber
Jammern, Lamentieren, Klagen
Schweiß, bei •
Kindisches Benehmen
Kleinigkeiten erscheinen wichtig
Klimakterium agg.
Konzentration, schwierige
Aufmerksamkeit, kann die Aufmerksamkeit nicht halten ⋆1
Kummer
Beleidigungen, Kummer durch frühere
Kopfschmerzen durch
stiller
Verlust von Dingen, Kummer nach •
zurückgehaltener
Lachen
abwechselnd mit Schreien
ernste Dinge, über
Konvulsionen, vor, bei oder nach
krampfhaftes
sardonisches
unfreiwilliges
unmäßiges
Langsamkeit
Langeweile
Lästig, geht auf die Nerven
Laszfrom
Launenhaftigkeit
abends

Leere, Gefühl der ★5
Leidenschaftlich
magnetisiert werden, Mesmerismus amel.
Manie
Meditation
Milde
beklagen, erträgt Leiden, sogar Gewalttaten, ohne sich zu •
Mitgefühl, Mitleid
Monomanie
Mürrisch, missmutig
abends
Erwachen, beim
Fieberfrost, bei
Schmerzen, nach
Widerspruch, durch
Musik agg.
angenehm, ist
Mutig
Nachgiebigkeit
Nymphomanie
Paradox ★2
Phantasien, Erwachen, beim
laszive
lebhafte
Schlaf, Einschlafen, beim
verstärkte Phantasietätigkeit
abends, Bett, im
nachts
Schlaflosigkeit, mit
Zu-Bett-Gehen, nach dem
Possen, spielt
Qualvolle Angst, Menses, während der
Raserei, Wut
Reden, Schlaf, im
unangenehmen Dingen agg., von
reden, Abneigung zu, möchte schweigen, wortkarg
abwechselnd mit Geschwätzigkeit
Kränkung, nach •
Leiden, über seine •
Schreck, nach •
Traurigkeit, bei
Redet, sich selbst, mit
Reisen amel. ★1
Reizbarkeit
nachmittags
abends
Fieberfrost, bei
Freien, im, amel.
Kleinigkeiten, durch
Schmerzen, bei
Trost agg.
warmen Zimmer, im
Widerspruch, beim geringsten •
Religiosität, auffallende
sehr religiös ★1
Ruhelosigkeit
nachts
Bett, sich herumwerfen im
bewegen, muss sich ständig
geschäftige
Kopfschmerzen, bei
Menses, während der
Schlafwandeln
Schlagen
Schnell im Handeln +2
Schreck, Menses während ★1
Schreckliche Dinge, traurige Geschichten ergreifen sie tief
schreiben, Unfähigkeit zu
so schnell zu schreiben, wie sie möchte; ängstliches Verhalten, macht Fehler •
Schreien
anfallsweise
Chorea, bei
Cri encéphalique
Erwachen, beim
Hilfe, um
Kindern, bei
Erwachen, beim, Zittern, mit ★2
Schlaf, im
Konvulsionen, während epileptischer
nähert, wenn sich jemand dem Bett •
Schlaf, im
Trunkenheit, bei
Schüchternheit
schamhaft, verlegen
Schwangerschaft, Geistesstörungen in der
Seelenruhe, Gelassenheit
Selbstbetrachtung
Selbstmord, Neigung zum
Ertrinken, durch
Gift, durch
Schwermut, aus
Selbstmordgedanken
Springen in die Tiefe, durch
Selbstsucht, Egoismus
Selbstvertrauen, Mangel an
Sentimental, schwärmerisch
Seufzen
morgens, 9.30 h •
nachts, 2 h •
Fieberhitze, bei
Hysterie, bei

Menses, vor den
während der
Schweiß, bei
Weinen, lang anhaltendes Seufzen nach •
Simuliert Krankheit
Sinne abgestumpft
geschärft
Sinnlichkeit
Sitzen, Neigung zum
Sorgen, voller $^{+1}$
Schlaflosigkeit durch $^{\star 1}$
Spaßen, Scherzen
abwechselnd mit Zorn
Weinen •
Spotten
andere spotten über ihn, glaubt
Sarkasmus, beißender Spott
Sprechen, hastiges
Schwatzen
springt schnell von einem Gedanken zum anderen
unzusammenhängendes, Erwachen, beim
Starren, gedankenloses $^{+3}$
Stilles Wesen
Stimmung, angenehme
abstoßende, widerwärtige
abwechselnde
veränderliche, unbeständige, wankelmütige
Stöhnen, Ächzen, Wimmern
Fieberhitze, bei
Konvulsionen, bei
Schlaf, im
Stößt mit den Beinen (bei Konvulsionen) •
Streitsüchtig, zanksüchtig
Stumpfheit, Geistesträgheit, Denk- und Verständnisschwierigkeit
morgens
Erwachen, beim
abends
Ärger, Verdruss, nach
Fieberhitze, bei
geistige Anstrengung, durch
Sucht auf dem Boden
Tadelsüchtig, kritisch
Tadelt sich selbst, Selbstvorwürfe
andere
Tanzen
amel.
Traurigkeit, Verzagtheit, Niedergeschlagenheit, Depression, Schwermut, Melancholie
morgens, Erwachen, beim
nachmittags
Dämmerung, in der
abends
Entbindung, während der
Erwachen, beim
Fieberfrost, bei
Fieberhitze, bei
Klimakterium, im
Kränkung, nach
Kummer, nach
Liebe, durch enttäuschte
Menses, während der
Reden, Abneigung gegen
Schlaflosigkeit durch
mit
Schweiß, bei
Selbstmord, mit Neigung zum
Seufzen, mit
stille
weinen, kann nicht
Zorn, durch
Trost, freundliche Worte agg.
Trunksucht, Alkoholismus
Unbesonnen, sorglos
Unbeständigkeit
Unentschlossenheit
Heirat, zur
wankelmütige
Ungeduld
Ungerechtigkeit nicht ertragen, kann
Ungeschickt $^{\star 3}$
unterdrückten oder zurückgetretenen Hautausschlägen oder Hämorrhoiden, Gemütssymptome agg. nach
Unterhaltung agg.
unternehmen, vieles, verharrt bei nichts, unternimmt
Unzufrieden, missvergnügt, unbefriedigt
abends
allem, mit
Kopfschmerzen, bei
Verächtlich, geringschätzig
Verbittert, erbittert
Vergesslich
alles, für, außer Träumen •
Vergnügen, Abneigung gegen
Verlangen, voller
Verliebt
Verschwiegen, Geheimniskrämer
Verspielt
verstecken, Verlangen sich zu
Verwegenheit

Verwirrung des Geistes
morgens
Aufstehen, beim und nach dem
Erwachen, beim
betrunken, wie
Bewegung, durch
Bier, durch
Erwachen, beim
Fieberhitze, während
Traum, wie im
Verzweiflung
Fieberfrost, bei
Fieberhitze, während der
Genesung, an der
gesellschaftliche Stellung, über seine
religiöse Verzweiflung an der ewigen Seligkeit
verloren, hält alles für
Vorsichtig
Wahnideen, Einbildungen, Halluzinationen, Sinnestäuschungen
abends, Bett, im
angefeindet, gehindert und gequält, er wird
ängstliche
ausgelacht, verspottet zu werden
beleidigt zu werden, meint
Bilder, Phantome, sieht
nachts
schreckliche
Einschlafen, beim
ermordet werden, er wird
geht, kann nicht gehen, er
Gelübde, sie bricht ihr •
Gespenster, Geister, sieht
Augenschließen, beim
Krankheit, unheilbare, hat eine
kritisiert, sie wird
Magen ist angefressen, hat ein Ulkus
Phantasie, Einbildungen der
ruiniert, er ist
Schlangen, in ihr und um sie herum
weiße ★1
schwanger, sie ist
Sorgen, grübelt über eingebildete
Stimmen, hört
Unrecht getan, er hat
Verbrechen begangen, er hatte ein
Verbrecher, er ist ein
verdammt, verloren zu sein
Seele könne nicht gerettet werden, schreit und tobt •
verheiratet, er ist •
vernachlässigt, er hat seine Pflicht
Visionen, hat, abends
Augenschließen, beim
schreckliche
Ungeheuern, von, beim Einschlafen und Erwachen •
Wasser, vom
Weinen, weinerliche Stimmung
nachts
Schlaf, im
abwechselnd mit Frohsinn
Lachen
Spaßen •
amel.
angesprochen, wenn
Angst, nach
Ärger, aus
über früheren
Beleidigung, frühere Beleidigung, über eine
Erwachen, beim
Fieberfrost, bei
Fieberhitze, bei
Geräuschen, bei
Kindern, bei
Kleinigkeiten, um
Konvulsionen, bei
krampfhaftes
lautes Weinen, Schluchzen
Menses, während der
Musik, durch
Schlaf, im
Schwangerschaft, während der
Tadel, über
Trost agg.
unwillkürliches
verweigert wird, wenn ihm etwas
Vorhaltungen, bei
Widerspruch, durch
Wimmern, Winseln
Schlaf, im
Zärtlichkeiten, bei
Widerspenstig
widersprechen, Neigung zu
Widerspruch, verträgt keinen
agg.
Wildheit, Kleinigkeiten, über •
Wille, Willensschwäche
Wohlwollen, Güte
Zerreißt Sachen
Zerstörungssucht, Kleidern, an
Zerstreut, unaufmerksam
Zorn, Jähzorn

abwechselnd mit Frohsinn
Hysterie •
Spaßen
heftiger
reden, abgeneigt zu
sich selbst, über +2
Tadel, durch
Widerspruch, durch
Zurückhaltend, reserviert
Zweifelnd, Genesung, an der

Indigo tinctoria

Angst
Auffahren, nachts
Schlaf, im
Traum, durch einen
Delirium, wahnsinniges
Erregung, epileptischen Anfällen, vor •
Faulheit, Indolenz, Abneigung gegen Arbeit
morgens
vormittags
Fleißig, Arbeitswut
Gedanken, versunken in
Geisteskrankheit, Wahnsinn
Hysterie
Lästig, geht auf die Nerven
Manie
Milde
epileptischem Anfall, nach •
Murmeln, murren, Schlaf, im
Mürrisch, missmutig
abends
Reden, Schlaf, im
Reizbarkeit
abends
Ruhelosigkeit, nachts
Selbstbetrachtung
Sinne abgestumpft
Stumpfheit, Geistesträgheit, Denk- und Verständnisschwierigkeit
Traurigkeit, Verzagtheit, Niedergeschlagenheit, Depression, Schwermut, Melancholie
Unzufrieden, missvergnügt, unbefriedigt
Verwirrung des Geistes
Bewegung, durch
Wahnideen, Kropf, er hat einen
Phantasie, Einbildungen der
Weinen, weinerliche Stimmung
Konvulsionen, bei epileptischen •
Zorn, Jähzorn
epileptischem Anfall, vor •
Zurückhaltend, reserviert

Indium metallicum

Betäubung, wie im Rausch
Erwachen, beim
Erregung, geistige Arbeit, durch
Erschöpfung, geistige
Faulheit, Indolenz, Abneigung gegen Arbeit
Furcht, Arbeit, Grauen vor der
geistige Arbeit, Abneigung gegen
scheint ihn infolge seiner Geistesschwäche in den Wahnsinn zu treiben
Gleichgültigkeit, Apathie
Liebe zu jemandem des eigenen Geschlechts, Homosexualität, Tribadie
Mürrisch, missmutig
Menses, während der
Reizbarkeit, Kopfschmerzen, bei
Menses, während der
Schläfrigkeit, mit •
Ruhelosigkeit
nachts
geistiger Arbeit, bei und nach
studieren, beim Versuch zu
Stumpfheit, Geistesträgheit, Denk- und Verständnisschwierigkeit
Lesen, beim
Pollutionen, nach
Traurigkeit, Verzagtheit, Niedergeschlagenheit, Depression, Schwermut, Melancholie
Unbesonnen, sorglos
Weinen, weinerliche Stimmung
Menses, während der
Zerstreut, unaufmerksam

Indolum

Gleichgültigkeit, Apathie
Konzentration, schwierige
Mürrisch, missmutig
Reizbarkeit
Stumpfheit, Geistesträgheit, Denk- und Verständnisschwierigkeit
Traurigkeit, Verzagtheit, Niedergeschlagenheit, Depression, Schwermut, Melancholie
Unzufrieden, missvergnügt, unbefriedigt

Inula helenium

Angst
    Menses, während der
Auffahren
    Schlaf , im
Froh, guten Mutes, glücklich
Schreien, Kindern, bei, Schlaf, im
    Schlaf, im

Ipecacuanha

Abneigung, alles, gegen
Abscheu, Allgemeinen, im
Angst
    morgens
        Erwachen, beim
    Erwachen, beim
    Fieber, im
    Schlaf, im
Argwöhnisch, misstrauisch
Auffahren, Schlaf, Einschlafen, beim
    im
Beschimpfen, beleidigen, schmähen
Beschwerden infolge von Entrüstung
    Geringschätzung, Verachtung durch andere
    Kummer
    Zorn, Ärger
        Entrüstung, mit
        unterdrücktem
Betäubung, wie im Rausch
    Gehen, beim
Bewusstlosigkeit, Koma, Stupor
    Fieber, bei
Boshaft, gehässig
Brütet, sieht alles schwarz
Delirium
Eifersucht
    schätzen, verlangt, andere sollen sonst nichts •
Eigensinnig, starrköpfig
Ekel, Widerwillen
    alles, gegen
Empfindlich, überempfindlich
    Geräusche, gegen
Entmutigt
Entrüstung
Erschöpfung, geistige
Faulheit, Indolenz, Abneigung gegen Arbeit
    Schläfrigkeit, mit
Feigheit
Fleißig, Arbeitswut
    Menses, vor den
Fluchen, Schwören
Froh, guten Mutes, glücklich
Furcht
    morgens
    nachts
    Fieberhitze, bei
    Seufzen, mit
    Tod, vor dem
    Unglück, vor
Gebärden, bedeckt Mund mit Händen
    Greifen oder Langen nach etwas, Finger in den Mund, Kinder stecken
Gedächtnisschwäche
Gedanken, versunken in
Gedanken, gedankenvoll
    Schwinden der
Gehen, Freien, im, agg. Gemütssymptome
Geisteskrankheit, Gefräßigkeit abwechselnd mit Essensverweigerung
geistige Arbeit, Abneigung gegen
Geschwätzigkeit
getragen zu werden, verlangt
Gier, Habsucht
Gleichgültigkeit, Apathie
    freudlose
    Schläfrigkeit, mit
    Vergnügen, gegen jedes
Hast, große Eile
Heulen
Hochmütig, arrogant
Hypochondrie
Hysterie
Ideen, Einfällen, Mangel an
Jammern, Lamentieren, Klagen
Kleinigkeiten erscheinen wichtig
Kummer, stiller
Langsamkeit
Lästig, geht auf die Nerven
Launenhaftigkeit
Leidenschaftlich
Meditation
Morphinismus
Mürrisch, missmutig
    tagsüber
    Fieber, bei
    Geschäft nicht schnell vorangeht, wenn sein •
reden, Abneigung zu, möchte schweigen, wortkarg
Reizbarkeit
    tagsüber
    Fieberhitze, bei

Geräusche, durch
geschäftlichen Angelegenheiten, bei
Kindern, bei
Ruhelosigkeit
Bett, sich herumwerfen im
Fieberhitze, bei
geschäftige
Kindern, bei
Menses, während der
Schreien
Kindern, bei, Faust im Mund, mit der *2
Konvulsionen, vor
während epileptischer +5
Schlaf, im
zufriedenzustellen, schwer *2
Schüchternheit
Seelenruhe, Gelassenheit
Zorn, nach •
Selbstbetrachtung
Seufzen
Fieberhitze, bei
Schweiß, bei
Sitzen, Neigung zum
sonderbar, Sonderling
Spaßen, Scherzen
Spotten
Stilles Wesen
Stimmung, abstoßende, widerwärtige
Stöhnen, Ächzen, Wimmern
Fieberhitze, bei
Schlaf, im
Streitsüchtig, zanksüchtig
Stumpfheit, Geistesträgheit, Denk- und Verständnisschwierigkeit
Tadelsüchtig, kritisch
Tafelfreuden, Schwelgerei
Traurigkeit, Verzagtheit, Niedergeschlagenheit, Depression, Schwermut, Melancholie
Fieberhitze, bei
Trunksucht, Alkoholismus
Unentschlossenheit
Ungeduld
Fieberhitze, bei
unglücklich, bedauernswert, fühlt sich
Unzufrieden, missvergnügt, unbefriedigt
allem, mit
Verächtlich, geringschätzig
allem gegenüber
Vergesslich
Verlangen, voller
unaussprechlichem, voll von •
unbestimmtem, voll von
Verlassenheit, Gefühl der
Verleumden, Neigung zum
Verwirrung des Geistes
abends
Fieberhitze, während
Vielfraß
Vorsichtig
Wahnideen, unglücklich, er ist
Weinen, weinerliche Stimmung
nachts
Fieberhitze, bei
Husten, beim
Kindern, bei, Säuglingen
Konvulsionen, bei
möchte unaufhörlich
Schlaf, im
Wimmern, Winseln
Schlaf, im
Widerspenstig
Wille, Willensschwäche
Zorn, Jähzorn
Geschäfte, über seine •
Kleinigkeiten, über
Lärm, über
Zurückhaltend, reserviert

Iridium metallicum

Konzentration, schwierige

Iris florentina

Delirium

Iris foetidissima

Delirium
Fehler, Schreiben, beim
Sprechen, beim
Worte, benutzt falsche, setzt rechts für links oder umgekehrt
Ruhelosigkeit, morgens
Verwirrung des Geistes
Stehen, beim, amel. •

Iris tenax

Heimweh
Manie

Iris versicolor

Aktivität
Angst, Erwachen, beim
Anstrengung, agg. durch geistige
Auffahren, Schlaf, im
Beschwerden infolge von Überanstrengung, geistiger
Bewusstlosigkeit, Fieber, bei
Delirium
 murmelt, murrt
Entmutigt
erschreckt, leicht
Furcht, Erwachen, beim
 Krankheit, vor drohender
 Tod, vor dem
Gedächtnisschwäche
Gedanken, wandernde, Schreiben, beim
Gesellschaft, Abneigung, gegen; allein, amel. wenn +1
Konzentration, schwierige
Lachen, Handlungen, über seine eigenen
Murmeln, murren
Mürrisch, missmutig
 tagsüber
Reizbarkeit
 tagsüber
 morgens, Erwachen, beim
 Erwachen, beim
Ruhelosigkeit
 nachts
Selbstmord, Menses, vor den *1
 Selbstmordgedanken +1
Sinne abgestumpft
Stumpfheit, Geistesträgheit, Denk- und Verständnisschwierigkeit
Tadelsüchtig, kritisch
Traurigkeit, Verzagtheit, Niedergeschlagenheit, Depression, Schwermut, Melancholie
 Kopfschmerzen, bei
 Menses, vor den +1
Zorn, Jähzorn
 Erwachen, beim
 leicht in, gerät

J

Jaborandi

Angst
Delirium, nachts
Froh abwechselnd mit Stumpfheit •
reden, Abneigung zu, möchte schweigen, wortkarg
Ruhelosigkeit
 abends
Stumpfheit abwechselnd mit Heiterkeit und Lustigkeit
Verwirrung des Geistes
Wahnideen, ermorden, Familie mit einem Beil, sie wird ihre •

Jacaranda caroba

Auffahren, Schreck, durch und wie durch
Sitzen, Neigung zum
Traurigkeit, Verzagtheit, Niedergeschlagenheit, Depression, Schwermut, Melancholie

Jacaranda gualandai

Ruhelosigkeit, nachts

Jalapa

Angst
 Stuhlgang, während
Mürrisch, nachts
Reizbarkeit, Kindern, bei, brav tagsüber, nachts gereizt •
Ruhelosigkeit
 ängstliche
 Kindern, bei
Schreien
 nachts
 Kindern, bei
Weinen, Kindern, bei
 Säuglingen
 Schlaf, im, Kind ist am Tage artig, die ganze Nacht schreit es und ist unruhig •

Jasminum officinale

Bewusstlosigkeit, Koma, Stupor
Hilflosigkeit, Gefühl der

Jatropha curcas

Abscheu, Allgemeinen, im
Angst
    nachts
    Brennen im Magen und gleichzeitiger Kälte des Körpers, mit ⋆1
Antwortet kurz angebunden, barsch
Betäubung, wie im Rausch
Bewusstlosigkeit, Koma, Stupor
    Schwindel, während
Delirium
    rasendes
Ekstase
Furcht
    Cholera, vor der
    Wasser, vor
Gleichgültigkeit, Apathie
    Schmerzen, gegen
Mürrisch, missmutig
    Erwachen, beim
Qualvolle Angst
Raserei, Wut
reden, Abneigung zu, möchte schweigen, wortkarg
Reizbarkeit
    morgens, Erwachen, beim
    Erwachen, beim
Ruhelosigkeit
    nachts
Schreien, Krämpfen, bei abdominellen
Verwirrung des Geistes

Jatropha urens

Bewusstlosigkeit, Koma, Stupor

Jodum purum

Abneigung, Annäherung, gegen
    Familienmitglieder, gegen
    sich selbst, gegen ⋆3
Aktivität amel.
angefasst werden, will nicht
angesehen zu werden, verträgt nicht
angesprochen werden, will nicht
    allein gelassen werden, will
Angst
    Essen amel.
    Fasten, beim •
    Gehen, beim, Freien, im, amel.
    geistige Anstrengung, durch
    Handarbeit, durch •
    Hunger, bei
    Husten, vor
    hypochondrische
    Ruhe, in der
    Sitzen amel.
    treibt von einer Stelle zur anderen
    Zukunft, um die
Anstrengung, agg. durch geistige
    körperliche Anstrengung amel.
antworten, Abneigung zu
Antwortet, Schwierigkeit, mit
Auffahren, Schlaf, im
Ausgelassenheit
beleidigt, leicht; nimmt alles übel
Beschäftigung, Ablenkung amel.
Beschwerden infolge von Liebe, enttäuschter
    Schock, seelischem Schreck
    Schreck
    sexuellen Exzessen
    Überanstrengung, geistiger
    Zorn, Ärger
Betäubung, wie im Rausch
Bewusstlosigkeit, Koma, Stupor
    Schwindel, während
Delirium
    Bett und entflieht, springt plötzlich aus dem
    Fieber, während
    Kongestion, mit
    ruheloses
Denken, Beschwerden agg., an seine
    Verfehlungen, an seine eigenen, agg. ⋆2
Ekstase
    Schweiß, bei
Empfindlich, überempfindlich
    äußeren Eindrücke, gegen alle
    Geräusche, geringste Geräusch, gegen das +2
    Sinneseindrücke, gegen
entfliehen, versucht zu
Entmutigt
Ernst
Erregung, Aufregung
    nachmittags
    nervöse
    Wein, nach
Erschöpfung, geistige

erschreckt, leicht
Essen, nach dem, amel.
Extravaganz
Faulheit, Indolenz, Abneigung gegen Arbeit
körperliche
Feigheit
Fleißig, Arbeitswut
Froh, guten Mutes, glücklich
abwechselnd mit Traurigkeit
Weinen
Furcht
Annäherung anderer, vor
Arzt nicht sehen, will den; er scheint sie zu erschrecken
Berührung, vor
Einbildungen, vor
Entbindung, nach der •
ereignen, es könnte sich etwas
Geisteskrankheit, seinen Verstand zu verlieren, vor
wenn er sich ausruhen will, muss sich immer bewegen
Handarbeit, nach •
Menschen, vor; Anthropophobie
Misserfolg, vor
Ruhelosigkeit durch Furcht
Sitzen amel. •
Tod, vor dem
Unfällen, vor
Unglück, vor
Unheil, vor
warmen Zimmer, in einem
Wasser, vor
Gebärden, Greifen oder Langen nach etwas, nach Flocken
zupft an der Bettdecke
krampfhafte
Gedächtnisschwäche
sagen wollte, für das, was er
tun wollte, was er gerade
Gedanken, versunken in
Gedanken, hartnäckige
Mord, an
schreckliche
Schwinden der
Stillstand der
Unbestimmtheit der
wandernde, abschweifende
Zukunft, über die
gehobener Stimmung, in
Geisteskrankheit, Wahnsinn
geschäftige

Gereizt ⋆3
Geschäftig
Geschwätzigkeit
lustige, ausgelassene
unbesonnene
Gesellschaft, Abneigung, gegen; Gegenwart anderer agg. die Symptome; Verlangen nach Einsamkeit
Anwesenheit Fremder, Abneigung gegen
Freunden, von besten
vermeidet den Anblick von Menschen
gesund zu sein, behauptet trotz schwerer Krankheit
Gewalttätig, heftig
Gewalttaten, Wut führt zu
Gewissenhaft in Kleinigkeiten
Gleichgültigkeit, Apathie
Schmerzen, gegen
Handarbeit, subtile Arbeit, Gemütssymptome infolge von
Hast, große Eile
Gehen, beim
Heiterkeit
Hydrophobie, Tollwut
Hypochondrie
Hysterie
Ideen, Einfällen, Mangel an
Imbezillität
Initiative, Unternehmungsgeist, Mangel an
Konzentration, schwierige
Zeichnen, beim •
Lernen, Lesen etc., beim
Läuft umher
Launenhaftigkeit
Lebhaft, munter
magnetisiert werden, Mesmerismus amel.
Manie
Menschenfeindlichkeit
Milde
Mitgefühl, Mitleid
Mürrisch, missmutig
Essen, nach dem
nichts fehle ihm, sagt ⋆2
Phantasien, Schweiß, bei
verstärkte Phantasietätigkeit
reden, Abneigung zu, möchte schweigen, wortkarg
reisen, Verlangen zu
Reizbarkeit
nachmittags
Essen, nach dem
Geräusche, durch
Kopfschmerzen, bei

Ruhelosigkeit
morgens
nachts
Mitternacht, nach, 1.30–4.30 h •
2 h
ängstliche
Bett, im
treibt aus dem
Bettwärme agg.
bewegen, muss sich ständig
Sitzen, beim
Zimmer, im
Schreckliche Dinge, traurige Geschichten ergreifen sie tief
Schreien, Konvulsionen, während epileptischer, Wochenbett, im
Schüchternheit
schamhaft, verlegen
Selbstmord, Neigung zum
Springen in die Tiefe, durch
Selbstsucht, Egoismus
Selbstvertrauen, Mangel an
Sinne abgestumpft
Sitzen, Abneigung gegen
Neigung zum
Sitzt, Kopf in den Händen und Ellbogen auf den Knien, mit dem
Sorgsamkeit, Sorgfalt
übertriebene Sorgfalt ⋆1
Spaßen, Spaß, verträgt keinen
Stimmung, abwechselnde
veränderliche, unbeständige, wankelmütige
Stumpfheit, Geistesträgheit, Denk- und Verständnisschwierigkeit
Essen amel.
Kindern, bei
Lesen, beim
Torpor, Erstarrung
töten, Verlangen zu
Frau zu töten, unwiderstehlicher Impuls, eine •
Ruhe, Verlangen zu töten, in der •
sich selbst zu, plötzlicher Impuls +2
Traurigkeit, Verzagtheit, Niedergeschlagenheit, Depression, Schwermut, Melancholie
nachmittags
ängstliche
Essen, nach dem
Hustenanfällen, nach
Verdauung, während der •
Trieb, krankhafter
laufen, zu; krankhafter Lauftrieb
Unbehagen, Essen, Mittagessen, nach dem
Unentschlossenheit
Ungeduld
rennt umher, kann weder sitzen noch nachts schlafen •
Unterhaltung agg.
Unzufrieden, missvergnügt, unbefriedigt
allem, mit
Vergessen zu haben, hat ständig das Gefühl, etwas
Vergesslich
Einkäufe, für; geht fort und lässt sie liegen
Verliebt
Verwirrung des Geistes
morgens
abends
geistige Anstrengung, durch
warmen Zimmer, im
Verzweiflung
Wahnideen, Einbildungen, Halluzinationen, Sinnestäuschungen
fasten, zu
nachmittags •
gesund, er ist
Joddämpfen, Einbildung von •
krank zu sein
Phantasie, Einbildungen der
tot, Menschen, sieht tote
Wasser, vom
Weinen, weinerliche Stimmung
abwechselnd mit Frohsinn
angesprochen, wenn freundlich (Kinder)
Essen, nach dem
Zerreißt Sachen
Zerstörungssucht, Destruktivität
Zorn, Jähzorn
Berührung, bei

Jodoformium

Delirium
Exzentrizität, Überspanntheit
Froh, guten Mutes, glücklich
Geschwätzigkeit
Gewalttätig, Gewalttaten, Wut führt zu
Manie
Schreien
Schlaf, im
Selbstmord, Neigung zum
Springen in die Tiefe, durch
Fenster, aus dem

Juglans cinerea

Gedächtnisschwäche
    gelesen hat, für das, was er
    tun wollte, was er gerade
Gesellschaft, Abneigung, gegen; Gegenwart anderer agg. die Symptome; Verlangen nach Einsamkeit
Konzentration, schwierige
Ruhelosigkeit, nachmittags
    nachts
Stumpfheit, Geistesträgheit, Denk- und Verständnisschwierigkeit
Traurigkeit, Verzagtheit, Niedergeschlagenheit, Depression, Schwermut, Melancholie
Verwirrung des Geistes
Zerstreut, unaufmerksam

Juglans regia

Erregung, Aufregung
    abends, Bett, im
    Wein, wie nach
Faulheit, Indolenz, Abneigung gegen Arbeit
Gleichgültigkeit, Apathie
Konzentration, schwierige
Mürrisch, missmutig
reden, Abneigung zu, möchte schweigen, wortkarg
Reizbarkeit, abends
Unzufrieden, missvergnügt, unbefriedigt
Verwirrung des Geistes, morgens
    Essen amel.
Weinen, weinerliche Stimmung

Juncus effusus

Angst, Schlaf, Halbschlaf morgens, im •
Lachen, Schlaf, im

Juniperus communis

antworten, Abneigung zu
Bewusstlosigkeit, Koma, Stupor
Delirium
    Fieber, während
    rasendes
erschreckt, leicht
Gedächtnisschwäche
Stöhnen, Ächzen, Wimmern
Stumpfheit, Geistesträgheit, Denk- und Verständnisschwierigkeit

Justicia adhatoda

Betäubung, wie im Rausch

K

Kalium aceticum

Angst
Furcht, Herzkrankheit, vor +1
    Krankheit, vor drohender, Karzinom ⋆1
Stumpfheit, Druck im Hypogastrium, durch •
Traurigkeit, Verzagtheit, Niedergeschlagenheit, Depression, Schwermut, Melancholie

Kalium arsenicosum

Angst
    morgens
        Erwachen, beim
    abends
        Bett, im
    nachts
        Erwachen, beim
    Furcht, mit
    Gesundheit, um seine
    grundlose
    Stuhlgang, vor
Anstrengung, agg. durch geistige
antworten, Abneigung zu
    weigert sich zu antworten
Argwöhnisch, misstrauisch
Auffahren
    Geräusche, durch
    Schlaf, Einschlafen, beim
        im
Außer-sich-Sein
Bett, Abneigung gegen das, meidet es
Delirium
    nachts

Eifersucht
Traurigkeit, mit •
Empfindlich, überempfindlich
Geräusche, gegen
Stimmen, gegen
Erregung, Aufregung
erschreckt, leicht
Kleinigkeiten, über
Faulheit, Indolenz, Abneigung gegen Arbeit
Furcht
abends
nachts
Alleinsein, vor dem
Bett, vor seinem
ereignen, es könnte sich etwas
Menschen, vor; Anthropophobie
Menschenmenge, in einer
Tod, vor dem
Unheil, vor
Gedächtnisschwäche
Gedanken, hartnäckige
nachts
quälende, nachts
Geisteskrankheit, Wahnsinn
benimmt sich wie ein Geisteskranker
Geschäft, Abneigung gegen
Gesellschaft, Verlangen nach; Abneigung gegen Einsamkeit, Gesellschaft amel.
Gewalttätig, Freunden, zu seinen •
Gewalttaten, Wut führt zu
Gleichgültigkeit, Apathie
alles, gegen
Vergnügen, gegen jedes
Hast, große Eile
Hysterie
Jammern, Lamentieren, Klagen
Konzentration, schwierige
Launenhaftigkeit
Mürrisch, missmutig
morgens, Erwachen, beim
Phantasien, verstärkte Phantasietätigkeit
Qualvolle Angst
Reden, Schlaf, im
reden, Abneigung zu, möchte schweigen, wortkarg
Reizbarkeit
morgens
Erwachen, beim
Fieberfrost, bei
Kopfschmerzen, bei
Ruhelosigkeit
abends
nachts
ängstliche
Bett, sich herumwerfen im
Fieberfrost, bei
Fieberhitze, bei
Menses, während der
Schreien
Schüchternheit
Selbstmord, Neigung zum
Selbstmordgedanken
Sitzen, Neigung zum
Sitzt still
Streitsüchtig, zanksüchtig
Tadelsüchtig, kritisch
Tod, Gewissheit des Todes
Todesahnung
Todesgedanken
töten, Verlangen zu
plötzlicher Impuls zu töten
Traurigkeit, Verzagtheit, Niedergeschlagenheit, Depression, Schwermut, Melancholie
abends
Alleinsein, beim
Eifersucht mit Traurigkeit •
Fieberhitze, bei
periodische
3. Tag, jeden •
Unentschlossenheit
Ungeduld
Unzufrieden, missvergnügt, unbefriedigt
Verwirrung des Geistes
morgens
abends
Verzweiflung
Genesung, an der
Wahnideen, Bilder, Phantome, sieht
schreckliche
akustische Täuschungen
Phantasie, Einbildungen der
tot, Menschen, sieht tote
vergrößert, Kopf ist
Weinen, weinerliche Stimmung
nachts
grundlos
Schlaf, im
Zorn, Jähzorn

Kalium bichromicum

Abscheu, Allgemeinen, im
Leben, gegen das
Aktivität amel.

Angst
nachts
Erwachen, beim
Gewissensangst, als ob eines Verbrechens schuldig
Menses, vor den
Argwöhnisch, misstrauisch
Auffahren, abends, Einschlafen, beim
Schlaf, aus dem
Einschlafen, beim
im
Beschäftigung, Ablenkung amel.
Betäubung, wie im Rausch
Bewusstlosigkeit, Koma, Stupor
epileptischem Anfall, nach
Delirium
Wahnideen, mit
wahnsinniges
Delirium tremens, Wahnideen, mit
Empfindlich, überempfindlich
Entmutigt
Erregung, Aufregung
Essen, geistige Symptome amel. beim
Faulheit, Indolenz, Abneigung gegen Arbeit
körperliche
Froh, guten Mutes, glücklich
Dunkelheit, vor
Furcht, Geisteskrankheit, seinen Verstand zu verlieren, vor
Männern, vor
Menschen, vor; Anthropophobie
Menschenmenge, in einer
Menses, vor den (zeitlich)
Tod, vor dem, Menses, vor den
vergiftet zu werden
Gebärden, bedeckt Mund mit Händen
krampfhafte
Gedächtnisschwäche
Daten, für
Gedanken, Schwinden der
Geisteskrankheit, Wahnsinn
Kindbett, im
geistige Arbeit, Abneigung gegen
Geschäft, Abneigung gegen
unfähig zu Geschäften
Gesellschaft, Abneigung, gegen; Gegenwart anderer agg. die Symptome; Verlangen nach Einsamkeit
Gewalttätig, heftig
Gleichgültigkeit, Apathie
Ärger mit Magenschmerzen, nach geringstem •
äußere Dinge, gegen
geschäftlichen Angelegenheiten, gegen seine
Imbezillität
Konzentration, schwierige, Lernen, Lesen etc., beim +1
Kummer
Lachen
Langsamkeit
Langeweile
Lebensüberdruss, Lebensmüdigkeit
Lesen, Abneigung gegen
Manie
Menschenfeindlichkeit
Mürrisch, missmutig
Possen, spielt
Reden, Schlaf, im
reden, Abneigung zu, möchte schweigen, wortkarg
Redet, sich selbst, mit
Reizbarkeit
Essen amel.
Ruhebedürfnis
Ruhelosigkeit
nachts
Schmollen
Schreien
Konvulsionen, während epileptischer
zwischen
Schüchternheit
schamhaft, verlegen
Sprechen, unzusammenhängendes
nachts
Schlaf, im
Einschlafen, beim •
Streitsüchtig, zanksüchtig
Stumpfheit, Geistesträgheit, Denk- und Verständnisschwierigkeit
Tod, Gefühl vom
wünscht sich den
Torpor, Erstarrung
Traurigkeit, Verzagtheit, Niedergeschlagenheit, Depression, Schwermut, Melancholie
abends
Ärger, nach
Essen amel.
Trunksucht, Alkoholismus
Unbehagen, Unpässlichkeit
Ungeduld
Vergesslich
Verwirrung des Geistes
nachmittags
nachts, Erwachen, beim

Wahnideen, Einbildungen, Halluzinationen, Sinnestäuschungen
tot, Kind war, ihr
Verbrechen begangen, er hatte ein
zu begehen, er ist im Begriff, ein
Weinen, weinerliche Stimmung
Zerstreut, unaufmerksam
Zorn, Kleinigkeiten, über

Kalium bromatum

Abscheu, Leben, gegen das
Aktivität, fruchtlose +2
angesehen zu werden, verträgt nicht
Angst
nachts, Pavor nocturnus
allein, wenn
Gesundheit, um seine, Klimakterium, im
Schreck, nach einem
verfolgt, wie
Zahnen, beim •
Anstrengung, agg. durch geistige
amel.
Antwortet einsilbig
„nein" auf alle Fragen
langsam
unzusammenhängend
wiederholt die Frage zuerst
Aphasie ⋆5
amnestische ⋆5
Argwöhnisch, misstrauisch
Auffahren
Schlaf, aus dem
im
Schreck, durch und wie durch
Beklagt sich, Klimakterium, während des •
Beschäftigung, Ablenkung amel.
Beschwerden infolge von Erregung, Gefühlserregung
sexueller Erregung
Erwartungsspannung, Vorempfinden, Ahnung
geschäftlichem Misserfolg
Kummer
Reputation, durch Verlust der ⋆2
Schreck
sexuellen Exzessen
Sorgen
Tod eines Kindes
Überanstrengung, geistiger
Verlegenheit
Zorn, Ärger
Betäubung, wie im Rausch
Bewusstlosigkeit, Koma, Stupor
abwechselnd mit Erregung •
Alkohol, durch
Dämmerzustand
Erwachen, nach dem
Fieber, bei
Schwindel, während
Delirium
erotisches
murmelt, murrt
wildes
Delirium tremens, Säuferwahnsinn
entfliehen, versucht zu
Erdboden gibt nach ⋆3
Erkennt, Freunde nicht, seine •
Verwandten nicht, seine
Erregung, Aufregung
nachts
abwechselnd mit Schläfrigkeit •
Erschöpfung, geistige
erschreckt, leicht
Erwachen, beim
Faulheit, Indolenz, Abneigung gegen Arbeit
Fehler, Orten, irrt sich in
Schreiben, beim
lässt Buchstaben aus
Silben
wiederholt Worte
Sprechen, beim
dreht Worte um
stellt Worte falsch
Worte, benutzt falsche
entgegengesetzte, heiß für kalt z.B.
Fleißig, Arbeitswut
Froh, guten Mutes, glücklich
Furcht
Alleinsein, vor dem
angesprochen, wenn
Apoplexie, vor
Auffahren, mit
ereignen, es könnte sich etwas
Erwachen, beim
Geistern, Gespenstern, vor
Geisteskrankheit, seinen Verstand zu verlieren, vor
Hausecken vorbeizugehen, an manchen
Klavier, wenn am
Menschen, vor; Anthropophobie
Menses, vor den (zeitlich)

Probe, Feuerprobe, vor einer
Traurigkeit, mit
Unrecht, vor einem •
vergiftet zu werden
Zerstörung ihrer Umgebung, vor drohender •
Gebärden, Greifen, zupft an der Bettdecke
heftige
ringt die Hände
spielt mit den Fingern
unfreiwillige Handbewegungen
unruhig geschäftig ★3
Gedächtnisschwäche
auszudrücken, sich
Daten, für
Eigennamen, für
Worte, für
Gedanken, sexuelle
wandernde, abschweifende
Geisteskrankheit, Wahnsinn
erotische
Menses, nach den •
geschäftige
Kindbett, im
Lähmung, mit
Melancholie
religiöse
Geistige Arbeit unmöglich
Geschäft, Abneigung gegen
Geschäftig
Gesellschaft, Abneigung, gegen; Gegenwart anderer agg. die Symptome; Verlangen nach Einsamkeit
Furcht vor Alleinsein, jedoch
Gesellschaft, Verlangen nach; Abneigung gegen Einsamkeit, Gesellschaft amel.
Gewissensqual
Gleichgültigkeit, Apathie
Epilepsie, bei
Heiterkeit
Hilflosigkeit, Gefühl der
nachmittags •
Hypochondrie
Hysterie, Schlaflosigkeit, mit
Ideen, Einfällen, Mangel an
Ideen, Einfällen, Reichtum an; Geistesklarheit
Imbezillität
Jammern, Lamentieren, Klagen
Kindisches Benehmen
Klimakterium agg.
Konzentration, schwierige
Kummer
Langsamkeit
Lasziv
Lebensüberdruss, Lebensmüdigkeit
Manie
wilde
moralischem Empfinden, Mangel an
Murmeln, murren, Schlaf, im
Mürrisch, missmutig
Musik, Musikstunden nicht geben, kann ihre •
Nymphomanie
Menses, während der
puerperale
Phantasien, laszive
lebhafte
Reizbarkeit
Kummer, durch
Schlaflosigkeit, mit
Traurigkeit, mit
Religiosität, auffallende
Schwermut, religiöse
Ruhelosigkeit
tagsüber
morgens
nachts
bewegen, muss sich ständig
Frauen, bei
Klimakterium, während des •
Satyriasis
Schlafwandeln
Schmollen
schreiben, undeutlich, schreibt
Schreien
Cri encéphalique
Erwachen, beim
Kindern, bei
Konvulsionen, vor
Schlaf, im
Schüchternheit
Seelenruhe, Gelassenheit
Selbstmord, Neigung zum
Selbstmordgedanken
überfahren lassen, will sich
Sinne abgestumpft
Sinnlichkeit
Sitzt, Bett, im, möchte sich nicht hinlegen ★2
Sorgen, voller
Sprechen, langsames
manieriert, unnatürlich
unsinniges
unzusammenhängendes
zögerndes
Stöhnen, Ächzen, Wimmern
Schicksal, über sein •

Schlaf, im
Zähneknirschen, mit •
Stumpfheit, Geistesträgheit, Denk- und Verständnisschwierigkeit
Pollutionen, mit •
versteht Fragen erst nach Wiederholung
Tadelt sich selbst, Selbstvorwürfe
Tod, wünscht sich den
Torpor, Erstarrung
Traurigkeit, Verzagtheit, Niedergeschlagenheit, Depression, Schwermut, Melancholie
ängstliche
Impotenz, mit
Klimakterium, im
Pollutionen, durch
Schlaflosigkeit durch
Unbeständigkeit
Unentschlossenheit
Ungläubig, irreligiös ⋆2
Untröstlich
Vergesslich
morgens, Erwachen, beim
Erwachen, beim
Masturbation, nach
Namen, vergisst seinen eigenen
sexuellen Ausschweifungen, nach
Worte beim Sprechen, für; sucht nach Worten
Verlassenheit, Gefühl der
Verwirrung des Geistes
Erwachen, beim
Identität, über seine
Verzweiflung, Genesung, an der
Wahnideen, Einbildungen, Halluzinationen, Sinnestäuschungen
akustische Täuschungen
angefeindet, gehindert und gequält, er wird
arretiert werden, soll
beleidigt zu werden, meint
Hotelgäste, durch •
Bilder, Phantome, sieht
nachts
schreckliche
Bruder fiel vor ihren Augen über Bord •
depressive ⋆2
Diebe, angeklagt worden, er ist des Raubes •
erlebt zu haben, glaubt, alles schon einmal •
ermorden, Mann und Kind, sie wird •
ermordet werden, er wird
Frauen, liederlichen, das Haus seiner Mutter ist überfallen von •
Gefahr, Eindruck einer
Familie, durch seine •
geisteskrank werden, sie wird
Geld, eingenäht, ist in Kleidern •
Gespenster, Geister, sieht
Gewalttätigkeit, von •
Gott, Rache, hält sich für ein Opfer göttlicher •
groß, Körperteile erscheinen zu groß zu wachsen •
Leben, Gefahr, sein Leben ist in •
melancholische
Ort vorbeigehen, er kann nicht an einem bestimmten
Phantasie, Einbildungen der
Polizist ins Haus kommen, er sieht einen
Reichtum, von
religiöse
schwebt in der Luft
Stimmen, hört
Teufel, er ist ein
tot, Kind war, ihr
Menschen, sieht tote
Verbrechen begangen, er hatte ein
zu begehen, er ist im Begriff, ein
verdammt, verloren zu sein
verfolgt zu werden
Feinden, von
Polizei, von der
beraubt hat, weil er einen Freund •
vergiftet, soll vergiftet werden, er
verlassen, im Stich gelassen, ist
verletzt zu werden
Verschwörungen gegen ihren Vater, die Rechnungen des Hausbesitzers enthalten •
Visionen, hat, schreckliche
Zerstörung ihrer ganzen Umgebung, von drohender •
wandern, umherstreifen, will
Weinen, weinerliche Stimmung
anfallsweise
grundlos
leicht, weint
unwillkürliches
Zerstreut, unaufmerksam
Zögert ⋆2, 3
Zorn, Jähzorn

Kalium carbonicum

Abneigung, Ehemann, gegen ihren
Familienmitglieder, gegen
Abscheu, Allgemeinen, im

Arbeit, gegen die
Albernes Benehmen
angefasst werden, will nicht
kitzlig
Angst
abends
Bett, im
nachts
Mitternacht, vor
allein, wenn
Aufstoßen amel.
Bett, im
Erwachen, beim
Essen, nach dem
Fieber, im
Fieberfrost, nach
Frühstück, nach dem
Furcht, mit
Gesundheit, um seine
Hause, im
Hunger, bei
hypochondrische
Kindern, bei
Krampf, Magenkrampf, bei •
Liegen, Seite, auf der
rechten, durch Blähungen •
Menses, während der
Schlaf, im
Stuhlgang, vor
nach
blutigem •
Zukunft, um die
Anstrengung, agg. durch geistige
Auffahren
Berührung, bei
vor allem bei auch noch so leichter Berührung der Beine ⋆4
Erwachen, beim
Geräusche, durch
leichtes
Schlaf, aus dem
Einschlafen, beim
im
Schreck, durch und wie durch
Augenschließen amel.
Außer-sich-Sein
Beschwerden infolge von Erregung, Gefühlserregung
Erwartungsspannung, Vorempfinden, Ahnung
Liebe, enttäuschter
schlechten Nachrichten
Schreck
sexuellen Exzessen
Überanstrengung, geistiger
Betäubung, wie im Rausch
Kopf, durch Blutandrang zum •
Bewusstlosigkeit, Koma, Stupor
morgens
Fieberfrost, bei
Husten, durch •
plötzliche
schnell vorübergehende
Schwindel, während
Bitten, flehen
Boshaft, gehässig
Chaotisches, wirres Verhalten
Delirium
nachts
Konvulsionen, nach
Sopor, mit
Eifersucht
Eigensinnig, starrköpfig
Ekel, Widerwillen
Emotionen, empfindet ihre Emotionen im Epigastrium ⋆4
Empfindlich, überempfindlich
nachts •
Farben, gegen •
Geräusche, gegen
Stimmen, gegen
Entmutigt
abwechselnd mit Hoffnung
Ermahnung agg.
Erregung, Aufregung
abwechselnd mit Erschöpfung, geistiger •
Fieberhitze, bei
hungrig, wenn •
schlechten Nachrichten, nach
Erschöpfung, geistige
nachts
erschreckt, leicht
Berührung, durch
Erwachen, beim
Kleinigkeiten, über
Exzentrizität, Überspanntheit
Faulheit, Indolenz, Abneigung gegen Arbeit
Essen, nach dem
Fehler, Schreiben, beim
Sprechen, beim
stellt Worte falsch
Worte, benutzt falsche
Feigheit

- Froh, guten Mutes, glücklich
- *Furcht*
  - *abends*
    - *Bett, im*
  - nachts
  - Mitternacht, nach, 3 h
  - **Alleinsein, vor dem**
    - abends
    - *fürchtet zu sterben*
  - *Arbeit, Grauen vor der*
  - Armut, vor
  - *Berührung, vor*
  - Bett, vor seinem
  - Einsamkeit, vor
  - Erwachen, beim
  - essen, nach dem Essen
  - fallen, zu
  - Geistern, Gespenstern, vor
  - Geräusche, durch
  - *Kleinigkeiten, vor*
  - **Krankheit, vor drohender**
  - Liegen im Bett, beim
  - *Magen aufsteigend, vom*
  - *Menschen, vor; Anthropophobie*
  - Menschenmenge, in einer
  - Stuhl, nach dem *[3]
  - *Tod, vor dem*
    - *allein, wenn*
      - abends im Bett
  - Tuberkulose, vor
  - Unheil, vor
  - verletzt zu werden
- Gedächtnisschwäche
  - *auszudrücken, sich*
  - Geschäfte, für
  - *Worte, für*
- Gedanken, versunken in
- *Gedanken, Andrang, Flut der*
    - *abends, im Bett*
    - *nachts*
    - Schlaflosigkeit durch
  - hartnäckige
    - abends
    - nachts
    - allein, wenn
    - Liegen, beim
    - unerfreulichen Dingen, verfolgt von
  - quälende
    - nachts
  - Schwinden der
- Geistesabwesend
- Geisteskrankheit, Wahnsinn
  - Angst, mit
  - Kindbett, im
- geistige Arbeit, Abneigung gegen
- Geschäft, Abneigung gegen
- Gesellschaft, Abneigung, gegen; Gegenwart anderer agg. die Symptome; Verlangen nach Einsamkeit
- **Gesellschaft, Verlangen nach; Abneigung gegen Einsamkeit, Gesellschaft amel.**
  - abends
  - *Alleinsein agg., beim*
  - *behandelt sie trotzdem abscheulich* •
- *getragen zu werden, verlangt*
- Gewalttätig, heftig
- *Gleichgültigkeit, Apathie*
  - Geld zu verdienen
  - Gesellschaft, in
  - Vergnügen, gegen jedes
- Hass
- *Hast, große Eile*
  - *Beruf, im*
  - Bewegungen, in seinen
  - Essen, beim
  - *geistiger Arbeit, bei*
- Hoffnungsvoll, abwechselnd mit Verzweiflung
    - Traurigkeit
- Hypochondrie
  - eingebildete Krankheit
  - Weinen, mit
- *Hysterie*
  - Menses, vor den
- Ideen, Einfällen, Reichtum an; Geistesklarheit
  - abends, Bett, im
  - nachts
- Imbezillität
- Indiskretion, Taktlosigkeit
- Kleptomanie
- *Konzentration, schwierige*
  - Kopfschmerzen, mit
  - Lernen, Lesen etc., beim
- Lachen agg.
- Lästig, geht auf die Nerven
- **Launenhaftigkeit**
- *Leere, Gefühl der* *[5]
  - *ganze Körper hohl wäre, als ob der* *[5]
- *Leidenschaftlich*
- Lesen agg. +[3]
- Manie
- Mathematik, unbegabt für
- Menschenfeindlichkeit
- Menses, Gemütssymptome agg. vor den
- Milde

abwechselnd mit Zorn •
Mürrisch, missmutig
morgens, Bett, im
nachmittags
abends
abwechselnd mit Frohsinn
Erwachen, beim
Essen, nach dem
Schläfrigkeit, mit
Musik agg.
Klavierspiel, durch
Geigenspiel agg.
Husten, Musik agg.
Klavierspielen, Husten beim
Geigenspielen, Husten beim •
Nymphomanie, Menses, vor den
während der
Optimist, trotz der Schwäche
Phantasien, verstärkte Phantasietätigkeit
abends, Bett, im
nachts
Schlaflosigkeit, mit
Qualvolle Angst
Fieberhitze, bei
Raserei, Wut
morgens im Bett •
Rechnen, Unfähigkeit zum
Reden anderer agg., Unterhaltung
Schlaf, im
reden, Abneigung zu, möchte schweigen, wortkarg
abends
Reizbarkeit
morgens
Erwachen, beim
mittags
abends
Erwachen, beim
Essen, nach dem
Freien, im
Geräusche, durch
Koitus, nach
Kopfschmerzen, bei
Menses, vor den
während der
Traurigkeit, mit
Trost agg.
Ruhe haben, will seine, Fieberfrost, bei
Ruhelosigkeit
nachts
ängstliche
Aufstoßen, durch ungenügendes
Hunger, mit •
Kindern, bei
nachts •
Herumgetragenwerden, amel. beim
Menses, vor den
während der
unterdrückte, durch
Schmerzen, bei
Schaukeln amel.
Schlafwandeln
Schlagen
um sich nach eingebildeten Gegenständen, schlägt
Schmollen
schreiben, agg. Gemütssymptome [+3]
Schwierigkeiten, seine Gedanken beim Schreiben auszudrücken
Berührung, bei
Schreien
eingebildeten Erscheinungen, bei •
Hilfe, um
Schlaf, im
Kleinigkeiten, um
plötzliches
Schlaf, im
Wahnideen, durch
Schüchternheit
abends, Bett, im •
nachts
abwechselnd mit Hoffnung •
Selbstvertrauen, Mangel an
Singen
Sinne abgestumpft
Schwinden der
Sitzen, Neigung zum
Sorgen, voller, abends
Sprechen, hastiges
springt schnell von einem Gedanken zum anderen
unsinniges, Aufspringen aus dem Schlaf, beim •
unzusammenhängendes
Stimmung, abstoßende, widerwärtige
abwechselnde
veränderliche, unbeständige, wankelmütige
Meinungen, in seinen
Stöhnen, Ächzen, Wimmern
nachts, 3 h •
Streitsüchtig, zanksüchtig
sich selbst und seiner Familie, mit ★[2]
Stumpfheit, Geistesträgheit, Denk- und Verständnisschwierigkeit

morgens
Erwachen, beim
abends
Augenschließen, beim, amel. •
Herzklopfen, mit •
Sprechen, beim
Tadelsüchtig, kritisch
Tafelfreuden, Schwelgerei
Tod, Todesahnung
Todesgedanken
Traurigkeit, Verzagtheit, Niedergeschlagenheit, Depression, Schwermut, Melancholie
morgens
Erwachen, beim
abends
amel.
Bett, im
nachts, Bett, im
Alleinsein, beim
Anstrengung, nach, im Freien •
Erwachen, beim
Freien, im
Gehen, beim, Freien, im
Kopfschmerzen, bei
Schlaflosigkeit durch
Trost, freundliche Worte agg.
Trunksucht, Alkoholismus
Unbehagen, Unpässlichkeit
Unbesonnen, sorglos
Unentschlossenheit
Ungeduld
Kindern, mit seinen •
Ungestüm
unglucklich, bedauernswert, fuhlt sich
Unterhaltung agg.
Unzufrieden, missvergnügt, unbefriedigt
allem, mit
sich selbst, mit
Vergesslich
Worte beim Sprechen, für; sucht nach Worten
Verlassenheit, Gefühl der
Verweilt bei vergangenen unangenehmen Ereignissen
nachts
Verwirrung des Geistes
morgens
Aufstehen, beim und nach dem
nachmittags
abends
Aufstehen, nach dem
betrunken, wie
wie nach einem Rausch
Erwachen, beim
Fieberfrost, bei
Gehen, beim
Schlaf, Mittagsruhe, nach einer langen •
Sitzen, im
Verzweiflung, Genesung, an der
Wahnideen, Einbildungen, Halluzinationen, Sinnestäuschungen
Tag und Nacht
nachts
Abgrund ist hinter ihm •
Bett versinkt
Bilder, Phantome, sieht
nachts
schreckliche
Diebe, sieht
ermordet werden, er wird
Gesichter, sieht
entsetzliche
Gespenster, Geister, sieht
Gestalten, sieht, Schlaf, im •
Hals ist zu groß, sein •
hohl, ganze Körper ist, der
krank zu sein
Masken, sieht
Personen, sieht
Phantasie, Einbildungen der
Fieberfrost, bei
ruft, jemand
Schreien, zwingen zum
Sterben, er ist am
Tauben fliegen im Zimmer, die er zu fangen versucht •
Teufel, sieht
tot, Menschen, sieht tote
Ungeziefer herumkriechen, sieht
versinken, zu
Visionen, hat
Vögel, sieht
Wasser, vom
Würmer, kriechenden Würmern, von
Weinen, weinerliche Stimmung
abends
nachts
Angst, nach
Ermahnungen, wegen
erzählt, wenn sie von ihrer Krankheit
Fieberfrost, bei
grundlos
ohne zu wissen, warum
Kindern, bei

Kopfschmerzen, bei
lautes Weinen, Schluchzen
möchte unaufhörlich
Schlaf, im
Schmerzen, bei
traurigen Gedanken, bei
Trost agg.
Vorhaltungen, bei
Widerspenstig
Widerstreit mit sich selbst
Wille, Willensschwäche
Zerstreut, unaufmerksam
Zorn, Jähzorn
morgens
Erwachen, beim
nachmittags
abends
abwechselnd mit Seelenruhe
abwesende Personen, beim Denken an
Erwachen, beim
heftiger
Mittagessen, beim •
Zweifelnd, Genesung, an der

Kalium chloricum

Abscheu, Leben, gegen das, abends
Angst
hypochondrische
Nasenbluten amel. •
Beschwerden infolge von Streit
Betäubung, wie im Rausch
Bewusstlosigkeit, Koma, Stupor
Delirium, Konvulsionen, nach
essen, weigert sich zu
Froh, guten Mutes, glücklich
abwechselnd mit Traurigkeit
Geisteskrankheit, Wahnsinn
Gleichgültigkeit, Apathie
abends
Hypochondrie
Nasenbluten amel. •
Lebensüberdruss, Lebensmüdigkeit
abends
Manie
Mürrisch, missmutig
abwechselnd mit Frohsinn
Nasenbluten amel. •
Reizbarkeit
Ruhelosigkeit
Selbstmord, Neigung zum, abends
Streitsüchtig, zanksüchtig
Tod, wünscht sich den, Fieberfrost, bei
Traurigkeit, Verzagtheit, Niedergeschlagenheit, Depression, Schwermut, Melancholie
abends
Fieberfrost, bei
Unbehagen, Unpässlichkeit
Verwirrung des Geistes
Gehen, beim, Freien, im
Wein, nach
Wahnideen, verhungern, er muss •
Weinen, weinerliche Stimmung
abends
Zorn, Jähzorn
heftiger

Kalium chlorosum

Bewusstlosigkeit, Koma, Stupor

Kalium cyanatum

Betäubung, wie im Rausch
Bewusstlosigkeit, Koma, Stupor
Delirium, geschäftiges
murmelt, murrt
Faulheit, Indolenz, Abneigung gegen Arbeit
Froh, guten Mutes, glücklich
Gedächtnisschwäche
Milde
Reizbarkeit, Abwesende, über
Ruhelosigkeit
Seufzen
Spaßen, Scherzen
Stöhnen, Ächzen, Wimmern
Tadelsüchtig, kritisch
Verwirrung des Geistes, nachmittags
Zorn, Jähzorn

Kalium fluoratum

Reizbarkeit

Kalium ferrocyanatum

Furcht, Tod, vor dem
Traurigkeit, Verzagtheit, Niedergeschlagenheit, Depression, Schwermut, Melancholie
Weinen, weinerliche Stimmung

Kalium jodatum

angefasst werden, will nicht
Angst
abends
Bewegung, durch
Erregung, durch
Furcht, mit
Gehen, Freien, im, amel.
Menses, während der
Schlaf, im
Menses, nach den
Stuhlgang, nach
Auffahren
abends, Schlaf, im
Mitternacht im Schlaf, vor
Geräusche, durch
leichtes
Schlaf, aus dem
im
Schläfrigkeit mit
Traum, durch einen
Beklagt sich
Beschimpfen, beleidigen, schmähen
Kinder und Familie, beschimpft ★[2]
Beschwerden infolge von Überanstrengung, geistiger
Betäubung, wie im Rausch
geschwätzige
Ruhelosigkeit, mit
Bewusstlosigkeit, Koma, Stupor
Boshaft, gehässig
Traurigkeit, bei •
Delirium
rasendes
Demenz
Syphilitiker, der
Eigensinnig, starrköpfig
Ekel, Widerwillen
alles, gegen
Empfindlich, überempfindlich
Geräusche, gegen
Entmutigt
Erregung, Aufregung
Wein, wie nach
Erschöpfung, geistige
erschreckt, leicht
Kleinigkeiten, über
Furcht
abends
Zwielicht, im
Ersticken, vor dem
Tagesanbruch, Morgengrauen, vor dem •
Tod, vor dem
Traurigkeit, mit
Unglück, vor
Unheil, vor
Gedächtnisschwäche
Gedanken, hartnäckige
Gefühllos, Familie, gegen seine •
Geisteskrankheit, Wahnsinn
anfallsweise
geistige Arbeit, Abneigung gegen
Geschäft, Abneigung gegen
Geschäftig
Geschwätzigkeit
lustige, ausgelassene
Spaßen, mit
Gesellschaft, Abneigung, gegen; Gegenwart anderer agg. die Symptome; Verlangen nach Einsamkeit
Gewalttätig, heftig
Gleichgültigkeit, Kinder, gegen ihre
Grausamkeit, Unmenschlichkeit
Hass
Hochmütig, arrogant
Jammern, Lamentieren, Klagen
Konzentration, schwierige
Kurz angebunden, barsch
schroff, Familie und Kindern, mit; beschimpft sie ★[4]
Leidenschaftlich
Manie
nachts
Mürrisch, missmutig
Qualvolle Angst
Reizbarkeit
Essen, nach dem
Kindern, gegenüber •
Traurigkeit, mit
Ruhelosigkeit
nachts
ängstliche
Kopfschmerzen, bei
umhertreibende
Schreien, Cri encéphalique
Hydrozephalus, bei
Spaßen, Scherzen
Stöhnen, Ächzen, Wimmern
Streitsüchtig, zanksüchtig
Stumpfheit, Geistesträgheit, Denk- und Verständnisschwierigkeit
Traurigkeit, Verzagtheit, Niedergeschlagenheit, Depression, Schwermut, Melancholie

Abneigung, zärtlich geliebte Kinder werden lästig •
Trunksucht, Alkoholismus
Ungestüm
Vergesslich
Verwirrung des Geistes
Verzweiflung
Weinen, weinerliche Stimmung
abends
nachts
abwechselnd mit Missmut
Angst, nach
ängstliches
Erwachen, beim
Schlaf, im
Unheil bevorstünde, wie wenn •
Zorn, Jähzorn
heftiger

Kalium muriaticum

Abscheu, Leben, gegen das
Angst, abends
Bett, im
nachts
Kleinigkeiten, um
Bewusstlosigkeit, Koma, Stupor
Delirium
nachts
Konvulsionen, während
Eigensinnig, starrköpfig
Entmutigt
Erregung, Aufregung
Froh, abwechselnd mit Traurigkeit
Furcht, Unheil, vor
Geisteskrankheit, Wahnsinn
Gleichgültigkeit, Fieberfrost, bei
Sexualtrieb, mit vermindertem •
Vergnügen, gegen jedes
Imbezillität
Langsamkeit
Manie
Reden, Schlaf, im
reden, Abneigung zu, möchte schweigen, wortkarg
Reizbarkeit, abends
Ruhelosigkeit
Sitzt still
Stöhnen, Ächzen, Wimmern
Stumpfheit, Geistesträgheit, Denk- und Verständnisschwierigkeit
Traurigkeit, Verzagtheit, Niedergeschlagenheit, Depression, Schwermut, Melancholie
Fieberfrost, bei
Unentschlossenheit
Unzufrieden, missvergnügt, unbefriedigt
Wahnideen, essen, sie darf nicht •
Zorn, Jähzorn
abends

Kalium nitricum

Angst
nachmittags
bis abends
abends
Bett, im
nachts
Bett, im
Blutandrang zur Brust, durch
Furcht, mit
Kopfschmerzen, bei
Auffahren, Schlaf, im
Traum, durch einen
Außer-sich-Sein
beleidigt, leicht; nimmt alles übel
Betäubung, wie im Rausch
Bewusstlosigkeit, Koma, Stupor
morgens
Delirium
Denken, Abneigung gegen
morgens
Empfindlich, überempfindlich
Entmutigt
Faulheit, Indolenz, Abneigung gegen Arbeit
morgens
Feigheit
Furcht
Tod, vor dem
Schweiß, bei •
Gedächtnisschwäche
gesagt hat, für das, was er
Gedanken, Andrang, Flut der
nachts
Schlaflosigkeit durch
gedankenvoll
geistige Arbeit, Abneigung gegen
morgens •
Gleichgültigkeit, Apathie
Langeweile, mit
Heiterkeit
Ideen, Einfällen, Reichtum an; Geistesklarheit

Langeweile
Lästig, geht auf die Nerven
Liebe zu jemandem des eigenen Geschlechts, Homosexualität, Tribadie
Meditation
Mürrisch, missmutig
Phantasien, Erwachen, beim
    verstärkte Phantasietätigkeit
        nachts
        Schlaflosigkeit, mit
Reizbarkeit
Ruhelosigkeit
    nachts
    ängstliche
    Bett, sich herumwerfen im
Schmollen
Schreien, Schmerzen, vor
Schüchternheit
Selbstvertrauen, Mangel an
Sorgen, voller
Stumpfheit, Geistesträgheit, Denk- und Verständnisschwierigkeit
    morgens
        Erwachen, beim
Tod, Gefühl vom
    Todesahnung
Traurigkeit, Verzagtheit, Niedergeschlagenheit, Depression, Schwermut, Melancholie
    Alleinsein, beim
Unzufrieden, missvergnügt, unbefriedigt
Vergesslich
    Erwachen, beim
Verwirrung des Geistes
    morgens
    abends
    betrunken, wie
        wie nach einem Rausch
    Erwachen, beim
Verzweiflung
Wahnideen, Feuer, sieht
    Holz, ist aus •
    Wasser, vom
Weinen, weinerliche Stimmung
    Musik, durch
Zerstreut, morgens, 11–16 h •
Zorn, Jähzorn

Kalium oxalicum

Geisteskrankheit, Wahnsinn
Weinen, weinerliche Stimmung

Kalium phosphoricum

Abneigung, Ehemann, gegen ihren
    Familienmitglieder, gegen
    sich selbst, gegen ★3
Abscheu, Leben, gegen das
angesprochen werden, will nicht
Angst
    abends
        Bett, im
    nachts
    Erwachen, beim
    Essen, nach dem
    Furcht, mit
    Gesundheit, um seine
    hypochondrische
    Kindern, bei
    Seligkeit, um die ewige
    Zukunft, um die
Anstrengung, agg. durch geistige
    Pubertät, agg. durch geistige Anstrengung in der
antworten, Abneigung zu
Argwöhnisch, misstrauisch
Auffahren
    Berührung, bei
    Geräusche, durch
    leichtes
    Schlaf, im
    Schreck, durch und wie durch
Beschwerden infolge von Angst
    Erregung, Gefühlserregung
        sexueller Erregung
    Erwartungsspannung, Vorempfinden, Ahnung
    Furcht
    Kummer
    schlechten Nachrichten
    Schock, seelischem Schreck
    sexuellen Exzessen
    Sorgen
    Überanstrengung, geistiger
    Zorn, Ärger
Betäubung, wie im Rausch
Brütet, sieht alles schwarz
Delirium
    nachts
    ruhiges
Delirium tremens, Säuferwahnsinn
    Schlaflosigkeit, mit
Eigensinnig, starrköpfig
Empfindlich, überempfindlich
    Farben, gegen •

Geräusche, gegen
Menses, während der •
Kinder, empfindliche
Licht, gegen
Pubertät, in der
Entmutigt
Erkennt, Umgebung nicht, seine •
Erregung, Aufregung
agg.
geistige Arbeit, durch
nervöse
schlechten Nachrichten, nach
Erschöpfung, geistige
erschreckt, leicht
essen, weigert sich zu
Faulheit, Indolenz, Abneigung gegen Arbeit
Fehler, Orten, irrt sich in
Schreiben, beim
Sprechen, beim
stellt Worte falsch
Feigheit
Froh, guten Mutes, glücklich
Furcht
abends
Alleinsein, vor dem
Arbeit, Grauen vor der
Diarrhoe durch
Einbrechern, vor
ereignen, es könnte sich etwas
Kindern, bei, nachts
Krankheit, vor drohender
Lebensüberdruss, mit
Menschen, vor; Anthropophobie
Menschenmenge, in einer
offenen Plätzen, vor; Agoraphobie
Orten, Gebäuden [★3]
Tod, vor dem
Trinkern, bei •
Unheil, vor
Gebärden, Greifen, Finger in den Mund, Kinder stecken [+4]
lächerliche
ringt die Hände
Gedächtnis, gutes
vergangene Ereignisse, gequält von vergangenen Ereignissen, an die er sich aber erinnern will •
Gedächtnisschwäche
auszudrücken, sich
Worte, für
Gedanken, lächerliche
Schwinden der
Geisteskrankheit, Wahnsinn
Fieberhitze, mit
geistige Anstrengung, durch
Kindbett, im
geistige Arbeit, scheint ihn infolge seiner Geistesschwäche in den Wahnsinn zu treiben
unmöglich
Geschäft, Geschäftsmann, erschöpfter
Gesellschaft, Abneigung, gegen; Gegenwart anderer agg. die Symptome; Verlangen nach Einsamkeit
Gesellschaft, Verlangen nach; Abneigung gegen Einsamkeit, Gesellschaft amel.
Gewalttätig, heftig
Gleichgültigkeit, Apathie
Familie, gegen seine [+7]
Freude, gegen
geschäftlichen Angelegenheiten, gegen seine
Grausamkeit, Unmenschlichkeit
Familie, gegen ihre
Hast, große Eile
Beruf, im
Heimweh
Hypochondrie
Hysterie
Ideen, Einfällen, Reichtum an; Geistesklarheit
Imbezillität
Jammern, Lamentieren, Klagen
Klammert, gehalten werden, möchte
Konzentration, schwierige
Lernen, Lesen etc., beim
Lachen
abwechselnd mit Schreien
Lebensüberdruss, Lebensmüdigkeit
Furcht vor dem Tode, aber
Manie
Milde
Mürrisch, missmutig
Nymphomanie
Phantasien, verstärkte Phantasietätigkeit
Reden, Schlaf, im
reden, Abneigung zu, möchte schweigen, wortkarg
Reizbarkeit
morgens
Erwachen, beim
abends
anspricht, wenn man ihn
Erwachen, beim
Koitus, nach
Kopfschmerzen, bei
Menses, während der

Schwäche, mit
Religiosität, auffallende
Schwermut, religiöse
Ruhelosigkeit
geistiger Arbeit, bei und nach
Kindern, Säuglingen, bei •
Menses, während der
Schlafwandeln
Schreien
Kindern, bei
nachts
Erwachen, beim
Schüchternheit
schamhaft, verlegen
Seufzen
Schlaf, im
Sinne abgestumpft
geschärft
Sitzen, Neigung zum
sonderbar, alles erscheint
Sorgen, voller, Schlaflosigkeit durch ⋆1
Sprechen, hastiges
langsames
springt schnell von einem Gedanken zum anderen
unzusammenhängendes
Stimmung, veränderliche, unbeständige, wankelmütige
Stöhnen, Ächzen, Wimmern
Schlaf, im
Streitsüchtig, zanksüchtig
Familie, mit ihrer
Stumpfheit, Geistesträgheit, Denk- und Verständnisschwierigkeit
morgens
Traurigkeit, Verzagtheit, Niedergeschlagenheit, Depression, Schwermut, Melancholie
Tag und Nacht
morgens
Erwachen, beim
abends
nachts
Amenorrhoe, bei
Erwachen, beim
geistiger Anstrengung, nach
Menses, verzögerte, durch
Trost, freundliche Worte agg.
Unentschlossenheit
Ungeduld
Kleinigkeiten, um
Ungestüm
Unzufrieden, missvergnügt, unbefriedigt
Vergesslich
Worte beim Sprechen, für; sucht nach Worten
Verweigert, Medizin, die
Verweilt bei vergangenen unangenehmen Ereignissen
nachts
Verwirrung des Geistes
morgens
abends
Verzweiflung
religiöse Verzweiflung an der ewigen Seligkeit
Wahnideen, Einbildungen, Halluzinationen, Sinnestäuschungen
Bilder, Phantome, sieht
schreckliche
Gestalten, sieht
Phantasie, Einbildungen der
sonderbar, gewohnte Dinge erscheinen
tot, Menschen, sieht tote
verdammt, verloren zu sein
Weinen, weinerliche Stimmung
abwechselnd mit Lachen
hysterisches
Widerspenstig
Zerreißt Sachen
Schlafanzug und Bettzeug
Zerstreut, unaufmerksam
Zorn, Jähzorn

Kalium permanganicum

Morphinismus
Ruhelosigkeit

Kalium silicatum

Angst, abends
Bett, im
nachts
Essen, nach dem
Furcht, mit
Gesundheit, um seine
Kleinigkeiten, um
Menses, während der
Anstrengung, agg. durch geistige
Auffahren
Berührung, bei
Geräusche, durch
leichtes
Schlaf, Einschlafen, beim
Schreck, durch und wie durch

Beschwerden infolge von sexuellen Exzessen
Eigensinnig, starrköpfig
Empfindlich, Geräusche, gegen
Entmutigt
Erregung, Aufregung
Erschöpfung, geistige
erschreckt, leicht
Faulheit, Indolenz, Abneigung gegen Arbeit
Fehler, Schreiben, beim
    Sprechen, beim
        stellt Worte falsch
Feigheit
Furcht, Arbeit, Grauen vor der
Gedächtnisschwäche
geistige Arbeit, Abneigung gegen
Gleichgültigkeit, Apathie
    Vergnügen, gegen jedes
Hysterie
Imbezillität
Konzentration, schwierige
    Lernen, Lesen etc., beim
Launenhaftigkeit
Reden, Schlaf, im
reden, Abneigung zu, möchte schweigen, wortkarg
Reizbarkeit
    morgens
    abends
    Koitus, nach
    Trost agg.
Ruhelosigkeit, nachts
Schüchternheit
Selbstvertrauen, Mangel an
Sinne, Schwinden der
Sitzt still
Stimmung, veränderliche, unbeständige, wankelmütige
Stumpfheit, morgens, Erwachen, beim
    Lesen, beim
    Schreiben, beim
Traurigkeit, morgens
Trost, freundliche Worte agg.
Unbesonnen, sorglos
Unentschlossenheit
Ungeduld
Unzufrieden, missvergnügt, unbefriedigt
Vergesslich
Verwirrung des Geistes, morgens, Aufstehen, beim und nach dem
    abends
    geistige Anstrengung, durch
    Sitzen, im
Wahnideen, Einbildungen, Halluzinationen, Sinnestäuschungen
    Bilder, Phantome, sieht, nachts
        schreckliche
    Diebe, sieht
    Gespenster, Geister, sieht
    Phantasie, Einbildungen der
    tot, Menschen, sieht tote
Weinen, weinerliche Stimmung
    abends
    nachts
    Schlaf, im
Widerspenstig
Wille, Willensschwäche
Zerstreut, unaufmerksam
Zorn, Kleinigkeiten, über

Kalium sulfuricum

Aktivität, geistige
    abends +7
Angst
    abends
        Bett, im
    nachts
    Erwachen, beim
    Freien, im, amel.
    Furcht, mit
    Gehen, beim, Freien, im, amel.
    Wärme, durch
Anstrengung, agg. durch geistige
Auffahren
    leichtes
    Schlaf, Einschlafen, beim
        im
    Schreck, durch und wie durch
Beschwerden infolge von sexuellen Exzessen
Bewusstlosigkeit, Koma, Stupor
Eigensinnig, starrköpfig
Empfindlich, überempfindlich
    Geräusche, gegen
Entmutigt
Erregung, Aufregung
    abends
erschreckt, leicht
    Kleinigkeiten, über
Faulheit, Indolenz, Abneigung gegen Arbeit
Fehler, Schreiben, beim
    Sprechen, beim, stellt Worte falsch
Furcht
    nachts
    Arbeit, Grauen vor der

Dunkelheit, vor
fallen, zu
Geisteskrankheit, seinen Verstand zu verlieren, vor
Menschen, vor; Anthropophobie
Tod, vor dem
nachts
Gedächtnisschwäche
sagen wollte, für das, was er
tun wollte, was er gerade
geistige Arbeit, Abneigung gegen
Geschäft, Abneigung gegen
Gesellschaft, Abneigung, gegen; Gegenwart anderer agg. die Symptome; Verlangen nach Einsamkeit
Gleichgültigkeit, Apathie
Hast, große Eile
Hysterie
abends
Ideen, Einfällen, Reichtum an; Geistesklarheit
Konzentration, schwierige
Reden, Schlaf, im
reden, Abneigung zu, möchte schweigen, wortkarg
Reizbarkeit
morgens
Erwachen, beim
abends
Menses, während der
Ruhelosigkeit
Bettwärme agg.
Menses, während der
Zimmer, im
Schlafwandeln
Schreien
Erwachen, beim
Schüchternheit
Selbstvertrauen, Mangel an
Stimmung, abwechselnde
veränderliche, unbeständige, wankelmütige
Stumpfheit, Geistesträgheit, Denk- und Verständnisschwierigkeit
Traurigkeit, Verzagtheit, Niedergeschlagenheit, Depression, Schwermut, Melancholie
morgens
abends
Trost, freundliche Worte agg.
Unentschlossenheit
Ungeduld
Ungestüm
Unzufrieden, missvergnügt, unbefriedigt
allem, mit
Vergesslich
Verwirrung des Geistes
morgens
abends
Freien, im, amel.
warmen Zimmer, im
Weinen, weinerliche Stimmung
Zerstreut, unaufmerksam
Zorn, Jähzorn

Kalium sulfurosum

Ruhelosigkeit

Kalium telluricum

Furcht, Krankheit, vor drohender

Kalmia latifolia

angesprochen werden, will nicht
Angst
Zukunft, um die
Delirium
Eigensinnig, starrköpfig
Erregung, morgens
Furcht, Unheil, vor
Gedächtnisschwäche
Gedanken, schnelle, lebhafte
geistige Arbeit, Abneigung gegen
unmöglich
Geschäftig
Gewissensqual
Konzentration, schwierige
Mürrisch, missmutig
morgens
abends und am nächsten Vormittag •
Reden anderer agg., Unterhaltung
Schlaf, im
Reizbarkeit
morgens
abends
Ruhelosigkeit
Schlafwandeln
Traurigkeit, Verzagtheit, Niedergeschlagenheit, Depression, Schwermut, Melancholie
Trost, freundliche Worte agg.
Vergesslich
Verwirrung des Geistes
abends

Kerosolenum

Bewusstlosigkeit, Koma, Stupor
Ekstase
Froh, guten Mutes, glücklich
Lachen
Lebhaft, munter
Trancezustand
Verlassenheit, Gefühl der
Wahnideen, schwebt, Irrgarten, in einem wogenden •

Kissingen aqua

Angst
Auffahren, elektrisiert, wie
Beklagt sich
Brütet, Unangenehmes, über •
erschreckt, leicht, Kleinigkeiten, über
Faulheit, Indolenz, Abneigung gegen Arbeit
Fehler, Sprechen, beim
Froh, guten Mutes, glücklich
Gedächtnisschwäche
auszudrücken, sich
Gedanken, versunken in
Gedanken, schreckliche, nachts, beim Erwachen
unangenehme
Geistige Arbeit unmöglich
Langeweile
Mürrisch, missmutig
Nachgiebigkeit
Reizbarkeit
Ruhelosigkeit, nachts
Unentschlossenheit
Verweilt bei vergangenen unangenehmen Ereignissen
Weinen, weinerliche Stimmung
ansieht, wenn man ihn

Kola

Trunksucht, Alkoholismus

Kreosotum

Abscheu, Leben, gegen das
Angst
nachts
Furcht, mit
Koitus, beim •
beim Gedanken an den (bei einer Frau) •
Menses, während der
Auffahren, Schlaf, Einschlafen, beim
im
Schreck, durch und wie durch
Beschwerden infolge von Erregung, Gefühlserregung
Betäubung, wie im Rausch
Schwindel, bei
Bewusstlosigkeit, Koma, Stupor
Schwindel, während
Eigensinnig, starrköpfig
Kinder, eigensinnige
Empfindlich, überempfindlich
Musik, gegen
Erregung, Aufregung
Menses, vor den
während der
Musik, durch
Feigheit +3
Fleißig, Arbeitswut
Menses, vor den
Froh, guten Mutes, glücklich
nachts
Schlaf, im
Furcht
fasten, zu •
Koitus, beim Gedanken an (bei einer Frau) •
Krankheit, vor drohender
Gedächtnisschwäche
Geschäfte, für
tun wollte, was er gerade
Gedanken, Schwinden der
Geistesabwesend
Geisteskrankheit, Blutungen, nach
Geistige Arbeit unmöglich
gesund, zu sein, behauptet trotz schwerer Krankheit
getragen zu werden, verlangt
Liebkosungen, und verlangt
Herausfordernd, trotzig
Ideen, Einfällen, Mangel an
Ideen, Einfällen, Reichtum an; Geistesklarheit
Lachen
nachts
Mitternacht
Schlaf, im
Langsamkeit
Lästig, geht auf die Nerven
Launenhaftigkeit
Lebensüberdruss, Lebensmüdigkeit

Mürrisch, missmutig
tagsüber
morgens
vormittags
10–22 h •
Fieberfrost, bei
Musik agg.
Husten, Musik agg.
Klavierspielen, Husten beim
Ohrenschmerzen durch
Reizbarkeit
tagsüber
morgens
Fieberfrost, bei
Kopfschmerzen, bei
Menses, vor den
während der
Zahnung, während der
Ruhelosigkeit
abends, 18–6 h •
nachts
Mitternacht, nach, 3 h
4 h
Bett, sich herumwerfen im
bewegen, muss sich ständig
Fieberfrost, bei
Menses, vor den
Schlagen
Schreien
nachts
Kindern, bei
Stuhlgang, beim
Schlaf, im
Stuhlgang, vor +2
Zahnen, beim
Selbstmord, Neigung zum
Sentimental, schwärmerisch
Sinne, Schwinden der
Stöhnen, Ächzen, Wimmern
anhaltendes Stöhnen und Schnappen nach Luft
Stumpfheit, Geistesträgheit, Denk- und Verständnisschwierigkeit
Schläfrigkeit, mit
Tod, wünscht sich den
Verzweiflung, aus •
Traurigkeit, Verzagtheit, Niedergeschlagenheit, Depression, Schwermut, Melancholie
morgens
abends
Musik, durch
Unbesonnen, sorglos
Ungeduld
Unzufrieden, missvergnügt, unbefriedigt
allem, mit
Vergesslich
Nasenbluten, nach •
Verweilt bei vergangenen unangenehmen Ereignissen
Verwirrung des Geistes
Verzweiflung
Genesung, an der
Wahnideen, Bewegung, alle Körperteile sind in (in der Ruhe) •
Feuer, sieht
gesund, er ist
groß, Gegenstände werden größer
länger, Gegenstände erscheinen
Weinen, weinerliche Stimmung
morgens
Gemütsbewegung, nach leichter
Geräuschen, bei
grundlos
Kopfschmerzen, bei
Musik, durch
Schlaf, im
Wimmern, Winseln
Widerspenstig
Wirft Gegenstände weg
Zerstreut, unaufmerksam
Zorn, Jähzorn
Kleinigkeiten, über
Menses, während der
Zweifelnd, Genesung, an der

Kresolum

Angst
Außer-sich-Sein, Kleinigkeiten, durch
Ekstase
Erregung, Aufregung
Euphorie
Froh, guten Mutes, glücklich
Furcht
Gebärden, macht
Gedanken, tiefe
Geschwätzigkeit
Gleichgültigkeit, Apathie
Kindisches Benehmen
Küsst jeden
Manie
abwechselnd mit Depression
Qualvolle Angst, abends
Reizbarkeit

Ruhelosigkeit
umhertreibende
Schizophrenie
Hebephrenie
Sprechen, wiederholt immer dasselbe
Traurigkeit, Verzagtheit, Niedergeschlagenheit, Depression, Schwermut, Melancholie
Vertrauensvoll
Wahnideen, Glocken läuten, hört
Tieren, von, Käfer, Würmer etc.
Zerstreut, unaufmerksam
Zorn, Jähzorn

L

Lactis acidum

Angst, nachts, Erwachen, beim
Denken, Abneigung gegen
Empfindlich, Geräusche, gegen
Entmutigt
Exzentrizität, Überspanntheit
Faulheit, Indolenz, Abneigung gegen Arbeit
Fehler, Schreiben, beim
Sprechen, Buchstabieren, beim
Gedächtnis, gutes
Gedächtnisschwäche
Gedanken, quälende
Geschäft, Abneigung gegen
Hysterie
Ideen, Einfällen, Reichtum an; Geistesklarheit
Lesen, Abneigung gegen
reden, Abneigung zu, möchte schweigen, wortkarg
Ruhelosigkeit
Schreien, Mitternacht •
Spotten, Sarkasmus, beißender Spott
Tadelsüchtig, kritisch
Trunksucht, Alkoholismus
Verächtlich, geringschätzig
Verwirrung des Geistes
nachmittags
Wählerisch, anspruchsvoll, pedantisch

Lac caninum

Abneigung, sich selbst, gegen ⋆2
Abscheu, Leben, gegen das
sich selbst, gegen
Angst
nachts
Erfolg, durch Zweifel am •
Gesundheit, um seine
Auffahren
Ausdauer, ohne
Beschwerden infolge von Erwartungsspannung, Vorempfinden, Ahnung
Boshaft, gehässig
Delirium
ängstliches
Denken, Beschwerden agg., an seine
über sich, schätzt sich zu geringwertig ein ⋆2
Ekel, Widerwillen
Empfindlich, überempfindlich
äußeren Eindrücke, gegen alle
Geräusche, gegen
Licht, gegen
Erregung, Aufregung
Faulheit, Indolenz, Abneigung gegen Arbeit
Fehler, Schreiben, beim
lässt Buchstaben aus
wiederholt Worte
Sprechen, beim
stellt Worte falsch
Worte, benutzt falsche
Namen, nennt Gegenstände beim falschen
nennt den Gegenstand, den er sieht, statt den gewünschten
Fluchen, Schwören
Furcht, tagsüber, nur
Abwärtsbewegung, vor
Alleinsein, vor dem
ereignen, es könnte sich etwas
Erwachen, beim
fallen, zu
Treppe hinabzufallen, die •
Geisteskrankheit, seinen Verstand zu verlieren, vor
Herzkrankheit, vor
Krankheit, vor drohender
unheilbar zu sein
Misserfolg, vor

ohnmächtig zu werden
Pflichten nicht mehr nachkommen zu können, ihren •
Schlangen, vor +1
Tod, vor dem
Tuberkulose, vor
Gebärden, Finger, spreizt die ★3
Gedächtnisschwäche
auszudrücken, sich
gelesen hat, für das, was er
getan hat, was er gerade
tun wollte, was er gerade
Worte, für
Gedanken, Andrang, Flut der
drängen sich auf und schwirren durcheinander
hartnäckige, Liegen, beim
quälende
schnelle, lebhafte
schreckliche
abends, im Bett •
Schwinden der
Gesellschaft, Verlangen nach; Abneigung gegen Einsamkeit, Gesellschaft amel.
Gleichgültigkeit, Apathie
Grobheit
Hass
Hypochondrie, abends
Hysterie, Koitus agg. •
Idiotie, schrillem Schreien, mit
Konzentration, schwierige
Kummer, Erwachen, beim
Licht, Verlangen nach
Lügner, Lüge, glaubt, alles was sie sagt, ist eine •
moralischem Empfinden, Mangel an
Mürrisch, missmutig
Phantasien, verstärkte Phantasietätigkeit
schreckliche
Raserei, Wut
Widerspruch, durch
Reden, Schlaf, im
Reizbarkeit
nachts +2
Kopfschmerzen, bei
Ruhelosigkeit
nachts
schreiben, Gemeinheiten an ihre Freunde, schreibt •
Schreien
Kindern, bei
nachts
Schlaf, im
Selbstvertrauen, Mangel an
Sitzen, Neigung zum
Stimmung, abwechselnde
veränderliche, unbeständige, wankelmütige
Stumpfheit, Geistesträgheit, Denk- und Verständnisschwierigkeit
Lesen, beim
Symptome, jedes Symptom ist eine sich festgesetzt habende Krankheit ★2
Tod, wünscht sich den
Genesung, während der
Traurigkeit, Verzagtheit, Niedergeschlagenheit, Depression, Schwermut, Melancholie
Menses, vor den
während der
Trunksucht, Alkoholismus
Unbeständigkeit
Unentschlossenheit
Unternehmen, vieles, verharrt bei nichts, unternimmt
Unverschämtheit
Verächtlich, sich selbst, gegen
Vergesslich
Einkäufe, für; geht fort und lässt sie liegen
vergiftet zu sein, Gefühl ★2
Verwirrung des Geistes
Verzweiflung, Genesung, an der
Wählerisch, anspruchsvoll, pedantisch
Wahnideen, Einbildungen, Halluzinationen, Sinnestäuschungen
Augen, von großen
beleidigt zu werden, meint
Bett, Bewegung, ist in •
Bilder, Phantome, sieht
schreckliche
fällt, auseinander •
nach vorn, sie
geisteskrank werden, sie wird
Gesichter, sieht
Dunkeln, im
entsetzliche
verzerrte •
herabgesehen, es wird auf sie •
Herzkrankheit, wird herzkrank und stirbt
Identität, Irrtümer in der eigenen
Insekten, sieht
krank zu sein
Krankheit, unheilbare, hat eine
leicht, körperlos, er ist
Luft, schwebt wie ein Geist in der
Lüge, alles, was sie sagt, ist eine •
Mäuse, sieht
Maus läuft unter dem Stuhl weg

Nase, anderen, hat eines •
Phantasie, Einbildungen der
Schlangen, in ihr und um sie herum
schmutzig, er ist
schreckliche ★[2]
schwebt in der Luft
schwimmt, Luft, in der •
Spinnen, sieht •
Stimmen, hört
Tieren, von
kriechenden •
Ungeziefer herumkriechen, sieht
unwirklich, alles erscheint
verachtet, ist
verkleinert, alles ist
klein, er ist •
Visionen, hat, tagsüber
schöne
schreckliche
Ungeheuern, von
Vögel, sieht
Wolken, schwere schwarze Wolken hüllen sie ein
Wäscht sich andauernd die Hände
Weinen, weinerliche Stimmung
nachts
anfallsweise
Kindern, bei
nervös, den ganzen Tag über
Stillen, beim
Zorn, nach
Widerstreit mit sich selbst
Zerstreut, unaufmerksam
Zorn, Jähzorn
abwechselnd mit Weinen
Zweifelnd, Genesung, an der

Lac felinum

Furcht, Stecknadeln, spitzen Gegenständen, vor

Lac vaccinum defloratum

Abscheu, Leben, gegen das
Bewusstlosigkeit, Koma, Stupor
Heben der Arme über den Kopf, beim
Erschöpfung, geistige
Faulheit, Indolenz, Abneigung gegen Arbeit
Furcht, engem Raum, in; Klaustrophobie
Tür, abgeschlossen werde, dass die Tür •
Gedächtnisschwäche
gelesen hat, für das, was er
geistige Arbeit, Abneigung gegen
Gesellschaft, Abneigung, gegen; Gegenwart anderer agg. die Symptome; Verlangen nach Einsamkeit
vermeidet den Anblick von Menschen
Gewissenhaft in Kleinigkeiten
Gleichgültigkeit, Apathie
Hysterie, Ohnmacht, hysterische
Lebensüberdruss, Lebensmüdigkeit
reden, Abneigung zu, möchte schweigen, wortkarg
Reizbarkeit
Ruhelosigkeit
Schlaflosigkeit, durch
Übelkeit, mit •
Selbstmord, Neigung zum
denkt über den einfachsten Weg nach ★[1]
Stimmung, veränderliche, unbeständige, wankelmütige
Stöhnen, Ächzen, Wimmern
Tod, denkt über den einfachsten Weg der Selbstzerstörung nach ★[1]
Todesahnung
sagt die Todesstunde voraus
wünscht sich den
Traurigkeit, Verzagtheit, Niedergeschlagenheit, Depression, Schwermut, Melancholie
Menses, vor den
während der
Unterhaltung amel. •
Unentschlossenheit
Unterhaltung amel. +[2]
Verlassenheit, Gefühl der
Wahnideen, Kloster gehen, sie muss ins •
Sterben, er ist am
tot, alle ihre Freunde sind tot, und sie muss in ein Kloster gehen •
Weinen, weinerliche Stimmung

Lacerta agilis

Delirium
Fleißig, Arbeitswut

Lachesis muta

Abneigung, alles, gegen
Frauen, gegen
Abscheu, Allgemeinen, im, Erwachen, beim
Arbeit, gegen die
Leben, gegen das

morgens
Angst, mit •
Aktivität
geistige
nachts
Albernes Benehmen
angefasst werden, will nicht
Angst
morgens
Erwachen, beim
abends, Bett, im
nachts
Bewegung, durch
Erwachen, beim
Essen, nach dem
Fahren oder Reiten, beim
Fieber, im
Freien, im
Furcht, mit
Gesundheit, um seine
Gewissensangst, als ob eines Verbrechens schuldig
Träumen, Gewissensangst in
hypochondrische
Lebensüberdruss, mit
Menses, während der, Zorn und Angst
Schlaf, Einschlafen, vor dem
Seligkeit, um die ewige
Zukunft, um die
Anregung agg. ⋆1
Anstrengung, agg. durch geistige
Antwortet überstürzt
Argwöhnisch, misstrauisch
nachmittags
abends
Auffahren
abends, Einschlafen, beim
Erwachen, beim
erstickt, als ob er
Geräusche, durch
Schlaf, aus dem
Einschlafen, beim
Auffassungsvermögen, leichtes
Ausdauer, ohne
Begeisterung, politische ⋆1
beißen, Verlangen zu
Beklagt sich
Kleinigkeiten, über •
Krankheit, über seine
beleidigt, leicht; nimmt alles übel
Beschimpfen, beleidigen, schmähen
Ehemann beschimpft seine Frau vor den Kindern oder umgekehrt
Beschwerden infolge von Ausschweifung +3
Eifersucht
Enttäuschung
Erregung, Gefühlserregung
Erwartungsspannung, Vorempfinden, Ahnung
Kränkung, Demütigung
Kummer
Liebe, enttäuschter
Schicksalsschlägen
schlechten Nachrichten
Schreck
Tod eines Kindes
Trunksucht
Überanstrengung, geistiger
Uneinigkeit zwischen Bediensteten ⋆1
Eltern, Verwandten, Freunden
Vorgesetztem und Untergebenen
Zorn, Ärger
Bestimmtheit, Rechthaberei
Betäubung, wie im Rausch
Krampfanfällen, zwischen
Schläfrigkeit, mit
warm, amel., wenn die Füße warm geworden sind •
Bett, Abneigung gegen das, meidet es
Bewusstlosigkeit, Koma, Stupor
Apoplexie, bei
Entbindung, bei der
Fieber, bei
Fieberfrost, vor
Gemütsbewegung, nach
Heben der Arme über den Kopf, beim
Hitzschlag, beim
Menses, während der
nach den
Schwindel, während
Sehen nach oben, beim •
Trancezustand, wie in einem
Verhalten, automatenhaftes
warmen Zimmer, im
Boshaft, gehässig
Träumen, in seinen •
Böswillig, mutwillig
Brütet, sieht alles schwarz
Delirium
mittags, 12–24 h •
abends
nachts
anhaltendes

- *antwortet kurz*
- *Augenschließen, beim*
- Blutung, nach
- *erotisches*
- *Erwachen, beim*
- *Fieber, während*
- *geistige Anstrengung, durch* •
- Gelächter, mit
- **geschwätziges**
- *gewalttätiges*
- *murmelt, murrt*
- Müdigkeit, Überanstrengung, Lernen durch •
- rasendes
- religiöses
- Schläfrigkeit, mit
- Schlaf, im
  - *nach dem*
- *Sepsis, durch*
- Verfolgung, Delir mit Wahnideen der
- *Verlust von Körpersäften, durch*
- *Wachen, Nachtwachen, durch*
- *wahnsinniges*
- **wechselt schnell das Thema** •
- wildes

Delirium tremens, Säuferwahnsinn
- *Geschwätzigkeit, mit*
- *Wahnideen, mit*

Demenz
- senilis, Dementia

Denken, Beschwerden agg., an seine
Diktatorisch, herrisch, dogmatisch, despotisch
Dualität, Gefühl der ★[1]
Ehebrecherisch
Ehrgefühl, kein
Ehrgeiz
Eifersucht
- brutal aus, sanfter Mann wird
- geisteskrank ★[2]
- Geschwätzigkeit, mit
- Männern, zwischen
- reißt sich die Haare aus •
- sagt und tut, was er nicht sagen und tun wollte
- schlagen, treibt ihn, seine Frau zu
- *Streiten, Vorwürfen und Schelten, mit*
- Tier oder lebloses Objekt, auf ein
- Trunkenheit, bei
- *unwiderstehlich, ebenso töricht wie* •
- Verbrechen, bis zum
- *Vorstellungen, mit schrecklichen* •

Eigensinnig, starrköpfig
Ekstase
- Freude, wie nach übermäßiger •

Elegant, Schönling
Empfindlich, überempfindlich
- äußeren Eindrücke, gegen alle
- *Berührung, gegen*
- *geistiger Anstrengung, nach* •
- *Geräusche, gegen*
- Gerüche, gegen
- Lesen, gegenüber dem

entfliehen, versucht zu
Entmutigt
- Schmerzen, durch

Erkennt, Straßen nicht, bekannte
- *Verwandten nicht, seine*

Ernst
Erregung, Aufregung
- morgens
- *abends*
  - Bett, im
- *nachts*
- Fieberfrost, bei
- Fieberhitze, bei
  - *Wochenbett, im*
- *Hören schrecklicher Dinge, nach dem*
- Klimakterium, im
- *Menses, vor den*
- schlechten Nachrichten, nach
- *Weinen, bis zum*

Erschöpfung, geistige
- **morgens**
- *Essen, nach dem*
- Schlaflosigkeit, mit

erschreckt, leicht
- *Erwachen, beim*
- *Kleinigkeiten, über*

essen, weigert sich zu
Exzentrizität, Überspanntheit
- politische

Faulheit, Indolenz, Abneigung gegen Arbeit
- morgens
- vormittags
- Essen, nach dem
- Kindern, bei

Fehler, Lesen, beim
- Orten, irrt sich in
- Raum und Zeit, in
- Rechnen, beim
- **Schreiben, beim**
- Sprechen, beim
  - *Buchstabieren, beim*
  - stellt Worte falsch
- *Zeit, in der*

        - *Nachmittag, glaubt immer es sei*
- Feigheit [+3]
- Festigkeit, Entschlossenheit
- *Fleißig, Arbeitswut*
    - *abends* •
    - **Menses, vor den**
- Frechheit, Impertinenz
- **Froh, guten Mutes, glücklich**
    - morgens
    - **abends**
        - *Bett, im*
    - abwechselnd mit Traurigkeit
- Furcht
    - abends
    - *nachts*
        - Erwachen, nach dem
    - Anfall zu bekommen, einen
    - Apoplexie, vor
    - Berührung, vor
    - *Bett, vor seinem*
    - Blitzen, vor
    - **Cholera, vor der**
    - *Einbrechern, vor*
        - nachts •
    - engem Raum, in; Klaustrophobie
    - Ersticken, vor dem
    - Erwachen, beim
    - essen, nach dem Essen
    - *Fahren, beim*
    - Fremden, vor
    - Geisteskrankheit, seinen Verstand zu verlieren, vor
    - Gewitter, vor
    - glitzernden Gegenständen, Spiegeln oder kann sie nicht ertragen, vor
    - Herzkrankheit, vor
    - hinter ihm, jemand ist
    - Infektionen, vor
    - Krankheit, vor drohender
        - ansteckenden, epidemischen Krankheiten, vor
        - unheilbar zu sein
    - Männern, vor
    - Menschen, vor; Anthropophobie
    - *Schlaf, einzuschlafen, Furcht*
    - *Schlangen, vor*
    - *Tod, vor dem*
        - drohendem, vor
        - *sterben, falls er wieder einschläft, fürchtet zu (nach einem Albtraum)*
    - Unglück, vor
    - *Unheil, vor*
    - *vergiftet zu werden*
    - *Wasser, vor*
    - Zittern, mit
- Gebärden, macht
    - bedeckt Mund mit Händen
    - *lächerliche*
    - spielt mit den Fingern
- **Gedächtnis, gutes**
    - **abends**
    - Unterdrückung des sexuellen Verlangens, durch •
- **Gedächtnisschwäche**
    - auszudrücken, sich
    - Eigennamen, für
    - *ereignet hat, für das, was sich*
    - Ereignisse, frühere, für
        - neue, für, alten Menschen bei
    - *gehört hat, für das, was er*
    - **gelesen hat, für das, was er**
    - gesagt hat, für das, was er
    - getan hat, was er gerade
    - *Orthographie, für*
    - *Worte, für*
    - *Zeit, für die*
- *Gedächtnisverlust, Sonnenstich, nach*
- Gedanken, versunken in
- **Gedanken, Andrang, Flut der**
        - *nachts*
    - *drängen sich auf, Schreiben, beim* •
    - *gedankenvoll*
    - hartnäckige
        - *Unheil, an ein* •
    - **lächerliche**
    - *quälende*
    - *schnelle, lebhafte*
    - *Schwinden der*
        - Fieberfrost, bei
        - *Lesen, beim*
        - *Reden, beim*
        - *Schreiben, beim*
    - wandernde, abschweifende
- Gedichte, macht
- *Gefühllos, hartherzig*
- *Geisteskraft, gesteigerte*
- *Geisteskrankheit, Wahnsinn*
    - benimmt sich wie ein Geisteskranker
    - *Demütigung, durch*
    - *geistige Anstrengung, durch*
    - **Geschwätzigkeit, mit**
    - *Größenwahn*
    - *häuslichem Unglück, nach* •
    - hochmütige

Klimakterium, im
kriecht auf dem Fußboden •
Lähmung, mit
Menses, während der
religiöse
sexuelle Exzesse, durch
Trinkern, bei
Verfolgungswahn
Zorn, durch
geistige Arbeit, Abneigung gegen
ermüdet
leichter, nachts •
unmöglich
Verlangen nach
abends
Geiz
abwechselnd mit Verschwendung
Gemütsstörungen im Allgemeinen ★2
Gemütssymptome wechseln mit körperlichen
Geschäft, Abneigung gegen
Verlangen nach
Geschäftig
Geschenke an Frau oder Sohn, Ehemann macht keine •
Geschwätzigkeit
abends
abschweifen ★3
Ekstase, mit •
erregte
Fieberhitze, bei
Schweiß, und im ★4
geistiger Anstrengung, nach •
geschäftige
gewählten Ausdrücken, in •
Heiserkeit, nur im Zaum gehalten durch seine •
lustige, ausgelassene
Menses, während der
Reden, hält
Schlaflosigkeit mit Geschwätzigkeit besonders vor Mitternacht •
Spaßen, mit
springt schnell von einem Thema zum anderen
Trunkenheit, bei
wahnsinnige
Geselligkeit, Hang zur
Gesellschaft, Abneigung, gegen; Gegenwart anderer agg. die Symptome; Verlangen nach Einsamkeit
Schwangerschaft, in der
Schwitzen, beim
wünscht die Einsamkeit, um in ihren Phantasien zu schwelgen •
Gesellschaft, Verlangen nach; Abneigung gegen Einsamkeit, Gesellschaft amel.
Alleinsein agg., beim
Gewalttätig, heftig
Berührung, durch •
Gewalttaten, Wut führt zu
Gewissenhaft in Kleinigkeiten
Gewissensqual
Gewitter, Gemütssymptome bei
Glänzende, leuchtende Gegenstände agg.
Gleichgültigkeit, Apathie
Arbeitsscheu, mit
Langeweile, mit
mürrische
Pflichten, gegen seine
Pubertät, in der
Schweiß, bei
Wohlergehen anderer, gegen das
Gottlos, Mangel an religiösem Gefühl
Grausamkeit, Unmenschlichkeit
Grobheit
Hart gegen Untergebene und liebenswürdig zu Vorgesetzten
Hass
Rache, Hass und
Hast, große Eile
nachts •
Essen, beim
jeder soll sich beeilen
Hause gehen, will nach
verlassen, möchte das Haus
Heimweh
Heirat erscheint unerträglich, der Gedanke an
Heiterkeit
Hellsehen
hellsichtige Träume bei Trunkenheit •
Herzlich, liebevoll, zärtlich
Hochmütig, arrogant
Hydrophobie, Tollwut
Hypochondrie
nachts
Hysterie
Klimakterium, im
Ohnmacht, hysterische
Pubertät, in der
sexuellen Ausschweifungen, nach
Unterdrückung der Absonderungen, nach
Ideen, aufzwingende, sich ★2
Ideen, Einfällen, Mangel an
Ideen, Einfällen, Reichtum an; Geistesklarheit

abends
Idiotie
Imbezillität
Imitation, Nachahmung [+2]
Initiative, Unternehmungsgeist, Mangel an
Intrigant
Ironie, Satire, Lust an •
Jammern, Lamentieren, Klagen
Krankheit, über seine
Schmerzen, über seine
Klammert, gehalten werden, möchte
amel., wenn
Klatschsüchtig
Klimakterium agg.
Konzentration, schwierige
Kindern, bei
Lernen, Lesen etc., beim
Kriecht auf dem Boden
Kummer
Erwachen, beim
Kurz angebunden, barsch
Lachen, morgens
dummes
Langsamkeit
Langeweile
Lästig, geht auf die Nerven
Laszıv
tagsüber •
epileptischen Anfall, gefolgt von einem •
Launenhaftigkeit
Lebensüberdruss, Lebensmüdigkeit
morgens
Fieberhitze, bei
Zukunft, aus Sorge um die •
Lebhaft, munter
Leichtsinnig, frivol
Lernen, lernt leicht ★[2, 3]
Lesen, Abneigung gegen
Liebe zu jemandem des eigenen Geschlechts, Homosexualität, Tribadie
magnetisiert werden, will
leicht zu magnetisieren
Manie
geistiger Anstrengung, nach •
Raserei, mit
Schreien in der
Mathematik, begabt für
Meditation
Menschenfeindlichkeit
Menses, Gemütssymptome agg. vor den
Mitgefühl, Mitleid
Mitteilsam
moralischem Empfinden, Mangel an, Verbrecher zu werden, Neigung; ohne Gewissensbisse
Morphinismus
Murmeln, murren
Mürrisch, missmutig
morgens
Trunkenheit, bei
Müßiggang, Untätigkeit
Neid
Eigenschaften anderer, auf
Neugierig
Nymphomanie
Klimakterium, im
Obszön
ordentlich ausführen, kann nichts •
Parteiisch, voreingenommen
Pessimist
Pfeifen
Pflichten, kein Pflichtgefühl
Phantasien, angenehme
Erwachen, beim
laszive
lebhafte
verstärkte Phantasietätigkeit
nachts
Philosophie, Begabung für
Prahler, Aufschneider, Großsprecher
reich gelten, möchte als
Prozesssüchtig
Quält seine Umgebung
Qualvolle Angst
Rachsüchtig ★[2]
Raserei, Wut
abends
Berührung, erneuert durch
Schreien, mit
Wasser, beim Anblick von
Reden, Schlaf, im
reden, Abneigung zu, möchte schweigen, wortkarg
Fieberhitze, bei
ängstlich, öffentlich zu
Redet, allein ist, wenn er
sich selbst, mit
nur, wenn er allein ist
reisen, Verlangen zu
Reizbarkeit
morgens
abends
Berührung, durch
epileptischem Anfall, vor
Erwachen, beim

Fieberhitze, bei
Konvulsionen, vor
Kopfschmerzen, bei
Religiosität, auffallende
Kindern, bei
Pubertät, in der
Schwermut, religiöse
Ruhebedürfnis
Ruhelosigkeit
abends
nachts
ängstliche
Bett, sich herumwerfen im
Bettwärme agg.
Essen, nach dem
Fieberfrost, zu Beginn des Fieberfrostes
Freien, amel., im
geschäftige
Kopfschmerzen, bei
umhertreibende
Freien, im
Sachlich, nüchtern
Schlafwandeln
Schnell im Handeln
Schreck, Menses während ★[1]
Schreckliche Dinge, traurige Geschichten ergreifen sie tief
Schreien
Konvulsionen, vor
während epileptischer
Wochenbett, im
Urinieren, vor dem
Schüchternheit, abends, Zu-Bett-Gehen, beim
Auftreten in der Öffentlichkeit, sprechen, öffentlich zu
Seelenruhe, Gelassenheit
Selbstbeherrschung, Mangel an
Selbstmord, Neigung zum
nachts
Ertrinken, durch
Schmerzen, durch
Springen in die Tiefe, durch
überfahren lassen, will sich
Wechselfieber, bei
Selbstsucht, Egoismus
Selbstüberhebung, Selbstüberschätzung, Eigenkult
spricht in Gesellschaft immer von sich selbst
Selbstvertrauen, Mangel an
Sentimental, schwärmerisch
Trunkenheit, weint oder ist sentimental bei
Seufzen
Verletzungsschock, im •
Singen
Schlaf, im
Sinne abgestumpft
geschärft
Schwinden der
Sinnlichkeit
Sitzen, Abneigung gegen
Neigung zum
sonderbar, Sonderling
Sorgen, voller, andere um
Seinen, um die
Sorgsamkeit, Sorgfalt
Spaßen, Scherzen
aufziehen, jemanden •
spielen, Verlangen zu, bösen Streich, Schüler spielen anderen oder ihren Lehrern einen
Spotten
Eifersucht, mit •
Lächerliche zu ziehen, Sucht, alles ins
Sarkasmus, beißender Spott
Satire, Lust an
Sprechen, albernes
extravagantes, übertreibendes
fremder Sprache, in
gefälliges, gewandtes
hastiges
langsames
lautes
manieriert, unnatürlich
Schwatzen
springt schnell von einem Gedanken zum anderen
stammelndes
unsinniges
unzusammenhängendes
verwirrtes
vollendet nicht den Satz [+7]
wiederholt immer dasselbe
Wortschwall, gehaltloser
Springen, Bett, springt aus dem
Stilles Wesen
Stimmung, angenehme
veränderliche, unbeständige, wankelmütige
Stöhnen, Ächzen, Wimmern
Fieberhitze, bei
Kindern, bei [+2]
Schlaf, im
Streitsüchtig, zanksüchtig
abwechselnd mit Lustigkeit und Lachen
Eifersucht, durch
Stumpfheit, Geistesträgheit, Denk- und Verständnisschwierigkeit

vormittags
abends
Ärger, Verdruss, nach
Erwachen, beim
Fieberfrost, bei
geistige Anstrengung, durch
Kindern, bei
Lesen, beim
sagt nichts
Tadelsüchtig, kritisch
Tadelt sich selbst, Selbstvorwürfe
andere
Tafelfreuden, Schwelgerei
Theoretisieren, Theorien aufstellen
Tod, Todesahnung
Todesgedanken
wünscht sich den
töten, Verlangen zu
vergiften, Impuls, jemanden zu
Trancezustand
Traum, wie im
Traurigkeit, Verzagtheit, Niedergeschlagenheit, Depression, Schwermut, Melancholie
morgens
Erwachen, beim
nachts
Atemnot, mit
Entbindung, während der
Erwachen, beim
Fieberfrost, bei
Kindern, bei
Klimakterium, im
Mädchen vor der Pubertät, bei
Menses amel.
Pubertät, in der
Schwangerschaft, in der
Seufzen, mit
amel.
Trieb, krankhafter
Trügerisch, hinterlistig
Trunksucht, Alkoholismus
erbliche •
Müßiggang, aus
Unbehagen, Unpässlichkeit
Unbesonnen, sorglos
Unbeständigkeit
Undankbar
Unehrlich, unredlich
Unentschlossenheit
Heirat, zur
Ungeduld
Ungestüm
unterdrückten oder zurückgetretenen Hautausschlägen oder Hämorrhoiden, Gemütssymptome agg. nach
unternehmen, vieles, verharrt bei nichts, unternimmt
Unverschämtheit
Unzufrieden, missvergnügt, unbefriedigt
allem, mit
immer
Verächtlich, geringschätzig
hart gegen Untergebene und liebenswürdig gegenüber Vorgesetzten oder Menschen, die er zu fürchten hat
Vergesslich
alles, für, ereignete, was sich seit 6 Jahren •
alter Menschen, Vergesslichkeit
geistige Anstrengung, durch
Klimakterium, im
Straßen, für wohlbekannte
Trinkern, Vergesslichkeit bei
Worte beim Sprechen, für; sucht nach Worten
vergiftet zu sein, Gefühl ⋆2
Vergnügen, Verlangen nach
Verlangen, unbestimmtem, voll von
Verlassenheit, Gefühl der
morgens
Erwachen, beim
Verleumden, Neigung zum
Denunziant
Petzer
Verliebt
Verspielt
verstecken, Verlangen sich zu
Verwegenheit
Verweigert, Behandlung, jede
Medizin, die
Verwirrung des Geistes
morgens
Erwachen, beim
betrunken, wie
epileptischen Anfällen, vor
Erwachen, beim
Essen, nach dem
amel.
Gehen, beim
Identität, über seine
Dualität, Gefühl der
Schlaf, nach dem
Zeit, über die
Verzweiflung
Genesung, an der

religiöse Verzweiflung an der ewigen Seligkeit
Schmerzen, bei
Vorurteile, traditionelle
Wahnideen, Einbildungen, Halluzinationen, Sinnestäuschungen
abends
angefeindet, gehindert und gequält, er wird
Asyl, Irrenanstalt geschickt, sie wird in eine •
Bett versinkt
Bewegung, Auf- und Abwärtsbewegung, einer
Bilder, Phantome, sieht
Alleinsein, beim
angenehme
schreckliche
Diebe, sieht
Hause im
springen, will deshalb aus dem Fenster •
doppelt zu sein
Eifersucht, mit
Einfluss, steht unter einem mächtigen
emporzusteigen, dann zu fallen ★1
ermorden, jemanden, er muss
Fliegens, Gefühl des
Geruchssinnes, des
Geschwätzigkeit, mit
Gespenster, Geister, sieht
Augenschließen, beim
schweben in der Luft
gestohlen, sie hat etwas •
oder jemand glaubt von ihr, sie habe etwas gestohlen •
Haus ist voller Menschen, sein
Herzkrankheit, wird herzkrank und stirbt
Herz, groß, ist zu
Identität, Irrtümer in der eigenen
jemand anders, sie ist
Kopf, steht auf dem ★3
Körper, leichter als Luft, ist
löst sich auf •
Krankheit, unheilbare, hat eine
lebhafte
Luft, schwebt wie ein Geist in der
Mäuse, sieht
Mensch, anderer Mensch, sie ist ein
Musik, er hört
liebliche
süßeste und erhabendste Melodie
nachmittags, es ist immer
nachspioniert, ihm werde •
Personen, hinter ihm, jemand ist
unterhält sich mit abwesenden
Phantasie, Einbildungen der
Reise, befindet sich auf einer
religiöse
Schlangen, in ihr und um sie herum
schwarze ★1
schöne
schönen Landschaft, einer
schwebt in der Luft
Bett, liegt nicht im
Sterben, er ist am
Zeit ist gekommen zu sterben, seine
Stimmen, hört Stimmen, denen er folgen muss
bekennen, muss nie Getanes •
stehlen und töten muss, dass sie •
stolze
Teufel, sieht
tot, er selbst war
Menschen, sieht tote
Mutter ist, seine
übermenschlich, Kontrolle, ist unter übermenschlicher
Unrecht erduldet, hat
Verbrechen begangen, er hatte ein
verdammt, verloren zu sein
Trinkern, bei •
verfolgt zu werden
Feinden, von
vergiftet, Medizin ist •
soll vergiftet werden, er
worden, er ist
verletzt werden, wird
verletzt zu werden
Umgebung, durch seine
verloren, sie ist (Seligkeit), Vorherbestimmung, durch •
Verschwörungen gegen ihn, es gibt
verzaubert und kann den Zauber nicht brechen •
Visionen, hat
Augenschließen, beim
Farbwolken •
phantastische
schöne
schreckliche, hinter ihm •
wundervolle
Weltraum, getragen, er wird in den (beim Liegen)
Willen, besessen von zwei
zu Hause fort, ist von
Weinen, weinerliche Stimmung

nachts
Schlaf, im
agg.
amel.
Anekdoten, bei •
Ärger, über früheren
Beleidigung, frühere Beleidigung, über eine
Erwachen, beim
Freude, vor
Gedichten, bei sanften, ruhevollen •
Gemütsbewegung, nach leichter
Geräuschen, bei
Konvulsionen, bei
epileptischen
krampfhaftes
Lesen, beim
Menses, während der
Schlaf, im
Schmerzen, bei
Schwangerschaft, während der
Trunkenheit, weint oder ist sentimental bei
unwillkürliches
Wimmern, Schlaf, im
Widerspenstig
widersprechen, Neigung zu
Widerspruch, verträgt keinen
Wille, Willensschwäche
zwei Willen zu haben, Gefühl
Witzig, geistreich
Zeit, vertrödelt die
vergeht zu langsam, erscheint länger
Zerstörungssucht, Destruktivität
Zerstreut, unaufmerksam
epileptischen Anfällen, vor •
Lesen, beim
ziehen, Verlangen zu, sich an den Haaren
Zorn, Jähzorn
heftiger
Kleinigkeiten, über
Zurückhaltend, reserviert
Zweifelnd, skeptisch
Genesung, an der
Seelenheil, am

Lachnanthes tinctoria

angefasst werden, will nicht
Delirium
nachts, 1–2 h •
geschwätziges
Empfindlich, Geräusche, gegen
Erregung, Aufregung
Kleinigkeiten, über
Fehler, Schreiben, beim, lässt Worte aus
Froh, guten Mutes, glücklich
abends
Geschwätzigkeit
nachts, 1–2 h •
stumpfsinnig und reizbar, danach •
Mürrisch, missmutig
Pfeifen
Reizbarkeit
Kopfschmerzen, bei
Ruhelosigkeit
Fieberhitze, bei
Schweiß, bei
Singen
Stimmung, veränderliche, unbeständige, wankelmütige
Stöhnen, Ächzen, Wimmern
Traurigkeit, Verzagtheit, Niedergeschlagenheit, Depression, Schwermut, Melancholie
Kopfschmerzen, bei
Wahnideen, Einbildungen, Halluzinationen, Sinnestäuschungen
Bilder, Phantome, sieht
Schlummern, sieht tagsüber Bilder beim •
Schlangen, in ihr und um sie herum
Weinen, weinerliche Stimmung

Lactuca virosa

Albernes Benehmen
Angst
abends
nachts
Husten, vor
Betäubung, wie im Rausch
Bewusstlosigkeit, Koma, Stupor
Delirium
Gelächter, mit
lustiges, fröhliches
singt
Springen, mit
Exzentrizität, Überspanntheit
Phantasien, in
Faulheit, Indolenz, Abneigung gegen Arbeit
morgens
Furcht
Gedächtnisschwäche, auszudrücken, sich
Geistige Arbeit unmöglich
Hysterie
Konzentration, schwierige

Kummer
Phantasien, lebhafte
verstärkte Phantasietätigkeit
Possen, spielt, Delirium, im
Qualvolle Angst
Reizbarkeit
Ruhelosigkeit
ängstliche
innerliche
Schläfrigkeit, mit
Seufzen
Singen
Sinne abgestumpft
Springen
Stimmung, abstoßende, widerwärtige
Stumpfheit, Geistesträgheit, Denk- und Verständnisschwierigkeit
morgens
Schlaflosigkeit, mit
Schläfrigkeit, mit
Traurigkeit, Verzagtheit, Niedergeschlagenheit, Depression, Schwermut, Melancholie
abends
Verlassenheit, Gefühl der
Verwirrung des Geistes, morgens, Aufstehen, beim und nach dem
Wahnideen, ermordet werden, er wird
leicht, körperlos, er ist
Soldaten, sieht, Bett, auf seinem •
Tintenfass, er sah auf dem Bett ein •
Weinen, weinerliche Stimmung
abends
Widerspenstig
Zorn, Jähzorn

Lamium album

Angst, Fieberfrost, während
Gedanken, hartnäckige
Ausdrücke und Worte fallen ihm wieder ein, gehörte
unzusammenhängende
Konzentration, schwierige
Ruhelosigkeit
Fieberfrost, bei
Traurigkeit, Verzagtheit, Niedergeschlagenheit, Depression, Schwermut, Melancholie
Verlassenheit, Gefühl der
Verwirrung des Geistes, betrunken, wie nach einem Rausch
Wahnideen, geisteskrank werden, sie wird
Weinen, weinerliche Stimmung

Lapathum acutum

Erregung, Aufregung
Traurigkeit, Verzagtheit, Niedergeschlagenheit, Depression, Schwermut, Melancholie

Lapis albus

Kretinismus

Latrodectus hasselti

Wahnideen, Einbildungen, Halluzinationen, Sinnestäuschungen

Latrodectus katipo

Delirium

Latrodectus mactans

Angst
Empfindlich, überempfindlich
Geräusche, gegen
Erschöpfung, geistige
Furcht
Geisteskrankheit, seinen Verstand zu verlieren, vor
Tod, vor dem
Qualvolle Angst
Ruhelosigkeit
Schreien
qualvolle Angst, durch •
Schmerzen, vor
Sprechen, zögerndes
Stöhnen, Ächzen, Wimmern
Tod, Agonie vor dem
Gefühl vom
Todesgedanken
Traurigkeit, Verzagtheit, Niedergeschlagenheit, Depression, Schwermut, Melancholie
Weinen, weinerliche Stimmung

Laurocerasus

Abscheu, Allgemeinen, im
Leben, gegen das
Angst
tagsüber
abends
Zwielicht, im

Bett, im
Mitternacht, vor
Bett, im
Fieber, im
Fieberfrost, während
Freien, im, amel.
Kleinigkeiten, um
Kopf, Kopfhitze, mit
Stuhlgang, nach
Untätigkeit, mit
Anstrengung, agg. durch geistige
Auffahren, Schlaf, aus dem
im
Beschwerden infolge von Schreck
Betäubung, wie im Rausch
Schwindel, bei
Bewusstlosigkeit, Koma, Stupor
Apoplexie, bei
Dämmerzustand
Fieber, bei
geistige Empfindungslosigkeit
lang dauernde ⋆3
plötzliche
Schwindel, während
Trancezustand, wie in einem
Demenz, Epileptiker, der •
Denken, Beschwerden agg., an seine
Ekel, Widerwillen
alles, gegen
Ekstase, Fieberhitze, bei
Empfindlich, überempfindlich
Entmutigt
Weinen, mit
Erregung, Aufregung
abends, Bett, im
nachts
Erschöpfung, geistige
Faulheit, Indolenz, Abneigung gegen Arbeit
Schläfrigkeit, mit
Traurigkeit, aus
Feigheit
Fleißig, Arbeitswut
Froh, guten Mutes, glücklich
nachmittags
abends
Bett, im
Fieberhitze, bei
Furcht
Einbildungen, vor
Geisteskrankheit, seinen Verstand zu verlieren, vor
Unglück, vor
Unheil, vor
Gedächtnisschwäche
Arbeit, bei geistiger
getan hat, was er gerade
plötzlich und periodisch auftretende
Schmerzen, durch, plötzliche ⋆3
Gedanken, versunken in
Gedanken, hartnäckige
Schwinden der
Gefühllos, hartherzig
Geistesabwesend
geistige Arbeit, Abneigung gegen
unmöglich
Verlangen nach
Geschäft, Abneigung gegen
Gleichgültigkeit, Apathie
Schläfrigkeit, mit
Hast, große Eile
geistiger Arbeit, bei
Heiterkeit
Hydrophobie, Tollwut
Ideen, Einfällen, Mangel an
Ideen, Einfällen, Reichtum an; Geistesklarheit
Imbezillität
Indiskretion, Taktlosigkeit
Konzentration, schwierige
Kummer
Lachen agg.
Langeweile
Lebensüberdruss, Lebensmüdigkeit
Leidenschaftlich
Manie
Milde
moralischem Empfinden, Mangel an
Mürrisch, missmutig
nachmittags
Neugierig
Phantasien, verstärkte Phantasietätigkeit
Fieberhitze, bei
Reizbarkeit
Kopfschmerzen, bei
Ruhelosigkeit
abends
Freien, amel., im
Schreiben agg. Gemütssymptome
Schreien
Hilfe, um
Konvulsionen, vor
Schüchternheit
Seelenruhe, Gelassenheit
Sentimental, schwärmerisch
Sinne abgestumpft

Schwinden der
Sitzen, Neigung zum
Sprechen, zögerndes
Stimmung, abstoßende, widerwärtige
Stöhnen, Ächzen, Wimmern
Stumpfheit, Geistesträgheit, Denk- und Verständnisschwierigkeit
morgens
nachmittags
Traurigkeit, Verzagtheit, Niedergeschlagenheit, Depression, Schwermut, Melancholie
ängstliche
Arbeitsunlust, mit
Atemnot, mit
Hause, treibt ihn aus dem •
Trunksucht, Alkoholismus
Unbesonnen, sorglos
Unentschlossenheit
Ungestüm
Ungläubig, irreligiös *2
Unzufrieden, missvergnügt, unbefriedigt
Vergesslich
nachmittags
abends
Bewegung, bei •
Verlassenheit, Gefühl der
Verwirrung des Geistes
nachmittags
Aufstehen, nach dem
betrunken, wie
wie nach einem Rausch
Fieberhitze, während
geistige Anstrengung, durch
Schreiben, beim
Verzweiflung
Wahnideen, alte Männer, sieht •
angeklagt, sie ist
Bilder, Phantome, sieht schreckliche
Feuer, sieht
Gesichter, sieht
verzerrte, beim Hinlegen am Tage
kritisiert, sie wird
Mann, alte Männer mit langen Bärten und verzerrten Gesichtern, sieht •
tot, Menschen, sieht tote
vergrößert
Weinen, weinerliche Stimmung
Widerspenstig
Wille, Willensschwäche
Zerstörungssucht, Destruktivität
Zorn, Jähzorn
Zufrieden

Lecithinum

Anstrengung, agg. durch geistige
Denken, Abneigung gegen
Erregung, Aufregung
Gesellschaft, in
Erschöpfung, geistige
Furcht, Krankheit, vor drohender
Gedächtnisschwäche
geistige Arbeit, Abneigung gegen
Konzentration, schwierige
Reizbarkeit
Ruhelosigkeit
Traurigkeit, Verzagtheit, Niedergeschlagenheit, Depression, Schwermut, Melancholie
Vergesslich
Verwirrung des Geistes
Traum, wie im

Ledum palustre

Abneigung, Freunde, gegen seine
Abscheu, Leben, gegen das
Aktivität, geistige, Verlangen nach
Angst
morgens
Gewissensangst, Träumen, Gewissensangst in
Anstrengung, agg. durch geistige
antworten, weigert sich zu antworten
Auffahren
Erwachen, beim
Schlaf, aus dem
Einschlafen, beim
im
Traum, durch einen
Ausgelassenheit
Betäubung, wie im Rausch
Bewusstlosigkeit, Koma, Stupor
morgens
Boshaft, gehässig
Chaotisches, wirres Verhalten
Delirium, Augenschließen, beim
wahnsinniges
Delirium tremens, Säuferwahnsinn
Ekel, Widerwillen
alles, gegen
Ernst
Erschöpfung, geistige
erschreckt, leicht
Erwachen, beim

Feigheit
Fleißig, Arbeitswut
Froh, guten Mutes, glücklich
Furcht
Männern, vor
Menschen, vor; Anthropophobie
Menschenmenge, in einer
Schlaf, einzuschlafen, Furcht
Tod, vor dem
sterben, falls er wieder einschläft, fürchtet zu (nach einem Albtraum)
Gedächtnisschwäche
Gehen, Freien, im, agg. Gemütssymptome
Geisteskrankheit, Wahnsinn
Gesellschaft, Abneigung, gegen; Gegenwart anderer agg. die Symptome; Verlangen nach Einsamkeit
vermeidet den Anblick von Menschen
Gewalttätig, heftig
Hass
Männer, auf
Rache, Hass und
Ideen, Reichtum an, Augenschließen, beim
Konzentration, schwierige
Langeweile
Lästig, geht auf die Nerven
Launenhaftigkeit
Lebensüberdruss, Lebensmüdigkeit
Leidenschaftlich
Manie
Meditation
Menschenfeindlichkeit
Mürrisch, missmutig
Phantasien, verstärkte Phantasietätigkeit
Augenschließen im Bett, beim
Schlaflosigkeit, mit
Reden, Schlaf, im
reden, Abneigung zu, möchte schweigen, wortkarg
Reizbarkeit
Ruhelosigkeit
nachts
Bett, sich herumwerfen im
bewegen, muss sich ständig +1
Seelenruhe, Gelassenheit
Sinne abgestumpft
Stimmung, abstoßende, widerwärtige
Stöhnen, Ächzen, Wimmern
Stumpfheit, Geistesträgheit, Denk- und Verständnisschwierigkeit
Essen, nach dem
Fieberfrost, bei
Tod, wünscht sich den
Traurigkeit, Verzagtheit, Niedergeschlagenheit, Depression, Schwermut, Melancholie
Gesellschaft, Abneigung gegen Gesellschaft, Verlangen nach Einsamkeit
Trunksucht, Alkoholismus
Unbeständigkeit
Unentschlossenheit
wankelmütige
Ungestüm
Unzufrieden, missvergnügt, unbefriedigt
tagsüber
Vergesslich
Verwirrung des Geistes
betrunken, wie
Essen, nach dem
Wahnideen, Einbildungen, Halluzinationen, Sinnestäuschungen
Bilder, Phantome, sieht
nachts
Gespenster, sieht, Augenschließen, beim
Phantasie, Einbildungen der
Augen, beim Schließen der
Visionen, hat, Augenschließen, beim
Weinen, weinerliche Stimmung
Widerspenstig
Zerstreut, unaufmerksam
Zorn, Jähzorn
heftiger
Zufrieden, sich selbst, mit

Lepidium bonariense

Bewusstlosigkeit, Koma, Stupor
Froh, guten Mutes, glücklich
Gleichgültigkeit, Apathie
alles, gegen
Ideen, Einfällen, Mangel an
Lachen
Ruhelosigkeit
Schreien
Streitsüchtig, zanksüchtig
Stumpfheit, Geistesträgheit, Denk- und Verständnisschwierigkeit
Torpor, Erstarrung
Traurigkeit, Verzagtheit, Niedergeschlagenheit, Depression, Schwermut, Melancholie
Erwachen, beim
Unzufrieden, missvergnügt, unbefriedigt
Wahnideen, allein, Friedhof, sie ist alleine auf dem
Gespenster, Geister, sieht
verfolgt von Gespenstern, ist

Grab, er ist in seinem
verfolgt zu werden, Feinden, von
Geistern, von

Leptandra virginica

Angst, Erwachen, beim
Delirium
Empfindlich, Geräusche, gegen
Furcht, Erwachen, beim
Gedanken, Krankheit, an eine
Reizbarkeit
Traurigkeit, Verzagtheit, Niedergeschlagenheit, Depression, Schwermut, Melancholie
Verzweiflung
Zweifelnd, Genesung, an der

Levomepromazinum

Angst, Erwartungsspannung, durch
Anorexia mentalis
Beschwerden infolge von Erwartungsspannung, Vorempfinden, Ahnung
Boshaft, gehässig
Leid zuzufügen, Verlangen
Furcht, Geisteskrankheit, seinen Verstand zu verlieren, vor
Menschenmenge, in einer
offenen Plätzen, vor; Agoraphobie
Gleichgültigkeit, Apathie
Umgebung, gegen die
Konzentration, schwierige
Qualvolle Angst
Raum mit viel Licht und Menschen, agg. in einem •
Ruhelosigkeit
Schizophrenie
Schreien, Hilfe, um
Wahnideen, Einbildungen, Halluzinationen, Sinnestäuschungen
Ohnmacht, von
vergrößert, Augen sind
Weinen, weinerliche Stimmung

Lilium superbum

Furcht, Geisteskrankheit, seinen Verstand zu verlieren, vor
Gleichgültigkeit, Apathie
Konzentration, schwierige
Ruhelosigkeit, nachts
Mitternacht, nach, 2 h
Kopfschmerzen, bei
Traurigkeit, Verzagtheit, Niedergeschlagenheit, Depression, Schwermut, Melancholie
morgens

Lilium tigrinum

Abneigung, Annäherung, gegen
Aktivität
amel.
fruchtlose +4
angesprochen werden, will nicht
allein gelassen werden, will
Angst
abends, Bett, im
nachts
Seligkeit, um die ewige
Zukunft, um die
Anstrengung, agg. durch geistige
antworten, Abneigung zu
Auffahren
Beschäftigung, Ablenkung amel.
Beschwerden infolge von sexuellen Exzessen
Betäubung, wie im Rausch
Bewusstlosigkeit, Koma, Stupor
Brütet, Krankheit, eingebildete, über eine ★2
Delirium
Demenz
senilis, Dementia
Eifersucht
Empfindlich, Geräusche, geringste Geräusch, gegen das +2
entfliehen, versucht zu
Erkennt, Straßen nicht, bekannte
Erregung, Aufregung
amel.
Herzklopfen, mit heftigem
Faulheit, Indolenz, Abneigung gegen Arbeit
körperliche
Fehler, Schreiben, beim
Sprechen, beim
Fleißig, Arbeitswut
Fluchen, Schwören
abends •
Furcht
Abwärtsbewegung, vor
ereignen, es könnte sich etwas
fallen, zu
Zimmer, agg. im •
Geisteskrankheit, seinen Verstand zu verlieren, vor

Geschäften, vor
Herzkrankheit, vor
Katastrophe, vor einer
Krankheit, vor drohender
unheilbar zu sein
Leiden, vor
moralischer Verwirrung, Furcht vor; abwechselnd mit sexueller Erregung •
sagen, etwas Falsches zu •
Tod, vor dem
Unglück, vor
Unheil, vor
Gedächtnisschwäche
auszudrücken, sich
sagen wollte, für das, was er
Worte, für
Gedanken, versunken in
Geisteskrankheit, Wahnsinn
abwechselnd geistige Symptome mit körperlichen
erotische
geschäftlichen Misserfolg, durch
Klimakterium, im
religiöse
sexuelle Exzesse, durch
geistige Arbeit, Abneigung gegen
unmöglich
Gemütsstörungen im Allgemeinen ⋆2
Gemütssymptome wechseln mit körperlichen
Geschäft, Abneigung gegen
Geschäftig
fruchtlos
Geschwätzigkeit
Gesellschaft, Abneigung, gegen; Gegenwart anderer agg. die Symptome; Verlangen nach Einsamkeit
Gesellschaft, Verlangen nach; Abneigung gegen Einsamkeit, Gesellschaft amel.
Alleinsein agg., beim
Gewalttätig, heftig
Gewalttaten, Wut führt zu
Gewissenhaft, Kleinigkeiten, beschäftigt sich intensiv mit
Gleichgültigkeit, Apathie
getan wird, gegenüber allem, was für sie •
Hast, große Eile
Beruf, im
möchte verschiedene Dinge auf einmal tun
geht auf und ab, kann sich nicht durch Denken oder Lesen ablenken •
Pflicht stehend, wie unter dem Druck gebietender •
treibt jeden an, indem sie schreit „beeil dich, beeil dich!" ⋆4
ziellose ⋆1
Hochmütig, arrogant
Hysterie
Ideen, Einfällen, Mangel an
Klammert, gehalten werden, amel., wenn
Klimakterium agg.
Konzentration, schwierige
verrückt im Scheitel, wild im Kopf mit Gedankenverwirrung, Gefühl wie •
Kummer, sucht, worüber er sich grämen kann •
Lachen
ernste Dinge, über
Langeweile, Unterhaltung amel.
Lasziv
Lesen, Abneigung gegen
Manie
Milde
Mürrisch, missmutig
Neid
Nymphomanie
Obszön
Reden, obszöne
Phantasien, laszive
verstärkte Phantasietätigkeit
verwirrte
Quält sich selbst
reden, Abneigung zu, möchte schweigen, wortkarg
wünscht mit jemandem zu
Reißt, Haaren, an ihren
Reizbarkeit
morgens, Erwachen, beim
vormittags
nachmittags
abends
anspricht, wenn man ihn
Erwachen, beim
Pollutionen, nach
Trost agg.
Uterusprolaps, bei •
Religiosität, auffallende
nachts gequält durch religiöse Gedanken
abwechselnd mit sexueller Erregung
Schwermut, religiöse
Ruchlosigkeit, Gottlosigkeit ⋆2
Ruhelosigkeit
ängstliche, zwingt zu schnellem Gehen
Schlagen

möchte schlagen
Schnippisch, bissig
Schreien
muss schreien, fühlt, sie
Schüchternheit
Seelenruhe, Gelassenheit
Selbstbetrachtung
Selbstmord, Neigung zum
Gift, durch
Selbstmordgedanken
Selbstquälerisch
Seufzen
Sinne verwirrt
sitzen, Verlangen zu ★[3]
Sprechen, hastiges
Stumpfheit, Geistesträgheit, Denk- und Verständnisschwierigkeit
nachmittags
Worte finden, kann nicht die richtigen •
Tod, wünscht sich den
Traum, wie im
Traurigkeit, Verzagtheit, Niedergeschlagenheit, Depression, Schwermut, Melancholie
Tag und Nacht, Diarrhoe morgens, mit •
nachts
Bett, im
abwechselnd mit sexueller Erregung •
Klimakterium, im
Kopfschmerzen, bei
Trost, freundliche Worte agg.
Ungeduld
Ungeschickt, lässt Dinge fallen ★[3]
unternehmen, vieles, verharrt bei nichts, unternimmt
Unvernünftig
Unzufrieden, missvergnügt, unbefriedigt
allem, mit
ihren eigenen Dingen, mit ★[2]
Vergesslich
Denken an etwas agg. Vergesslichkeit, Ablenkung bessert •
Worte beim Sprechen, für; sucht nach Worten
Vergnügen, Abneigung gegen
Verlangen, schönen Dingen, nach ★[2]
Verlassenheit, Gefühl der
Verliebt [+3]
Verwirrung des Geistes
nachts, Sichhinlegen, beim
Identität, Dualität, Gefühl der
Lesen, beim
Liegen, beim
Schreiben, beim
Verzweiflung
religiöse Verzweiflung an der ewigen Seligkeit
abwechselnd mit sexueller Erregung •
Schmerzen, bei
Wahnideen, doppelt zu sein
geisteskrank werden, sie wird
geteilt in zwei Teile
Körper, geteilt, ist
Krankheit, unheilbare, hat eine
unwirklich, alles erscheint
verdammt, verloren zu sein
sühnen, die eigenen und die Sünden ihrer Familie zu •
verlassen, im Stich gelassen, ist
Weinen, weinerliche Stimmung
Trost agg.
Zorn, nach
Wildes Gefühl im Kopf ★[1,5]
Wille, Muskeln gehorchen nicht mehr dem Willen, sobald die Aufmerksamkeit abgelenkt ist
Wirft Gegenstände, Personen, nach
Zerstörungssucht, Destruktivität
ziehen, Verlangen zu, sich an den Haaren
Zorn, Jähzorn
Zweifelnd, Genesung, an der
Seelenheil, am

Limulus cyclops

Stumpfheit, Geistesträgheit, Denk- und Verständnisschwierigkeit

Linaria vulgaris

Stumpfheit, Geistesträgheit, Denk- und Verständnisschwierigkeit

Linum catharticum

Beharrlichkeit, Pflichten, in Erfüllung beschwerlicher •
Faulheit, Indolenz, Abneigung gegen Arbeit
Gedächtnisschwäche
Gleichgültigkeit, Apathie
Mürrisch, missmutig
Reizbarkeit
Stumpfheit, Geistesträgheit, Denk- und Verständnisschwierigkeit
Verlangt nichts

Lippia mexicana

Angst
Ruhelosigkeit

Lippspringe aqua

Angst
Furcht
    Unglück, vor
Gedächtnisschwäche
Heimweh
Mürrisch, missmutig
Reizbarkeit
Ruhelosigkeit
    Sitzen, beim
schreiben, Verlangen zu
Traurigkeit, Verzagtheit, Niedergeschlagenheit, Depression, Schwermut, Melancholie

Lithium carbonicum

Angst
    nachts
Emotionen, gerinste Emotion verursacht Herzklopfen ★5
Entmutigt
Erregung, Aufregung
    Herzklopfen, mit heftigem
Gedächtnisschwäche, Eigennamen, für
Hilflosigkeit, Gefühl der, nachts •
Traurigkeit, Verzagtheit, Niedergeschlagenheit, Depression, Schwermut, Melancholie
Vergesslich, Namen, Objekten, von ★2
Verlassenheit, Gefühl der
Verwirrung des Geistes, Stehen, beim
Verzweiflung
    die ganze Nacht •
Weinen, weinerliche Stimmung
    Einsamkeitsgefühl, durch ein ★2

Lobelia cardinalis

Auffahren, Schlaf, im
Beschwerden infolge von Kummer
Singen

Lobelia inflata

Angst
Betäubung, wie im Rausch
Delirium
    Erwachen, beim
    rasendes
    wahnsinniges
Erregung, Aufregung
Erschöpfung, geistige
Furcht
    Ersticken, vor dem
    Tod, vor dem
Geisteskrankheit, Wahnsinn
Hysterie
Morphinismus
Qualvolle Angst
Raserei, Wut
Ruhelosigkeit
    innerliche
Stumpfheit, Geistesträgheit, Denk- und Verständnisschwierigkeit
    angesprochen, wenn
Tod, Todesahnung
    Todesgedanken
Torpor, Erstarrung
Traurigkeit, Verzagtheit, Niedergeschlagenheit, Depression, Schwermut, Melancholie
Trunksucht, Alkoholismus
Verwirrung des Geistes
    Bewegung, durch
    Essen, nach dem
Weinen, weinerliche Stimmung
    lautes Weinen, Schluchzen

Lobelia purpurescens

Hast, große Eile
Ruhelosigkeit

Lobelia syphilitica

Beschwerden infolge von Kummer
Fehler, Schreiben, beim
    Sprechen, Buchstabieren, beim
Singen
Traurigkeit, Verzagtheit, Niedergeschlagenheit, Depression, Schwermut, Melancholie
Weinen, weinerliche Stimmung
Wildheit

Loleum temulentum

Angst
Betäubung, wie im Rausch
Delirium
rasendes
Delirium tremens, Säuferwahnsinn
Erregung, Aufregung
Erschöpfung, geistige
Furcht
Geisteskrankheit, Wahnsinn
Imbezillität
Konzentration, schwierige
Manie, Raserei, mit
Raserei, Wut
Ruhelosigkeit
ängstliche
Stumpfheit, Geistesträgheit, Denk- und Verständnisschwierigkeit
Verwirrung des Geistes
Wahnideen, Einbildungen, Halluzinationen, Sinnestäuschungen

Lonicera caprifolium

Betäubung, wie im Rausch

Lonicera pericylmenum

Reizbarkeit

Lonicera xylosteum

antworten, unfähig zu
Bewusstlosigkeit, Koma, Stupor

Luffa operculata

Gleichgültigkeit, Apathie
Lebhaft, munter
Reizbarkeit
Traurigkeit, Verzagtheit, Niedergeschlagenheit, Depression, Schwermut, Melancholie

Lupulus humulus

Auffahren, Schlaf, aus dem
Betäubung, wie im Rausch
Bewusstlosigkeit, Koma, Stupor
Delirium
Delirium tremens, Säuferwahnsinn
Trunksucht, Alkoholismus
Traurigkeit, Verzagtheit, Niedergeschlagenheit, Depression, Schwermut, Melancholie
Weinen, nachts

Lycopersicum esculentum

Empfindlich, Geräusche, gegen
Mürrisch, missmutig
Reizbarkeit
Zorn, Jähzorn

Lycopodium clavatum

Abneigung, alles, gegen
Annäherung, gegen
Familienmitglieder, gegen
Frauen, gegen
Geschlecht, gegen das andere, religiöse Abneigung
Gesellschaft, gegen die
Kinder, gegen, ihre eigenen
sich selbst, gegen ⋆3
Abscheu, Allgemeinen, im
Erwachen, beim
Leben, gegen das
morgens
Affektiertheit, gekünsteltes Benehmen, Geziertheit +1
Worten, in
Aktivität, geistige
Albernes Benehmen
angefasst werden, will nicht
Angesehen zu werden agg. Gemütssymptome
angesprochen werden, will nicht
Angst
morgens
Erwachen, beim
vormittags
nachmittags, 16 h
abends
Bett, im
nachts
Erwachen, beim
Mitternacht, vor
Mitternacht, nach
Erwachen, beim
Ärger, nach
Bett, im
Umdrehen im, beim •
Blähungen, durch

epileptische Anfälle, zwischen epileptischen Anfällen
Erwachen, beim
Erwartungsspannung, durch, vor einer Verabredung +1
Fieber, intermittierenden, im
Freien, im, amel.
Furcht, mit
Gehen, beim, Freien, im
Gesellschaft, in
Gesundheit, um seine +1
Hause, im
hypochondrische
Krampf, wie durch einen •
Menschenmenge, in einer
Pulsationen im Abdomen, mit •
Schlaf, Einschlafen, vor dem
im
Schreck, nach einem
Seligkeit, um die ewige
ängstlich gewissenhaft in ihren religiösen Ausübungen, zu
Bedenken, übermäßige religiöse
Sturmwetter, bei •
Träume, beim Erwachen durch schreckliche
übertriebene ⋆1
Verdruss, nach •
Anmaßend
Annäherung von Personen agg.
Anstrengung, agg. durch geistige
Antwortet diktatorisch •
langsam
überstürzt
zerstreut •
Argwöhnisch, misstrauisch
Auffahren
nachts
ängstliches
Erwachen, beim
Füßen ausgehend, wie von den •
Geräusche, durch
Kleinigkeiten, durch
Liegen, beim •
Schlaf, aus dem
Einschlafen, beim
wie von den Füßen ausgehend •
im
Schmerz agg.
Schreck, durch und wie durch
Auffassungsvermögen, leichtes
Ausgelassenheit
Ausschweifung, sexuelle
Außer-sich-Sein
Beharrlichkeit
Beklagt sich
beleidigt, leicht; nimmt alles übel
Bellen, knurren wie ein Hund, im Schlaf •
Beschäftigung, Ablenkung amel.
Beschimpfen, beleidigen, schmähen
Fieber, bei typhoidem •
Kinder beschimpfen ihre Eltern
Beschwerden infolge von Angst
Enthaltsamkeit ⋆3
Enttäuschung
Erregung, Gefühlserregung
Erwartungsspannung, Vorempfinden, Ahnung
Furcht
Geringschätzung, Verachtung durch andere
Kränkung, Demütigung
Kummer
literarischem, wissenschaftlichem Misserfolg
Schreck
Selbstüberhebung, Selbstgefälligkeit, Geltungsbedürfnis
sexuellen Exzessen
Überanstrengung, geistiger
Zorn, Ärger
Angst, mit
Entrüstung, mit
stillem Kummer, mit
unterdrücktem
Bestechlich, käuflich
Betäubung, wie im Rausch
morgens
nachmittags
abends
Lesen, beim •
wacht schwer auf
Betrug, Täuschung verursacht Kummer und Kränkung ⋆1
Bett, Abneigung gegen das, meidet es
Bewusstlosigkeit, Koma, Stupor
morgens
abends
Fieber, bei
Hydrozephalus, bei
Kiefer fällt herab
Menses, nach den
unterdrückten, bei
periodische
Reden, beim •
Scharlach, bei

Schwindel, während
Stehen, beim
überfüllten Zimmer, im
Verhalten, automatenhaftes
warmen Zimmer, im
Blasphemie, Fluchen, und
Boshaft, gehässig
Zorn, mit
Brütet, sieht alles schwarz
Charakterschwäche ★[1]
Delirium
abends
nachts
Blutung, nach
Erschöpfung, mit
gebieterisches, arrogantes •
Menses, vor den
während der
murmelt, murrt
Neid, mit •
rasendes
Schlaf, im
Schlaflosigkeit, mit ★[3]
sorgenvolles
Vorwürfen, mit
wahnsinniges
Delirium tremens, Säuferwahnsinn
Demenz +[3]
Denken, Abneigung gegen
nachmittags •
abends •
Diktatorisch, herrisch, dogmatisch, despotisch
Befehlston
machtliebend •
Dunkelheit agg.
Ehrgeiz
Mitteln, mit allen
Eifersucht
Eigensinnig, starrköpfig
Dummkopf, wie ein
Kinder, eigensinnige
Eitelkeit
Empfindlich, überempfindlich
Fieberhitze, bei
geistige Eindrücke, für
Geräusche, gegen
geringste Geräusch, gegen das
Papierrascheln, gegen
Gerüche, gegen
Mangel an Empfindlichkeit
Menses, während der
Musik, gegen
Schmerzen, gegen
Sinneseindrücke, gegen
entfliehen, versucht zu
Familie, den Kindern, der
Entfremdet, freundlich zu Fremden, aber nicht zur Familie und Umgebung
meidet ihre eigenen Kinder •
Entmutigt
Kindern, bei •
still, und •
Weinen, mit
Erkennt, Verwandten nicht, seine
Ernst
Erregung, Aufregung
morgens
nachmittags
abends
Bett, im
nachts
Schlaf, im •
Fieberfrost, bei
Kindern, bei
Menses, vor den
Schweiß, bei
Wein, wie nach
Erschöpfung, geistige
erschreckt, leicht
nachts
Erwachen, beim
Traum, aus einem
Kleinigkeiten, über
Erwartungsspannung
Faulheit, Indolenz, Abneigung gegen Arbeit
nachmittags
Essen, nach dem
körperliche
Schläfrigkeit, mit
Fehler, Lesen, beim
Rechnen, beim
Schreiben, beim
falsche Worte
lässt Buchstaben aus
Silben
Worte
setzt Buchstaben hinzu •
stellt Buchstaben um
verwechselt Buchstaben •
Sprechen, beim
Buchstabieren, beim
falsche Silben, gibt
stellt Worte falsch
Worte, benutzt falsche

sagt Pflaumen, wenn er Birnen meint
Feigheit
Finanzwesen, geeignet für das
ungeeignet für das
Fleißig, Arbeitswut
Fluchen, Schwören
Fremder, Gegenwart Fremder agg.
Froh, guten Mutes, glücklich
nachmittags
abends, Bett, im
nachts
abwechselnd mit Traurigkeit
Blitz und Donner, bei
Schlaf, im
Frühreife [+1]
Furcht
tagsüber, nur
morgens
Bett, im
abends
nachts
Erwachen, nach dem
Alleinsein, vor dem
allem, beständig vor
Läuten der Türglocke, selbst beim •
Annäherung anderer, vor
Auftreten in der Öffentlichkeit, vor
Bett, vor seinem
Dunkelheit, vor
Einbildungen, vor
Einsamkeit, vor
engem Raum, in; Klaustrophobie
ereignen, es könnte sich etwas
Ersticken, vor dem
Erwachen, beim
Traum, nach einem
Fremden, vor
Gehen, beim
Freien, im
Geistern, Gespenstern, vor
abends
nachts
Geräusche, durch
Tür, an der
Gewitter, vor
Herz, aufsteigend vom Herzen
Kindern, bei
Kleinigkeiten, vor
Krankheit, vor drohender
Kreislaufstillstandes, mit Gefühl des (nachts) •
lebenslange
Lebensüberdruss, mit
Männern, vor
Magen aufsteigend, vom
Menschen, vor; Anthropophobie
doch agg. wenn alleine ★[3]
Kindern, bei
Menschenmenge, in einer
Menses, unterdrückte Menses durch
neuen Bekanntschaften, vor •
Schwangerschaft, während der
Tod, vor dem
morgens
Tür, beim Öffnen der
Unheil, vor
unternehmen, etwas zu
Ziel nicht zu erreichen, das •
Zimmers, beim Betreten des
Gebärden, Finger, spreizt die ★[3]
Greifen oder Langen nach etwas, nach Flocken
Finger in den Mund, Kinder stecken
zupft an der Bettdecke
Reden, gestikuliert beim, Kopf, mit dem
seltsame Stellungen und Lagen
Gedächtnisschwäche
Arbeit, bei geistiger
auszudrücken, sich
Buchstaben, für die Bezeichnung der •
Eigennamen, für
Ereignisse, frühere, für
Farben, für
Formen, für
gelesen hat, für das, was er
getan hat, was er gerade
Musik, für
Orthographie, für
Personen, für
Worte, für
Gedanken, Andrang, Flut der
abends, im Bett
Schlaflosigkeit durch
gedankenvoll
Leere der
quälende
Schwinden der
Stillstand der
unangenehme
nachts, beim Erwachen •
unzusammenhängende
wandernde, abschweifende
Gedichte, macht
Geistesabwesend
Geisteskrankheit, Wahnsinn
boshafte

diktatorische •
Größenwahn
hochmütige
Kindbett, im
Neid, mit •
religiöse
tadelt andere •
Zorn, durch
geistige Arbeit, Abneigung gegen
ermüdet
unmöglich
Geiz
Gemütsstörungen im Allgemeinen ⋆2
Gereizt, Erwachen, beim ⋆1
Geschäft, Abneigung gegen
Geschmacklosigkeit in ihrer Kleidung
Geschwätzigkeit, springt schnell von einem Thema zum anderen
Gesellschaft, Abneigung, gegen; Gegenwart anderer agg. die Symptome; Verlangen nach Einsamkeit
Abscheu gegen Gesellschaft
allein, amel. wenn
Anwesenheit Fremder, Abneigung gegen
Furcht vor Alleinsein, jedoch
Schwitzen, beim
Gesellschaft, Verlangen nach; Abneigung gegen Einsamkeit, Gesellschaft amel.
Alleinsein agg., beim
getragen zu werden, verlangt
Gewalttätig, heftig
Gewalttaten, Wut führt zu
Schmerzen, durch
Gewissenhaft in Kleinigkeiten
16–20 h •
Gier, Habsucht
Gleichgültigkeit, Apathie
alles, gegen
äußere Eindrücke, gegen
Dinge, gegen
Gesellschaft, in
Kinder, gegen ihre
Langeweile, mit
Leben, gegen sein
Schläfrigkeit, mit
Gottlos, Mangel an religiösem Gefühl
Grobheit
Angestellten gegen ihre Vorgesetzten, von
Fieber, bei •
Hart gegen Untergebene und liebenswürdig zu Vorgesetzten
Hass
Männer, auf
Hast, große Eile
Essen, beim
Trinken, beim
Hause gehalten zu werden, Abneigung, im •
Hauswirtschaft, Frauen unfähig zur
Herausfordernd, trotzig
Herzlich, liebevoll, zärtlich
Heuchelei
Heulen
Hilflosigkeit, Gefühl der
Hochmütig, arrogant
dumm und
steif und anmaßend •
Hypochondrie
morgens
Erwachen, beim
Hysterie
Ideen, Einfällen, Mangel an
Ideen, Einfällen, Reichtum an; Geistesklarheit
abends
Bett, im
nachts
Idiotie
Imbezillität
Raserei, stampft mit den Füßen
Jammern, Lamentieren, Klagen
Zukunft, über die •
Kinder, entzieht sich den eigenen Kindern •
Kleptomanie
kokett, nicht genügend
allzu
Konzentration, schwierige
Abneigung gegen
Lernen, Lesen etc., beim
Rechnen, beim
Unterhaltung, bei
Kummer
stiller
Kurz angebunden, barsch
rau, aber herzlich
Lachen
nachts
angesehen wird, wenn er •
Angst, nach der
Ärger, bei •
dummes
ernste Dinge, über
freudloses •
Kleinigkeiten, über
krampfhaftes
lächerlich, alles erscheint
Schlaf, im

Traum, im
unfreiwilliges
Weinen und Lachen zur gleichen Zeit
Lächeln, unwillkürliches
Langsamkeit
Langeweile
Lästig, geht auf die Nerven
Laszív
Launenhaftigkeit
Lebensüberdruss, Lebensmüdigkeit
morgens, Bett, im •
Erwachen, beim
Erwachen, beim
Gesellschaft, in •
Syphilis, bei •
Leidenschaftlich
Lesen, unfähig zu
geschrieben hat, was er •
Lügner
Manie
Raserei, mit
Mathematik, Abscheu vor
unbegabt für
Menschenfeindlichkeit
Menses, Gemütssymptome agg. vor den
zu Beginn der
während der
Milde
Mitgefühl, Mitleid
Murmeln, murren
Mürrisch, missmutig
tagsüber
morgens
Bett, im
abends
nachts
Erwachen, beim
Fieber, bei
Kleinigkeiten, um
Menses, vor den
während der
Musik agg.
Orgelmusik agg.
Ermüdung durch •
Nachgiebigkeit
Neid
Eigenschaften anderer, auf
Habgier, und
Neugierig
nörgeln, keifen ★[2,3]
Nymphomanie
Obszön
Optimist
Pfeifen
unwillkürliches
Phantasien, laszive
lebhafte
verstärkte Phantasietätigkeit
nachmittags
abends, Bett, im
Augenschließen im Bett, beim
Schlaflosigkeit, mit
Prahler, reich gelten, möchte als
Qualvolle Angst
Raserei, Wut
nachts
boshafte
heftige, gewalttätige
Kopfschmerzen, bei
Schlagen, mit
Rebelliert gegen Umschläge
Rechnen, Unfähigkeit zum
Reden, Schlaf, im
reden, Abneigung zu, möchte schweigen, wortkarg
Fieberhitze, bei
ängstlich, öffentlich zu
Redet, einem Thema, nur von
summt vor sich hin
Reizbarkeit
tagsüber
morgens, Erwachen, beim
abends
nachts
Erwachen, beim
abwechselnd mit Fröhlichkeit
Abwesende, über
argwöhnische, misstrauische
Erwachen, beim
Fieberfrost, bei
Geräusche, durch, Rascheln einer Zeitung, selbst durch das
Kindern, bei
gereizt tagsüber, nachts brav •
krank, wenn •
stößt die Pflegerin weg
Menses, vor den
während der
Traurigkeit, mit
Trost agg.
Religiosität, auffallende
Abscheu vor dem anderen Geschlecht, religiöser
Schwermut, religiöse
sehr religiös ★[1]

Resignation
Ruhebedürfnis
Ruhelosigkeit
  morgens
    Erwachen, beim
  nachmittags, 16–18 h
  abends
    Bett, im
  nachts
    Mitternacht, nach
  ängstliche
  Bett, sich herumwerfen im
    treibt aus dem
  Fieberhitze, bei
  Freien, amel., im
  Gehen, beim, Freien, im, amel.
  innerliche
    um sich schlagen möchte, als ob sie mit Händen und Füßen •
  Kopfschmerzen, bei
  Menses, vor den
  Schmerzen, bei
      durch
  Sitzen, beim
  Zimmer, im
Schamlos
Schlafwandeln
  steigt auf Dächer, Brücken- oder Balkongeländer
Schlagen
  Kindern, bei
  um sich nach eingebildeten Gegenständen, schlägt
  Umstehende, schlägt
Schmeicheleien, gibt alles, wenn man ihm schmeichelt
Schmeichler
Schmollen
Schreckliche Dinge, traurige Geschichten ergreifen sie tief
schreiben, Schwierigkeiten, seine Gedanken beim Schreiben auszudrücken
  Unfähigkeit zu
Schreien
  anfallsweise
  Angst, aus
  Cri encéphalique
  Erwachen, beim
  Fieber, bei
  Hydrozephalus, bei
  Kindern, bei
    Schlaf, im
  Konvulsionen, vor
    während epileptischer
  Krämpfen, bei, abdominellen
  Schlaf, im
  Urinieren, vor dem
Schüchternheit
  abends, Zu-Bett-Gehen, beim
  Auftreten in der Öffentlichkeit, sprechen, öffentlich zu
      aber fähig dazu •
  schamhaft, verlegen +3
Seelenruhe, Gelassenheit
Selbstbetrachtung
Selbstmord, Neigung zum
  morgens
  Erwachen, beim
Selbstsucht, Egoismus
Selbstüberhebung, Selbstüberschätzung, Eigenkult
Selbstvertrauen, Mangel an
Sentimental, schwärmerisch
Servil, unterwürfig
Seufzen
  Menses, vor den
Singen
  Trällern
  unwillkürliches
Sinne abgestumpft
Sinnlichkeit
  Fehlen der Sinnlichkeit bei Frauen
  Fehlen der Sinnlichkeit bei Männern
Sitzen, Neigung zum
Sitzt aufrecht
  still
Sorgen, voller
Sorgsamkeit, Sorgfalt
Spaßen, Scherzen
  Spaß, verträgt keinen
spielen, Abneigung zu spielen bei Kindern
  Spielleidenschaft
    um Geldgewinn
Spioniert alles aus
Sprachen, Unfähigkeit zum Erlernen fremder
Sprechen, betrunken, wie
  deliröses, Menses, vor den •
  hastiges
  kindisches
  langsames
  manieriert, unnatürlich
  springt schnell von einem Gedanken zum anderen
  stammelndes
  unverständliches

verwirrtes
wildes
spucken, Drang zu
Stilles Wesen
Stimmung, abstoßende, widerwärtige
abwechselnde
veränderliche, unbeständige, wankelmütige
Meinungen, in seinen
Stirnrunzeln, finsteren Blick, Neigung zum
Stöhnen, Ächzen, Wimmern
Menses, während der
Schlaf, im
Stößt mit Füßen, gibt Fußtritte
Kind ist missgelaunt, stößt und schimpft beim Erwachen •
Streitsüchtig, zanksüchtig
morgens
Erwachen, beim •
streitet sich mit Abwesenden •
Stumpfheit, Geistesträgheit, Denk- und Verständnisschwierigkeit
abends
nachts beim Erwachen
alten Menschen, bei
Freien amel., im
Freien, nach Aufenthalt im Freien •
Gehen, beim, Freien, amel. im
geistige Anstrengung, durch
Kindern, bei
Lesen, beim
Menses, während der
Mittagsruhe, nach der
Schläfrigkeit, mit
Sprechen, beim
Tadelsüchtig, kritisch
Tadelt sich selbst, Selbstvorwürfe
andere
Theoretisieren, Theorien aufstellen
Tod, Todesahnung
Todesgedanken
morgens
Erwachen beim •
wünscht sich den
Torpor, Erstarrung
töten, Verlangen zu
Messer, mit einem
Traurigkeit, Verzagtheit, Niedergeschlagenheit, Depression, Schwermut, Melancholie
morgens
Erwachen, beim
abends
Alleinsein, beim
ängstliche
Atemnot, mit
Diarrhoe, bei
Erwachen, beim
Fieberfrost, bei
Fieberhitze, bei
Gesellschaft, agg. in
Herzbeschwerden, durch •
Kindern, bei
Menses, vor den
während der
unterdrückte, durch
Musik, durch
Schweiß, bei
Zorn, durch
Trieb, krankhafter
Trost, freundliche Worte agg.
Trügerisch, hinterlistig
Trunksucht, Alkoholismus
Überlegt, unfähig nachzudenken
Unbehagen, vormittags
Unbesonnen, sorglos
Unbeständigkeit
Undankbar
Unentschlossenheit
Erwachen, beim •
Handlungen, in seinen
Kleinigkeiten, in
Ungeduld
Erwachen, beim •
Fieberhitze, bei
Gehen, beim •
Ungehorsam
unglücklich, bedauernswert, fühlt sich
Unhöflich
Kinder, unhöfliche •
unterdrückten oder zurückgetretenen Hautausschlägen oder Hämorrhoiden, Gemütssymptome agg. nach
unternehmen, vieles, verharrt bei nichts, unternimmt
Untröstlich
Unverschämtheit
Angestellten gegen Vorgesetzte, von
Unwillkürliche Handlungen [+3]
Unzufrieden, missvergnügt, unbefriedigt
morgens
sich selbst, mit
Unzuverlässig, Versprechungen, in seinen
Verächtlich, geringschätzig

hart gegen Untergebene und liebenswürdig gegenüber Vorgesetzten oder Menschen, die er zu fürchten hat
Vergesslich
abends
alter Menschen, Vergesslichkeit
Worte beim Sprechen, für; sucht nach Worten
Verlassenheit, Gefühl der, geliebt von seinen Eltern, Gatten, Freunden, glaubt sich nicht
Verlässt seine eigenen Kinder •
Verleumden, Neigung zum
Verliebt
Verschwenderisch, Ordnungssinn, aus Mangel an
Verschwiegen, Geheimniskrämer
Verweilt bei vergangenen unangenehmen Ereignissen
nachts
rührt unangenehme Erinnerungen auf
Verwirrung des Geistes
morgens
Erwachen, beim
abends
nachts
betrunken, wie
Erwachen, beim
Essen, nach dem
Gehen, beim, Freien, im
amel.
geistige Anstrengung, durch
Identität, über seine, Dualität, Gefühl der
Lesen, beim
Menses, während der
tägliche Angelegenheiten, in Bezug auf ★2
warmen Zimmer, im
Verzogene Kinder
Verzweiflung
Genesung, an der
religiöse Verzweiflung an der ewigen Seligkeit
Schweiß, bei
Vorsichtig, ängstlich
Vorurteile, traditionelle
Wahnideen, Einbildungen, Halluzinationen, Sinnestäuschungen
abends
nachts
anmaßende •
Ansammlung von Dingen, Schwärmen, Menschenmengen etc.
anwesend, jemand ist
Bilder, Phantome, sieht
nachmittags •
abends
nachts
Schlaf, im •
verhasste (nachmittags) •
verhindern den
schreckliche
Wand, an der
doppelt zu sein
ermordet werden, er wird
Fliegen, sieht •
Gesichter, sieht entsetzliche
Gespenster, Geister, sieht
Haus ist voller Menschen, sein
Hunde, sieht
kindische Phantasien, hat •
krank zu sein
lebhafte
Mensch, Zimmer, ein anderer ist im
Musik, er hört
abends hört er die am Tage gehörte •
Orten, verschiedenen, er ist zu gleicher Zeit an zwei Orten, er ist zu gleicher Zeit an
Personen, sieht
tagsüber und abends (beim Betreten des Zimmers) •
Phantasie, Einbildungen der
religiöse
Sterben, er ist am
Stimmen, hört
Tieren, von
unglücklich, er ist
Unrecht getan, er hat
verdammt, verloren zu sein
verfolgt zu werden, Feinden, von
verletzt werden, wird
vernachlässigt, er hat seine Pflicht
verschwinden, sich auflösen, alles wird •
versinken, zu
Visionen, hat
tagsüber
Augenschließen, beim
schreckliche
Weinen, mit
Zimmer, sieht Personen am Bett im, Eintreten, beim •
Weibisch, verweichlicht
Weinen, weinerliche Stimmung
tagsüber
nachmittags, 16–20 h •
abends
nachts
Schlaf, im
abwechselnd mit Lachen

amel.
Angst, nach
Ermahnungen, wegen
Erwachen, beim
Fieberfrost, bei
Fieberhitze, bei
Freude, vor
gedankt wird, wenn ihm •
Gemütsbewegung, nach leichter
grundlos
Husten, beim
Kindern, bei
Kleinigkeiten, Kinder beim geringsten Verdruss
Konvulsionen, bei
Lachen zur gleichen Zeit, Weinen und
lautes Weinen, Schluchzen
leicht, weint
Menses, vor den
während der
nach den
möchte unaufhörlich
nervös, den ganzen Tag über
Schlaf, im
Schmerzen, bei
Schweiß, bei
Trost agg.
Undankbarkeit, über •
Urinieren, vor dem
Vergangenes, beim Denken an
Wimmern, Schlaf, im
Zukunft, um die •
Wichtigtuerisch
Widerspenstig
widersprechen, Neigung zu
widersprechen seinen Worten, Absichten
Widerspruch, verträgt keinen
agg.
Wille, Verlust des Willens
Willensschwäche
Wucherer
Zeit vergeht zu langsam, erscheint länger
Zerstreut, unaufmerksam
Alter, im
Zorn, Jähzorn
morgens, Erwachen, beim
abends
nachts
abwesende Personen, beim Denken an
Erwachen, beim
früheren Ärger, über
heftiger
Kleinigkeiten, über
leicht in, gerät
sich selbst, über
Widerspruch, durch
Zittern, mit
Zudringlich, aufdringlich
Zurückhaltend, reserviert
Zweifelnd, Genesung, an der
Seelenheil, am
zynisch ★2

Lycopus virginicus

Aktivität, geistige, 5 h
abends
ruhelose
anfassen, muss alles
Argwöhnisch, misstrauisch
Betäubung, Menses, während der
Denken, Beschwerden agg., an seine
Erregung, Aufregung
abends
Gedanken, Kontrolle über seine Gedanken verloren
Schwinden der
wandernde, abschweifende
geistiger Arbeit, Verlangen nach
abends
Hast, große Eile
Hypochondrie
Ideen, Einfällen, Mangel an
Menses, während der •
Ideen, Reichtum an, abends
Konzentration, schwierige
reden, Abneigung zu, möchte schweigen, wortkarg
Reizbarkeit, Diabetes, bei
Ruhelosigkeit, abends
nachts
Seufzen, abends, 19 h •
Stumpfheit, Geistesträgheit, Denk- und Verständnisschwierigkeit
Menses, während der
Traurigkeit, Verzagtheit, Niedergeschlagenheit, Depression, Schwermut, Melancholie
Wahnideen, schmutzig, er ist

Lyssinum

Abneigung, Wasser, gegen +1
Angst
Bett, im
Bett, treibt aus dem

Erwartungsspannung, durch, vor einer Verabredung +1
Geräusche, durch, fließendem Wasser, von
Glockengeläut, bei •
Kopfschmerzen, bei
antworten, Abneigung zu
weigert sich zu antworten
Antwortet beleidigend •
schnell
anzugreifen, Verlangen, andere
Auffahren
nachmittags
Geräusche, durch
Auffassungsvermögen, leichtes
beißen, Verlangen zu
Delirium, im
Kissen, beißt
Konvulsionen, beißt bei
Löffel usw., beißt
sich selbst, beißt
beleidigt, leicht; nimmt alles übel
Bellen, knurren wie ein Hund
Beschimpfen, beleidigen, schmähen
Ehemann beschimpft Frau und Kinder •
Beschwerden infolge von Erregung, Gefühlserregung
Erwartungsspannung, Vorempfinden, Ahnung
Kränkung, Demütigung
schlechten Nachrichten
Schreck
Betäubung, wie im Rausch
nachts
Beten
andere, für ihn zu beten, bittet •
Bewusstlosigkeit, Koma, Stupor
schnell vorübergehende
Delirium
nachts
geschwätziges
tollwütiges
Ekstase
Empfindlich, überempfindlich
Geräusche, gegen
andere Äpfel essen, sich räuspern oder schnäuzen, erträgt nicht, wenn •
Wasserplätschern, gegen
Musik, Kirchenmusik, gegen
Singen, gegen
Entfremdet, vergisst Verwandte und Freunde •
Erregung, Aufregung
agg.
krampfartige
Unterhaltung, beim Zuhören einer •
Wasser ausgießen hört, wenn er
Erschöpfung, geistige
Exzentrizität, Überspanntheit
Fehler, Sprechen, beim, Worte, benutzt falsche
Fluchen, Schwören
Froh, abends
Furcht
Alleinsein, vor dem
Anfall zu bekommen, einen
Annäherung, Fahrzeugen, von
ereignen, es könnte sich etwas
Schreckliches ⋆1
Erwachen, beim
fallen, zu
abends •
Gehen, beim
gebissen zu werden
Geisteskrankheit, seinen Verstand zu verlieren, vor
Geräusche, durch, rauschendem Wasser, von
Hunden, vor
Messern, vor
Probe, Feuerprobe, vor einer
schlechte Nachrichten zu erfahren
Schwangerschaft, während der
Sinne, mit Erregungszustand der, bes. des Geruchs-, Geschmacks-, Tastsinnes •
Spiegeln im Zimmer, vor
überfahren zu werden (beim Ausgehen)
Unglück, vor
Unheil, vor
Wasser, vor
Gebärden, Greifen, falschen Dingen, nach •
Gedächtnis, gutes
Gedächtnisschwäche
Worte, für
Gedanken, hartnäckige
schreckliche
seltsame
Schwangerschaft, in der
wahnsinnige •
zwei entgegengesetzte Gedankenrichtungen
Geistesabwesend
Geisteskrankheit, erotische
Geistige Arbeit unmöglich
Geschwätzigkeit
nachts
Glänzende, leuchtende Gegenstände agg.
Wasseroberfläche agg., spiegelnde •

- Gleichgültigkeit, Apathie
  - Koitus, beim •
- Grausamkeit, Unmenschlichkeit
- Grobheit
- Heiterkeit
  - tagsüber •
- *Hellsehen*
- **Hydrophobie, Tollwut**
  - Denken an Wasser verursacht Krampfanfall •
  - *hören, kann nicht das Wort „Wasser“ ohne Furchtschauder* •
- Hypochondrie, abends
- Ideen, Einfällen, Reichtum an; Geistesklarheit
- Jammern, Lamentieren, Klagen
- Konzentration, schwierige
- Kurz angebunden, barsch
- Lasziv
  - nachmittags •
  - Erektionen, mit
    - schmerzhaften, mit •
  - Essen mit dem Gefühl der Genitalschwäche, nach dem •
- Leid anzutun, Raserei treibt ihn, sich ein
- Manie
- Meditation
- *Mitgefühl, fühlt denselben Schmerz, über den sein Bruder klagte* •
- Mürrisch, missmutig
  - abends
  - nachts
  - Erwachen, beim
  - Unterhaltung amel. •
- *Nachrichten erhalten hat, Gefühl, als ob er frohe* •
- Obszön
- Phantasien, laszive
  - seltsame, Schwangerschaft, in der •
- Raserei, Reue, gefolgt von
- Reden anderer agg., Unterhaltung
- Reizbarkeit
  - abends
  - Kopfschmerzen, bei
  - **Wasser, beim Hören oder Sehen von** •
- Ruhelosigkeit
  - vormittags
  - mittags
  - nachts
  - Kopfschmerzen, bei
  - umhertreibende
- *Satyriasis*
- *Schlagen*
- schneiden, zu verstümmeln, aufzuschlitzen, verlangt, andere zu •
- Schwangerschaft, Geistesstörungen in der
- Seelenruhe, Gelassenheit
- Selbstmord, Springen in die Tiefe, durch [+1]
- Seufzen
- Singen
  - unwillkürliches
- *Sinne geschärft*
- Sprechen, beleidigendes •
  - hastiges
  - pathetisches •
- Springen, Bett, springt aus dem
- spucken, Richtungen, in alle •
- Streitsüchtig, zanksüchtig
  - nachmittags, 16 h
- *Stumpfheit, Geistesträgheit, Denk- und Verständnisschwierigkeit*
  - nachts beim Erwachen
- Tod, sterben, Gefühl zu
  - Todesahnung
- töten, Verlangen zu
  - verletzen, Impuls, jemanden mit einem Messer zu
  - werfen, plötzlicher Impuls, sein Kind ins Feuer zu
    - aus dem Fenster •
- Traurigkeit, Verzagtheit, Niedergeschlagenheit, Depression, Schwermut, Melancholie
  - tagsüber
  - abends
  - ängstliche
- *Trieb, krankhafter, stechen, sich mit dem Messer, das er hält, zu* •
- *Trinken, Gemütssymptome nach*
- Überlegt, denkt nach
- Umherstreifen, umherziehen [*2]
- Unentschlossenheit
  - Kleinigkeiten, in
- Ungeduld
  - tagsüber •
  - Kopfschmerzen, bei
- Unverschämtheit
- Unzufrieden, missvergnügt, unbefriedigt
- Vergesslich
  - Freunden und Verwandten gegenüber •
- Verlassenheit, Gefühl der
- Verwirrung des Geistes
- Verzweiflung, Schreien aus Verzweiflung, anfallsweises •
- *Wahnideen, Einbildungen, Halluzinationen, Sinnestäuschungen*

Angriffe und Beschimpfungen, verteidigen sich gegen eingebildete •
beleidigt zu werden, meint
beschäftigt, Tätigkeit, mit einer
beschimpft, grausam behandelt zu werden •
ereignen, es wird sich etwas Schreckliches •
fällt, Mauern stürzen ein
fallen, nach innen zu, Zimmerwände scheinen (vor einem epileptischen Anfall) +1
Feuer, sieht
gefoltert, er wird
Gegenstände, unkörperliche Gegenstände im Zimmer
hochgestellte Persönlichkeit, ist eine
Hölle, erleidet die Qualen der, ohne sie beschreiben zu können
 ist in der
Hunde, er ist ein Hund, knurrt und bellt
Mauern stürzen ein
Mund, kann den Mund nicht öffnen, Unterkiefer ist steif und schmerzhaft •
Personen, sieht
Phantasie, Einbildungen der
schlucken, kann nicht •
sonderbar, Begriffe erscheinen •
 gewohnte Dinge erscheinen
Tieren, von
Unrecht erduldet, hat
verlassen, im Stich gelassen, ist
verletzt zu werden
Vogel, ist ein, rennt zirpend und zwitschernd herum bis zur Ohnmacht •
wandern, umherstreifen, will
Weinen, weinerliche Stimmung
 abends
 Kopfschmerzen, bei
 lautes Weinen, Schluchzen
Wildheit
Wirft Gegenstände weg
 Personen, nach
Zerstreut, unaufmerksam
Zorn, Jähzorn
 abwechselnd mit Reue, schneller
 Erwachen, beim
 heftiger
 Kleinigkeiten, über

M

Magnetis polus arcticus

Angst
 abends
 nachts
 Mitternacht, nach
 Fieber, im
 Furcht, mit
 Gewissensangst, als ob eines Verbrechens schuldig
 hypochondrische
 Menses, vor den
 Zukunft, um die
Auffahren, Schlaf, im
 Traum, durch einen
Betäubung, Schläfrigkeit, mit
Empfindlich, überempfindlich
Entmutigt
 Angst, mit
 Selbstvorwürfen, mit •
Fehler, Schreiben, beim
Fleißig, Arbeitswut
Froh, guten Mutes, glücklich
 abwechselnd mit Schüchternheit •
 Traurigkeit
Furcht
 Krankheit, vor drohender
 Unheil, vor
Gedächtnisschwäche
Gedanken, Andrang, Flut der
 nachts
 Erwachen, beim
 Stillstand der
Geistige Arbeit unmöglich
Geschwätzigkeit, Fieberhitze, bei
Hast, große Eile
Hellsehen
Hypochondrie, nachts
 mürrische
Ideen, Einfällen, Mangel an
Jammern, Lamentieren, Klagen
 Schlaf, im
Langsamkeit
 Arbeiten, im
Launenhaftigkeit
Milde

Mürrisch, missmutig
nachts
Phantasien, verstärkte Phantasietätigkeit
nachts
reden, Abneigung zu, möchte schweigen, wortkarg
Redet, sich selbst, mit
Reizbarkeit
Fieberhitze, bei
Ruhelosigkeit, ängstliche
Fieberhitze, bei
geschäftige
Schlafwandeln
Singen
nachts
Schlaf, im
Sinne abgestumpft
Stimmung, veränderliche, unbeständige, wankelmütige
Stumpfheit, Geistesträgheit, Denk- und Verständnisschwierigkeit
Tadelsüchtig, kritisch
Tadelt sich selbst, Selbstvorwürfe
Traurigkeit, Verzagtheit, Niedergeschlagenheit, Depression, Schwermut, Melancholie
abends
ängstliche
Unbesonnen, sorglos
Unentschlossenheit
abends
Untröstlich
Verwegenheit
Vorsichtig
Weinen, weinerliche Stimmung
abends
nachts
Mitternacht, um
Schlaf, im
Zorn, Jähzorn

Magnetis polus australis

Auffahren, Schlaf, im
Traum, durch einen
Beschimpfen, beleidigen, schmähen
Betäubung, wie im Rausch
Ekel, Heiterkeit anderer, gegen •
Erregung, abends, Bett, im
erschreckt, leicht
Faulheit, Indolenz, Abneigung gegen Arbeit
Froh, abends, Bett, im
Gesellschaft, Abneigung, gegen; Gegenwart anderer agg. die Symptome; Verlangen nach Einsamkeit
Gewalttätig, heftig
Hast, große Eile
Launenhaftigkeit
Mürrisch, missmutig
abends
Erwachen, beim
Fieber, bei
Fieberfrost, bei
Reden, Schlaf, im
Reizbarkeit
Erwachen, beim
Fieberfrost, bei
Ruhelosigkeit
ängstliche
Sinne abgestumpft
Stimmung, veränderliche, unbeständige, wankelmütige
Streitsüchtig, zanksüchtig
Stumpfheit, Geistesträgheit, Denk- und Verständnisschwierigkeit
Traurigkeit, Verzagtheit, Niedergeschlagenheit, Depression, Schwermut, Melancholie
Alleinsein, beim
Unbeständigkeit
Unentschlossenheit
Gedanken, in seinen
wankelmütige
Unzufrieden, missvergnügt, unbefriedigt
sich selbst, mit
Verlassenheit, Gefühl der
Weinen, weinerliche Stimmung
Zorn, nach
Wildheit
Zorn, Jähzorn
Arbeit, Abneigung gegen jede
heftiger
Zittern, mit

Macrotinum

Argwöhnisch, misstrauisch
Auffahren, Schreck, durch und wie durch
Furcht
Gefahr, vor drohender
Gedächtnisschwäche
Konzentration, schwierige
Morphinismus
Reizbarkeit

Ruhelosigkeit
Stumpfheit, Geistesträgheit, Denk- und Verständnisschwierigkeit
Traurigkeit, Verzagtheit, Niedergeschlagenheit, Depression, Schwermut, Melancholie
Menses, während der
amel.
Zorn, Jähzorn

Magnesia carbonica

Abneigung, alles, gegen
Frauen, gegen
angefasst werden, will nicht
angesehen zu werden, verträgt nicht
Angst
tagsüber
morgens
Aufstehen, beim und nach dem
Erwachen, beim
mittags
nachmittags
abends
Bett, im
amel. •
Unbehagen und Angst, muss sich abdecken
nachts
Mitternacht, vor
Abendessen, nach dem
Aufstehen, nach dem
Bett, im
Bett, Bettwärme, in der; jedoch kalte Glieder, wenn aufgedeckt •
Bewegung, durch
Erwachen, beim
Essen, beim
von warmen Speisen •
Fieber, im
Furcht, mit
Gewissensangst, als ob eines Verbrechens schuldig
Kopf, Kopfhitze, mit
Mittagessen, nach dem
Schlaf, vor dem
Stuhlgang, während
Suppe, nach
Anstrengung, agg. durch geistige
Auffahren, mittags
Schlaf, im
nachts
Mitternacht im Schlaf, um
Berührung, bei
Geräusche, durch
Hautjucken mit Beißen, durch •
Liegen, beim, auf dem Rücken
der rechten Seite •
Schlaf, aus dem
Einschlafen, beim
im
Schläfrigkeit mit
Schreck, durch und wie durch
Traum, durch einen
Außer-sich-Sein, Angst, durch
Beschimpfen, beleidigen, schmähen
Beschwerden infolge von Freundschaft, betrogener
Kummer
Schreck
Verletzungen, Unfällen; Gemütssymptome infolge von
Zorn, Ärger
Betäubung, Anstrengung agg., geistige
Bewusstlosigkeit, Koma, Stupor
morgens
abends, Hinlegen, beim
nachts, Erwachen, beim
Erwachen, beim
Gefühl von •
Liegen, beim
Schwindel, während
Delirium, Kopfschmerzen, bei
Denken, Beschwerden amel., an seine
Eifersucht, Geschwätzigkeit, mit
Ekel, Widerwillen
alles, gegen
Empfindlich, überempfindlich
Geräusche, gegen
Sinneseindrücke, gegen
Erregung, Fieberhitze, bei
Menses, vor den
Erschöpfung, geistige
erschreckt, leicht
Erwartungsspannung, Zahnarzt, Arzt, vor Gang zum
Faulheit, Indolenz, Abneigung gegen Arbeit
morgens
vormittags
nachmittags
abends
Essen, nach dem
Mittagessen, nach dem
Schläfrigkeit, mit
Fehler, Schreiben, beim

Fleißig, Arbeitswut
Menses, vor den
Froh, nachmittags
abends
Furcht
tagsüber, nur
morgens
nachmittags
abends
amel.
Bett, im
amel. •
nachts
Einbrechern, vor
Entblößen nachts im Bett, vor dem •
ereignen, es könnte sich etwas
abends im Bett amel. ⋆5
Bettwärme amel.
Geisteskrankheit, seinen Verstand zu verlieren, vor
Menses, während der
Tod, vor dem, Erbrechen, beim
Unfällen, vor
Unglück, vor
abends im Bett amel. •
Unheil, vor
Zittern, mit
Gedächtnisschwäche
Gedanken, versunken in
Gehen, Freien, im, amel. Gemütssymptome
Geistesabwesend
Geistige Arbeit unmöglich
Geschwätzigkeit
Trunkenheit, bei
Gesellschaft, Abneigung, gegen; Gegenwart anderer agg. die Symptome; Verlangen nach Einsamkeit
allein, amel. wenn
Gier, Habsucht
Gleichgültigkeit, Apathie
morgens
nachmittags
Schläfrigkeit, mit
Vergnügen, gegen jedes
Heimweh
Hypochondrie
Hysterie
Kleptomanie, Naschwerk, stiehlt
Konzentration, schwierige
Schreiben, beim
Lästig, abends
Launenhaftigkeit
Lesen, unfähig zu, Kindern, bei
Menses, Gemütssymptome agg. während der
Mürrisch, missmutig
morgens
vormittags
nachmittags amel. •
abends
Hause, agg. im; amel. beim Gehen im Freien
Menses, während der
Schweiß, bei •
nackt zu sein, Verlangen, morgens im Bett
nagen, Verlangen zu +3
Nervöse, erschöpfte Frauen ⋆4
Qualvolle Angst
tagsüber
Zu-Bett-Gehen, amel. nach dem •
Reden agg. alle seine Beschwerden
Schlaf, im
reden, Abneigung zu, möchte schweigen, wortkarg
Traurigkeit, bei
Redet, sich selbst, mit
reisen, Verlangen zu
Reizbarkeit
tagsüber
morgens
vormittags
nachmittags
abends
amel.
Fieberfrost, bei
Freien, im, amel.
Gehen, amel. im Freien
Kindern, bei
Kummer, durch
Menses, während der
Schweiß, bei
Ruhelosigkeit
abends
nachts
Bett, sich herumwerfen im
treibt aus dem
Fieberhitze, bei
Menses, nach den •
Sitzen, beim
Schlägt, schlägt mit dem Kopf gegen Wand und Dinge
Schlechte Laune, morgens ⋆5
Schmollen
Schreien
nachts
Erwachen, beim

Kindern, bei
Schlaf, im
Schmerzen, vor
Schüchternheit
Seufzen, Schlaf, im
Singen
Trällern
Sinne abgestumpft
Sitzen, Neigung zum
Stimmung, abstoßende, widerwärtige
veränderliche, unbeständige, wankelmütige
Stöhnen, Ächzen, Wimmern
Streitsüchtig, zanksüchtig
Stumpfheit, vormittags
geistige Anstrengung, durch
Mittagessen, nach dem
Schreiben, beim
Tadelsüchtig, kritisch
Traurigkeit, Verzagtheit, Niedergeschlagenheit, Depression, Schwermut, Melancholie
abends
amel.
Reden, Abneigung gegen
Trunksucht, Alkoholismus
Unbehagen, Unpässlichkeit
morgens
vormittags
Unzufrieden, missvergnügt, unbefriedigt
allem, mit
Vergesslich
Essen, nach dem
Verlassenheit, Gefühl der
geliebt von seinen Eltern, Gatten, Freunden, glaubt sich nicht
Verwirrung des Geistes
morgens
Aufstehen, beim und nach dem
betrunken, wie
Freien, im
Frühstück amel.
geistige Anstrengung, durch
Geräusche agg. •
Zimmer, im
Verzweiflung, Genesung, an der
Schmerzen, bei
Vielfraß
Wahnideen, ängstliche
Diebe, sieht
ermordet werden, er wird
Geld, zählt, er
Krankheit, unheilbare, hat eine
Personen, sieht
tot, Menschen, sieht tote
Wasser, vom
Weinen, nachts
Mitternacht, um
Erwachen, beim
lautes Weinen, Schluchzen, Schlaf, im •
Schlaf, im
Schwangerschaft, während der
Wimmern, Zahnschmerzen, bei •
Widerspenstig
widersprechen, Neigung zu
Zerstreut, unaufmerksam
Schreiben, beim •
Zorn, Jähzorn
heftiger
Zurückhaltend, reserviert

Magnesia fluorata

Angst
Faulheit, Indolenz, Abneigung gegen Arbeit
Reizbarkeit
Traurigkeit, Verzagtheit, Niedergeschlagenheit, Depression, Schwermut, Melancholie

Magnesia muriatica

Abscheu, Allgemeinen, im
morgens
angesprochen werden, will nicht
Angst
morgens
Erwachen, beim
nachmittags
bis abends
abends
Bett, im
Augenschließen, beim •
nachts
Mitternacht, vor
Aufstoßen amel.
Augenschließen, beim
Bauches, mit Auftreibung des •
Bett, im
Essen, nach dem
Fieber, im
Freien, im, amel.
Gesundheit, um seine
Hause, im
Lesen, beim
Menses, vor den
während der

Mittagessen, beim •
  nach dem
Stuhlgang, vor
Anstrengung, agg. durch geistige
antworten, Abneigung zu
  morgens •
Auffahren, nachts
  Mitternacht im Schlaf, vor
  elektrisiert, Schläge durch den Körper bei völligem Wachsein, elektrische
  Schlaf, aus dem
    Einschlafen, beim
    im
Bellen, knurren wie ein Hund
Beschwerden infolge von Freundschaft, betrogener
  Heimweh
  sexuellen Exzessen
  Zorn, Ärger
Betäubung, wie im Rausch
Bewusstlosigkeit, Koma, Stupor
  abends, Hinlegen, beim
  Essen, nach dem
  Liegen, beim
Chaotisches, wirres Verhalten
Eigensinnig, starrköpfig
Ekel, Widerwillen
  alles, gegen
Empfindlich, überempfindlich
  Geräusche, gegen
    Stimmen, gegen
  Lesen, gegenüber dem
  Schmerzen, gegen
Entmutigt
Erregung, Aufregung
  Menses, vor den
    während der
erschreckt, leicht
  Erwachen, beim, Traum, aus einem
Faulheit, Indolenz, Abneigung gegen Arbeit
  abends
  Schläfrigkeit, mit
Freudlos
Froh, guten Mutes, glücklich
  tagsüber
  morgens
Furcht
  morgens
  abends
  Einbrechern, vor
  Erwachen, beim, Traum, nach einem
  essen, nach dem Essen
  Geräusche, durch
  Leberleiden, bei ★1
  Mittagessen, nach dem
Gedanken, versunken in
Gedanken, gedankenvoll
Geduldig
geistige Arbeit, Abneigung gegen
  unmöglich
Geschäftig
  sich selbst, mit
Gesellschaft, Abneigung, gegen; Gegenwart anderer agg. die Symptome; Verlangen nach Einsamkeit
Gleichgültigkeit, Apathie
  morgens, beim Erwachen
  Schläfrigkeit, mit
  Vergnügen, gegen jedes
Heimweh
Hypochondrie
Hysterie
  Menses, während der
    Menorrhagie, durch
Ideen, wiederholte ★1
Konzentration, schwierige
  morgens
Kummer
Langeweile
  abends
Launenhaftigkeit
Lesen, Gemütssymptome agg. durch
Menschenfeindlichkeit
Menses, Gemütssymptome agg. vor den
  während der
Milde
Mürrisch, missmutig
  morgens
  abends
  abwechselnd mit Frohsinn
nagen, Verlangen zu
Phantasien, Lesen, beim
  verstärkte Phantasietätigkeit
Qualvolle Angst
Reden anderer agg., Unterhaltung
  Schlaf, im
    ängstliches
reden, Abneigung zu, möchte schweigen, wortkarg
    morgens
Reizbarkeit
  morgens
    Aufstehen, nach dem
    Erwachen, beim
  vormittags

abends
Erwachen, beim
Koitus, nach
Kopfschmerzen, bei
Menses, vor den
während der
Ruhelosigkeit
abends
Bett, im
nachts
Mitternacht, nach
2 h
Augenschließen agg., beim
ängstliche
Augenschließen nachts agg.
Bett, sich herumwerfen im
treibt aus dem
Erwachen, beim
Fieberhitze, bei
Schmollen
Schreien, Schlaf, im
Selbstbetrachtung
Sinne abgestumpft
Sitzen, Neigung zum
spielen, Spielleidenschaft, um Geldgewinn
Stimmung, abstoßende, widerwärtige
veränderliche, unbeständige, wankelmütige
Stumpfheit, Geistesträgheit, Denk- und Verständnisschwierigkeit
morgens, Aufstehen, beim
abends
Freien, im, amel.
Torpor, Erstarrung
Traurigkeit, Verzagtheit, Niedergeschlagenheit, Depression, Schwermut, Melancholie
morgens
Alleinsein, beim
Essen, vor dem •
nach dem, amel.
Menses, während der
Unentschlossenheit
Unfreundliche Stimmung ★[5]
Unterhaltung agg.
Unzufrieden, missvergnügt, unbefriedigt
Verlassenheit, Gefühl der
Verwirrung des Geistes
morgens
Aufstehen, beim und nach dem
Erwachen, beim
betrunken, wie
Einhüllen des Kopfes amel. •
Essen, nach dem
Freien, im, amel.
geistige Anstrengung, durch
Liegen, beim
Mittagessen, beim •
nach dem •
Wahnideen, Einbildungen, Halluzinationen, Sinnestäuschungen
akustische Täuschungen
Bilder, Phantome, sieht
Brummen wie von einem Bären, hört •
Diebe, sieht
Feuer, sieht
freudlos ★[9]
geht, hinter ihm, jemand
Geräusche, hört
Hochzeit, von einer
liest ihr nach, weshalb sie immer schneller liest, jemand •
Personen, hinter ihm, jemand ist
Pferde, sieht
Phantasie, Einbildungen der
Fieberhitze, während
Reise, befindet sich auf einer
schaukelt in der Luft •
sonderbar, gewohnte Dinge erscheinen
Tieren, von
tot, Leiche, verstümmelte Leiche
Menschen, sieht tote
verstümmelte Körper, sieht
Wasser, vom
Wolken, Felsen und Wolken hinaus, sieht über •
sieht
Weinen, weinerliche Stimmung
nachts
Essen, nach dem
Mittagessen, nach dem •
Schlaf, im
Widerspenstig
Zeit vergeht zu langsam, erscheint länger
Zorn, Jähzorn

Magnesia phosphorica

Beschwerden infolge von Überanstrengung, geistiger
Furcht, Berührung, vor
Bewegung, vor
geistige Arbeit, Abneigung gegen
unmöglich
Jammern, Lamentieren, Klagen
Schmerzen, über seine

Konzentration, schwierige
Lernen, lernt mit Schwierigkeit
Launenhaftigkeit
Reden agg. alle seine Beschwerden
Redet, sich selbst, mit
Schwierigkeiten, von ihren ★2
ständig über ihren Schmerz ★2
Reizbarkeit, Kopfschmerzen, bei
Ruhelosigkeit
Schreiben agg. Gemütssymptome +3
Schreien
Krämpfen, bei, abdominellen
Schmerzen, vor
Studieren, lernen agg. ★2
Stumpfheit, Geistesträgheit, Denk- und Verständnisschwierigkeit
Traurigkeit, Verzagtheit, Niedergeschlagenheit, Depression, Schwermut, Melancholie
morgens
Schläfrigkeit, mit
Unzufrieden, missvergnügt, unbefriedigt
Vergesslich, Fieberhitze, nach
Wahnideen, Einbildungen, Halluzinationen, Sinnestäuschungen
Sterben, er ist am
Tetanus, muss sterben an, mit Schmerzen im rechten Bein •
Weinen, weinerliche Stimmung
Konvulsionen, bei
lautes Weinen, Schluchzen

Magnesia sulfurica

Angst
morgens
Erwachen, beim
Gewissensangst, als ob eines Verbrechens schuldig
Auffahren, Schlaf, im
Schreck, durch und wie durch
Traum, durch einen
Außer-sich-Sein
beleidigt, leicht; nimmt alles übel
Denken, Beschwerden agg., an seine
Empfindlich, überempfindlich
Schmerzen, gegen
Erregung, Aufregung
Faulheit, Indolenz, Abneigung gegen Arbeit
nachmittags
Froh, guten Mutes, glücklich
Furcht
morgens
Erwachen, beim
Tod, vor dem
Unfällen, vor
Unglück, vor
morgens
Unheil, vor
morgens beim Erwachen •
Geschäft, Abneigung gegen
Gesellschaft, Abneigung, gegen; allein, amel. wenn
Gewalttätig, heftig
Mürrisch, missmutig
nachmittags
Qualvolle Angst
reden, Abneigung zu, möchte schweigen, wortkarg
nachmittags
Reizbarkeit
Menses, während der
Ruhelosigkeit
Seelenruhe, Gelassenheit
Streitsüchtig, zanksüchtig
Stumpfheit, Schläfrigkeit, mit
Traurigkeit, Verzagtheit, Niedergeschlagenheit, Depression, Schwermut, Melancholie
morgens
abends
Unzufrieden, missvergnügt, unbefriedigt
Verwirrung des Geistes
morgens
Aufstehen, beim und nach dem
Aufstehen, nach dem, amel.
Erwachen, beim
abends
Erwachen, beim
Freien, im, amel.
Stuhlgang amel.
Wahnideen, Fremde, sieht, er
Stricken, sie sieht Fremde beim •
Mäuse, sieht
Personen, sieht
Phantasie, Einbildungen der
Visionen, hat
Weinen, weinerliche Stimmung
Zorn, Jähzorn
nachts
Erwachen, beim
heftiger
Zufrieden
sich selbst, mit

Magnolia grandiflora

- Traurigkeit, Klimakterium, im

Malandrinum

- Stumpfheit, Geistesträgheit, Denk- und Verständnisschwierigkeit

Mancinella

- Aktivität, geistige
  - Geschäften, in seinen
- Angst
  - Abkühlung, durch
  - Furcht, mit
  - Gehen, beim
- **antworten, Abneigung zu**
- *Beschwerden infolge von Freude, übermäßiger*
  - Zorn, Ärger
- Bewusstlosigkeit, Koma, Stupor
  - Fieber, bei
  - Schwindel, während
- Delirium
- Empfindlich, Geräusche, gegen
- Faulheit, Indolenz, Abneigung gegen Arbeit
- Fleißig, Arbeitswut
- Froh, guten Mutes, glücklich
  - *wünscht, froh zu sein, vergeblich* •
- Furcht
  - nachts
  - Mitternacht
  - *Dunkelheit, vor* [+1]
  - *Geistern, Gespenstern, vor*
  - **Geisteskrankheit, seinen Verstand zu verlieren, vor**
  - Teufel, geholt zu werden vom
- Gedächtnis, gutes
- Gedächtnisschwäche
  - tun wollte, was er gerade
- Gedanken, gedankenvoll
  - *Schwinden der*
  - wandernde, abschweifende
- *Geisteskrankheit, Wahnsinn*
  - erotische
- Gesellschaft, Verlangen nach; Abneigung gegen Einsamkeit, Gesellschaft amel.
- Gleichgültigkeit, Apathie
  - morgens
    - beim Erwachen
- Heimweh
- Langeweile
- Lebensüberdruss, Lebensmüdigkeit
- *Manie*
- Meditation
- Milde
- Mitgefühl, Mitleid
- Mürrisch, missmutig
- Nymphomanie
  - Klimakterium, im
- Pubertät, Gemütsstörungen in der
- reden, Abneigung zu, möchte schweigen, wortkarg
- Reizbarkeit
- Ruhelosigkeit
  - Bett, sich herumwerfen im
- Schüchternheit
  - schamhaft, verlegen
- Seelenruhe, Gelassenheit
  - morgens beim Erwachen
- Sentimental, schwärmerisch
- Singen
- Stumpfheit, Geistesträgheit, Denk- und Verständnisschwierigkeit
  - morgens
- *Traurigkeit, Verzagtheit, Niedergeschlagenheit, Depression, Schwermut, Melancholie*
  - morgens
  - Mitternacht, nach
  - Klimakterium, im
  - Menses, vor den
  - Pubertät, in der
  - sexueller Erregung, mit
- Ungeduld
  - Kopfschmerzen, bei
- Unzufrieden, missvergnügt, unbefriedigt
- Vergesslich
  - Aufträge, vergisst ★[2,3]
- Wahnideen, akustische Täuschungen
  - *geisteskrank werden, sie wird*
  - Stimmen, hört
  - Teufel, geholt vom, er wird
- Zerstreut, unaufmerksam
- Zorn, Jähzorn

Mandragora officinarum

- Angst
- Delirium
- Empfindlich, überempfindlich
  - *Geräusche, gegen*
  - Gerüche, gegen
- Entmutigt

Erregung, Aufregung
Erschöpfung, geistige
Euphorie abwechselnd mit Traurigkeit
Fleißig, Arbeitswut
Gedächtnisschwäche
Geisteskrankheit, Wahnsinn
Gleichgültigkeit, Apathie
Heiterkeit
Hysterie
Konzentration, schwierige
Küsst jeden
Manie
Reizbarkeit
Ruhelosigkeit
Stimmung, abwechselnde
Traurigkeit, Verzagtheit, Niedergeschlagenheit, Depression, Schwermut, Melancholie
    Pollakisurie nach Traurigkeit •
Unentschlossenheit
Unzufrieden, missvergnügt, unbefriedigt
Verwirrung des Geistes
Wahnideen, besessen, ist

Manganum aceticum aut carbonicum

Angst
    tagsüber
    nachts
    Mitternacht, nach
    Furcht, mit
    Gehen, beim
    geistige Anstrengung, durch
    Liegen, im, amel. •
    Menses, vor den
    Zukunft, um die
Anstrengung, agg. durch geistige
Betäubung, nachmittags
Boshaft, gehässig
Empfindlich, überempfindlich
    Geräusche, gegen
    Schmerzen, gegen
Entmutigt
Erregung, Aufregung
    morgens
Erschöpfung, geistige
Fehler, Sprechen, beim
        Worte, benutzt falsche
Furcht
    Mitternacht, nach
    ereignen, es könnte sich etwas
    Menses, vor den (zeitlich)
    Unglück, vor
Gedächtnisschwäche
Gedanken, versunken in
    nachmittags •
Gedanken, gedankenvoll
        nachmittags
Geistesabwesend
Geistige Arbeit unmöglich
Gesellschaft, Abneigung, gegen; Gegenwart anderer agg. die Symptome; Verlangen nach Einsamkeit
Gewalttätig, heftig
    Unterhaltung anderer, durch die
Hass
    Personen, die ihn beleidigt haben, auf
    Rache, Hass und
Hysterie
Imbezillität
Konzentration, schwierige
Kummer, Zukunft, um die
Lachen agg.
Lästig, geht auf die Nerven
Lesen agg. +3
Meditation
Menses, Gemütssymptome agg. vor den
Milde
Mürrisch, missmutig
    morgens
    vormittags
    nachmittags
    Musik, durch traurige •
        amel. •
Musik, Abneigung gegen leichte, aber sofort von sehr trauriger Musik angesprochen •
    amel.
Reden anderer agg., Unterhaltung
reden, Abneigung zu, möchte schweigen, wortkarg
Reizbarkeit
    morgens
    vormittags
    nachmittags
    Kopfschmerzen, bei
    Musik, bei
    Reden, beim
    Sitzen, im
Ruhelosigkeit
    nachts
        Mitternacht, nach, 1 h
    ängstliche
    Bett, sich herumwerfen im
    Menses, vor den

Schmollen
Schüchternheit
Sinne abgestumpft
    verwirrt
Sorgen, voller
Stilles Wesen
Stirnrunzeln, finsteren Blick, Neigung zum
Stöhnen, Ächzen, Wimmern
    anhaltendes Stöhnen und Schnappen nach Luft
Stumpfheit, Geistesträgheit, Denk- und Verständnisschwierigkeit
Traurigkeit, Verzagtheit, Niedergeschlagenheit, Depression, Schwermut, Melancholie
    nachmittags
    Musik, traurige Musik amel. •
Unbehagen, nachmittags
Unentschlossenheit
Unterhaltung agg.
Unzufrieden, missvergnügt, unbefriedigt
    sich selbst, mit
Verbittert, erbittert
Verwirrung des Geistes
    Freien, im, amel.
    Sitzen, im
Wahnideen, Bilder, Phantome, sieht schreckliche
    vergrößert, Kopf ist
        Körperteile sind
Weinen, weinerliche Stimmung
Zerstreut, unaufmerksam
Zorn, Jähzorn
    morgens
    Kleinigkeiten, über
    Reden, Unterhaltung anderer, Zorn durch
Zurückhaltend, reserviert
    nachmittags

Maté

Empfindlich, überempfindlich
Vergnügen, Freude
Zufrieden

Medorrhinum

Abergläubisch +1
angefasst werden, will nicht
Angst
    Erwartungsspannung, durch, vor einer Verabredung
    Gewissensangst, als ob eines Verbrechens schuldig
    Seligkeit, um die ewige
    Zeit festgesetzt ist, wenn eine
Anstrengung, agg. durch geistige
Antwortet langsam
    wiederholt die Frage zuerst +1
Argwöhnisch, misstrauisch +1
Auffahren
    Geräusche, durch
    Schlaf, aus dem
        im
Ausdruckslos ★3
beißen, Finger, beißt +3
Beschwerden infolge von Erwartungsspannung, Vorempfinden, Ahnung
    schlechten Nachrichten
    Tadel
    Überanstrengung, geistiger
Betäubung, wie im Rausch
Beten, Brechanfälle, andauerndes Beten, selbst während der •
Bewusstlosigkeit, schnell vorübergehende
Denken, Beschwerden agg., an seine
Eifersucht
Empfindlich, überempfindlich
    Geräusche, gegen
    Verweise, gegen
        Kindern, bei, sogar gegen leichtes Schimpfen ★4
Erregung, Erwartung von Ereignissen, in
    geistige Arbeit, durch
    Kleinigkeiten, über
    Lesen, beim
    Schreiben, beim •
erschreckt, leicht, Erwachen, beim
Erwartungsspannung
Fehler, Schreiben, beim
    Sprechen, Buchstabieren, beim
        Worte, benutzt falsche
    Zeit, in der
        verwechselt Gegenwart mit Vergangenheit
Froh, abends
    abwechselnd mit Traurigkeit
Furcht
    Alleinsein, vor dem, nachts +1
    Aufsehen zu erregen •
    Dunkelheit, vor
    Ersticken, vor dem, nachts
    Erwachen, beim
    Geistern, Gespenstern, vor

Geisteskrankheit, seinen Verstand zu verlieren, vor
Geräusche, durch
hinter ihm, jemand ist
Katzen, vor [+1]
kriecht aus jeder Ecke, etwas
Tod, vor dem
Unglück, vor
Gebärden, Finger, spreizt die [★3]
Gedächtnisschwäche
Daten, für
Eigennamen, für
gedacht hat, für das, was er gerade
gehört hat, für das, was er
gelesen hat, für das, was er
gesagt hat, für das, was er
sagen wollte, für das, was er
schreiben wollte, für das, was er
Worte, für
Gedanken, Schwinden der
Reden, beim
Geisteskrankheit, Wahnsinn
geistige Arbeit, Abneigung gegen
scheint ihn infolge seiner Geistesschwäche in den Wahnsinn zu treiben
unmöglich
Gewissenhaft in Kleinigkeiten
Gewissensqual
Grausamkeit, Unmenschlichkeit [+2]
Hast, große Eile
immer in, erreicht nichts, aber [★4]
jeder bewegt sich zu langsam •
Heirat erscheint unerträglich, der Gedanke an
Heiterkeit
abends
nachts •
Hellsehen
Ideen, hartnäckige [★2]
Ideen, viele, unsicher in der Ausführung, aber [★2]
Idiotie, Masturbation, mit
Imbezillität
Impulsiv [+2]
Konzentration, schwierige
Kurz angebunden, barsch
Lesen, Gemütssymptome agg. durch
Manie
Mürrisch, missmutig
tagsüber
Musik agg.
Prophezeit unangenehme Ereignisse •
Raserei, Lesen und Schreiben, durch •
zieht an den Haaren [★3]
Redet, einem Thema, nur von [+2]
kann nicht, weinen, ohne zu [★2]
Reizbarkeit
tagsüber [+2]
Kleinigkeiten, durch
Lesen, beim
Religiosität, auffallende
Ruhelosigkeit
nachts
Schizophrenie, paranoide
Schreiben agg. Gemütssymptome
Selbstmord, Neigung zum
Erschießen, durch
Schwermut, aus
Selbstsucht, Egoismus
Selbstüberhebung, Selbstüberschätzung, Eigenkult
Selbstvertrauen, Mangel an [+1]
Sorgen, voller
spielen, Verlangen zu, nachts
Sprechen, verwirrtes
vollenden, kann den Satz nicht
Stimmung, abwechselnde
veränderliche, unbeständige, wankelmütige
Stößt Tiere [★1]
Stumpfheit, Geistesträgheit, Denk- und Verständnisschwierigkeit
Erwachen, beim
Kindern, bei
versteht Fragen erst nach Wiederholung
Tadelt sich selbst, Selbstvorwürfe
Tod, Todesahnung
Traum, wie im
Traurigkeit, Verzagtheit, Niedergeschlagenheit, Depression, Schwermut, Melancholie
Pollutionen, durch
Selbstmord, mit Neigung zum
Weinen amel.
Ungeduld
Kleinigkeiten, um
Verantwortung, Abneigung gegen
Vergesslich, Aufträge, vergisst [★2,3]
Namen, vergisst seinen eigenen
Worte beim Sprechen, für; sucht nach Worten
Verschiebt alles auf den nächsten Tag
Verwirrung des Geistes
Identität, über seine
Verzweiflung
Genesung, an der
Kritik, durch leichte •
religiöse Verzweiflung an der ewigen Seligkeit

Wahnideen, Einbildungen, Halluzinationen, Sinnestäuschungen
akustische Täuschungen
berührt, jemand hat ihren Kopf ★1
flüstert ihm etwas zu, jemand •
geht hinter ihm, jemand
geisteskrank werden, sie wird
Gesichter, sieht
wohin er sieht, oder sie sehen aus den Ecken
Hand, fühlte eine zarte Hand über ihren Kopf streichen •
Kopf, gestreichelt am Kopf, er wird von jemandem ★1
Personen, sieht
hinter ihm, jemand ist
sagen „komm!" •
Ratten, sieht
laufen im Zimmer umher
religiöse
sonderbar, gewohnte Dinge erscheinen
spricht, jemand hinter ihm ★1
Stimmen, hört
Tieren, von
Menschen sind Ratten, Mäuse, Insekten etc.
Traum, wie in einem
unwirklich, alles erscheint
verdammt, verloren zu sein
verfolgt zu werden
Zeit erscheint länger, vergeht zu langsam
Wäscht sich andauernd die Hände
Weinen, weinerliche Stimmung
amel.
angesprochen, wenn
erzählt, wenn sie von ihrer Krankheit
Reden, beim •
weit enfernt, wie ★3
Widerspruch, verträgt keinen
Wildes Gefühl im Kopf ★4,5
Wildheit
Zeit vergeht zu langsam, erscheint länger
ziehen, Verlangen zu, sich an den Haaren

Medusa

Angst

Melilotus officinalis

Argwöhnisch, misstrauisch
Betäubung, wie im Rausch
Bewusstlosigkeit, Koma, Stupor
Fieber, bei
Delirium
geschwätziges
Kopfschmerzen, bei
entfliehen, versucht zu
Erkennt, eigene Haus, nicht das
Verwandten nicht, seine
Erschöpfung, geistige
Faulheit, Indolenz, Abneigung gegen Arbeit
Fehler, Arbeit, in der
Schreiben, lässt Buchstaben aus
Worte
Furcht
Armut, vor
lautes Reden wird sie töten •
Menschen, vor; Anthropophobie
Gedächtnisschwäche
Gedanken, hartnäckige
Geisteskrankheit, Wahnsinn
isst, Abfall, nur •
Geistige Arbeit unmöglich
Geiz
Gleichgültigkeit, Apathie
Heimweh
Imbezillität
Raserei, Wut
Reizbarkeit
Religiosität, auffallende
Schwermut, religiöse
Schüchternheit
Selbstmord, Neigung zum
Stumpfheit, Geistesträgheit, Denk- und Verständnisschwierigkeit
töten, droht zu töten +2
sich selbst zu, plötzlicher Impuls +2
Traurigkeit, Verzagtheit, Niedergeschlagenheit, Depression, Schwermut, Melancholie
Vergesslich
verstecken, Kinder verstecken sich und laufen weg ★2
Verwirrung des Geistes
Wahnideen, arretiert werden, soll
mesmerisiert, magnetisiert, sie wird von ihrem nicht anwesenden Pfarrer •
sieht sie an, jeder
Teufel, besessen vom, jeder ist •
verdammt, verloren zu sein
verfolgt zu werden, Feinden, von
Polizei, von der
zu Hause fort, ist von
Weinen, weinerliche Stimmung

Zorn, Jähzorn
    heftiger

Menispermum canadense

Auffahren, Schlaf, aus dem
Eigensinnig, starrköpfig
Erschöpfung, geistige
Faulheit, körperliche
Mürrisch, missmutig
Reizbarkeit
Ruhelosigkeit
    nachts
Schmollen
Traurigkeit, Verzagtheit, Niedergeschlagenheit, Depression, Schwermut, Melancholie
Zerstreut, unaufmerksam

Mentha piperita

Bewusstlosigkeit, Koma, Stupor
Fleißig, Arbeitswut
Ideen, Einfällen, Reichtum an; Geistesklarheit

Mentha pulegium

Ruhelosigkeit
    nachts

Menyanthes trifoliata

Angst
    Furcht, mit
Anstrengung, agg. durch geistige
Argwöhnisch, misstrauisch
Chaotisches, wirres Verhalten
Delirium
Empfindlich, Berührung, gegen
Erschöpfung, geistige
Faulheit, Indolenz, Abneigung gegen Arbeit
Froh, guten Mutes, glücklich
Furcht
    Alleinsein, vor dem, Kopfschmerzen, mit •
    Herz, aufsteigend vom Herzen
    treibt ihn von einer Stelle zur anderen •
    Unglück, vor
    Unheil, vor
Gedanken, unangenehme
    Vergangenheit, an die
Gesellschaft, Abneigung, gegen; Gegenwart anderer agg. die Symptome; Verlangen nach Einsamkeit
Gesellschaft, Verlangen nach; Kopfschmerzen, bei •
Gleichgültigkeit, Apathie
    abwechselnd mit Fröhlichkeit
        Spaßen •
    freudlose
Hast, große Eile
    Bewegungen, in seinen
Ideen, Einfällen, Mangel an
Indiskretion, Taktlosigkeit
Kummer
Meditation
Mürrisch, missmutig
reden, Abneigung zu, möchte schweigen, wortkarg
Ruhelosigkeit
    ängstliche
    umhertreibende
Schreien, Erwachen, beim
Seelenruhe, Gelassenheit
Selbstbetrachtung
Sinne abgestumpft
Spaßen, Scherzen
    abwechselnd mit Gleichgültigkeit •
    Gleichgültigkeit, Spaßen, nach
Stimmung, angenehme
    veränderliche, unbeständige, wankelmütige
Stumpfheit, Geistesträgheit, Denk- und Verständnisschwierigkeit
    Essen, nach dem
    Freien amel., im
    schmerzhafte
    Zimmer, im •
Traurigkeit, Verzagtheit, Niedergeschlagenheit, Depression, Schwermut, Melancholie
Überlegt, denkt nach
Unzufrieden, missvergnügt, unbefriedigt
    allem, mit
    sich selbst, mit
    Umgebung, mit der
Vergnügen, Abneigung gegen
Verlassenheit, Gefühl der
    Kopfschmerzen, bei •
Verspielt
Verweilt bei vergangenen unangenehmen Ereignissen
Verwirrung des Geistes
    Essen, nach dem
    Freien, im, amel.

voreilig, unüberlegt
Wahnideen, Einbildungen, Halluzinationen, Sinnestäuschungen
nachts
Weinen, weinerliche Stimmung
Zufrieden
sich selbst, mit
Zurückhaltend, reserviert

Mephitis putorius

Anstrengung, agg. durch geistige
Auffassungsvermögen, leichtes
Betäubung, wie im Rausch
geschwätzige
Empfindlich, überempfindlich
Erregung, Aufregung
Kopfhitze, mit •
erschreckt, leicht, Erwachen, beim, Traum, aus einem
Faulheit, Indolenz, Abneigung gegen Arbeit
Froh, gefolgt von Melancholie
Gebärden, zornige, nachts beim Gehen •
Gedächtnis, gutes
Gedanken, Andrang, Flut der
geistige Arbeit, Abneigung gegen
Geschwätzigkeit
betrunken, wie
Gesellschaft, Abneigung, gegen; Gegenwart anderer agg. die Symptome; Verlangen nach Einsamkeit
Gleichgültigkeit, Apathie
Vergnügen, gegen jedes
Ideen, Einfällen, Reichtum an; Geistesklarheit
Konzentration, schwierige
Langsamkeit
Mondlicht, Gemütssymptome durch
Mürrisch, missmutig
Kleinigkeiten, um
Phantasien, lebhafte
verstärkte Phantasietätigkeit
Qualvolle Angst, morgens
Reizbarkeit
Kopfschmerzen, bei
Ruhelosigkeit
morgens
abends
Schlafwandeln
Sprechen, betrunken, wie
Streitsüchtig, zanksüchtig
Stumpfheit, Kopf wie vergrößert, mit schlechter Laune und Übelkeit •
Traurigkeit, Verzagtheit, Niedergeschlagenheit, Depression, Schwermut, Melancholie
abwechselnd mit Euphorie
Trunksucht, Alkoholismus
Wahnideen, Einbildungen, Halluzinationen, Sinnestäuschungen
Kopf, groß, scheint zu
ungeeignet, er ist, Arbeit, für die •
Wasser, vom
Zorn, Jähzorn
Kleinigkeiten, über
leicht in, gerät

Mercurius aceticus

Weinen, nachts

Mercurius auratus

Selbstmord, Neigung zum
Schwermut, aus
Tod, wünscht sich den
Traurigkeit, Verzagtheit, Niedergeschlagenheit, Depression, Schwermut, Melancholie
Selbstmord, mit Neigung zum

Mercurius bromatus

Furcht, Leiden, vor
Schmerzen, bei •

Mercurius corrosivus

Angst
nachts
Husten, durch
Schlaf, im
Menses, nach den
Auffahren
abends, Einschlafen, beim
nachts
Schlaf, aus dem
Einschlafen, beim
im
Schreck, durch und wie durch
Beklagt sich
Betäubung, wie im Rausch
Bewusstlosigkeit, Koma, Stupor
Delirium
nachts
Bett und entflieht, springt plötzlich aus dem
wahnsinniges

Empfindlich, überempfindlich
entfliehen, versucht zu
Entmutigt
Erregung, Aufregung
    fiebrige
        abends •
Erschöpfung, geistige
    abends
Froh, guten Mutes, glücklich
    abwechselnd mit mürrischem Wesen
Furcht
    Herz, aufsteigend vom Herzen
    Unglück, vor
Gedächtnisschwäche
Gedanken, unzusammenhängende
        Reden, beim •
    wandernde, abschweifende
Geisteskrankheit, Wahnsinn
Gewalttätig, heftig
Ideen, Einfällen, Mangel an
Imbezillität
Konzentration, schwierige
    Reden, beim
Manie
Mürrisch, missmutig
    tagsüber
    nachmittags
    abwechselnd mit Frohsinn
nackt zu sein, Verlangen
Phantasien, verstärkte Phantasietätigkeit
Reizbarkeit
    tagsüber
    nachmittags
    abwechselnd mit Fröhlichkeit
Ruhelosigkeit
    nachts
    Fieberhitze, bei
Schamlos
Schreien, Cri encéphalique
Seufzen
Sprechen, unzusammenhängendes
Springen, Bett, springt aus dem
Starren, gedankenloses
Stöhnen, Ächzen, Wimmern
Stumpfheit, Geistesträgheit, Denk- und Verständnisschwierigkeit
Torpor, Erstarrung
Traurigkeit, Verzagtheit, Niedergeschlagenheit, Depression, Schwermut, Melancholie
Unzufrieden, missvergnügt, unbefriedigt
    allem, mit
Verwirrung des Geistes
Weinen, möchte, unaufhörlich
    Schmerzen, bei

Mercurius cyanatus

Bewusstlosigkeit, häufige Anfälle von Bewusstlosigkeit, Absencen
Delirium
    nachts
    geschwätziges
    rasendes
Geschwätzigkeit
Mürrisch, Essen, nach dem
Ruhelosigkeit
    nachts
Zorn, Jähzorn

Mercurius dulcis

Erregung, Aufregung
Hypochondrie
Ruhelosigkeit

Mercurius jodatus flavus

Beschäftigung, Ablenkung amel.
Empfindlich, Gerüche, gegen
Erregung, Aufregung amel.
Froh, guten Mutes, glücklich
    abends
    Freien, im
Furcht, Ersticken, vor dem, Kropf, bei •
Geschwätzigkeit
Gleichgültigkeit, Apathie
Launenhaftigkeit
Pfeifen
Singen
    Traurigkeit, nach •
Sorgen, Symptome verschwinden während Sorgen •
Traurigkeit, Verzagtheit, Niedergeschlagenheit, Depression, Schwermut, Melancholie
Verwirrung des Geistes, morgens, Erwachen, beim
    nachts, Erwachen, beim
    Erwachen, beim
    Gehen, beim, Freien, im, amel.
    warmen Zimmer, im
Wahnideen, Mann, durchbohren, Mann im Zimmer will ihm den Hals mit einem Bohrer •
Zerstörungssucht, Destruktivität

Mercurius jodatus ruber

Delirium
  Fieber, während
Froh, guten Mutes, glücklich
  nachmittags, 16–18 h •
  abends
Furcht
Mürrisch, missmutig
  morgens
    Erwachen, beim
  Kleinigkeiten, um
Reizbarkeit
  morgens
    Erwachen, beim
  Erwachen, beim
Ruhelosigkeit
  Mitternacht, nach
Stumpfheit, Geistesträgheit, Denk- und Verständnisschwierigkeit
Traurigkeit, Verzagtheit, Niedergeschlagenheit, Depression, Schwermut, Melancholie
Verwirrung des Geistes, Gehen, beim, Freien, im, amel.
Weinen, weinerliche Stimmung

Mercurius methylenus

Auffahren, Bett, im
Delirium, Bett und entflieht, springt plötzlich aus dem
Lachen, idiotisches
Ruhelosigkeit
  nachts
Schreien
Sprechen, unzusammenhängendes
Springen, Bett, aus dem
Weinen, idiotisches •

Mercurius nitrosus

Angst
Bewusstlosigkeit, Koma, Stupor
Delirium

Mercurius praecipitatus ruber

Bewusstlosigkeit, Koma, Stupor

Mercurius solubilis

Abneigung, alles, gegen ⋆2
  Familienmitglieder, gegen
  Personen, gegen alle
Abscheu, Allgemeinen, im
  Arbeit, gegen die
  Leben, gegen das
Albernes Benehmen
Anarchist •
anfassen, muss alles
angefasst werden, will nicht
angesehen zu werden agg. Gemütssymptome
Angst
  tagsüber
  abends
  nachts
  Mitternacht, vor
  Fieber, im
  Furcht, mit
  Gesundheit, Seinen, um die Gesundheit der
  Gewissensangst, als ob eines Verbrechens schuldig
  Lebensüberdruss, mit
  Menses, vor den
    während der
  Schlaf, Einschlafen, vor dem
    im
  Schreck, nach einem
  Selbstmord, Neigung zum, mit
  Seligkeit, Glaubens, um den Verlust des
  Stuhlgang, vor
    während
    nach
  treibt von einer Stelle zur anderen
  übertriebene ⋆1
  Untätigkeit, mit
  Zukunft, um die
antworten, Abneigung zu
Antwortet, einsilbig
  langsam
  unrichtig
anziehen, unfähig, sich anzuziehen •
Argwöhnisch, misstrauisch
  tagsüber •
  beleidigend •
Auffahren
  Essen, nach dem
  Geräusche, durch
  Hochwerfen der Arme, Gestikulieren, durch •
  leichtes

Schlaf, aus dem
Einschlafen, beim
im
Schläfrigkeit mit
Schreck, durch und wie durch
Ausschweifung, sexuelle
Außer-sich-Sein
Beklagt sich
Verwandte und Umgebung, über •
beleidigt, leicht; nimmt alles übel
Beschimpfen, beleidigen, schmähen
Beschwerden infolge von Ehrgeiz, enttäuschtem
Enttäuschung
Erwartungsspannung, Vorempfinden, Ahnung
Kränkung, Demütigung
Schreck
Selbstüberhebung, Selbstgefälligkeit, Geltungsbedürfnis
sexuellen Exzessen
Überraschungen, angenehmen
Uneinigkeit zwischen Bediensteten ★[1]
Eltern, Verwandten, Freunden
Vorgesetztem und Untergebenen
Zorn, Ärger
Entrüstung, mit
Bestimmtheit, Rechthaberei
Betäubung, wie im Rausch
Freien, im, amel.
weiß nicht, wo er ist
Betrug, Täuschung verursacht Kummer und Kränkung ★[1]
Bett, Abneigung gegen das, meidet es
bleiben, möchte im
Bewusstlosigkeit, Koma, Stupor
morgens
Meningitis, bei
Schwindel, während
Traum, wie im, weiß nicht, wo er ist
Boshaft, gehässig
beleidigend
Böswillig, mutwillig
Imbezillität, bei •
Chaotisches, wirres Verhalten
Delirium
morgens
nachts
albernes, einfältiges
erkennt niemanden
Erwachen, beim
Mund, steckt Steine in den
murmelt, murrt
sich selbst, zu
nackt sein, möchte im Delir
rasendes
Schlaf, im
Einschlafen, beim
Schreien, mit
Springen, mit
streitsüchtiges
Verfolgung, Delir mit Wahnideen der
wahnsinniges
Delirium tremens, Säuferwahnsinn
Demenz
Syphilitiker, der
Denken, Beschwerden agg., an seine
Diktatorisch, herrisch, dogmatisch, despotisch
Eigensinnig, starrköpfig
Ekel, Widerwillen
alles, gegen
sich selbst, gegen; hat keinen Lebensmut •
Empfindlich, überempfindlich
abends
Geräusche, gegen
Gerüche, gegen
Lesen, gegenüber dem
entfliehen, versucht zu
nachts •
Angst, bei nächtlicher •
Verbrechen begangen zu haben, aus Furcht, ein •
wegzulaufen, um
Entfremdet, wissen, will nichts von seinen Verwandten
Entmutigt
abwechselnd Hoffnung
Mut
Zukunft, für die
Erkennt, eigene Haus, nicht das
Verwandten nicht, seine
Ernst
Erregung, Aufregung
abends, Bett, im
Erwachen, erschreckt, als ob •
fiebrige
Reden, beim
Unterdrückung von Ausscheidungen, durch
wollüstige, mit schmerzhaften nächtlichen Erektionen •
Erschöpfung, geistige
erschreckt, leicht
abends
Kleinigkeiten, über
Faulheit, Indolenz, Abneigung gegen Arbeit

Fehler, Lesen, beim
Personen, irrt sich in
Rechnen, beim
Sprechen, beim
stellt Worte falsch
Worte, benutzt falsche
Feigheit
Feind, hält jeden für seinen •
Froh, guten Mutes, glücklich
abends, Bett, im
abwechselnd mit Mangel an Mitgefühl •
albern, und
Frühreife
Furcht
abends
Bett, im
nachts
Alleinsein, vor dem
Anfall zu bekommen, einen
Bett, vor seinem
Einbildungen, vor
Einbrechern, vor
Erwachen, beim
entfliehen, mit dem Verlangen zu
Epilepsie, vor
Ersticken, vor dem
Geisteskrankheit, seinen Verstand zu verlieren, vor
nachts
Gesundheit, ruiniert zu haben, von denen, die sie liebt ⋆1
Gewitter, vor
Glauben, religiösen, seinen, zu verlieren ⋆1
Herzklopfen, mit
Krankheit, vor drohender
Männern, vor
Menschen, vor; Anthropophobie
Ruhelosigkeit durch Furcht
Schlafengehen, beim
Selbstmord, vor
Stecknadeln, spitzen Gegenständen, vor
Syphilis, vor
Tod, vor dem
drohendem, vor
Unglück, vor
Unheil, vor
Gebärden, Greifen, Finger in den Mund, Kinder stecken
krampfhafte
lächerliche
seltsame Stellungen und Lagen
unfreiwillige Handbewegungen

Gedächtnisschwäche
Daten, für
Eigennamen, für
gelesen hat, für das, was er
gesagt hat, für das, was er
Orte, für
Personen, für
sagen wollte, für das, was er
Zeit, für die
Gedächtnisverlust, Geisteskrankheit, bei
Verletzungen, nach
Gedanken, Andrang, Flut der
drängen sich auf und schwirren durcheinander
hartnäckige
Krankheit, unheilbare, an eine •
Schwinden der
versunken, in
wandernde, abschweifende
Gefräßigkeit
Geistesabwesend
Geisteskrankheit, Wahnsinn
alberne, lächerliche
Gesichtsblässe, mit
isst Mist •
Mutwillen, Ausgelassenheit, mit
Weinen, mit
religiöse
Ruhelosigkeit, mit
Trinkern, bei
Geistige Arbeit unmöglich
Geiz, abwechselnd mit Verschwendung
gelingt ihm, nichts; erfolglos
Geschäftig
Gesellschaft, Abneigung, gegen, ertragen, kann niemanden um sich
Gesellschaft, Verlangen nach; Abneigung gegen Einsamkeit, Gesellschaft amel.
Alleinsein agg. beim
gesund zu sein, behauptet trotz schwerer Krankheit
getragen zu werden, verlangt
Gewalttätig, heftig
Gewissensqual
Gier, Habsucht
Gleichgültigkeit, Apathie
tagsüber
alles, gegen
angenehme Dinge, gegen
Essen, gegen
Geld zu verdienen
geliebte Personen, gegen

Leben, gegen sein
Pflichten, gegen seine
Umgebung, gegen die
Verweis, gegenüber jedem •
Gottlos, Mangel an religiösem Gefühl
Grimassenschneiden, schneidet seltsame Gesichter
Hass, Personen, die ihn beleidigt haben, auf
Hast, große Eile
Bewegungen, in seinen
Hause, verlassen, möchte das Haus
Heimweh
Heuchelei
Heulen
Hochmütig, arrogant
Hydrophobie, Tollwut
Hypochondrie
Hysterie
Menses, während der
Ideen, Einfällen, Mangel an
Ideen, Einfällen, Reichtum an; Geistesklarheit
Idiotie
Imbezillität
Impulsiv
Indiskretion, Taktlosigkeit
Intoleranz
Jammern, Lamentieren, Klagen
andere, über •
Erwachen, beim
kämpfen, sich mit jemandem schlagen, möchte
Konzentration, schwierige
Lernen, Lesen etc., beim
Rechnen, beim
Schreiben, beim
Krach zu machen, sucht
Kummer
Furcht in der Nacht, mit •
Lachen, dummes
Lächeln
Landleben, Verlangen nach dem +2
Langsamkeit
Langeweile
Lästig, geht auf die Nerven
Lasziv
Launenhaftigkeit
Lebensüberdruss, Lebensmüdigkeit
Schweiß, bei
Leichtsinnig, frivol
Leid anzutun, fürchtet, wenn allein gelassen, sich ein
Lesen, unfähig zu
Lügner
Manie
Raserei, mit
Menschenfeindlichkeit
Menses, Gemütssymptome agg. während der
moralischem Empfinden, Mangel an, Verbrecher zu werden, Neigung; ohne Gewissensbisse
Morphinismus
Mürrisch, missmutig
tagsüber
Essen, nach dem
Murren, murmeln
Schlaf, im
Musik, Abneigung gegen
agg.
Mutig
abwechselnd mit Mutlosigkeit
nackt zu sein, Verlangen
Delirium, im
Schlaf, im
Nymphomanie
Obszön
Pelze, hüllt sich im Sommer in
Pflichten, kein Pflichtgefühl
stimulieren, um das Pflichtgefühl zu ⋆1
Phantasien, verstärkte Phantasietätigkeit
abends, Bett, im
Schlaflosigkeit, mit
schreckliche
Possen, spielt
Prahler, Aufschneider, Großsprecher
Qualvolle Angst, tagsüber
Stuhlgang, vor
beim
Raserei, Wut
abends
nachts
Wasser, beim Anblick von
Rebelliert gegen Umschläge
Rechnen, Unfähigkeit zum
Reden, Schlaf, im
reden, Abneigung zu, möchte schweigen, wortkarg
Schweiß, bei
Redet, sich selbst, mit
reisen, Verlangen zu
Reizbarkeit
tagsüber
abwechselnd mit Fröhlichkeit
argwöhnische, misstrauische
Essen, nach dem
bis zur Sättigung •
Fieberfrost, bei
Kopfschmerzen, bei

Schweiß, bei
Stuhlgang, vor
Trost agg.
Religiosität, auffallende
Ruhelosigkeit
nachmittags
abends
20 h
nachts
Mitternacht, nach
ängstliche
Anstrengung, agg. nach geringster ⋆2
Bett, gehen, will aus einem Bett ins andere
treibt aus dem
Erwachen, beim
Gehen, beim
Gewissensunruhe
Kindern, bei
Schläfrigkeit, mit
Sitzen, beim
umhertreibende
Sachlich, nüchtern
Satyriasis
Schmollen
schreiben, undeutlich, schreibt
Schreien
Berührung, bei
Cri encéphalique
Hydrozephalus, bei
Schüchternheit
schamhaft, verlegen
Selbstmord, Neigung zum
Anblick, scharfen Instrumenten, von •
Furcht vor einem offenen Fenster oder einem Messer, mit
Menses, während der
Messer, mit einem
Selbstmordgedanken
Verhungern, durch •
Weinen amel.
Selbstsucht, Egoismus
Selbstüberhebung, Selbstüberschätzung, Eigenkult
Selbstvertrauen, Mangel an
Sinne abgestumpft
Schwinden der
Sinnlichkeit
Sitzen, Neigung zum
Spaßen, Scherzen
Abneigung gegen
spielen, Abneigung zu spielen bei Kindern
Unfähigkeit zu
Spielleidenschaft
um Geldgewinn
Sprechen, hastiges
langsames
manieriert, unnatürlich
springt schnell von einem Gedanken zum anderen
unsinniges
unverständliches
unzusammenhängendes
verlegenes
zorniges
Springen, Bett, springt aus dem
spucken, Drang zu
Fußboden und leckt es auf, auf den •
Gesicht, den Leuten ins
Stimmung, abstoßende, widerwärtige
abwechselnde
veränderliche, unbeständige, wankelmütige
Stöhnen, Ächzen, Wimmern
anhaltendes Stöhnen und Schnappen nach Luft
Schlaf, im
Schweiß, bei
Streitsüchtig, zanksüchtig
Schlaf, im
sich selbst, mit •
Stuhl, leckt Kuhmist, Schlamm und Speichel auf •
Schluckt seinen
Stumpfheit, Geistesträgheit, Denk- und Verständnisschwierigkeit
tagsüber
morgens
Erwachen, beim
feuchte Luft, durch
Fieberhitze, bei
Kindern, bei
Kopfverletzung, nach
Schläfrigkeit, mit
Tadelsüchtig, kritisch
Tadelt sich selbst, Selbstvorwürfe
andere
Tanzen
Tod, Todesahnung
Todesgedanken
Furcht, ohne
wünscht sich den
töten, Verlangen zu
Beleidigung zu töten, plötzlicher Impuls, wegen einer kleinen
geliebte Personen
Kind, das eigene

- *Mann zu töten, Impuls, ihren geliebten*
  - *Menses, agg. während der* •
  - *Rasiermesser zu verstecken, fleht ihn deshalb an, sein* •
- *Menses, während der*
- *Messer, mit einem*
  - *beim Anblick eines Messers*
- *widersprechen, die ihr* •

Traum, wie im

Traurigkeit, Verzagtheit, Niedergeschlagenheit, Depression, Schwermut, Melancholie
- ängstliche
- Fieberfrost, bei
- Menses, während der
- *Sonnenschein, bei* [+1]

Trieb, krankhafter
- gehen, zu [★3]

Trost, freundliche Worte agg.

Trügerisch, hinterlistig
- betrügerisch

Trunksucht, Alkoholismus

Unbesonnen, sorglos

Unentschlossenheit

Ungeduld
- immer
- Kleinigkeiten, um

Ungehorsam

Unhöflich

Unreinlichkeit, Unsauberkeit

Unzufrieden, missvergnügt, unbefriedigt
- **allem, mit**
  - **revolutionär** [★1]
- **immer**
- sich selbst, mit
- Umgebung, mit der

Unzuverlässig, Versprechungen, in seinen

Verächtlich, geringschätzig

Vergesslich
- *geht, vergisst wohin sie*
- Trinkern, Vergesslichkeit bei

Verhält sich seltsam

Verlassenheit, Gefühl der

Verleumden, Neigung zum

Verliebt

Verschwenderisch

Verwegenheit

Verwirrung des Geistes
- morgens
  - Aufstehen, beim und nach dem
  - Erwachen, beim
- Arbeiten, beim •
- Aufstehen, nach dem
- Bett, springen, lässt ihn aus dem
- Erwachen, beim
- *Essen, nach dem*
- Freien, im amel.
- Liegen, beim
- Sitzen, im
- verläuft sich in wohlbekannten Straßen

Verzweiflung
- Fieberfrost, bei
- *Genesung, an der*

Vielfraß

Wahnideen, Einbildungen, Halluzinationen, Sinnestäuschungen
- abends, Bett, im
- *nachts*
- akustische Täuschungen
- angefeindet, gehindert und gequält, er wird
- Ansammlung von Dingen, Schwärmen, Menschenmengen etc.
- *Bilder, Phantome, sieht*
  - *nachts*
  - Schlaf, vor dem
  - *schreckliche*
  - überall, sieht
- Diebe, sieht
  - Hause im
- Einschlafen, beim
- ermordet werden, er wird
- Erwachen, beim
- fehlschlagen, alles wird
- *Feind, jeder ist ein*
  - *umgeben von Feinden*
- geisteskrank werden, sie wird
- Gesichter, sieht
  - entsetzliche
- Gespenster, Geister, sieht
  - nachts, sieht
- gesund, er ist
- Haus, ist voller Menschen, sein
- *Hölle, erleidet die Qualen der, ohne sie beschreiben zu können*
  - ist in der
- Hunde, sieht
- Insekten, sieht
- Körper, Süßigkeiten, besteht aus •
- Mann, Männer sind nachts auf dem Bett •
- Mund, Lebendiges kriecht in seinen (nachts) •
- Musik, er hört
- Nadeln, sieht
- närrische
- Nase, fasst Personen an die

Ofen, heizt bei Sommerhitze den •
Personen, sieht
Phantasie, Einbildungen der
Fieberhitze, während
religiöse
schießen; versucht, mit einem Stock zu
sonderbar, gewohnte Dinge erscheinen
Sterben, er ist am
Tieren, von
springen sie an •
Tot, Leiche, verstümmelte Leiche
Unrecht, getan, er hat
Vagina, lebende Wesen kriechen in die (nachts) •
Verbrechen begangen, er hatte ein
Verbrecher, er ist ein
Verbrechern, von
verfolgt zu werden, Feinden, von
verletzt werden, wird
verstümmelte Körper, sieht
Visionen, hat
schreckliche
Wasser, fließen, sieht •
Weinen, mit
wandern, umherstreifen, will
Weinen, weinerliche Stimmung
nachts
Mitternacht, vor
abwechselnd mit Frohsinn
amel.
Erwachen, beim
Fieberfrost, bei
Konvulsionen, durch
lautes Weinen, Schluchzen
möchte, unaufhörlich
Schlaf, im
Schmerzen, bei
Trost agg.
unwillkürliches
Wimmern, Winseln
Schlaf, im
Widerspenstig
widersprechen, Neigung zu
Widerspruch, verträgt keinen
Wille, Verlust des Willens
Willensschwäche
Zeit, vergeht zu langsam, erscheint länger
Zerreißt Sachen
Zerstreut, unaufmerksam
ziehen, Nase, möchte andere auf der Straße an der •
Zorn, Jähzorn
erstechen, könnte jemanden
Weinen durch Schmerzen, mit
Widerspruch, durch
Zittern, mit
Zweifelnd, Genesung, an der

Mercurius sulfocyanatus

Angst

Mercurius sulfuricus

Delirium
nachts
ruheloses
Mürrisch, Essen, nach dem
Reizbarkeit, Essen, nach dem
Ruhelosigkeit
nachmittags
nachts
Fieberfrost, bei

Mercurialis perennis

Betäubung, wie im Rausch
abends
warmen Zimmer, im
Bewusstlosigkeit, Koma, Stupor
abends
Delirium
Erregung, Aufregung
Faulheit, Indolenz, Abneigung gegen Arbeit
Froh, guten Mutes, glücklich
Furcht, Geisteskrankheit, seinen Verstand zu verlieren, vor
geistige Arbeit, Abneigung gegen
Gewalttätig, heftig
Gleichgültigkeit, alles, gegen
äußere Dinge, gegen
Hast, große Eile
Bewegungen, in seinen
Konzentration, schwierige
Lachen
Mürrisch, missmutig
Reizbarkeit
Ruhelosigkeit
Seelenruhe, Gelassenheit
Singen
Spaßen, Scherzen
Sprechen, albernes
Streitsüchtig, zanksüchtig

Stumpfheit, Geistesträgheit, Denk- und Verständnisschwierigkeit
Traurigkeit, Verzagtheit, Niedergeschlagenheit, Depression, Schwermut, Melancholie
Kopfschmerzen, bei
Verwirrung des Geistes
morgens, Aufstehen, beim und nach dem
Wahnideen, Einbildungen, Halluzinationen, Sinnestäuschungen
doppelt, Nase, ist
Nase, zwei Nasen, hat •
Weinen, weinerliche Stimmung
Zorn, Jähzorn

Methylium aethyloaethereum

Bewusstlosigkeit, Koma, Stupor
Erregung, Aufregung
Ruhelosigkeit
Schreien

Methysergidum

Gedächtnisschwäche
Traurigkeit, Verzagtheit, Niedergeschlagenheit, Depression, Schwermut, Melancholie
Wahnideen, Visionen, hat
Weinen, weinerliche Stimmung

Mezereum

Abneigung, alles, gegen
Abscheu, Allgemeinen, im
Leben, gegen das
Affektiertheit, gekünsteltes Benehmen, Geziertheit +5
Gebärden und Taten, in
Aktivität
angefasst werden, will nicht
Angst
mittags
abends
allein, wenn
Aufstoßen amel.
Bett, im
Essen amel.
beim
vor dem
Fieberfrost, während
Furcht, mit
Schmerzen, durch, Abdomen, im
Seligkeit, um die ewige
Stuhlgang, vor
Argwöhnisch, misstrauisch
Auffahren, fallen, mit dem Gefühl zu
leichtes
Schlaf, aus dem
im
Traum, durch einen
Beschäftigung, Ablenkung amel.
Beschwerden infolge von schlechten Nachrichten
Zorn, Ärger
Betäubung, wie im Rausch
Bewusstlosigkeit, Koma, Stupor
Erwachen, beim
Schwindel, während
Brütet, sieht alles schwarz
Chaotisches, wirres Verhalten
Delirium
Ekel, Widerwillen
Empfindlich, überempfindlich
entfliehen, versucht zu
wegzulaufen, um
Erregung, Aufregung
abends
Bett, im
nachts
Erschöpfung, geistige
erschreckt, leicht
Kleinigkeiten, über
Essen, nach dem, amel.
Faulheit, Indolenz, Abneigung gegen Arbeit
Schlaf, nach dem
Traurigkeit, aus
Fenster, sieht stundenlang aus dem •
Fleißig, Arbeitswut
Menses, vor den
Froh, guten Mutes, glücklich
abends, Bett, im
Furcht
Alleinsein, vor dem
Anstrengung, vor
Herz, aufsteigend vom Herzen
Magen aufsteigend, vom
Unglück, vor
Gedächtnisschwäche
gehört hat, für das, was er
gesagt hat, für das, was er
sagen wollte, für das, was er
Gedanken, versunken in
Gedanken, gedankenvoll
hartnäckige

quälende
Schwinden der
geistiger Anstrengung, bei
Reden, beim
unangenehme
Geistesabwesend
Geisteskrankheit, Wahnsinn
fröhliche, lustige
Mutwillen, Ausgelassenheit, mit
geistige Arbeit, Abneigung gegen
unmöglich
Gesellschaft, Verlangen nach; Abneigung gegen Einsamkeit, Gesellschaft amel.
Alleinsein agg., beim
Gewalttätig, heftig
Gewissenhaft in Kleinigkeiten
Gleichgültigkeit, Apathie
alles, gegen
Fenster, sieht stundenlang aus dem •
Freude, gegen
Lesen, beim •
tot, alles erscheint ihm •
Hast, große Eile
Heiterkeit
Hypochondrie
Weinen, mit
Hysterie
Ideen, Einfällen, Mangel an
Überanstrengung, durch
Ideen, Einfällen, Reichtum an; Geistesklarheit
Imbezillität
Konzentration, schwierige
unterbrochen, wenn
Versuch zur Konzentration, hat ein Leeregefühl beim
Kummer
Lachen agg.
Langeweile
Lästig, geht auf die Nerven
Lebensüberdruss, Lebensmüdigkeit
Meditation
Mürrisch, missmutig
morgens, Bett, im
Erwachen, beim
Fieberfrost, bei
Mutig
Qualvolle Angst, hinlegen, muss sich
Reden, anderer agg., Unterhaltung
reden, Abneigung zu, möchte schweigen, wortkarg
Essen, nach dem
Reizbarkeit
morgens, Erwachen, beim
nachmittags, 14 h •
abwechselnd mit Reue
Erwachen, beim
Fieberfrost, bei
Kopfschmerzen, bei
Religiosität, auffallende
Schwermut, religiöse
Ruhebedürfnis
nachmittags •
Ruhelosigkeit
allein, wenn
Bett, gehen, will aus einem Bett ins andere
Fieberfrost, bei
Gesellschaft, in ⋆1
Koitus, nach
Schmerzen, durch, Zahnschmerzen
Schüchternheit, schamhaft, verlegen
Seelenruhe, Gelassenheit
Selbstbetrachtung
Selbstmord, Neigung zum
Singen
Sinne abgestumpft
Schwinden der
Sitzen, Neigung zum
Sprechen, ärgern, möchte andere mit Worten •
langsames
unbesonnenes
Stimmung, veränderliche, unbeständige, wankelmütige
Stöhnen, Ächzen, Wimmern
Streitsüchtig, zanksüchtig
Stumpfheit, Geistesträgheit, Denk- und Verständnisschwierigkeit
morgens
abends
Essen amel.
Lesen, beim
Schlaf, nach tiefem
sieht für Stunden aus dem Fenster •
Sprechen, beim
Tadelsüchtig, kritisch
Tadelt andere
Tod, wünscht sich den
Traurigkeit, Verzagtheit, Niedergeschlagenheit, Depression, Schwermut, Melancholie
Alleinsein, beim
Arbeitsunlust, mit
finanziellen Gründen, aus ⋆2
Kleinigkeiten, um
religiöse ⋆2
Trieb, laufen, zu; krankhafter Lauftrieb

Trunksucht, Alkoholismus
Überlegt, unfähig nachzudenken
Unbehagen, mittags •
Unbesonnen, sorglos
Unbeständigkeit, Gedanken, der
Unentschlossenheit
Ungeduld, Schweiß, bei
Unterhaltung, Konversation agg.
Unzufrieden, missvergnügt, unbefriedigt
  allem, mit
  sich selbst, mit
  Umgebung, mit der
Vergesslich
Verlangen, ärgern, andere mit Worten zu •
Verlangt nichts
Verwegenheit
Verweilt bei vergangenen unangenehmen Ereignissen
Verwirrung des Geistes
  abends
  nachts, Erwachen, beim
  betrunken, wie
  Erwachen, beim
  Essen, nach dem
    amel.
  Gehen, beim
  geistige Anstrengung, durch
  Koitus, nach
  konzentrieren, bei dem Versuch sich zu
  Traum, wie im
  unterbrochen wird, wenn er
  weiß nicht, wo sie ist, noch wann die Gegenstände um sie herum hierher kamen
Verzweiflung
  religiöse Verzweiflung an der ewigen Seligkeit
Wahnideen, Einbildungen, Halluzinationen, Sinnestäuschungen
  arm, er ist
  Feuer, sieht
  Gehirn, hart, sein Gehirn ist •
  leicht, körperlos, er ist
  tot, alles ist •
  Warzen, er hat •
Weinen, weinerliche Stimmung
  tagsüber
  abends
  Schmerzen, bei
Widerspruch, verträgt keinen
Wille, Willensschwäche
Zerstreut, unaufmerksam
ziehen, Verlangen zu, sich an den Haaren
Zorn, Jähzorn
  abwechselnd mit Reue, schneller
  grundloser
  heftiger
  Kleinigkeiten, über
Zufrieden

Millefolium

Angst
  Aufstehen, von einem Sitz, beim, amel.
Betäubung, wie im Rausch
  Schwindel, bei
Bewusstlosigkeit, Schwindel, während
Delirium
Erregung, Aufregung
Faulheit, Indolenz, Abneigung gegen Arbeit
Gedächtnisschwäche
Gewalttätig, abends •
  Abendessen, nach dem •
Hypochondrie
Hysterie
Reizbarkeit
  abends
  Mittagessen, nach dem
Ruhelosigkeit
Seufzen
Stöhnen, Ächzen, Wimmern
  Kindern, bei +1
Stumpfheit, abends
  Wein, nach
Traurigkeit, Verzagtheit, Niedergeschlagenheit, Depression, Schwermut, Melancholie
Vergessen zu haben, hat ständig das Gefühl, etwas
Vergesslich
Verlangt nichts
Verwirrung des Geistes, morgens
  abends
  Essen, nach dem
  Kaffee, nach
  Wein, nach

Mimosa pudica

Reizbarkeit
  Medizin einzunehmen, bei dem Gedanken •
Wahnideen, groß, Körperteile erscheinen zu
  vergrößert, Körper ist •

Mitchella repens

erschreckt, leicht, Erwachen, beim
Froh, guten Mutes, glücklich
Gedächtnisschwäche
Gedanken, wandernde, abschweifende, morgens •
Geschäft, unfähig zu Geschäften
Seufzen
Stumpfheit, Geistesträgheit, Denk- und Verständnisschwierigkeit
Traurigkeit, Verzagtheit, Niedergeschlagenheit, Depression, Schwermut, Melancholie

Molybdaenum metallicum

Entmutigt
Gesellschaft, Abneigung gegen; Gegenwart anderer agg. die Symptome; Verlangen nach Einsamkeit
Gleichgültigkeit, Apathie
reden, Abneigung zu, möchte schweigen, wortkarg
Traurigkeit, Verzagtheit, Niedergeschlagenheit, Depression, Schwermut, Melancholie
Unzufrieden, missvergnügt, unbefriedigt
Verwirrung des Geistes

Morbillinum

Furcht, Meer, vor dem ★1

(Bacillus) Morgan

Furcht, engem Raum, in; Klaustrophobie
Idiotie
Reizbarkeit, Menses, vor den

Morphinum aceticum

Aktivität, geistige
Angst
    Kaffee amel. •
Argwöhnisch, misstrauisch
Auffahren, nachts
    Schlaf, im
Beschwerden infolge von Schreck
Betäubung, wie im Rausch
    Essen, agg. nach dem
Bewusstlosigkeit, Koma, Stupor
    unvollständige
Delirium
    Bett und entflieht, springt plötzlich aus dem
    Fieber, während
    rasendes
Empfindlich, überempfindlich
    Kleinigkeiten, über
Erschöpfung, geistige
erschreckt, leicht
Fehler, Schreiben, beim
Gebärden, krampfhafte
Gedächtnisschwäche
    auszudrücken, sich
Gedanken, Andrang, Flut der
    Kontrolle über seine Gedanken verloren, Ausziehen, beim •
    schnelle, lebhafte
Gefühle, leicht erregt ★5
Geistige Arbeit unmöglich
Gleichgültigkeit, Apathie
Hast, große Eile
Hysterie
Ideen, Einfällen, Reichtum an; Geistesklarheit
Jammern, Lamentieren, Klagen
Konzentration, schwierige
Läuft umher, Zimmer, im
Lügner
    lügt, spricht nie die Wahrheit, weiß nicht, was sie sagt
moralischem Empfinden, Mangel an
Mürrisch, missmutig
Murren, murmeln
Phantasien, lebhafte
Reizbarkeit
Ruhebedürfnis
Ruhelosigkeit
    nachts
    Kopfschmerzen, bei
Seelenruhe, Gelassenheit
Selbstmord, Neigung zum
Seufzen
Sinne abgestumpft
    geschärft
Sprechen, erregtes
    hastiges
    langsames
    unzusammenhängendes
    verlegenes
    zögerndes
Springen, Bett, springt aus dem, Fieber, bei
Stimmung, veränderliche, unbeständige, wankelmütige

Stumpfheit, Geistesträgheit, Denk- und Verständnisschwierigkeit
Tadelsüchtig, kritisch
Tod, Gefühl vom
Traurigkeit, Verzagtheit, Niedergeschlagenheit, Depression, Schwermut, Melancholie
Unbehagen, Unpässlichkeit
Vergesslich
Verwirrung des Geistes
betrunken, wie nach einem Rausch
Verzweiflung
Wahnideen, Einbildungen, Halluzinationen, Sinnestäuschungen
Bett, hart, ist zu
Weinen, unwillkürliches
Widerspruch, verträgt keinen

Moschus

Aktivität
Albernes Benehmen
Angst
Arbeit, verhindert die •
Erwartungsspannung, durch
Furcht, mit
Husten, Keuchhustenanfall, beim
hypochondrische
antworten, Abneigung zu
verworren, als ob an etwas anderes denkend
Auffahren
Geräusche, durch
Schlaf, im
Schreck, durch und wie durch
Tür aufgeht, wenn die
Beklagt sich
Schmerzen, über seine
Schwangerschaft, in der •
Beschimpfen, beleidigen, schmähen
schimpft, bis Lippen blau und Augen starr werden, und sie in Ohnmacht fällt •
Beschwerden infolge von Erwartungsspannung, Vorempfinden, Ahnung
Betäubung, wie im Rausch
Freien, im, amel.
Schwindel, bei
Bewusstlosigkeit, Koma, Stupor
Freien, im
Gemütsbewegung, nach
schnell vorübergehende
Schwindel, während
Sitzen, beim
Boshaft, gehässig
Chaotisches, wirres Verhalten
Delirium
Konvulsionen, während
Kopfschmerzen, bei
rasendes
Denken, Beschwerden agg., an seine
Eigensinnig, starrköpfig
Empfindlich, Geräusche, gegen
Erregung, Aufregung
nachts
Fieberhitze, bei
Wein, wie nach
Erschöpfung, geistige
erschreckt, leicht
Fleißig, Arbeitswut
Menses, vor den
Froh, guten Mutes, glücklich
Fieberhitze, bei
Furcht
ereignen, es könnte sich etwas
Ersticken, vor dem, Liegen, beim
Geisteskrankheit, seinen Verstand zu verlieren, vor
Geräusche, durch
Tod, vor dem
Fieberhitze, bei
Niederlegen, beim •
Unheil, vor
Zittern, mit
Gebärden, macht
Greifen oder Langen nach etwas, nach Flocken
kreuzt die Hände •
lächerliche
spielt, Knöpfen an der Kleidung, mit den •
unfreiwillige Handbewegungen
wirft die Hände umher
über den Kopf
Gedächtnisschwäche
Gedanken, versunken in
Geisteskrankheit, Wahnsinn
Geschäftig
Wochenende, am •
Geschwätzigkeit
trunkene
Gewalttätig, heftig
Gewalttaten, Wut führt zu
Hast, große Eile
Gehen, beim
ungeschickt aus
Hypochondrie
sexuelle Enthaltsamkeit, durch

Hysterie
laszive
Menses, vor den
während der
Ohnmacht, hysterische
Schlaflosigkeit, mit
Idiotie
Imbezillität
Jammern, Lamentieren, Klagen
Konzentration, schwierige
Lachen, abwechselnd mit Schreien
nervöses ★2
unmäßiges
Lasziv
Milde
Mürrisch, missmutig
Fieber, bei
Hypochondrie, bei
Nymphomanie
Metrorrhagie, bei
Phantasien, verstärkte Phantasietätigkeit
Qualvolle Angst
Herzklopfen, mit
Raserei, Wut
anfallweise
boshafte
reden, Abneigung zu, möchte schweigen, wortkarg
Redet, erregt ★2
sich selbst, mit
Gebärden, und macht ★2
Reizbarkeit
Fieberhitze, bei
Schlaflosigkeit, mit
Ruhelosigkeit
nachts
Bett, sich herumwerfen im
Fieberhitze, bei
geschäftige
Schamlos
Schlafwandeln
Schlagen
um sich nach eingebildeten Gegenständen, schlägt
Schreien
Seelenruhe, Gelassenheit
Selbstbeherrschung
Selbstsucht, Egoismus
Sinne abgestumpft
Schwinden der
spielen, Verlangen zu, Knöpfen an der Kleidung, mit den •
Sprechen, hastiges
verwirrtes
Stimmung, veränderliche, unbeständige, wankelmütige
Streitsüchtig, zanksüchtig
Gesicht, mit Hitze im •
blassem, mit •
starren Augen, Hitze im Gesicht, blauen Lippen, trockenem Mund, mit •
Stumpfheit, Geistesträgheit, Denk- und Verständnisschwierigkeit
Tadelsüchtig, kritisch
Tod, Todesahnung
Traurigkeit, Verzagtheit, Niedergeschlagenheit, Depression, Schwermut, Melancholie
Essen, nach dem
Trunksucht, Alkoholismus
Unbehagen, Unpässlichkeit
Ungeduld
Krampfanfall, vor einem •
Ungeschickt, lässt Dinge fallen ★3
Vergesslich
Verwirrung des Geistes
morgens
betrunken, wie nach einem Rausch
Bewegung, durch
Verzogene Kinder
Wahnideen, Einbildungen, Halluzinationen, Sinnestäuschungen
blind, er ist
doppelt zu sein
fällt, nach vorn, sie
feindlich gesinnt, jeder ist ihm •
Finger sind abgeschnitten, seine •
Gestalten, große schwarze Gestalten wollen ihn anfallen •
hören, er kann nicht
Identität, Irrtümer in der eigenen
jemand anders, sie ist
krank zu sein
Ohnmacht, von
sonderbar, gewohnte Dinge erscheinen
Tieren, von
tot, er selbst war
verletzt werden, wird, Finger und Zehen werden ihm abgeschnitten •
Zehen sind abgeschnitten •
Weinen, weinerliche Stimmung
abwechselnd mit Lachen
Konvulsionen, bei
krampfhaftes
Schmerzen, bei

- unwillkürliches
- *Zorn, nach*

Wildheit
Zerstörungssucht, Destruktivität
Zerstreut, unaufmerksam
- mittags •

Zorn, Jähzorn
- erstechen, könnte jemanden
- heftiger

Murex purpurea

Angst
- Furcht, mit

Auffahren, Schlaf, aus dem
- Traum, durch einen

Bewusstlosigkeit, Menses, vor den
Empfindlich, überempfindlich
Fehler, Sprechen, beim
Fleißig, Arbeitswut
Furcht
Gedächtnisschwäche
- auszudrücken, sich
- Worte, für

Gedanken, Krankheit, an eine
Geisteskrankheit, Wahnsinn
- *erotische*

Gemütssymptome wechseln mit körperlichen +1
- Fluor abwechselnd mit Gemütssymptomen •

Gesellschaft, Abneigung, gegen; Gegenwart anderer agg. die Symptome; Verlangen nach Einsamkeit
Klammert, gehalten, amel., wenn
Laszív
- *Frauen, bei jeder Berührung* •

Manie
Milde
Nymphomanie
- *Klimakterium, im*
- *Menses, unterdrückten, nach*
- Metrorrhagie, bei

Qualvolle Angst
- tagsüber
- *Menses, vor den*

reden, Abneigung zu, möchte schweigen, wortkarg
Reizbarkeit
Schamlos
Traurigkeit, Verzagtheit, Niedergeschlagenheit, Depression, Schwermut, Melancholie
- abends
- *Fluor amel.* •
- *Menses, vor den*
  - während der
- Schläfrigkeit, mit

Ungeduld
- Schmerzen, durch

Unterhaltung, Abneigung gegen
Verwirrung des Geistes
- morgens
- abends

Wahnideen, Einbildungen, Halluzinationen, Sinnestäuschungen
- krank, zu sein
- melancholische

Weinen, möchte, unaufhörlich

Muriaticum acidum

Aktivität
- amel.

Angst
- abends
  - 20 h
  - Bett, im
- *Mitternacht, vor*
- *Fieber, im*
- Träume, beim Erwachen durch schreckliche
- *Zukunft, um die*

Antwortet, einsilbig
- kurz angebunden, barsch

Argwöhnisch, misstrauisch
Auffahren
- Schlaf, aus dem
- Schreck, durch und wie durch
- Unwohlsein, durch

Beschäftigung, Ablenkung amel.
Beschwerden infolge von Zorn, Ärger, Entrüstung, mit
Betäubung, wie im Rausch
- Schwindel, bei •

Bewusstlosigkeit, Koma, Stupor
- **Fieber, bei**
- *Gesicht, mit rotem*
- *Scharlach, bei*

Brütet, sieht alles schwarz
Delirium
- Fieber, während
- *murmelt, murrt*
- rasendes
- Schlaf, im
- Sepsis, durch
- Wachen, Nachtwachen, durch

Eigensinnig, starrköpfig
abends
Empfindlich, überempfindlich
Geräusche, gegen
geringste Geräusch, gegen das +2
Stimmen, gegen
Entmutigt
Ernst
Erregung, Aufregung
Arbeiten, beim
Erschöpfung, geistige
erschreckt, leicht
Faulheit, Indolenz, Abneigung gegen Arbeit
Feigheit
Fleißig, Arbeitswut
Menses, vor den
Froh, tagsüber
Träumen, nach •
Furcht
tagsüber, nur
morgens
Unglück, vor
Unheil, vor
Gebärden, Greifen, zupft an der Bettdecke
Gedächtnisschwäche, gesagt hat, für das, was er
Gedanken, versunken in
Menses, während der •
Gedanken, Andrang, Arbeiten, beim
drängen sich auf und schwirren durcheinander
Arbeit, bei der
hartnäckige
tiefe
gehen, Freien, im agg. Gemütssymptome
geistige Arbeit, Abneigung gegen
gelingt ihm, nichts; erfolglos
Geschwätzigkeit
Gewissenhaft in Kleinigkeiten
Gleichgültigkeit, Apathie
Freien, im
Vergnügen, gegen jedes
Ideen, Einfällen, Reichtum an; Geistesklarheit
Imbezillität
Konzentration, schwierige
Lernen, Lesen etc., beim
Kummer
Lachen agg.
Lästig, geht auf die Nerven
Lebensüberdruss, Lebensmüdigkeit
nachmittags
Freien, im
Leere, Gefühl der ⋆5

Meditation
Menses, Gemütssymptome agg., während der
Milde
Morphinismus
Mürrisch, missmutig
nachmittags
abends
Freien, im
Murren, murmeln
Schlaf, im
Phantasien, verstärkte Phantasietätigkeit
Arbeit, bei der
Qualvolle Angst
abends
Rebelliert gegen Umschläge
Reden, Schlaf, im
reden, Abneigung zu, möchte schweigen, wortkarg
Menses, während der
Schweiß, bei
sterben würde, als ob er •
Redet, sich selbst, mit
Reizbarkeit
nachmittags
abends
Freien, im
Schwäche, mit •
Ruhelosigkeit
abends
nachts
Mitternacht, vor
Bett, sich herumwerfen im
Erwachen, beim
Fieberhitze, bei
Schmollen
Schüchternheit
Seelenruhe, Gelassenheit
Selbstbetrachtung
Selbstvertrauen, Mangel an
Seufzen
Sinne, geschärft
Sitzen, Neigung zum
Sorgen, voller
Sprechen, fröhliches
Schlaf, im •
schroffes
unverständliches, Schlaf, im
Stilles Wesen
Menses, während der
Stöhnen, Ächzen, Wimmern
Fieberhitze, bei
lautes, anhaltendes +2
Schlaf, im

Stumpfheit, Geistesträgheit, Denk- und Verständnisschwierigkeit
vormittags
abends
Traurigkeit, Verzagtheit, Niedergeschlagenheit, Depression, Schwermut, Melancholie
morgens
nachmittags
Freien, im
Menses, während der
Unentschlossenheit
Unzufrieden, missvergnügt, unbefriedigt
nachmittags
allem, mit
Freien, im •
sich selbst, mit
Vertrauensvoll
Verwirrung des Geistes
nachts
Wahnideen, Einbildungen, Halluzinationen, Sinnestäuschungen
Bilder, Phantome, schreckliche
wechseln dauernd, Vergangenheit in die Gegenwart, aus der •
Ungeziefer herumkriechen, sieht
Würmer, kriechenden Würmern, von
Weinen, Schlaf, im
Widerspruch, verträgt keinen
Zorn, Jähzorn
nachmittags, Freien, im •
Schwäche, Zorn gefolgt von •
Träumen, nach •
Zurückhaltend, reserviert
Menses, während der

Murure leite

Exzentrizität, Überspanntheit

Mygale lasiodora

Angst
Delirium
abends, 20 h •
Empfindlich, überempfindlich
Erregung, Aufregung
Furcht, Tod, vor dem
Geschäften, spricht von seinen
Hass, Rache, Hass und
Hysterie
Ruhelosigkeit
morgens, Erwachen, beim
nachts
Traurigkeit, Verzagtheit, Niedergeschlagenheit, Depression, Schwermut, Melancholie

Myrica cerifera

Abscheu, im Allgemeinen
angesprochen werden, will nicht
Bewusstlosigkeit, Koma, Stupor
Erregung, Aufregung
Gleichgültigkeit, geschäftliche Angelegenheiten, gegen seine
Heiterkeit
Konzentration, schwierige
Mürrisch, missmutig
reden, Abneigung zu, möchte schweigen, wortkarg
Reizbarkeit
morgens
Ruhelosigkeit
morgens
nachts
Mitternacht, 2 h, nach
Stumpfheit, Geistesträgheit, Denk- und Verständnisschwierigkeiten
vormittags
abends
Tadelsüchtig, kritisch
Traurigkeit, Verzagtheit, Niedergeschlagenheit, Depression, Schwermut, Melancholie
morgens
nachmittags
Heiterkeit, nach
Verwirrung des Geistes
Wahnideen, besser als andere, er ist •
sterben, er kann nicht ⋆2
Zorn, Jähzorn

Myristica sebifera

Auffahren, Schlaf, im
Betäubung, wie im Rausch
Gedanken, hartnäckige, Musik, abends an, Lied, an ein, ab 16 h •
Konzentration, schwierige
nachmittags
Unbesonnen, Geschäften, in seinen

Myrtus communis

Entmutigt

N

Nabalus serpentarius

Erwartungsspannung, morgens
Froh, guten Mutes, glücklich
Hellsehen
Reizbarkeit
  abends
Traurigkeit, Verzagtheit, Niedergeschlagenheit, Depression, Schwermut, Melancholie
  abends

Naja tripudians

Abscheu, Leben, gegen das
Aktivität, geistige
Angst
  andere, um
  Bewegung amel.
Anstrengung, agg. durch geistige
Beschäftigung, Verlangen nach
Beschwerden infolge von Erwartungsspannung, Vorempfinden, Ahnung
  Kummer
Bewusstlosigkeit, Koma, Stupor
Brütet, sieht alles schwarz
  Krankheit, eingebildete, über eine ⋆2
  Unrecht und Unglück, über, traurig, und macht sich selbst ⋆2
Delirium
  anfallweises
  geschwätziges
  Meningitis cerebrospinalis
Dualität, Gefühl der ⋆1,3
Erfolglos, hält sich für ⋆2
Ernst
Erregung, Aufregung
  Wein, wie nach
Erschöpfung, geistige
Feuer, Verlangen, in der Nähe eines Feuers zu sein •
Froh, guten Mutes, glücklich
  nachts
Furcht, Misserfolg, vor
  Regen, vor
  Tod, vor dem
    Herzsymptomen, bei
  Unglück, vor
Gedächtnisschwäche
  Arbeit, bei geistiger
Gedächtnisverwirrung
Gedanken, wandernde, abschweifende
Geisteskrankheit, Wahnsinn
  Selbstmord, Neigung zum ⋆2
  spalten, möchte sich den Kopf •
Geistige Arbeit unmöglich
  Verlangen nach
Gesellschaft, Verlangen nach; Abneigung gegen Einsamkeit, Gesellschaft amel.
Gleichgültigkeit, Apathie
Lebensüberdruss, Lebensmüdigkeit
Meditation
Mürrisch, missmutig
Phantasien, lebhafte
  verstärkte Phantasietätigkeit
    abends
Qualvolle Angst
reden, Abneigung zu, möchte schweigen, wortkarg
Reizbarkeit
Ruhelosigkeit
  nachmittags
  Kopfschmerzen, bei
Schüchternheit
Seelenruhe, Gelassenheit
Selbstmord, Neigung zum
  Axt, mit einer •
  Schwermut, aus
  Selbstmordgedanken
Selbsttäuschung
Selbstvertrauen, Mangel an
  Versager, hält sich für einen
Sprechen, unverständliches
Stimmung, abwechselnde
Stöhnen, Ächzen, Wimmern
Stumpfheit, Geistesträgheit, Denk- und Verständnisschwierigkeit
  abends
Tadelsüchtig, kritisch
Traurigkeit, Verzagtheit, Niedergeschlagenheit, Depression, Schwermut, Melancholie
  morgens
  abends
  falsch getan habe, als ob er alles •
  Kopfschmerzen, bei
  Selbstmord, mit Neigung zum

überflüssig, fühlt sich •
Trieb, gehen, zu ⋆3
Unentschlossenheit
Vergesslich
abends
Vergiftet zu sein, Gefühl ⋆2
verkehrt, alles erscheint
Versager, fühlt sich selbst als ⋆2
Verspielt
Verwirrung des Geistes
morgens, Erwachen, beim
Erwachen, beim
Identität, über seine, Dualität, Gefühl der
Verzweiflung
Wahnideen, akustische Täuschungen
Sorgen, grübelt über eingebildete
übermenschlich, Kontrolle, ist unter übermenschlicher
Unrecht erduldet, hat
verhungert zu sein •
verletzt zu werden, Kopf, sein •
Umgebung, durch seine
vernachlässigt, er hat seine Pflicht
er wird vernachlässigt
Visionen, hat
Weinen, weinerliche Stimmung
Gemütsbewegung, nach leichter
Wille, Verlust des Willens
widersprüchlich
zwei Willen zu haben, Gefühl
Zerstreut, unaufmerksam

Naphta

Auffahren, Schreck, durch und wie durch
Bewusstlosigkeit, Koma, Stupor

Narceinum

Betäubung, wie im Rausch

Narcoticum

Konzentration, schwierige
Lesen, unfähig zu
Unterhaltung, Verlangen nach
Verwirrung des Geistes

Narzan aqua

Gleichgültigkeit, Apathie

Natrium aceticum

Angst, Zukunft, um die
Feigheit
Stumpfheit, Geistesträgheit, Denk- und Verständnisschwierigkeiten

Natrium arsenicosum

Abscheu, Leben, gegen das
Aktivität
Angst
abends
Bett, im
nachts
Bett, im
Erwachen, beim
Fieber, im
Furcht, mit
Zukunft, um die
Anstrengung, agg. durch geistige
Argwöhnisch, misstrauisch
Auffahren
Geräusche, durch
Schlaf, aus dem
Einschlafen, beim
Schreck, durch und wie durch
Beschwerden infolge von Zorn, Ärger
Denken, Abneigung gegen
Empfindlich, überempfindlich
Geräusche, gegen
Entmutigt
Erregung, Aufregung
Erschöpfung, geistige
Erschreckt leicht
wenn geweckt
erschreckt leicht
Faulheit, Indolenz, Abneigung gegen Arbeit
Froh, guten Mutes, glücklich
Furcht
abends
ereignen, es könnte sich etwas
Krankheit, vor drohender
Menschen, vor; Anthropophobie
Menschenmenge, in einer
Unheil, vor
Gedächtnisschwäche
Eigennamen, für
geistige Arbeit, Abneigung gegen
nachmittags
unmöglich
Freien, im •

Geschäft, Abneigung gegen
Geschwätzigkeit
Gewissenhaft in Kleinigkeiten
Gleichgültigkeit, Apathie
Freien, im, amel. •
Freude, gegen
geschäftlichen Angelegenheiten, gegen seine
Vergnügen, gegen jedes
Hast, große Eile
Hysterie
Ideen, Einfällen, Reichtum an; Geistesklarheit
Imbezillität
Jammern, Lamentieren, Klagen
Konzentration, schwierige
Freien, im, amel. •
Lernen, Lesen etc., beim
Lachen
Lesen, Abneigung gegen
Milde
Mürrisch, missmutig
Qualvolle Angst
Reden, anderer agg., Unterhaltung
reden, Abneigung zu, möchte schweigen, wortkarg
Reizbarkeit
Ruhelosigkeit
nachts
Mitternacht, nach, 1 h
3 h
ängstliche
Bett, sich herumwerfen im
Schüchternheit
Sitzen, Neigung zum
Streitsüchtig, zanksüchtig
Stumpfheit, Geistesträgheit, Denk- und Verständnisschwierigkeit
tagsüber
morgens
vormittags
Freien, im
Gehen, beim, Freien, amel. im
Tadelt sich selbst, Selbstvorwürfe
andere
Traurigkeit, Verzagtheit, Niedergeschlagenheit, Depression, Schwermut, Melancholie
abends
Fieberhitze, bei
Ungeduld
Unzufrieden, missvergnügt, unbefriedigt
Vergesslich
Verwirrung des Geistes
abends
Verzweiflung
Wahnideen, Unrecht, getan, er hat vernachlässigt, er hat seine Pflicht
Weinen, weinerliche Stimmung
Zerstreut, unaufmerksam
Zorn, Jähzorn
agg.
Kleinigkeiten, über
Widerspruch, durch

Natrium bromatum

Bewusstlosigkeit, Erwachen, beim
Traurigkeit, Verzagtheit, Niedergeschlagenheit, Depression, Schwermut, Melancholie
Wille, Verlust des Willens

Natrium carbonicum

Abneigung, Ehemann, gegen ihren
Familienmitglieder, gegen
Gesellschaft, gegen die *2
Personen, gegen gewisse
Abscheu, Allgemeinen, im, Erwachen, beim
Leben, gegen das
Albernes Benehmen
Angst
tagsüber
nachmittags
bis abends
abends
Bett, im
nachts
Erwachen, beim
Mitternacht, vor
anfallweise
Bett, im
Bewegung, durch
Erwachen, beim
Essen, nach dem
Fieber, im
Fußbad, nach einem •
Furcht, mit
geistige Anstrengung, durch
Geräusche, durch
Gesundheit, um seine
Gewitter, vor (zeitlich)
bei
Hitzewallungen, bei
hypochondrische
Klavierspiel, beim •
Menses, während der

- *Musik, durch*
- periodische
- Schaudern, Frösteln, mit
- Schlaf, vor dem
  - *im*
- *Schmerzen, durch*
- Sprechen, beim
- Stuhlgang, nach
- tägliche
- *Zukunft, um die*

Anstrengung, agg. durch geistige
- *amel.*

Argwöhnisch, misstrauisch
- *Scheu vor Gesellschaft*

Auffahren
- mittags
  - Schlaf, im
- abends, Einschlafen, beim
- Einschlafen, beim
- **Geräusche, durch**
- *Kleinigkeiten, durch*
- **leichtes**
- *Schlaf, aus dem*
  - im
- Traum, durch einen

Außer-sich-Sein

Beharrlichkeit

beleidigt, leicht; nimmt alles übel

Beschäftigung, Ablenkung amel.

Beschimpfen, beleidigen, schmähen

Beschwerden infolge von Erwartungsspannung, Vorempfinden, Ahnung
- Freude, übermäßiger
- Erregung, Gefühlserregung
- Schreck
- *sexuellen Exzessen*
- **Überanstrengung, geistiger**
- Zorn, Ärger
  - Angst, mit
  - Schreck, mit
  - stillem Kummer, mit

Betäubung, wie im Rausch
- morgens
  - Erwachen, beim
- Erwachen, beim

Bett, Abneigung gegen das, meidet es

Bewusstlosigkeit, Koma, Stupor
- morgens
  - Erwachen, beim
- Erwachen, beim
- Schwindel, während
- überfüllten Zimmer, im
- unvollständige

Blasphemie, Gotteslästerung
- Fluchen, und

Boshaft, gehässig

Chaotisches, wirres Verhalten

Delirium, morgens, Erwachen, beim
- Erwachen, beim
- Schlaflosigkeit, mit ★3

Delirium tremens, Säuferwahnsinn

Eleganz, Mangel an

Empfindlich, überempfindlich
- vormittags •
- Fieberfrost, bei
- geistige Eindrücke, für
- *Geräusche, gegen*
  - geringste Geräusch, gegen das
  - Papierrascheln, gegen
- **gewisse Personen, gegen**
- **Musik, gegen**
  - Klaviermusik, gegen
- *Sinneseindrücke, gegen*

Entfremdet ihrer Familie
- Freunden, den •

Entmutigt

Entrüstung

Ernst

Erregung, Aufregung
- morgens
- Hören schrecklicher Dinge, nach dem
- *Menses, während der*
- schlechten Nachrichten, nach

Erschöpfung, geistige

erschreckt, leicht
- mittags, Mittagsschlaf, nach dem

Faulheit, Indolenz, Abneigung gegen Arbeit
- morgens, Aufstehen, beim
- körperliche
- Koitus, nach dem •
- Pollutionen, nach
- Schläfrigkeit, mit
- Sitzen, beim

Fehler, Arbeit, in der
- Schreiben, beim
- Sprechen, beim
  - stellt Worte falsch

Fleißig, Arbeitswut
- Menses, vor den

Fluchen, Schwören

Froh, guten Mutes, glücklich
- abends
- abwechselnd mit mürrischem Wesen
  - Traurigkeit

furchtsam, aber ★2
Stuhlgang, nach
Furcht
nachmittags
abends
nachts
Alleinsein, vor dem
allem, beständig vor
Apoplexie, vor
Bett, vor seinem
Einbrechern, vor
erkälten, sich zu
Erwachen, beim
Geräusche, durch
Gewitter, vor
Kleinigkeiten, vor
Krankheit, vor drohender
Männern, vor
Menschen, vor; Anthropophobie
Menschenmenge, in einer
Musik, durch
Schlaf, vor dem (zeitlich)
Tod, vor dem
Unglück, vor
Unheil, vor
wiederkehrende
Zittern, mit
Gebärden, unfreiwillige Handbewegungen, wirft die Hände umher
ungeschickt in
Gedächtnisschwäche
Arbeit, bei geistiger
Müdigkeit, durch
gelesen hat, für das, was er
Studium, Gedächtnisschwäche junger Menschen beim •
Gedächtnisverlust, geistige Anstrengung, durch •
Gedanken, versunken in
morgens
Gedanken, gedankenvoll
sexuelle
unzusammenhängende
lesen, kann nicht
wandernde, abschweifende
Geistesabwesend
Geisteskrankheit, Wahnsinn
Angst, mit
religiöse
Trinkern, bei
geistige Arbeit, Abneigung gegen
ermüdet
unmöglich

Geiz
gelingt ihm, nichts; erfolglos
Gemütsstörungen im Allgemeinen ★2
Geschäft, Abneigung gegen
Geschwätzigkeit
Erschöpfung, bis zur •
lustige, ausgelassene
muntere, lebhafte
Geselligkeit, Hang zur
Gesellschaft, Abneigung, gegen; Gegenwart anderer agg. die Symptome;
Verlangen nach Einsamkeit
allein, amel. wenn
Freunden, von besten
Furcht vor Alleinsein, jedoch
vermeidet den Anblick von Menschen
Gesellschaft, Verlangen nach; Abneigung gegen Einsamkeit, Gesellschaft amel.
Alleinsein agg. beim
Gewalttätig, heftig
Erschöpfung, bis zur •
Gewalttaten, Wut führt zu
Kleinigkeiten, wegen
Gewissenhaft in Kleinigkeiten
Gewissensqual
Gewitter, Gemütssymptome vor
Gemütssymptome bei
Gier, Habsucht
Gleichgültigkeit, Apathie
alles, gegen
Essen, gegen
Geld zu verdienen
Gesellschaft, in
Kinder, gegen ihre
Langeweile, mit
Schläfrigkeit, mit
Verwandten, gegen seine
Hast, große Eile
Hypochondrie
Essen, nach dem
Hysterie
Ideen, Einfällen, Mangel an
Ideen, Einfällen, Reichtum an; Geistesklarheit
Imbezillität
Jammern, Lamentieren, Klagen
Kleptomanie, Naschwerk, stiehlt
Konzentration, schwierige
morgens
abends
Lernen, Lesen etc., beim
Kummer
Zukunft, um die

- Lachen
  - abwechselnd mit Traurigkeit
  - krampfhaftes
- *Langeweile*
- Lästig, geht auf die Nerven
- Launenhaftigkeit
- Lebensüberdruss, Lebensmüdigkeit
  - morgens
    - Erwachen, beim
- Lebhaft, munter
- **Leidenschaftlich**
- magnetisiert werden, will
  - Mesmerismus amel.
- Meditation
- **Menschenfeindlichkeit**
- Milde
- *Mitgefühl, Mitleid*
- *Mürrisch, missmutig*
  - nachmittags
  - abends
  - Essen, nach dem
  - Koitus, nach
  - Pollutionen, nach
- **Musik agg.**
    - *Klavierspiel, durch*
  - Zittern durch
- Mutig
- nagen, Verlangen zu
- Neid
  - Hass, und
- Nymphomanie
- Phantasien, laszive
  - verstärkte Phantasietätigkeit, abends, Bett, im
    - Schlaflosigkeit, mit
- Qualvolle Angst
  - tagsüber
- Raserei, nachts
- Rechnen, Unfähigkeit zum
- Reden, Schlaf, im
- reden, Abneigung zu, möchte schweigen, wortkarg
  - *anderer agg., Unterhaltung*
- Redet, Versen, in ★[2]
- Reizbarkeit
  - tagsüber
  - morgens
  - mittags
  - abends
  - Abendessen, nach dem
  - abwechselnd mit Fröhlichkeit
  - Essen, nach dem
  - Fieberfrost, bei
  - **Fieberhitze, bei**
  - Geräusche, Rascheln einer Zeitung, selbst durch das
  - Gewitter, vor
  - Kleinigkeiten, durch
  - Koitus, nach
  - Lesen, beim
  - Menses, während der
  - Mittagessen, nach dem
  - Musik, bei
  - Pollutionen, nach
  - Stuhlgang, nach
- *Ruhelosigkeit*
  - tagsüber
  - vormittags
  - *abends*
  - nachts
  - **ängstliche**
  - Bett, sich herumwerfen im
    - treibt aus dem
  - Fieberfrost, bei
  - geistiger Arbeit bei und nach
    - *amel. durch* •
  - geschäftige
  - innerliche
  - *Lesen, beim*
  - Menses, während der
  - Mittagessen, nach dem
  - Musik, durch
  - Sturm, beim
  - umhertreibende
- *Schlagen*
  - möchte schlagen
  - um sich nach eingebildeten Gegenständen, schlägt
  - *Zorn, im* •
- Schreckliche Dinge, traurige Geschichten ergreifen sie tief
- **Schüchternheit**
  - abends •
    - Zu-Bett-Gehen, beim
  - *schamhaft, verlegen*
  - ungeschickt, und
- Seelenruhe, Gelassenheit
- Selbstbetrachtung, morgens •
- Selbstmord, Neigung zum, morgens
  - Erwachen, beim
  - Musik, durch •
- Selbstvertrauen, Mangel an
- Sentimental, schwärmerisch [+1]
- Seufzen

Singen
    Abendessen, nach dem •
    Trällern
Sinne abgestumpft
Sitzen, Neigung zum
Sorgen, voller
spielen, Spielleidenschaft, um Geldgewinn
Sprechen, erregtes
    heftiges
    langsames
    manieriert, unnatürlich
    unbeholfenes •
Stimmung, abwechselnde
    veränderliche, unbeständige, wankelmütige
Stöhnen, Ächzen, Wimmern
Stößt mit Füßen, Schlaf, im
Streitsüchtig, zanksüchtig
    raufluslig
Stumpfheit, Geistesträgheit, Denk- und Verständnisschwierigkeit
    morgens
    Erwachen, beim
    Essen amel.
    Fieberhitze, bei
    geistige Anstrengung, durch
    Lesen, beim
    Pollutionen, nach
    schmerzhafte
Tafelfreuden, Schwelgerei
Tod, wünscht sich den
        morgens beim Erwachen
Traum, wie im, nachts •
Traurigkeit, Verzagtheit, Niedergeschlagenheit, Depression, Schwermut, Melancholie
    abends
    nachts
    Diätfehler, durch •
    Essen, nach dem
    Fieberhitze bei
    Geräusche, durch
    Hitzewallungen, während •
    Kopfschmerzen, bei
    Menses, während der
    Mittagessen, nach dem
    Musik, durch
    Pollutionen, durch +5
Trunksucht, Alkoholismus
Überlegt, unfähig nachzudenken
        Studierens, infolge des •
Unbehagen, Unpässlichkeit
Unbesonnen, sorglos
Unbeständigkeit
Unentschlossenheit
    morgens
    Handlungen, in seinen
Ungeduld
    Lesen, beim •
Ungestüm
Untröstlich
    weint anhaltend durch Trost •
Unzufrieden, missvergnügt, unbefriedigt
    allem, mit
Vergesslich
    geistige Anstrengung, durch
Verlassenheit, Gefühl der
Verleumden, Neigung zum, Denunziant
    Petzer
Verwegenheit
Verwirrung des Geistes, morgens
    abends
    Bett, im, amel. •
    Bewegung, durch
    Erwachen, beim
    Essen, nach dem
    Fieberfrost, bei
    Fieberhitze, während
    Freien, im, amel.
    geistige Anstrengung, durch
    Gehen, beim
        Freien, im, amel.
    konzentrieren, bei dem Versuch sich zu +1
    Schreiben, beim
    Sitzen, im
    Sonne, in der
Verzweiflung
Vielfraß
Wahnideen, Einbildungen, Halluzinationen, Sinnestäuschungen
    morgens, Bett, im
    abends, Bett, im
    Ansammlung von Dingen, Schwärmen, Menschenmengen etc.
    Bilder, Phantome, sieht
        schreckliche
    Diebe, sieht
    Erfolg, er hat keinen; macht alles falsch
    Erwachen, beim
    Gespenster, Geister, sieht
    Gestalten, sieht
        gehen durch die Luft (abends im Halbschlaf)
    Herzkrankheit, hat eine
    Hochzeit, von einer
    klein, Gegenstände erscheinen

Kluft zwischen sich und anderen
Körper, dick, ist •
schwer und dick geworden, ist (nachts) •
krank zu sein
Musik, er hört
Phantasie, Einbildungen der
Reise, befindet sich auf einer
richtig, macht nichts
schwer, ist
Soldaten, sieht
im Halbschlaf •
marschieren, Luft, in der (abends, im Halbschlaf) •
umzingelt von •
Teufel, sieht
Menschen, sieht tote
Verbrechern, von
verfolgt zu werden, Feinden, von
Soldaten, von
verlassen, im Stich gelassen, ist
vergrößert
Wasser, vom
Weinen, weinerliche Stimmung
nachts
lautes Weinen, Schluchzen
Musik, durch
Klaviermusik, durch
Schlaf, im
Trost agg.
widersprechen, Neigung zu
Widerspruch, verträgt keinen
vormittags •
Wille, Verlust des Willens
Willensschwäche
Zeit, vertrödelt die
vergeht zu langsam, erscheint länger
Zerstreut, unaufmerksam
morgens
Zorn, Jähzorn
vormittags
abends
Kleinigkeiten, über
Widerspruch, durch
Zufrieden

Natrium fluoratum

Bewusstlosigkeit, Koma, Stupor
Ruhelosigkeit
Traurigkeit, Verzagtheit, Niedergeschlagenheit, Depression, Schwermut, Melancholie

Natrium hypochlorosum

Albernes Benehmen
Betäubung, wie im Rausch
Bewusstlosigkeit, Koma, Stupor
Faulheit, Indolenz, Abneigung gegen Arbeit
Hysterie
Lachen, Schlaf, im
Traurigkeit, Verzagtheit, Niedergeschlagenheit, Depression, Schwermut, Melancholie

Natrium iodatum

Demenz
Imbezillität

Natrium muriaticum

Abneigung, Aufhebens gemacht wird, dass seinetwegen ★[2]
Ehemann, gegen ihren
Familienmitglieder, gegen
Frauen, gegen
Geschlecht, gegen das andere
Männer, gegen
Personen, gegen gewisse
Schule, gegen die ★[2]
Abscheu, Arbeit, gegen die
Leben, gegen das
Affektiertheit, gekünsteltes Benehmen, Geziertheit
angesehen zu werden, verträgt nicht
agg. Gemütssymptome +[2]
angesprochen werden, will nicht
Angst
morgens
Erwachen, beim
vormittags
abends
Bett, im
Unbehagen und Angst, muss sich abdecken
nachts
Erwachen, beim
Mitternacht, vor
Mitternacht, nach 2 h
5 h •
abwechselnd mit Gleichgültigkeit •
Bett, im
treibt aus dem
Dunkeln, im

Eile, mit •
Erwachen, beim
Erwartungsspannung, durch
Essen, nach dem
Fieber, im
Fieberfrost, während
Furcht, mit
Gewissensangst, als ob eines Verbrechens schuldig
Gewitter, bei
hypochondrische
Menses, vor den
während der
Mittagessen, nach dem
periodische
plötzliche
Schlaf, Einschlafen, vor dem
im
Schreck, nach einem
Seligkeit, um die ewige
Träume, beim Erwachen durch schreckliche
Zukunft, um die
Anstrengung, agg. durch geistige
amel.
antworten, Abneigung zu
Auffahren
elektrisiert, Schläge durch den Körper, elektrische, im Schlaf
wecken sie auf
Fieberhitze, bei
Geräusche, durch
Kleinigkeiten, duch
leichtes
Schlaf, aus dem
Einschlafen, beim
im
Schreck, durch und wie durch
Ausschweifung, sexuelle
beleidigt, leicht; nimmt alles übel
Beschimpfen, Kinder beschimpfen ihre Eltern
Beschwerden infolge von **Enttäuschung**
früher erlebte
Erregung, Gefühlserregung
Erwartungsspannung, Vorempfinden, Ahnung
Furcht
Geringschätzung, Verachtung durch andere
geschäftlichem Misserfolg
Grobheit anderer
Kränkung, Demütigung
Kummer
Liebe, enttäuschter
Eifersucht, Zorn und unzusammenhängenden Reden, mit
Schwermut durch
stillem Kummer, mit
schlechten Nachrichten
sexuellen Exzessen
Erregung, sexueller ★1
Sorgen
Überanstrengung, geistiger
Uneinigkeit zwischen Bediensteten ★1
Eltern, Verwandten, Freunden
Vorgesetztem und Untergebenen
Zorn, Ärger
Angst, mit
Entrüstung, mit
stillem Kummer, mit
unterdrücktem
Betäubung, wie im Rausch
Mittagessen, nach dem
Betrug, Täuschung verursacht Kummer und Kränkung ★1
Bewusstlosigkeit, Koma, Stupor
morgens
nachts
Diphtherie, bei
Fieber, bei
Fieberfrost, bei
häufige Anfälle vom Bewusstlosigkeit, Absencen
Hydrozephalus, bei
Kopfbewegungen, bei
schnell vorübergehende
Schwindel, während
Sitzen, beim
überfüllten Zimmer, im
Verhalten, automatenhaftes
Blasphemie, Gotteslästerung
Fluchen, und
Boshaft, gehässig
Zorn, mit
Delirium
morgens, Erwachen, beim
Fieber, während
Fieberfrost, im
murmelt, murrt
rasendes
Schrecken, voller
streift umher
Verfolgung, Delir mit Wahnideen der
wahnsinniges
Zittern, mit
Delirium tremens, Säuferwahnsinn

Demenz
Denken, Abneigung gegen
  Beschwerden agg., an seine
Dunkelheit agg.
Ehrfurcht, Personen in seiner Umgebung, gegenüber den
Eifersucht, Frauen, zwischen
  Kindern, unter
Eleganz, Mangel an
Empfindlich, überempfindlich
  abends
  Fieberhitze, bei
  Geräusche, gegen
  Grobheit, gegen
  Musik, gegen
  spitze, auf sie gerichtete Gegenstände, gegen
Entfremdet ihrer Familie
Entmutigt
Entrüstung, Schwangerschaft, in der •
Erregung, Aufregung
  morgens
  abends, Bett, im
  nachts
  Erwachen, beim
  Fieberfrost, bei
  Gehen, nach dem
  Menses, vor den
   während der
  Schlaf, vor dem
  schlechten Nachrichten, nach
Erschöpfung, geistige
  nachmittags
  abends
  Essen, nach dem
  Reden, durch
erschreckt, leicht
  nachts
  Erwachen, beim
exklusiv, zu
Extravaganz
Faulheit, Indolenz, Abneigung gegen Arbeit
  morgens
  vormittags
  nachmittags
  abends
  Essen, nach dem
  körperliche
  schiebt die Arbeit auf •
Fehler, Orten, irrt sich in
  Schreiben, beim
  Sprechen, beim
   beabsichtigte, sagt, was er nicht
   falsche Antworten, gibt
   stellt Worte falsch
   Worte, benutzt falsche
   Kopfschmerzen, während ★[5]
Feigheit
Fleißig, Arbeitswut
Fluchen, Schwören
  Kopfschmerzen, bei ★[1]
Frechheit, Impertinenz
Freigebig, Fremden, gegenüber
Fremder, Gegenwart Fremder agg.
  zu sein, Gefühl, ein
Froh, guten Mutes, glücklich
  vormittags
  abends
   Bett, im
  abwechselnd mit, mürrischem Wesen
   Reizbarkeit
   Traurigkeit
   Verdruss
  Koitus, nach •
  Tanzen, Lachen, Singen, mit
Furcht
  abends
  nachts
  Arbeit, Grauen vor der
  Ärzten, vor ★[1]
  Bett, vor seinem
  Dunkelheit, vor
  Einbrechern, vor
   Mitternacht beim Erwachen, um
   Erwachen, beim
  ereignen, es könnte sich etwas
  Erwachen, beim
  fallen, Gehen, beim
  Gehen, vor dem •
  Geistern, unterhält sich mit, glaubt er ★[1]
  Geisteskrankheit, seinen Verstand zu verlieren, vor
   abends im Bett •
  Gewitter, vor
  Halses, Furcht durch das Gefühl einer Anschwellung des
  Herzklopfen, mit
  Herzkrankheit, vor [+1]
  Hunden, vor [+1]
  Infektionen, vor [+1]
  Kleinigkeiten, vor
  Krankheit, vor drohender
  Männern, vor
  Menschen, vor; Anthropophobie

Menschenmenge, in einer
Menses, während der
Misserfolg, vor
Schlaf, einzuschlafen, Furcht
Stecknadeln, spitzen Gegenständen, vor
Tod, vor dem
abends, im Bett •
Traurigkeit, mit
Unglück, vor
abends
Unheil, vor
vergiftet zu werden
wiederkehrende
Greifen, Finger in den Mund, Kinder stecken [+4]
zupft an der Bettdecke
unfreiwillige Handbewegungen
ungeschickt in
Gedächtnis, gutes
Gedächtnisschwäche
Arbeit, bei geistiger
Müdigkeit, durch
auszudrücken, sich
Eigennamen, für
ereignet hat, für das, was sich
Ereignisse, neue, für
gedacht hat, für das, was er gerade
gehört hat, für das, was er
gelesen hat, für das, was er
periodische
sagen wollte, für das, was er
schreiben wollte, für das, was er
Tagesereignisse, für
tun wollte, was er gerade
Worte, für
Gedanken, versunken in
was aus ihm werden soll •
Andrang, Flut der
nachts
hartnäckige
abends
unerfreulichen Dingen, verfolgt von
Kontrolle über seine Gedanken verloren, abends •
Krankheit, an eine
quälende
Schwinden der
geistiger Anstrengung, bei
unangenehme
Vergangenheit, an die
wandernde, abschweifende
Gedichte, macht
Einschlafen, beim •
Geistesabwesend
Geisteskrankheit, Wahnsinn
anfallweise
Kindbett, im
Neuralgie, nach Verschwinden der
geistige Arbeit, Abneigung gegen
unmöglich
Anstrengung, nach
Verlangen nach
Geiz
Freigebigkeit gegen Fremde, Geiz gegen die Familie
Gemütsstörungen im Allgemeinen ★[2]
Geschmacklosigkeit in ihrer Kleidung
Geschwätzigkeit
Gesellschaft, Abneigung, gegen; Gegenwart anderer agg. die Symptome; Verlangen nach Einsamkeit
allein, amel. wenn
Anwesenheit, anderer ist ihr beim Urinieren unerträglich •
Liebt die Einsamkeit ★[1]
Schwangerschaft, in der
Gesellschaft, Verlangen nach; Alleinsein agg. beim
Gewalttätig, heftig
Kleinigkeiten, wegen [+5]
Gewissensqual
Gewitter, Gemütssymptome vor
Gemütssymptome bei
Gleichgültigkeit, Apathie
abwechselnd mit Angst und Ruhelosigkeit
alles, gegen
Anstrengung, nach •
Essen, gegen
Frauen, gegen •
freudlose
geistiger Anstrengung, nach •
Gesellschaft, in
Pflichten, gegen seine
Vergnügen, gegen jedes
Wohlergehen anderer, gegen das
Grobheit
Angestellten gegen ihre Vorgesetzten, von
Hass
Personen, die ihn beleidigt haben, auf
Rache, Hass und
Hast, große Eile
ungeschickt aus
Heimweh
Herzlich, liebevoll, zärtlich

Heulen
Hochmütig, arrogant
Hoffnungsvoll
Hypochondrie
    nachts
    Selbstmord, treibt zum
Hysterie
    Menses, vor den
        während der
        spärlicher, bei •
    Ohnmacht, hysterische
Ideen, Einfällen, Mangel an
Ideen, fixe ★3
Imbezillität
Indiskretion, Taktlosigkeit
Jammern, Lamentieren, Klagen
Kleinigkeiten erscheinen wichtig
Kleptomanie
Konzentration, aktive
Konzentration, schwierige
    Lernen, lernt mit Schwierigkeit
    Reden, beim
    Versuch zur Konzentration, hat ein Leeregefühl beim
Kummer
    Kopfschmerzen durch
    lang anhaltender ★3
    stiller
    weinen, kann nicht
    Zukunft, um die
Kurz angebunden, barsch
    schroff
Lachen
    abends
    agg.
    ernste Dinge, über
    krampfhaftes
    unfreiwilliges
    unmäßiges
Lächerlich, Dinge scheinen
Langsamkeit
Lästig, geht auf die Nerven
Laszív
    abends, Bett, im •
Lebensüberdruss, Lebensmüdigkeit
Leidenschaftlich
    Kleinigkeit, bei jeder
Lesen, unfähig zu
Licht, Verlangen nach
Liebe zu jemandem des eigenen Geschlechts, Homosexualität, Tribadie
    verheirateten Mann, mit einem •
Lügner
    Scharlatan und
Manie
Mathematik, Abscheu vor
Menschenfeindlichkeit
Menses, Gemütssymptome agg. vor den
    zu Beginn der
    während der
    nach den
Milde
Mitgefühl, Mitleid
    agg.
moralischem Empfinden, Mangel an
Mürrisch, missmutig
    tagsüber
    morgens
        Erwachen, beim
    vormittags
    nachmittags
    abends
    abwechselnd mit Frohsinn
    Fieberfrost, bei
    fragt, wenn man ihn •
    Frauen, bei
    grundlos
    Kinder, angesprochen, wenn •
    Koitus, nach
Müßiggang, Untätigkeit
Murmeln, murren
Musik amel.
Neid
Nymphomanie
Obszön
Pflichten, kein Pflichtgefühl
Phantasien, laszive
    lebhafte
        Einschlafen, beim •
Prahler, Aufschneider, Großsprecher
Pubertät, Gemütsstörungen in der
Quält sich selbst
Raserei, Wut
    nachts
    Kopfschmerzen, bei
    Trost, durch •
Rechnen, Unfähigkeit zum
Reden, amel., anhaltendes •
Reden, anderer agg., Unterhaltung
    Freude am eigenen
    Schlaf, im
reden, Abneigung zu, möchte schweigen, wortkarg
        vormittags
    lernt langsam sprechen

- Verstorbenen, mit

- **Reizbarkeit**
  - tagsüber
  - *morgens*
    - Erwachen, beim
  - vormittags
  - mittags
  - nachmittags
  - abends
    - amel.
  - abwechselnd mit Fröhlichkeit
  - anschnauzen, jemanden, amel. ★[4]
  - anspricht, wenn man ihn
  - Erwachen, beim
  - *Essen, nach dem*
  - *Fieberfrost, bei*
  - *Fieberhitze, bei*
  - fragt, wenn man ihn
  - Geräusche, durch
  - geschäftlichen Angelegenheiten, bei
  - Koitus, nach
  - Kopfschmerzen, bei
  - *Menses, vor den*
    - während der
    - nach den
  - Musik, bei
  - nimmt alles übel
  - *Schlaflosigkeit, mit*
  - Schweiß, bei
  - Sitzen, im
  - *Traurigkeit, mit*
  - **Trost agg.**
- Religiosität, auffallende
- Resignation
- *Ruhelosigkeit*
  - tagsüber
  - morgens
  - nachts
  - *Mitternacht*
    - vor
    - um •
    - nach, 3 h
  - abwechselnd mit Gleichgültigkeit •
  - ängstliche
  - Bett, Bettwärme agg.
    - sich herumwerfen im
    - treibt aus dem
  - *Erwachen, beim*
  - Fieberfrost, bei
  - Gehen amel.
  - innerliche
  - Sitzen, beim
  - *Sturm, beim*
- Sachlich, nüchtern
- Satyriasis
- Schamlos
  - Bett, im •
- **Schlafwandeln**
  - erledigen, um seine Tagesarbeit zu
  - **schlagen, um aus Rache**
- Schreien, Schlaf, im
- *Schüchternheit*
  - schamhaft, verlegen [+3]
  - ungeschickt, und
- Schwangerschaft, Geistesstörungen in der
- Seelenruhe, Gelassenheit
- *Selbstmord, Neigung zum*
  - Erschießen, durch
  - *Hypochondrie, aus*
  - *Schwermut, aus*
  - **Selbstmordgedanken**
- *Selbstvertrauen, Mangel an*
- *Sentimental, schwärmerisch* ★[1]
- Seufzen
- Singen
  - abends •
  - *fröhliches*
- *Sinne abgestumpft*
- Sinnlichkeit
- *Sitzen, Neigung zum*
- Sonderbar, Sonderling
- *Sorgen, voller*
  - Gesellschaft, mit Abneigungen gegen
  - täglichen Sorgen, bewegt von
- Spaßen, Scherzen
  - Abneigung gegen
  - Spaß, verträgt keinen
- Sprechen, betrunken, wie
  - langsames
  - manieriert, unnatürlich
  - verlegenes
  - *verwirrtes*
- Stilles Wesen
- *Stimmung, abwechselnde*
  - veränderliche, unbeständige, wankelmütige
- *Stöhnen, Fieberfrost, bei*
  - Schlaf, im
- *Streitsüchtig, zanksüchtig*
  - abends
- **Stumpfheit, Geistesträgheit, Denk- und Verständnisschwierigkeit**
  - vormittags
  - nachmittags
  - abends

Gehen, nach schnellem Gehen
geistige Anstrengung, durch
Schläfrigkeit, mit
Sucht, Dieben, nachdem er von ihnen geträumt hatte •
Tadelsüchtig, kritisch
Tadelt sich selbst, Selbstvorwürfe
andere
Tanzen
abends •
amel.
Testament zu machen, weigert sich, sein
Tod, Todesahnung
wünscht sich den
Torpor, Erstarrung
Traum, wie im
Traurigkeit, Verzagtheit, Niedergeschlagenheit, Depression, Schwermut, Melancholie
tagsüber
abends
nachts
Bett, im
Alleinsein, beim
Entbindung, während der
Fieberfrost, bei
Fieberhitze, bei
Gesellschaft, Abneigung gegen Gesellschaft, Verlangen nach Einsamkeit
Heißhunger, mit •
Klimakterium, im
Koitus, nach
Kopfschmerzen, bei
Kummer, nach
Liebe, durch enttäuschte
Masturbation, durch
Menses, vor den
während der
unterdrückte, durch
Pollutionen, durch
Pubertät, in der
Schwangerschaft, in der
Schweiß, bei
Selbstmord, mit Neigung zum
Stuhlgang, amel. nach dem
Trinkern, bei
weinen, kann nicht
Wochenbett, im
Trost, freundliche Worte agg.
Mitgefühl agg.
Trügerisch, hinterlistig
meineidig
Trunksucht, Alkoholismus

Unbarmherzig, skrupellos, gewissenlos
Unbesonnen, sorglos
Undankbar
Unentschlossenheit
Gedanken, in seinen
Heirat, zur
Ungeduld
Fieberhitze, bei
Kleinigkeiten, um
Ungeschickt ★2,3
Ungestüm
Schweiß, mit
Unreinlichkeit, Unsauberkeit
Unterhaltung, Konversation agg.
Untröstlich
Unverschämtheit
Angestellten gegen Vorgesetzte, von
Unvorsichtig
Unzufrieden, missvergnügt, unbefriedigt
nachmittags
allem, mit
Verächtlich, geringschätzig
Vergesslich
abends
Einkäufe, für; geht fort und lässt sie liegen
Essen, nach dem
geistige Anstrengung, durch
periodisch
Worte beim Sprechen, für; sucht nach Worten
Verleumden, Neigung zum
Vermännlichte Mädchen
Verweilt bei vergangenen unangenehmen Ereignissen
nachts
grämen, um sich darüber zu •
rührt alten Verdruss auf
Verwirrung des Geistes
morgens
Aufstehen, beim und nach dem
Erwachen, beim
nachmittags
abends
Aufstehen, nach dem
betrunken, wie nach einem Rausch
Bücken, beim
Essen, nach dem
Gehen, beim
nach dem
geistige Anstrengung, durch
Identität, über seine
Dualität, Gefühl der
konzentrieren, bei dem Versuch sich zu

Kopfschmerzen, mit
Lesen, beim
Liegen, beim amel. •
Menses, nach den
Rechnen beim
Reden, beim
Sitzen, im
warmen Zimmer, im
Verzweiflung
religiöse Verzweiflung an der ewigen Seligkeit
Schwangerschaft, in der •
Zukunft, um die •
Wählerisch, anspruchsvoll, pedantisch +1
Zeitplan (in der Pünktlichkeit), im ★1
Wahnideen, Einbildungen, Halluzinationen, Sinnestäuschungen
Abmagerung, von
angefeindet, gehindert und gequält, er wird
bemitleidet und weint darüber, er wird wegen seines Unglückes •
Bilder, Phantome, sieht
nachts
Augenschließen, beim
Schlaf, Einschlafen, beim
Diebe, sieht
Hause im
und glaubt nicht das Gegenteil, bis nachgeforscht worden ist (nach einem Traum) •
doppelt zu sein
Feuer, sieht
Gegenstände, verschiedene •
geisteskrank werden, sie wird
Gesichter, sieht, Bücken, beim •
Gespenster, Geister, sieht
Augenschließen, beim
unterhält sich mit Gespenstern
Haus, ist voller Menschen, sein
Identität, Irrtümer in der eigenen
Kopf, gehört einem anderen
krank, zu sein
Personen, sieht
Augenschließen, sieht Personen beim
schlecht auszusehen (beim Blick in ihren Spiegel) •
schwebt in der Luft ★1
spricht, Geistern, mit
Toten, mit
Stimmen, hört
entfernte
Toten, von
tot, Menschen, sieht tote
Mutter ist, seine
unterhält sich während der Wahnideen
verdammt, verloren zu sein
Visionen, hat
tagsüber
Augenschließen, beim
Wäscht sich andauernd die Hände +1
Weinen, weinerliche Stimmung
abends
nachts
Schlaf, im
abwechselnd mit Lachen
Alleinsein, beim
angesprochen, wenn
Angst, nach
ängstliches
ansieht, wenn man ihn
bedauert zu werden, wenn er glaubt •
bitteres +2
Ermahnungen, wegen
agg.
Fieberfrost, bei
grundlos
hysterisches
Kleinigkeiten, um
krampfhaftes
lautes Weinen, Schluchzen
leicht, weint
Menses, während der
Musik, durch
Schlaf, im
Schwangerschaft, während der
Trost agg.
unmöglich, obwohl traurig ★3
unwillkürliches
Vergangenes, beim Denken an
Wimmern, Schlaf, im
Zorn, mit ★1,2,3
Widerspruch, verträgt keinen
Wille, Verlust des Willens
Willensschwäche
Zeit, vertrödelt die
Zerstreut, unaufmerksam
Zorn, Jähzorn
abends
abwechselnd mit Frohsinn
Munterkeit
antworten, wenn gezwungen zu
Arbeit, über seine •
Gesicht, mit blassem, bläulichem
getröstet, wenn
heftiger

Kleinigkeiten, über
reden, abgeneigt zu
Zufrieden
Zurückhaltend, reserviert

Natrium nitricum

Faulheit, Indolenz, Abneigung gegen Arbeit
geistige Arbeit, Abneigung gegen
Launenhaftigkeit
Traurigkeit, Verzagtheit, Niedergeschlagenheit, Depression, Schwermut, Melancholie
Trunksucht, Alkoholismus

Natrium phosphoricum

Angst
abends
nachts
Mitternacht, vor
Bett, im
Erwachen, beim
Essen, nach dem
Fieber, im
Furcht, mit
Gesundheit, um seine
zu Hause, um das •
Zukunft, um die
Argwöhnisch, misstrauisch
Auffahren
elektrisiert, Schläge durch den Körper bei völligem Wachsein, elektrische
Geräusche, durch
leichtes
Schlaf, aus dem
Einschlafen, beim
im
Schreck, durch und wie durch
Beschwerden infolge von schlechten Nachrichten
sexuellen Exzessen
Überanstrengung, geistiger
Zorn, Ärger
Betäubung, wie im Rausch
Bewusstlosigkeit, Koma, Stupor
Ehrgeiz, Verlust des Ehrgeizes
Empfindlich, überempfindlich
Geräusche, gegen
Musik, gegen
Entmutigt
Ernst
Erregung, Aufregung
geistige Arbeit, durch +5
Erschöpfung, geistige
erschreckt, leicht
Faulheit, Indolenz, Abneigung gegen Arbeit
Froh, guten Mutes, glücklich
Furcht
Arbeit, Grauen vor der
geistiger, vor
ereignen, es könnte sich etwas
nachts
Erwachen, beim
Krankheit, vor drohender
schlechte Nachrichten zu erfahren
Unglück, vor
Gedächtnis, gutes
Gedächtnisschwäche
Gedanken, versunken in
Gedanken, Krankheit, an eine
wandernde, abschweifende
Geistige Arbeit unmöglich
Verlangen nach
abends
Gesellschaft, Abneigung, gegen; Gegenwart anderer agg. die Symptome; Verlangen nach Einsamkeit
Gleichgültigkeit, Apathie
alles, gegen
geliebte Personen, gegen
Verwandten, gegen seine
Hast, große Eile
jeder soll sich beeilen
Hysterie
Ideen, Einfällen, Mangel an
Ideen, Einfällen, Reichtum an; Geistesklarheit
abends
Imbezillität
Konzentration, schwierige
Lernen, Lesen etc., beim
Morphinismus
Mürrisch, vormittag
Musik agg.
reden, Abneigung zu, möchte schweigen, wortkarg
Reizbarkeit
morgens
vormittags
Frühstück, vor dem •
Menses, während der
Ruhelosigkeit
abends
nachts
ängstliche

Schüchternheit
schamhaft, verlegen
Seelenruhe, Gelassenheit
Seufzen
Menses, vor den
während der, amel. •
nach den
Sitzen, Neigung zum
Sitzt, still
Stumpfheit, Geistesträgheit, Denk- und Verständnisschwierigkeit
Lesen, beim
Traurigkeit, Verzagtheit, Niedergeschlagenheit, Depression, Schwermut, Melancholie
abends
Fieberhitze, bei
Masturbation, durch
Musik, durch
Pollutionen, durch
Unbesonnen, sorglos
Ungeduld
Unterhaltung, Konversation agg.
Unzufrieden, missvergnügt, unbefriedigt
Vergesslich
sexuellen Ausschweifungen, nach
Verwirrung des Geistes
morgens
abends
Erwachen, beim
Essen, nach dem
geistige Anstrengung, durch
Wahnideen, Einbildungen, Halluzinationen, Sinnestäuschungen
akustische Täuschungen
Bilder, Phantome, sieht
schreckliche
Fußtritte, hört
Nebenzimmer, im •
krank, er wird
leblose Gegenstände sind Personen
Möbel hält er für Personen (beim Erwachen in der Nacht) •
tot, Menschen, sieht tote
Typhus bekommen, er wird •
Weinen, weinerliche Stimmung
Zerstreut, unaufmerksam
Zorn, Jähzorn
Kleinigkeiten, über

Natrium salicylicum

Bewusstlosigkeit, Koma, Stupor
Delirium, wildes
Demenz
Gedächtnisschwäche
Traurigkeit, Verzagtheit, Niedergeschlagenheit, Depression, Schwermut, Melancholie
Wahnideen, Einbildungen, Halluzinationen, Sinnestäuschungen

Natrium silicatum

Abscheu, Leben, gegen das
Angst, abends
nachts
Mitternacht, vor
Bett, im
Erwachen, beim
Essen, nach dem
Anstrengung, agg. durch geistige
Auffahren, Geräusche, durch
Schlaf, aus dem
Schreck, durch und wie durch
Empfindlich, Geräusche, gegen
Entmutigt
Erregung, Aufregung
Erschöpfung, geistige
erschreckt, leicht
Faulheit, Indolenz, Abneigung gegen Arbeit
Furcht, Erwachen, beim
Gedächtnisschwäche
Gewissenhaft in Kleinigkeiten
Gleichgültigkeit, geliebte Personen, gegen
Umgebung, gegen die
Hysterie
Imbezillität
Konzentration, schwierige
Lesen, Gemütssymptome agg. durch
reden, Abneigung zu, möchte schweigen, wortkarg
Reizbarkeit, abends
Erwachen, beim
Koitus, nach
Ruhelosigkeit, nachts
ängstliche
Bett, treibt aus dem
Selbstvertrauen, Mangel an
Stumpfheit, Geistesträgheit, Denk- und Verständnisschwierigkeit
Erwachen, beim
Lesen, beim

- Traurigkeit, Menses, während der
- Unentschlossenheit
- Vergesslich
- Verwirrung des Geistes, morgens
  - abends
  - Erwachen, beim
  - Essen, nach dem
  - **geistige Anstrengung, durch**
- Verzweiflung
- Weinen, weinerliche Stimmung
- Zorn, Widerspruch, durch

Natrium sulfuricum

- Abneigung, Ehefrau, gegen seine $^{+2}$
- *Abscheu, Leben, gegen das*
    - **Leid anzutun, muss sich beherrschen, um sich nicht selber ein •**
- Aktivität, geistige, Verlangen nach
- *angesprochen werden, will nicht*
  - morgens
- *Angst*
  - morgens
  - abends, Bett, im
  - Mitternacht, vor
  - anfallweise $^{+1}$
  - *Erwachen, beim*
  - Fieber, im
  - **Stuhlgang, nach**
  - Zukunft, um die
- *Anstrengung, agg. durch geistige*
- Argwöhnisch, misstrauisch
- Auffahren, nachts
  - **Geräusche, durch**
  - *Schlaf, Einschlafen, beim*
    - *im*
  - **Schreck, durch und wie durch**
  - Traum, durch einen
- Bedenken, Skrupel $^{\star 2}$
- **Beschwerden infolge von Verletzungen, Unfällen; Gemütssymptome infolge von**
  - Zorn, Ärger
- Betäubung, wie im Rausch
- Beten
  - Knien, im
- Delirium
  - *Meningitis cerebrospinalis*
- *Empfindlich, überempfindlich*
  - morgens
  - *Geräusche, gegen*
    - geringste Geräusch, gegen das
  - *Musik, gegen*
  - Schmerzen, gegen
  - Verweise, gegen, Kinder, bei, sogar gegen leichtes Schimpfen $^{\star 4}$
- Entfremdet ihrer Familie
  - Frau, seiner
- Entmutigt
- Erregung, Aufregung
  - morgens
- Erschöpfung, geistige
- erschreckt, leicht
- Faulheit, Indolenz, Abneigung gegen Arbeit
  - morgens
  - Frühstück, nach dem •
- Fleißig, Arbeitswut
- Froh, guten Mutes, glücklich
  - morgens
  - vormittags
  - nachmittags
  - gefolgt von Reizbarkeit
  - **Stuhlgang, nach**
- Furcht
  - *Geräusche, durch*
    - *nachts*
  - Menschen, vor; Anthropophobie
  - Menschenmenge, in einer
  - Musik, durch
  - *Selbstmord, vor*
  - Unglück, vor
  - Unheil, vor
- Geisteskrankheit, Wahnsinn
  - Kopfverletzung, durch
- Geistige Arbeit unmöglich
- gelingt ihm, nichts; erfolglos
- Gesellschaft, Abneigung, gegen, Gegenwart anderer agg. die Symptome; Verlangen nach Einsamkeit
- Gewalttätig, heftig
  - morgens
- Hysterie
- Klammert, gehalten werden, möchte
- Lästig, geht auf die Nerven
- *Lebensüberdruss, Lebensmüdigkeit*
- *Leid anzutun, fürchtet, wenn allein gelassen, sich ein*
  - *erschießen, muss sich beherrschen, um sich nicht aus Lebensüberdruss zu •*
- Leidenschaftlich
  - morgens •
- *Manie, abwechselnd mit Depression*
  - *periodische*
- *Mürrisch, missmutig*

morgens
Musik agg.
Qualvolle Angst, nachts
Erwachen, beim
Reden, anderer agg., Unterhaltung
reden, Abneigung zu, möchte schweigen, wortkarg
morgens
Reizbarkeit
morgens
Aufstehen, nach dem
Erwachen, beim
anspricht, wenn man ihn
Erwachen, beim
Essen, nach dem, amel.
Ruhelosigkeit
nachts
Selbstbeherrschung
Selbstmord, Neigung zum
Erhängen, durch
Erschießen, durch
Schwermut, aus
Streitsüchtig, zanksüchtig
Stumpfheit, Geistesträgheit, Denk- und Verständnisschwierigkeit
morgens
Tod, wünscht sich den
töten, plötzlicher Impuls zu töten
Traurigkeit, Verzagtheit, Niedergeschlagenheit, Depression, Schwermut, Melancholie
morgens
Fieberhitze, bei
Musik, durch
Selbstmord, mit Neigung zum
Verletzungen, Kopfverletzung, durch
Trunksucht, Alkoholismus
Vergesslich
Verwirrung des Geistes
morgens
Aufstehen, nach dem
Kopfverletzung, nach einer •
Stuhlgang amel.
Verzweiflung
Genesung, an der
Wählerisch, anspruchsvoll +1
Weinen, weinerliche Stimmung
Delirium, nach •
Freien, im amel.
Musik, durch
Wildheit
Zorn, Jähzorn
morgens
abends amel.
heftiger
Zweifelnd, Genesung, an der

Nepenthes distillatoria

Aktivität
Erregung, Aufregung
Geisteskraft, gesteigerte
Gleichgültigkeit, Apathie
Hypochondrie
Lebensüberdruss, Lebensmüdigkeit
Optimist
Qualvolle Angst
Reizbarkeit
Ruhelosigkeit
Traurigkeit, Verzagtheit, Niedergeschlagenheit, Depression, Schwermut, Melancholie
Ungeduld
Wahnideen, Tieren, von
Käfer, Würmer etc.

Niccolum carbonicum aut metallicum

Angst
Bewegung, durch
Erwachen, beim
Fieber, im
Furcht, mit
Träume, beim Erwachen durch schreckliche
Auffahren
Schlaf, im
Traum, durch einen
Betäubung, wie im Rausch
Bücken, beim
Boshaft, gehässig
Zorn, mit
Froh, guten Mutes, glücklich
Furcht
morgens
vormittags
nachmittags
ereignen, es könnte sich etwas
Unglück, vor
Unheil, vor
Zittern, mit
Geschwätzigkeit
Gesellschaft, Abneigung, gegen; Gegenwart anderer agg. die Symptome; Verlangen nach Einsamkeit

Gewalttätig, Gewalttaten, Wut führt zu
Grausamkeit, Unmenschlichkeit
Mürrisch, missmutig
    vormittags
Qualvolle Angst
reden, Abneigung zu, möchte schweigen, wortkarg
Reizbarkeit
    morgens
    abends
        amel.
    Reden, beim
Ruhelosigkeit
    nachmittags
        15 h
    abends
    nachts
    Mitternacht, 3 h, nach, alles tut weh, muss sich bewegen
    Bett, treibt aus dem
    Gehen, beim amel.
    Menses, unterdrückte, durch
Streitsüchtig, zanksüchtig
    abends
    rauflustig
Stumpfheit, Geistesträgheit, Denk- und Verständnisschwierigkeit
Traurigkeit, Verzagtheit, Niedergeschlagenheit, Depression, Schwermut, Melancholie
    morgens
    nachmittags
        amel.
Unbehagen, Unpässlichkeit
    nachts
Ungeduld
Verlangt nichts
Verwirrung des Geistes
    morgens
Weinen, weinerliche Stimmung
    nachts
    Erwachen, beim
    Schlaf, im
Widerspenstig, abends •
widersprechen, Neigung zu
    abends •
    amel. •
Widerspruch, verträgt keinen
    abends amel. •
Zorn, Jähzorn
    abends
    Widerspruch, durch

Nicotinum

Betäubung, wie im Rausch
Delirium
Gedanken, wandernde, abschweifende
Konzentration, schwierige
Ruhelosigkeit
    nachts
Wahnideen, Visionen, schreckliche, sieht

Nidus edulis

Erschöpfung, geistige
Faulheit, Indolenz, Abneigung
Froh, abwechselnd mit Traurigkeit
Gedächtnisschwäche
Gleichgültigkeit, Apathie
    abwechselnd mit Zorn
Lachen, abwechselnd mit Traurigkeit
Reizbarkeit
    abwechselnd mit Toleranz •
Stimmung, abwechselnde
    veränderliche, unbeständige, wankelmütige
Traurigkeit, abwechselnd mit Euphorie
Ungeduld
Weinen, weinerliche Stimmung
Wille, Verlust des Willens

Nitri spiritus dulcis

Angst
Bewusstlosigkeit, Koma, Stupor
    Fieber, im
Delirium
    Schlaf, im
Erregung agg.
Erschöpfung, geistige, Fieber, bei
Gleichgültigkeit, Apathie
    alles, gegen
    Fieber, bei
    Schlaflosigkeit, mit •
    Typhus, bei
    wortkarg
mürrisch, missmutig
Murmeln, Schlaf, im
Reizbarkeit
Streitsüchtig, zanksüchtig
Verwirrung des Geistes
Zorn, Jähzorn

Nitricum acidum

Abneigung, Personen, gegen gewisse
Abscheu, Leben, gegen das
angefasst werden, will nicht
Zärtlichkeiten, Abneigung gegen
angesprochen werden, will nicht
Angst
tagsüber
morgens
Erwachen, beim
nachmittags
abends
Bett, im
nachts
Erwachen, beim
allein, wenn
anfallweise
Bett, im
treibt aus dem
Blutandrang zum Herzen, durch •
Darandenken, durch
Erwachen, beim
Essen, nach dem
Fieber, im
Furcht, mit
Gehen, schnellen, beim
geistige Anstrengung, durch
Gesundheit, um seine
Gewissensangst, als ob eines Verbrechens schuldig
Gewitter, bei
Husten, durch
hypochondrische
Kopfschmerzen, bei
Menses, vor den
während der
Nachtwachen, durch
Schlaf, im
Schlafmangel, durch
Sitzen, im
Stuhlgang, nach
Treppensteigen, beim
Zukunft, um die
Zusammenziehen in der Herzgegend, durch •
Anstrengung, agg. durch geistige
Argwöhnisch, misstrauisch
Auffahren
mittags
Schlaf, im
nachts
Erwachen, beim
Geräusche, durch
leichtes
Liegen, auf dem Rücken
Schlaf, aus dem
Einschlafen, beim
im
Schreck, durch und wie durch
Traum, durch einen
Außer-sich-Sein
Schmerz, bei geringem •
Bedauert sich selbst
Beharrlichkeit
beißen, Verlangen zu
Beklagt sich
beleidigt, leicht; nimmt alles übel
Bellen
Beschimpfen, beleidigen, schmähen
Beschwerden infolge von Erregung, Gefühlserregung
Hast, Übereilung
Kummer
Schreck
sexuellen Exzessen
Uneinigkeit zwischen Bediensteten ★1
Eltern, Verwandten, Freunden
Vorgesetztem und Untergebenen
Betäubung, wie im Rausch
tagsüber •
Bewusstlosigkeit, Koma, Stupor
Blasphemie, Gotteslästerung
Fluchen, und
Boshaft, gehässig
Delirium
nachts
Bett und entflieht, springt plötzlich aus dem
rasendes
Demenz, Syphilitiker, der
Denken, Beschwerden agg., an seine
Eigensinnig, starrköpfig
Ekstase, Schweiß, bei
Empfindlich, überempfindlich
äußeren Eindrücke, gegen alle
Fieberhitze, bei
geistige Eindrücke, für
Geräusche, gegen
schrille Geräusche, gegen
Schritten, gegen das Geräusch von
Stimmen, gegen
männliche, gegen
Wasserplätschern, gegen

Menses, vor den
Schmerzen, gegen
Sinneseindrücke, gegen
Entfremdet ihrer Familie
Entmutigt
Fluchen, mit •
Weinen amel. •
Wut, mit
Ermahnung agg.
Erregung, Aufregung
abends, Bett, im
nachts
Debatte, in einer
Herzklopfen, mit heftigem
Kleinigkeiten, über
Erschöpfung, geistige
Stillen, nach dem
erschreckt, leicht
mittags, Mittagsschlaf, nach dem
Einschlafen, beim
Erwachen, beim
Kleinigkeiten, über
Fahren im Wagen amel. Gemütssymptome •
Faulheit, Indolenz, Abneigung gegen Arbeit
Brennen in der rechten Lumbalgegend, mit •
Gehen, beim
Sitzen, beim
Feigheit
Fluchen, Schwören
abends, wenn zu Hause
Raserei, bei
Frechheit, Impertinenz
Froh, guten Mutes, glücklich
abends, Bett, im
abwechselnd mit Traurigkeit
niemals
Furcht
morgens
abends
nachts
Alleinsein, vor dem
Auffahren, mit
Berührung, vor
Cholera, vor der
Erwachen, beim
essen, nach dem Essen
Geräusche, durch
Gewitter, vor
Herzklopfen, mit
Krankheit, vor drohender
Karzinom +1
Lebensüberdruss, mit
Prozess, vor einem •
Steigen, vor dem
Tod, vor dem
Fieberhitze, bei
Unheil, vor
Gedächtnisschwäche
Gedanken, versunken in
gedankenvoll
hartnäckige
quälende
Schwinden der
Anstrengung, bei •
geistiger Anstrengung, bei
unangenehme
wandernde, abschweifende
geistige Arbeit, Abneigung gegen
unmöglich
Brennen in der rechten Lumbalgegend, durch •
Geiz
Gesellschaft, Verlangen nach; Abneigung gegen
Einsamkeit, Gesellschaft amel.
Gewalttätig, heftig
Gewalttaten, Wut führt zu
Gewissenhaft, Kleinigkeiten, beschäftigt sich intensiv mit
Gewissensqual
Gewitter, Gemütssymptome bei
Gier, Habsucht
Gleichgültigkeit, Apathie
alles, gegen
Familie, gegen seine
freudlose
Vergnügen, gegen jedes
Gottlos, Mangel an religiösem Gefühl
Grausamkeit, Unmenschlichkeit
Grobheit
Hass
Personen, die ihn beleidigt haben, auf
ungerührt durch Entschuldigungen •
Rache, Hass und
Hast, große Eile
Heimweh
stiller, schlechter Laune, mit
Herzlich, liebevoll, zärtlich
Hypochondrie
Hysterie
Ideen, aufzwingende, sich *2
Ideen, Einfällen, Mangel an
Ideen, Einfällen, Reichtum an; Geistesklarheit
Imbezillität
Jammern, Lamentieren, Klagen

Konzentration, schwierige
Versuch zur Konzentration, hat ein Leeregefühl beim
Kummer
Kurz angebunden, barsch
Lachen, unfreiwilliges
Lästig, geht auf die Nerven
Laszív
Launenhaftigkeit
morgens
Lebensüberdruss, Lebensmüdigkeit
Furcht vor dem Tode, aber
Lebhaft, munter
Manie
Menschenfeindlichkeit
Menses, Gemütssymptome agg. vor den
Milde
Mitgefühl, Mitleid
moralischem Empfinden, Mangel an
Mürrisch, missmutig
morgens
Bett, im
Erwachen, beim
nachmittags
Erwachen, beim
Weinen amel.
Musik, Abneigung gegen
Neid, Habgier, und
Hass, und
Phantasien, Schweiß, bei
verstärkte Phantasietätigkeit
nachts
Philosophie, Begabung für
Qualvolle Angst
Menses, während der
Verlust seines Freundes, durch •
Raserei, Wut
abends
nachts
Fluchen, mit
Rebelliert gegen Umschläge
Reden, anderer agg., Unterhaltung
Schlaf, im
unangenehmen Dingen agg., von
reden, Abneigung zu, möchte schweigen, wortkarg
Traurigkeit, bei
Reizbarkeit
morgens
Erwachen, beim
nachmittags
anspricht, wenn man ihn
Brennen in der rechten Lumbalgegend, durch •
Erwachen, beim
Fieberfrost, bei
Koitus, nach
Stuhlgang, nach
Traurigkeit, mit
Trost agg.
Resignation
Ruchlosigkeit, Gottlosigkeit ⋆2
Ruhelosigkeit
morgens, Erwachen, beim
abends
nachts
Mitternacht, nach
4 h, bis •
ängstliche
Bett, im
sich herumwerfen im
treibt aus dem
innerliche
Menses, während der
Sachlich, nüchtern
Schlafwandeln, schlagen, um aus Rache
Schreckliche Dinge, traurige Geschichten ergreifen sie tief
Schreien
Konvulsionen, vor
während epileptischer
Schlaf, im
Schüchternheit
schamhaft, verlegen
Selbstmord, Neigung zum
Mut fehlt, aber der
Todesfurcht, mit
Selbstvertrauen, Mangel an
Sentimental, schwärmerisch
Seufzen
Sinne abgestumpft
geschärft
Schwinden der
Sitzen, Neigung zum
Stimmung, abstoßende, widerwärtige
veränderliche, unbeständige, wankelmütige
Stöhnen, Ächzen, Wimmern
Schlaf, im
Streitsüchtig, zanksüchtig
Stumpfheit, Geistesträgheit, Denk- und Verständnisschwierigkeit
Tod, Todesahnung
wünscht sich den

Traurigkeit, Verzagtheit, Niedergeschlagenheit, Depression, Schwermut, Melancholie
morgens
Erwachen, beim
nach dem
abends
ängstliche
Brennen in der rechten Lumbalgegend, durch
Erwachen, beim
Fieberfrost, bei
Menses, vor den
während der
Quecksilbermissbrauch, nach
Reden, Abneigung gegen
Schweiß, bei
Zorn, durch
Trost, freundliche Worte agg.
ablehnend, bei seinem eigenen Missgeschick ⋆2
Trügerisch, hinterlistig
Unbarmherzig, skrupellos, gewissenlos
Unbesonnen, sorglos
Unentschlossenheit
Ungeduld
nachmittags
Abendessen, nach dem •
Ungehorsam
Ungestüm
tagsüber •
Unverschämtheit
Unzufrieden, missvergnügt, unbefriedigt
allem, mit
immer
sich selbst, mit
Weinen amel.
Verächtlich, geringschätzig
Verbittert, erbittert
Vergesslich
Verleumden, Neigung zum
Verliebt
Verschwiegen, Geheimniskrämer
Verweilt bei vergangenen unangenehmen Ereignissen
rührt alten Verdruss auf
Verwirrung des Geistes
Bücken, beim
Essen, nach dem
Freien, im
Gehen, beim
geistige Anstrengung, durch
konzentrieren, bei dem Versuch sich zu
Sitzen, im
Verzweiflung
Genesung, an der
Raserei, Fluchen und Verwünschungen, mit •
Wahnideen, Einbildungen, Halluzinationen, Sinnestäuschungen
abends, Bett, im
nachts
beleidigt, er hat Menschen
Bilder, Phantome, sieht
abends
im Bett •
nachts
Schlaf, vor dem
schreckliche
sich schnell bewegen, sieht •
verschwinden und wieder erscheinen, sieht •
wachsen und abnehmen, sieht •
Fremde, sieht, er
umgeben von Fremden
gehoben in die Luft •
Gespenster, Geister, sieht
Fieberfrost, bei •
Gestalten, sieht
groß, Gegenstände werden größer
klein, Gegenstände werden kleiner
krank, zu sein
Krankheit, unheilbare, hat eine
länger, Gegenstände erscheinen
Phantasie, Einbildungen der
Fieberfrost, bei
Prozess verwickelt zu sein, in einen •
Reichtum, von
Seele, der Körper war zu klein für die Seele oder von ihr getrennt
spricht, unvernünftig •
wahnsinnig •
Sterben, er ist am
Stimmen, hört
tot, Menschen, sieht tote
Verbrechern, von
Visionen, hat
phantastische
schreckliche, nachts
Weinen, weinerliche Stimmung
nachts
Schlaf, im
agg.
amel.
Ermahnungen, wegen
grundlos

Kindern, bei
Kleinigkeiten, Kinder beim geringsten Verdruss
Schlaf, im
Trost agg.
Vorhaltungen, bei
Wimmern, Winseln
Schlaf, im
Widerspenstig
widersprechen, Neigung zu
Widerspruch, verträgt keinen
Zärtlichkeiten, Abneigung gegen
Zerstreut, unaufmerksam
Zorn, Jähzorn
Fehler, über seine
heftiger
Kleinigkeiten, über
Widerspruch, durch
Zittern, mit
Zurückhaltend, reserviert
Zweifelnd, Genesung, an der
Zynisch ⋆2

Nitrogenium oxygenatum

Aktivität, geistige
nachts
Angst
Bewusstlosigkeit, Koma, Stupor
unvollständige
Delirium
Ekstase
Erregung, nervöse
Zittern, mit
Exzentrizität, Überspanntheit
Faulheit, Indolenz, Abneigung gegen Arbeit
froh, guten Mutes, glücklich
nachts
Gebärden, begeisterte •
erhabene
Gedächtnisschwäche
Gedanken, Andrang, Flut der
Unbestimmtheit, der
quälende
gewalttätig, heftig
Hochmütig, arrogant
Hysterie
Lachen, Verlangen zu lachen
unmäßiges
Reizbarkeit
Ruhelosigkeit
Selbstvertrauen, Mangel an
Stumpfheit, Geistesträgheit, Denk- und Verständnisschwierigkeiten
Tanzen
Traurigkeit, Schock, durch •
Unterscheidungsvermögen, Urteilskraft, Mangel an
Verwirrung des Geistes
Verzweiflung
Weinen, weinerliche Stimmung

Nitromuriaticum acidum

Ruhelosigkeit

Nuphar luteum

Lasziv
Mitgefühl, Mitleid
Phantasien, laszive
Ruhelosigkeit
Ungeduld
Widerspruch, beim geringsten
Widerspruch, verträgt keinen
Zorn, Jähzorn

Nux juglans

reden, Abneigung zu, möchte schweigen, wortkarg
Verwirrung des Geistes, morgens

Nux moschata

Albernes Benehmen
Freien, im •
angefasst werden, will nicht
Angst
abends
Furcht, mit
Gehen, beim, Freien, im, kühler Luft, in •
Gesundheit, um seine
Anstrengung, agg. durch geistige
antworten, weigert sich zu antworten
Antwortet, langsam
ohne Beziehung zu der Frage
überlegt lange
unrichtig
Auffahren
nachmittags
Bewusstsein wiederkehrt, wenn das

elektrisiert, Schläge, elektrische
im Schlaf
wecken sie auf
Kleinigkeiten, durch
leichtes
Schlaf, im
Bellen
brüllen
Beschwerden infolge von Erregung, Gefühlserregung
Liebe, enttäuschter
Schreck
Überanstrengung, geistiger
Zorn, Ärger
Betäubung, wie im Rausch
bleibt unbeweglich auf einem Fleck •
Fieberfrost, bei
Menses, während der
Schläfrigkeit, mit
Bewusstlosigkeit, Koma, Stupor
mittags, 14 h •
abends
bleibt unbeweglich auf einer Stelle •
Blut, beim Anblick von •
Erregung, nach
Fieber, bei
geistige Empfindungslosigkeit
Gemütsbewegung, nach
Menses, vor den
während der
unterdrückten, bei
Schmerzen, durch
Schwangerschaft, in der
Schwindel, während
Stehen, beim
Anprobieren eines Kleides, beim •
Traum, wie im
weiß nicht, wo er ist
überfüllten Zimmer, im
Verhalten, automatenhaftes
Blut oder Messer sehen, kann kein +2
Delirium
Menses, während der
rasendes
wahnsinniges
Delirium tremens, Säuferwahnsinn
Denken, Beschwerden agg., an seine
Ekstase
Empfindlich, Geräusche, gegen
Entfernungen, schlechte Beurteilung von
überschätzt, werden
Erkennt, Straßen nicht, bekannte
Verwandten nicht, seine
Ernst
abwechselnd mit Lachen •
Erregung, Schwangerschaft, in der
Verwirrung, wie durch •
Erschöpfung, geistige
Faulheit, Essen, nach dem
Fehler, Orten, irrt sich in
Raum und Zeit, in
Schreiben, beim
falsche, Worte, Kopfschmerzen, bei •
lässt Buchstaben aus
Sprechen, beim
Buchstabieren, beim
stellt Worte falsch
Worte, benutzt falsche
entgegengesetzte, heiß für kalt z.B.
Zeit, in der
verwechselt Gegenwart mit Vergangenheit
Feigheit
Froh, guten Mutes, glücklich
morgens, Erwachen, beim
abends
abwechselnd mit Traurigkeit
Fieberfrost, bei
Freien, im
Furcht, Anfall zu bekommen, einen
Berührung, vor
Dunkelheit, vor
Fieberhitze, bei
Herzkrankheit, vor
Menses, unterdrückte Menses durch
Schlaf, einzuschlafen, Furcht
er würde sonst sterben •
Schwangerschaft, während der
Tod, vor dem
morgens
17.30 h •
Gebärden, macht
automatische
lächerliche
Freien, im •
Stehen auf der Straße, beim •
seltsame Stellungen und Lagen
Gedächtnis, gutes
Gedächtnisschwäche
ereignet hat, für das, was sich
Ereignisse, frühere, für
gehört hat, für das, was er
gelesen hat, für das, was er
gesagt hat, für das, was er

geschrieben hat, für das was er
getan hat, was er gerade
Orte, für
sagen wollte, für das, was er
Schmerzen, durch, plötzliche *3
schreiben wollte, für das, was er
tun wollte, was er gerade
Worte, für
Gedanken, versunken in
Gedanken, Andrang, Flut der
hartnäckige
humoristische •
Kontrolle über seine Gedanken verloren, 14 h •
Schwinden der
Lesen, beim
Menses, vor den •
Reden, beim
Schreiben, beim
wandernde, Schreiben, beim
gehen, Freien, im agg. Gemütssymptome
Geistesabwesend
Geisteskrankheit, Wahnsinn
alberne, lächerliche
benimmt sich wie ein Geisteskranker
Schlaflosigkeit, mit
Geistige Arbeit unmöglich
Gemütssymptome wechseln mit körperlichen *1
Geschwätzigkeit
Gesellschaft, Abneigung, gegen; Schwangerschaft, in der
Gleichgültigkeit, Apathie
alles, gegen
Grimassenschneiden
Grobheit
Hast, jeder soll sich beeilen
Hellsehen
Hypochondrie
vormittags •
Fieber, bei •
Hysterie
Menses, vor den
während der
spärlicher, bei
Ohnmacht, hysterische
Ideen, Einfällen, Mangel an
Ideen, Einfällen, Reichtum an; Geistesklarheit
Ideen, schwinden *2,3
Idiotie
Imbezillität
Imitation, Nachahmung +2
Jammern, Lamentieren, Klagen
Kindisches Benehmen
Klammert sich, gehalten werden, möchte
Konzentration, schwierige
Lachen
vormittags
abwechselnd mit Ernst
Schreien
alles, über *2
dummes
ernste Dinge, über
Freien, im
hysterisches
krampfhaftes
lächerlich, alles erscheint
Menses, vor den
sardonisches
stupidem Ausdruck, mit
unmäßiges
Lächerlich, Dinge scheinen
Langsamkeit
Launenhaftigkeit
Manie
Singen, mit
Menses, Gemütssymptome agg. nach unterdrückten
Monomanie
Mürrisch, missmutig
Phantasien, verstärkte Phantasietätigkeit
Prophezeit
Raserei, Wut
reden, Abneigung zu, möchte schweigen, wortkarg
Fieberhitze, bei
lernt langsam sprechen
wünscht mit jemandem zu
Redet, laut *2
sich selbst, mit
Reizbarkeit
weckt, wenn man ihn
Ruhelosigkeit
nachts
Essen, nach dem
Kopfschmerzen, bei
Schwangerschaft, während der
Schamlos
Schreiben agg. Gemütssymptome
Schreien, Lokomotive, wie das Pfeifen einer •
Schlaf, im
Schwangerschaft, Geistesstörungen in der
Seufzen
Singen
Sinne abgestumpft

        Schwinden der
Spaßen, Scherzen
Spotten
Sprechen, albernes
        extravagantes, übertreibendes
        langsames
        lautes
        manieriert, unnatürlich
        springt schnell von einem Gedanken zum anderen
        unsinniges
        unzusammenhängendes
        verwirrtes
        zögerndes
Stilles Wesen, abwechselnd mit Lachen •
Stimmung, abwechselnde
        veränderliche, unbeständige, wankelmütige
            Fieberhitze, bei •
Stumpfheit, Geistesträgheit, Denk- und Verständnisschwierigkeit
        Erwachen, beim
        Fieberfrost, bei
        Lesen, beim
        Schläfrigkeit, mit
        Schreiben, beim
Torpor, Erstarrung
Traum, wie im
Traurigkeit, Verzagtheit, Niedergeschlagenheit, Depression, Schwermut, Melancholie
        morgens, Aufstehen, nach dem
        vormittags
        Fieberhitze, bei
        Menses, unterdrückte, durch
        Schwangerschaft, in der
Trunksucht, Alkoholismus
Unbesonnen, sorglos
Unentschlossenheit
        Handlungen, in seinen
Ungeduld
Unterhaltung, Konversation agg.
unternehmen, vieles, verharrt bei nichts, unternimmt
Unwillkürliche Handlungen
Vergesslich
        Haus steht, auf welcher Straßenseite sein
        Straßen, für wohlbekannte
Verwirrung des Geistes
        abends
        betrunken, wie
        Erwachen, beim
        Fieberfrost, bei
        Gehen, beim
            Freien, im
        geistige Anstrengung, durch
        Identität, über seine, Dualität, Gefühl der
        Lesen, beim
        Schwangerschaft, während der •
        verläuft sich in wohlbekannten Straßen
Wahnideen, Einbildungen, Halluzinationen, Sinnestäuschungen
        akustische Täuschungen
        Bilder, Phantome, sieht
            verweilt bei, kommt zurück auf
        doppelt zu sein
        drei Personen auf einmal, er ist
        Entfernungen, von
        Gehirn, gespalten, sein Gehirn ist •
        Gestalten, sieht
        groß, Körperteile erscheinen zu
        Kopf, zwei Köpfe zu haben
        lächerliche
        Phantasie, Einbildungen der
        Raum, Ausdehnung des Raumes
        schwebt in der Luft
        sonderbar, alles ist
            gewohnte Dinge erscheinen
                lächerlich, sind
        Traum, wie in einem
        verändert, alles ist +1
        vergrößert, Entfernungen sind
            Kopf ist
        verkleinert, geschrumpft, Teile sind
        Visionen, hat
        Zeit erscheint länger, vergeht zu langsam
Weinen, weinerliche Stimmung
        abwechselnd mit Lachen
widersprechen seinen Worten, Absichten
Zeit, vergeht zu langsam, erscheint länger
Zerstreut, unaufmerksam
        Erwachen, beim, weiß nicht, wo er ist, oder was er antworten soll •
        Herumstehen; vollendet nie, was er unternimmt •
        Lesen, beim
        periodische kurze Anfälle
Zorn, Jähzorn
        Schwangerschaft, in der

Nux vomica

Abneigung, Personen, gegen alle
Abscheu, Leben, gegen das
Aktivität, geistige +3

ruhelose
Albernes Benehmen
angefasst werden, will nicht
angesehen zu werden, verträgt nicht
angesprochen werden, will nicht
Angst
morgens
Aufstehen, beim und nach dem
Erwachen, beim
nachmittags
abends
Zwielicht, im
Bett, im
nachts
Mitternacht, vor
Mitternacht, nach
Abendessen, nach dem
Abkühlung, durch
andere, um
Bett, im
Blähungen, durch
Erwachen, beim
Essen, nach dem
Fieber, im
Fieberfrost, während
Furcht, mit
Gehen, beim
Freien, im
geistige Anstrengung, durch
Geschäftsangelegenheiten, wegen
Gesundheit, um seine
Gewissensangst, als ob eines Verbrechens schuldig
hypochondrische
Manie, medizinische Bücher zu lesen
Kaffee, nach
Kleidung und Fenster öffnen, muss
Kopf, Stirnschweiß, mit
kaltem
Lebensüberdruss, mit
Liegen, im
Menses, vor den
während der
Zorn und Angst
Ohnmacht, mit
Schlaf, im
Schweiß, mit kaltem
Selbstmord, Neigung zum, mit
Seligkeit, um die ewige
Bedenken, übermäßige religiöse
Glaubens, um den Verlust des
übertriebene ★1
Zukunft, um die
Anstrengung, agg. durch geistige
antworten, Abneigung zu
weigert sich zu antworten
Antwortet, unrichtig
Argwöhnisch, misstrauisch
Auffahren
tagsüber •
mittags
Geräusche, durch
Kleinigkeiten, duch
leichtes
Schlaf, aus dem
Einschlafen, beim
im
Ausschweifung, sexuelle
Außer-sich-Sein
Beharrlichkeit
fehlende ★2
Beklagt sich
nachts im Schlaf •
Krankheit, über seine
Schlaf, im
Schmerzen, über seine
beleidigt, leicht; nimmt alles übel
Beschäftigung, Ablenkung amel.
Beschimpfen, beleidigen, schmähen
Ehemann beschimpft seine Frau vor den Kindern oder umgekehrt
Frau und Kinder
Trunkenheit, bei
Beschwerden infolge von Ausschweifung
Ehrgefühl, verletztem
Ehrgeiz, enttäuschtem
Eifersucht
Entrüstung
Enttäuschung
Erregung, Gefühlserregung
Erwartungsspannung, Vorempfinden, Ahnung
Freundschaft, betrogener
Geringschätzung, Verachtung durch andere
geschäftlichem Misserfolg
Grobheit anderer
Hast, Übereilung
Kränkung, Demütigung
Kummer
Liebe, enttäuschter
literarischem, wissenschaftlichem Misserfolg
Schreck
sexuellen Exzessen

Sorgen
Tod eines Kindes
Eltern, Verwandten oder Freunden, von
Trunksucht
Überanstrengung, geistiger
Uneinigkeit, Eltern, Verwandten, Freunden
Vorgesetztem und Untergebenen
Zorn, Ärger
Angst, mit
Entrüstung, mit
Schreck, mit
stillem Kummer, mit
Bestimmtheit, Rechthaberei
Betäubung, wie im Rausch
Freien, im
Mittagessen, nach dem
Schläfrigkeit, mit
Sonne, agg. in der •
Betrug, Täuschung verursacht Kummer und Kränkung ★[1]
Bewusstlosigkeit, Koma, Stupor
morgens
antwortet richtig, wenn angesprochen, aber Delirium und Bewusstlosigkeit kommen sofort zurück
Delirium tremens, im •
Entbindung, bei der
Essen, nach dem
Fieber, bei
Fieberfrost, bei
Freien, im
Gerüche, durch
Menses, während der
unterdrückten, bei
Schwangerschaft, in der
Schwindel, während
Blasphemie, Fluchen, und
Blut, Wunden sehen, kann keine
Boshaft, gehässig
Böswillig, mutwillig
Brutalität, Trunkenheit, bei
Brütet, sieht alles schwarz
Chaotisches, wirres Verhalten
Delirium
abends, Schlummer, während
nachts
ängstliches
Bett und entflieht, springt plötzlich aus dem
erkennt niemanden
Fieberfrost, im
Kopfschmerzen, bei
murmelt, murrt
rasendes
Schlaflosigkeit, mit ★[3]
Schrecken, voller
Delirium tremens, Säuferwahnsinn
Schlaflosigkeit, mit
Überempfindlichkeit, mit
Demenz
senilis, Dementia
Denken, Beschwerden agg., an seine
Ehrfurcht, Personen in seiner Umgebung, gegenüber den
Ehrgefühl, verletztes
Ehrgeiz
Eifersucht
brutal aus, sanfter Mann wird
Frauen, zwischen
Impotenz, mit
Kindern, unter
Schimpfen, treibt zum •
schlagen, treibt ihn, seine Frau zu
sexueller Erregung, mit
Streiten, Vorwürfen und Schelten, mit
Tier oder lebloses Objekt, auf ein
Trunkenheit, bei
Weinen, mit
Eifrig, begeistert ★[2,3]
Eigensinnig, starrköpfig
Menorrhagie, bei •
widersetzt sich den Wünschen anderer
Eitelkeit
Ekel, Widerwillen
alles, gegen
Elegant, Schönling
Eleganz, Mangel an
Empfindlich, überempfindlich
äußeren Eindrücke, gegen alle
Beschwerden, gegen die geringsten •
Essen, nach dem
Geräusche, gegen
geringste Geräusch, gegen das
schmerzhafte Empfindlichkeit gegen
Schritten, gegen das Geräusch von
Stimmen, gegen
Gerüche, gegen
Grobheit, gegen
Licht, gegen
Menses, vor den
während der
moralische Eindrücke, gegen
Musik, gegen
Schmerzen, gegen
Singen, gegen

Sinneseindrücke, gegen
Entfernungen, überschätzt, werden, Zeit während
Schläfrigkeit, und die •
entfliehen, versucht zu
Familie, den Kindern, der
springt plötzlich aus dem Bett
wegzulaufen, um
Entfremdet ihrer Familie
freundlich zu Fremden, aber nicht zur Familie und Umgebung
Entmutigt
Schmerzen, durch
Stöhnen, mit
Weinen, mit
Entrüstung
Ermahnung agg.
freundliche agg.
Erregung, Aufregung
morgens
abends
Bett, im
nachts
agg.
Fieberfrost, bei
Hören schrecklicher Dinge, nach dem
Menses, vor den
Schweiß, bei
Zittern, mit
Erschöpfung, geistige
nachts
erschreckt, leicht
Einschlafen, beim
Erwachen, beim
erwachte vom geringsten Geräusch •
Kleinigkeiten, über
Exzentrizität, Überspanntheit
Faulheit, Indolenz, Abneigung gegen Arbeit
morgens
Essen, nach dem
Geschäftemachen, beim
körperliche
Zorn, nach
Fehler, Maßen und Gewichten, in •
Orten, irrt sich in
Rechnen, beim
Schreiben, beim
lässt Buchstaben aus
Silben
Worte
Sprechen, beim
Buchstabieren, beim
falsche Antworten, gibt
lässt Worte aus
stellt Worte falsch
Worte, benutzt falsche
Unterscheiden von Gegenständen, im
Zeit, in der
Feigheit
Fleißig, Arbeitswut
Fluchen, Schwören
Frechheit, Impertinenz
Freigebig, zu
Fremden, gegenüber
Froh, guten Mutes, glücklich
abends
Bett, im
traurig morgens, und •
abwechselnd mit Traurigkeit
Furcht
morgens
Bett, im
nachmittags
17 h •
abends
Gehen, beim •
Alleinsein, vor dem
Annäherung anderer, vor
Arbeit, Grauen vor der
literarischer, vor
täglichen, vor der
Armut, vor
Ausgaben, um nicht später Mangel zu leiden, vor
Arzt nicht sehen, will den; er scheint sie zu erschrecken
vor ★1
Berührung, vor
blind zu werden
engem Raum, in; Klaustrophobie
ereignen, es könnte sich etwas
Ersticken, vor dem
Erwachen, beim
essen, nach dem Essen
fallen, zu
nachmittags •
Fetzen, Lumpen, vor ★1
Freien, im
Gehen, beim
Geisteskrankheit, seinen Verstand zu verlieren, vor
Geräusche, durch
Gerede der Leute zu kommen, ins
Glauben, religiösen, seinen, zu verlieren ★1
Krankheit, vor drohender

Meinung anderer, vor der
Menschenmenge, in einer
Musik, durch
offenen Plätzen, vor; Agoraphobie
Schlaf, einzuschlafen, Furcht
Selbstmord, vor
Tod, vor dem
drohendem, vor
töten, er könnte
Messer, mit einem
Träumen, vor entsetzlichen
überwältigende
Unglück, vor
Unheil, vor
Wasser, vor
Wut zu geraten, in
Gebärden, macht
Greifen, Bettseite, nach der •
krampfhafte
lächerliche
Reden, gestikuliert beim
seltsame Stellungen und Lagen
Gangart, in der
spielt mit den Fingern, zählt, als ob er Geld
ungeschickt in
Gedächtnis, gutes
Gedächtnisschwäche
Arbeit, Müdigkeit, durch
auszudrücken, sich
Daten, für
Eigennamen, für
Ereignisse, neue, für
Personen, für
plötzlich und periodisch auftretende
Verse zu lernen
Worte, für
Gedanken, versunken in
morgens
Gedanken, Andrang, Flut der
morgens
nach dem Aufstehen •
abends, im Bett
nachts
Schlaflosigkeit durch
gedankenvoll
hartnäckige
Schwinden der
unzusammenhängende
lesen, kann nicht
Geistesabwesend
Geisteskrankheit, Wahnsinn
alberne, lächerliche
Demütigung, durch
eigensinnig bei
Einkäufe, macht nutzlose
entfliehen, Verlangen zu
erotische
geistige Anstrengung, durch
Kindbett, im
Melancholie
reisen, mit Verlangen zu
religiöse
Ruhelosigkeit, mit
Trinkern, bei
geistige Arbeit, Abneigung gegen
ermüdet
unmöglich
Geiz
Angst um die Zukunft, Geiz durch
Freigebigkeit gegen Fremde, Geiz gegen die Familie
verschwenderisch für sich selbst
gelingt ihm, nichts; erfolglos
Gemütsstörungen im Allgemeinen ★2
Geschäft, Abneigung gegen
Geschäftsmann, erschöpfter
Geschmacklosigkeit in ihrer Kleidung
Geschwätzigkeit
nachmittags •
abends
Gesundheitszustand, über seinen •
Gesellschaft, Abneigung, gegen; Gegenwart anderer agg. die Symptome; Verlangen nach Einsamkeit
Abscheu gegen Gesellschaft
ertragen, kann niemanden um sich
Menses, während der, will allein gelassen werden
Gesellschaft, Verlangen nach; Abneigung gegen Einsamkeit, Gesellschaft amel.
gesund, fühlt sich sehr, vor einem Anfall ★5
Gewalttätig, heftig
Gewalttaten, Wut führt zu
Gewissenhaft in Kleinigkeiten
Kleinigkeiten, beschäftigt sich intensiv mit
Gewissensqual
Gier, Habsucht
Gleichgültigkeit, Apathie
alles, gegen
Langeweile, mit
Wohlergehen anderer, gegen das
Grausamkeit, Unmenschlichkeit
Grobheit
Hass, Personen, die ihn beleidigt haben, auf

Hast, große Eile
  immer in
Hauswirtschaft, Frauen unfähig zur
Heirat erscheint unerträglich, der Gedanke an
Herausfordernd, trotzig
Herzlich, liebevoll, zärtlich
Heulen
Hitzig, feurig
Hochmütig, arrogant
Hypochondrie
  abends
  Essen, nach dem
  Trinkern, bei •
Hysterie
  Menses, während der
    Menorrhagie, durch
  Ohnmacht, hysterische
Ideen, Einfällen, Mangel an
Ideen, Einfällen, Reichtum an; Geistesklarheit
  abends
    Bett, im
  nachts
Imbezillität
  Raserei, stampft mit den Füßen
Impulsiv
Indiskretion, Taktlosigkeit
Intoleranz, Beschwerden, gegenüber •
Jammern, Lamentieren, Klagen
  Krankheit, über seine
  Schmerzen, über seine
Kindisches Benehmen
Klammert sich, gehalten werden, möchte
Kleinigkeiten erscheinen wichtig
Kleptomanie
kokett, allzu
Konzentration, aktive
Konzentration, schwierige
  Abneigung gegen ⋆[1]
  Lernen, Lesen etc., beim
  Rechnen, beim
  Unterhaltung, bei
Kummer
  morgens
  abends amel.
  weinen, kann nicht
Kurz angebunden, barsch
  rau, aber herzlich
  schroff
Lachen
  agg.
  unmäßiges
Langeweile
Lästig, geht auf die Nerven
Läuft umher
Launenhaftigkeit
Lebensüberdruss, Lebensmüdigkeit
  nachts
Lebhaft, munter
Leidenschaftlich
Lesen, Abneigung gegen
  Sucht, medizinische Bücher zu
Liebe zu jemandem des eigenen Geschlechts, Homosexualität, Tribadie
  Perversität
Lügner
magnetisiert werden, will
  Mesmerismus amel.
Manie
  Raserei, mit
  zerreißt die Kleider
Mathematik, begabt für
Milde
Mitgefühl, Mitleid
moralischem Empfinden, Mangel an
Morphinismus
Mürrisch, missmutig
  morgens
    Bett, im
  Erwachen, beim
  Essen, nach dem
  Frauen, bei
  Menses, vor den
  Schlaf, im
  Trunkenheit, bei
Müßiggang, Untätigkeit
Murmeln, murren
  unverständliches
Musik, Abneigung gegen
  agg.
  Kopfschmerzen durch
Nachgiebigkeit
Necken
Neid
  Habgier, und
Nörgeln, keifen ⋆[2,3]
Nymphomanie
Obszön
  Reden, obszöne
Optimist
Pessimist
Phantasien, laszive
  lebhafte
  verstärkte Phantasietätigkeit
    morgens

abends, Bett, im
nachts
Schlaflosigkeit, mit
Pläne, schmiedet viele
Prahler, Aufschneider, Großsprecher
Verschwender aus Prahlerei
Prozesssüchtig
Qualvolle Angst
morgens
nachmittags
nachts
4 h
Erwachen, beim
Rachsüchtig ⋆2
Raserei, Wut
Rebelliert gegen Umschläge
Reden, anderer agg., Unterhaltung
Schlaf, im
erregtes
komatösem Schlaf, in
reden, Abneigung zu, möchte schweigen, wortkarg
Fieberhitze, bei
Redet, allein ist, wenn er
ängstlich über seinen Zustand
sich selbst, mit, nur, wenn er allein ist
Schwierigkeiten, von ihren ⋆2
summt vor sich hin
Reizbarkeit
morgens
Erwachen, beim
nachts +2
Angst, mit •
anspricht, wenn man ihn
Erwachen, beim
Essen, nach dem
Fieberfrost, bei
Fieberhitze, bei
fragt, wenn man ihn
Freien, im
Hämorrhoiden, mit
Koitus, nach
Kopfschmerzen, bei
Leberstörungen, bei
Menses, vor den
während der
Musik, bei
Nachwehen, bei •
Pollutionen, nach
reumütig nach ⋆4
sexuelle Exzessen, Erregung, durch (bei einer Frau) •
Stuhlgang, vor
Trost agg.
Religiosität, auffallende
Ruhe amel. ⋆2
Ruhe, Ruhe und Stille, verlangt nach
Ruhebedürfnis
Ruhelosigkeit
nachts
ängstliche
Bett, sich herumwerfen im
treibt aus dem
Brust, durch aus der Brust in den Mund aufsteigende Hitze •
Essen, nach dem
geschäftige
Kinder, vagabundierende
Liegen, im
Menses, vor den
während der
unterdrückte, durch
umhertreibende
Schamlos
Schlagen
möchte, schlagen
Trunkenheit, bei
um sich nach eingebildeten Gegenständen, schlägt
Schmeichler
Schmollen
Schreck, Menses, während der ⋆1
Schreckliche Dinge, traurige Geschichten ergreifen sie tief
schreiben, Unfähigkeit zu
Schreien
Kindern, bei
Kolik mit
weinen und
Konvulsionen, vor
während epileptischer
muss schreien, fühlt, sie
Trinken, beim •
Zorn, im
Schüchternheit
schamhaft, verlegen
ungeschickt, und
Schwung, abwechselnd mit Mutlosigkeit •
Selbstbetrachtung
Selbstmord, Neigung zum
nachts
Mitternacht, nach
Angst, aus
Erdolchen, durch
Erschießen, durch

Ertrinken, durch
Fieberhitze, bei
Gas, durch
Mut fehlt, aber der
Schmerzen, durch
spricht immer vom Selbstmord, aber begeht ihn nicht •
Springen in die Tiefe, durch
Fenster, aus dem
Trunkenheit, bei
Selbstsucht, Egoismus
Selbstüberhebung, Selbstüberschätzung, Eigenkult
Selbstvertrauen, Mangel an
Sentimental, schwärmerisch
Seufzen
Ehrgefühl, durch verletztes •
Fieberhitze, bei
grundloses •
Schweiß, bei
Singen, Trällern
Sinne abgestumpft
geschärft
Schwinden der
Sitzen, Neigung zum
Sitzt, still
Sorgen, voller
täglichen Sorgen, bewegt von
Sorgsamkeit, Sorgfalt
Spaßen, Scherzen, Abneigung gegen
erotisches
Spaß, verträgt keinen
spielen, Spielleidenschaft
Spotten
andere spotten über ihn, glaubt
Lächerliche zu ziehen, Sucht, alles ins
Sarkasmus, beißender Spott
ängstliches, im Schlaf
betrunken, wie
einsilbiges
hastiges
leises
manieriert, unnatürlich
Phrasen, in hochklingenden •
Schwatzen
Schlaf, im •
springt schnell von einem Gedanken zum anderen
nachmittags und besonders abends •
unpassendes •
unverständliches
Mitternacht, vor •
verwirrtes
Wortschwall, gehaltloser
Springen
wilde Sprünge in Puerperal-Manie •
spucken, Drang zu •
Stiehlt Geld, ohne Notwendigkeit ★2
Stilles Wesen
Stimmung, abstoßende, widerwärtige
veränderliche, unbeständige, wankelmütige
Stirnrunzeln, finsteren Blick, Neigung zum
Stöhnen, Ächzen, Wimmern
Ehrgefühl, durch verletztes •
Fieberhitze, bei
Schlaf, im
Schmerzen, durch
Stößt mit Füßen, Tiere ★1
Streift, sinnlos, wie ein Geisteskranker
Streitsüchtig, zanksüchtig
Eifersucht, durch
gestört, wenn •
Schmerzen, während
Stumpfheit, Geistesträgheit, Denk- und Verständnisschwierigkeit
morgens
geistige Anstrengung, durch
Lesen, beim
Verlust von Körpersäften, nach
Tadelsüchtig, kritisch
Tadelt, andere
Schmerzen, bei •
Tafelfreuden, Schwelgerei
Tod, Gefühl vom
Krämpfen, bei •
Todesahnung
wünscht sich den
töten, Verlangen zu
Beleidigung zu töten, plötzlicher Impuls, wegen einer kleinen
geliebte Personen
Mann zu töten, Impuls, ihren geliebten
Messer, mit einem
beim Anblick eines Messers
plötzlicher Impuls zu töten
sich selbst zu, plötzlicher Impuls
vergiften, Impuls, jemanden zu
werfen, plötzlicher Impuls, sein Kind ins Feuer zu
Traum, wie im
Traurigkeit, Verzagtheit, Niedergeschlagenheit, Depression, Schwermut, Melancholie
morgens
aber fröhlich am Abend

Abendessen, nach dem •
Essen, nach dem
Fieberfrost, bei
Gehen, beim, Freien, im
Geldverlust, Stellung, nach Verlust der •
Masturbation, durch
Mittagessen, nach dem
Pollutionen, durch
Schweiß, bei
Seufzen, mit
stille
Stuhlgang, amel. nach dem
Trinkern, bei
Trunkenheit, bei
weinen, kann nicht
Trieb, unüberlegter Handlung zu
Trost, freundliche Worte agg.
Trügerisch, hinterlistig
Trunksucht, Alkoholismus
Hypochondrie, mit •
Müßiggang, aus
Reizbarkeit, mit •
Schwangerschaft, während oder nach der •
Umherstreifen und umherziehen, ziellos ★2
Unabhängig ★1
Unbesonnen, sorglos
Unbeständigkeit
Undankbar
Unentschlossenheit
Heirat, zur
wankelmütige
Ungeduld
angesprochen, wenn
Arbeiten, beim
Fieberhitze, bei
Schnupfen, bei •
Ungerechtigkeit nicht ertragen, kann
Ungestüm
Unreinlichkeit, Unsauberkeit
unterdrückten oder zurückgetretenen Hautausschlägen oder Hämorrhoiden, Gemütssymptome agg. nach
Unterhaltung, Konversation agg.
unternehmen, fehlende Willenskraft, etwas zu
Untröstlich
Unverschämtheit
Unzufrieden, missvergnügt, unbefriedigt
morgens
allem, mit
sich selbst, mit
Verächtlich, geringschätzig
Vergesslich
geistige Anstrengung, durch
Haus steht, auf welcher Straßenseite sein
Säfteverlust, durch
Trinkern, Vergesslichkeit bei
Worte beim Sprechen, für; sucht nach Worten
verkehrt, alles erscheint
Verlangen, voller, Ruhe und Frieden, nach
Verleumden, Neigung zum
Verliebt
Verschiebt alles auf den nächsten Tag
Verschwenderisch
Prahlerei, aus
Verwechselt Dinge und Ideen
Verweigert Behandlung, jede,
Krankheit, trotz schwerer
Verwirrung des Geistes
morgens
nachmittags
abends
Alkoholgenuss, durch
Ärger, nach •
betrunken, wie
wie nach einem Rausch
Bewegung, durch
Essen, nach dem
Freien, im
geistige Anstrengung, durch
Mittagessen, beim
Rechnen beim
Sonne, in der
verläuft sich in wohlbekannten Straßen
verwechselt Subjektives mit Objektivem
Zecherei, nach einer
Verzweiflung
Fieberfrost, bei
Genesung, an der
Schmerzen, bei
Vorsichtig
Wählerisch, anspruchsvoll, pedantisch
Wahnideen, Einbildungen, Halluzinationen, Sinnestäuschungen
abends, Bett, im
nachts
angefeindet, gehindert und gequält, er wird
arm, er ist
ausgelacht, verspottet zu werden
beleidigt zu werden, meint
Bett, abends will jemand hinein, es ist kein Platz mehr; oder jemand hat es verkauft •
jemand ist mit ihm im
Bilder, Phantome, sieht
nachts

schreckliche
ereignen, ereignet, es hat sich etwas
ermordet, Mutter war ermordet worden, ihre •
fehlschlagen, alles wird
Feuer, sieht, Baby, Verlangen, sein Baby hineinzuwerfen ★[1]
Fremde, sieht, er
geisteskrank werden, sie wird
Gesichter, sieht
entsetzliche
Haus, ist voller Menschen, sein
Kopf, verstorbenen Bekannten ohne Körper (nachts), Kopf von
Körper, Fäden gesponnen, das Innere ist aus (nachmittags beim Liegen) •
Kopf, ist ohne •
krank, zu sein, arbeiten, will deshalb nicht
Kränkung, nach
melancholische
nachts halbwach
närrische
Personen, Fragen, die er beantworten muss, Personen setzen ihm zu mit •
neben ihm, sind
Streiche mit ihm, treiben allerlei •
Phantasie, Einbildungen der
Reise, befindet sich auf einer
religiöse
schwanger, sie ist
Sterben, er ist am
stirbt, er
Studium, nach
Tieren, von
schreckliche
tot, Leiche, verstümmelte Leiche
Menschen, sieht tote
Ungeziefer herumkriechen, sieht
Verbrechen begangen, er hatte ein
Verbrechern, von
verfolgt zu werden, Feinden, von
vergrößert
verkauft, Bett, jemand hat sein •
verletzt werden, wird
verstümmelte Körper, sieht
Visionen, hat
schreckliche
Würmer, kriechenden Würmern, von
Zeit erscheint länger, vergeht zu langsam
zu Hause fort, ist von
wandern, ruhelos umher, streift
Weinen, weinerliche Stimmung
nachts
Schlaf, im
Mitternacht, vor
abwechselnd mit Frohsinn
Lachen
Ärger, aus
Erwachen, beim
grundlos
Kleinigkeiten, um
Konvulsionen, bei
lautes Weinen, Schluchzen
Musik, durch
Opposition, bei der geringsten •
Schlaf, im
Schmerzen, bei
Schweiß, bei
traurig, obwohl traurig, kann er nicht weinen •
Trinken, nach dem
Trost agg.
Widerspruch, durch
Wimmern, Winseln
Schlaf, im
Zorn, nach
Widerspenstig
widersprechen, Neigung zu
Widerspruch, verträgt keinen
agg.
Widerwärtiges, gemeines Verhalten ★[2,3]
Wille, Willensschwäche
Wohlwollen, Güte
Zeit, vertrödelt die
vergeht zu langsam, erscheint länger
nachts •
zerbrechen, zerschlagen, Verlangen, Sachen zu
Zerreißt Sachen
Zerstörungssucht, Destruktivität
Kleidern, an
Zerstreut, unaufmerksam
spricht, wenn man zu ihm
Unachtsamkeit
Zorn, Jähzorn
morgens
antworten, wenn gezwungen zu
erstechen, könnte jemanden
Fehler, über seine
Gesicht, rotem
heftiger
Kleinigkeiten, über
leicht in, gerät
sich selbst, über
unterbricht, wenn man ihn

Wahnideen im Klimakterium, mit
Widerspruch, durch
Zittern, mit

Zurückhaltend, reserviert
Zweifelnd, Genesung, an der
Seelenheil, am

O

Ocimum canum

Reizbarkeit

Ocimum sanctum

Angst
Konzentration, schwierige
Verwirrung des Geistes

Oenanthe crocata

Angst
Betäubung, Krampfanfällen, zwischen
Bewusstlosigkeit, Koma, Stupor
abends
Apoplexie, bei
geistige Empfindungslosigkeit
Konvulsionen, nach
plötzliche
Verhalten, automatenhaftes
Delirium
bewegt sich beständig von Stelle zu Stelle •
geschwätziges
rasendes
wahnsinniges
Delirium tremens, Säuferwahnsinn
Demenz, Epileptiker, der
entfliehen, versucht zu
Erkennt, Verwandten nicht, seine
Erregung, Aufregung
Fluchen, Schwören
Furcht, Menses, während der
Gebärden, Greifen oder Langen nach etwas, nach Flocken
Gedächtnisschwäche
Gedanken, Kontrolle über seine Gedanken verloren
Leere der
Geistesabwesend
Geisteskrankheit, Wahnsinn
betrunken, wie •
Geschwätzigkeit
Gewalttätig, geärgert, wenn •
Menses, agg. während der
Lachen, krampfhaftes
sardonisches
magnetisiert, mesmerisiert, scheint, als ob ⋆5
Manie
Mürrisch, abwechselnd mit Frohsinn
Qualvolle Angst
Raserei, Wut
anfallweise
Redet, sich selbst, mit
Reizbarkeit
Ruhelosigkeit
Anfällen, nach •
Konvulsionen, nach •
Schreien, Konvulsionen, vor
Stöhnen, Ächzen, Wimmern
Traum, wie im
Traurigkeit, Verzagtheit, Niedergeschlagenheit, Depression, Schwermut, Melancholie
Verwirrung des Geistes
Wahnideen, Einbildungen, Halluzinationen, Sinnestäuschungen
Fliegens, Gefühl des
Gegenstände, packen, versucht, Gegenstände zu
gehoben, getragen auf eine Anhöhe •
Zerreißt Sachen
Zerstörungssucht, Destruktivität

Oenothera biennis

Bewusstlosigkeit, Koma, Stupor

Okoubaka aubrevillei

Gedächtnisschwäche
Konzentration, schwierige, Lernen, Lesen, lernt mit Schwierigkeiten

Oleum animale aethereum Dippeli

Angst
    Fieber, im
    Suppe, nach
Auffahren, Schlaf, im
Ausdruckslos ⋆3
Beschwerden infolge von sexuellen Exzessen
    Zorn, Ärger
Betäubung, wie im Rausch
Bewusstlosigkeit, Koma, Stupor
    mittags, 13 h •
    abends
    schnell vorübergehende
Erschöpfung, geistige
erschreckt, leicht, abends
Faulheit, Indolenz, Abneigung gegen Arbeit
    Essen, nach dem
Feigheit ⋆3
Froh, guten Mutes, glücklich
    nachmittags, 17 h •
    abends
    gefolgt von Reizbarkeit
Gedanken, versunken in
Gedanken, Schwinden der
Geistesabwesend
Hypochondrie
Hysterie
Ideen, schwinden ⋆2,3
Konzentration, schwierige
Meditation
Menses, Gemütssymptome agg. während der
Mürrisch, missmutig
    abwechselnd mit Frohsinn
    Essen, nach dem
    Schläfrigkeit, mit
reden, Abneigung zu, möchte schweigen, wortkarg
Reizbarkeit
    sexuelle Exzesse, durch •
Ruhelosigkeit
Selbstbetrachtung
Sinne abgestumpft
    Schwinden der
Stumpfheit, Geistesträgheit, Denk- und Verständnisschwierigkeit
Traum, wie im
Traurigkeit, Verzagtheit, Niedergeschlagenheit, Depression, Schwermut, Melancholie
    morgens
    nachmittags
    Essen, nach dem
    Fieberfrost, bei
    Kopfschmerzen, bei
Überlegt, denkt nach
Unbehagen, Essen, nach dem, Mittagessen, nach dem
Unzufrieden, missvergnügt, unbefriedigt
Verwirrung des Geistes, konzentrieren, bei dem Versuch sich zu
Zerstreut, unaufmerksam
Zorn, Jähzorn

Oleum jecoris aselli

Angst
Erregung, Aufregung
Furcht, Geisteskrankheit, seinen Verstand zu verlieren, vor

Oleander

Angst
Anstrengung, agg. durch geistige
Antwortet, Stupor kehrt nach Antwort sofort zurück
Beschwerden infolge von Geringschätzung, Verachtung durch andere
    Zorn, Ärger
Betäubung, wie im Rausch
Bewusstlosigkeit, Koma, Stupor
Brütet, sieht alles schwarz
Denken, Beschwerden agg., an seine
Ekstase
Empfindlich, überempfindlich
Entmutigt
Ernst
Erregung, Arbeiten, beim
Erschöpfung, geistige
Faulheit, Indolenz, Abneigung gegen Arbeit
Feigheit
Gedächtnisschwäche
    Eigennamen, für
    gelesen hat, für das, was er
Gedanken, Andrang, Flut der
        Arbeiten, beim
        Lesen, beim
    hartnäckige
    Schwinden der, geistiger Anstrengung, bei
    wandernde, abschweifende
Geistesabwesend

Geisteskrankheit, Wahnsinn
geistige Arbeit, Abneigung gegen
    unmöglich
Gewalttätig, heftig
Gewissensqual
    schnell, bereut
Gleichgültigkeit, Apathie
Grimassenschneiden
Hast, Essen, beim
Ideen, Einfällen, Mangel an
    Überanstrengung, durch
Ideen, Einfällen, Reichtum an; Geistesklarheit
Idiotie
Imbezillität
Konzentration, aktive
Konzentration, schwierige
    Lernen, Lesen etc., beim
        lernt mit Schwierigkeit
    Versuch zur Konzentration, hat ein Leeregefühl beim
Langsamkeit
Lästig, geht auf die Nerven
Leere, Gefühl der ⋆5
Leidenschaftlich
Lesen, Gemütssymptome agg. durch
Mürrisch, missmutig
Phantasien, verstärkte Phantasietätigkeit
    Arbeit, bei der
Pläne, schmiedet viele
Raserei, Widerspruch, durch
Reizbarkeit
Ruhelosigkeit
Schreien
Selbstbetrachtung
Selbstvertrauen, Mangel an
Sinne abgestumpft
Sitzen, Neigung zum
Sprachen, Unfähigkeit zum Erlernen fremder
Streitsüchtig, zanksüchtig
Stumpfheit, Geistesträgheit, Denk- und Verständnisschwierigkeit
    geistige Anstrengung, durch
    Lesen, beim
Traum, wie im
    Zukunft, von poetischer •
Traurigkeit, Verzagtheit, Niedergeschlagenheit, Depression, Schwermut, Melancholie
Unbehagen, Essen, nach dem
Unbesonnen, sorglos
Ungestüm
Unzufrieden, missvergnügt, unbefriedigt
Vergesslich
Vergnügen, Abneigung gegen
Verwirrung des Geistes
    Darandenken agg.
    Essen, nach dem
    geistige Anstrengung, durch
    konzentrieren, bei dem Versuch sich zu
    Lesen, beim Versuch es zu verstehen •
Wahnideen, schön, Dinge sehen schön aus
    Visionen, hat schöne
Weinen, unwillkürliches, Schwäche, aus
widersprechen, Neigung zu
Widerspruch, verträgt keinen
    agg.
Zerstreut, unaufmerksam
    verträumt
Zorn, Jähzorn
    abwechselnd mit Reue, schneller
    heftiger
    Widerspruch, durch
Zurückhaltend, reserviert

Onopordon acanthium

Empfindlich, überempfindlich
Fehler, Sprechen, beim, dreht die Worte um
    falsche Silben
Konzentration, schwierige
Langsamkeit
Qualvolle Angst
Reizbarkeit
Ruhelosigkeit
Seelenruhe, Gelassenheit
Traurigkeit, Verzagtheit, Niedergeschlagenheit, Depression, Schwermut, Melancholie
    abwechselnd mit Euphorie

Onosmodium virginianum

Angst, Furcht, mit
Beschwerden infolge von sexuellen Exzessen
Empfindlich, Geräusche, gegen
Erschöpfung, geistige
Fehler, Schreiben, beim
        lässt Buchstaben aus
    Sprechen, beim
Furcht
    ereignen, es könnte sich etwas
    fallen, zu
    Unheil, vor
Gedächtnisschwäche
    gelesen hat, für das, was er

getan hat, was er gerade
sagen wollte, für das, was er
tun wollte, was er gerade
Gedanken, schnelle, lebhafte
Gedanken, versunken in
Geistesabwesend
Geschwätzigkeit
abschweifen ⋆3
Gleichgültigkeit, Apathie
Langsamkeit
Proportionen, schlechte Beurteilung von ⋆2,3
reden, Abneigung zu, möchte schweigen, wortkarg
Ruhelosigkeit
Unentschlossenheit
Handlungen, in seinen
Ungeduld
Vergesslich, Worte beim Sprechen, für; sucht nach Worten
Verwirrung des Geistes
Wahnideen, Zeit erscheint länger, vergeht zu langsam
Zeit, vergeht zu langsam, erscheint länger
Zerstreut, unaufmerksam

Opium

Abergläubisch
Abscheu, Leben, gegen das
Aktivität
geistige
Schwitzens, während des •
Albernes Benehmen
angesprochen werden, will nicht
Angst
Fieber, im
Hitzewallungen, bei
Menses, während der, Zorn und Angst
Schlaf, im
Schreck, nach einem
zurückbleibt, wenn die Furcht vor dem Schreck •
Anstrengung, agg. durch geistige
antworten, Abneigung zu
langsam
Stupor kehrt nach Antwort sofort zurück
unrichtig
Argwöhnisch, misstrauisch
Auffahren, Erwachen, erstickt, als ob er
Fieberhitze, bei
Geräusche, durch
leichtes
Schlaf, aus dem
Einschlafen, beim
im
Schreck, durch und wie durch
Auffassungsvermögen, leichtes
beißen, Verlangen zu
Arme, beißt seine •
Finger, beißt
Hände, beißt
sich selbst, beißt
Beklagt sich
Schlaf, komatösem, in
beleidigt, leicht; Beleidigungen, durch frühere
Beschwerden infolge von Enttäuschung
Freude, übermäßiger
Furcht
Heimweh ⋆3
Kränkung, Demütigung
Kummer
Scham
Schock, seelischem Schreck
Schreck
Unfalles, durch den Anblick eines
Tadel
Trunksucht
Überraschungen, angenehmen
Verlegenheit
Verletzungen, Unfällen; Gemütssymptome infolge von
Zorn, Ärger
Angst, mit
Schreck, mit
Betäubung, wie im Rausch
Erwachen, beim
Krampfanfällen, zwischen
Schwindel, bei
wacht schwer auf
Beten
morgens •
Betrug, Täuschung verursacht Kummer und Kränkung ⋆1
Bewusstlosigkeit, Koma, Stupor
antwortet richtig, wenn angesprochen, aber Delirium und Bewusstlosigkeit kommen sofort zurück
Apoplexie, bei
Aufstehen, beim
epileptischem Anfall, nach
Fieber, bei
Fieberfrost, bei
geistige Empfindungslosigkeit
Gemütsbewegung, nach

Hitzschlag, beim
Kiefer fällt herab
Menses, unterdrückten, durch Schreck •
Schnarchen, unwillkürlichem Urin- und Stuhlabgang, mit
Schwindel, während
unvollständige
urämisches Koma
Blasphemie, Fluchen, und
Boshaft, gehässig
Brütet, sieht alles schwarz
Delirium
Tag und Nacht
nachts
albernes, einfältiges
antwortet richtig, wenn angesprochen, aber Bewusstlosigkeit und Delirium kommen sofort zurück
ängstliches
Bett und entflieht, springt plötzlich aus dem
epileptischer Anfälle, während •
Erkältung, nach •
erkennt niemanden
Fieber, während
Gelächter, mit
Geschäft, spricht vom
geschwätziges
unklar, undeutlich
Gesicht, rotem, mit
Gespenster ⋆1
gewalttätiges
Konvulsionen, vor
Kopfverletzungen, nach
lustiges, fröhliches
murmelt, murrt
phantastisches
rasendes
rollt auf dem Fußboden •
ruhiges
Schläfrigkeit, mit
Schlaf, im
Schlaflosigkeit, mit ⋆3
Schrecken, voller
Sopor, mit
tadelt sich für seine Narrheit •
Teufel, sieht ⋆1
unsinnig, mit offenen Augen
Wachen, Nachtwachen, durch
Wahnideen, mit
wahnsinniges
wildes
Zittern, mit
Delirium tremens, Säuferwahnsinn
alten und abgemagerten Personen, bei •
kleine Mengen alkoholischer Getränke, schon durch •
Sopor mit Schnarchen •
Wahnideen, mit
Demenz
senilis, Dementia, Faseln, mit
Eifersucht
Umgebende, auf •
Ekstase
verliebte
Empfindlich, überempfindlich
Berührung, gegen
Geräusche, gegen
geringste Geräusch, gegen das
Schmerzen, gegen
Entfernungen, schlechte Beurteilung von
entfliehen, versucht zu
Fieber, im
wegzulaufen, um
Entmutigt
abwechselnd mit Hoffnung
Mut
mürrisch, und •
Entrüstung, Unbehagen, durch allgemeines •
Erhabenheit, geistige •
Erkennt, Verwandten nicht, seine
Ernst
Erregung, Aufregung
Fieberhitze, bei
Erschöpfung, geistige
Erwachen, beim
erschreckt, leicht, Augenschließen, beim •
Erwachen, beim
essen, weigert sich zu
Exzentrizität, Überspanntheit
ganze Nacht, die •
Faulheit, Indolenz, Abneigung gegen Arbeit
morgens, Aufstehen, beim
nachmittags
Fehler, Schreiben, lässt Buchstaben aus
Zeit, in der
Feigheit
Fleißig, Arbeitswut
Fieberhitze, bei
Fluchen, Schwören
nachmittags •
abends, wenn zu Hause
Freigebig, zu
Freude, Kopfschmerzen durch übermäßige Freude

Froh, guten Mutes, glücklich
nachts
abwechselnd mit Kummer
Traurigkeit
Fieberhitze, bei
gefolgt von Reizbarkeit
Trunkenheit, bei
Furcht
nachts
Abort infolge von Furcht, drohender
Amenorrhoe durch •
Annäherung anderer, vor
Auffahren, mit
Diarrhoe durch
Entbindung, während der
ermordet zu werden
essen, zu
Extravaganz, vor •
Geistern, Gespenstern, vor
Harnverhaltung durch Furcht •
Herzklopfen, mit
lang anhaltende [+3]
Schreck, vor ★[4]
Tod, vor dem
drohendem, vor
Zittern, mit
Gebärden, Greifen oder Langen nach etwas, nach Flocken
zupft an der Bettdecke
krampfhafte
lächerliche
seltsame Stellungen und Lagen
unfreiwillige Handbewegungen
fährt in der Luft umher
Schlaf, im
Gedächtnis, gutes
Fieber, bei •
Gedächtnisschwäche
gelesen hat, für das, was er
Personen, für
Worte, für
Gedächtnisverwirrung
Gedanken, versunken in
Gedanken, Andrang, Flut der
nachts
Schlaflosigkeit durch
gedankenvoll, die ganze Nacht •
hartnäckige
Mord, an
schnelle, lebhafte
Schwinden der
wandernde, abschweifende
Gefräßigkeit
Gefühllos, hartherzig
Geistesabwesend
Geisteskraft, gesteigerte
Geisteskrankheit, Wahnsinn
abwechselnd mit Stupor •
entfliehen, Verlangen zu
Gesicht, mit rotem
Lachen, mit
Schlaflosigkeit, mit
Trinkern, bei
Zorn, durch
geistige Arbeit, Abneigung gegen
unmöglich
Gemütsstörungen im Allgemeinen ★[2]
Geschäft, redet vom
vernachlässigt seine Geschäfte
Geschäftig
Geschwätzigkeit
Schlaf, im
Gesellschaft, Abneigung, gegen; Gegenwart anderer agg. die Symptome; Verlangen nach Einsamkeit
gesund zu sein, behauptet trotz schwerer Krankheit
Gewalttätig, Schlaf, vor dem •
Gleichgültigkeit, Apathie
alles, gegen
angenehme Dinge, gegen
ärgerliche, unangenehme Dinge gegen
äußere Dinge, gegen
Epilepsie, bei
feinere Empfindungen, gegen •
Fieber, bei
Fieberfrost, bei
Freude, gegen
Freud und Leid, gegen
freudlose
klagt nicht
Leiden, gegen
Schmerzen, gegen
stoisch gegen Ereignisse [+1]
Vergnügen, gegen jedes
Glückseligkeit, Wonne, Gefühl von
Grausamkeit, Unmenschlichkeit
Grobheit
Hass
Rache, Hass und
Hast, große Eile
Arbeit, bei seiner
Beruf, im
Hause gehen, will nach

Heimweh
Heiterkeit
abwechselnd mit Kummer •
glückselige •
Schweiß, bei •
Hellsehen
Heulen
Hypochondrie
Hysterie
Ideen, Einfällen, Mangel an
Ideen, Einfällen, Reichtum an; Geistesklarheit
nachts
Fieberhitze, bei
Idiotie
Imbezillität
Raserei, stampft mit den Füßen
Indiskretion, Taktlosigkeit
Jammern, Lamentieren, Klagen
Schlaf, im
Kindisches Benehmen
Klammert sich, klammert sich an andere
Konzentration, aktive
Konzentration, schwierige
Krach zu machen, sucht
Kriecht, rollt auf dem Boden
Kühn
Kummer
Beleidigungen, Kummer durch frühere
Lachen
nachts
krampfhaftes
lautes
unfreiwilliges
Langsamkeit
Lasziv
Erektionen, mit
Impotenz, mit
Launenhaftigkeit
Lebensüberdruss, Lebensmüdigkeit
Lügner
lügt, spricht nie die Wahrheit, weiß nicht, was sie sagt
Manie
Besessenheitswahn
Raserei, mit
Meditation, nachts •
Milde
moralischem Empfinden, Mangel an
Morphinismus
Mürrisch, missmutig
nachmittags
Träume, durch •
Murmeln, murren
Mutig
abwechselnd mit Mutlosigkeit
nichts fehle ihm, sagt ★2
möchte, er ★1
Nymphomanie
Obszön
Lieder, obszöne
Phantasien, angenehme
laszive
Impotenz, mit
lebhafte
Schlaf, verhindert den
unangenehme
verstärkte Phantasietätigkeit
nachts
Schlaflosigkeit, mit
schreckliche
Pläne, schmiedet viele
gewaltige •
Possen, spielt
Delirium, im
Qualvolle Angst
Beklemmung, mit
Verletzungsschock, im •
Raserei, Wut
abends
Berührung, erneuert durch
epileptischen Anfällen, Raserei mit
Raserei nach
Redegewandt
Reden, Schlaf, im
komatösem Schlaf, in
reden, Abneigung zu, möchte schweigen, wortkarg
Schweiß, bei
Redet, sich selbst, mit
Reizbarkeit
nachmittags
Kopfschmerzen, bei
Schmerzen, bei
stört, wenn man ihn
weckt, wenn man ihn
Rollt sich, wälzt sich auf dem Boden
Ruhebedürfnis
Ruhelosigkeit
abends
Bett, im
nachts
ängstliche
Bett, Bettwärme, durch •
sich herumwerfen im

    - *Fieberhitze, bei*
    - innerliche
    - Menses, während der
- *Schamlos*
- **Schlafwandeln**
- Schlagen, um sich nach eingebildeten Gegenständen, schlägt
- Schmollen
- Schreck, Menses während ★[1]
- Schreiben, Talent zum flüssigen •
- Schreien
    - *Konvulsionen, vor*
        - **während epileptischer**
    - Schlaf, im
    - Schmerzen, vor
- Schüchternheit
    - Geschäftsabschlüssen, bei •
- **Seelenruhe, Gelassenheit**
- Selbstbetrachtung
- Selbstmord, Neigung zum
    - Erschießen, durch
    - Gift, durch
    - Schwermut, aus
- Selbstvertrauen, Mangel an
- Seufzen
    - Schlaf, im
- Singen
    - *Fieber, im* •
    - fröhliches
    - monotones •
- **Sinne abgestumpft**
    - **geschärft**
- Sitzen, Neigung zum
- Sorgen, voller
    - abwechselnd mit Heiterkeit •
- Spaßen, Scherzen
    - deliröses
    - hastiges
    - kurz und bündig •
    - *langsames*
    - Schwatzen
    - *springt schnell von einem Gedanken zum anderen*
        - nachts
    - überzeugendes •
    - unsinniges
    - unzusammenhängendes
        - Erwachen, beim
        - Schlummer, nach einem •
    - *verwirrtes*
- **Springen, Bett, springt aus dem**
- Starren, gedankenloses [+1]
- Stilles Wesen
- Stimmung, abwechselnde
    - veränderliche, unbeständige, wankelmütige
- Stöhnen, Ächzen, Wimmern
    - *Schlaf, im*
- *Streitsüchtig, zanksüchtig*
    - abends
- **Stumpfheit, Geistesträgheit, Denk- und Verständnisschwierigkeit**
    - *betrunken, als ob*
    - *Diabetes, bei*
    - Erwachen, beim
    - Gemütsbewegungen, durch
    - **Lesen, beim**
    - Trunkenheit, bei
- *Tadelt sich selbst, Selbstvorwürfe*
- *Tappen wie im Dunkeln*
- Theoretisieren, Theorien aufstellen
- Tod, Gefühl vom
    - Todesgedanken
    - *Verachtung des Todes* •
    - wünscht sich den
- Tollkühnheit
- **Torpor, Erstarrung**
- töten, Verlangen zu
- Trancezustand
- **Traum, wie im**
- **Traurigkeit, Verzagtheit, Niedergeschlagenheit, Depression, Schwermut, Melancholie**
    - *morgens*
    - nachmittags
    - *abwechselnd mit Possenspielen* •
    - Erwachen, beim
    - Fieberhitze, bei
    - Selbstmord, mit Neigung zum
- *Trügerisch, hinterlistig*
- Trunksucht, Alkoholismus
- Überaktiv, sehr geschäftig
- Unbarmherzig, skrupellos, gewissenlos
- Unbehagen, Unpässlichkeit
- *Unbesonnen, sorglos*
- Unbeständigkeit
- **Unentschlossenheit**
    - wankelmütige
- Ungeduld
- Unzufrieden, missvergnügt, unbefriedigt
    - nachmittags
- Unzuverlässig, Versprechungen, in seinen
- Vergesslich
    - Gemütsbewegungen, durch
    - *Trinkern, Vergesslichkeit bei*

Zusammenhang aufeinanderfolgender Gedanken, für den (nach Apoplexie) •
Verlangen, voller, Unerreichbarem, nach
Verlangt nichts
Vernachlässigt sein Geschäft
Vertrauensvoll
Verwegenheit
Verweilt bei vergangenen unangenehmen Ereignissen
Verwirrung des Geistes
morgens
nachmittags
betrunken, wie nach einem Rausch
Erwachen, beim
Essen, nach dem
Fieberhitze, während
Schlaf, nach dem
Sitzen, im
Verzogene Kinder
Verzweiflung
Masturbation, bei •
Vorsichtig
Wachsam •
Wahnideen, Einbildungen, Halluzinationen, Sinnestäuschungen
nachts
absurde Gestalten sind anwesend
angenehme
Ansammlung von Dingen, Schwärmen, Menschenmengen etc.
Augen, von großen
Beine, gehören ihr nicht
besessen, ist
Bett, jemand ist mit ihm im
Bilder, Phantome, sieht
nachts
Schlaf, verhindern den
schreckliche
schwarze
doppelt zu sein
Drachen, von •
ermordet werden, er wird
Fliegens, Gefühl des
Fratzen, sieht
Geruchssinnes, des
Geschäft, macht
Geschwätzigkeit, mit
geschwollen, er ist
Gesichter, sieht
Augenschließen, beim
entsetzliche
maskenhafte
Gespenster, Geister, sieht
Gestalten, sieht
gesund, er ist
Gewicht, er hat kein
groß, erscheint sich selbst zu
Körperteile erscheinen zu
groß, sie ist sehr
Himmel, ist im
hinrichten, Menschen wollen ihn •
kämpfen, Menschen
Katzen, sieht
Körper, leichter als Luft, ist
Lachen, mit
lebhafte
leicht, körperlos, er ist
Masken, sieht
Mäuse, sieht
Personen, sieht
unterhält sich mit abwesenden
Phantasie, Einbildungen der •
Ratten, sieht
Reise, befindet sich auf einer
Schlangen, in ihr und um sie herum
schwanger, sie ist
schwebt in der Luft +1
Skelette, sieht
Skorpione, sieht •
Soldaten, sieht
sonderbar, gewohnte Dinge erscheinen
Tast-Sinnestäuschungen
Teufel, sieht
anwesend, sind
Tieren, von
schreckliche
tot, er selbst war
Menschen, sieht tote
übermenschlich, Kontrolle, ist unter übermenschlicher
unangenehme, getrennt von den umgebenden Gegenständen
Unordnung, Gegenstände erscheinen in
Verbrecher, er ist ein
hingerichtet werden, und soll •
verdammt, verloren zu sein
vergangenen Begebenheiten, von längst
vergrößert
Augen sind
Entfernungen sind
Gegenstände sind
groß, ist sehr
Körperteile sind
verletzt werden, wird

Visionen, hat
phantastische
schöne
schreckliche
Ungeheuern, von
zu Hause fort, ist von
zu Hause, fort von, muss dorthin zurückkehren
Weinen, weinerliche Stimmung
nachts
Erkältung, nach •
Erwachen, beim
Husten, nach
Konvulsionen, bei
lautes Weinen, Schluchzen
leicht, weint
möchte, unaufhörlich
Schlaf, im
Schmerzen, bei
Schweiß, bei
Wimmern, Schlaf, im
komatösen
Widerspruch, verträgt keinen
Wildheit
Wille, Verlust des Willens
Willensschwäche
Witzig, geistreich
Wohlwollen, Güte
Zeit, vergeht zu schnell, eilt zu sehr
Zerreißt Sachen
Zerstörungssucht, Destruktivität
Zerstreut, unaufmerksam
Zorn, Jähzorn
abends
abwechselnd mit Possenspielen •
Frohsinn
Heiterkeit •
packt die Hände der Umstehenden •
Schmerzen, bei
Weinen durch Schmerzen, mit
Widerspruch, durch
Zufrieden
nachts •
still, und •
vergisst alle Leiden und Schmerzen •
Zurückhaltend, reserviert

Operculina turpenthum

Delirium
Bett und entflieht, springt plötzlich aus dem geschwätziges
entfliehen, versucht zu
springt plötzlich aus dem Bett

Opuntia vulgaris

Beten
Faulheit, Geschäftemachen, beim
Fehler, Schreiben, beim
stellt Buchstaben um
Geisteskrankheit, Wahnsinn
Geschäften, abgeneigt
Ideen, Einfällen, Reichtum an; Geistesklarheit
Mürrisch, missmutig
Zorn, nachmittags, 12–14 h

Origanum majorana

Angst
Ausschweifung, sexuelle
Beschäftigung, Ablenkung amel.
Bewusstlosigkeit, sexueller Erregung, mit
Ernst
erschreckt, leicht
Froh, guten Mutes, glücklich
Furcht
Gedanken, Andrang, Flut der
drängen sich auf, sexuelle
sexuelle ⋆1
Geisteskrankheit, erotische
Heirat, Gedanken an, amel. ⋆2
Hysterie
Idiotie, Masturbation, mit
Konzentration, schwierige
Laszív
Läuft umher
Manie
Mürrisch, missmutig
Nymphomanie
jungen Mädchen, bei einem •
Obszön
Phantasien, laszive
reden, Abneigung zu, möchte schweigen, wortkarg
Reizbarkeit
Ruhelosigkeit
Selbstmord, Neigung zum
Springen in die Tiefe, durch
Traurigkeit, Verzagtheit, Niedergeschlagenheit, Depression, Schwermut, Melancholie
Trieb, laufen zu; krankhafter Lauftrieb
Unzufrieden, missvergnügt, unbefriedigt

Verlangen, voller, körperlicher Bewegung, nach
Verzweiflung

Origanum vulgare

Wahnideen, Einbildungen, Halluzinationen, Sinnestäuschungen
Hölle, ist in der
Ketten der, in •
verachtet, ist

Osmium metallicum

Angst
Boshaft, Leid zuzufügen, Verlangen, jemanden ein
Erschöpfung, geistige, abends
Faulheit, Indolenz, Abneigung gegen Arbeit
Fehler, Sprechen, beim
dreht Worte um
stellt Worte falsch
Worte, benutzt falsche
Furcht, Atmen, vor dem •
Gedanken, hartnäckige
Böses zuzufügen, anderen •
Mürrisch, missmutig
Reizbarkeit
Ruhelosigkeit
nachts
Ungeduld
Jucken, durch
Verwirrung des Geistes
Weinen, Husten, beim
Zorn, Jähzorn

Ostrya virginica

Ruhelosigkeit, nachts

Oxalicum acidum

Angst
abends, anstrengende Körperübungen, durch •
hypochondrische
Treppensteigen, beim
Antwortet, langsam
Auffahren, Geräusche, durch
Schlaf, im
Tür zuschlägt, wenn eine
Auffassungsvermögen, leichtes
Beschäftigung, Ablenkung amel.
Beschwerden infolge von Erwartungsspannung, Vorempfinden, Ahnung
Betäubung, wie im Rausch
Bewusstlosigkeit, Koma, Stupor
Stuhlgang, beim
Delirium
Fieber, während
Denken, Beschwerden agg., an seine
Empfindlich, Geräusche, gegen
Entfernungen, überschätzt, werden
Erregung, Aufregung
abends
abwechselnd mit Traurigkeit
Herzklopfen, mit heftigem
Faulheit, Indolenz, Abneigung gegen Arbeit
morgens
Froh, guten Mutes, glücklich
nachmittags
Stuhlgang, nach
Furcht
Bett, aufrichtete, wenn er sich im Bett •
Tod, vor dem
Gedächtnis, gutes
Gedanken, schnelle, lebhafte
Geisteskrankheit, Wahnsinn
geistige Arbeit, Abneigung gegen
Gewalttätig, heftig
Hast, große Eile
Heiterkeit
abwechselnd mit Traurigkeit
Diarrhoe, bei •
Herzlich, liebevoll, zärtlich
Ideen, Einfällen, vormittags •
Kinder, wünscht, Kinder zu zeugen und zu haben •
Konzentration, aktive
Konzentration, schwierige
Lernen, Lesen etc., beim
Langsamkeit
Lebhaft, nachmittags
Lesen, Abneigung gegen
Gehen im Freien amel. •
Manie
Morphinismus
Mürrisch, nachmittags
abends
Phantasien, verstärkte Phantasietätigkeit
reden, Abneigung zu, möchte schweigen, wortkarg
Kopfschmerzen, bei
Reizbarkeit
nachmittags

abends
Ruhelosigkeit
nachts
Schlagen, möchte, schlagen, Kinder ⋆2
Stöhnen, Ächzen, Wimmern
Stumpfheit, Geistesträgheit, Denk- und Verständnisschwierigkeit
morgens
Aufstehen aus dem Bett, beim •
Unterhaltung, Abneigung gegen
Verspielt
Verwirrung des Geistes, morgens
geistige Anstrengung, durch
Wein, nach
Wahnideen, Einbildungen, Halluzinationen, Sinnestäuschungen

Oxytropis lamberti

Denken, Beschwerden agg., an seine
Gesellschaft, Abneigung, gegen; Gegenwart anderer agg. die Symptome; Verlangen nach Einsamkeit
Imbezillität
reden, Abneigung zu, möchte schweigen, wortkarg
Traurigkeit, Verzagtheit, Niedergeschlagenheit, Depression, Schwermut, Melancholie
Wahnideen, Einbildungen, Halluzinationen, Sinnestäuschungen
ausgehöhlt, Organe sind

P

Paeonia officinalis

Angst
vormittags
abends
Auffahren, Schlaf, Einschlafen, beim
Beschwerden infolge von schlechten Nachrichten
Bewusstlosigkeit, warmen Zimmer, im
Delirium
Empfindlich, überempfindlich
Erregung, Aufregung
Furcht, vormittags
abends
Gebärden, Greifen oder Langen nach etwas, nach Flocken
Mürrisch, missmutig
Reizbarkeit
nachmittags, 17 h •
Ruhelosigkeit, Gehen, beim
Schlafwandeln
Sinne, abgestumpft

Palladium metallicum

Angst
Menses, nach den
Auffahren, nachmittags
nachts
Erwachen, beim
beleidigt, leicht; nimmt alles übel
Beschäftigung, Ablenkung amel.
Beschimpfen, beleidigen, schmähen
Beschwerden infolge von Erregung, Gefühlserregung
Kränkung, Demütigung
schlechten Nachrichten
Selbstüberhebung, Selbstgefälligkeit, Geltungsbedürfnis
Denken, Beschwerden amel., an seine
Ehrgeiz
Eigensinnig, starrköpfig
liebenswürdig zu erscheinen, versucht •
Empfindlich, Musik, gegen
Erregung, Aufregung
Gesellschaft, in
Musik, durch
Erschöpfung, geistige
Exzentrizität, Überspanntheit
Phantasien, in
Faulheit, Indolenz, Abneigung gegen Arbeit
morgens
abends
Fehler, Zeit, in der
Fluchen, Schwören
Frechheit, Impertinenz
Furcht, ereignen, es könnte sich etwas
Menses, nach den
Unheil, vor
Gedächtnisschwäche
Schmerzen, durch, plötzliche ⋆3

geistige Arbeit, Abneigung gegen
Gesellschaft, Abneigung, gegen; Gegenwart anderer agg. die Symptome; Verlangen nach Einsamkeit
Gesellschaft, Verlangen nach; Abneigung gegen Einsamkeit, Gesellschaft amel.
Alleinsein agg. beim
Grimassenschneiden
schneidet seltsame Gesichter
Grobheit
Hochmütig, arrogant
gekränkt, wünscht geschmeichelt zu werden •
Hysterie
Menschenfeindlichkeit
Mürrisch, missmutig
abends
Musik, agg.
Reizbarkeit
abends
Erwachen, beim
Kopfschmerzen, bei
nimmt alles übel
Schmeicheleien, verlangt •
Selbstsucht, Egoismus
Selbstüberhebung, Selbstüberschätzung, Eigenkult
Selbstvertrauen, Mangel an
Soziale (gesellschaftliche) Funktionen amel. *[2]
Spotten, Sarkasmus, beißender Spott
Sprechen, eindringliches •
verlegenes
Streitsüchtig, zanksüchtig
Unentschlossenheit
morgens
Ungeduld
Kopfschmerzen, bei
Unverschämtheit
Unzufrieden, missvergnügt, unbefriedigt
allem, mit
Verächtlich, geringschätzig
Verhält sich seltsam
Verlangen, voller, Meinung anderer, nach der guten •
Verlassenheit, Gefühl der
Wahnideen, ausgehöhlt, ganze Körper ist, der
beleidigt zu werden, meint
geschätzt, sie ist nicht
groß, Gehen gewachsen, er war beim •
kritisiert, sie wird
vergrößert, groß, ist sehr
verlassen, im Stich gelassen, ist
vernachlässigt, er wird vernachlässigt

Weinen, weinerliche Stimmung
Kränkung, nach
Widerspruch, verträgt keinen
Zeit, vergeht zu langsam, erscheint länger
Zorn, Jähzorn
heftiger
Zittern, mit

Paloondo

Empfindlich, Geräusche, gegen
Erregung, Aufregung
Euphorie
Mürrisch, missmutig
Reizbarkeit
Traurigkeit, Verzagtheit, Niedergeschlagenheit, Depression, Schwermut, Melancholie

Panacea arvensis

Gesellschaft, Abneigung, gegen; Gegenwart anderer agg. die Symptome; Verlangen nach Einsamkeit
Unzufrieden, missvergnügt, unbefriedigt
sich selbst, mit

Paris quadrifolia

Albernes Benehmen
Angst
Fieber, im
Anstrengung, agg. durch geistige
Beschwerden infolge von Geringschätzung, Verachtung durch andere
Betäubung, wie im Rausch
Bewusstlosigkeit, Koma, Stupor
Boshaft, gehässig
Delirium
Erwachen, beim
geschwätziges
rasendes
Denken agg. +[1]
Erregung, Aufregung
Erschöpfung, geistige
Faulheit, Indolenz, Abneigung gegen Arbeit
Fehler, Orten, irrt sich in
Froh, guten Mutes, glücklich
albern, und
Gehen amel.
Freien, im, agg. Gemütssymptome
Geisteskrankheit, Wahnsinn
Geschwätzigkeit, mit

geistige Arbeit, Abneigung gegen
Geschwätzigkeit
alberne •
lustige, ausgelassene
muntere, lebhafte
selbstgefällige •
springt schnell von einem Thema zum anderen
wahnsinnige
Grobheit
Herzlich, liebevoll, zärtlich
Hochmütig, arrogant
Hysterie
Imbezillität
Kindisches Benehmen
Klatschsüchtig
Lachen, dummes
Launenhaftigkeit
Lebhaft, munter
Leichtsinnig, frivol
Manie
Mürrisch, missmutig
Raserei, Wut
Reden, Freude am eigenen
Reizbarkeit
Ruhelosigkeit, nachts
Bett, sich herumwerfen im
innerliche
nachts beim Erwachen mit Kopfschmerzen •
Selbstüberhebung, Selbstüberschätzung, Eigenkult
spricht in Gesellschaft immer von sich selbst
Spotten
Sprechen, albernes
springt schnell von einem Gedanken zum anderen
unzusammenhängendes
Stumpfheit, Geistesträgheit, Denk- und Verständnisschwierigkeit
Tadelsüchtig, kritisch
Tadelt, andere
Unbehagen, Unpässlichkeit
Unzufrieden, missvergnügt, unbefriedigt
Umgebung, mit der
Verächtlich, geringschätzig
Verleumden, Neigung zum
Verwirrung des Geistes
Freien, im, amel.
Gehen, beim, Freien, im, amel.
Wahnideen, Einbildungen, Halluzinationen, Sinnestäuschungen
Erwachen, beim
Geruchssinn, des
Orten, unbekannten und einsamen, er befindet sich an (nachts beim Aufwachen) •
Phantasie, Einbildungen der
sonderbar, Land, wie in einem sonderbaren
vergrößert, Entfernungen sind
Gegenstände sind
Kopf ist
zu Hause fort, ist von
Zorn, Jähzorn

Parathyroidinum

Traurigkeit, Verzagtheit, Niedergeschlagenheit, Depression, Schwermut, Melancholie
Verwirrung des Geistes

Paronychia illecebrum

Gedanken, zwei entgegengesetzte Gedankenrichtungen
Seelenruhe, Gelassenheit
Verwirrung des Geistes, Identität, über seine, Dualität, Gefühle der
Wahnideen, Menschen, zwei Personen in ihm widersprechen sich und diskutieren über ihre Krankheit •

Parthenium hysterophorus

Geschwätzigkeit

Passiflora incarnata

Delirium tremens, Säuferwahnsinn
Geisteskrankheit, Wahnsinn
Manie
Morphinismus
Ruhelosigkeit, Arbeit, langweiliger, bei •
Trunksucht, Alkoholismus
Wahnideen, Einbildungen, Halluzinationen, Sinnestäuschungen

Pastinaca sativa

Bewusstlosigkeit, Koma, Stupor
Delirium, Bett und entflieht, springt plötzlich aus dem
ruhiges
Delirium tremens, Säuferwahnsinn

Geschwätzigkeit
Ruhelosigkeit
Sprechen, deliröses
unzusammenhängendes
Springen, Bett, springt aus dem
Wahnideen, Einbildungen, Halluzinationen, Sinnestäuschungen
Weist alles Angebotene zurück •

Paullinia pinnata

Abscheu im Allgemeinen
Faulheit, Indolenz, Abneigung gegen Arbeit
Furcht, Krankheit, vor drohender
Tuberkulose, vor
Langeweile
sich zurückzuziehen, Verlangen
Traurigkeit, Verzagtheit, Niedergeschlagenheit, Depression, Schwermut, Melancholie
tagsüber
Wahnideen, tot, Menschen, sieht tote
Weinen, Erwachen, beim

Pediculus capitis

Auffahren, abends
Beschwerden infolge von Freude, übermäßiger
Boshaft, gehässig
Fleißig, Arbeitswut
Froh, guten Mutes, glücklich
nachmittags, 15 h •
Gebärden, lebhafte
Gedanken, schnelle, lebhafte
geistige Arbeit, Verlangen nach
Hast, Schreiben, beim
moralischem Empfinden, Mangel an
Reizbarkeit
Ruhelosigkeit, nachts
Selbstmord, Ertrinken, durch
Spotten
Sprechen, fließendes
Stumpfheit, Geistesträgheit, Denk- und Verständnisschwierigkeiten
Traurigkeit, grundlose
Unbesonnen, sorglos
Zorn, Jähzorn
grundlosen

Penicillinum

Aktivität, geistige
Geisteskrankheit, Wahnsinn
Stumpfheit, Geistesträgheit, Denk- und Verständnisschwierigkeiten
Traurigkeit, Verzagtheit, Niedergeschlagenheit, Depression, Schwermut, Melancholie
Klimakterium, im

Penthorum sedoides

Entmutigt
Stumpfheit, Geistesträgheit, Denk- und Verständnisschwierigkeiten
Traurigkeit, Verzagtheit, Niedergeschlagenheit, Depression, Schwermut, Melancholie
Wahnideen, schwebt in der Luft, Augenschließen, beim •

Perhexilinum

Angst, andere, um
Anorexia mentalis
Furcht, Unfällen, vor
Wasser, vor
Gedächtnisschwäche
Eigennamen, für
gelesen hat, für das, was er
Tagesereignisse, für
Langsamkeit
Qualvolle Angst
Ruhelosigkeit
Traurigkeit, Verzagtheit, Niedergeschlagenheit, Depression, Schwermut, Melancholie

Persea americana

Beschwerden infolge von Stellung, Verlust der
Pessimist
Reizbarkeit

Petiveria tetrandra

Auffahren, Traum, durch einen
Froh, guten Mutes, glücklich
Gedanken, wandernde, abschweifende
Gedächtnisschwäche
Lachen
tagsüber •
Lebhaft, munter
sich zurückzuziehen, Verlangen
Singen
Spaßen, Scherzen
Traurigkeit, Verzagtheit, Niedergeschlagenheit, Depression, Schwermut, Melancholie

Verwirrung des Geistes
Wahnideen, Füße berühren kaum den Boden, Gehen, beim •
Weinen, weinerliche Stimmung
morgens
unwillkürliches

Petroleum

Abscheu, Arbeit, gegen die
Affektiertheit, gekünsteltes Benehmen, Geziertheit
Albernes, redet unvernünftig in der Trunksucht •
Angst
abends
Zwielicht, im
19 h
nachts
Familie, um seine
Fieber, im
Geräusche, durch
Gesellschaft, in
Menschenmenge, in einer
Pollutionen, nach
Schlaf, im
Tabakrauchen, durch
Träume, beim Erwachen durch schreckliche
Zukunft, um die
Anstrengung, agg. durch geistige
antworten, Abneigung zu
weigert sich zu antworten
Auffahren
abends, Schlaf, im
Kleinigkeiten, durch
Schlaf, Einschlafen, beim
im
Traum, im
durch einen
Ausgelassenheit
abwechselnd mit Traurigkeit •
Beklagt sich
beleidigt, leicht; nimmt alles übel
Beschimpfen, beleidigen, schmähen
Trunkenheit, bei
Beschwerden infolge von Erwartungsspannung, Vorempfinden, Ahnung
Schreck
sexuellen Exzessen
Zorn, Ärger
Angst, mit
Schreck, mit
Betäubung, wie im Rausch
Anstrengung agg., geistige
Bewusstlosigkeit, Koma, Stupor
Traum, wie im, weiß nicht, wo er ist
Boshaft, gehässig
Zorn, mit
Delirium
geschwätziges
gleiches Thema, immer •
Schlaf, nach dem
Wahnideen, mit
Denken, Abneigung gegen
Ehrgeiz, Verlust des Ehrgeizes
Eifersucht, Geschwätzigkeit, mit
Weinen, mit
Eigensinnig, starrköpfig
Ekel, Widerwillen
alles, gegen
Empfindlich, Fieberfrost, bei
Entmutigt
abwechselnd mit Ausgelassenheit •
Überspanntheit
Erkennt, Straßen nicht, bekannte
Erregung, Aufregung
agg.
Fieberhitze, bei
Zittern, mit
innerlichem •
Erschöpfung, geistige
erschreckt, leicht
Essen, nach dem, amel.
Extravaganz
Exzentrizität, abwechselnd mit Traurigkeit
Faulheit, Indolenz, Abneigung gegen Arbeit
intelligent, obgleich sehr
Fehler, Orten, irrt sich in
Zeit, in der
Feigheit, Ansicht, Meinung, besitzt nicht den Mut zur eigenen
Fluchen, Schwören
Fremder, Gegenwart Fremder agg.
Froh, guten Mutes, glücklich
abwechselnd mit Traurigkeit
gefolgt von Melancholie
Furcht
abends
Annäherung anderer, vor
Arbeit, Grauen vor der
lebenslange
Menschenmenge, in einer
Tod, vor dem
Unheil, vor
Gebärden, krampfhafte

Gedächtnisschwäche
Gedächtnisverwirrung
Gedanken, versunken in
Gedanken, hartnäckige
nachts
unerfreulichen Dingen, verfolgt von
Geisteskrankheit, Kindbett, im
Melancholie
geistige Arbeit, Abneigung gegen
unmöglich
Geiz
Geschwätzigkeit
Trunkenheit, bei
Gesellschaft, Abneigung, gegen; Gegenwart anderer agg. die Symptome; Verlangen nach Einsamkeit
allein, amel. wenn
Anwesenheit Fremder, Abneigung gegen
Gewalttätig, heftig
morgens
Gewissenhaft, Kleinigkeiten, beschäftigt sich intensiv mit
Gewitter, Gemütssymptome vor
Gemütssymptome bei
Gleichgültigkeit, Apathie
morgens, beim Erwachen
Gewissen, gegen sein
Langeweile, mit
Vergnügen, gegen jedes
Heimweh
Hilflosigkeit, Gefühl der
Hypochondrie
Freien, im
mürrische
Ideen, Einfällen, Mangel an
Imbezillität
Jammern, Lamentieren, Klagen
Konzentration, schwierige
Kummer +1,3
Langeweile
Lästig, geht auf die Nerven
Lebhaft, munter
Leidenschaftlich
Manie
Mürrisch, missmutig
morgens, Bett, im
Erwachen, beim
Fieber, bei
Koitus, nach
Nachgiebigkeit
nagen, Verlangen zu +1
Phantasien, verstärkte Phantasietätigkeit •
nachts
Schlaflosigkeit, mit
Raserei, Wut
boshafte
Reden, anderer agg., Unterhaltung
reden, Abneigung zu, möchte schweigen, wortkarg
unfähig, öffentlich zu
wünscht mit jemandem zu
Redet, einem Thema, nur von
Reizbarkeit
tagsüber
morgens
Erwachen, beim
Erwachen, beim
Fieberhitze, bei
Kleinigkeiten, durch
Koitus, nach
Menses, während der
Ruhelosigkeit
nachts
Bett, sich herumwerfen im
Essen, beim
nach dem
Fieberfrost, bei
Koitus, nach
Schläfrigkeit, mit
Schlafwandeln
Schmeichler
Schmollen
Schüchternheit
abwechselnd mit Überspanntheit
schamhaft, verlegen
Seelenruhe, Gelassenheit
Selbstvertrauen, Mangel an
Sinne abgestumpft
Sitzen, Neigung zum
Sorgen, voller grundloser *1
Sprechen, langsames
Stilles Wesen
Stimmung, abstoßende, widerwärtige
veränderliche, unbeständige, wankelmütige
Meinungen, in seinen
Stöhnen, Ächzen, Wimmern
Streitsüchtig, zanksüchtig
morgens
betrunken, wenn •
Stumpfheit, Geistesträgheit, Denk- und Verständnisschwierigkeit
Nebel eingehüllt, wie in •
Wein, nach
Tadelsüchtig, kritisch

Tod, Todesahnung
töten, Verlangen zu
Traurigkeit, Verzagtheit, Niedergeschlagenheit, Depression, Schwermut, Melancholie
morgens
abwechselnd mit Exzentrizität •
Überschwänglichkeit
Fieberhitze, bei
Freien, im
Gehen, beim, Freien, im
Menses, während der
Zorn, nach
Trunksucht, Alkoholismus
Charakterschwäche, aus
Unbehagen, Unpässlichkeit
nachts
Essen, Abendessen, nach dem
Unbeständigkeit
Unentschlossenheit
Ungehorsam
Unreinlichkeit, Unsauberkeit
unternehmen, vieles, verharrt bei nichts, unternimmt
Untröstlich
Angst um seine Familie während einer kurzen Reise, aus •
Unverschämtheit
Unzufrieden, missvergnügt, unbefriedigt
allem, mit
Vergesslich
Haus steht, auf welcher Straßenseite sein
Straßen, für wohlbekannte
Verleumden, Neigung zum
Vermännlichte Mädchen
Verwirrung des Geistes
morgens
nachmittags
Alkoholgenuss, durch
Erwachen, beim
Essen, nach dem
Gehen, beim
Freien, im
geistige Anstrengung, durch
Identität, über seine
Dualität, Gefühl der
Kopfschmerzen, mit
Mittagessen, nach dem
Rauchen, nach
verläuft sich in wohlbekannten Straßen
Wein, nach
Verzweiflung
Fieberhitze, während der

Wahnideen, Einbildungen, Halluzinationen, Sinnestäuschungen
Arme, drei, sie hat •
Beine, drei, hat
Bett, besetzt durch einen anderen, ist •
jemand ist mit ihm im
Bilder, Phantome, sieht, Dunkeln, im
schreckliche
Diebe, sieht
doppelt zu sein
Glied ist, ein •
drei Personen auf einmal, er ist
geht, neben ihm, jemand
geteilt in zwei Teile
Identität, Irrtümer in der eigenen
Kopf, kalter Wind bläst auf den •
Körper, dreifachen, hat einen
geteilt, ist
verstreut über das Bett, wirft sich umher, die Stücke zusammenzusuchen
krank zu sein
liegt, neben ihm, jemand •
Personen, sieht
neben ihm, sind
Säuglinge sind im Bett, zwei •
sonderbar, alles ist
gewohnte Dinge erscheinen
Sterben, er ist am
Stimmen, hört
wirre (beim Schlucken oder Gehen im Freien agg.)
Visionen, schreckliche
Dunkelheit, in der
Weinen, weinerliche Stimmung
Ärger, aus
Fieberfrost, bei
Fieberhitze, bei
Kleinigkeiten, um
Menses, während der
Schweiß, bei
Trinken, nach dem
Widerspenstig
Widerspruch, verträgt keinen
agg.
Wildheit
Kindern, bei •
Wille, Verlust des Willens
Willensschwäche
Zeit, vergeht zu langsam, erscheint länger
Zerstreut, unaufmerksam
Zorn, Jähzorn
morgens

Erwachen, beim
abends
Erwachen, beim
Gesicht, mit blassem, bläulichem
heftiger
Kleinigkeiten, über
reden, abgeneigt zu
Widerspruch, durch
Zittern, mit
Zurückhaltend, reserviert
morgens
Zweifelnd, skeptisch

Phaseolus nanus

Furcht, Tod, vor dem

Phellandrium aquaticum

Abscheu, Allgemeinen, im
Angst
nachmittags
nachts
Erwachen, beim
Essen, nach dem
Furcht, mit
Gesundheit, um seine +1
Ausgelassenheit
Betäubung, wie im Rausch
Eigensinnig, starrköpfig
Empfindlich, Geräusche, gegen
Erregung, abends
Extravaganz
Froh, guten Mutes, glücklich
nachmittags
Freien, im
Furcht, essen, nach dem Essen
hinter ihm, jemand ist +1
Mittagessen, nach dem
Unglück, vor
tagsüber •
Wasser, vor
Gebärden, leichte
Gedanken, versunken in
Heiterkeit
Freien, im •
Hydrophobie, Tollwut
Meditation
Mürrisch, missmutig
tagsüber
Qualvolle Angst, hinlegen, muss sich
Reizbarkeit
tagsüber
Selbstbetrachtung
Stimmung, veränderliche, unbeständige, wankelmütige
Traurigkeit, Verzagtheit, Niedergeschlagenheit, Depression, Schwermut, Melancholie
tagsüber
morgens, Erwachen, nach dem
vormittags
Unglück, wie durch ein
Verwirrung des Geistes
nachmittags
betrunken, wie
Weinen, weinerliche Stimmung
traurigen Gedanken, bei
Zorn, Jähzorn

Phenobarbitalum

Empfindlich, überempfindlich
Erregung, abwechselnd mit Traurigkeit
Gedächtnisschwäche
Gleichgültigkeit, abwechselnd mit Erregung
Traurigkeit, Verzagtheit, Niedergeschlagenheit, Depression, Schwermut, Melancholie
Verbittert, erbittert

Phosphoricum acidum

Abscheu, Leben, vor dem
Albernes Benehmen
angesprochen werden, will nicht
Angst
nachmittags
Mitternacht, nach, Erwachen, beim
andere, um
Bewegung, durch, amel.
Druck, Brust, auf der, durch
Erwachen, beim
Erwartungsspannung, durch, vor einer Verabredung +1
Essen, nach dem
Fieber, im
Gesundheit, um seine
Gewissensangst, als ob eines Verbrechens schuldig
hypochondrische
Kinder, eigenen Kindern, um die
Menses, während der, Zorn und Angst
Seligkeit, um die ewige

ängstlich gewissenhaft in ihren religiösen Ausübungen, zu
Sitzen, im
Stehen, beim
Träume, beim Erwachen durch schreckliche
Urinieren, vor
Zukunft, um die
Anorexia mentalis
Anstrengung, agg. durch geistige
antworten, Abneigung zu
weigert sich zu antworten
einsilbig
kurz angebunden, barsch
langsam
ohne Beziehung zu der Frage
Schwierigkeit, mit
Stupor kehrt nach Antwort sofort zurück
überlegt lange
unpassend
unrichtig
unverständlich
unzusammenhängend
Argwöhnisch, misstrauisch
Auffahren, fallen, mit dem Gefühl zu
Schlaf, aus dem
im
Ausgelassenheit
Ausschweifung, sexuelle
Außer-sich-Sein
Beklagt sich
Krankheit, über seine
Beschwerden infolge von Angst
Enttäuschung
Erregung, Gefühlserregung
moralischer Erregung ⋆1
Erwartungsspannung, Vorempfinden, Ahnung
Freundschaft, betrogener
geschäftlichem Misserfolg
Grobheit anderer
Heimweh
Kränkung, Demütigung
Kummer
Liebe, enttäuschter
stillem Kummer, mit
unglücklicher
schlechten Nachrichten
Schreck
sexuellen Exzessen
Sorgen
Tadel
Tod eines Kindes
Trunksucht
Überanstrengung, geistiger
Verlegenheit
Zorn, Ärger
stillem Kummer, mit
Betäubung, wie im Rausch
Betrug, Täuschung verursacht Kummer und Kränkung ⋆1
Bewusstlosigkeit, Koma, Stupor
morgens
Alleinsein, beim •
antwortet richtig, wenn angesprochen, aber Delirium und Bewusstlosigkeit kommen sofort zurück
Essen, nach dem
Fieber, bei
geistige Empfindungslosigkeit
Gemütsbewegung, nach
Schlafsucht ohne Schnarchen, Augen geschlossen, mit •
Boshaft, gehässig
Brütet, sieht alles schwarz
Ecke oder lässt den Kopf hängen, brütet in einer
Enttäuschung, über eine •
Krankheit, über seine
Lage, über seine •
Chaotisches, wirres Verhalten
Delirium
antwortet richtig, wenn angesprochen, aber Bewusstlosigkeit und Delirium kommen sofort zurück
apathisches
Blutung, nach
murmelt, murrt
langsam •
ruhiges
sanftes
Schlaf, Einschlafen, beim
Schlaflosigkeit, mit ⋆3
Demenz
Denken, Abneigung gegen
Eifersucht
Eigensinnig, starrköpfig
Ekstase
Empfindlich, überempfindlich
nachmittags
abends
äußeren Eindrücke, gegen alle
Geräusche, gegen
Grobheit, gegen
Mangel an Empfindlichkeit
Musik, gegen

- Entmutigt
  - *Freien, im* •
  - Gehen, beim
- Ernst
- **Erregung, Aufregung**
  - agg.
  - Lesen, beim
  - Schweiß, bei
- **Erschöpfung, geistige**
  - morgens
  - Pollutionen, nach
  - Schlaflosigkeit, mit
  - Sorgen, durch
- erschreckt, leicht
- Erwartungsspannung, Beschwerden durch
- **essen, weigert sich zu**
- Extravaganz
- *Faulheit, Indolenz, Abneigung gegen Arbeit*
  - *Essen, nach dem*
- Fehler, Sprechen, beim
    - Worte, benutzt falsche
- Feigheit
- *Froh, guten Mutes, glücklich*
  - nachts
  - Schlaf, im
- Furcht
  - nachts
  - Anstrengung, vor
  - Berührung, vor
  - Cholera, vor der
  - *ereignen, es könnte sich etwas*
  - Erwachen, beim
    - Traum, nach einem
  - *Krankheit, vor drohender*
  - *Tod, vor dem*
    - Druck im Hypogastrium, mit •
  - Unglück, vor
  - vergiftet zu werden
  - Weinen amel.
- *Gebärden, Greifen oder Langen nach etwas, nach Flocken*
    - *zupft an der Bettdecke*
- **Gedächtnisschwäche**
  - *Arbeit, bei geistiger*
    - Müdigkeit, durch
  - *auszudrücken, sich*
  - Eigennamen, für
  - *gelesen hat, für das, was er*
    - für das, was er gerade
  - sagen wollte, für das, was er
  - *Tagesereignisse, für*
  - *Worte, für*
- *Gedanken, Andrang, Flut der*
    - nachts
    - Erwachen, beim
    - Lesen, beim
  - drängen sich auf und schwirren durcheinander
    - Lesen, beim •
  - *hartnäckige*
  - Krankheit, an eine
  - Schwinden der
    - *morgens* •
    - *Lesen, beim*
  - Stillstand der
  - unzusammenhängende
  - wandernde, abschweifende
- Geistesabwesend
- Geisteskrankheit, Wahnsinn
  - Blutungen, nach
  - Melancholie
  - Tanzen, mit
- *geistige Arbeit, Abneigung gegen*
  - *unmöglich*
    - *morgens*
    - sexuellen Exzessen, nach
- *Geiz*
  - *Angst um die Zukunft, Geiz durch*
- Gemütsstörungen im Allgemeinen ⋆2
- *Geschäft, Abneigung gegen*
- Geschwätzigkeit, Fieberhitze, bei
- Gesellschaft, Abneigung, gegen; Gegenwart anderer agg. die Symptome; Verlangen nach Einsamkeit
  - allein, amel. wenn
- Gesellschaft, Verlangen nach; Abneigung gegen Einsamkeit, Gesellschaft amel.
  - Alleinsein agg., beim
- Gewalttätig, heftig
- Gewissenhaft in Kleinigkeiten
- *Gewissensqual*
- Gier, Habsucht
- **Gleichgültigkeit, Apathie**
  - **morgens**
    - *beim Erwachen*
  - **alles, gegen**
  - **Fieber, bei**
  - **Fieberfrost, bei**
  - *geschäftlichen Angelegenheiten, gegen seine*
  - Pubertät, in der
  - *Typhus, bei*
- Hass
  - *Rache, Hass und*
- *Hast, große Eile*

Heimweh
    stiller, schlechter Laune, mit
Herausfordernd, trotzig
Herzlich, liebevoll, zärtlich
Hypochondrie
    Pollutionen, nach
    sexuelle Ausschweifung, durch
Hysterie
    Klimakterium, im
    Menses, vor den
    sexuellen Ausschweifungen, nach
Ideen, Einfällen, Mangel an
    geistiger, Überanstrengung, bei •
Ideen, Einfällen, Reichtum an; Geistesklarheit
Idiotie
Imbezillität
Jammern, Lamentieren, Klagen
    Krankheit, über seine
    Schlaf, im
Konzentration, schwierige
    Abneigung gegen +1
    Kindern, bei
    Lernen, lernt mit Schwierigkeit
Kummer
    nachts im Bett
    Erwachen, beim
    Kopfschmerzen durch
    lang anhaltender ⋆3
Lachen, Schlaf, im
Lächeln, Schlaf, im
Langsamkeit
Lästig, geht auf die Nerven
Laszív
Launenhaftigkeit
Lebensüberdruss, Lebensmüdigkeit
Lebhaft, munter
Leidenschaftlich
    Kleinigkeit, bei jeder
Lesen, Gemütssymptome agg. durch
Manie
    Raserei, mit
    wilde
Milde
moralischem Empfinden, Mangel an
Mürrisch, missmutig
    morgens
        Bett, im
    Erwachen, beim
    Pubertät, in der
    Schläfrigkeit, mit
Murmeln, murren
Musik agg.
    Husten, Musik agg.
        Klavierspielen, Husten beim
    Kopfschmerzen durch
    Ohrenschmerzen durch
Neid, Habgier, und
Nymphomanie
Phantasien, Lesen, beim
    verstärkte Phantasietätigkeit
        abends, Bett, im
        nachts
        Schlaflosigkeit, mit
Qualvolle Angst, nachmittags
    hinlegen, muss sich
Raserei, Wut
Rechnen, Unfähigkeit zum
Reden anderer agg., Unterhaltung
    Schlaf, im
reden, Abneigung zu, möchte schweigen, wortkarg
        abends
        Fieberhitze, bei
        Freien, im
        Traurigkeit, bei
    lernt langsam sprechen
Redet, sich selbst, mit
Reizbarkeit
    morgens, Erwachen, beim
    Erwachen, beim
    Fieberhitze, bei
    fragt, wenn man ihn
    Koitus, nach
    Menses, während der
Religiosität, auffallende
Resignation
Ruhe, Ruhe und Stille, verlangt nach, Gehen im Freien, beim
Ruhebedürfnis
Ruhelosigkeit
    morgens
        Bett, im
    abends
    nachts
    ängstliche
    Erwachen, beim
    Essen, nach dem
    Fieberhitze, nach
    Gehen, beim, Freien, im, amel.
    innerliche
    Urinieren, vor dem
Schmollen
Schreck, Menses während ⋆1
Schüchternheit, Gesellschaft, in

Schuldgefühl nach Masturbation, bedrückt durch •
Seelenruhe, Gelassenheit
Seufzen
Singen
  nachts
  Schlaf, im
Sinne abgestumpft
  Schwinden der
Sinnlichkeit
Sitzen, Neigung zum
Sorgen, voller
Spotten, andere spotten über ihn, glaubt
Sprechen, einsilbiges
  hastiges
  langsames
  unverständliches
  unzusammenhängendes
  zögerndes
Stilles Wesen
Stöhnen, Schlaf, im
Streitsüchtig, zanksüchtig
Stumpfheit, Geistesträgheit, Denk- und Verständnisschwierigkeit
  morgens
  allein, wenn •
  denken, unfähig, lange zu
  Gehen, beim
  geistige Anstrengung, durch
  Gemütsbewegungen, durch
  Geschäftssorgen, durch •
  Impotenz, mit •
  Lesen, beim
  Masturbation, nach
  Pollutionen, nach
Tadelt sich selbst, Selbstvorwürfe
  andere, morgens •
Tanzen
  bewusstloses •
Traum, wie im
Traurigkeit, Verzagtheit, Niedergeschlagenheit, Depression, Schwermut, Melancholie
  morgens, Erwachen, beim
  nachts, Mitternacht, nach
  Erwachen, beim
  Fieberhitze, bei
  Freien, im
  Gehen, beim und nach dem
    nur beim und zunehmend mit dem •
  Kummer, nach
  Masturbation, durch
  Menses, unterdrückte, durch
  Pollutionen, durch
  Reden, Abneigung gegen
  stille
  Unglück, wie durch ein
Trunksucht, Alkoholismus
Unbehagen, Essen, nach dem
Unbesonnen, sorglos
Ungeduld
Unterhaltung, Konversation agg.
Unzufrieden, missvergnügt, unbefriedigt
  sich selbst, mit
Vergesslich
  morgens
  alter Menschen, Vergesslichkeit
  Gemütsbewegungen, durch
  sexuellen Ausschweifungen, nach
  Worte beim Sprechen, für; sucht nach Worten
Verliebt
Verweilt bei vergangenen unangenehmen Ereignissen •
Verwirrung des Geistes
  morgens
    Aufstehen, beim und nach dem
  abends
  betrunken, wie
    wie nach einem Rausch
  Erwachen, beim
  Essen, nach dem
  geistige Anstrengung, durch
  Koitus, nach
  Lesen, beim
  warmen Zimmer, im
  Zecherei, nach einer •
Verzweiflung
Wahnideen, Einbildungen, Halluzinationen, Sinnestäuschungen
  abends, Bett, im
  akustische Täuschungen
  ausgelacht, verspottet zu werden
  bewegen, hört unsichtbare Dinge nahe über ihm sich ⋆8
  Bilder, Phantome, sieht
    schreckliche
  Einschlafen, beim
  Erwachen, beim
  Geräusche, hört
  Gestalten, sieht
  Glocken läuten, hört
  hört Gegenstände sich bewegen •
  Kopf, steht auf dem ⋆3
  Phantasie, Einbildungen der

regnen, er hört es (nachts)
Stirn; meint, unter der Stirn hervorschauen zu müssen •
tot, Menschen, sieht tote
Uhr schlagen, hört die •
Visionen, hat
Ziffern, Nummern, sieht
Weinen, weinerliche Stimmung
nachts
Husten, beim
Schlaf, im
traurigen Nachrichten, bei •
Wimmern, Schlaf, im
Wildheit
Ärger, durch •
Zerstreut, unaufmerksam
morgens
Lesen, beim
Zorn, Jähzorn
antworten, wenn gezwungen zu
heftiger
Zurückhaltend, reserviert
Gehen, im Freien, beim
Zweifelnd, Genesung, an der

Phosphorus

Abneigung, alles, gegen ★2
Familienmitglieder, gegen
Kinder gegen, ihre eigenen +2
Personen, gegen alle
sich selbst, gegen ★3
Abscheu, Leben, gegen das
Aktivität, geistige
Albernes Benehmen
Angst
morgens
Erwachen, beim
nachmittags
abends
Zwielicht, im
Bett, im
nachts
Erwachen, beim
Mitternacht, vor
allein, wenn
allem, vor
anfallweise
Ärger, nach
Bett, im
Dunkeln, im
Erregung, durch
Erwachen, beim
Fieber, im
Fieberfrost, während
Freunde zu Hause, um
Furcht, mit
Gedanken, durch, unangenehme
geistige Anstrengung, durch
Gesundheit, um seine
Gewissensangst, als ob eines Verbrechens schuldig
ruhelos tagsüber oder nachts, verhindert das Hinlegen •
Gewitter, vor (zeitlich)
bei
grundlose
Hitzewallungen, bei
hypochondrische
Kopf, Kopfhitze, mit
Stirnschweiß, mit
Liegen, Seite, auf der
linken
Menses, während der
nach den
Mittagessen, nach dem
periodische
Pollutionen, nach
Schlaf, im
Schmerzen, durch, Anus, im •
Sitzen, im
Stehen, beim
Wärme, durch, amel.
Zukunft, um die
Anstrengung, agg. durch geistige
antworten, Abneigung zu
weigert sich zu antworten
Antwortet kurz angebunden, barsch
langsam
Schwierigkeit, mit
Stupor kehrt nach Antwort sofort zurück
überlegt lange
ungenügend •
unrichtig
unverständlich
unzusammenhängend
zusammenhanglos
Argwöhnisch, misstrauisch
Auffahren
morgens beim Erwachen
leichtes
Schlaf, aus dem
Einschlafen, beim
im

Schreck, durch und wie durch
Tür aufgeht, wenn die
Auffassungsvermögen, leichtes
Ausschweifung, sexuelle
Außer-sich-Sein
beeindruckbar, bestimmbar, leicht
Beharrlichkeit
beißen, Verlangen zu
anfallweise, beißt •
Kissen, beißt
um sich, beißt •
Beklagt sich
beleidigt, leicht; nimmt alles übel
Bellen, knurren wie ein Hund
Beschwerden infolge von Ehrgeiz, enttäuschtem
Eifersucht $^{+1}$
Enthaltsamkeit $^{\star 3}$
Erregung, Gefühlserregung
moralischer Erregung $^{\star 1}$
Erwartungsspannung, Vorempfinden, Ahnung
Furcht
Geringschätzung, Verachtung durch andere
Kummer
Liebe, enttäuschter
stillem Kummer, mit
Musik •
schlechten Nachrichten
Schreck
sexuellen Exzessen
Sorgen
Überanstrengung, geistiger
Zorn, Ärger
Angst, mit
Schreck, mit
stillem Kummer, mit
Betäubung, wie im Rausch
morgens
Erwachen, beim
Aufstehen, amel. nach dem •
Erwachen, beim
Schwindel, bei
warmen Zimmer, im
Bewusstlosigkeit, Koma, Stupor
morgens
nachts, Erwachen, beim
antwortet richtig, wenn angesprochen, aber Delirium und Bewusstlosigkeit kommen sofort zurück
Apoplexie, bei
Delirium, nach
Erwachen, beim
Fieber, bei
geistige Empfindungslosigkeit
Gerüche, durch
häufige Anfälle von Bewusstlosigkeit, Absencen
murmelt, murrt
Pneumonie, bei
Schwindel, während, bei Trinkern •
Stuhlgang, nach
Traum, wie im
überfüllten Zimmer, im
Verhalten, automatenhaftes
Borgt von allen
Boshaft, gehässig
Dämmerung agg. Gemütssymptome
Delirium
abends
18 h •
abwechselnd mit Bewusstsein
anfallweises
antwortet richtig, wenn angesprochen, aber Bewusstlosigkeit und Delirium kommen sofort zurück
ängstliches
aufgeweckt, wenn
Bett und entflieht, springt plötzlich aus dem
Blutung, nach
erotisches
Geschäft, spricht vom
geschwätziges
gewalttätiges
murmelt, murrt
nackt sein, möchte im Delir
rasendes
ruheloses
ruhiges
Schlaf, Einschlafen, beim
Schlaflosigkeit, mit $^{\star 3}$
Schrecken, voller
Schreien, mit
Wachen, Nachtwachen, durch
wahnsinniges, Liebe, infolge von enttäuschter •
Delirium tremens, Säuferwahnsinn
Demenz
senilis, Dementia
Denken, Abneigung gegen
Beschwerden agg., an seine
Unangenehmes agg., an •
Diktatorisch, herrisch, dogmatisch, despotisch
Befehlston
Dunkelheit agg.

Ehebrecherisch
Eifersucht, sexueller Erregung, mit
Eigensinnig, starrköpfig
Ekel, Widerwillen
  alles, gegen
Ekstase
  verliebte, Schlaf, im •
Elegant, Schönling
Empfindlich, überempfindlich
  äußeren Eindrücke, gegen alle
  Berührung, gegen
  Fieberfrost, bei
  geistige Eindrücke, für
  Geräusche, gegen
    geringste Geräusch, gegen das
  Gerüche, gegen
  Geschrei von Kindern, gegen das
  Kinder, empfindliche
  Licht, gegen
  Mangel an Empfindlichkeit
  Menses, während der
  Musik, gegen
  Pubertät, in der
  Sinneseindrücke, gegen
entfliehen, versucht zu
  Familie, den Kindern, der
Entfremdet ihrer Familie
Entmutigt
Entwicklungsstillstand eines Kindes
Erkennt, Verwandten nicht, seine
Erregung, Aufregung
  nachmittags
  abends
    Bett, im
  agg.
  Fieberfrost, bei
  fiebrige
  Kleinigkeiten, über
  nervöse
  schlechten Nachrichten, nach
  Schwäche, mit
Erschöpfung, geistige
  morgens
  mittags
  Kleinigkeiten, durch •
  Pollutionen, nach
erschreckt, leicht
  Einschlafen, beim
  Kleinigkeiten, über
  Weinen amel. •
Erwartungsspannung, Zahnarzt, Arzt, vor Gang zum
  Essen, nach dem, amel.
Faulheit, Indolenz, Abneigung gegen Arbeit
  tagsüber
  Essen, nach dem
Fehler, Arbeit, in der
  Orten, irrt sich in
  Schreiben, beim
  Sprechen, falsche Antworten, gibt
Feigheit
Feuer legen, Dinge anzünden, will
Fleißig, Arbeitswut
  Menses, vor den
Fluchen, Schwören
Frechheit, Impertinenz
Fremder, Gegenwart Fremder agg.
  Kind hustet beim Anblick
Froh, guten Mutes, glücklich
  vormittags
  nachmittags
  abends, Bett, im
  abwechselnd mit Traurigkeit
    Weinen
  Fieberfrost, bei
Furcht
  morgens
  abends
    Zwielicht, im
  nachts
    Erwachen, nach dem
  Ärzten, vor +1
  Alleinsein, vor dem
    fürchtet zu sterben
  Anfall zu bekommen, einen
  Annäherung anderer, vor
    Fahrzeugen, von
  Anstrengung, vor
  Apoplexie, vor
  Arbeit, Grauen vor der
  Auffahren, mit
  Berührung, vor
  Blitzen, vor
  Denken an Unangenehmes, beim •
  Dunkelheit, vor
  Einbildungen, vor
  Einbrechern, vor
  ereignen, es könnte sich etwas
  ermordet zu werden
  Ersticken, vor dem
  Erwachen, beim, Traum, nach einem
  Geistern, Gespenstern, vor
  Geisteskrankheit, seinen Verstand zu verlieren, vor

Geräusche, durch
Gewitter, vor
Herzkrankheit, vor +1
Klavier, wenn am
Krankheit, vor drohender
Karzinom +1
kriecht aus jeder Ecke, etwas
Küchenschaben, vor ★1
Kummer, wie durch
Männern, vor
Magen aufsteigend, vom
Menschen, vor; Anthropophobie
Menschenmenge, in einer
Menses, während der
nach den
Misserfolg, vor
Tod, vor dem
abends
nachts
allein, wenn
abends im Bett
überfahren zu werden (beim Ausgehen)
überwältigende
Unglück, vor
Unheil, vor
vergiftet zu werden
Wasser, vor
Weinen amel.
wiederkehrende
Zittern, mit
Gebärden, automatische
Schlaf, im •
Greifen oder Langen nach etwas, nach Flocken
Umstehenden, nach
zupft an der Bettdecke
langsame
ringt die Hände
unfreiwillige Handbewegungen
Kopf, zum +5
Schlaf, im
wirft die Hände umher
unsichere
Gedächtnis, gutes
Gedächtnisschwäche
gelesen hat, für das, was er
Geschäfte, für
getan hat, was er gerade
Gedanken, versunken in
Gedanken, Andrang, Flut der
abends
drängen sich auf und schwirren durcheinander
sexuelle
gedankenvoll
hartnäckige
Mord, an
Krankheit, an eine
Leere der
quälende
schnelle, lebhafte
schreckliche
nachts •
wandernde, abschweifende
Geduldig
gehen, Freien, im agg. Gemütssymptome
Geistesabwesend
Geisteskrankheit, Wahnsinn
anfallweise
erotische
geistige Anstrengung, durch
Größenwahn
Kindbett, im
Lähmung, mit
sexuelle Exzesse, durch
geistige Arbeit, Abneigung gegen
unmöglich
Gemütsstörungen im Allgemeinen ★2
Geschäft, redet vom
Geschäftig
Geschwätzigkeit
Gesellschaft, Abneigung, gegen; Gegenwart anderer agg. die Symptome; Verlangen nach Einsamkeit
allein, amel. wenn
Gesellschaft, Verlangen nach; Abneigung gegen Einsamkeit, Gesellschaft amel.
Alleinsein agg. beim
gesund, fühlt sich sehr, vor einem Anfall ★5
Gewalttätig, heftig
Gewalttaten, Wut führt zu
Gewissensqual
Gewitter, Gemütssymptome vor
Glänzende, leuchtende Gegenstände agg.
Gleichgültigkeit, Apathie
abends
abwechselnd mit Weinen •
alles, gegen
Entblößung ihres Körpers, gegen
Fieber, bei
Fieberfrost, bei
geliebte Personen, gegen
Kinder, gegen ihre

Leben, gegen sein
liebste Freunde, selbst gegen (bei Alkoholismus) •
sich selbst, gegen +3
Umgebung, gegen die
Verwandten, gegen seine
Grobheit
Hass
Männer, auf
Rache, Hass und
Hast, große Eile
Heimweh
Heiterkeit
abends
Hellsehen
Herzlich, liebevoll, zärtlich
erwidert Herzlichkeit •
Heuchelei
Heulen
Hilflosigkeit, Gefühl der
Hochmütig, arrogant
Hydrophobie, Tollwut
Hypochondrie
abends
mürrische
Hysterie
Menses, vor den
Ideen, Einfällen, Mangel an
Ideen, Einfällen, Reichtum an; Geistesklarheit
abends
Idiotie
Imbezillität
sexueller Erregung, mit
Jammern, Lamentieren, Klagen
Schlaf, im
Kinder, auf der Lauer und erspähen alle Gebärden •
Klammert, klammert sich an andere
Konzentration, aktive
Konzentration, schwierige
morgens
Lernen, Lesen etc., lernt mit Schwierigkeit
Kummer
morgens
Kopfschmerzen durch
untergräbt die Konstitution •
Küsst jeden
Lachen
morgens
abwechselnd mit Traurigkeit
agg.
ernste Dinge, über
krampfhaftes
traurig, wenn •
unfreiwilliges
Langsamkeit
alter Menschen
Bewegungen, der
Lästig, geht auf die Nerven
Lasziv
Launenhaftigkeit
Lebensüberdruss, Lebensmüdigkeit
Leidenschaftlich
Kleinigkeit, bei jeder
Lernen, Lernschwäche ⋆3
lernt, leicht ⋆3
Licht, Verlangen nach
Liebe zu jemandem des eigenen Geschlechts, Homosexualität, Tribadie
magnetisiert werden, will
Mesmerismus amel.
Manie
erotische ⋆3
Raserei, mit
sexuelle Manie bei Männern
Frauen, bei
Meditation
Menschenfeindlichkeit
Menses, Gemütssymptome agg. vor den
während der
Milde
Mitgefühl, Mitleid
Verlangen nach •
Morphinismus
Mürrisch, missmutig
tagsüber
morgens
vormittags
nachmittags, Dämmerung, in der
abends
nachts
Erwachen, beim
Essen, nach dem
Murmeln, murren
abends
Musik agg.
Klavierspiel, durch
Kopfschmerzen durch
Mutig
nackt zu sein, Verlangen
morgens im Bett
Delirium, im
Nymphomanie
Menses, vor den

unterdrückten, nach
Schwangerschaft, in der
Obszön
Mann spürt kleinen Mädchen nach
Reden, obszöne
Phantasien, lebhafte
Hitze, gefolgt von •
Schlaf, verhindert den
unangenehme, Zu-Bett-Gehen, nach dem •
verstärkte Phantasietätigkeit
abends
Bett, im
nachts
Schlaflosigkeit, mit
Zu-Bett-Gehen, nach dem
verwirrte
Possen, spielt
Delirium, im
Qualvolle Angst
abends
allein, wenn •
Menses, während der
Sturm, bei •
Raserei, Wut
abends
aufgeweckt, wenn •
Schlaf, im •
Rebelliert gegen Umschläge
Reden, Schlaf, im
reden, Abneigung zu, möchte schweigen, wortkarg
kann nicht ⋆2
lernt langsam sprechen
Reizbarkeit
tagsüber
morgens
Aufstehen, nach dem
Erwachen, beim
vormittags
abends
nachts
allein, wenn
Essen, nach dem, amel.
Fieberfrost, bei
Fieberhitze, bei
Geräusche, durch
Koitus, nach
Kopfschmerzen, bei
Mittagessen, vor dem •
Pubertät, in der •
Ruhelosigkeit
vormittags
mittags
abends
Bett, im
nachts
Mitternacht, nach, 1 h
allein, wenn
ängstliche
Bett, im
sich herumwerfen im
treibt aus dem
Erwachen, beim
Essen, nach dem
Fieberfrost, zu Beginn des Fieberfrostes
fieberhafte
Fieberhitze, bei
Gewitter, vor •
innerliche
Menses, während der
Schlaf, vor dem
Sturm, beim
Übelkeit, durch
Satyriasis
Schamlos
Zur-Schau-Stellen der Genitalien
Schlafwandeln
erledigen, geistige Arbeit
steigt auf Dächer, Brücken- oder Balkongeländer
Schlagen
um sich nach eingebildeten Gegenständen, schlägt
beim Träumen •
Schreck, Menses während ⋆1
Schreckliche Dinge, traurige Geschichten ergreifen sie tief
Schreien
Cri encéphalique
Erwachen, beim
Konvulsionen, vor
Schlaf, im
Schüchternheit
nachmittags
abends, Dämmerung, in der •
schamhaft, verlegen
Seelenruhe, Gelassenheit
Selbstbetrachtung, vormittags •
Selbstmord, Neigung zum
nachts
Mut fehlt, aber der
Weinen amel.
Selbstvertrauen, Mangel an
Sentimental, schwärmerisch

Seufzen, Schweiß, bei
Singen
Trällern
Sinne abgestumpft
geschärft
Sinnlichkeit
Sitzen, Neigung zum
Sprechen, albernes
deliröses, Schlaf, Einschlafen, beim •
langsames
manieriert, unnatürlich
springt schnell von einem Gedanken zum anderen
unzusammenhängendes
Schlaf, im
Springen, Bett, springt aus dem
spucken, Gesicht, den Leuten ins
Stimmung, abstoßende, widerwärtige
abwechselnde
veränderliche, unbeständige, wankelmütige
Stöhnen, Ächzen, Wimmern
Schlaf, im
Schmerzen, durch
Schweiß, bei
Stößt, Schlaf, im
Streitsüchtig, zanksüchtig
Stumpfheit, Geistesträgheit, Denk- und Verständnisschwierigkeit
morgens
Aufstehen, beim
nachts, Erwachen, beim
denken, unfähig, lange zu
Erwachen, beim
Essen amel.
Fieberfrost, bei
Schläfrigkeit, mit
schmerzhafte
versteht Fragen erst nach Wiederholung
Tadelsüchtig, kritisch
Tod, Gefühl vom
Todesahnung
wünscht sich den
töten, Verlangen zu
Traum, wie im
Traurigkeit, Verzagtheit, Niedergeschlagenheit, Depression, Schwermut, Melancholie
morgens
Erwachen, beim
nachmittags
Dämmerung, in der
abends
21 h
nachts
Mitternacht, nach
Abkühlung, durch
Alleinsein, beim
Dunkelheit, in der
Fieberfrost, bei
Fieberhitze, bei
Geräusche, durch
grundlose
Kopfschmerzen, bei
Lachen, mit unfreiwilligem •
Menses, vor den
unterdrückte, durch
Musik, durch
Träume, durch
Unglück, wie durch ein
Weinen amel.
Zorn, nach
Trost, freundliche Worte amel.
Trunksucht, Alkoholismus
Überlegt, denkt nach
Unbesonnen, sorglos
Unentschlossenheit
Heirat, zur
Ungehorsam
Ungeschickt ★[3,5]
Ungestüm
Schweiß, mit
unterdrückten oder zurückgetretenen Hautausschlägen oder Hämorrhoiden, Gemütssymptome agg. nach
unternehmen, fehlende Willenskraft, etwas zu
Dinge gegen seine Absicht, unternimmt
Untröstlich
Unverschämtheit
Unwillkürliche Handlungen [+1]
Unzufrieden, missvergnügt, unbefriedigt
Gesundheit, mit seiner •
Vergesslich
morgens
Verlangen, voller, körperlicher Bewegung, nach
zahlreichen, verschiedenen Dingen, nach
Verleumden, Neigung zum
heuchlerisch, scheinheilig
Verliebt
Verschwiegen, Geheimniskrämer
Verweilt bei vergangenen unangenehmen Ereignissen
rührt unangenehme Erinnerungen auf
Verwirrung des Geistes
morgens
Aufstehen, beim und nach dem

Aufstehen, nach dem, amel.
Erwachen, beim
abends
nachts
Erwachen, beim
Aufstehen, nach dem
Bett, im
Bewegung, durch
Bücken, beim
Erwachen, beim
Essen, nach dem
amel.
Fieberfrost, bei
Fieberhitze, während
Freien, im, amel.
geistige Anstrengung, durch
Identität, über seine
Dualität, Gefühl der
Kaltbaden amel.
nach Erkältung •
Koitus, nach
Kopfschmerzen, mit
Menses, während der
Mittagessen, nach dem
Schlaf, Mittagsruhe, nach einer
Sitzen, im
Traum, wie im
warmen Zimmer, im
Waschen des Gesichtes amel.
Verzweiflung
Wählerisch, anspruchsvoll, pedantisch ⋆4
Wahnideen, Einbildungen, Halluzinationen, Sinnestäuschungen
abends, Einschlafen, beim
adlig zu sein
akustische Täuschungen
ängstliche
Ansammlung von Dingen, Schwärmen, Menschenmengen etc.
Arbeit, fleißig an der, ist
bewegen, hört unsichtbare Dinge nahe über ihm sich ⋆8
Bilder, Phantome, sieht
nachts
schreckliche
Daumen, Finger sind •
Diebe, sieht
doppelt zu sein
Ecke kommen, sieht etwas aus der •
Einschlafen, beim
ermordet werden, er wird
jemanden, er hat (die ganze Nacht)
erwürgt, er wird (nachts beim Erwachen)
Feuer, sieht
Feuerflammen scheinen ihn zu durchdringen •
Gegenstände, Bewegung, in
gepackt, wie
Geschäft, macht
Gesichter, sieht
wohin er sieht, oder sie sehen aus den Ecken
Gespenster, Geister, sieht
hängen, oder hoch zu stehen, hat das Gefühl zu •
hochgestellte Persönlichkeit, ist eine
Hydrothorax, er hat einen
Identität, Irrtümer in der eigenen
jemand anders, sie ist
Insekten, sieht
Insel, ist auf einer entfernten •
Körper, verstreut über das Bett, wirft sich umher, die Stücke zusammenzusuchen
krank zu sein
lebhafte
leicht, körperlos, er ist
Mensch, anderer Mensch, sie ist ein
Phantasie, Einbildungen der
Fieberfrost, bei
Fieberhitze, während
Rang, er ist eine Person von
Reichtum, von ⋆2
schwebt in der Luft
sonderbar, gewohnte Dinge erscheinen
Stimmen, hört
wirre (beim Schlucken oder Gehen im Freien agg.)
Stuhl hebt sich hoch, sein •
Teufel, anwesend, sind
Tieren, von
tot, er selbst war
Menschen, sieht tote •
umdrängt, ist von Gestalten •
Unfälle, von Verwandten •
Ungeziefer herumkriechen, sieht
unzüchtige Handlungen, deren sie sich nicht schuldig ist, beschuldigt sich unzüchtiger •
Verbrecher, er ist ein
verfolgt zu werden, Polizei, von der
verletzt zu werden
Visionen, hat
abends
schreckliche
nachts
vornehm, ist

Würmer, kriechenden Würmern, von
Ziffern, Nummern, sieht
Weinen, weinerliche Stimmung
morgens
nachmittags
nachts
abwechselnd mit Lachen
amel.
anfallweise
Angst, nach
Erwachen, beim
grundlos
Herzklopfen, bei
Husten, vor +5
Kopfschmerzen, bei
krampfhaftes
lautes Weinen, Schluchzen
Menses, vor den
während der
nach den
Schlaf, im
Schweiß, bei
Stuhlgang, vor
beim
unwillkürliches
Wimmern, Winseln
nachts •
Schlaf, im
Wichtigtuerisch
Widerspenstig
widersprechen, Taten widersprechen der Absicht
Widerspruch, verträgt keinen
Wildheit
Wille, Verlust des Willens
Zerreißt Kissen mit den Zähnen, die Sachen
Zerstörungssucht, Destruktivität
Zerstreut, unaufmerksam
morgens
Zorn, Jähzorn
morgens, Erwachen, beim
vormittags
Erwachen, beim
heftiger
Kaffee agg.
Kindern, bei
Kleinigkeiten, über
leicht in, gerät
Zittern, mit
Zufrieden
Zuneigung, Kind nimmt Zuneigung an und erwidert sie ⋆4
Verlangen nach, Kindern bei ⋆4
Zurückhaltend, reserviert
Zweifelnd, Genesung, an der

Phosphorus hydrogenatus

Empfindlich, überempfindlich

Physalis alkekengi

Geschwätzigkeit

Physostigma venenosum

Aktivität, geistige
Albernes Benehmen
Angst, Freunde zu Hause, um
Schlaf, im
Auffahren
Bewusstsein wiederkehrt, wenn das
leichtes
Schlaf, Einschlafen, beim
Beschwerden infolge von Erregung, Gefühlserregung
Kummer
Betäubung, wie im Rausch
nachmittags
Delirium, Zittern, mit
Erregung, Klimakterium, im
Erschöpfung, geistige
Froh, guten Mutes, glücklich
Furcht, Blitzen, vor
Geisteskrankheit, seinen Verstand zu verlieren, vor
nachts
Schaden anrichten, er könnte (nachts beim Erwachen) •
Gebärden, nervöse
Gedächtnis, gutes
Gedächtnisschwäche
auszudrücken, sich
hartnäckige
schnelle, lebhafte
schreckliche
nachts, beim Erwachen
wandernde, abschweifende
Lernen, beim
Geisteskrankheit, Wahnsinn
Geschwätzigkeit
Klimakterium, im •

Gleichgültigkeit, geschäftlichen Angelegenheiten, gegen seine +5
Größe, Rahmens scheint vermindert, des •
Heiterkeit, morgens
Hysterie
Ideen, Einfällen, Reichtum an; Geistesklarheit
    Fieberfrost, bei
kleiner, Gegenstände erscheinen
Konzentration, schwierige
Lesen, Abneigung gegen
Musik agg.
Nichts erscheint ihm richtig ⋆2
reden, Abneigung zu, möchte schweigen, wortkarg
Reizbarkeit
Ruhelosigkeit
    morgens
    abends
    nachts
        22 h •
        Herzgegend, durch Unbehagen in der •
Seufzen
Sprechen, langsames
Stöhnen, Ächzen, Wimmern
Stumpfheit, Geistesträgheit, Denk- und Verständnisschwierigkeit
    morgens
    vormittags
    Gehen, beim
Traum, wie im
Traurigkeit, mittags
Trieb, laufen, zu; krankhafter Lauftrieb
Unbehagen, Baden, nach dem •
Vergesslich, Klimakterium, im
Verwirrung des Geistes
    vormittags
Wahnideen, allein, Verworfener, er alleine ist ein •
    Gegenstände, zahlreiche Gegenstände im Zimmer, zu •
    geisteskrank werden, sie wird
    Gespenster, Geister, sieht
    Schlangen, in ihr und um sie herum
Wille, Muskeln gehorchen nur schwach dem Willen ⋆3
Weinen, nachts +5
Zählt dauernd

Phytolacca decandra

Abscheu, Allgemeinen, im
    morgens
        Erwachen, beim •
    Schmerzen, bei
Angst, tagsüber
beißen, Verlangen zu
Betäubung, Schwindel, bei
Bewusstlosigkeit, Koma, Stupor
    Schmerzen, durch
Empfindlich, Schmerzen, gegen
essen, weigert sich zu
Faulheit, morgens
Furcht
    Anstrengung, vor
    Tod, vor dem
Geisteskrankheit, Frösteln, mit
geistige Arbeit, Abneigung gegen
Geschäft, Abneigung gegen
getötet zu werden, Verlangen
Gleichgültigkeit, Apathie
    morgens, beim Erwachen
    Entblößung ihres Körpers, gegen
    geschäftlichen Angelegenheiten, gegen seine
    Leben, gegen sein
    Umgebung, gegen die
Lachen, sardonisches
Lebensüberdruss, Lebensmüdigkeit
    morgens, Erwachen, beim
    Schmerzen, durch •
nackt zu sein, Verlangen
    Delirium, im
Reizbarkeit
Ruhelosigkeit
    nachts
    Mitternacht, vor
        beim Erwachen
Schamlos
    Zur-Schau-Stellen der Genitalien
Stöhnen, Ächzen, Wimmern
    nachts
    anhaltendes Stöhnen und Schnappen nach Luft
    Kindern, bei
    Zahnen, beim
Tod, Gewissheit des Todes
    wünscht sich den
        morgens beim Erwachen
Traurigkeit, Verzagtheit, Niedergeschlagenheit, Depression, Schwermut, Melancholie
Unerträgliche Schmerzen ⋆1
Verwirrung des Geistes, Freien, im, amel.
    Sitzen, im
Wahnideen, Fetzen, Körper zerrissen in ⋆2
    Schlangen, in ihr und um sie herum
Weinen, nachts

Kindern, erschwertes Zahnen, durch •
Menses, während der

Picricum acidum

Abscheu, Allgemeinen, im, mittags •
Anstrengung, agg. durch geistige
Auffassungsvermögen, leichtes
Ausschweifung, sexuelle
Beschwerden infolge von Ausschweifung
Enthaltsamkeit ⋆3
Kummer
Schock, seelischem Schreck
Sorgen
Überanstrengung, geistiger
Betäubung, wie im Rausch
Demenz
Ekstase, verliebte
Erschöpfung, geistige
Schlafmangel, durch •
Schreiben, nach dem
Sorgen, durch
Faulheit, Indolenz, Abneigung gegen Arbeit
Fleißig, Arbeitswut
Furcht, Prüfung, vor +2
Gedächtnisschwäche
Arbeit, bei geistiger
Gedanken, drängen sich auf, sexuelle
schnelle, lebhafte
Schwinden der
wandernde, abschweifende
Geisteskrankheit, Wahnsinn
geistige Arbeit, Abneigung gegen
ermüdet
unmöglich
sexuellen Exzessen, nach
Gesellschaft, Abneigung, gegen; Gegenwart anderer agg. die Symptome; Verlangen nach Einsamkeit
Gleichgültigkeit, Apathie
Heirat erscheint unerträglich, der Gedanke an
Ideen, Einfällen, Reichtum an; Geistesklarheit
nachts
Imbezillität
Konzentration, schwierige
Lernen, Lesen etc., beim
Lasziv
Lebensüberdruss, Lebensmüdigkeit
Manie
moralischem Empfinden, Mangel an
Mürrisch, missmutig
Obszön
Phantasien, lebhafte
verstärkte Phantasietätigkeit
reden, Abneigung zu, möchte schweigen, wortkarg
Reizbarkeit
nachts
Anstrengung, geistige, durch •
Impotenz, mit •
sexuelle Exzesse, Schwäche, mit sexueller •
Resignation
Ruhelosigkeit, nachts, Mitternacht, vor
Satyriasis
Sitzen, Neigung zum
Sitzt still
Sorgen, voller
Stimmung, veränderliche, unbeständige, wankelmütige
Stumpfheit, Geistesträgheit, Denk- und Verständnisschwierigkeit
denken, unfähig, lange zu
Erwachen, beim
geistige Anstrengung, durch
Traurigkeit, Verzagtheit, Niedergeschlagenheit, Depression, Schwermut, Melancholie
Unentschlossenheit
unternehmen, fehlende Willenskraft, etwas zu
Vergesslich
Verwirrung des Geistes, geistige Anstrengung, durch
Verzweiflung
Wahnideen, Arme reichen bis zu den Wolken (beim Einschlafen) •
Gesichter, reichen bis zu den Wolken (beim Einschlafen) •
groß, Körperteile erscheinen zu
vergrößert
Körperteile sind
Zunge scheint die Wolken zu erreichen (beim Einschlafen) •
Wille, Verlust des Willens
Willensschwäche
Anstrengung, durch geistige •

Picrotoxinum

Traurigkeit, Verzagtheit, Niedergeschlagenheit, Depression, Schwermut, Melancholie

Pilocarpinum

Bewusstlosigkeit, Koma, Stupor

Pinus sylvestris

Angst
Erregung, Aufregung
Stumpfheit, Geistesträgheit, Denk- und Verständnisschwierigkeiten
Traurigkeit, Verzagtheit, Niedergeschlagenheit, Depression, Schwermut, Melancholie
unternehmen, unternimmt vieles, verharrt bei nichts

Piper methysticum

Anstrengung, agg. durch geistige
Auffassungsvermögen, leichtes
Beschäftigung, Ablenkung amel.
Beschwerden infolge von Überanstrengung, geistiger
Denken, Beschwerden agg., an seine
Empfindlich, Schmerzen, gegen
Erregung, Aufregung
  amel.
  angenehme •
Erschöpfung, geistige
Faulheit, Indolenz, Abneigung gegen Arbeit
  Erwachen, beim
  Schlaf, nach dem
Fleißig, Arbeitswut
fordernd, zu sehr; Krankheit, bei *1
Froh, guten Mutes, glücklich
  vormittags
  abends
  Pollutionen, nach •
Furcht
  tagsüber, nur
  Leiden, vor
  Schmerzen, vor
Gebärden, vorsichtige •
Gedächtnis, gutes
Gedächtnisschwäche
Geisteskraft, gesteigerte
geistige Arbeit, Verlangen nach
Hast, Essen, beim
Heiterkeit
Ideen, Einfällen, Reichtum an; Geistesklarheit
Langeweile
  Unterhaltung amel.
Phantasien, verstärkte Phantasietätigkeit
reden, Abneigung zu, möchte schweigen, wortkarg
Reizbarkeit, Geräusche, durch
Ruhelosigkeit, tagsüber
  nachts
Schüchternheit, tagsüber
Springen
Stumpfheit, Geistesträgheit, Denk- und Verständnisschwierigkeit
  nachmittags
  abends
Tanzen
Unerträgliche Schmerzen *1
Vergnügen, Verlangen nach
Verwirrung des Geistes, Schläfrigkeit, mit
Wahnideen, vergrößert, Kopf ist

Piper nigrum

Beschäftigung, Ablenkung amel.
Denken, Beschwerden agg., an seine

Piscida erythrina

Fleißig, Arbeitswut
Manie

Pituitarium posterium

Angst
  nachts
Furcht, Harnverhaltung, unwillkürlichem Urinabgang, Furcht, vor •
  Impotenz, vor •
Gleichgültigkeit, alles, gegen +1
Lebensüberdruss, Lebensmüdigkeit *1

Pituitrinum

Konzentration, schwierige

Plantago major

angesprochen werden, will nicht
Angst
  nachts
  Fieber, im
  geistige Anstrengung, durch
Anstrengung, agg. durch geistige
Ausdauer, ohne
Betäubung, wie im Rausch
  Mittagessen, nach dem
Denken, Abneigung gegen
  Beschwerden agg., an seine

Empfindlich, Geräusche, gegen
Erregung, Aufregung
Erschöpfung, geistige
Faulheit, Indolenz, Abneigung gegen Arbeit
tagsüber
Fleißig, Arbeitswut
Gedächtnisschwäche
Gedanken, gedankenvoll
Schwinden der
geistige Arbeit, Abneigung gegen
Hast, Beruf, im, möchte verschiedene Dinge auf einmal tun
Hause gehen, will nach
Heimweh
Mürrisch, missmutig
Phantasien, verstärkte Phantasietätigkeit
Qualvolle Angst
nachts
Reizbarkeit
abends
Arbeiten, beim •
Fieberfrost, bei
Ruhelosigkeit
tagsüber
nachts
Bett, sich herumwerfen im
Fieberfrost, bei
Fieberhitze, bei
hin und her gehen, muss •
Sitzen, beim
Stimmung, veränderliche, unbeständige, wankelmütige
Stumpfheit, Geistesträgheit, Denk- und Verständnisschwierigkeit
nachmittags
Gehen, beim, Freien, amel. im
Traurigkeit, Verzagtheit, Niedergeschlagenheit, Depression, Schwermut, Melancholie
Unbeständigkeit
Ungeduld
unternehmen, vieles, verharrt bei nichts, unternimmt
Vergesslich
Verwirrung des Geistes
Essen, nach dem
Mittagessen, nach dem
Weinen, Erwachen, beim
Schlaf, im
Widerspruch, verträgt keinen

Platinum metallicum

Abneigung, alles, gegen ★2
Ehefrau, gegen seine +2
Familienmitglieder, gegen
Frauen, gegen, Homosexualität, mit •
Kinder, gegen
ihre eigenen
sich selbst, gegen ★3
Abscheu, Allgemeinen, im
Leben, gegen das
Affektiertheit, gekünsteltes Benehmen, Geziertheit
Worten, in
angesprochen werden, will nicht
agg., wenn er angesprochen wird, Gemütssymptome •
Angst
tagsüber
morgens
Erwachen, beim
vormittags
abends
nachts
Erwachen, beim
allererfreulichste Angelegenheiten, durch •
anfallweise +1
Druck, Brust, auf der, durch
Erregung, durch
Erwachen, beim
Fieber, im
Kindbettfieber, im •
Fieberfrost, während
Freien, im
Furcht, mit
Gehen, beim
Freien, im
Gesellschaft, in
Gewissensangst, als ob eines Verbrechens schuldig
Hause, im
Hitzewallungen, bei
hypochondrische
Kopfschmerzen, bei
Lebensüberdruss, mit
Menschenmenge, in einer
Menses, während der
periodische
plötzliche
Schaudern, Frösteln, mit
Selbstmord, Neigung zum, mit
Seligkeit, um die ewige

Hölle, vor der •
Sprechen, beim
Gesellschaft, in •
Stuhlgang, während
Unterhaltung, durch
Anmaßend
Anstrengung, agg. durch geistige
Argwöhnisch, misstrauisch
Auffahren
abends
Einschlafen, beim
Schlaf, aus dem
im
Schläfrigkeit, mit
Auffassungsvermögen, leichtes
Ausgelassenheit
Ausschweifung, sexuelle
Beklagt sich
beleidigt, leicht; nimmt alles übel
Beschimpfen, beleidigen, schmähen +2
Kinder beschimpfen ihre Eltern
Beschwerden infolge von Ehrgeiz, enttäuschtem
Enthaltsamkeit ⋆3
Entrüstung
Enttäuschung
Erregung, Gefühlserregung
sexueller Erregung ⋆1
Geringschätzung, Verachtung durch andere
Kränkung, Demütigung
Kummer
Schock, seelischem Schreck
Schreck
sexuellen Exzessen
Erregung, sexueller ⋆2
Stellung, Verlust der
Tod eines Kindes
Eltern, Verwandten oder Freunden, von
Verlegenheit
Zorn, Ärger
Angst, mit
Entrüstung, mit
Schreck, mit
stillem Kummer, mit
Betäubung, wie im Rausch
Kopfschmerzen, vor •
Beten
lautes Beten bei Traurigkeit •
Bewusstlosigkeit, Koma, Stupor
Schmerzen, durch
Traum, wie im, weiß nicht, wo er ist
Bitten, flehen
Blut oder Messer sehen, kann kein +2
Borgt von allen
Boshaft, gehässig
Brütet, sieht alles schwarz
Dämmerung agg. Gemütssymptome
Delirium, erotisches ⋆1
Furcht vor Männern, mit
geschwätziges
Schlaflosigkeit, mit ⋆1,3
Zittern, mit
Diktatorisch, herrisch, dogmatisch, despotisch
Dunkelheit agg.
Ehebrecherisch
Ehrfurcht, Personen in seiner Umgebung, gegenüber den
Ehrgeiz
Mitteln, mit allen
Eigensinnig, starrköpfig
Dummkopf, wie ein
Eitelkeit
Ekstase
Elegant, Schönling
Empfindlich, überempfindlich
nachmittags
abends
Geräusche, gegen
Menses, während der
Entfremdet ihrer Familie
Frau, seiner
Entmutigt
morgens
Erkennt, Straßen nicht, bekannte
Ermahnung agg.
freundliche agg.
Ernst
abwechselnd mit Spaßen •
Erregung, Aufregung
Herzklopfen, mit heftigem
Erschöpfung, geistige
erschreckt, leicht
essen, weigert sich zu
exklusiv, zu
Extravaganz
Exzentrizität, Überspanntheit
abwechselnd mit Traurigkeit
Phantasien, in
Faulheit, Indolenz, Abneigung gegen Arbeit
morgens
Essen, nach dem
Fehler, Orten, irrt sich in
Unterscheiden von Gegenständen, im
Feierlich
Feigheit

Froh, guten Mutes, glücklich
morgens
Freien, im •
abends
abwechselnd mit Ernst
körperlichen Leiden •
mürrischem Wesen
Schmerzen
Traurigkeit
Weinen
Freien, im
gefolgt von Melancholie
Tanzen, Lachen, Singen, mit
Furcht
abends
Ehemann wird nicht zurückkommen, es wird ihm etwas zustoßen •
Entbindung, während der
ereignen, es könnte sich etwas
ermordet zu werden
ernsten Gedanken, vor
erwürgt zu werden •
Freien, im
gehängt zu werden •
Geistern, Gespenstern, vor
unterhält sich mit, glaubt er ⋆1
Geisteskrankheit, seinen Verstand zu verlieren, vor
Krankheit, vor drohender
Lebensüberdruss, mit
Männern, vor
Menschen, vor; Anthropophobie
Menschenmenge, in einer
Menses, vor den (zeitlich)
während der
Messern, vor +3
ohnmächtig zu werden
Selbstmord, vor
Stecknadeln, spitzen Gegenständen, vor
Tod, vor dem
abwechselndem Lachen und Weinen, mit (nach Zorn) •
Amenorrhoe, bei •
Entbindung, während der
Herzsymptomen, bei
Menses, vor den
während der
Traurigkeit, mit
Zorn, infolge von •
Traurigkeit, mit
überwältigende
wiederkehrende
Zimmers, beim Betreten des
Zittern, mit
Gebärden, macht
Greifen oder Langen nach etwas, nach Flocken
ringt die Hände
seltsame Stellungen und Lagen +5
Gedächtnis, gutes
Gedächtnisschwäche
Arbeit, Müdigkeit, durch
gehört hat, für das, was er
Gedanken, versunken in
Gedanken, Andrang, Flut der
nachts
Erwachen, beim
Schlaflosigkeit, durch
drängen sich auf, sexuelle
hartnäckige
Mitternacht, um •
unerfreulichen Dingen, verfolgt von, Erwachen, beim
schreckliche
sexuelle
Gefühllos, hartherzig
gehen, Freien, im agg. Gemütssymptome
Geistesabwesend
Geisteskrankheit, Wahnsinn
abwechselnd mit anderen Geistessymptomen
Demütigung, durch
erotische
Größenwahn
Kindbett, im
Kummer, durch
Menses, während der
periodisch auftretende
religiöse
Schreck, durch
Zorn, durch
geistige Arbeit, Abneigung gegen
Geiz
Gemütsstörungen im Allgemeinen ⋆2
Gemütssymptome wechseln mit körperlichen
Gesellschaft, Abneigung, gegen; Gegenwart anderer agg. die Symptome; Verlangen nach Einsamkeit
Menses, während der
Gewalttätig, heftig
Aktivität, mit körperlicher •
Gewalttaten, Wut führt zu
Gewissenhaft in Kleinigkeiten
Essens, während des
Gewissensqual
Gleichgültigkeit, Apathie

- *alles, gegen*
- andere, gegen
- äußere Dinge, gegen
- Freien, im
- geliebte Personen, gegen
- *Gesellschaft, in*
- Verwandten, gegen seine
- Weinen, mit
- Wohlergehen anderer, gegen das
- wortkarge

Gottlos, Mangel an religiösem Gefühl

Grauen, Gruseln ★[2,3]

Grausamkeit, Unmenschlichkeit

Grimassenschneiden

Hart gegen Untergebene und liebenswürdig zu Vorgesetzten

Hast, große Eile
- *Essen, beim*

Heirat, besessen vom Verlangen zur Heirat, sexuell erregte Mädchen sind

Herzlich, liebevoll, zärtlich

Hochmütig, arrogant
- dumm und
- *religiöser Hochmut* •

Hypochondrie
- Weinen, mit

Hysterie
- *laszive*
- *Menses, vor den*

Ideen, Einfällen, Mangel an

Ideen, Einfällen, Reichtum an; Geistesklarheit

Imbezillität

Indiskretion, Taktlosigkeit

Jammern, Lamentieren, Klagen

Kindbett, Gemütssymptome im

kleiner, Gegenstände erscheinen

Konzentration, schwierige

Kummer, Vergangenes, über •

Kurz angebunden, barsch

Küsst jeden

Lachen
- morgens
- abwechselnd mit Ernst
  - qualvoller Angst, Todesfurcht •
  - **Wortkargheit** •
- *ernste Dinge, über*
  - *Freien, im* •
- falschen Stellen, an den ★[2]
- *Freien, im*
- *Konvulsionen, vor, bei oder nach*
- krampfhaftes
- *unmäßiges*

Lächerlich, Dinge scheinen

Langeweile

Lästig, geht auf die Nerven

Lasziv

Läuft, Zimmer, im

Launenhaftigkeit

Lebensüberdruss, Lebensmüdigkeit
- *Furcht vor dem Tode, aber*

Leidenschaftlich

Lernen, Lernt, leicht ★[2,3]

Liebe zu jemandem des eigenen Geschlechts, Homosexualität, Tribadie
- Anal-Koitus mit einer Frau
- Perversität

Manie
- Besessenheitswahn
- *gewalttätige*
- Lochien, durch unterdrückte
- *singen, Wochenbett, bei der Manie im* •

Menschenfeindlichkeit

Menses, Gemütssymptome agg. während der

moralischem Empfinden, Mangel an

Morphinismus

Mürrisch, missmutig
- tagsüber
- morgens
  - Bett, im
- abwechselnd mit Zärtlichkeit •
- Erwachen, beim
- Fieberfrost, bei
- Frauen, bei
- Freien, im
- Menses, während der
- Weinen amel.

Musik, Verlangen, Klavier zu spielen

Neid

Nörgeln, keifen ★[2,3]

Nymphomanie
- *Menses, während der*
  - *unterdrückten, nach*
- Metrorrhagie, bei
- *puerperale*

Obszön
- Mann spürt kleinen Mädchen nach
- Reden, obszöne

Pfeifen

Phantasien, Erwachen, beim
- laszive
- verstärkte Phantasietätigkeit
  - nachts
  - Schlaflosigkeit, mit

Prahler, Aufschneider, Großsprecher

Verschwender aus Prahlerei
Proportionen, schlechte Beurteilung von ★[2,3]
Qualvolle Angst
Amenorrhoe, bei
Gehen im Freien, beim
Menses, während der
Zorn, infolge von •
Raserei, abends
reden, Abneigung zu, möchte schweigen, wortkarg
abends
abwechselnd mit Spaßen •
Lachen •
Freien, im
reisen, Verlangen zu
Reizbarkeit
tagsüber
morgens
Erwachen, beim
abwechselnd mit Fröhlichkeit
Zärtlichkeit •
Erwachen, beim
Essen, nach dem
Fieberfrost, bei
Freien, im
Kleinigkeiten, durch
Kopfschmerzen, bei
Menses, während der
Schlaflosigkeit, mit
Traurigkeit, mit
Trost agg.
Religiosität, auffallende
abwechselnd mit sexueller Erregung
Buße tun, möchte •
Schweigsamkeit, Hochmut, Wollust, Grausamkeit, mit •
Schwermut, religiöse
Ruhelosigkeit
Mitternacht, vor
Erwachen, beim
ängstliche
Bett, sich herumwerfen im
Fieberfrost, bei
Menses, während der
Traurigkeit, mit •
umhertreibende
Zittern, mit
Sachlich, nüchtern
Satyriasis
Schamlos
Scharlatan
Schlafwandeln
Schlagen
um sich nach eingebildeten Gegenständen, schlägt
Zorn, seine Freunde
Schlägt sich selbst
Schmeichler
Schmollen
Schreien
Hilfe, um
Schlaf, im
Schmerzen, vor
Wahnideen, durch
Schüchternheit
Seelenruhe, Gelassenheit
Selbstmord, Neigung zum
Mut fehlt, aber der
Todesfurcht, mit
Selbstsucht, Egoismus
Selbstüberhebung, Selbstüberschätzung, Eigenkult
Sentimental, schwärmerisch
Seufzen
Hysterie, bei
Menses, während der
Singen
Sinne, Schwinden der [+3]
Sinnlichkeit
Sitzen, Neigung zum
Sitzt still
Sonderbar, alles erscheint
Spaßen, Scherzen
abwechselnd mit Ernst •
Schweigsamkeit •
Ernst, Spaßen nach •
spät, immer zu
spielen, Spielleidenschaft, um Geldgewinn
Spotten
Sprechen, springt schnell von einem Gedanken zum anderen
wiederholt immer dasselbe
Stilles Wesen
Stimmung, angenehme
abwechselnde
veränderliche, unbeständige, wankelmütige
Meinungen, in seinen
Stöhnen, Ächzen, Wimmern
nachts
Menses, während der
Streitsüchtig, zanksüchtig
Stumpfheit, Geistesträgheit, Denk- und Verständnisschwierigkeit
morgens

Erwachen, beim
nachts, Erwachen, beim
Erwachen, beim
Freien, im
Gesellschaft, in •
Tadelsüchtig, kritisch
Tanzen
Tod, Gefühl vom
Todesahnung
Todesgedanken
wünscht sich den
töten, Verlangen zu
geliebte Personen
Kind, das eigene
Mann zu töten, Impuls, ihren geliebten
Messer, mit einem
beim Anblick eines Messers
plötzlicher Impuls zu töten
Traurigkeit, Verzagtheit, Niedergeschlagenheit, Depression, Schwermut, Melancholie
morgens
Erwachen, beim
nachmittags
abends
nachts
Mitternacht •
abwechselnd mit Ausgelassenheit
Zärtlichkeit •
ängstliche
Ärger, nach
Dunkelheit, in der
Erwachen, beim
Fieberfrost, bei
Fieberhitze, bei
Freien, im, amel.
Gehen, beim, Freien, im, amel.
Hause, im
Eintreten, beim
Heiterkeit, nach
Lachen, nach •
Masturbation, durch
Menses, während der
periodische
Schwangerschaft, in der
Sonnenschein, bei, amel. •
Träume, durch
warmen Zimmer, im
Wochenbett, im
Zorn, nach
Trost, freundliche Worte agg.
Trügerisch, hinterlistig
Trunksucht, Alkoholismus
Überlegt, denkt nach
Umarmt alles, morgens, agg. im Freien •
Gefährten, seine
Unbarmherzig, skrupellos, gewissenlos
Unbesonnen, sorglos
Unbeständigkeit
Undankbar
Unentschlossenheit
Heirat, zur
wankelmütige
Unfreundliche Stimmung ⋆5
Ungeduld
Raum, in einem warmen überfüllten •
Unhöflich
Unreinlichkeit, Unsauberkeit +1
Unterhaltung, Konversation agg.
Untröstlich
Unverschämtheit
Unzufrieden, missvergnügt, unbefriedigt
allem, mit
Umgebung, mit der
Verächtlich, geringschätzig
allem gegenüber
anfallweise gegen ihren Willen •
Freien, oder wenn die Sonne ins Zimmer scheint, im •
hart gegen Untergebene und liebenswürdig gegenüber Vorgesetzten oder Menschen, die er zu fürchten hat
Heißhunger und gefräßigem, hastigem Essen, verächtlich mit plötzlichem •
Vergesslich
Verlassenheit, Gefühl der
Isolation, Vereinsamung, Gefühl der
Verliebt
Vermännlichte Mädchen
Verschiebt alles auf den nächsten Tag
Verschwenderisch, Ordnungssinn, aus Mangel an
Prahlerei, aus
Verstößt Menschen gegen ihren Willen •
Verwechselt Dinge und Ideen
Verwegenheit
Verweigert Behandlung, jede
Verweilt bei vergangenen unangenehmen Ereignissen
nachts
Verwirrung des Geistes
nachts, Erwachen, beim
Erwachen, beim
verwechselt Subjektives mit Objektivem
Verzweiflung

religiöse Verzweiflung an der ewigen Seligkeit
Vorurteile, traditionelle
wählerisch, gelegentlich ⋆4
Wahnideen, Einbildungen, Halluzinationen, Sinnestäuschungen
- adlig zu sein
- *allein, Welt, sie ist alleine auf der*
- *Ärger, nach*
- besessen, ist
- Bilder, Phantome, sieht
  - schwarze
- durchgeschnitten, in zwei Teile
- eng, alles erscheint zu
- *entsetzlich, alles erscheint* •
- *Familie, sie gehört nicht zu ihrer eigenen*
- Feind, jeder ist ein
- Feuer, sieht
- *gehört nicht mehr zu ihrer Familie* •
- geisteskrank werden, sie wird
- geschätzt, sie ist nicht
- geschwollen, er ist
- Gespenster, Geister, sieht
  - unterhält sich mit Gespenstern
  - verfolgt von Gespenstern, ist
- geteilt, zerschnitten in zwei Teile, oder
- groß, erscheint sich selbst zu, Betreten des Hauses nach einem Spaziergang, beim •
- groß, ist, er
- Hilfe, ruft um •
- *hochgestellte Persönlichkeit, ist eine*
- *klein, Gegenstände erscheinen*
  - Gegenstände werden kleiner
- *Körper, Größe seines Körpers, über die*
- Krieg zu sein, im
- melancholische
- minderwertig, die Menschen erscheinen geistig und körperlich (beim Betreten des Hauses nach einem Spaziergang) •
- niedrig und gering, andere sind; während er groß ist
- *Ort, keinen Platz in der Welt, sie hat* •
- *Phantasie, Einbildungen der* •
  - Freien amel., im
- *Reichtum, von*
- religiöse
- Schande, sie ist in
- Schreck, nach
- Schreien, zwingen zum
- schwarze Gegenstände und Menschen, sieht
- *sonderbar, alles ist*
  - *gewohnte Dinge erscheinen*
    - schrecklich, sind •
  - Land, wie in einem sonderbaren
  - Orte erschienen
- *spricht, Geistern, mit*
- *Sterben, er ist am*
- stolze
- *Teufel, sieht*
  - **alle Menschen sind**
  - **anwesend, sind**
  - besessen vom, ist
- *tot, Menschen, sieht tote*
- Überlegenheit, von •
- *übermenschlich, Kontrolle, ist unter übermenschlicher*
- *umdrängt, ist von Gestalten*
- Umgebung, sonderbare ⋆2
- *verändert, alles ist*
- *verdammt, verloren zu sein*
- verfolgt zu werden, Geistern, von
- *vergrößert*
  - groß, ist sehr
- verkleinert, alles im Zimmer ist, während sie groß und erhaben ist •
- *verlassen, im Stich gelassen, ist*
- verletzt zu werden, Schlaf, im •
- Visionen, hat

Weibisch, verweichlicht
Weinen, weinerliche Stimmung
- morgens
- *abends*
- nachts
- abwechselnd mit Frohsinn
  - *Lachen*
- *amel.*
- *angesprochen, wenn*
- Ermahnungen, wegen
- Fieberfrost, bei
- Fieberhitze, bei
- *Freien, im, amel.*
- *Freude, vor*
- *Herzklopfen, bei*
- Kleinigkeiten, um
- Kopfschmerzen, bei
- lautes Weinen, Schluchzen
- *Menses, während der*
- *Schlaf, im*
- *Schmerzen, bei*
- *Tadel, über*
- traurigen Gedanken, bei
- *Trost agg.*
- **unwillkürliches**
- Vorhaltungen, bei

Zimmer, im •
Zorn, nach
Wichtigtuerisch
Widerspruch, verträgt keinen
Zerstörungssucht, Destruktivität
Zerstreut, unaufmerksam
Freien, im •
Zorn, Jähzorn
Aktivität, mit großer physischer •
Gesicht, mit blassem, bläulichem
heftiger
Kleinigkeiten, über
Lachen und Weinen wechseln ab •
leicht in, gerät
Zittern, mit
Zurückhaltend, reserviert
Freien, im

Platinum muriaticum

Wahnideen, vergiftet worden, er ist

Plectranthus fruticosus

Abscheu im Allgemeinen, Aufstehen, beim •
Antwortet zerstreut
Erregung, Aufregung
nachts
Faulheit, Indolenz, Abneigung gegen Arbeit
Gedanken, wandernde, abschweifende
Hast, Essen, beim
Konzentration, schwierige
Arbeiten, beim •
Mürrisch, missmutig
Reizbarkeit
vormittags
Geräusche, durch
Unterhaltung, durch
Stöhnen, Schlaf, im
Stumpfheit, Geistesträgheit, Denk- und Verständnisschwierigkeiten
Traurigkeit, Verzagtheit, Niedergeschlagenheit, Depression, Schwermut, Melancholie
Unbehagen, Unpässlichkeit
morgens, Gehen, beim
Weinen, lautes Weinen und Schluchzen

Plumbago litteralis

Abneigung, alles, gegen
reden, Abneigung zu, möchte schweigen, wortkarg
Traurigkeit, Verzagtheit, Niedergeschlagenheit, Depression, Schwermut, Melancholie

Plumbum aceticum

Traurigkeit, Verzagtheit, Niedergeschlagenheit, Depression, Schwermut, Melancholie
Verliebt

Plumbum chromicum

Ruhelosigkeit
Schreien
Verwirrung des Geistes

Plumbum metallicum

Abneigung, alles, gegen ★2
Familienmitglieder, gegen +1
Abscheu, Allgemeinen, im
Leben, gegen das
Aktivität, geistige
Albernes Benehmen
angefasst werden, will nicht
angesprochen werden, will nicht
Angst
nachts
Fieber, im
Ohnmacht, mit
Schweiß, mit kaltem
Seligkeit, um die ewige
Anstrengung, agg. durch geistige
Antwortet, eingebildete Fragen, auf
einsilbig
kurz angebunden, barsch
langsam
Argwöhnisch, misstrauisch
Auffahren, Schlaf, aus dem
im
Schreck, durch und wie durch
Außer-sich-Sein
beißen, Verlangen zu
Finger, beißt
Kleidung, beißt •
sich selbst, beißt
Beschimpfen, beleidigen, schmähen
Beschwerden infolge von Erwartungsspannung, Vorempfinden, Ahnung
sexuellen Exzessen
Betäubung, wie im Rausch
Krampfanfällen, zwischen

  - *Schläfrigkeit, mit*
- *Bewusstlosigkeit, Koma, Stupor*
  - Apoplexie, bei
  - epileptischem Anfall, nach
  - Konvulsionen, nach
  - Menses, während der
  - plötzliche
- Brütet, sieht alles schwarz
  - *Verbotenes, über* •
- *Delirium*
  - abends
  - nachts
  - abwechselnd mit Koliken •
    - Koma
    - Sopor
  - anfallweises
  - ängstliches
  - Bett und entflieht, springt plötzlich aus dem
  - epileptischen Anfällen, nach
  - Gelächter, mit
  - geschwätziges
  - *Gesicht, verzerrtem* •
  - gewalttätiges
  - Konvulsionen, während
  - *rasendes*
  - ruheloses
  - ruhiges
  - *Schrecken, voller*
  - streift umher
  - Tappen wie im Dunkeln •
  - urinieren, versucht, auf den Boden zu •
  - Wahnideen, mit
  - wahnsinniges
  - *wildes*
    - nachts
- Delirium tremens, Säuferwahnsinn
- Demenz, senilis, Dementia, Faseln, mit
- Denken, Beschwerden agg., an seine
- Eigensinnig, starrköpfig
- Ekel, Widerwillen
- Ekstase
- **Empfindlich, überempfindlich**
- entfliehen, versucht zu
- Entmutigt
- Erkennt, Verwandten nicht, seine
- Ernst
- *Erregung, abwechselnd mit Traurigkeit*
- *Erschöpfung, geistige*
- erschreckt, leicht
- Faulheit, Indolenz, Abneigung gegen Arbeit
  - abends
  - Essen, nach dem
- Fehler, Lesen, beim
  - Zeit, in der
- Feigheit
- Fleißig, Arbeitswut
- Fluchen, Schwören
- Froh, guten Mutes, glücklich
  - vormittags
  - nachmittags
  - abwechselnd mit weinerlicher Stimmung
  - Freien, im
  - Gehen im Freien, beim und nach dem
- Furcht
  - Alleinsein, vor dem
  - Arbeit, Grauen vor der
  - *Berührung, vor*
  - Einsamkeit, vor
  - engem Raum, in; Klaustrophobie
  - ereignen, es könnte sich etwas
  - ermordet zu werden
  - Menschenmenge, in einer
  - *Traurigkeit, mit*
  - vergiftet zu werden
  - Wasser, vor
- Gebärden, macht
  - gewohnten Beschäftigung, seiner
  - heftige
  - krampfhafte
  - langsame
  - seltsame Stellungen und Lagen
  - unfreiwillige Handbewegungen, faltet die Hände
    - breitet die Decken aus, und •
    - Kopf, zum
- Gedächtnis, gutes
- **Gedächtnisschwäche**
  - **auszudrücken, sich**
  - Tagesereignisse, für
  - **Worte, für**
- Gedächtnisverlust
  - *Apoplexie, nach*
- Gedanken, versunken in
- Gedanken, gedankenvoll
  - wandernde, abschweifende
- Geistesabwesend
- Geisteskrankheit, Wahnsinn
  - **Körperkraft, mit vermehrter** +1
  - *Masturbation, durch*
- geistige Arbeit, Abneigung gegen
- Geschäft, redet vom
- *Geschwätzigkeit*
  - nachts

Gesellschaft, Abneigung, gegen; Gegenwart anderer agg. die Symptome; Verlangen nach Einsamkeit
allein, amel. wenn
Gesellschaft, Verlangen nach; Abneigung gegen Einsamkeit, Gesellschaft amel.
abends
Alleinsein agg. beim
Freund, nach einem •
Gewalttätig, heftig
Gleichgültigkeit, Apathie
Langeweile, mit
Hast, große Eile
Heimweh
Hypochondrie
Hysterie
Ideen, Einfällen, Mangel an
Idiotie
Imbezillität
Jammern, Lamentieren, Klagen
ängstliches
Konzentration, schwierige
Abneigung gegen +1
Lachen
agg.
sardonisches
unfreiwilliges
Langsamkeit
Langeweile
nachmittags •
schweigsame •
Lasziv
Läuft umher
Launenhaftigkeit
Lebensüberdruss, Lebensmüdigkeit
Licht, Verlangen nach
Manie
Raserei, mit
Meditation
Milde
Mürrisch, missmutig
morgens, Bett, im
Erwachen, beim
Murmeln, murren
abends
Nymphomanie
Phantasien, verstärkte Phantasietätigkeit
nachts
Possen, spielt
Delirium, im
Quält sich selbst
Qualvolle Angst

Raserei, Wut
nachts
epileptischen Anfällen, Raserei mit
Schreien, mit
Reden, Schlaf, im
reden, Abneigung zu, möchte schweigen, wortkarg
Essen, nach dem
Redet, sich selbst, mit
Reizbarkeit
morgens, Erwachen, beim
nachmittags
Erwachen, beim
Religiosität, Manie
Schwermut, religiöse
Ruhelosigkeit
nachts
Anfällen, während •
ängstliche
Bett, gehen, will aus einem Bett ins andere
innerliche
Schmerzen, bei
Schaukeln amel.
Schlagen
Schreien
Konvulsionen, vor
nach
Krämpfen, bei, abdominellen
plötzliches +2
Schmerzen, vor
Schüchternheit
Auftreten in der Öffentlichkeit, beim
Seelenruhe, Gelassenheit
Selbstbetrachtung
Selbstmord, Neigung zum
Selbstquälerisch
Selbstvertrauen, Mangel an
Sentimental, schwärmerisch
Seufzen
epileptischen Anfällen, vor
Simuliert Krankheit
Sinne abgestumpft
geschärft
Schwinden der
Schmerzen, durch ⋆3
Sitzen, Neigung zum
Sonderbar, alles erscheint
Sprechen, deliröses
extravagantes, übertreibendes
faselt nachts •
hastiges
langsames
schroffes

Schwatzen
springt schnell von einem Gedanken zum anderen
stammelndes
unsinniges
unverständliches
unzusammenhängendes
nachts
epileptischen Anfall, nach
wildes
Springen, Bett, springt aus dem
spucken, Gesicht, den Leuten ins
Stilles Wesen
Stimmung, abstoßende, widerwärtige
veränderliche, unbeständige, wankelmütige
Stöhnen, Ächzen, Wimmern
ängstliches
Streitsüchtig, zanksüchtig
Stumpfheit, Geistesträgheit, Denk- und Verständnisschwierigkeit
Fieberfrost, bei
Schläfrigkeit, mit
Sucht auf dem Boden
Tadelsüchtig, kritisch
Tappen wie im Dunkeln
Tod, wünscht sich den
Torpor, Erstarrung
Traurigkeit, Verzagtheit, Niedergeschlagenheit, Depression, Schwermut, Melancholie
morgens
Erwachen, beim
Kopfschmerzen, bei
Menses, während der
Trügerisch, hinterlistig
Trunksucht, Alkoholismus
Übertreibt ihre Symptome ⋆2
Unentschlossenheit
Unterhaltung, Abneigung gegen
Unzufrieden, missvergnügt, unbefriedigt
morgens
Vergesslich
Worte beim Sprechen, für; sucht nach Worten
Verliebt +1
Verschwiegen, Geheimniskrämer
Verwirrung des Geistes
morgens, Aufstehen, beim und nach dem
epileptischen Anfällen, vor
nach
Fieberfrost, bei
Identität, über seine
Dualität, Gefühl der
Stehen, beim
verläuft sich in wohlbekannten Straßen
Verzweiflung
religiöse Verzweiflung an der ewigen Seligkeit
Wahnideen, Einbildungen, Halluzinationen, Sinnestäuschungen
nachts
Ameisen, das Bett ist voller •
Ansammlung von Dingen, Schwärmen, Menschenmengen etc.
arretiert werden, soll
beschäftigt, gewöhnlichen Beschäftigung, mit einer
Tätigkeit, mit einer
Bewegung, Auf- und Abwärtsbewegung, einer
doppelt zu sein
ermorden, ihn zu, andere verschwören sich
ermordet werden, er wird
Gefahr, Leben, für sein •
Geschäft, gewöhnlichen Beschäftigung nach, sie gehen der
Gestalten, sieht
groteske
Identität, Irrtümer in der eigenen
jemand anders, sie ist
Insekten, sieht
Krankheit, unheilbare, hat eine
kritisiert, sie wird
lebhafte
Maschine, er bedient eine •
Mensch, anderer Mensch, sie ist ein
Mörder, jeder um ihn ist ein •
Musik, er hört
liebliche
Orten, verschiedenen, er ist zu gleicher Zeit an
Personen, sieht
Phantasie, Einbildungen der
Puppen, Menschen erscheinen wie •
ruft, jemand
Schlösser und Paläste, sieht •
sonderbar, alles ist
Stimmen, hört
Teufel, alle Menschen sind
Tieren, Bett, Tiere sind auf seinem
tot, Leiche, Bruder und Kind, Leiche von
Ehemann, Leiche von •
Menschen, sieht tote
verfolgt zu werden
Feinden, von
Polizei, von der

Soldaten, von
Teufeln, von
vergiftet, soll vergiftet werden, er
verloren, sie ist (Seligkeit)
Verschwörungen gegen ihn, es gibt
Visionen, hat, Augenschließen, beim
zu Hause fort, ist von
Weinen, weinerliche Stimmung
Konvulsionen, bei
krampfhaftes
lautes Weinen, Schluchzen
unwillkürliches
Widerspenstig
Zeit, vergeht zu langsam, erscheint länger
Zerreißt sich selbst, reißt an
Zerstörungssucht, Destruktivität
Kleidern, an
Zerstreut, unaufmerksam
Zorn, Jähzorn
Zudringlich, aufdringlich
Zurückhaltend, reserviert
Essen, nach dem •

Pneumococcinum

Abscheu, Leben, vor dem
Furcht, auszugehen
Krankheit, vor drohender
Tod, vor dem
Gedächtnisschwäche
Qualvolle Angst
Traurigkeit, Verzagtheit, Niedergeschlagenheit, Depression, Schwermut, Melancholie
Wahnideen, gehen, er kann nicht

Podophyllum peltatum

Abscheu, Leben, gegen das
Angst
abends
Zwielicht, im
Gesundheit, um seine
Seligkeit, um die ewige
beißen, Verlangen zu
Betäubung, wie im Rausch
Delirium
Entmutigt
Erregung, Aufregung
Erschöpfung, geistige
Furcht
Krankheit, vor drohender
Tod, vor dem
Gedächtnisschwäche
sagen wollte, für das, was er
Worte, für
Geschwätzigkeit
abwechselnd mit Fieberfrost und Fieberhitze ★3
abschweifen ★3
Fieberfrost, bei
Fieberhitze, bei
getragen zu werden, verlangt
Schultern gelegt, über die
Hypochondrie
Musik, Kopfschmerzen durch
Reden, Schlaf, im
Reizbarkeit
Leberstörungen, bei
Ruhelosigkeit, nachts
Schreien
Schmerzen, vor
Stöhnen, Ächzen, Wimmern
nachts
Fieberhitze, bei
Husten, beim
Kindern, bei
Schlaf, im
Augenlidern und Kopfrollen, mit halb geschlossenen
Zahnen, beim
Stumpfheit, Geistesträgheit, Denk- und Verständnisschwierigkeit
Tod, Todesahnung
Traurigkeit, Verzagtheit, Niedergeschlagenheit, Depression, Schwermut, Melancholie
Essen, nach dem
Vergesslich, Fieber, nach
Fieberfrost, bei
Worte beim Sprechen, für; sucht nach Worten
Verwirrung des Geistes, morgens
Verzweiflung
religiöse Verzweiflung an der ewigen Seligkeit
Wahnideen, Herzkrankheit, hat eine
wird herzkrank und stirbt
krank, er wird
zu sein
Sterben, er ist am
Weinen, Schlaf, im
Wimmern, Winseln, Schlaf, im ★2

Polygonum hydropiperoides

Hysterie
Reizbarkeit, Traurigkeit, mit
Torpor, Erstarrung
Traurigkeit, Verzagtheit, Niedergeschlagenheit, Depression, Schwermut, Melancholie
Wechsel, Veränderung, Abneigung gegen ★7+8

Polyporus pinicola

Ruhelosigkeit, nachts
  Mitternacht, 3 h, nach
sich zurückzuziehen, Verlangen
Traurigkeit, Verzagtheit, Niedergeschlagenheit, Depression, Schwermut, Melancholie

Populus candicans

Redet mit jedem über ihre Symptome •

Pothos foetidus

Konzentration, schwierige +5
widersprechen, Neigung zu

(Bacillus) proteus

Gesellschaft, Abneigung gegen; Gegenwart anderer agg. die Symptome; Verlangen nach Einsamkeit
Kriecht, rollt auf dem Boden
Reizbarkeit
Rollt sich, wälzt sich auf dem Boden
Selbstmord, Selbstmordgedanken
Stößt mit Füßen, gibt Fußtritte
Traurigkeit, Verzagtheit, Niedergeschlagenheit, Depression, Schwermut, Melancholie
Wirft Gegenstände weg
Zorn, Widerspruch, durch

Prunus spinosa

Beklagt sich, morgens, im Bett •
  Schmerzen, Erwachen, beim
Denken, Beschwerden amel., an seine
Erregung, Aufregung
  abends, Bett, im
Faulheit, Traurigkeit, aus
Froh, guten Mutes, glücklich
  abends, Bett, im
Gedächtnisschwäche
  Schmerzen, durch, plötzliche ★3
Gleichgültigkeit, Apathie
  Vergnügen, gegen jedes
Hast, Gehen, beim
Mürrisch, missmutig
Reizbarkeit
Ruhelosigkeit
  umhertreibende
Traurigkeit, Verzagtheit, Niedergeschlagenheit, Depression, Schwermut, Melancholie
  Arbeitsunlust, mit
Unzufrieden, missvergnügt, unbefriedigt
Weinen, morgens

Psilocybe caerulescens

Gedächtnisschwäche
  tun wollte, was er gerade
Gleichgültigkeit, Apathie
  alles, gegen
moralischem Empfinden, Mangel an
Nymphomanie
Schizophrenie
Seelenruhe, Gelassenheit
Stumpfheit, Geistesträgheit, Denk- und Verständnisschwierigkeiten
Traurigkeit, Verzagtheit, Niedergeschlagenheit, Depression, Schwermut, Melancholie
Wahnideen, Einbildungen, Halluzinationen, Sinnestäuschungen
  Visionen, hat
Weinen, weinerliche Srimmung
Zeit, vergeht zu schnell, eilt zu sehr
Zerstreut, unaufmerksam
  Sichunterhalten, beim

Psorinum

Angst
  tagsüber
    5–17 h •
  Arbeit, vor der
  Augenschließen, beim
  Bewegung, durch Abwärtsbewegung ★4
  Druck, Brust, auf der, durch
  Essen, nach dem
  Fahren oder Reiten, beim
    abwärts
  Furcht, mit
  Gesundheit, um seine

Gewissensangst, als ob eines Verbrechens schuldig
hypochondrische
Schwangerschaft, in der
Seligkeit, um die ewige
morgens •
Zukunft, um die
Anstrengung, agg. durch geistige
Auffahren
Kleinigkeiten, durch
leichtes
Schlaf, aus dem
Schreck, durch und wie durch
Beschwerden infolge von Erregung, Gefühlserregung
sexueller Erregung ⋆1
Erwartungsspannung, Vorempfinden, Ahnung
Überanstrengung, geistiger
Betäubung, wie im Rausch
nachts, Erwachen, aufstehen, muss beim •
Ausschweifung, wie nach einer •
Erwachen, beim
Schwindel, bei
Bett, bleiben, möchte im
Bewusstlosigkeit, Koma, Stupor
morgens
Delirium
Fieber, während
Eigensinnig, starrköpfig
Hautausschlag, bei einem •
Kinder, ärgern die Umgebung •
Empfindlich, überempfindlich
moralische Eindrucke, gegen
Schmerzen, gegen
Entfremdet ihrer Familie
Entmutigt
Erkennt, eigene Haus, nicht das
Erregung, Aufregung
Schlaf, vor dem
Zittern, mit
Erschöpfung, geistige
Fahren im Wagen, Abneigung, gegen •
möchte im Wagen •
Faulheit, Indolenz, Abneigung gegen Arbeit
Fehler, Orten, irrt sich in
Zeit, in der
Froh, guten Mutes, glücklich
morgens
abwechselnd mit Traurigkeit
weinerlicher Stimmung
Verstopfung, bei
Furcht
Armut, vor
Erwachen, beim
Fahren, beim
Gewitter, vor
Katastrophe, vor einer
Krankheit, vor drohender
Karzinom •
Misserfolg, vor geschäftlichem •
Straßen, vor viel befahrenen ⋆1
Tod, vor dem
Herzsymptomen, bei
Unglück, vor
Unheil, vor
Gebärden, Greifen oder Langen nach etwas, nach Flocken
zupft an der Bettdecke
ringt die Hände
Gedächtnisschwäche
gehört hat, für das, was er
gelesen hat, für das, was er
gesagt hat, für das, was er
Orte, für
Gedanken, hartnäckige
Ideen, an zuerst in seinen Träumen auftretende •
unerfreulichen Dingen, Gehen im Freien amel.
Schwinden der
Überheben, nach •
unangenehme
Gefühlswallungen, Zittern, nach ⋆5
Geisteskrankheit, Wahnsinn
geistige Arbeit, Abneigung gegen
Geschwätzigkeit
Gesellschaft, Abneigung, gegen; Gegenwart anderer agg. die Symptome; Verlangen nach Einsamkeit
gesund, fühlt sich sehr, bevor er krank wird ⋆1
fühlt sich sehr, vor einem Anfall ⋆5
Gewalttätig, morgens
Gewissensqual
Gleichgültigkeit, Apathie
Intoleranz
Konzentration, schwierige
Rechnen, beim
Lachen, morgens
Lebensüberdruss, Lebensmüdigkeit
Leidenschaftlich
Manie
abwechselnd mit Depression

Mürrisch, missmutig
nachts
Kindern, bei
Klimakterium, im •
Pelze, hüllt sich im Sommer in
Pessimist
Phantasien, laszive
verstärkte Phantasietätigkeit
Quält seine Umgebung
Qualvolle Angst
tagsüber
5–17 h •
Reden, Schlaf, im
Kindern, bei
Reizbarkeit
morgens
abends
nachts +2
Erwachen, beim
Fieberhitze, bei
Kindern, bei, schlaflos Tag und Nacht •
Klimakterium, im
leicht gereizt •
Reden, beim
Säuglinge, krank, wenn •
Erwachen, beim
Schlaflosigkeit, mit
Kindern, bei •
Religiosität, auffallende
Schwermut, religiöse
Ruhelosigkeit
nachts
ängstliche
Gewitter, vor •
Kindern, bei, nachts, aber morgens frisch und munter •
Hautausschlag, mit •
Sturm, vor einem
beim
Schreien, Kindern, bei, nachts
Schlaf, im
Schlaf, im
Selbstmord, Neigung zum
Schwermut, aus
Selbstmordgedanken
Sentimental, schwärmerisch
Sorgen, voller
nachts •
Spaßen, Scherzen
Stimmung, abstoßende, widerwärtige
veränderliche, unbeständige, wankelmütige
Stöhnen, Ächzen, Wimmern
Streitsüchtig, zanksüchtig
morgens
abends
Stumpfheit, Geistesträgheit, Denk- und Verständnisschwierigkeit
vormittags
Erwachen, beim
Tod, Gewissheit des Todes
nach Fieber, Nasenbluten amel. •
Todesgedanken
wünscht sich den
Traurigkeit, Verzagtheit, Niedergeschlagenheit, Depression, Schwermut, Melancholie
abwechselnd mit Lebhaftigkeit
finanziellen Gründen, aus ⋆2
Hautausschlag, bei unterdrücktem
Hautjucken, durch •
Klimakterium, im
Menses, vor den
religiöse ⋆2
Selbstmord, mit Neigung zum
Trunksucht, Alkoholismus
Unentschlossenheit
Ungeduld
Unreinlichkeit, Unsauberkeit
Unverschämtheit
Unzufrieden, missvergnügt, unbefriedigt
Vergesslich
Verlangen, voller, unkontrollierbares Verlangen zu kratzen ⋆3
Verlassenheit, Gefühl der
Verspielt, abwechselnd mit Traurigkeit •
Verweilt bei vergangenen unangenehmen Ereignissen
Verwirrung des Geistes
abends
nachts
Erwachen, beim
betrunken, wie nach einem Rausch
Erwachen, beim
Freien, im, amel.
Identität, über seine, Dualität, Gefühl der
Kopf vom Körper getrennt, als ob sein
Rechnen, beim
Verzweiflung
Genesung, an der
Rekonvaleszenz, in der •
Hautjucken, infolge von •
religiöse Verzweiflung an der ewigen Seligkeit
Typhus, nach; Nasenbluten amel. •
Wahnideen, Einbildungen, Halluzinationen, Sinnestäuschungen

arm, er ist
doppelt zu sein
Gespenster, Geister, sieht
bedrängen ihn
Kopf, getrennt vom Körper, ist
krank, zu sein
verdammt, verloren zu sein
Vermögen, er verlor sein
Wäscht sich andauernd die Hände
Weinen, weinerliche Stimmung
nachts
Kindern, bei, nachts
Zerstreut, unaufmerksam
Zorn, Jähzorn
leicht in, gerät
Zweifelnd, skeptisch

Ptelea trifoliata

Angst
Auffahren
anspricht, wenn man ihn
Geräusche, durch
Betäubung, wie im Rausch
Denken, Abneigung gegen
Empfindlich, Geräusche, gegen
Erschöpfung, geistige
Fehler, Schreiben, beim
Gedächtnisschwäche
Eigennamen, für
Gedanken, Andrang, Flut der
geistige Arbeit, Abneigung gegen
unmöglich
Gesellschaft, Abneigung, gegen; Gegenwart anderer agg. die Symptome; Verlangen nach Einsamkeit
Gleichgültigkeit, Apathie
Pflichten, gegen seine
Hast, große Eile
Schreiben, beim
Intoleranz, Geräuschen, gegenüber
Konzentration, schwierige
morgens
vormittags
Mürrisch, Kleinigkeiten, um
reden, Abneigung zu, möchte schweigen, wortkarg
Reizbarkeit
Geräusche, durch
Kleinigkeiten, durch
Traurigkeit, mit
Ruhelosigkeit
nachts
Aufstehen, beim
Stumpfheit, Geistesträgheit, Denk- und Verständnisschwierigkeit
Traurigkeit, Verzagtheit, Niedergeschlagenheit, Depression, Schwermut, Melancholie
morgens, Erwachen, beim
Essen, nach dem
Kopfschmerzen, bei
Unterhaltung, Konversation agg.
Vergesslich
Erwachen, beim
Verwirrung des Geistes
abends
nachts
Aufwärtsgehen agg.
Wahnideen, vernachlässigt, er hat seine Pflicht
Wille, Verlust des Willens
Zerstreut, Auffahren, wenn angesprochen
Zorn, Jähzorn

Pulsatilla nuttalliana

angesprochen werden, will nicht
Angst
Heimweh
Reizbarkeit
Geräusche, durch
Ruhelosigkeit
nachts
Stumpfheit, Geistesträgheit, Denk- und Verständnisschwierigkeiten
morgens
Traurigkeit, Verzagtheit, Niedergeschlagenheit, Depression, Schwermut, Melancholie
nachmittags
Unbehagen, nachts
Weinen, Kleinigkeiten, um
Zorn, Jähzorn

Pulsatilla pratensis

Abneigung, alles, gegen ★2
Geschlecht, gegen das andere, religiöse Abneigung
Abscheu, Allgemeinen, im
Arbeit, gegen die
Leben, gegen das
angesehen zu werden, verträgt nicht +2
agg. Gemütssymptome
Angst
tagsüber

morgens
Erwachen, beim
nachmittags
abends
Bett, im
Unbehagen und Angst, muss sich abdecken
nachts
Erwachen, beim
Mitternacht, vor
Bett, im
treibt aus dem
Bewegung, durch, amel.
Dunkeln, im
Erwachen, beim
Fieber, im
Fieberfrost, während
Freien, im, amel.
Furcht, mit
Gehen, beim, Freien, im, amel.
geistige Anstrengung, durch
Geräusche, durch
Geschäftsangelegenheiten, wegen
Gesundheit, um seine
Gewissensangst, als ob eines Verbrechens schuldig
Hause, im
Haushaltsangelegenheiten, um (morgens) •
heißer Luft, wie in •
Hitzewallungen, bei
hypochondrische
Manie, medizinische Bücher zu lesen
Kleidung und Fenster öffnen, muss
Klimakterium, während des
Kopf, mit Blutandrang zum
Lebensüberdruss, mit
Liegen, im
Seite, auf der
linken
Menses, vor den
Schaudern, Frösteln, mit
Schlaf, Einschlafen, vor dem
im
Selbstmord, Neigung zum, mit
Seligkeit, um die ewige
Bedenken, übermäßige religiöse
Sitzen, im
Träume, beim Erwachen durch schreckliche
Trinken, beim, nach •
übertriebene ⋆1
Wärme, durch
Zukunft, um die

Anorexia mentalis +1
Anstrengung, agg. durch geistige
antworten, Abneigung zu
Nicken, durch ⋆2
Antwortet einsilbig
Argwöhnisch, misstrauisch
Feind, betrachtet jeden als seinen •
Auffahren
abends
Schlaf, aus dem
im
Schläfrigkeit, mit
Traum, im
durch einen
Auffassungsvermögen, leichtes
ausdrücken, kann sich nicht ⋆2
Ausschweifung, sexuelle
Außer-sich-Sein
Begeisterung, religiöse ⋆1
beißen, Löffel usw., beißt
Beklagt sich
beleidigt, leicht; nimmt alles übel
Beschwerden, beschreiben, kann seine Beschwerden nicht richtig ⋆2
Beschwerden infolge von Ehrgeiz, enttäuschtem
Eifersucht
Enttäuschung
Erregung, Gefühlserregung
Erwartungsspannung, Vorempfinden, Ahnung
Freude, übermäßiger
Furcht
geschäftlichem Misserfolg
Hast, Übereilung
Kränkung, Demütigung
Kummer
literarischem, wissenschaftlichem Misserfolg
schlechten Nachrichten
Schreck
sexuellen Exzessen
Zorn, Ärger
Angst, mit
Schreck, mit
stillem Kummer, mit
Bestechlich, käuflich
Betäubung, wie im Rausch
nachmittags
Kopfverletzung, nach
Beten
Betrug, Täuschung verursacht Kummer und Kränkung ⋆1

Bett, bleiben, möchte im
Bewusstlosigkeit, Koma, Stupor
morgens
abends
Apoplexie, bei
Entbindung, bei der
Fieber, bei
Fieberfrost, bei
Menses, während der
schnell vorübergehende
nachmittags im warmen Zimmer •
Traum, weiß nicht, wo er ist, Erwachen, beim
überfüllten Zimmer, im
warmen Zimmer, im
Bitten, flehen
Boshaft, gehässig
Böswillig, mutwillig
Chaotisches, wirres Verhalten
Dämmerung agg. Gemütssymptome
Delirium
nachts
ängstliches
Bett und entflieht, springt plötzlich aus dem
Enzephalitis
Fieberfrost, im
gewalttätiges
Menses, während der
rasendes
sanftes
Schläfrigkeit, mit
Schlaf, komatösen, im
Schlaflosigkeit, mit *3
Schrecken, voller
sorgenvolles
trauriges
Zittern, mit
Delirium tremens, Säuferwahnsinn
Demenz, senilis, Dementia, Faseln, mit, nachts •
Dunkelheit agg.
Ehebrecherisch
Ehrfurcht, Personen in seiner Umgebung, gegenüber den
Ehrgeiz
Eifersucht
Männern, zwischen
Trunkenheit, bei
Eigensinnig, starrköpfig
Eitelkeit
Ekel, Widerwillen
alles, gegen
Ekstase, Fieberhitze, bei
Empfindlich, überempfindlich
Fieberhitze, bei
Geräusche, gegen
Kinder, empfindliche
moralische Eindrücke, gegen
Musik, gegen
Pubertät, in der
entfliehen, versucht zu
Entfremdet, freundlich zu Fremden, aber nicht zur Familie und Umgebung
Entmutigt
morgens, Bett, im •
abends
Angst, mit
Beten, mit •
Erwachen, beim
Geschäfte, Abneigung gegen
Unentschlossenheit, mit •
Ernst
Erregung, Aufregung
abends
Bett, im
nachts
Fieberfrost, bei
Freude, aus
Menses, während der
schlechten Nachrichten, nach
Schwäche, mit
Erschöpfung, geistige
erschreckt, leicht
Erzählen ihrer Symptome agg.
essen, weigert sich zu
Exzentrizität, religiöse
Fanatismus
Faulheit, Indolenz, Abneigung gegen Arbeit
abends
körperliche
Fehler, Orten, irrt sich in
Schreiben, beim
lässt Worte aus
Sprechen, beim
stellt Worte falsch
Feigheit
Feilschen
Finanzwesen, geeignet für das
ungeeignet für das
Fluchen, Schwören
fordernd, zu sehr; stellt zu hohe Ansprüche *1
Freude, Kopfschmerzen durch übermäßige Freude
Froh, guten Mutes, glücklich
abends, Bett, im
Fieberfrost, bei

Furcht
morgens
Erwachen, beim •
abends
Zwielicht, im
nachts
Alleinsein, vor dem
abends
allem, beständig vor
Anfall zu bekommen, einen
Apoplexie, vor
abends •
Arbeit, Grauen vor der
Armut, vor
Diarrhoe, mit
Dunkelheit, vor
Eisenbahn zu fahren, mit der
engem Raum, in; Klaustrophobie
Gewölben, Kirchen und Kellern, vor
entfliehen, mit dem Verlangen zu
Ersticken, vor dem
Erwachen, beim
essen, zu
Frauen, vor
gedemütigt zu werden
Geistern, Gespenstern, vor
abends
nachts
Geisteskrankheit, seinen Verstand zu verlieren, vor
Gerede der Leute zu kommen, ins
Herzklopfen, mit
hochgelegenen Orten, vor
Hunden, vor
Katastrophe, vor einer
Krankheit, vor drohender
lebenslange
Männern, vor
Meinung anderer, vor der
Menschen, vor; Anthropophobie
Menschenmenge, in einer
offenen Plätzen, vor; Agoraphobie
Stellung zu verlieren, seine gewinnbringende
Tod, vor dem
Überqueren einer Brücke oder eines Platzes, vor dem
überwältigende
Unglück, vor
Unheil, vor
vernachlässigt zu werden •
Zittern, mit

Gebärden, macht
Reden, gestikuliert beim, Kopf, mit dem
ringt die Hände
unfreiwillige Handbewegungen
faltet die Hände •
Gedächtnis, gutes
Gedächtnisschwäche
Arbeit, bei geistiger, Müdigkeit, durch
auszudrücken, sich
Schmerzen, bei plötzlichen ⋆3
Eigennamen, für
Verse zu lernen
Worte, für
Gedanken, versunken in
Gedanken, Andrang, Flut der
abends
im Bett
nachts
Schlaflosigkeit durch
gedankenvoll
hartnäckige
nachts
Musik, abends an •
Wünsche, an
Kontrolle über seine Gedanken verloren
Schwinden der
wandernde, abschweifende
gehen, Freien, im amel. Gemütssymptome
Geisteskrankheit, Wahnsinn
Demütigung, durch
düstere Geisteskrankheit mit Verzweiflung und Lebensüberdruss infolge Furcht vor Kränkung oder Verlust der Stellung
erotische
Kindbett, im
Klimakterium, im
Melancholie
Menses, während der
unterdrückten, mit
reisen, mit Verlangen zu
religiöse
Ruhelosigkeit, mit
Stellung zu verlieren, aus Furcht, seine
Trinkern, bei
Vermögens, nach dem Gewinn eines
geistige Arbeit, Abneigung gegen
Verlangen nach, abends
Geiz
Gemütsstörungen im Allgemeinen ⋆2
Geschäft, Abneigung gegen
Geschwätzigkeit, nachts

Gesellschaft, Abneigung, gegen; Gegenwart anderer agg. die Symptome; Verlangen nach Einsamkeit
Fieberhitze, während
Schwitzen, beim
Gesellschaft, Verlangen nach; Abneigung gegen Einsamkeit, Gesellschaft amel.
abends
gesund zu sein, behauptet trotz schwerer Krankheit
getragen zu werden, verlangt
gestreichelt zu werden, und [★1]
langsam •
Liebkosungen, und verlangt
Gewissenhaft in Kleinigkeiten
Essens, während des
Gewissensqual
abends •
nachts •
Erwachen, beim •
Gier, Habsucht
Gleichgültigkeit, Apathie
alles, gegen
andere Geschlecht, gegen das [+1]
Fieber, bei
Fieberfrost, bei
Freude, gegen
Freude, Freud und Leid, gegen
freudlose
geschäftlichen Angelegenheiten, gegen seine
Grunzen
Hass
Frauen, auf
Hast, große Eile
Beruf, im
Heimweh
Heirat erscheint unerträglich, der Gedanke an
Herzlich, liebevoll, zärtlich
Heuchelei
Hochmütig, arrogant
Höhe agg. Gemütssymptome
Hypochondrie
abends
mürrische
Weinen, mit
Hysterie
Menses, nach den
vor den
während den
Ohnmacht, hysterische
wechselnde Symptome •
Ideen, Einfällen, Reichtum an; Geistesklarheit
abends
Bett, im
nachts
Imbezillität
Impulsiv
Indiskretion, Taktlosigkeit
Jammern, Lamentieren, Klagen
ängstliches
Fieber, bei
Körperhitze außer an den Händen, mit •
Traurigkeit, bei •
Kindbett, Gemütssymptome im
Kindisches Benehmen
Kleptomanie
Geld, stiehlt [+5]
Klimakterium agg.
kokett, nicht genügend
allzu
Konzentration, schwierige
Kummer
morgens
Geschäft, morgens beim Gedanken an sein •
Kopfschmerzen durch
stiller
Ergebenheit, mit •
Kurz angebunden, barsch
rau, aber herzlich
Küsst jeden •
Lachen
Essen, nach dem [★2]
leicht zum, kommt
unfreiwilliges
Essen, nach dem •
Weinen oder Lachen bei jeder Gelegenheit
Langsamkeit
Lästig, geht auf die Nerven
abends
Laszív
Läuft, Straßen, nachts in den •
Launenhaftigkeit
Lebensüberdruss, Lebensmüdigkeit
Kränkung, nach •
Leere, Gefühl der [★5]
Leichtgläubig
Leichtsinnig, frivol
Lesen, Abneigung gegen
Sucht, medizinische Bücher zu
Liebe zu jemandem des eigenen Geschlechts, Homosexualität, Tribadie
Lügner
Scharlatan und
Manie
Menses, unterdrückten, nach •

Menschenfeindlichkeit
Milde
Mitgefühl, Mitleid
Monomanie
Morphinismus
Mürrisch, missmutig
  morgens, Bett, im
  nachmittags
  abends
  amel.
  Essen, nach dem
  Fieberfrost, bei
  Gehen im Freien, nach •
  Hypochondrie, bei
  Kindern, bei
Musik agg.
Mutig
Nachgiebigkeit
nackt zu sein, Verlangen, Schlaf, im
Neid
  Eigenschaften anderer, auf
  Habgier, und
  Hass, und
Neugierig
Nymphomanie
Obszön
Optimist
Phantasien, Erwachen, beim
  lebhafte, Mitternacht, nach •
  verstärkte Phantasietätigkeit
    abends, Bett, im
    nachts
    Fieberhitze, bei
    Schlaflosigkeit, mit
Prahler, Verschwender aus Prahlerei
Qualvolle Angst
  tagsüber
  morgens
  nachts
  Herzklopfen, mit
  Luft amel., frische
  zitternde qualvolle Angst, Ruhe agg., Bewegung amel. •
Raserei, Wut
  abends
  nachts
  anfallweise
  Kopfschmerzen, bei
Rebelliert gegen Umschläge
Reden, Schlaf, im
reden, Abneigung zu, möchte schweigen, wortkarg
    Fieberhitze, bei
    Traurigkeit, bei
Reizbarkeit
  tagsüber
  morgens, Erwachen, beim
  abends
  Erwachen, beim
  Essen, nach dem
  Fieberfrost, bei
  Fieberhitze, bei
  fragt, wenn man ihn
  Freien, im
  Kindern, bei
  Menses, vor den +1
    während der
  nimmt alles übel
  Traurigkeit, mit
  warmen Zimmer, im
  wortkarge
Religiosität, auffallende
  Abscheu vor dem anderen Geschlecht, religiöser
  Beschränktheit in religiösen Fragen
  Fanatismus, religiöser
  Schwermut, religiöse
  sehr religiös ★1
Ruhelosigkeit
  morgens, Aufstehen, nach dem •
  nachts
  ängstliche
  Bett, im
    sich herumwerfen im
    treibt aus dem
  Bettwärme agg.
  bewegen, muss sich ständig, amel.
  Bewegung amel. •
  Fieberhitze, bei
    nach
  Gehen, beim, Freien, im
  Gewissensunruhe
  Menses, vor den
    während der
  umhertreibende
Schaukeln amel.
Schmeicheleien, gibt alles, wenn man ihm schmeichelt
Schmeichler
Schreckliche Dinge, traurige Geschichten ergreifen sie tief
Schreien
  Kindern, bei
    Schlaf, im

Schlaf, im
Schmerzen, vor
Wahnideen, durch
Zorn, im
Schüchternheit
schamhaft, verlegen
ungeschickt, und
Schwangerschaft, Geistesstörungen in der
Selbstbetrachtung
Selbstmord, Neigung zum
Angst, aus
Erschießen, durch
Ertrinken, durch
Fieberhitze, bei
Gift, durch
Selbstmordgedanken
Selbstsucht, Egoismus
Selbstvertrauen, Mangel an
Sentimental, schwärmerisch
Servil, unterwürfig
Seufzen
Erwachen, beim •
Fieberhitze, bei
Schlaf, im
Sinne abgestumpft
Schwinden der
Sitzen, Neigung zum
Sitzt, aufrecht
steif, ganz
still
versunken und bemerkt nichts, als ob in tiefen, traurigen Gedanken
Sonderbar, Sonderling
Sorgen, voller
morgens
Geschäfte, um seine
häusliche Angelegenheiten, um
Sorgsamkeit, Sorgfalt
Spaßen, Scherzen
schalkhaftes •
Spaß, verträgt keinen
spät, immer zu
spielen, Spielleidenschaft, um Geldgewinn
Spioniert alles aus
Sprechen, springt schnell von einem Gedanken zum anderen
zögerndes
Springen, Bett, springt aus dem
Manie, in der
Starren, gedankenloses
Stilles Wesen
gefalteten Händen, mit •
Hypochondrie, bei
Stimmung, abstoßende, widerwärtige
abwechselnde
veränderliche, unbeständige, wankelmütige
Stöhnen, Ächzen, Wimmern
Fieberhitze, bei
unruhiger Atmung, mit ⋆4
Kindern, bei, getragen werden will, wenn das Kind
Schlaf, im
Stuhlgang, vor •
Streift, sinnlos, wie ein Geisteskranker
Streitsüchtig, zanksüchtig
Stumpfheit, Geistesträgheit, Denk- und Verständnisschwierigkeit
morgens
Erwachen, beim
nachmittags
abends
amel.
Erwachen, beim
feuchte Luft, durch
Fieberhitze, bei
geistige Anstrengung, durch
warmen Zimmers, beim Betreten eines
Tadelsüchtig, kritisch
Tadelt sich selbst, Selbstvorwürfe
Theoretisieren, Theorien aufstellen
Tod, Agonie vor dem
Todesahnung
Todesgedanken
wünscht sich den
Torpor, Erstarrung
Traum, wie im
Traurigkeit, Verzagtheit, Niedergeschlagenheit, Depression, Schwermut, Melancholie
morgens
abends
Ärger, nach
Beruf, beim Denken an seinen
Entbindung, während der
Essen, nach dem
Fieberfrost, bei
Fieberhitze, bei
Freien, im, amel.
Gehen, beim, Freien, im, amel.
Klimakterium, im
Kränkung, nach
Menses, vor den
während der
unterdrückte, durch

  - Nasenbluten, nach •
  - periodische
  - *Pollutionen, durch*
  - *Reden, Abneigung gegen*
  - schlechten Nachrichten, nach
  - Schweiß, bei
  - stille
  - Trinkern, bei
  - Trunkenheit, bei
  - Unglück, wie durch ein
  - Verletzungen, Kopfverletzung, durch
  - **warmen Zimmer, im**
  - *Wochenbett, im*
  - Zorn, nach
    - *durch*
- **Trost amel.**
- Trügerisch, hinterlistig
- Trunksucht, Alkoholismus
  - Charakterschwäche, aus
- Unbarmherzig, skrupellos, gewissenlos
- Unbesonnen, sorglos
- Undankbar, Geiz, aus
- Unehrlich, unredlich
- *Unentschlossenheit*
  - *abends*
  - Faulheit, mit
- *Ungeduld*
  - *Fieberhitze, bei*
- Unterhaltung, Konversation agg.
- *Untröstlich*
- *Unzufrieden, missvergnügt, unbefriedigt*
  - morgens
  - *abends*
    - amel.
  - *allem, mit*
  - *sich selbst, mit*
- Verächtlich, geringschätzig
- Verbittert, erbittert
- Vergesslich
  - geistige Anstrengung, durch
  - Trinkern, Vergesslichkeit bei
  - Worte beim Sprechen, für; sucht nach Worten
- *Verlangen, voller*
  - *diesem und jenem, nach*
  - *unbestimmtem, voll von*
  - vorhanden ist, verlangt, was nicht
- Verlangt nichts
- **Verlassenheit, Gefühl der**
  - *abends*
- Verliebt
- Verschwenderisch, Prahlerei, aus
- *verstecken, Verlangen sich zu*
- Verwegenheit
- *Verwirrung des Geistes*
  - morgens, Erwachen, beim
  - abends
  - nachts, Erwachen, beim
  - betrunken, wie nach einem Rausch
  - *Bewegung, durch*
  - *Erwachen, beim*
  - **Essen, nach dem**
  - Fieberhitze, während
  - **Gehen, beim, Freien, im, amel.**
  - *geistige Anstrengung, durch*
  - Identität, über seine, Dualität, Gefühl der
  - Sitzen, im
  - verläuft sich in wohlbekannten Straßen
  - **warmen Zimmer, im**
- *Verzweiflung*
  - Fieberhitze, während der
  - gesellschaftliche Stellung, über seine
  - **religiöse Verzweiflung an der ewigen Seligkeit**
- voreilig, unüberlegt
- *Vorsichtig*
  - ängstlich
- **Wählerisch, anspruchsvoll, pedantisch**
- *Wahnideen, Einbildungen, Halluzinationen, Sinnestäuschungen*
  - nachts
  - akustische Täuschungen
  - allein, sie ist immer
    - *Welt, sie ist alleine auf der*
  - *ängstliche*
  - *Augen, von großen*
  - beleidigt zu werden, meint
  - *Bett, jemand ist mit ihm im*
    - *nackter Mann ist mit ihr in die Bettdecken gewickelt* •
  - Bienen, sieht •
  - Bilder, Phantome, sieht
    - nachts
    - Augenschließen, beim
    - Dunkeln, im
    - schreckliche
    - schwarze
  - doppelt zu sein
  - *Feuer, sieht*
    - Welt brennt, die
  - Frauen, böse und wollen seiner Seele schaden, sind •
  - *Fremde, sieht, er*
    - *umgeben von Fremden*

Geruchssinnes, des
Gespenster, Geister, sieht
schwarze Gestalten im Traum
gesund, er ist
geteilt in zwei Teile
Hunde, sieht
schwarze
Insekten, sieht
Katzen, sieht
schwarze
klein, Gegenstände erscheinen
Kränkung, nach
lebhafte
Mann, nackter Mann im Bett •
Musik, er hört
liebliche
Personen, sieht
Lärm, machen •
Phantasie, Einbildungen der
Einschlafen, beim •
religiöse
Schreien, zwingen zum
schwanger, sie ist
schwarze Gegenstände und Menschen, sieht
sonderbar, gewohnte Dinge erscheinen
Teufel, sieht
geholt vom, er wird
Tieren, von
Unrecht, getan, er hat
Verbrechern, von
verdammt, verloren zu sein
verfolgt zu werden, Feinden, von
verlassen, im Stich gelassen, ist
vernachlässigt, er hat seine Pflicht
er wird vernachlässigt
Visionen, hat
abends
Augenschließen, beim
schlägt nach ihnen und hält das Kreuz hoch •
schreckliche
Dunkelheit, in der
Wolken, schwere schwarze Wolken hüllen sie ein
zu Hause fort, ist von
Wechsel, Veränderung, Verlangen nach
Weibisch, verweichlicht +1
Weinen, weinerliche Stimmung
morgens
nachmittags, 16 h •
nachts
abwechselnd mit Lachen
agg.
amel.
Angst, nach
Beantworten einer Frage, beim •
Erwachen, beim
erzählt, wenn sie von ihrer Krankheit
Essen, nach dem
Fieberfrost, bei
Fieberhitze, bei
Freien, im, amel.
Freudiges oder Trauriges, weint über
Gehen im Freien, beim, amel.
gestört, wenn bei der Arbeit •
grundlos
Kindern, bei
Kleinigkeiten, um
lacht und weint bei jedem Anlass
Kränkung, nach
lautes Weinen, Schluchzen
leicht, weint
Menses, vor den
während der
möchte, unaufhörlich
Schlaf, im
Schmerzen, bei
Schnupfen, beim
Schwangerschaft, während der
Schweiß, bei
Stillen, beim
Stuhlgang, vor
Trost amel.
unterbrochen, wenn •
unwillkürliches
Zorn, nach
Widerspenstig
widersprechen, Taten widersprechen der Absicht
Widerspruch, verträgt keinen
Wille, Willensschwäche
Wucherer
Zerstreut, unaufmerksam
Zorn, Jähzorn
antworten, wenn gezwungen zu
Gesicht, mit rotem
reden, abgeneigt zu
Unterhaltung, durch
Zuneigung, Verlangen nach, Kindern, bei *4
Zurückhaltend, reserviert
Zweifelnd, Genesung, an der
Seelenheil, am

Pyrethrum parthenium

Betäubung, wie im Rausch
Delirium
Erregung, Aufregung
Geschwätzigkeit
Ruhelosigkeit

Pyrogenium

Angst
Beschwerden infolge von Erregung, Gefühlserregung [+3]
Überanstrengung, geistiger
Delirium
Augenschließen, beim
Sepsis, durch
Denken, schneller als je zuvor, besonders bei Fieber, denkt •
Dualität, Gefühl der ★[1,3]
Empfindlich, überempfindlich
Erregung, Aufregung
Erschöpfung, geistige
Furcht
Geschwätzigkeit
Redet, sich selbst, mit
Reizbarkeit
Ruhelosigkeit
ängstliche
Bett, sich herumwerfen im
Schaukeln amel.
Sinne, geschärft
Sprechen, schneller als je zuvor, besonders im Fieber •
Traurigkeit, Verzagtheit, Niedergeschlagenheit, Depression, Schwermut, Melancholie
Verwirrung des Geistes
Identität, über seine, Dualität, Gefühl der
Wahnideen, Einbildungen, Halluzinationen, Sinnestäuschungen
Bett, hart, ist zu
doppelt zu sein
groß, erscheint sich selbst zu
Identität, Irrtümer in der eigenen
jemand anders, sie ist
Körper, bedeckt das ganze Bett, sein •
verstreut über das Bett, wirft sich umher, die Stücke zusammenzusuchen
Reichtum, von
umringt von Armen und Beinen
Weinen, grundlos, ohne zu wissen, warum

Pyrus americanus

Albernes Benehmen
Bewusstlosigkeit, Koma, Stupor
Entmutigt
Entschlossenheit, düstere •
Furcht, ereignen, es könnte sich etwas
Gebärden, krampfhafte
Hellsehen
Hysterie
Lesen, Abneigung gegen
Ruhelosigkeit
Selbstsucht, Egoismus
Stöhnen, Ächzen, Wimmern
Traurigkeit, Verzagtheit, Niedergeschlagenheit, Depression, Schwermut, Melancholie
Verwirrung des Geistes, Identität, über seine
Wahnideen, Identität, Irrtümer in der eigenen
Körper, fähig, seinen Körper zu verlassen, herumzugehen und auf ihn herabzusehen •
umringt von Armen und Beinen
Weinen, weinerliche Stimmung

Q

Quassia amara

Angst, nachts amel. •
Mitternacht, nach
Lesen, hindert am •
Schlaf, Einschlafen, vor dem
Trunksucht, Alkoholismus
Unbehagen, Unpässlichkeit
Zerstreut, unaufmerksam

Quercus e glandibus

Trunksucht, Alkoholismus

R

Radium metallicum

Furcht, Geistern, Gespenstern, vor
Gesellschaft, Abneigung gegen; abwechselnd mit Ausbrüchen von Scherzen und Sarkasmus
Gesellschaft, Verlangen nach; Abneigung gegen Einsamkeit, Gesellschaft amel.
Mürrisch, missmutig
Reizbarkeit
Ruhelosigkeit
Traurigkeit, Verzagtheit, Niedergeschlagenheit, Depression, Schwermut, Melancholie

Rajania subsamarata

Antwortet unzusammenhängend
Beschimpfen, beleidigen, schmähen
Delirium, murmelt, murrt
Exzentrizität, Überspanntheit
Gebärden, Greifen oder Langen nach etwas, nach Flocken
Gleichgültigkeit, Umgebung, gegen die
Laszív
Obszön, Lieder, obszöne
Raserei, Wut
Religiosität, Lieder, religiöse •
Seufzen
Sprechen, unzusammenhängendes
Stumpfheit, Geistesträgheit, Denk- und Verständnisschwierigkeiten
Verwirrung des Geistes, Fieberhitze, während der
Weinen, weinerliche Stimmung

Ranunculus acris

Angst
Ruhelosigkeit

Ranunculus bulbosus

Abscheu, Arbeit, gegen die
Angst
  morgens, Erwachen, beim
  vormittags
  abends
  nachts
  Essen, vor dem
    nach dem
  Zukunft, um die
Anstrengung, agg. durch geistige
beleidigt, leicht; nimmt alles übel
Beschimpfen, beleidigen, schmähen
  vormittags •
Beschwerden infolge von Zorn, Ärger
Betäubung, wie im Rausch
  Schwindel, bei
  weiß nicht, wo er ist
Bewusstlosigkeit, Koma, Stupor
  morgens
  Traum, weiß nicht, wo er ist
Boshaft, gehässig
Delirium
  Blick auf einen Punkt gerichtet, stiert
Delirium tremens, Säuferwahnsinn
  Geschwätzigkeit, mit
Denken, Beschwerden agg., an seine
Empfindlich, überempfindlich
  abends
  Mangel an Empfindlichkeit
entfliehen, versucht zu
Entmutigt
  abwechselnd mit Streitsucht •
    Zorn
Erregung, abends, Bett, im
Erschöpfung, geistige
Faulheit, Indolenz, Abneigung gegen Arbeit
  morgens
Feigheit
Froh, abends, Bett, im
Furcht
  abends
  Alleinsein, vor dem
    abends
  Arbeit, Grauen vor der
  Einsamkeit, vor
  Geistern, Gespenstern, vor
    abends
    nachts
  Zittern, mit
Gedanken, versunken in
Gedanken, gedankenvoll
  Schwinden der
    geistiger Anstrengung, bei
Geistesabwesend

Gesellschaft, Verlangen nach; Abneigung gegen
Einsamkeit, Gesellschaft amel.
abends
Alleinsein agg., beim
Gewalttätig, heftig
Gleichgültigkeit, Apathie
Imbezillität
Jammern, Lamentieren, Klagen
Konzentration, schwierige
Versuch zur Konzentration, hat ein Leeregefühl beim
Lachen, sardonisches
Lästig, geht auf die Nerven
Launenhaftigkeit, tagsüber
abends
Meditation
Mürrisch, missmutig
Qualvolle Angst, vormittags
Redet, sich selbst, mit
Reizbarkeit
vormittags
abends
abwechselnd mit Feigheit •
Schüchternheit
Ruhelosigkeit
nachts
fieberhafte
Gehen, beim
innerliche
Kopfschmerzen, bei
Schüchternheit
nachmittags
abwechselnd mit Ärger
Streitsucht •
Selbstmord, Schwermut, aus
Selbstvertrauen, Mangel an
Sinne abgestumpft
Schwinden der
Sitzen, Neigung zum
Sorgen, voller, abwechselnd mit Streitsucht •
Sorgsamkeit, Sorgfalt
Starren, gedankenloses
Stimmung, veränderliche, unbeständige, wankelmütige
Streitsüchtig, zanksüchtig
morgens
vormittags
abwechselnd mit Sorge und Unzufriedenheit •
Stumpfheit, Geistesträgheit, Denk- und Verständnisschwierigkeit
geistige Anstrengung, durch
Pollutionen, nach
Tadelsüchtig, kritisch
Tod, wünscht sich den
Traurigkeit, Verzagtheit, Niedergeschlagenheit, Depression, Schwermut, Melancholie
abends
Selbstmord, mit Neigung zum
Trunksucht, Alkoholismus
Unbehagen, Fieberhitze, bei •
Unzufrieden, missvergnügt, unbefriedigt
abends
Vergesslich
Verwirrung des Geistes
morgens
geistige Anstrengung, durch
konzentrieren, bei dem Versuch sich zu
verläuft sich in wohlbekannten Straßen
Wahnideen, Einbildungen, Halluzinationen, Sinnestäuschungen
Gespenster, Geister, sieht
Krieg zu sein, im
sonderbar, gewohnte Dinge erscheinen
Wasser, vom
Weinen, weinerliche Stimmung
abends
Kopfschmerzen, bei
Zerstreut, unaufmerksam
Zorn, Jähzorn
abwechselnd mit Entmutigung
Schüchternheit
Sorgen •
Unzufriedenheit •
leicht in, gerät
Zittern, mit

Ranunculus sceleratus

Angst
nachts
Erwachen, beim
Bewusstloigkeit, Koma, Stupor
Schwindel, während
Delirium
Entmutigt, abends
Erregung, abends, Bett, im
Erschöpfung, geistige, morgens
Faulheit, Indolenz, Abneigung gegen Arbeit
morgens
abends
Froh, abends, Bett, im
Furcht
Gedächtnisschwäche

gedacht hat, für das, was er gerade
Gedanken, Schwinden der
geistige Arbeit, Abneigung gegen
Hydrophobie, Tollwut
Ideen, Mangel an
Konzentration, schwierige
Kummer
Lachen
heftiges
sardonisches
unmäßiges
Mürrisch, missmutig
Reizbarkeit
Ruhelosigkeit, nachts
Bett, sich herumwerfen im
Schreien
Angst, aus
Seufzen
Sinne abgestumpft
Sitzen, Neigung zum
Stumpfheit, Geistesträgheit, Denk- und Verständnisschwierigkeiten
abends
Schlaflosigkeit, mit
Traurigkeit, Verzagtheit, Niedergeschlagenheit, Depression, Schwermut, Melancholie
abends
Verwirrung des Geistes
morgens
Wahnideen, tot, Menschen, sieht tote
Ungeziefer, herumkriechen, sieht
Würmer, kriechenden Würmern, von
Zerstreut, unaufmerksam

Raphanus sativus

Abneigung, Frauen, gegen
Geschlecht, gegen ihr eigenes •
Kinder, gegen
kleine Mädchen (eine Frau) •
Männer, gegen
Abscheu, Allgemeinen, im
abends
Aktivität, geistige
Angst
hypochondrische
Stuhlgang, während
Betäubung, wie im Rausch
Eifersucht
Empfindlich, Geräusche, Abneigung gegen
Erregung, Aufregung
Erschöpfung, geistige
Furcht
Frauen, vor
Last zu fallen, zur •
Männern, vor
Tod, vor dem
Gedächtnis, gutes
Gedächtnisschwäche
Geisteskrankheit, Wahnsinn
launische •
geistige Arbeit, Abneigung gegen
Gleichgültigkeit, Apathie
Hass, Frauen, auf +2
Hoffnungsvoll, abwechselnd mit Traurigkeit
Hysterie
Menses, während der, ersten Tag, am •
Konzentration, schwierige
Laszív
Launenhaftigkeit
Manie
Murmeln, Schlaf, im
Nymphomanie
Raserei, Wut
Reden, Schlaf, im
komatösem Schlaf, in
Streitsüchtig, zanksüchtig
Schlaf, im
Stumpfheit, Geistesträgheit, Denk- und Verständnisschwierigkeit
Tod, Todesahnung
abwechselnd mit Raserei •
Traurigkeit, Verzagtheit, Niedergeschlagenheit, Depression, Schwermut, Melancholie
Erwachen, beim
Trunksucht, Alkoholismus
Vergesslich
Menses, während der •
Verwirrung des Geistes
morgens, Aufstehen, beim und nach dem
nachts
Wahnideen, Krankheit, unerkannte, hat eine •
Orten, verschiedenen, er ist zu gleicher Zeit an
spricht, sie
Weinen, abwechselnd mit hoffnungsvoller Haltung •
Erwachen, beim

Ratanhia peruviana

Abscheu, im Allgemeinen
Angst
nachts

Erwachen, beim
Mitternacht, nach
Allein, wenn
Erwachen, beim
Furcht, mit
Auffahren, Einschlafen, aus dem Schlaf
beim
im
Betäubung, wie im Rausch
Faulheit, Schläfrigkeit, mit
Furcht, nachts
Mitternacht, nach
Alleinsein, vor dem
Ereignen, es könnte sich etwas, Alleinsein, beim; amel.durch Unterhaltung •
Erwachen, beim
Zittern, mit
Gesellschaft, Verlangen nach; Abneigung gegen Einsamkeit, Gesellschaft amel.
Alleinsein agg., wenn
Gleichgültigkeit, Schläfrigkeit, mit
Lästig, geht auf die Nerven
Mürrisch, missmutig
Reizbarkeit
Ruhelosigkeit
Stimmung, veränderliche, unbeständige, wankelmütige
Streitsüchtig, zanksüchtig
Tod, wünscht sich den
Schmerzen, während •
Verwirrung des Geistes, Freien, im, amel.
Zorn, Jähzorn

Rauwolfia serpentina

Angst
Anstrengung, agg. durch geistige
amel.
Erregung, Aufregung
abwechselnd mit Traurigkeit
Erschöpfung, geistige
Fehler, Schreiben, beim
Sprechen, Buchstabieren, beim
Furcht
Unheil, vor
Gedächtnisschwäche
getan hat, was er gerade
Gedanken, wandernde, abschweifende
Gesellschaft, Abneigung gegen, allein, amel., wenn
Gleichgültigkeit, Apathie
Grobheit
Katatonie
Konzentration, schwierige
Kurz angebunden, barsch
Mürrisch, missmutig
Qualvolle Angst
Reizbarkeit
Ruhelosigkeit
nachts
Bett, im
Schizophrenie, katatonische
paranoide
Selbstmord, Neigung zum
Tod, Todesgedanken
Töten, sich selbst zu, plötzlicher Impuls
Traurigkeit, Verzagtheit, Niedergeschlagenheit, Depression, Schwermut, Melancholie
Unentschlossenheit
Verwirrung des Geistes
Wahnideen, unwirklich, alles erscheint

Reserpinum

Abscheu, Arbeit, vor der, abends •
Aktivität, geistige
Angst
Erregung, Aufregung
Schizophrenie, Hebephrenie
katatonische
Selbstmord, Neigung zum
Streitsüchtig, zanksüchtig
Traurigkeit, Verzagtheit, Niedergeschlagenheit, Depression, Schwermut, Melancholie

Rhamnus frangula

Traurigkeit, Verzagtheit, Niedergeschlagenheit, Depression, Schwermut, Melancholie

Rheum palmatum

Abneigung, alles, gegen ⋆2
Angst
Bewegung, durch
Bücken, beim
Fieber, im
Gewissensangst, als ob eines Verbrechens schuldig
Auffahren, Schlaf, im
Betäubung, wie im Rausch
Bewusstlosigkeit, Koma, Stupor

Schreien, unterbrochen durch
Traum, wie im
Brütet, sieht alles schwarz
Delirium
nachts
rasendes
Schlaf, im
Empfindlich, Mangel an Empfindlichkeit
Erregung, Aufregung
Faulheit, Indolenz, Abneigung gegen Arbeit
morgens
Furcht
Tod, vor dem
Gebärden, seltsame Stellungen und Lagen
Gedanken, versunken in
Geiz
Gewissensqual
Gleichgültigkeit, Apathie
alles, gegen
Grobheit, unartiger, ungezogener Kinder
Ideen, Einfällen, Mangel an
Imbezillität
Jammern, Lamentieren, Klagen
Stuhldrang haben, wenn Kinder •
Lästig, geht auf die Nerven
Launenhaftigkeit
Mürrisch, missmutig
nachts
Kindern, bei
Reden, Schlaf, im
reden, Abneigung zu, möchte schweigen, wortkarg
Reizbarkeit
nachts +2
Fieberfrost, bei
Fieberhitze, bei
Kindern, bei
Schweiß, bei
Zahnung, während der
Ruhelosigkeit
Bett, sich herumwerfen im
Fieberhitze, bei
innerliche
Kindern, bei
Zahnen, beim •
Schlafwandeln
Schreien
Kindern, bei
nachts
Stuhldrang, bei •
Schlaf, im
Zahnen, beim
Selbstbetrachtung
Sitzen, Neigung zum
spielen, Abneigung zu spielen bei Kindern
Sprechen, deliröses
nachts
Schlaf, Mitternacht, vor
springt schnell von einem Gedanken zum anderen
nachts
Stilles Wesen
Stimmung, veränderliche, unbeständige, wankelmütige
Stirnrunzeln, finsteren Blick, Neigung zum
Stöhnen, Ächzen, Wimmern
Schlaf, im
Streitsüchtig, zanksüchtig
Schlaf, im
Stumpfheit, Geistesträgheit, Denk- und Verständnisschwierigkeit
Erwachen, beim
sagt nichts
Traum, wie im
Traurigkeit, Verzagtheit, Niedergeschlagenheit, Depression, Schwermut, Melancholie
Unbehagen, Unpässlichkeit
Unentschlossenheit
Ungeduld
Ungestüm
Unzufrieden, missvergnügt, unbefriedigt
allem, mit
Vergesslich
Verlangen, voller
ungeduldig verlangt das Kind mancherlei, mag nur sein Lieblingsspielzeug nicht •
vorhanden ist, verlangt, was nicht
Verlangt nichts
Verwirrung des Geistes
morgens, Erwachen, beim
betrunken, wie
Erwachen, beim
Wahnideen, Einbildungen, Halluzinationen, Sinnestäuschungen
nachts
Personen, sieht
Phantasie, Einbildungen der
Weinen, weinerliche Stimmung
nachts
Kindern, bei
nachts
Schlaf, im
Schweiß, bei
Wimmern, Winseln

Schlaf, im
Wille, Willensschwäche
Zorn, Jähzorn
Zurückhaltend, reserviert

Rhodium metallicum

Froh, guten Mutes, glücklich

Rhodium oxydatum nitricum

Wahnideen, akustische Täuschungen

Rhododendron chrysanthum

Abneigung, alles, gegen ★2
Angst
Fieber, im
Haus, beim Betreten des Hauses
Antwortet langsam
Auffahren, Schlaf, im
Betäubung, wie im Rausch
morgens, Aufstehen, nach dem
Bewusstlosigkeit, Koma, Stupor
schnell vorübergehende, morgens beim Aufstehen, Benommenheit im Kopf •
Chaotisches, wirres Verhalten
Delirium
Schrecken, voller
wahnsinniges
Delirium tremens, Säuferwahnsinn
Empfindlich, Mangel an Empfindlichkeit
Erregung, fiebrige, Menses, während der
Menses, während der
Erschöpfung, geistige, Fieber, bei
Faulheit, Indolenz, Abneigung gegen Arbeit
morgens +1
Fehler, Schreiben, beim
lässt Buchstaben aus
Sprechen, beim
stellt Worte falsch
Froh, guten Mutes, glücklich
Furcht
Geisteskrankheit, seinen Verstand zu verlieren, vor
Gewitter, vor
Gedächtnisschwäche
gesagt hat, für das, was er
sagen wollte, für das, was er
schreiben wollte, für das, was er
Gedanken, Schwinden der
Geisteskrankheit, Wahnsinn
geistige Arbeit, Abneigung gegen
Geschäft, Abneigung gegen
Gewitter, Gemütssymptome vor
Gemütssymptome bei
Gleichgültigkeit, Apathie
angenehme Dinge, gegen
Arbeitsscheu, mit
ärgerliche, unangenehme Dinge gegen
Gesellschaft, gegen •
Ideen, Einfällen, Mangel an
Konzentration, schwierige
Launenhaftigkeit
Manie
Mürrisch, missmutig
Reizbarkeit
Ruhelosigkeit
Essen, nach dem
Sinne abgestumpft
Schwinden der
Sitzen, Neigung zum
Stimmung, veränderliche, unbeständige, wankelmütige
Stumpfheit, Geistesträgheit, Denk- und Verständnisschwierigkeit
morgens
Traurigkeit, Verzagtheit, Niedergeschlagenheit, Depression, Schwermut, Melancholie
Trunksucht, Alkoholismus
Unbesonnen, sorglos
Unzufrieden, missvergnügt, unbefriedigt
Vergesslich
Worte beim Sprechen, für; sucht nach Worten
Verwirrung des Geistes
morgens
Aufstehen, beim und nach dem
Erwachen, beim
Aufstehen, nach dem
Bett, im
Erwachen, beim
Freien, im
Gehen, beim, Freien, im, amel.
Koitus, nach
Wahnideen, Einbildungen, Halluzinationen, Sinnestäuschungen
Bilder, Phantome, sieht
schreckliche
Feuer, sieht
Phantasie, Einbildungen der
ruft ihn, jemand
Visionen, hat
schreckliche

Weinen, Kindern, bei, Säuglingen
Zerstreut, unaufmerksam

Rhus glabra

Faulheit, Indolenz, Abneigung gegen Arbeit
Furcht, Menschen, vor; Anthropophobie
Gedächtnisschwäche
Gleichgültigkeit, Apathie
Ruhelosigkeit
Stumpfheit, Geistesträgheit, Denk- und Verständnisschwierigkeiten
Wahnideen, Einbildungen, Halluzinationen, Sinnestäuschungen

Rhus radicans

Bewusstlosigkeit, schnell vorüberge-hende
Stehen, beim
Fehler, Sprechen, beim
Gesellschaft, Abneigung, gegen, abwechselnd mit Ausbrüchen von Scherzen und Sarkasmus
Konzentration, schwierige
Spaßen, Scherzen
Stumpfheit, nachmittags
Traurigkeit, nachmittags
Unentschlossenheit
Planen, im
Verwirrung des Geistes, nachts, Sichhinlegen, beim
Liegen, beim
Wahnideen, kritisiert, sie wird
sonderbar, Orte erscheinen

Rhus toxicodendron

Abergläubisch
Abscheu, Leben, gegen das
abends
Aktivität, geistige, abends
Schlaflosigkeit, mit
angesehen zu werden, verträgt nicht
angesprochen werden, will nicht
Angst
morgens
Aufstehen, beim und nach dem, amel.
Erwachen, beim
nachmittags
abends
Zwielicht, im
nachts
Mitternacht, nach
3 h, nach
allein, wenn
Aufstehen, nach dem
Bett, im
treibt aus dem
Dunkeln, im
Erwachen, beim
Fieber, im
Fieberfrost, während
Freien, im, amel.
Furcht, mit
Gedanken, durch, traurige •
Gehen, beim, Freien, im, amel.
geistige Anstrengung, durch
Geschäftsangelegenheiten, wegen
Gewissensangst, als ob eines Verbrechens schuldig
Hause, im
hypochondrische
Kindern, eigenen Kindern, um die
Lebensüberdruss, mit
Schlaf, Einschlafen, vor dem
im
Selbstmord, Neigung zum, mit
Sitzen, gebeugten, im •
Stuhlgang, vor
nach
Tief atmen, beim, amel.
Zukunft, um die
Anorexia mentalis
Anstrengung, agg. durch geistige
antworten, Abneigung zu
Antwortet kurz angebunden, barsch
langsam
überstürzt
Argwöhnisch, misstrauisch
Auffahren
anfallweise
Geräusche, durch
Schlaf, Einschlafen, beim
im
Auffassungsvermögen, leichtes
Beklagt sich
Beschäftigung, Verlangen nach
Beschwerden infolge von Erwartungsspannung, Vorempfinden, Ahnung
Geldverlust
geschäftlichem Misserfolg
Hast, Übereilung
Kränkung, Demütigung
Schreck
Überanstrengung, geistiger

Zorn, Ärger
Angst, mit
Betäubung, wie im Rausch
morgens
Ruhelosigkeit, mit
Beten
Bewusstlosigkeit, Koma, Stupor
Kopfbewegungen, bei
Drehen des Kopfes, beim •
Meningitis, bei
murmelt, murrt
Chaotisches, wirres Verhalten
Dämmerung agg. Gemütssymptome
Delirium
nachts
Bett und entflieht, springt plötzlich aus dem
Geschäft, spricht vom
geschäftiges
geschwätziges
murmelt, murrt
sich selbst, zu
ruhiges
sanftes
Schlaf, Einschlafen, beim
Schlaflosigkeit, mit ⋆3
Sepsis, durch
Verfolgung, Delir mit Wahnideen der
Zittern, mit
Delirium tremens, Säuferwahnsinn
Denken, Trauriges agg., an •
Dunkelheit agg.
Empfindlich, überempfindlich
Geräusche, gegen
entfliehen, versucht zu
springt plötzlich aus dem Bett
wegzulaufen, um
Entmutigt
abends
Ernst
Erregung, Aufregung
abends, Bett, im
Fieberhitze, bei
Erschöpfung, geistige
erschreckt, leicht
Kleinigkeiten, über
Faulheit, Indolenz, Abneigung gegen Arbeit
morgens
Fehler, Rechnen, beim
Schreiben, beim
Feigheit
Fleißig, Arbeitswut
Menses, vor den
Froh, guten Mutes, glücklich
abends, Bett, im
Fieberfrost, bei
Furcht
morgens
abends
Zwielicht, im
nachts
abergläubische •
Atem, nimmt den
Denken, Trauriges, an, beim •
Dunkelheit, vor
ermordet zu werden
Geistern, Gespenstern, vor
Lebensüberdruss, mit
Männern, vor
Menschen, vor; Anthropophobie
Menschenmenge, in einer
Schlaf, vor dem (zeitlich)
einzuschlafen, Furcht
Selbstmord, vor
Seufzen, mit
Stellung zu verlieren, seine gewinnbringende
Tod, vor dem
töten, er könnte
Traurigkeit, mit
überwältigende
Unglück, vor
Unheil, vor
vergiftet zu werden
verletzt zu werden +1
Zittern, mit
Gebärden, Greifen oder Langen nach etwas, nach Flocken
zupft an der Bettdecke
spielt mit den Fingern
Schlaf, im ⋆4
Gedächtnis, gutes
abwechselnd mit Stumpfheit •
Gedächtnisschwäche
Eigennamen, für
ereignet hat, für das, was sich
getan hat, was er gerade
sagen wollte, für das, was er
schreiben wollte, für das, was er
Tagesereignisse, für
Worte, für
Gedächtnisverlust, Verletzungen, Kopfverletzungen, nach
Gedanken, versunken in
Gedanken, Andrang, Flut der

abends, im Bett
gedankenvoll
hartnäckige
unerfreulichen Dingen, verfolgt von
quälende
schreckliche
Schwinden der
Drehen des Kopfes, beim •
Fieberfrost, bei
Schreiben, beim
Stehen, beim •
unangenehme
Mitternacht, nach •
Gehen, Freien, im agg. Gemütssymptome
Geisteskrankheit, Wahnsinn
düstere Geisteskrankheit mit Verzweiflung und Lebensüberdruss infolge Furcht vor Kränkung oder Verlust der Stellung
Melancholie
Stellung zu verlieren, aus Furcht, seine
Vermögen, Verlust seines, nach dem
geistige Arbeit, Abneigung gegen
unmöglich
Verlangen nach
Geschäft, Abneigung gegen
Geschäftig
Geschwätzigkeit
Gesellschaft, Abneigung, gegen; Gegenwart anderer agg. die Symptome; Verlangen nach Einsamkeit
Weinen, mit •
getragen zu werden, verlangt
schnell
Gewissenhaft in Kleinigkeiten
Gier, Habsucht
Gleichgültigkeit, Apathie
Gesellschaft, in
Hass
Hast, große Eile
Essen, beim +1
Hause gehen, will nach
Hypochondrie
Hysterie
Ideen, Einfällen, Mangel an
Ideen, Einfällen, Reichtum an; Geistesklarheit
abends, Bett, im
Imbezillität
Impulsiv
Initiative, Unternehmungsgeist, Mangel an
Jammern, Lamentieren, Klagen
Kindisches Benehmen
Konzentration, aktive
Konzentration, schwierige
Langsamkeit
Langeweile
Lästig, geht auf die Nerven
Lebensüberdruss, Lebensmüdigkeit
abends
Furcht vor dem Tode, aber
Manie
Meditation
Menschenfeindlichkeit
Milde
Mürrisch, missmutig
morgens, Bett, im
abends, Bett, im
nachts
Erwachen, beim
Freien, im
Hause, agg. im; amel. beim Gehen im Freien
Schlaf, im
Murmeln, murren
Schlaf, im
nagen, Verlangen zu +3
Neid, Habgier, und
Phantasien, verstärkte Phantasietätigkeit
abends, Bett, im
Schlaflosigkeit, mit
Qualvolle Angst
nachmittags
treibt von einer Stelle zu anderen
Rebelliert gegen Umschläge
Rechnen, Unfähigkeit zum
Reden anderer agg., Unterhaltung
Schlaf, im
Geschäften, von
reden, Abneigung zu, möchte schweigen, wortkarg
Redet, sich selbst, mit
Reizbarkeit
morgens, Erwachen, beim
nachts
anspricht, wenn man ihn
Erwachen, beim
Fieberhitze, bei
Freien, im
amel.
Gehen, beim, amel. im Freien
Religiosität, auffallende
Ruhelosigkeit
tagsüber
nachts
Mitternacht, nach
ängstliche
Bett, gehen, will aus einem Bett ins andere
sich herumwerfen im

treibt aus dem
bewegen, muss sich ständig
Essen, nach dem
Fieberfrost, bei
Fieberhitze, bei
innerliche
Kindern, bei
Menses, während der
unterdrückte, durch
Schläfrigkeit, mit
Schaukeln amel.
Schlagen, schlägt mit dem Kopf gegen Wand und Dinge
Schreiben agg. Gemütssymptome
Schreien, Cri encéphalique
Hilfe, Schlaf, im
springt aus dem Bett
Schüchternheit
nachts
Selbstlosigkeit, Altruismus
Selbstmord, Neigung zum
abends
Dämmerung, in der •
Ertrinken, durch
Fieberhitze, bei
Mut fehlt, aber der
Selbstmordgedanken
Todesfurcht, mit
Selbstvertrauen, Mangel an
Seufzen
Fieberhitze, bei
Schweiß, bei
Sinne abgestumpft
Schwinden der
Sitzen, Neigung zum
Sorgen, voller, Geschäfte, um seine
Seinen, um die
Sprachen, Unfähigkeit zum Erlernen fremder
Sprechen, langsames
springt schnell von einem Gedanken zum anderen
unzusammenhängendes
spucken, Drang zu
Stöhnen, Ächzen, Wimmern
Schlaf, im
Streitsüchtig, zanksüchtig
Stumpfheit, Geistesträgheit, Denk- und Verständnisschwierigkeit
abends
Bewegung amel. •
Essen, nach dem
feuchte Luft, durch
Fieberfrost, bei
Gehen, beim
Kopfverletzung, nach
Schreiben, beim
Tadelsüchtig, kritisch
abends
Tadelt andere
Tod, Agonie vor dem
Todesahnung
Todesgedanken
wünscht sich den
Traurigkeit, Verzagtheit, Niedergeschlagenheit, Depression, Schwermut, Melancholie
morgens
nachmittags, Dämmerung, in der
abends
nachts
Bett, im
Mitternacht, nach
ängstliche
Dunkelheit, in der
Entbindung, während der
Fieberfrost, bei
Fieberhitze, bei
Freien, im, amel.
Gehen, beim, Freien, im
amel.
grundlose
Hause, im
Kindern, bei
Menses, unterdrückte, durch
nassem Wetter, bei
Pubertät, in der
Schläfrigkeit, mit
Schlaflosigkeit, durch
Schweiß, bei
Unglück, wie durch ein
Verletzungen, Kopfverletzung, durch
warmen Zimmer, im
Trunksucht, Alkoholismus
Unbesonnen, sorglos
Ungeduld
unglücklich, bedauernswert, fühlt sich
Unterhaltung, Konversation agg.
Untröstlich
Unzufrieden, missvergnügt, unbefriedigt
abends
Vergesslich
abends
alter Menschen, Vergesslichkeit
Essen, nach dem
Fieber, bei

Fieberfrost, bei
Gehen nach dem Essen, beim •
Trinkern, Vergesslichkeit bei
Verlangen, voller
Verlassenheit, Gefühl der
Freien, im, amel. •
Freunden, von ★4
Verweilt bei vergangenen unangenehmen Ereignissen
nachts
Mitternacht, nach •
Verwirrung des Geistes
morgens
Aufstehen, beim und nach dem
Aufstehen, nach dem, amel.
abends
betrunken, wie
Erwachen, beim
Fieberfrost, bei
Gehen, beim
Sitzen, im
Traum, wie im
Verzweiflung
Fieberfrost, bei
Fieberhitze, während der
gesellschaftliche Stellung, über seine
Wahnideen, Einbildungen, Halluzinationen, Sinnestäuschungen
abends, Bett, im
angefeindet, gehindert und gequält, er wird
Arbeit, fleißig an der, ist
beobachtet, sie wird
beschäftigt, Tätigkeit, mit einer
Bett, jemand ist mit ihm im
treibt ihn aus dem, jemand •
versinkt
Bilder, Phantome, sieht
schreckliche
ermordet werden, er wird
Feuer, sieht
Geschäft, macht •
Gestalten, sieht
Glas, Holz, Glas etc. zu sein, aus
Personen sehen ihn an
Phantasie, Einbildungen der
ruft, Erwachen, jemand ruft beim
schmutzig, er ist
schwimmt, er
sieht sie an, jeder
sonderbar, gewohnte Dinge erscheinen
Sterben, er ist am
stirbt, er
streift in den Feldern umher •
verfolgt zu werden
Feinden, von
vergiftet, soll vergiftet werden, er
verletzt zu werden
Visionen, hat
Wolken, sieht
zu Hause fort, ist von
Weinen, weinerliche Stimmung
morgens
abends
nachts
Gehen im Freien, beim, amel.
grundlos, ohne zu wissen, warum
leicht, weint
Schlaf, im
Schweiß, bei
Stuhlgang, vor
beim
unwillkürliches
Wimmern, Winseln
widersprechen seinen Worten, Absichten
Zerstreut, unaufmerksam
Zorn, Jähzorn
nachts
Erwachen, beim
Kleinigkeiten, über
Reden, Unterhaltung anderer, Zorn durch

Rhus venenata

Abscheu, Leben, vor dem
Betäubung, wie im Rausch
Froh, guten Mutes, glücklich
Furcht
Gedanken, unzusammenhängende
Konzentration, schwierige
Lebensüberdruss, Lebensmüdigkeit
Mürrisch, missmutig
Reizbarkeit
Ruhelosigkeit
nachts
Mitternacht, nach
Fieberhitze, während
Stumpfheit, Geistesträgheit, Denk- und Verständnisschwierigkeiten
Traurigkeit, Verzagtheit, Niedergeschlagenheit, Depression, Schwermut, Melancholie
Vergesslich
Zerstreut, unaufmerksam

Ribonucleinicum acidum

entfliehen, versucht zu
Gleichgültigkeit, Apathie
Konzentration, schwierige
    Lernen, Lesen etc., beim
Lebensüberdruss, Lebensmüdigkeit
Optimist
Schreien, Kleinigkeiten, um
Streitsüchtig, zanksüchtig
Traurigkeit, Verzagtheit, Niedergeschlagenheit, Depression, Schwermut, Melancholie
Unbesonnen, sorglos
Weinen, weinerliche Stimmung

Robinia pseudacacia

Angst, Furcht, nach
Bett, bleiben, möchte im
Ehrgeiz, Verlust des Ehrgeizes
Erregung, Menses, vor den
Fanatismus
Faulheit, Indolenz, Abneigung gegen Arbeit
Furcht, nachts
    Ersticken, vor dem
    schwarz ist, vor allem, was
    Tod, vor dem
Gedächtnisschwäche, gedacht hat, für das, was er gerade
Gedanken, Schwinden der
Geisteskrankheit, erotische
Hochmütig, arrogant
Jammern, Lamentieren, Klagen
Lachen
Nymphomanie
Obszön
Religiosität, auffallende
    Fanatismus, religiöser
Schwarze und Dunkle, Abneigung gegen alles
Tanzen
Tod, Todesgedanken
    wünscht sich den
Traurigkeit, Verzagtheit, Niedergeschlagenheit, Depression, Schwermut, Melancholie
Unzufrieden, missvergnügt, unbefriedigt
Weinen, Schlaf, im

Rosmarinus officinalis

Angst

Rumex acetosa

Bewusstlosigkeit, Koma, Stupor
Stöhnen, Ächzen, Wimmern

Rumex crispus

Denken, Abneigung gegen
Erregung, Aufregung
Faulheit, Indolenz, Abneigung gegen Arbeit
    morgens
Furcht, Unglück, vor
Gebärden, bedeckt Mund mit Händen
Gedanken, Stillstand der, abends •
geistige Arbeit, Abneigung gegen
Gleichgültigkeit, Apathie
    äußere Eindrücke, gegen
    Umgebung, gegen die
Phantasien, unangenehme
Reizbarkeit
    mittags
Ruhelosigkeit
    abends
    nachts
Schlafwandeln
Selbstmord, Neigung zum
    Schwermut, aus
Springen, Bett, springt aus dem
Traurigkeit, Verzagtheit, Niedergeschlagenheit, Schwermut, Melancholie
    Selbstmord, mit Neigung zum
Trunksucht, Alkoholismus

Russula foetens

Bewusstlosigkeit, Koma, Stupor
Einbildungen, Halluzinationen, Sinnestäuschungen

Ruta graveolens

Abneigung, alles, gegen ★2
Abscheu, Leben, gegen das
Angst
    tagsüber
    nachmittags
    abends
    Mitternacht, vor, 23 h •
    Brust, durch Stiche in der •
    Fieber, im
    Furcht, mit

-
    - Gewissensangst, als ob eines Verbrechens schuldig
    - Kopfschmerzen, bei
    - plötzliche
    - Stiche in der Wirbelsäule, durch •
- Argwöhnisch, misstrauisch
- Auffahren, Berührung, bei
    - Schlaf, aus dem
        - Berührung, durch die leichteste •
      - im
        - Schreck, durch und wie durch
- Betäubung, wie im Rausch
- Bewusstlosigkeit, Koma, Stupor
- Delirium, Abort, nach •
- Delirium tremens, Säuferwahnsinn
- Entmutigt, Angst, mit +2
- Erschöpfung, geistige
- erschreckt, leicht, Berührung, durch
- Faulheit, Indolenz, Abneigung gegenArbeit
    - Sitzen, beim
- Feigheit
- Froh, guten Mutes, glücklich
- Furcht
    - Tod, vor dem, Fieberhitze, bei
    - Unheil, vor
    - verletzt zu werden
    - Wasser, vor
- Gedächtnisschwäche
- Gewissensqual
- Gleichgültigkeit, Apathie
- Ideen, Einfällen, Mangel an
- Imbezillität
- Langsamkeit
- Lebensüberdruss, Lebensmüdigkeit
    - nachmittags
    - abends
- Licht, Verlangen nach
- Manie
- Mürrisch, missmutig
    - nachmittags
- Raserei, Wut
- *Reizbarkeit*
    - nachmittags
- Religiosität, auffallende
- *Ruhelosigkeit*
    - nachmittags
    - abends
    - nachts
    - ängstliche
    - Druck in der Leber, durch •
    - fieberhafte
    - Fieberhitze, bei
    - Kopfschmerzen, bei
    - Mittagessen, nach dem
- Schreien, Berührung, bei
    - Erwachen, beim
- Selbstvertrauen, Mangel an
- Sitzen, Neigung zum
- Stimmung, veränderliche, unbeständige, wankelmütige
- Streitsüchtig, zanksüchtig
- Stumpfheit, Geistesträgheit, Denk- und Verständnisschwierigkeit
    - morgens, Erwachen, beim
    - abends
- Tod, wünscht sich den, nachmittags •
        - abends
- *Traurigkeit, Verzagtheit, Niedergeschlagenheit, Depression, Schwermut, Melancholie*
    - nachmittags
    - *abends*
    - ängstliche
- Trunksucht, Alkoholismus
- Unbesonnen, sorglos
- Unentschlossenheit
- Unzufrieden, missvergnügt, unbefriedigt
    - anderen, mit *2
    - sich selbst, mit
- Vergesslich
- Verwirrung des Geistes
    - morgens
        - Erwachen, beim
    - abends
    - nachts
    - Abort, nach •
    - Erwachen, beim
    - Fieberfrost, bei
- Verzweiflung
- Wahnideen, Einbildungen, Halluzinationen, Sinnestäuschungen
    - betrogen zu werden *2
    - Bilder, Phantome, sieht
    - ruft, jemand
    - Verbrechen begangen, er hatte ein
    - Verbrechern, von
- Weinen, weinerliche Stimmung
    - nachts
    - Erwachen, beim
- Widerspenstig
- widersprechen, Neigung zu
    - *Taten widersprechen der Absicht*
- Zerstreut, unaufmerksam
- Zorn, Jähzorn

S

Sabadilla

Angst
nachts
Druck, Brust, auf der, durch
Essen, beim
Fieber, im
Gewissensangst, als ob eines Verbrechens schuldig
grundlose
Anregung agg. ⋆1
Anstrengung, agg. durch geistige
antworten, Abneigung zu
weigert sich zu antworten
Auffahren
morgens beim Erwachen
Geräusche, durch
Kleinigkeiten, durch
Schlaf, aus dem
im
Schreck, durch und wie durch
Schweiß, bei
Auffassungsvermögen, leichtes
Beschwerden infolge von Schreck
Überanstrengung, geistiger
Betäubung, wie im Rausch
morgens, Aufstehen, nach dem
Bett, springt aus dem, will sich umbringen und läuft aufgeregt umher •
Bewusstlosigkeit, Koma, Stupor
geistige Empfindungslosigkeit
Chaotisches, wirres Verhalten
Delirium
Fieber, während
Schlaflosigkeit, mit ⋆3
Zittern, mit
Denken, Beschwerden agg., an seine
Ekstase, Fieberhitze, bei
Empfindlich, überempfindlich
Geräusche, gegen
Erregung, Aufregung
Erschöpfung, geistige
erschreckt, leicht
Fieber, bei
Faulheit, Indolenz, Abneigung gegen Arbeit
Froh, guten Mutes, glücklich
Fieberhitze, bei
Furcht
Geräusche, durch
grundlose
Krankheit, vor drohender
Magengeschwür, vor
Tod, vor dem
Unheil, vor
Wasser, vor
Gedächtnisschwäche
Gedanken, versunken in
Gedanken, Andrang, Flut der
abends, im Bett
Schlaflosigkeit, durch
gedankenvoll
hartnäckige
getrennt, Geist und Körper sind
schnelle, lebhafte
Gefühllos, hartherzig
Geistesabwesend
Geisteskrankheit, Wahnsinn
abwechselnd geistige Symptome mit körperlichen
abwechselnd mit Metrorrhagie
anderen Geistessymptomen
geistige Arbeit, Abneigung gegen
unmöglich
Gemütssymptome wechseln mit körperlichen
Gewalttätig, heftig
Gewissensqual
Gleichgültigkeit, Apathie
abwechselnd mit Erregung
andere, gegen
Spaßen, gegen •
Heiterkeit
Hochmütig, arrogant
Hydrophobie, Tollwut
Hypochondrie
eingebildete Krankheit
Ideen, Einfällen, Reichtum an; Geistesklarheit
abends
nachts
eingebildeten, Krankheiten, von
Ideen, fixe ⋆3
Imbezillität
Konzentration, schwierige
Lachen
lächerlich, alles erscheint
Lebhaft, munter
Leidenschaftlich

- Manie
- Meditation
- moralischem Empfinden, Mangel an
- Mürrisch, missmutig
  - nachts
  - Erwachen, beim
  - Schläfrigkeit, mit
- Nymphomanie
- Phantasien, verstärkte Phantasietätigkeit
  - abends, im Bett
  - Fieberhitze, bei
  - Schlaflosigkeit, mit
- Raserei, Wut
  - kalte Umschläge auf den Kopf amel. •
- reden, Abneigung zu, möchte schweigen, wortkarg
- *Reizbarkeit*
  - morgens
  - nachts
  - Fieberfrost, bei
- Religiosität, auffallende
- Ruhebedürfnis
- Ruhelosigkeit
  - nachts
  - ängstliche
- Selbstbetrachtung
- Sentimental, schwärmerisch
- Simuliert Krankheit
- Sinne abgestumpft
- Springen, Bett, springt aus dem
- Stilles Wesen
- Stimmung, veränderliche, unbeständige, wankelmütige
- Stumpfheit, Geistesträgheit, Denk- und Verständnisschwierigkeit
  - Pollutionen, nach
  - Schweiß, bei
- Traum, wie im
- Traurigkeit, Verzagtheit, Niedergeschlagenheit, Depression, Schwermut, Melancholie
  - Verbrecher, hält sich für den größten •
- Trost, freundliche Worte agg.
  - Mitgefühl agg.
- Trunksucht, Alkoholismus
- Unbehagen, Unpässlichkeit
  - abends
- Verwirrung des Geistes
  - morgens, Aufstehen, beim und nach dem
  - betrunken, wie
  - Essen, nach dem
  - Gehen, beim
  - Sitzen, im
- **Wahnideen, Einbildungen, Halluzinationen, Sinnestäuschungen**
  - **Abdomen ist eingefallen, Magen aufgefressen, Hoden geschwollen •**
  - abgetrennt von der Welt, er ist •
  - Abmagerung, von
  - Gedanken sind außerhalb seines Körpers •
  - Glieder sind verdreht •
  - klein, kleiner zu sein
  - *Körper, geschrumpft wie ein Toter, ist •*
    - **irrige Vorstellungen über den Zustand seines Körpers**
    - *verunstaltet, ein Teil ist* ★[1]
    - verwelkt •
  - *krank, zu sein*
  - *Krankheit, unheilbare, hat eine*
  - Magen ist angefressen, hat ein Ulkus
  - *Phantasie, Einbildungen der*
  - *schwanger, sie ist*
  - Seele, der Körper war zu klein für die Seele oder von ihr getrennt
  - Skrotum ist geschwollen, sein •
  - sterben, Zeit ist gekommen zu sterben, seine
  - Verbrechen begangen, er hatte ein
  - vergrößert
    - Kinn ist
    - Skrotum ist geschwollen •
  - verkleinert, Abdomen ist eingefallen •
    - alles ist
    - *geschrumpft, Teile sind*
  - verwelkt, sein Körper •
- Weinen, Erwachen, beim
- Zorn, Jähzorn
  - Kleinigkeiten, über
- Zurückhaltend, reserviert

Sabal serrulatus

- Mitgefühl, Mitleid agg.
- Reizbarkeit, Libidoverlust, durch ★[2]
  - Trost agg.
- Symptome, grübelt über seine eigenen ★[2]
- Trost, freundliche Worte agg.
- *Zorn, Erwachen, beim* ★[1]
  - getröstet, wenn
  - Mitgefühl agg. •

Sabina

- *Angst*
  - abends
    - Bett, im

nachts
Mitternacht, vor
Bett, im
Fieber, im
Furcht, mit
Stuhlgang, vor
Zukunft, um die
Auffahren, Geräusche, durch
Schlaf, aus dem
Betäubung, wie im Rausch
Schwindel, bei
Bewusstlosigkeit, Koma, Stupor
Delirium
Empfindlich, überempfindlich
Geräusch, geringste Geräusch, gegen das
Mangel an Empfindlichkeit
Musik, gegen
Entmutigt
Faulheit, Indolenz, Abneigung gegen Arbeit
morgens
Gehen, beim
Feigheit
Furcht
Abort infolge von Furcht, drohender
Musik, durch
Unglück, vor
Unheil, vor
Gedächtnisschwäche
Geschäfte, für
getan hat, was er gerade
gehen, Freien, im agg. Gemütssymptome
Gleichgültigkeit, Apathie
freudlose
Hypochondrie
mürrische
Hysterie
Imbezillität
Lästig, geht auf die Nerven
Freien, im
Laszïv
magnetisiert werden, will
Mesmerismus amel.
Mürrisch, missmutig
Musik, Abneigung gegen
agg.
Nymphomanie
Reden, Schlaf, im
reden, Abneigung zu, möchte schweigen, wortkarg
morgens
Gehen, beim
Reizbarkeit
Ruhe, Ruhe und Stille, verlangt nach, Gehen im Freien, beim
Ruhelosigkeit
abends
Bett, im
Fieberhitze, bei
Schamlos
Sentimental, schwärmerisch
Spaßen, Abneigung gegen
Sprechen, springt schnell von einem Gedanken zum anderen
Stimmung, veränderliche, unbeständige, wankelmütige
Stumpfheit, Geistesträgheit, Denk- und Verständnisschwierigkeit
Traurigkeit, Verzagtheit, Niedergeschlagenheit, Depression, Schwermut, Melancholie
Freien, im
Musik, durch
Trost, freundliche Worte agg.
Vergesslich
Verlassenheit, Gefühl der
Verwirrung des Geistes
nachmittags
betrunken, wie nach einem Rausch
Essen, nach dem
Weinen, weinerliche Stimmung
Erwachen, beim
lautes Weinen, Schluchzen
Musik, durch
Schlaf, im
Zorn, nach
Zorn, Jähzorn
Zurückhaltend, reserviert
Gehen, im Freien, beim

Saccharum lactis

Heimweh
Hysterie
Seufzen
Wahnideen, Einbildungen, Halluzinationen, Sinnestäuschungen
Personen, hinter ihm, jemand ist

Saccharum officinale

Angst
Auffahren, Schlaf, im
Bescheidenheit, erhöhte •

Beschwerden infolge von Erregung, Gefühlserregung
　　Zorn, Ärger
Fehler, Schreiben, beim
　　lässt Buchstaben aus
Gewalttätig, heftig
Gleichgültigkeit, Apathie
Heimweh
Launenhaftigkeit
Mürrisch, missmutig
　　Kindern, bei
reden, Abneigung zu, möchte schweigen, wortkarg
Reizbarkeit
Schaukeln amel.
Stöhnen, Kindern, bei
Streitsüchtig, zanksüchtig
Stumpfheit, Geistesträgheit, Denk- und Verständnisschwierigkeiten
Traurigkeit, Verzagtheit, Niedergeschlagenheit, Depression, Schwermut, Melancholie
　　abends, 21 h •
　　Fieberfrost, während
Unverschämtheit, Kindern, bei •
Wahnideen, Bett, versinkt

Salamandra maculata

Bewusstlosigkeit, Sehen nach unten, beim •

Salicylicum acidum

Angst
Betäubung, wie im Rausch
Bewusstlosigkeit, Koma, Stupor
Delirium
　　Fieber, im
Erregung, Aufregung
Geschwätzigkeit
Kummer, stiller
Reizbarkeit, Traurigkeit, mit
Ruhe haben, will seine
Sorgen, voller
Sprechen, unzusammenhängendes
Stumpfheit, Geistesträgheit, Denk- und Verständnisschwierigkeiten
Traurigkeit, Verzagtheit, Niedergeschlagenheit, Depression, Schwermut, Melancholie
Vergesslich
Verwirrung des Geistes
Wahnideen, Einbildungen, Halluzinationen, Sinnestäuschungen
　　Musik, er hört
Zerstreut, unaufmerksam

Salix nigra

Geisteskrankheit, erotische
Nymphomanie
Satyriasis
Stumpfheit, Geistesträgheit, Denk- und Verständnisschwierigkeiten

Salix purpurea

Reizbarkeit
Stumpfheit, Geistesträgheit, Denk- und Verständnisschwierigkeiten

Sambucus canadensis

Ruhelosigkeit

Sambucus nigra

Angst
　　nachts
　　Erwachen, beim
　　Furcht, mit
　　Schlaf, Auffahren aus dem, beim
　　　im
Auffahren
　　ängstliches
　　Schlaf, aus dem
　　　im
　　Schweiß, bei
Beschwerden infolge von Angst
　　Erregung, Gefühlserregung
　　Furcht
　　Kummer
　　Zorn, Ärger
　　　Angst, mit
　　　Schreck, mit
Betäubung, wie im Rausch
Bewusstlosigkeit, Fieber, bei
　　Schweiß, bei •
Delirium
　　periodisches
　　Schlaflosigkeit, mit ★3
　　Zittern, mit
Ekel, Widerwillen

  - alles, gegen
- Empfindlich, überempfindlich
- entfliehen, versucht zu
- Erregung, Aufregung
- *erschreckt, leicht*
  - nachts
- Furcht
  - nachts, Erwachen, nach dem
  - Ersticken, vor dem
  - unerklärbare, unbestimmte
- Hysterie, Ohnmacht, hysterische
- kompliziert, kleinlich, umständlich, wählerisch ⋆2
- Lästig, geht auf die Nerven
- *Mürrisch, missmutig*
- Phantasien, verstärkte Phantasietätigkeit
- *Reizbarkeit*
- *Ruhelosigkeit*
  - Schweiß, bei
- Schreien
- Stimmung, abstoßende, widerwärtige
- Stöhnen, Fieberfrost, bei
  - *Schlaf, im*
    - *Augenlidern und Kopfrollen, mit halb geschlossenen*
- Stumpfheit, Geistesträgheit, Denk- und Verständnisschwierigkeit
- *Traurigkeit, Fieberhitze, bei*
- Trunksucht, Alkoholismus
- Unzufrieden, missvergnügt, unbefriedigt
  - allem, mit
- Verwirrung des Geistes
  - morgens
    - Aufstehen, beim und nach dem
  - Schwitzen, beim
- Wahnideen, Einbildungen, Halluzinationen, Sinnestäuschungen
  - *Bilder, Phantome, sieht*
    - Augenschließen, beim
      - im Bett
    - schreckliche
    - Wand, an der
  - Gesichter, sieht
    - Augenschließen, beim
  - Gespenster, Geister, sieht, Augenschließen, beim
  - Phantasie, Einbildungen der
    - Fieberhitze, während
  - Visionen, Augenschließen, beim
    - schreckliche
    - Ungeheuern, von
  - Zimmer, Wände, fürchterliche Erscheinungen an den Wänden, sieht
- Weinen, weinerliche Stimmung
  - abwechselnd mit Lachen
  - Husten, beim
  - möchte, unaufhörlich
  - *Schlaf, im*
- Widerspenstig
- Zorn, Jähzorn

Sanguinaria canadensis

- Angst
  - Furcht, mit
- Auffahren, Schlaf, aus dem
- Bewusstlosigkeit, Koma, Stupor
- Delirium
- Empfindlich, überempfindlich
  - Geräusche, gegen
    - *schmerzhafte Empfindlichkeit gegen*
    - Schritten, gegen das Geräusch von
  - Gerüche, gegen
  - Licht, gegen
- Erkennt, alles, aber kann sich nicht bewegen (Katalepsie)
- Erregung, Aufregung
- erschreckt, leicht, nachts
- Exzentrizität, Überspanntheit
- Faulheit, Indolenz, Abneigung gegen Arbeit
  - feuchtem Wetter, bei •
- Furcht
- Gebärden, unfreiwillige Handbewegungen
- Gedanken, abstoßende Gedanken mit Übelkeit •
- Gleichgültigkeit, Apathie
- Hoffnungsvoll
  - Genesung, Hoffnung auf •
- Hysterie
- Klammert sich, gehalten werden, möchte
    - amel., wenn
- Konzentration, schwierige
  - nachmittags
- Lehnt sich halb zurück ⋆3
- Mürrisch, missmutig
  - nachmittags
- Murmeln, murren
- Phantasien, laszive
- Probleme, hat immer, macht sich unnötig Sorgen ⋆2
- Raserei, Beleidigungen, nach
- Reizbarkeit
  - morgens
  - nachmittags
  - *Kopfschmerzen, bei*
  - Pollutionen, nach

Ruhelosigkeit, nachts
Schimpfen, murren ★[2]
Singen
Sinne geschärft
Stimmung, veränderliche, unbeständige, wankelmütige
Stumpfheit, Geistesträgheit, Denk- und Verständnisschwierigkeit
Torpor, Erstarrung
Traurigkeit, Verzagtheit, Niedergeschlagenheit, Depression, Schwermut, Melancholie
Pollutionen, durch
Trunksucht, Alkoholismus
Ungeduld
nachmittags
Verlangen, unbestimmtem, voll von
Verwirrung des Geistes
Aufstoßen amel.
Wahnideen, Eisenbahnwagen, sie ist in einem; bittet andere, sie festzuhalten •
Reise, befindet sich auf einer
schnell, alle um sie herum sprechen •
Zorn, Jähzorn

Sanicula aqua

angefasst werden, will nicht
Angst, Bewegung, durch, Abwärtsbewegung
Argwöhnisch, misstrauisch
Ausdruckslos ★[3]
Beschäftigung, wechselt dauernd die •
Dunkelheit agg.
Abneigung gegen •
Eigensinnig, starrköpfig
Empfindlich, überempfindlich
Furcht, Abwärtsbewegung, vor
Arbeit, Grauen vor der
Berührung, vor
Dunkelheit, vor
Einbrechern, vor
Fahren, beim
fallen, zu
Gedächtnisschwäche
Gedanken, wandernde, abschweifende
geistige Arbeit, Abneigung gegen
getragen zu werden, verlangt
instabil, emotional; empfindlich ★[2,3]
Lachen, abwechselnd mit Ärger
schlechter Laune, bei
Licht, Verlangen nach
Mürrisch, missmutig
Reden, lernt langsam sprechen
reisen, Verlangen zu
Reizbarkeit
abwechselnd mit Fröhlichkeit
Kindern, bei
Ruhelosigkeit
ängstliche
Schreien, Urinieren, vor dem +[2]
Stimmung, veränderliche, unbeständige, wankelmütige
Traurigkeit, Verzagtheit, Niedergeschlagenheit, Depression, Schwermut, Melancholie
Unentschlossenheit
Vergesslich
Wandern, umherstreifen, will
Wahnideen, Personen, sieht, hinter ihm, jemand ist, Gehen, beim, Dunkeln, im
Zorn, Erwachen, beim

Santoninum

Bewusstlosigkeit, Koma, Stupor
Delirium
Schlaf, im
Erregung, Aufregung
Konzentration, schwierige
Lachen
hysterisches
Reizbarkeit
Ruhelosigkeit
Selbstvertrauen, Mangel an
Stumpfheit, Geistesträgheit, Denk- und Verständnisschwierigkeiten
Tanzen
Traurigkeit, Verzagtheit, Niedergeschlagenheit, Depression, Schwermut, Melancholie
Unentschlossenheit
Verlangen, voller, allem, nach •
Wahnideen, Einbildungen, Halluzinationen, Sinnestäuschungen
Gestalten, sieht
Kirschen, sieht •
Tieren, von
Zerstreut, unaufmerksam

Saponinum

Abscheu im Allgemeinen
Bewusstlosigkeit, Koma, Stupor
Delirium
Gedächtnisschwäche
geistige Arbeit, Abneigung gegen

Gesellschaft, Abneigung gegen; Gegenwart anderer agg. die Symptome; Verlangen nach Einsamkeit
    Menses, während der
Mürrisch, missmutig
Reizbarkeit
    Anstrengung, geistige, durch
Ruhe haben, will seine, nachmittags •
Ruhelosigkeit
    nachmittags
    nachts
Stimmung, veränderliche, unbeständige, wankelmütige
Stumpfheit, Geistesträgheit, Denk- und Verständnisschwierigkeiten
Tadelsüchtig, unbeschäftigt, wenn; gespannte Aufmerksamkeit amel. •
Traurigkeit, Verzagtheit, Niedergeschlagenheit, Depression, Schwermut, Melancholie
    Menses, nach den

Sarcolacticum acidum

Angst, Körperübungen, durch •
Entmutigt
Reizbarkeit
Traurigkeit, Verzagtheit, Niedergeschlagenheit, Depression, Schwermut, Melancholie
Zorn, Kleinigkeiten, über

Sarothamnus scoparius

Erregung, Aufregung
    nachts
Faulheit, Indolenz, Abneigung gegen Arbeit
Gedanken, Schwinden der
Gleichgültigkeit, Apathie
Initiative, Unternehmungsgeist, Mangel an
Konzentration, schwierige
Qualvolle Angst
Reizbarkeit
    Kleinigkeiten, durch
Satyriasis
Stumpfheit, Geistesträgheit, Denk- und Verständnisschwierigkeiten
Traurigkeit, Verzagtheit, Niedergeschlagenheit, Depression, Schwermut, Melancholie
    Kleinigkeiten, um
Zerstreut, unaufmerksam
Zorn, Jähzorn

Sarracenia purpurea

Aktivität, geistige, abwechselnd mit Teilnahmslosigkeit •
Angst, allem, vor •
Argwöhnisch, misstrauisch
Delirium
erschreckt, leicht
Faulheit, Indolenz, Abneigung gegen Arbeit
Froh, guten Mutes, glücklich
Gedächtnisschwäche
Gewissenhaft in Kleinigkeiten
Gleichgültigkeit, Apathie
    abwechselnd mit Aktivität •
Konzentration, schwierige
Lachen
Launenhaftigkeit
Neid
Ruhelosigkeit
Schwung, Elan
Selbstmord, Neigung zum
Stumpfheit, Geistesträgheit, Denk- und Verständnisschwierigkeiten
    morgens
Tadelt sich selbst, Selbstvorwürfe
Traurigkeit, Verzagtheit, Niedergeschlagenheit, Depression, Schwermut, Melancholie
    morgens
    mittags
    Kopfschmerzen, bei
Vergesslichkeit
Wahnideen, Schande, sie ist in
    Verbrecher, er ist ein
Weinen, Schlaf, im

Sarsaparilla

Abneigung, alles, gegen ⋆2
    vormittags •
Angst
    vormittags
Anstrengung, agg. durch geistige
Auffahren, abends, Einschlafen, beim
    Schlaf, aus dem
        Einschlafen, beim
        im
    Schläfrigkeit, mit
    Schreck, durch und wie durch
    Traum, durch einen
beleidigt, leicht; nimmt alles übel
Betäubung, wie im Rausch
    morgens

Bewusstlosigkeit, Koma, Stupor
Menses, während der
Schwindel, während
Stehen, beim
Denken, Beschwerden agg., an seine
Ekel, Widerwillen
alles, gegen
Empfindlich, überempfindlich
Schmerzen, gegen
Erregung, Fieberhitze, bei
Erschöpfung, geistige
Faulheit, Indolenz, Abneigung gegen Arbeit
Schläfrigkeit, mit
Fehler, Schreiben, beim, falsche Worte
Fleißig, Arbeitswut
nachmittags •
Fieberhitze, bei
Froh, guten Mutes, glücklich •
tagsüber
nachmittags
abends
Furcht
genesen, nicht zu, Klimakterium, im •
Schlaf, vor dem (zeitlich)
Zittern, mit
Gebärden, kratzt sich an den Oberschenkeln •
unfreiwillige Handbewegungen, spinnt und webt
Gedächtnisschwäche
Gedanken, versunken in
Geistesabwesend
Geistige Arbeit unmöglich
Gleichgültigkeit, Apathie
vormittags
Schläfrigkeit, mit
Vergnügen, gegen jedes
Idiotie
Imitation, Nachahmung
Konzentration, schwierige
Lästig, geht auf die Nerven
Launenhaftigkeit
nachmittags
Leere, Gefühl der ⋆5
Mürrisch, missmutig
morgens
vormittags
nachmittags
arbeiten, mit Lust zu •
Fliege an der Wand, wegen •
Qualvolle Angst
reden, Abneigung zu, möchte schweigen, wortkarg
Reizbarkeit
tagsüber
morgens
nachmittags
Menses, während der
Ruhelosigkeit, nachts
Mitternacht, vor
Schlechte Laune, morgens ⋆5
Schmollen
Schreien
Urinieren, vor dem
Selbstbetrachtung
Singen
Spaßen, Scherzen
Stilles Wesen
Stimmung, abstoßende, widerwärtige
abwechselnde
veränderliche, unbeständige, wankelmütige
Stöhnen, Ächzen, Wimmern
Stumpfheit, Geistesträgheit, Denk- und Verständnisschwierigkeit
vormittags
Traurigkeit, Verzagtheit, Niedergeschlagenheit, Depression, Schwermut, Melancholie
morgens
vormittags
amel.
Masturbation, durch
Pollutionen, durch
Schmerzen, durch •
Trunksucht, Alkoholismus
Ungeduld
Jucken, durch
unglücklich, bedauernswert, fühlt sich
Unterhaltung, Konversation agg.
Unzufrieden, missvergnügt, unbefriedigt
allem, mit
Vergesslich
Verlassenheit, Gefühl der
Verweilt, rührt alten Verdruss auf
Verwirrung des Geistes
morgens
abends
amel. •
Wahnideen, Bilder, Phantome, sieht, schreckliche
freudlos ⋆9
Gespenster, Geister, sieht
Körper, zerbrechlich, ist
tot, Menschen, sieht tote
Weinen, weinerliche Stimmung
morgens

vormittags
Urinieren, vor dem
beim
Widerspenstig
Widerspruch, verträgt keinen
Zerstreut, unaufmerksam
Zorn, Jähzorn
früheren Ärger, über
vergangene Dinge, über
Zweifelnd, Genesung, an der, Klimakterium, im •

Scrophularia nodosa

Angst, Zukunft, um die
Beschwerden infolge von Zorn, Ärger
Bewusstlosigkeit, Koma, Stupor
Wahnideen, Gegenstände erscheinen beim Augenschließen •
Zorn, Jähzorn

Scutellaria laterifolia

Auffahren
Schlaf, aus dem
Beschwerden infolge von Erregung, Gefühlserregung
Überanstrengung, geistiger
Delirium tremens, Säuferwahnsinn
Empfindlich, Schmerzen, gegen
Erregung, Aufregung
Freude, Kopfschmerzen, durch übermäßige Freude
Froh, guten Mutes, glücklich
Furcht, ereignen, es könnte sich etwas +1
geistige Arbeit, Abneigung gegen
Hysterie
Konzentration, schwierige
Lernen, Lesen, etc. beim
Ruhelosigkeit
abends
Schlägt sich selbst, schlägt mit dem Kopf gegen Wand und Dinge +5
Stumpfheit, morgens, Aufstehen, beim
Hydrophobie, Tollwut
Traurigkeit, Verzagtheit, Niedergeschlagenheit, Depression, Schwermut, Melancholie
Verwirrung des Geistes, geistige Anstrengung, durch

Secale cornutum

Abscheu, Allgemeinen, im Leben, gegen das
Albernes Benehmen
Krämpfen, bei •
Angst
Fieber, im
Fieberfrost, während
Furcht, mit
geistige Anstrengung, durch
Menses, während der
nach den
Stuhlgang, vor
antworten, Abneigung zu
weigert sich zu antworten
Antwortet, kurz angebunden, barsch
zögernd
anziehen, unanständig, unschicklich an, zieht sich +5
Argwöhnisch, misstrauisch
Außer-sich-Sein
beißen, Verlangen zu
Beschwerden infolge von Schreck
sexuellen Exzessen
Zorn, Ärger
Betäubung, wie im Rausch
Krampfanfällen, zwischen
Schwindel, bei
Bewusstlosigkeit, Koma, Stupor
Entbindung, bei der
geistige Empfindungslosigkeit
Konvulsionen, nach
schnell vorübergehende
Schwangerschaft, in der
Schwindel, während
unvollständige
Boshaft, gehässig
Chaotisches, wirres Verhalten
Delirium
nachts
aufgeweckt, wenn
erotisches
Fieber, während
Gelächter, mit
gewalttätiges
Konvulsionen, nach
Kopfschmerzen, bei
Kräften, mit gesteigerten +1
murmelt, murrt
nackt sein, möchte im Delir
rasendes

ruhiges
sanftes
Schläfrigkeit, mit
Schlaf, komatösen, im
Schrecken, voller
Sepsis, durch
streift umher
Unvernünftiges, tut •
verlässt ihre Verwandten •
wahnsinniges
Wasser, springt ins
Demenz, senilis, Dementia
Dunkelheit agg. +3
Eigensinnig, starrköpfig
Kinder, eigensinnige
Empfindlich, Geräusche, gegen
Entmutigt
Erregung, Aufregung
fiebrige
Erschöpfung, geistige
Konvulsionen, durch
Faulheit, Indolenz, Abneigung gegen Arbeit
körperliche
Fehler, Sprechen, beim
Feigheit
Froh, guten Mutes, glücklich
Furcht
Menses, vor den (zeitlich)
während der
Tod, vor dem
Menses, vor den
Unheil, vor
Gebärden, Finger, spreizt die ★3
Greifen, Genitalien, Krämpfen, während
klatscht mit den Händen •
krampfhafte
Gedächtnisschwäche
Eigennamen, für
Gedanken, hartnäckige
unangenehme
Geistesabwesend
Geisteskrankheit, Wahnsinn
benimmt sich wie ein Geisteskranker
Kindbett, im
Lachen, mit
Geschmacklosigkeit in ihrer Kleidung
Geschwätzigkeit
Gesellschaft, Abneigung, gegen; Gegenwart anderer agg. die Symptome; Verlangen nach Einsamkeit
Gewissenhaft in Kleinigkeiten
Gewissensqual
Gleichgültigkeit, Apathie
alles, gegen
Entblößung ihres Körpers, gegen
Heiterkeit
Herausfordernd, trotzig
Hochmütig, arrogant
Hysterie
Idiotie
Imbezillität
Jammern, Lamentieren, Klagen
kämpfen, sich mit jemandem schlagen, möchte
Kindbett agg.
Konzentration, schwierige
Lachen
außer sich und schlägt die Hände über dem Kopf zusammen, ist (nach Abort) •
krampfhaftes
sardonisches
Launenhaftigkeit
Lebensüberdruss, Lebensmüdigkeit
Manie
gewalttätige
Raserei, mit
Murmeln, murren
nackt zu sein, Verlangen
Delirium, im
Nymphomanie, Menses, während der
Metrorrhagie, bei
Phantasien, verstärkte Phantasietätigkeit
Qualvolle Angst
Raserei, Wut
Beißen, mit
boshafte
gefesselt werden, muss
Schlaf, Raserei gefolgt von anhaltend tiefem •
Schreien, mit
Selbstmord, mit Neigung zum
töten, versucht, Menschen zu
reden, Abneigung zu, möchte schweigen, wortkarg
Reizbarkeit
Ruhelosigkeit
Fieberhitze, bei
Frauen, bei
Menses, während der
Schamlos
Zur-Schau-Stellen der Genitalien
Schaukeln amel.
Schreien
Schüchternheit
Selbstmord, Neigung zum

Ertrinken, durch
Springen in die Tiefe, durch
Seufzen
Sinne abgestumpft
Schwinden der
Sitzen, Neigung zum
Spaßen, Scherzen
Spotten, Sarkasmus, beißender Spott
Verwandten, über seine •
Sprechen, langsames
leises
springt schnell von einem Gedanken zum anderen
unverständliches
verwirrtes
zögerndes
Springen, Impuls zu springen, Fluss, in einen
spucken, Drang zu
Stöhnen, Ächzen, Wimmern
nachts
Stumpfheit, Geistesträgheit, Denk- und Verständnisschwierigkeit
Tod, wünscht sich den
töten, Verlangen zu
Traurigkeit, Verzagtheit, Niedergeschlagenheit, Depression, Schwermut, Melancholie
Trunksucht, Alkoholismus
Unbehagen, Unpässlichkeit
Verächtlich, geringschätzig
Verwandten, gegenüber seinen •
Vergesslich
Koitus, nach
sexuellen Ausschweifungen, nach
Vergnügen, Schlaflosigkeit, bei •
Verlassenheit, Gefühl der
Verlässt, Verwandten, seine •
Verwirrung des Geistes
nachts
Identität, über seine, Dualität, Gefühl der
Verzweiflung
Wahnideen, Einbildungen, Halluzinationen, Sinnestäuschungen
nachts
Bett, jemand ist mit ihm im
Bilder, Phantome, sieht, schreckliche
doppelt zu sein
Gestalten, sieht
gewalttätige
krank, zwei Kranke lagen zu Bett, einer wurde gesund, der andere nicht •
Phantasie, Einbildungen der
Tieren, von
Visionen, hat
Augenschließen, beim
Zimmer, See, Zimmer ist wie der Schaum der bewegten •
Weinen, weinerliche Stimmung
Menses, während der
Zerreißt, Genitalien, reißt an ihren •
sich selbst, reißt an
Zerstörungssucht, Destruktivität

Sedum acre

Delirium, Kräften, mit gesteigerten

Selenium

Abneigung, Personen, gegen gewisse
Angst
Gesundheit, um seine
Lernen, beim ★1
Anstrengung, agg. durch geistige
Argwöhnisch, misstrauisch
Auffahren, abends, Einschlafen, beim
Schlaf, Einschlafen, beim
Auffassungsvermögen, leichtes
Beschwerden infolge von Ausschweifung
sexuellen Exzessen
Überanstrengung, geistiger
Zorn, Ärger
Betäubung, wie im Rausch
wacht schwer auf
Bewusstlosigkeit, Koma, Stupor
Erwachen, nach dem
Delirium
Schlaflosigkeit, mit ★3
Delirium tremens, Säuferwahnsinn
Ekstase
Empfindlich, gewisse Personen, gegen
Erregung, Aufregung
agg.
Erschöpfung, geistige
Pollutionen, nach
Fanatismus
Fehler, Sprechen, beim
falsche Silben, gibt
Furcht, Apoplexie, vor
Arbeit, Grauen vor der
Beschäftigung, vor •
Krankheit, vor drohender
Männern, vor
Menschen, vor; Anthropophobie
Menschenmenge, in einer

Gedächtnisschwäche
Arbeit, bei geistiger
Geschäfte, für
Gedächtnisverwirrung
Gedanken, drängen sich auf, sexuelle
sexuelle
Impotenz, mit •
Geistesabwesend
geistige Arbeit, Abneigung gegen
ermüdet
unmöglich
sexuellen Exzessen, nach
Geschäft, unfähig zu Geschäften
Geschwätzigkeit
abends
abschweifen ⋆3
erregte
Schweiß, bei
Gesellschaft, Abneigung, gegen; Gegenwart anderer agg. die Symptome; Verlangen nach Einsamkeit
Freunden, von besten
Gewissensqual
Gleichgültigkeit, Apathie
Umgebung, gegen die
Grausamkeit, Unmenschlichkeit
Hypochondrie
Ideen, Einfällen, Mangel an
Imbezillität
kompliziert, kleinlich, umständlich, wählerisch ⋆2
Konzentration, schwierige
Lachen, krampfhaftes
*Laszi*v
Impotenz, mit
Lesen, lautes, agg. ⋆3
Mürrisch, missmutig
Koitus, nach
Phantasien, laszive
Impotenz, mit
widerliche, beim Alleinsein
Reden, Schlaf, im
Reizbarkeit
Klimakterium, im
Koitus, nach
Pollutionen, nach
Religiosität, auffallende
Fanatismus, religiöser
Schwermut, religiöse
Sinne abgestumpft
Sprechen, stammelndes
Stöhnen, Ächzen, Wimmern
Stumpfheit, Geistesträgheit, Denk- und Verständnisschwierigkeit
geistige Anstrengung, durch
sexuellen Exzessen, nach •
Tafelfreuden, Schwelgerei
Theoretisieren, Theorien aufstellen
Traurigkeit, Verzagtheit, Niedergeschlagenheit, Depression, Schwermut, Melancholie
vormittags
abends
Koitus, nach
periodische
Schweiß, bei
Trunksucht, Alkoholismus
Menses, vor den •
Unzufrieden, missvergnügt, unbefriedigt
Koitus, nach
Vergessen, Dinge fallen ihm im Schlaf wieder ein, vergessene
Vergesslich
Schlaf erinnert er sich an alles Vergessene, im
Verliebt
Verwirrung des Geistes
Koitus, nach
Pollutionen, durch
Verzweiflung
Wahnideen, Einbildungen, Halluzinationen, Sinnestäuschungen
Weinen, Fieberfrost, bei
Zerstreut, unaufmerksam
Zorn, Jähzorn
Kleinigkeiten, über
Zweifelnd, Seelenheil, am

Senecio aureus

Abneigung, Familienmitglieder, gegen
sich selbst, gegen ⋆3
Beschwerden infolge von Heimweh
Bewusstlosigkeit, Anstrengung, nach
Ekstase, abwechselnd mit Traurigkeit •
Erregung, Aufregung
Menses, während der
Froh, abwechselnd mit Traurigkeit
Gedächtnis, gutes
Gedanken, gedankenvoll
Vergangenheit, an die, abends •
Zukunft, über die
Gehobener Stimmung, abwechselnd mit Traurigkeit •
Geisteskrankheit, Kindbett, im
Heimweh
Heiterkeit

Hysterie
nachts •
Schlaflosigkeit, mit
Konzentration, schwierige
Manie
reden, Abneigung zu, Menses, während der
Reizbarkeit
Ruhelosigkeit, nachts
Mitternacht, vor
Frauen, bei
Selbstüberhebung, Selbstüberschätzung, Eigenkult
Stimmung, veränderliche, unbeständige, wankelmütige +3
Traurigkeit, Verzagtheit, Niedergeschlagenheit, Depression, Schwermut, Melancholie
abends
Menses, während der
Verliebt +3
Verwirrung des Geistes
Weinen, weinerliche Stimmung

Senecio jacobaea

Traurigkeit, Verzagtheit, Niedergeschlagenheit, Depression, Schwermut, Melancholie

Senega

Abscheu, Allgemeinen, im
Albernes Benehmen
Angst
Bewegung, durch, amel.
Ruhe, in der
Auffahren, Schlaf, im
Schläfrigkeit, mit
Beschimpfen, beleidigen, schmähen
Beschwerden infolge von Kränkung, Demütigung
Betäubung, wie im Rausch
Bewusstlosigkeit, Koma, Stupor
Augen, Druck in den Augen und Sehstörungen, mit •
Chaotisches, wirres Verhalten
Empfindlich, überempfindlich
Geräusche, gegen
schmerzhafte Empfindlichkeit gegen
Ernst
abends
Erregung, Aufregung
fiebrige
Erschöpfung, geistige
Faulheit, Indolenz, Abneigung gegen Arbeit
morgens ⋆1
Fleißig, Arbeitswut
Froh, guten Mutes, glücklich
abwechselnd mit Ausbrüchen von Entrüstung
Zorn
albern, und
gefolgt von Reizbarkeit
Furcht
Gedächtnis, gutes
vergangene Ereignisse, für
Gedächtnisschwäche
Gedanken, Stillstand der
Geisteskrankheit, Wahnsinn
geistige Arbeit, Verlangen nach
Gewalttätig, heftig
Gleichgültigkeit, Apathie
Herzlich, liebevoll, zärtlich
Hoffnungsvoll
Hypochondrie
Imbezillität
Kindisches Benehmen
Konzentration, schwierige
Lebhaft, munter
Leidenschaftlich
Manie
Mürrisch, vormittags
Phantasien, verstärkte Phantasietätigkeit
Raserei, Wut
abwechselnd mit Fröhlichkeit
Reizbarkeit
morgens
vormittags
Ruhelosigkeit
Schreien
Seelenruhe, Gelassenheit
Stimmung, abwechselnde
veränderliche, unbeständige, wankelmütige
Streitsüchtig, zanksüchtig
Stumpfheit, Geistesträgheit, Denk- und Verständnisschwierigkeit
Traurigkeit, Verzagtheit, Niedergeschlagenheit, Depression, Schwermut, Melancholie
abends
Unbehagen, Essen, Abendessen, nach dem
Unentschlossenheit
Verspielt
Verwirrung des Geistes
morgens
Weinen, Kindern, bei
Zorn, Jähzorn
abwechselnd mit Frohsinn

Heiterkeit
heftiger
Kleinigkeiten, über

Senna

Ruhelosigkeit
nachts
Bett, sich herumwerfen im
Schreien, Kindern, bei
Weinen, Kindern, Säuglingen, bei
Zorn, Erwachen, beim +1

Sepia succus

Abneigung, alles, gegen ★2
Ehemann, gegen ihren
Familienmitglieder, gegen
Männer, gegen (bei Frauen) ★2
sich selbst, gegen ★3
Abscheu, Allgemeinen, im, Rauchen, beim •
Leben, gegen das
Aktivität
amel.
Albernes Benehmen
angesprochen werden, will nicht
Angst
morgens
Aufstehen, beim und nach dem, amel.
Erwachen, beim
Schweiß, bei
abends
Zwielicht, im
Bett, im
nachts
Erwachen, beim
allein, wenn
andere, um +4
anfallweise
Ärger, nach
Augenanstrengung, durch •
Bett, im
Blutandrang zur Brust, durch
Erwachen, beim
Essen, beim
nach dem
Fahren oder Reiten, beim
Fieber, im
Fieberfrost, während
Furcht, mit
Gedanken, unangenehme
Gehen, schnellen, beim, geht dadurch immer schneller
Gesundheit, um seine
Gewitter, bei
Hitzewallungen, bei
hypochondrische
Klimakterium, während des
Koitus, nach •
Kopf, Stirnschweiß, mit
kaltem
Kopfschmerzen, bei
Lesen, beim
Nähen, beim •
periodische
Schweiß, mit kaltem
Sehen auf einen Punkt, beim •
Stöhnen, mit •
Stuhlgang, während
als wenn Stuhlgang kommen sollte
Tabakrauchen, durch
Urinieren, vor
wenn man dem Harndrang nicht folgen kann •
Zorn, während
Zukunft, um die
Anstrengung, agg. durch geistige
Antwortet einsilbig
langsam
schnell
Argwöhnisch, misstrauisch
Auffahren
mittags
Schlaf, im
Koitus, nach •
leichtes
Schlaf, aus dem
Menses, vor den •
Einschlafen, beim
im
Schreck, durch und wie durch
Ausschweifung, sexuelle
Außer-sich-Sein
Beklagt sich
andere, über •
beleidigt, leicht; nimmt alles übel
Beschäftigung, Ablenkung amel.
Beschimpfen, beleidigen, schmähen
Beschwerden infolge von Ausschweifung
Enttäuschung
Erregung, Gefühlserregung
Erwartungsspannung, Vorempfinden, Ahnung

Geringschätzung, Verachtung durch andere
geschäftlichem Misserfolg
Kränkung, Demütigung
Liebe, enttäuschter
Schreck
sexuellen Exzessen
Überanstrengung, geistiger
Verlegenheit
Zorn, Ärger
Angst, mit
Schreck, mit
unterdrücktem
Bestimmtheit, Rechthaberei
Betäubung, wie im Rausch
Fieberhitze, bei
Schwindel, bei
Beten
inbrünstiges
Betrug, Täuschung verursacht Kummer und Kränkung ★[1]
Bett, bleiben, möchte im, morgens
Bewusstlosigkeit, Koma, Stupor
Fahren, beim
Kleinigkeiten, wegen •
Knien in der Kirche, beim •
Menses, während der
Schwindel, während
Boshaft, gehässig
geliebte Personen, gegen •
Delirium, nachts
Arme, Ausstrecken der
Blutung, nach
Erwachen, beim
Fieberfrost, im
Gelächter, mit
phantastisches
Wahnideen, mit
Delirium tremens, Säuferwahnsinn
Demenz, senilis, Dementia
Denken, Beschwerden agg., an seine
Ehrgeiz, Verlust des Ehrgeizes
Eifersucht, Frauen, zwischen
Kindern, unter
Eigensinnig, starrköpfig
Empfindlich, überempfindlich
geistige Eindrücke, für
Geräusche, gegen
geringste Geräusch, gegen das
Gerüche, gegen
Menses, vor den
Musik, gegen
Klaviermusik, gegen
Rhythmusgefühl, ausgeprägtes ★[4]
Sinneseindrücke, gegen
Entfliehen, Familie, den Kindern, der
Entfremdet ihrer Familie
Entmutigt
morgens
Koitus, nach •
Ernst
Erregung, Aufregung
morgens
abends, Bett, im
nachts
agg.
Erwachen, beim
fiebrige, Mittagessen, nach dem •
Gesellschaft, in
Schweiß, bei
Erschöpfung, geistige
nachmittags
Koitus, nach
erschreckt, leicht
nachts
Erwachen, beim
Kleinigkeiten, über
essen, weigert sich zu
Exzentrizität, Überspanntheit
Metrorrhagie, nach •
Faulheit, Indolenz, Abneigung gegen Arbeit
nachmittags
körperliche
Pollutionen, nach
Fehler, Arbeit, in der
Schreiben, beim
falsche Worte
Sprechen, beim
stellt Worte falsch
Worte, benutzt falsche
Namen, nennt Gegenstände beim falschen
nennt den Gegenstand, den er sieht, statt den gewünschten
Feigheit
Fleißig, Arbeitswut
Menses, vor den
Fremder, Gegenwart Fremder agg.
Froh, guten Mutes, glücklich
abends, Bett, im
nachts
abwechselnd mit Traurigkeit
weinerlicher Stimmung
Blitz und Donner, bei

Furcht
morgens
Ärzten, vor ★1
Alleinsein, vor dem
angesprochen, wenn
Annäherung anderer, vor
Apoplexie, vor
Armut, vor
auszugehen
Bewegung, vor
Einsamkeit, vor
engem Raum, Gewölben, Kirchen und Kellern, vor
Fahren, beim
gedemütigt zu werden
Geistern, Gespenstern, vor
Geisteskrankheit, seinen Verstand zu verlieren, vor
Gelenke zu schwach sind, dass seine •
Gesellschaft, um seine Stellung in der
Gewitter, vor
Krankheit, vor drohender
Männern, vor
Menschen, vor; Anthropophobie
doch agg. wenn alleine ★3
Selbstmord, vor
sprechen, zu
Stellung zu verlieren, seine gewinnbringende
Stuhlabgang, vor unwillkürlichem •
Tod, vor dem
bald sterben, sie wird
drohendem, vor
Tuberkulose, vor
Unheil, vor
verhungern, zu
wiederkehrende
Zittern, mit
Gebärden, macht
Greifen, Genitalien, nach den, Delirium, im ★3
lächerliche
Reden, gestikuliert beim
seltsame Stellungen und Lagen
Arme, der
Gangart, in der
wütende
Gedächtnisschwäche
Arbeit, bei geistiger
Müdigkeit, durch
auszudrücken, sich
Gedanken, Andrang, Flut der
nachts
Schlaflosigkeit, durch
gedankenvoll
hartnäckige
Krankheit, an eine
quälende
Schwinden der, anspricht, wenn man ihn •
sexuelle
unangenehme
Zukunft, über die
Gefühle, unterdrückte ★2,3
Geistesabwesend
Geisteskrankheit, Wahnsinn
Blutungen, nach
Klimakterium, im
Menses, reichlichen, mit •
geistige Arbeit, Abneigung gegen
unmöglich
Kopfschmerzen, bei •
Geiz
verschwenderisch für sich selbst
Gemütsstörungen im Allgemeinen ★2
Geschäft, Abneigung gegen
Geschäftig
Gesellschaft, Abneigung, gegen; Gegenwart anderer agg. die Symptome; Verlangen nach Einsamkeit
Abscheu gegen Gesellschaft
allein, amel. wenn
Anwesenheit, Fremder, Abneigung gegen
Furcht vor Alleinsein, jedoch
Menses, während der
Schwitzen, beim
vermeidet den Anblick von Menschen
liegt mit geschlossenen Augen, und •
Gesellschaft, Verlangen nach; Abneigung gegen Einsamkeit, Gesellschaft amel.
Alleinsein agg., beim
gesund, fühlt sich sehr, vor einem Anfall ★5
Gewalttätig, heftig
Gewissenhaft in Kleinigkeiten
Gewitter, Gemütssymptome bei
amel.
liebt +4
Gier, Habsucht
Gleichgültigkeit, Apathie
vormittags
alles, gegen
andere Geschlecht, gegen das +1
Familie, gegen seine
Fieber, bei
Geld zu verdienen
geliebte Personen, gegen

geschäftlichen Angelegenheiten, gegen seine
Kinder, gegen ihre
Leben, gegen sein
liegt mit geschlossenen Augen
sich selbst, gegen
Vergnügen, gegen jedes
Wohlergehen anderer, gegen das
Hass, andere Geschlecht, auf das ★[2]
Personen, die ihn beleidigt haben, auf
Hast, große Eile
Arbeit, bei seiner
Beruf, im
Gehen, beim
Heimweh
Herausfordernd, trotzig
Heuchelei
Hypochondrie
eingebildete Krankheit
Selbstmord, treibt zum
Hysterie
Menses, vor den
sexuellen Ausschweifungen, nach
Ideen, Einfällen, Mangel an
Ideen, Einfällen, Reichtum an; Geistesklarheit
nachts
Imbezillität
Jammern, Lamentieren, Klagen
Klammert sich, gehalten werden, möchte
amel., wenn
Kleptomanie
Klimakterium agg.
Konzentration, schwierige
Kummer
Kurz angebunden, barsch
Lachen
nachts
Erwachen, beim •
Schlaf, im
unfreiwilliges
Weinen oder Lachen bei jeder Gelegenheit
Landleben, Verlangen nach dem [+1]
Langsamkeit
Bewegungen, der
Lästig, geht auf die Nerven
Lasziv
Launenhaftigkeit
Lebensüberdruss, Lebensmüdigkeit
Lebhaft, munter
Leere, Gefühl der ★[5]
Schwäche, mit ★[5]
Leid anzutun, fürchtet, wenn allein gelassen, sich ein
fühlt, sie könnte sich leicht ein Leid antun •
Leidenschaftlich
Lesen, unfähig zu
magnetisiert werden, will
leicht zu magnetisieren
Mesmerismus amel.
Manie
Menses, vor den •
Meditation
Menschenfeindlichkeit
Menses, Gemütssymptome agg. vor den
während der
Milde
Mitgefühl, Mitleid ★[4]
moralischem Empfinden, Mangel an
Morphinismus
Mürrisch, missmutig
morgens
Erwachen, beim
Schläfrigkeit, mit
Musik, Abneigung gegen
agg.
Klavierspiel, durch
Neid
Habgier, und
Neugierig
Pessimist
Phantasien, ängstliche, nachts im Fieber •
Erwachen, beim
laszive
verstärkte Phantasietätigkeit
nachts
Augenschließen im Bett, beim
Schlaflosigkeit, mit
Pläne, schmiedet viele
Qualvolle Angst
Essen, beim •
nach dem
Raserei, Wut
Rebelliert gegen Umschläge
Reden, anderer agg., Unterhaltung
Schlaf, im
lautes
reden, Abneigung zu, möchte schweigen, wortkarg
nachmittags
Reizbarkeit
tagsüber
morgens
7 h
abwechselnd mit Gleichgültigkeit
anspricht, wenn man ihn

Anstrengung, durch
Erwachen, beim
Fieberfrost, bei
Kindern, bei
Koitus, nach
Menses, vor den
während der
Musik, bei
Klaviermusik, durch
Schweiß, bei
Traurigkeit, mit
Trost agg.
Religiosität, auffallende
Ruhelosigkeit
abends
Bett, im
nachts
Augenschließen agg., beim
ängstliche
Augenschließen nachts agg.
Bett, gehen, will aus einem Bett ins andere
sich herumwerfen im
treibt aus dem
Brust, durch Kongestion in der •
Erwachen, beim
Fieberhitze, bei
nach
Fremder agg., Gegenwart •
innerliche
morgens beim Erwachen •
Koitus, nach
Menses, während der
unterdrückte, durch
Schläfrigkeit, mit
Sitzen, beim
umhertreibende
Schlafwandeln
erledigen, geistige Arbeit
Schreckliche Dinge, traurige Geschichten ergreifen sie tief
schreiben, Schwierigkeiten, seine Gedanken beim Schreiben auszudrücken
Schreien
Erwachen, beim
festhält, schreit, falls sie sich nicht an etwas •
Menses, vor den •
muss schreien, fühlt, sie
Schlaf, im
Menses, vor den
Schmerzen, vor
Schüchternheit
Seelenruhe, Gelassenheit
Selbstbetrachtung
Selbstmord, Neigung zum
Erschießen, durch
Hypochondrie, aus
Schmerzen, durch
Schwermut, aus
Verzweiflung, über seine armselige Existenz •
Seufzen
Fieberhitze, bei
Schweiß, bei
Simuliert Krankheit, Schlaf ★4
Singen
Sitzen, Neigung zum
Sitzt, steif, ganz
Delirium, im •
still
Sonderbar, alles erscheint
Sorgen, voller
häusliche Angelegenheiten, um
Spioniert alles aus
Spotten, andere spotten über ihn, glaubt
Sarkasmus, beißender Spott
hastiges
langsames
springt schnell von einem Gedanken zum anderen, nachts
verwirrtes
Stilles Wesen
Stimmung, abstoßende, widerwärtige
abwechselnde
veränderliche, unbeständige, wankelmütige
Stirnrunzeln, finsteren Blick, Neigung zum +3
Stöhnen, Ächzen, Wimmern
Kolik, während einer ★5
Schlaf, im
Streitsüchtig, zanksüchtig
Stuhl, urinieren und defäkieren überall, Kinder
Stumpfheit, Geistesträgheit, Denk- und Verständnisschwierigkeit
morgens
vormittags
nachmittags
abends
anfallweise
Essen amel.
Fieberhitze, bei •
Koitus, nach •
Pollutionen, nach
Schläfrigkeit, mit
Tadelsüchtig, kritisch
Tadelt sich selbst, Selbstvorwürfe

Tanzen
amel.
Theoretisieren, Theorien aufstellen
Tod, sterben, Gefühl zu
Todesahnung
wünscht sich den
Genesung, während der
Traum, wie im
Traurigkeit, Verzagtheit, Niedergeschlagenheit, Depression, Schwermut, Melancholie
morgens
Aufstehen, amel. nach dem •
Erwachen, beim
abends
ängstliche
Atemnot, mit
Erwachen, beim
Essen, beim •
Fieberfrost, bei
Fieberhitze, bei
Freien, im
Gehen, beim und nach dem, Freien, im
Gesundheit, über seine
Gewitter amel. •
grundlose
Hustenanfällen, nach
Klimakterium, im
Koitus, nach
Kopfschmerzen, bei
Menses, vor den
während der
unterdrückte, durch
Musik, durch
Pollutionen, durch
Schweiß, bei
schwülem Wetter, bei •
Selbstmord, mit Neigung zum
Zorn, nach
Trieb, gehen, zu ⋆3
Trost, freundliche Worte agg.
Trügerisch, hinterlistig
Trunksucht, Alkoholismus
Unbarmherzig, skrupellos, gewissenlos
Unbesonnen, sorglos
Unentschlossenheit
Ungeduld
Arbeiten, beim
Sitzen, beim •
Ungestüm
Fieberhitze, bei •
unglücklich, bedauernswert, fühlt sich
Unreinlichkeit, urinieren und defäkieren überall, Kinder
unterdrückten oder zurückgetretenen Hautausschlägen oder Hämorrhoiden, Gemütssymptome agg. nach
Unterhaltung, Konversation agg.
unternehmen, Dinge gegen seine Absicht, unternimmt
Untröstlich
Unzufrieden, missvergnügt, unbefriedigt
allem, mit
Vergesslich
nachmittags
abends
Verlassenheit, Gefühl der
geliebt von seinen Eltern, Gatten, Freunden, glaubt sich nicht
Verleumden, Neigung zum
heuchlerisch, scheinheilig
Verliebt
Verschwiegen, Geheimniskrämer
Verweilt bei vergangenen unangenehmen Ereignissen
rührt unangenehme Erinnerungen auf
Verwirrung des Geistes
morgens
Aufstehen, beim und nach dem
vormittags
nachmittags
abends
nachts
angesprochen wird, wenn er •
Erwachen, beim
Essen, nach dem
Fieberhitze, während
Gehen, beim
Freien, im
geistige Anstrengung, durch
Koitus, nach
Liegen, beim
Menses, vor den
Reden, beim
Sitzen, im
Stiche in der Brust, durch •
Traum, wie im
Weinen amel. •
Verzweiflung
Existenz, über seine armselige •
Fieberfrost, bei
Fieberhitze, während der
Genesung, an der
gesellschaftliche Stellung, über seine

Schweiß, bei
Wählerisch, anspruchsvoll, pedantisch ⋆1
Wahnideen, Einbildungen, Halluzinationen, Sinnestäuschungen
nachts
allein, Friedhof, sie ist alleine auf dem
ängstliche
arm, er ist
Ärzte kommen, drei
ausgelacht, verspottet zu werden
beraubt, bestohlen zu werden
Bilder, Phantome, sieht
nachts
Augenschließen, beim
Schlaf, vor dem
etwas kommt von oben und drückt ihm auf die Brust
Gespenster, Geister, sieht
Augenschließen, beim
Körper, Faser auf ihrer rechten Seite, fühlt jede •
krank, zu sein
arbeiten, will deshalb nicht
Lachen, mit
Personen, sieht
Phantasie, Einbildungen der
Augen, beim Schließen der
ruft ihn, jemand
im Schlaf •
Seite, rechten Seite fühlen, sie kann jeden Muskel und jede Sehne auf der •
spricht, Personen sprechen, als wären sie nah (um Mitternacht) •
Tod, Leiche, verstümmelte Leiche
unglücklich, er ist
verhungern, seine Familie wird
verstümmelte Körper, sieht
Visionen, hat
Augenschließen, beim
Wasser, vom
Reden vom, mit •
Wechsel, Veränderung, Verlangen nach
Weinen, weinerliche Stimmung
nachts
abwechselnd mit Lachen
agg.
amel.
Erwachen, beim
erzählt, wenn sie von ihrer Krankheit
Gehen im Freien, beim
gereiztes
grundlos
ohne zu wissen, warum
Husten, beim
Kleinigkeiten, um, lacht und weint bei jedem Anlass
Kopfschmerzen, bei
lautes Weinen, Schluchzen
Menses, vor den
während der
nervös, dass sie schreien würde, wenn sie sich nicht an irgendetwas festhalten könnte, fühlt sich so •
Schlaf, im
Schweiß, bei
Trost agg.
unwillkürliches
wiederholtes kurzes ⋆2
Zahnschmerzen, bei •
Widerspenstig
widersprechen, Neigung zu
widersprechen seinen Worten, Absichten
Taten widersprechen der Absicht
Widerspruch, verträgt keinen
Widerstreit mit sich selbst
Wille, widersprüchlich
Zerstreut, unaufmerksam
verträumt
Zorn, Jähzorn
morgens
früheren Ärger, über
heftiger
Kleinigkeiten, über
agg. ⋆1
Menses, vor den •
vergangene Dinge, über
Widerspruch, durch
Zittern, mit
Zweifelnd, skeptisch
Genesung, an der

Serpentaria aristolochia

Gedächtnisschwäche
Mürrisch, missmutig
Ruhelosigkeit, Bett, sich herumwerfen im
Stumpfheit, Geistesträgheit, Denk- und Verständnisschwierigkeiten

Siegesbeckia orientalis

Faulheit, Indolenz, Abneigung gegen Arbeit
Furcht, Berührung, vor
Gedanken, unzusammenhängende

Geistige Arbeit unmöglich
Gesellschaft, Abneigung gegen; Gegenwart anderer agg. die Symptome; Verlangen nach Einsamkeit
Gleichgültigkeit, Apathie
Grobheit
Schlagen
Traurigkeit, Verzagtheit, Niedergeschlagenheit, Depression, Schwermut, Melancholie
Unzufrieden, allem mit
Zeit, vergeht zu schnell, eilt zu sehr
Zorn, Jähzorn

Silicea

Abscheu, Arbeit, gegen die
  Leben, gegen das
Aktivität, geistige
angefasst werden, will nicht
angesehen zu werden, verträgt nicht
angesprochen werden, will nicht
Angst
  abends
    Bett, im
  nachts
    Erwachen, beim
  Mitternacht, vor
    Erwachen, beim, amel. beim Aufstehen •
  Mitternacht, nach, 3 h
  Bett, im
  Bewegung, durch, amel.
  Erwachen, beim
  Erwartungsspannung, durch, vor einer Verabredung +1
  Essen, nach dem
  Furcht, mit
  Gehen, beim, amel.
  Geräusche, durch
    Ohrgeräusche •
  Gesundheit, um seine
    Klimakterium, im
  Gewissensangst, als ob eines Verbrechens schuldig
    Kleinigkeiten, wegen ⋆2
  Kleinigkeiten, um
  Lebensüberdruss, mit
  Liegen, im
  Menses, während der
  Mittagessen, nach dem
  Schlaf, vor dem
    im
  Schreck, nach einem
  sich selbst, um •
  Sitzen, im
  Stehen, beim
  Träume, beim Erwachen durch schreckliche
  Zukunft, um die
Anstrengung, agg. durch geistige
Argwöhnisch, misstrauisch
Auffahren
  mittags
    Schlaf, im
  nachts
  Berührung, bei
  Geräusche, durch
  Kleinigkeiten, duch
  leichtes
  Schlaf, aus dem
    Einschlafen, beim
    im
  Schläfrigkeit mit, nachmittags •
  Schreck, durch und wie durch
  Traum, durch einen
  Zittern, mit
Außer-sich-Sein
Beharrlichkeit, fehlende ⋆2
beißen, Gegenstände, beißt +1
Beklagt sich
beleidigt, leicht; nimmt alles übel
Beschäftigung, Ablenkung amel.
Beschimpfen, beleidigen, schmähen
Beschwerden infolge von Erwartungsspannung, Vorempfinden, Ahnung
  Freundschaft, betrogener
  Furcht
  Schreck
  Selbstüberhebung, Selbstgefälligkeit, Geltungsbedürfnis
  sexuellen Exzessen
  Überanstrengung, geistiger
  Widerspruch
  Zorn, Ärger
Betäubung, wie im Rausch
  Aufstehen, beim •
  Schwindel, bei
Bett, bleiben, möchte im
Bewusstlosigkeit, Koma, Stupor
  Fahren, beim
  kalter Haut, nach einer Erkältung •
  schnell vorübergehende
  Schwindel, während
  Sitzen, beim

Verhalten, automatenhaftes
Verkühlung, nach ★[2]
Charakterschwäche ★[1]
Delirium
nachts
ängstliches
phantastisches
Schrecken, voller
springt aus dem Fenster
Wahnideen, mit
Delirium tremens, Säuferwahnsinn
Demenz, Epileptiker, der
Denken, Abneigung gegen
Dunkelheit agg. [+1]
Ehrfurcht, Personen in seiner Umgebung, gegenüber den
Eigensinnig, starrköpfig
Kinder, eigensinnige
weinen aber bei freundlicher Zusprache •
Ekel, Widerwillen
Ekstase
Eleganz, Mangel an
Empfindlich, überempfindlich
geistige Eindrücke, für
Geräusche, gegen
geringste Geräusch, gegen das
schmerzhafte Empfindlichkeit gegen
Stimmen, gegen
Sinneseindrücke, gegen
spitze, auf sie gerichtete Gegenstände, gegen
Entmutigt
Erkennt, Verwandten nicht, seine
Erregung, Aufregung
abends, Bett, im
agg.
Erschöpfung, geistige
nachmittags
Lesen, durch
Schreiben, nach dem
erschreckt, leicht
Erwachen, beim
Erwartungsspannung, Prüfungen, vor
Faulheit, Indolenz, Abneigung gegenArbeit
nachmittags
Fehler, Lesen, beim
Orten, irrt sich in
Schreiben, beim
Sprechen, beim
stellt Worte falsch
Worte, benutzt falsche
Feigheit
Feilschen
Finanzwesen, ungeeignet für das
Froh, guten Mutes, glücklich
abends, Bett, im
nachts
Schlaf, im
Furcht
nachts
Arbeit, Grauen vor der
literarischer, vor
Auftreten in der Öffentlichkeit, vor
Blitzen, vor
Dunkelheit, vor
Einbrechern, vor
Erwachen, beim
Ersticken, vor dem, nachts
Erwachen, beim
Traum, nach einem
fallen, zu
Geräusche, durch
Gewitter, vor
lebenslange
Liegen im Bett, beim
Menschen, vor; Anthropophobie
Misserfolg, vor
Prüfung, vor
Stecknadeln, spitzen Gegenständen, vor
Unheil, vor
unternehmen, etwas zu
Neues, etwas •
Gebärden, Greifen, abends beim Einschlafen •
Finger in den Mund, Kinder stecken
unfreiwillige Handbewegungen
wirft die Hände umher
ungeschickt in
unsichere
wirre
Gedächtnis, gutes
kurzes, aber
Gedächtnisschwäche
Arbeit, bei geistiger
Müdigkeit, durch
Farben, für
Orte, für
Orthographie, für
Worte, für
Gedanken, Andrang, Flut der
abends, im Bett
nachts
Gehen im Freien, beim
Schlaflosigkeit, durch
hartnäckige

unerfreulichen Dingen, verfolgt von
Erwachen, beim
sexuelle
zwei entgegengesetzte Gedankenrichtungen
Geistesabwesend
Geisteskrankheit, Wahnsinn
geistige Arbeit, Abneigung gegen
ermüdet
unmöglich
nachmittags
Geiz
Gesellschaft, Verlangen nach; Abneigung gegen Einsamkeit, Gesellschaft amel.
Alleinsein agg. beim
Gewalttätig, heftig
geärgert, wenn •
Gewissenhaft in Kleinigkeiten
Essens, während des
Gewissensqual
Kleinigkeiten, über •
Gewitter, Gemütssymptome bei
Gleichgültigkeit, Apathie
äußere Dinge, gegen
Fieberfrost, bei
Pflichten, gegen seine
Gottlos, Mangel an religiösem Gefühl
Hast, große Eile
immer in
Hauswirtschaft, Frauen unfähig zur
Heimweh
Hellsehen
Herausfordernd, trotzig
Herzlich, liebevoll, zärtlich
Heuchelei
Hochmütig, arrogant
Hypochondrie, Pollutionen, nach
Hysterie
Pollutionen, nach
Ideen, Einfällen, Mangel an
Ideen, Einfällen, Reichtum an; Geistesklarheit
abends
Bett, im
nachts
Imbezillität
Jammern, Lamentieren, Klagen
nachts, Erwachen, beim •
Erwachen, beim
Klammert sich, gehalten werden, amel., wenn
Kleinigkeiten erscheinen wichtig
Kleptomanie
Konzentration, schwierige
vormittags
Aufmerksamkeit, kann die Aufmerksamkeit nicht halten ⋆1
Lernen, Lesen etc., beim
Kummer
Kurz angebunden, barsch
Lachen
nachts
Mitternacht
krampfhaftes
Schlaf, im
Langsamkeit +2
Lasziv
morgens, Bett, im •
Traum, nach einem •
Launenhaftigkeit
Lebensüberdruss, Lebensmüdigkeit
Schweiß, bei
Leichtsinnig, frivol
Lesen, Abneigung gegen
agg. ⋆3
Lügner
magnetisiert werden, will
Mesmerismus amel.
Manie
Besessenheitswahn
Mathematik, Abscheu vor
Menses, Gemütssymptome agg. während der
Milde
Monomanie
Mürrisch, missmutig
vormittags
Frauen, bei
Kindern, bei
Kleinigkeiten, um
Koitus, nach
Murmeln, murren
abends, Bett, im •
nachts, Erwachen, beim
Nachgiebigkeit
Nymphomanie
Menses, unterdrückten, nach
Optimist
Pflichten, kein Pflichtgefühl
stimulieren, um das Pflichtgefühl zu ⋆1
Phantasien, Erwachen, beim
laszive
verstärkte Phantasietätigkeit
abends, Bett, im
nachts
Schlaflosigkeit, mit
schreckliche
versunken in seinen

Reden anderer agg., Unterhaltung
Schlaf, im
lautes
reden, Abneigung zu, möchte schweigen, wortkarg
laut zu reden •
lernt langsam sprechen
Reizbarkeit
morgens
vormittags
abends
anspricht, wenn man ihn
Fieberfrost, bei
Kindern, bei
Kleinigkeiten, durch
Koitus, nach
Kopfschmerzen, bei
Trost agg.
weckt, wenn man ihn
Religiosität, auffallende
Schwermut, religiöse
Ruhelosigkeit
vormittags
nachts
Mitternacht, nach
ängstliche
Bett, sich herumwerfen im
treibt aus dem
Erwachen, beim
innerliche
Kopfschmerzen, bei
Schmerzen, durch
Sitzen, beim
Sachlich, nüchtern
Schlafwandeln
erledigen, um seine Tagesarbeit zu
Neu- und Vollmond, bei •
Schmeichler
Schreckliche Dinge, traurige Geschichten ergreifen sie tief
schreiben, ermüdet •
Schwierigkeiten, seine Gedanken beim Schreiben auszudrücken
Unfähigkeit zu
lernen, Unfähigkeit der Kinder, schreiben zu
Schreien
Erwachen, beim
Kindern, bei
spricht, wenn man zu ihnen •
Konvulsionen, vor
nach
muss schreien, fühlt, sie
Schlaf, im
Schüchternheit
allein, wenn •
Auftreten in der Öffentlichkeit, beim
sprechen, öffentlich zu
schamhaft, verlegen [+3]
ungeschickt, und
Seelenruhe, Gelassenheit
Selbstbeherrschung, Mangel an
Selbstmord, Neigung zum
Ertrinken, durch
Menses, während der
Schwitzen, beim
Springen in die Tiefe, durch
Selbstsucht, Egoismus
Selbstüberhebung, Selbstüberschätzung, Eigenkult
Selbstvertrauen, Mangel an
Servil, unterwürfig
Seufzen
Simuliert Krankheit
Sinne abgestumpft
geschärft
Sitzen, Neigung zum
Sonderbar, Sonderling, Kleidung, in der
Sorgen, voller
Sorgsamkeit, Sorgfalt
Spaßen, Abneigung gegen
spät, immer zu
Sprechen, deliröses, nachts
fließendes
gefälliges, gewandtes
lautes, Schlaf, im
unverständliches
Springen, Impuls zu springen, Fluss, in einen
Stilles Wesen
Stimmung, abstoßende, widerwärtige
veränderliche, unbeständige, wankelmütige
Stöhnen, Konvulsionen, bei
Schlaf, im
Schmerzen, durch [+2]
Streitsüchtig, zanksüchtig
abends
Stuhl, urinieren und defäkieren überall, Kinder
Stumpfheit, Geistesträgheit, Denk- und Verständnisschwierigkeit
morgens
Erwachen, beim
vormittags
nachmittags
abends amel.
Erwachen, beim

- Essen amel.
- feuchte Luft, durch
- Fieberhitze, bei
- *geistige Anstrengung, durch*
- *Kindern, bei*
- Lesen, beim
- *Schreiben, beim*
- Träumen, nach
- Unterhaltung, durch

Tadelsüchtig, kritisch
Tadelt sich selbst, Selbstvorwürfe
Tanzen
- amel.

Theoretisieren, Theorien aufstellen
Tod, Gefühl vom
- sterben, Gefühl zu
- wünscht sich den

töten, Verlangen zu
Traum, wie im
Traurigkeit, Verzagtheit, Niedergeschlagenheit, Depression, Schwermut, Melancholie
- morgens
- Alleinsein, beim
- *Fieberhitze, bei*
- Masturbation, durch
- Menses, während der
  - nach den
  - unterdrückte, durch
- Schläfrigkeit, mit

Trost, freundliche Worte agg.
Trügerisch, hinterlistig
Trunksucht, Alkoholismus
Unbehagen, nachmittags
Unbesonnen, sorglos
Unbeständigkeit
Undankbar, Geiz, aus
Unehrlich, unredlich
Unentschlossenheit
- Heirat, zur
- wankelmütige

Ungeduld
- immer

Ungeschickt ★5
Unreinlichkeit, Unsauberkeit
- urinieren und defäkieren überall, Kinder

Unterhaltung, Konversation agg.
unternehmen, unternimmt nichts aus Furcht vor Misserfolg
Untröstlich
Unzufrieden, missvergnügt, unbefriedigt
Unzuverlässig, Versprechungen, in seinen
Verächtlich, geringschätzig
Vergesslich
- morgens
- nachts
- Erwachen, beim
- Essen, nach dem, amel. •
- geistige Anstrengung, durch
- Worte beim Sprechen, für; sucht nach Worten

Verlangen, unbestimmtem, voll von
Verlassenheit, Gefühl der, geliebt von seinen Eltern, Gatten, Freunden, glaubt sich nicht
Verliebt
Verschiebt alles auf den nächsten Tag
Verschwenderisch, Ordnungssinn, aus Mangel an
Verwegenheit
Verwirrung des Geistes
- morgens
  - Aufstehen, beim und nach dem
  - *Erwachen, beim*
- abends
- nachts, Erwachen, beim
- *betrunken, wie*
- epileptischen Anfällen, vor
  - nach
- *Erwachen, beim*
- *Essen, nach dem*
- Fahren oder Reiten, beim
- *geistige Anstrengung, durch*
- Identität, über seine, Dualität, Gefühl der
- Kopfschmerzen, mit
- *Reden, beim*
- Schwindel, mit
- Sitzen, im
- Unterhaltung agg. •

Verzweiflung
- Genesung, an der

Vorsichtig, ängstlich
Wahnideen, Einbildungen, Halluzinationen, Sinnestäuschungen
- besessen, ist
- Bilder, Phantome, sieht
  - nachts
  - *Augenschließen, beim*
  - schreckliche
    - nachts ★5
  - *überall, sieht*
  - verweilt bei, kommt zurück auf
- Diebe, sieht
  - Hause im
- doppelt zu sein
- fehlschlagen, alles wird
- geht, neben ihm, jemand

Gespenster, Geister, sieht
geteilt in zwei Teile
Hälfte gehört ihr nicht, ihre linke •
Haus, ist voller Menschen, sein
Hunde, sieht
Kopf, groß, scheint zu
Körper, geteilt, ist
Nadeln, sieht
Orten, zwei Orten, er ist zu gleicher Zeit an
Personen, hinter ihm, jemand ist
Phantasie, Einbildungen der
Reise, befindet sich auf einer
Seite, linke Seite gehört ihr nicht
Stecknadeln, von
Tieren, von
tot, Menschen, sieht tote
Ungeziefer herumkriechen, sieht
Unrecht, getan, er hat
Verbrechern, von
verfolgt zu werden
  Feinden, von
verletzt werden, wird
Visionen, hat
  schreckliche
Wasser, vom
wollüstige
Würmer, kriechenden Würmern, von
Waschen, Reinlichkeit, Sauberkeit, Manie zur
Weibisch, verweichlicht
Weinen, weinerliche Stimmung
  morgens
  nachmittags
  abends
  nachts
    Erwachen, beim
  angesprochen, wenn
    freundlich (Kinder)
  Berührung, bei [+5]
  Erwachen, beim
  Fieberfrost, bei
  Gehen im Freien, beim
  getragen, Kind schreit erbärmlich, wenn festgehalten oder getragen
  Husten, beim
  Kindern, bei
  Kleinigkeiten, um
  Konvulsionen, durch
  Schlaf, im
  Stuhlgang, beim
  Trost agg.
  Verzweiflung, aus
  Wimmern, Schlaf, im

Widerspenstig
Widerspruch, verträgt keinen
  zurückhalten, um nicht heftig zu werden, muss sich
Wille, Verlust des Willens
  Willensschwäche
Zählt dauernd
Zerstreut, unaufmerksam
Zorn, Jähzorn
  abends
  aufgeweckt, wenn
  heftiger
  Widerspruch, durch
Zurückhaltend, reserviert

Sinapis alba

Konzentration, schwierige
  Lernen, Lesen etc., beim

Sinapis nigra

Aktivität, geistige, nachts
angesprochen werden, will nicht
Angst
Antwortet kurz angebunden, barsch
  schnippisch
Delirium
  Fieber, im
Furcht, Koitus, Impotenz durch Furcht beim Koitus •
  Herzkrankheit, vor
Hypochondrie
Konzentration, schwierige, Aufmerksamkeit, kann die Aufmerksamkeit nicht halten ★[1]
Lasziv, Erektionen, mit
Mürrisch, missmutig
Phantasien, laszive
Reizbarkeit
Stumpfheit, Geistesträgheit, Denk- und Verständnisschwierigkeiten
Traurigkeit, Krankheit, über seine
Unzufrieden, missvergnügt, unbefriedigt

Sium latifolium

Erschöpfung, geistige
Furcht, Tod, vor dem

Solaninum aceticum

angefasst werden, will nicht, kitzelig

Solanum arrebenta

Auffahren, Schlaf, aus dem
Ungeduld, Kleinigkeiten, über

Solanum carolinense

Demenz, Epileptiker, der
Traurigkeit, Verzagtheit, Niedergeschlagenheit, Depression, Schwermut, Melancholie

Solanum mammosum

Boshaft, gehässig
Delirium, Bett und entflieht, springt plötzlich aus dem
Gedanken, wandernde, abschweifende
Geistige Arbeit unmöglich
Reizbarkeit
Ruhelosigkeit
    umhertreibende
Springen, Bett, springt aus dem
Stumpfheit, Erwachen, beim
Zorn, Jähzorn
    ereignen könnte, über das, was sich

Solanum nigrum

Auffahren
Außer-sich-Sein
Betäubung, wie im Rausch
Bewusstlosigkeit, Koma, Stupor
    Apoplexie, bei
    Fieber, bei
Delirium
    rasendes
entfliehen, versucht zu
erschreckt, leicht, Erwachen, beim
Gebärden, Greifen, oder Langen nach etwas, nach Flocken
        nachts
        Kauen und Schlucken, beim •
        zupft an der Bettdecke
    krampfhafte
Gedächtnisschwäche
    Arbeit, bei geistiger
Geisteskrankheit, Wahnsinn
geistige Arbeit, Abneigung gegen
Imbezillität
Lachen, sardonisches
Manie
    Raserei, mit
Raserei, Wut
    Schreien, mit
Ruhelosigkeit
Schreien
    Cri encéphalique
Stöhnen, nachts
Wahnideen, nachts
    Stimmen, hört
Weinen, weinerliche Stimmung

Solanum oleraceum

Beschwerden infolge von Kummer
Traurigkeit, Verzagtheit, Niedergeschlagenheit, Depression, Schwermut, Melancholie

Solanum tuberosum

Bewusstlosigkeit, unvollständige
Ruhelosigkeit
    Bett, sich herumwerfen im

Solanum tuberosum aegrotans

Angst, Zukunft, um die
    Erwachen, beim
Auffahren, Schlaf, im
Furcht, Einbrechern, vor
Gedanken, Andrang, Flut der, nachmittags, 17 h •
    Vergangenheit, Reisen, an frühere •
    wandernde, Zuhören, beim •
        Arbeit, bei der •
Geschwätzigkeit, abends
Mürrisch, missmutig
Reizbarkeit
    Ausdrucksweise anderer, wegen unverständlicher •
Ruhelosigkeit, nachts
Tadelsüchtig, kritisch
Traurigkeit, Verzagtheit, Niedergeschlagenheit, Depression, Schwermut, Melancholie
Wahnideen, Diebe, sieht
        Hause, im
zerbrechen, zerschlagen, Verlangen, Sachen zu
Zerstörungssucht

Sphingurus martini

Bewusstlosigkeit, Koma, Stupor

Spigelia anthelmia

- Abscheu, Leben, gegen das
    - abends
- Aktivität, geistige
- *Angst*
    - abends
    - abwechselnd mit Heiterkeit
    - Fieber, im
    - Freien, im
    - *Furcht, mit*
    - *Gewissensangst, als ob eines Verbrechens schuldig*
    - Schmerzen, durch Abdomen, im
        - Augen, in den •
    - *Tief atmen, beim*
    - *Zukunft, um die*
- Anstrengung, agg. durch geistige
- *Argwöhnisch, misstrauisch*
- Außer-sich-Sein
- ***beleidigt, leicht; nimmt alles übel***
- Beschäftigung, Ablenkung amel.
- Beschwerden infolge von Erwartungsspannung, Vorempfinden, Ahnung
    - sexuellen Exzessen
    - Streit
- Betäubung, wie im Rausch
- Bewusstlosigkeit, Koma, Stupor
    - morgens
- Blasphemie, Gotteslästerung
    - Fluchen, und
- *Chaotisches, wirres Verhalten*
- Delirium
- Delirium tremens, Säuferwahnsinn
- Denken, Beschwerden agg., an seine
- Empfindlich, überempfindlich
    - *Geräusche, gegen*
        - *schmerzhafte Empfindlichkeit gegen*
    - **spitze, auf sie gerichtete Gegenstände, gegen**
- Entmutigt
- ***Entrüstung***
- Ernst
- *Erregung, Aufregung*
    - abends, Bett, im
    - Fieberfrost, bei
    - Traurigkeit, nach
    - Zittern, mit
- *Erschöpfung, geistige*
- Exzentrizität, Überspanntheit
- Faulheit, Indolenz, Abneigung gegen Arbeit
    - abends
- Feigheit
- ***Fleißig, Arbeitswut***
- Fluchen, Schwören
- Froh, guten Mutes, glücklich
    - morgens
    - ***abends, Bett, im***
    - abwechselnd mit Angst
        - Herzklopfen •
        - Traurigkeit
    - Schmerzen, trotz •
- *Furcht*
    - *Berührung, vor*
    - ***Ersticken, vor dem***
    - Leiden, vor
    - ***Stecknadeln, spitzen Gegenständen, vor***
    - Unheil, vor
    - verletzt zu werden
- Gedächtnis, gutes
- *Gedächtnisschwäche*
    - Arbeit, bei geistiger
    - Eigennamen, für
- Gedanken, versunken in
    - Zukunft, um die •
- Gedanken, Andrang, Flut der
    - gedankenvoll
    - tiefe, Zukunft, um die
    - Zukunft, über die
- Gehen, Freien, im agg. Gemütssymptome
- geistige Arbeit, Abneigung gegen
    - *unmöglich*
- Gewalttätig, heftig
- Gewissenhaft in Kleinigkeiten
- Gleichgültigkeit, Vergnügen, gegen jedes
- Ideen, Einfällen, Mangel an
- Ideen, Einfällen, Reichtum an; Geistesklarheit
    - Fieberfrost, bei
- *Imbezillität*
- Konzentration, schwierige
    - Lernen, Lesen etc., beim
- Kühn
- *Langeweile*
- Laszive
- Launenhaftigkeit
- Lebensüberdruss, Lebensmüdigkeit
    - abends

Lebhaft, munter
Meditation
Mürrisch, missmutig
  abends
Neid
Rebelliert gegen Umschläge
Reden, Schlaf, im
reden, Abneigung zu, möchte schweigen, wortkarg
Reizbarkeit
  abends
  abwechselnd mit Fröhlichkeit
  Fieberfrost, bei
Ruhelosigkeit
  nachts
  ängstliche
  Fieberfrost, bei
  umhertreibende
Schlafwandeln
schreiben, Verlangen zu
Schreien, Schmerzen, vor, Füßen, in den •
Schüchternheit
Seelenruhe, Gelassenheit
Selbstmord, Neigung zum
  abends
  Schwermut, aus
Sorgen, voller
  Seinen, um die
Spaßen, Abneigung gegen
Sprechen, unzusammenhängendes
Stimmung, veränderliche, unbeständige, wankelmütige
Stumpfheit, Geistesträgheit, Denk- und Verständnisschwierigkeit
Tod, wünscht sich den, Fieberfrost, bei
Traurigkeit, Verzagtheit, Niedergeschlagenheit, Depression, Schwermut, Melancholie
  abends
  ängstliche
  Fieberfrost, bei
  Schweiß, bei
  Selbstmord, mit Neigung zum
  Zorn, durch
Trunksucht, Alkoholismus
Überaktiv, sehr geschäftig
Unbesonnen, sorglos
Unbeständigkeit
Unentschlossenheit
Ungeduld
Ungehorsam
Unterhaltung, Konversation agg.
Vergesslich
Verlangen, voller
Verlassenheit, Gefühl der
Verleumden, Neigung zum
Vertrauensvoll
Verwirrung des Geistes
  abends
  Bücken, beim
  Freien, im
  Gehen, beim, Freien, im
  Sitzen, im
  Traum, wie im
Verzweiflung
Wahnideen, Feuer, sieht
  Füße, höher als der Kopf, sind ⋆3
  Gespenster, Geister, sieht
  schwebt in der Luft +1
  Stecknadeln, von
Weinen, weinerliche Stimmung
  Fieberhitze, bei
  Schnupfen, beim
Zerstreut, unaufmerksam
Zorn, Jähzorn
  Gesicht, mit rotem
Zufrieden

Spigelia marylandica

Läuft umher
Manie
Sprechen, unzusammenhängendes
  wildes
Weinen, abwechselnd mit Lachen

Spiraea ulmaria

Abscheu, sich selbst, vor
Faulheit, Indolenz, Abneigung gegen Arbeit
Gewissensqual, Taktlosigkeit, über frühere •
Hydrophobie, Tollwut
Langeweile
Mürrisch, missmutig
Ruhelosigkeit, nachts

Spiranthes autumnalis

Angst, Gewissensangst, als ob eines Verbrechens schuldig
Beklagt sich
Hysterie
Langeweile

Ruhelosigkeit, nachts
Traurigkeit, Verzagtheit, Niedergeschlagenheit, Depression, Schwermut, Melancholie
Unbehagen
Verwirrung des Geistes

Spongia tosta

Abneigung, alles, gegen ⋆2
Abscheu, Leben, gegen das
Angst
morgens, Erwachen, beim +3
nachts
Mitternacht, nach
abwechselnd mit Heiterkeit
anfallweise
Bett, vergeht beim Aufsitzen im •
Erwachen, beim
Fieber, im
Freien, im, amel.
Furcht, mit
Gehen, beim
Freien, im
Hause, im
Hitzewallungen, bei
Lebensüberdruss, mit
Liegen, im
Ohnmacht, mit
periodische
Schlaf, im
Träume, beim Erwachen durch schreckliche
Zukunft, um die
Anstrengung, agg. durch geistige
antworten, Abneigung zu
Auffahren
morgens beim Erwachen
nachts
Geräusche, durch
Kleinigkeiten, durch
leichtes
Schlaf, aus dem
im
Schreck, durch und wie durch
Schweiß, bei
Bellen
Beschimpfen, beleidigen, schmähen
Betäubung, wie im Rausch
Bewusstlosigkeit, Fieberfrost, bei
Böswillig, mutwillig
Delirium, Fieber, während
phantastisches
Schlaf, im
Einschlafen, beim
Schlaflosigkeit, mit ⋆3
Wahnideen, mit
Denken, Beschwerden agg., an seine
Eigensinnig, starrköpfig
Ekel, Widerwillen
alles, gegen
Entsetzen ⋆2
Erregung, Aufregung
morgens
agg.
Erschöpfung, geistige
erschreckt, leicht
nachts
Erwachen, beim
Faulheit, Indolenz, Abneigung gegen Arbeit
Frechheit, Impertinenz
Froh, guten Mutes, glücklich
abwechselnd mit Abneigung gegen Arbeit •
Ärger
Ernst
Reizbarkeit
Streit
Weinen
weinerlicher Stimmung
Zerstreutheit •
gefolgt von Entkräftung
Zerstörungssucht, mit ⋆1
Furcht
nachts
Erwachen, nach dem
ereignen, es könnte sich etwas
Ersticken, vor dem
nachts
Herzkrankheit, bei
Erwachen, beim
Fieberhitze, bei
Geistern, Gespenstern, vor
Geisteskrankheit, seinen Verstand zu verlieren, vor
Herzklopfen, mit
Herzkrankheit, vor
Krankheit, vor drohender
Schweiß, mit •
Tod, vor dem
Unglück, vor
Unheil, vor
wiederkehrende
Gedächtnisschwäche
Arbeit, bei geistiger
Gedanken, Andrang, Flut der

nachts
drängen sich auf, Augenschließen, beim •
quälende, vergangene unangenehme Ereignisse, an
Geistesabwesend
geistige Arbeit, Abneigung gegen
unmöglich
Gleichgültigkeit, Apathie
Grobheit
Herausfordernd, trotzig
Hypochondrie
Ideen, Einfällen, Reichtum an; Geistesklarheit
Augenschließen, beim
Imbezillität
Indiskretion, Taktlosigkeit
Konzentration, schwierige
Kühn
Lachen
Lästig, geht auf die Nerven
Launenhaftigkeit
Lebensüberdruss, Lebensmüdigkeit
Leichtsinnig, frivol
Manie
Milde
Mürrisch, missmutig
Phantasien, Schlaf, Einschlafen, beim
verstärkte Phantasietätigkeit
nachts
Schlaflosigkeit, mit
Qualvolle Angst, Herzkrankheit, bei
Reden, Schlaf, im
lautes
reden, Abneigung zu, möchte schweigen, wortkarg
Reizbarkeit
morgens
abwechselnd mit Fröhlichkeit
Kopfschmerzen, bei
Ruhelosigkeit
nachts
ängstliche
Fieberhitze, bei
Schlafwandeln
Schmollen
Schreien, Schlaf, im
Schüchternheit
Selbstmord, Schwitzen, beim
Wechselfieber, bei
Seufzen
Singen
abwechselnd mit Hass auf die Arbeit •
Zerstreutheit •
unwillkürliches
Sinne abgestumpft
Sitzen, Neigung zum
Spaßen, Scherzen
Sprechen, lautes, Schlaf, im
springt schnell von einem Gedanken zum anderen
Stimmung, abstoßende, widerwärtige
veränderliche, unbeständige, wankelmütige
Streitsüchtig, zanksüchtig
abwechselnd mit Lustigkeit und Lachen
Stumpfheit, Geistesträgheit, Denk- und Verständnisschwierigkeit
abwechselnd mit Heiterkeit und Lustigkeit
Singen •
sagt nichts
Tanzen agg.
Tod, Todesgedanken
wünscht sich den
Traurigkeit, Verzagtheit, Niedergeschlagenheit, Depression, Schwermut, Melancholie
ängstliche
Fieberhitze, bei
Impotenz, mit
Trunksucht, Alkoholismus
Überaktiv, sehr geschäftig
Ungeduld
Untröstlich
Unverschämtheit
Unzufrieden, missvergnügt, unbefriedigt
allem, mit
Verächtlich, geringschätzig
Verweilt bei vergangenen unangenehmen Ereignissen
Verwirrung des Geistes
betrunken, wie
Gehen, beim
Verzweiflung, Fieberhitze, während der
Wahnideen, Einbildungen, Halluzinationen, Sinnestäuschungen
angefeindet, gehindert und gequält, er wird
Bewegung, Auf- und Abwärtsbewegung, einer
Bilder, Phantome, sieht
nachts
schreckliche
Einschlafen, beim
Feuer, sieht
Gespenster, Geister, sieht, Augenschließen, beim
Gestalten, sieht
lebhafte
Phantasie, Einbildungen der

verfolgt zu werden, gequält durch die schreckliche Szene eines traurigen Ereignisses der Vergangenheit, und •
Visionen, hat
nachts
Augenschließen, beim
schrecklichen Ereignissen, von vergangenen •
Weinen, weinerliche Stimmung
morgens
nachts
abwechselnd mit Frohsinn
Angst, nach
Fieberhitze, bei
Husten, beim
Schlaf, im
Schweiß, bei
Zorn, nach
Widerspenstig
Witzig, geistreich
Zerstreut, unaufmerksam
Zorn, Jähzorn
abwechselnd mit Frohsinn
Zurückhaltend, reserviert

Squilla (Scilla) maritima

Angst
morgens, Erwachen, beim
nachts
Mitternacht, nach
Erwachen, beim
Fieber, im
hypochondrische
Betäubung, wie im Rausch
morgens
Bett, Abneigung gegen das, meidet es
Bewusstlosigkeit, Koma, Stupor
Boshaft, gehässig
Chaotisches, wirres Verhalten
Delirium, Blutung, nach
Denken, Abneigung gegen
Erschöpfung, geistige
Faulheit, Indolenz, Abneigung gegen Arbeit
morgens
Festigkeit, Entschlossenheit
Froh, guten Mutes, glücklich
Furcht
Bett, vor seinem
Tod, vor dem
Unheil, vor
Gefühllos, hartherzig
Geisteskrankheit, Wahnsinn
geistige Arbeit, Abneigung gegen
Gleichgültigkeit, Apathie
Arbeitsscheu, mit
Hochmütig, arrogant
Konzentration, schwierige
Lästig, geht auf die Nerven
moralischem Empfinden, Mangel an
Mürrisch, missmutig
Mutig
reden, Abneigung zu, möchte schweigen, wortkarg
Reizbarkeit
Ruhelosigkeit, Bett, sich herumwerfen im
Erwachen, beim
schreiben, Abneigung zu
Schüchternheit, abends, Zu-Bett-Gehen, beim
Sitzen, Neigung zum
Stöhnen, Ächzen, Wimmern
Stumpfheit, Geistesträgheit, Denk- und Verständnisschwierigkeit
Traum, wie im
Traurigkeit, Verzagtheit, Niedergeschlagenheit, Depression, Schwermut, Melancholie
Verliebt +3
Verwegenheit
Verwirrung des Geistes
morgens
betrunken, wie nach einem Rausch
Erwachen, beim
Schlaf, nach dem
Traum, wie im
Weinen, weinerliche Stimmung
Wimmern, Winseln
Zorn, Jähzorn
leicht in, gerät

Stannum jodatum

Traurigkeit, Verzagtheit, Niedergeschlagenheit, Depression, Schwermut, Melancholie

Stannum metallicum

Abneigung, Gesellschaft, gegen die ★2
Männer, gegen
Personen, gegen gewisse
Aktivität, fruchtlose •
Angst
abends
Bewegung, durch

Fieber, im
Haushalt während der Schwangerschaft, vor dem
Liegen, im
Menses, vor den
während der
amel.
Schlaf, im
Schwangerschaft, in der
Zukunft, um die
Zusammenschnüren der Brust, durch •
Anstrengung, agg. durch geistige
antworten, Abneigung zu
Antwortet, kurz angebunden, barsch
Argwöhnisch, misstrauisch
Auffahren, Schlaf, im
Schreck, durch und wie durch
Ausgelassenheit
Außer-sich-Sein
beleidigt, leicht; nimmt alles übel
Bellen
Beschwerden infolge von Erregung, Gefühlserregung
Schicksalsschlägen
Schreck
Zorn, Ärger
Angst, mit
Betäubung, wie im Rausch
Schwindel, bei
Beten, zaghaftes •
Bewusstlosigkeit, Koma, Stupor
Schmerzen, durch
Schwindel, während
Bitten, Schlaf, im •
Boshaft, gehässig
Böswillig, mutwillig
Denken, Beschwerden agg., an seine
Ekstase
Empfindlich, überempfindlich
Geräusche, gegen
Gerüche, gegen
gewisse Personen, gegen
Musik, gegen
Schmerzen, gegen
Entfernungen, schlechte Beurteilung von
Entmutigt
Ermahnung, freundliche agg.
Erregung, Aufregung
agg.
Herzklopfen, mit heftigem
Erschöpfung, geistige
Zittern, mit
Faulheit, Indolenz, Abneigung gegen Arbeit
Fehler, Lesen, beim
Zeit, in der, Nachmittag, glaubt immer es sei
Feigheit
Fleißig, Arbeitswut
Menses, vor den
Froh, guten Mutes, glücklich
Furcht
nachts
Armut, Ausgaben, um nicht später Mangel zu leiden, vor
Krankheit, vor drohender
unheilbar zu sein
lebenslange
Männern, vor
Menschen, vor; Anthropophobie
Menschenmenge, in einer
Schwangerschaft, während der
springt vor Furcht aus dem Bett
Tod, vor dem
Unheil, vor
Gedächtnisschwäche
Gedanken, versunken in
Gedanken, hartnäckige
Schwinden der
Gehen, Freien, im amel. Gemütssymptome
Geistesabwesend
Geisteskrankheit, Wahnsinn
Geistige Arbeit unmöglich
Geiz, Angst um die Zukunft, Geiz durch
Geschäft, Abneigung gegen
Geschäftig, fruchtlos
Geschwätzigkeit
Geselligkeit, Hang zur
Gesellschaft, Abneigung, gegen; Gegenwart anderer agg. die Symptome; Verlangen nach Einsamkeit
allein, amel. wenn
Gesellschaft, Verlangen nach; Abneigung gegen Einsamkeit, Gesellschaft amel.
Alleinsein agg., beim
getragen zu werden, verlangt, Schultern gelegt, über die
Gewalttätig, heftig
Gier, Habsucht
Gleichgültigkeit, Apathie
alles, gegen
äußere Dinge, gegen
Freude, gegen
Hass
Männer, auf
Rache, Hass und
Hellsehen

Heulen
Hypochondrie
Hysterie
Ideen, Einfällen, Mangel an
Ideen, fixe ★3
Imbezillität
Jammern, Lamentieren, Klagen
Schlaf, im
Konzentration, schwierige
Kummer, Zukunft, um die
Lachen agg.
Leere, Gefühl der ★5
Leidenschaftlich
Lesen, Gemütssymptome agg. durch
Menschenfeindlichkeit
Menses, Gemütssymptome agg. vor den
während der
Milde
Mürrisch, missmutig
Freien, im, amel.
reden, Abneigung zu
Müßiggang, Untätigkeit
Murmeln, murren
Musik agg.
Schläfrigkeit durch •
Neid, Habgier, und
Nymphomanie
Pessimist
Phantasien, verstärkte Phantasietätigkeit
Qualvolle Angst
tagsüber
Menses, während der
Reden agg. alle seine Beschwerden
Schlaf, im
fleht zaghaft •
reden, Abneigung zu, möchte schweigen, wortkarg
Traurigkeit, bei
kann nicht ★2
Reizbarkeit
tagsüber
Freien, im, amel.
Kopfschmerzen, bei
Religiosität, auffallende
Ruhebedürfnis
Ruhelosigkeit
nachts
Mitternacht, nach, 1 h
Erwachen, beim
geschäftige
umhertreibende
Schaut nieder vor sich ★3
Schlafwandeln
Schmollen
Schreiben agg. Gemütssymptome
Schreien, Konvulsionen, während epileptischer
muss schreien, fühlt, sie
Seelenruhe, Gelassenheit
Selbstbetrachtung
Seufzen
Sinne abgestumpft
Schwinden der
Sitzen, Neigung zum
Sorgen, voller
Spaßen, Scherzen
Spotten
Sprechen, hastiges
manieriert, unnatürlich
unsinniges
Stilles Wesen
Stimmung, abwechselnde
veränderliche, unbeständige, wankelmütige
Stöhnen, Schlaf, im
Streitsüchtig, zanksüchtig
Stumpfheit, Geistesträgheit, Denk- und Verständnisschwierigkeit
morgens, Erwachen, beim
abends
Erwachen, beim
Fieberfrost, bei
Tanzen amel.
Traurigkeit, Verzagtheit, Niedergeschlagenheit, Depression, Schwermut, Melancholie
tagsüber
ängstliche
Fieberhitze, bei
Kopfschmerzen, bei
Menses, vor den
während der
amel.
Reden, Abneigung gegen
Unbeständigkeit
Unentschlossenheit
Ungeduld
Unterhaltung, Konversation agg.
unternehmen, vieles, verharrt bei nichts, unternimmt
Untröstlich
Unzufrieden, missvergnügt, unbefriedigt
allem, mit
Vergesslich
morgens
Erwachen, beim
Erwachen, beim
Verwirrung des Geistes

morgens
abends
Erwachen, beim
Schwindel, mit
Verzweiflung
Fieberhitze, während der
Schweiß, bei
Wahnideen, Einbildungen, Halluzinationen, Sinnestäuschungen
Feuer, sieht
Krankheit, unheilbare, hat eine
nachmittags, es ist immer
Phantasie, Einbildungen der
vergrößert, Entfernungen sind
Weinen, weinerliche Stimmung
nachts
agg.
nervös, den ganzen Tag über, möchte die ganze Zeit weinen, doch fühlt sich danach schlechter •
Schlaf, im
Schwangerschaft, während der
unwillkürliches
Wimmern, Schlaf, im
Zeit, vertrödelt die
Zerstreut, unaufmerksam
Zorn, Jähzorn
heftiger
reden, abgeneigt zu
Zurückhaltend, reserviert
Zweifelnd, Genesung, an der

Staphisagria

Abneigung, Ehefrau, gegen seine +2
Geschlecht, gegen das andere
Personen, gegen alle
Abscheu, Leben, gegen das
angesprochen werden, will nicht
Angst
morgens
nachmittags, Schlaf, nach dem +1
andere, um
Ärger, nach
Darandenken, durch
Furcht, mit
Gehen, beim
amel.
schnellen, beim
Gesundheit, um seine
Gewissensangst, als ob eines Verbrechens schuldig
hypochondrische
Manie, medizinische Bücher zu lesen
Lebensüberdruss, mit
Menses, während der, Zorn und Angst
Selbstmord, Neigung zum, mit
Seligkeit, um die ewige
ängstlich gewissenhaft in ihren religiösen Ausübungen, zu
Bedenken, übermäßige religiöse
Glaubens, um den Verlust des
Sitzen, im
übertriebene ⋆1
Zukunft, um die
Anmaßend
Anstrengung, agg. durch geistige
Argwöhnisch, misstrauisch
Auffahren, nachts
Schlaf, im
Schreck, durch und wie durch
Traum, durch einen
Ausschweifung, sexuelle
Bedauert sich selbst
beleidigt, leicht; nimmt alles übel
Beleidigungen, durch frühere
Beschimpfen, beleidigen, schmähen
Beschwerden infolge von Ehrgefühl, verletztem
Eifersucht
Entrüstung
Enttäuschung
Erregung, Gefühlserregung
moralischer Erregung +1
sexueller Erregung
Erwartungsspannung, Vorempfinden, Ahnung
Geringschätzung, Verachtung durch andere
Grobheit anderer
Kränkung, Demütigung
Entrüstung, mit •
Kummer
Liebe, enttäuschter
unglücklicher
Schicksalsschlägen
Schreck, Menses, während der ⋆1
sexuellen Exzessen
Sorgen
Stellung, Verlust der
Tadel
Tod eines Kindes
Eltern, Verwandten oder Freunden, von
Überanstrengung, geistiger
Verlegenheit
Zorn, Ärger

    - **Entrüstung, mit**
    - **stillem Kummer, mit**
    - **unterdrücktem**
- Betäubung, wie im Rausch
  - *Bewegung, durch*
  - Schwindel, bei
- Blasphemie, Gotteslästerung
  - Fluchen, und
- Blut, Wunden sehen, kann keine
- *Boshaft, gehässig*
- Chaotisches, wirres Verhalten
- Denken, Beschwerden agg., an seine
- Ehebrecherisch
- Ehrgefühl, verletztes
- Ehrgeiz
- *Eifersucht*
  - Trunkenheit, bei
- *Eigensinnig, starrköpfig*
- Ekstase
- **Empfindlich, überempfindlich**
  - *äußeren Eindrücke, gegen alle*
  - Berührung, gegen
  - Geräusche, gegen
  - Gerüche, gegen
  - **Grobheit, gegen**
  - *Kinder, empfindliche*
  - Mangel an Empfindlichkeit
  - moralische Eindrücke, gegen
  - *Pubertät, in der*
  - Verweise, gegen
- Entfliehen, Familie, den Kindern, der
  - Erwachen, beim, Kinder •
- Entfremdet ihrer Familie
  - Frau, seiner
- *Entmutigt, abwechselnd mit Hoffnung*
    - Mut
- **Entrüstung**
- *Ernst*
- **Erregung, Aufregung**
  - abends, Bett, im
  - *agg.*
  - Herzklopfen, mit heftigem
  - nervöse
  - *schluckt andauernd beim Reden* •
- *Erschöpfung, geistige*
  - *Ärger, durch* •
  - *Konvulsionen, durch*
- *erschreckt, leicht*
- *Faulheit, Indolenz, Abneigung gegen Arbeit*
- Fehler, Schreiben, beim
  - Sprechen, beim
    - Worte, benutzt falsche
  - Zeit, in der
    - verwechselt Gegenwart mit Vergangenheit
      - Zukunft mit Vergangenheit
- Feigheit
- Feuer legen, Dinge anzünden, will
  - wirft Gegenstände ins •
- Fleißig, Arbeitswut
- Fluchen, Schwören
- Frechheit, Impertinenz
- Freigebig, zu
- Froh, guten Mutes, glücklich
  - *nachmittags*
  - abends, Bett, im
  - abwechselnd mit Angst
    - Streit
    - Traurigkeit
  - *streitsüchtig, und*
  - Trunkenheit, bei
- Furcht
  - Apoplexie, vor
  - engem Raum, in; Klaustrophobie
  - ermordet zu werden
  - *Ersticken, vor dem*
  - *Familie, durchzubringen, seine* ★[1]
  - *Fetzen, Lumpen, vor* ★[1]
  - Gehen, beim
    - schnellem, bei
  - *Geisteskrankheit, seinen Verstand zu verlieren, vor*
  - Gesellschaft, um seine Stellung in der
  - Glauben, religiösen, seinen, zu verlieren ★[1]
  - hochgelegenen Orten, vor
  - Krankheit, vor drohender
  - Menschen, vor; Anthropophobie
  - *Selbstbeherrschung zu verlieren, die*
  - Stellung zu verlieren, seine gewinnbringende
  - Tod, vor dem
    - drohendem, vor
  - *Unheil, vor*
  - Wut zu geraten, in
- Gebärden, spielt mit den Fingern, zählt, als ob er Geld
- Gedächtnis, gutes, kurzes, aber
- *Gedächtnisschwäche*
  - Arbeit, bei geistiger
  - Daten, für
  - Eigennamen, für
  - Farben, für
  - Formen, für
  - gedacht hat, für das, was er gerade

gelesen hat, für das, was er
Musik, für
Orte, für
Personen, für
sagen wollte, für das, was er
Worte, für
Gedanken, versunken in
Gedanken, Andrang, Flut der
abends, im Bett
Schlaflosigkeit, durch
drängen sich auf, sexuelle
gedankenvoll
hartnäckige
quälende, sexuelle
Schwinden der
geistiger Anstrengung, bei
Reden, beim
unterbrochen, wenn
wandernde, abschweifende
Gedichte, macht
Geisteskrankheit, Blutungen, nach
Demütigung, durch
düstere Geisteskrankheit mit Verzweiflung und Lebensüberdruss infolge Furcht vor Kränkung oder Verlust der Stellung
Melancholie
sexuelle Exzesse, durch
Stellung zu verlieren, aus Furcht, seine
Zorn, durch
geistige Arbeit, Abneigung gegen
ermüdet
unmöglich
Geiz
Geschäftig, sich selbst, mit
Geschmacklosigkeit in ihrer Kleidung
Geschwätzigkeit
wahnsinnige
Gesellschaft, Abneigung, gegen; Gegenwart anderer agg. die Symptome; Verlangen nach Einsamkeit
Abscheu gegen Gesellschaft
allein, amel. wenn
ertragen, kann niemanden um sich
getragen zu werden, verlangt
Gewalttätig, heftig
Gewissenhaft in Kleinigkeiten
Gier, Habsucht
Gleichgültigkeit, Apathie
morgens, beim Erwachen
alles, gegen
angenehme Dinge, gegen
Arbeitsscheu, mit
äußere Dinge, gegen
Essen, gegen
Masturbation, nach •
Vergnügen, gegen jedes
wortkarge
Grausamkeit, Unmenschlichkeit
Grobheit, unartiger, ungezogener Kinder
Hass, Personen, die ihn beleidigt haben, auf
Hast, große Eile
immer in
Heimweh
Heirat erscheint unerträglich, der Gedanke an
Herzlich, liebevoll, zärtlich
Hochmütig, arrogant
Höhe agg. Gemütssymptome
Hypochondrie
Pollutionen, nach
Selbstmord, treibt zum
sexuelle Ausschweifung, durch
Hysterie
Pollutionen, nach
Ideen, Einfällen, Mangel an
Ideen, Einfällen, Reichtum an; Geistesklarheit
abends
nachts
Imbezillität
sexueller Erregung, mit
Impulsiv
Indiskretion, Taktlosigkeit
Jammern, Lamentieren, Klagen
kleiner, Gegenstände erscheinen
Kleptomanie
kokett, nicht genügend
Konzentration, aktive
Konzentration, schwierige
Abneigung gegen +1
Lernen, Lesen etc., beim
Versuch zur Konzentration, hat ein Leeregefühl beim
Kummer
tagsüber •
abends amel.
Beleidigungen, Kummer durch frühere
Kopfschmerzen durch
Zustand, über seinen •
Kurz angebunden, barsch
Lachen, Weinen oder Lachen bei jeder Gelegenheit
Lästig, geht auf die Nerven
Lasziv
Launenhaftigkeit
morgens
Lebensüberdruss, Lebensmüdigkeit

- Leichtgläubig
- lesen, Sucht, medizinische Bücher zu
- Lügner
- Manie
  - *nachts, Mitternacht, agg. um* •
  - *abwechselnd mit Depression*
- Mathematik, Abscheu vor
  - unbegabt für Algebra
- Meditation
- Menschenfeindlichkeit
- *Mürrisch, missmutig*
  - tagsüber
  - **morgens**
  - **Kindern, bei, frühmorgens** •
- Musik agg.
  - *Herzklopfen durch Hören von*
- Mutig, abwechselnd mit Mutlosigkeit
- Nachgiebigkeit
- *Neid*
  - Habgier, und
- *Nymphomanie*
- Obszön
- Phantasien, laszive
  - *Schlaf, verhindert den*
  - verstärkte Phantasietätigkeit
    - abends, Bett, im
    - *ereignet, glaubt, sie haben sich* •
    - Schlaflosigkeit, mit
- Qualvolle Angst
  - nachmittags +1
  - Herzkrankheit, bei
  - **Nickerchen, nach einem** ★1
- Raserei, Wut
- *Rebelliert gegen Umschläge*
- Rechnen, Unfähigkeit zum
- *reden, Abneigung zu, möchte schweigen, wortkarg*
  - **sexuellen Exzessen, nach** •
- Redet, summt vor sich hin
- **Reizbarkeit**
  - tagsüber
  - **morgens**
  - anspricht, wenn man ihn
  - Fieberfrost, bei
  - Fieberhitze, bei
  - Kindern, bei
  - Koitus, nach
  - **Pollutionen, nach**
  - Reden, beim
  - Trost agg.
- Religiosität, auffallende
  - sehr religiös ★1
- **Ruhelosigkeit**
  - tagsüber
  - nachmittags
  - ängstliche
  - *Bett, sich herumwerfen im*
  - Fieberhitze, bei
  - *Freien, amel., im*
  - Gesellschaft, in +1
  - Koitus, nach
  - Sitzen, beim
  - sexueller Erregung, bei •
  - umhertreibende
- Schaut um sich, wie verfolgt •
- Schlagen
  - *möchte schlagen*
- Schmeichler
- *Schnippisch, bissig* +2
- **Schreckliche Dinge, traurige Geschichten ergreifen sie tief**
- Schüchternheit
  - Gesellschaft, in
  - schamhaft, verlegen
- Seelenruhe, Gelassenheit
- Selbstbetrachtung
- Selbstmord, Neigung zum
  - **Erschießen, durch**
  - Ertrinken, durch
  - **Hypochondrie, aus**
  - Liebe, durch enttäuschte ★2
  - **Schwermut, aus**
  - Springen in die Tiefe, durch
  - *Todesfurcht, mit*
- Selbstüberhebung, Selbstüberschätzung, Eigenkult
  - spricht in Gesellschaft immer von sich selbst
- Selbstvertrauen, Mangel an
- Sentimental, schwärmerisch
- Singen, Trällern
- Sinne abgestumpft
  - Schwinden der
- **Sorgen, voller**
  - morgens
- Spaßen, Scherzen
  - Abneigung gegen
- spielen, Spielleidenschaft, um Geldgewinn
- Sprechen, leises
  - Wortschwall, gehaltloser
- Springen, Impuls zu springen, hochgelegenen Ort, von einem
- Stimmung, abwechselnde
  - *veränderliche, unbeständige, wankelmütige*
- *Streitsüchtig, zanksüchtig*

- morgens
- *abwechselnd mit Lustigkeit und Lachen*
- Zorn, ohne

Stumpfheit, Geistesträgheit, Denk- und Verständnisschwierigkeit
- morgens
    - Erwachen, beim
- Erwachen, beim
- Gemütsbewegungen, durch
- *Kränkung, nach einer* •
- **Masturbation, nach**
- Schläfrigkeit, mit
- Unterhaltung, durch

Tadelsüchtig, kritisch
Tadelt andere
Tod, Todesahnung
- wünscht sich den

Tollkühnheit
töten, Verlangen zu
Traum, wie im, Zukunft, von der •
Traurigkeit, Verzagtheit, Niedergeschlagenheit, Depression, Schwermut, Melancholie
- tagsüber
- nachts
- Fieberfrost, bei
- Fieberhitze, bei
- Gesundheit, über seine
- Koitus, nach
- Masturbation, durch
- Menses, unterdrückte, durch
- Quecksilbermissbrauch, nach
- **Selbstmord, mit Neigung zum**
- Trinkern, bei
- Trunkenheit, bei
- Unglück, wie durch ein

Trieb, krankhafter, unüberlegter Handlung, zu
Trost, freundliche Worte agg.
Trunksucht, Alkoholismus
Unbesonnen, sorglos
Undankbar
Unentschlossenheit
- Heirat, zur

Ungeduld
Ungehorsam
Ungerechtigkeit nicht ertragen, kann
Ungestüm
- morgens •

unglücklich, bedauernswert, fühlt sich
Unreinlichkeit, Unsauberkeit
Unterbrechung agg. geistige Symptome
Unverschämtheit
Unzufrieden, missvergnügt, unbefriedigt
- allem, mit
- sich selbst, mit

Vergesslich
- *Gemütsbewegungen, durch*
- Pollutionen, nach •
- *sexuellen Ausschweifungen, nach*
- Worte beim Sprechen, für; sucht nach Worten

Verlangen, unkontrollierbares Verlangen zu kratzen ★3
Verliebt
verstecken, Verlangen sich zu
Verwegenheit
Verweilt bei vergangenen unangenehmen Ereignissen
- Kummer infolge früherer Beleidigungen

Verwirrung des Geistes
- morgens
- Gehen, beim
- *geistige Anstrengung, durch*
- konzentrieren, bei dem Versuch sich zu
- periodische •
- Reden, beim
- Stehen, beim

Verzweiflung
- gesellschaftliche Stellung, über seine
- Gesundheit, über seine

Wahnideen, Einbildungen, Halluzinationen, Sinnestäuschungen
- angefeindet, gehindert und gequält, er wird
- beleidigt zu werden, meint +2
- *ereignen, ereignet, es hat sich etwas*
- ermordet werden, er wird
- etwas anderes, Dinge erscheinen als •
- Frau, verlassen, will ihn •
- *geht, hinter ihm, jemand*
- Geschmacks, des
- groß, erscheint sich selbst zu
- klein, Gegenstände erscheinen
- Körper, Größe seines Körpers, über die
- kritisiert, sie wird
- niedrig und gering, andere sind; während er groß ist
- Personen, hinter ihm, jemand ist
    - *Gehen, beim* •
- *Phantasie, Einbildungen der*
- regnen, er hört es (nachts)
- sonderbar, alles ist
    - gewohnte Dinge erscheinen
- tief zu sein, alles unter ihm scheint zu •
- unglücklich, er ist
- unwirklich, alles erscheint

Verbrechen begangen, er hatte ein
verfolgt zu werden
vergangene ängstliche Gedanken und Dinge sind gegenwärtig •
verhungern, seine Familie wird
Vermögen, er verlor sein
Weinen, weinerliche Stimmung
angesprochen, wenn
Ärger, über früheren
Beleidigung, frühere Beleidigung, über eine
Ermahnungen, wegen
Essen, Kindern, bei
grundlos
Kleinigkeiten, lacht und weint bei jedem Anlass
lautes Weinen, Schluchzen
leicht, weint
Schmerzen, bei
täuscht Weinen vor ohne wirkliche Tränen ★4
Trost agg.
Vorhaltungen, bei
Zorn, nach
widersprechen, Neigung zu
Widerspruch, verträgt keinen
Wille, Willensschwäche
Wirft Gegenstände weg
morgens
Personen, beleidigen, die ihn •
Zeit, vertrödelt die
zerbrechen, zerschlagen, Verlangen, Sachen zu
Zerstörungssucht, Destruktivität
Zerstreut, unaufmerksam
Unachtsamkeit
verträumt
Zorn, Jähzorn
morgens
Fehler, über seine
Gesicht, mit blassem, bläulichem
rotem
heftiger
Husten infolge von Zorn
immer zornig ★3
Kleinigkeiten, über
sich selbst, über
Weinen durch Schmerzen, mit
wirft Gegenstände weg
Zittern, mit
Zufrieden
Zurückhaltend, reserviert
Zweifelnd, skeptisch

Sticta pulmonaria

Geschwätzigkeit
Hysterie
Blutverlust, nach •
Hinlegen, muss sich
Licht und Geräusche agg. •
Ohnmacht, hysterische
Schlaflosigkeit, mit
Konzentration, schwierige
Springen
reden, wünscht mit jemanden zu +1
muss ★2
Redet, zuhört, gleichgültig, ob jemand •
Ruhelosigkeit
Schlaflosigkeit, durch
Tanzen
Wahnideen, leicht, körperlos, er ist
schwebt in der Luft
Bett, schwimmt im
Zerstreut, unaufmerksam

Stigmata maydis

Delirium

Stillingia silvatica

Angst
Argwöhnisch, misstrauisch
Beschwerden infolge von Erwartungsspannung, Vorempfinden, Ahnung
Furcht, Tod, vor dem
Stumpfheit, Geistesträgheit, Denk- und Verständnisschwierigkeiten
Traurigkeit, Verzagtheit, Niedergeschlagenheit, Depression, Schwermut, Melancholie

Stramonium

Abergläubisch
Abscheu, Allgemeinen, im
Leben, gegen das
Affektiertheit, gekünsteltes Benehmen, Geziertheit
Albernes Benehmen
angefasst werden, will nicht
angesehen zu werden, verträgt nicht
angesprochen werden, will nicht
Angst
nachts, Pavor nocturnus
Bewegung, durch

Dunkeln, im
Erwachen, beim
Fieber, im
Fremder, in Gegenwart
Geräusche, fließendem Wasser, von
Gesellschaft, in
Gewissensangst, als ob eines Verbrechens schuldig
Husten, durch
Keuchhustenanfall, beim
Kaffee, nach
Menschenmenge, in einer
Schlaf, im
Seligkeit, um die ewige
Sprechen, beim
Stuhlgang, während
Tunnel, bei Zugfahren durch einen •
Unterhaltung, durch
Zukunft, um die
Anstrengung, agg. durch geistige
antworten, Abneigung zu
weigert sich zu antworten
Antwortet, eingebildete Fragen, auf
unrichtig
zusammenhanglos
anziehen, unanständig, unschicklich an, zieht sich
Argwöhnisch, misstrauisch
Auffahren
nachts
Schlaf, aus dem
im
Schreck, durch und wie durch
Augen, weicht dem Blick anderer aus •
Ausgelassenheit
Ausschweifung, sexuelle
Außer-sich-Sein
Begeisterung, religiöse ⋆1
beißen, Verlangen zu
Delirium, im
Gegenstände, beißt +1
Menschen, beißt
beleidigt, leicht; nimmt alles übel
Bellen
Beschäftigung, Ablenkung amel.
Beschimpfen, beleidigen, schmähen
Beschwerden infolge von Erwartungsspannung, Vorempfinden, Ahnung
Kränkung, Demütigung
schlechten Nachrichten
Schreck
Tadel
Verletzungen, Unfällen; Gemütssymptome infolge von
Zorn, Ärger
Angst, mit
Schreck, mit
Betäubung, wie im Rausch
Fieberfrost, bei
Fieberhitze, bei
Schweiß, bei •
sitzt unbeweglich wie eine Statue
Beten
nachts
Frömmigkeit, nächtliche •
Knien, im
Menses, während der •
Beweglichkeit, geistige +2
Bewusstlosigkeit, Koma, Stupor
morgens
Alkohol, durch
Apoplexie, bei
Augen, starrem Blick, mit
bewegungslos wie eine Statue
bleibt unbeweglich auf einer Stelle
Dämmerzustand
Erwachen, nach dem
fährt wie wild auf, kann aber die Augen nicht aufhalten •
Fieber, bei
Fieberfrost, bei
geistige Empfindungslosigkeit
Gliederzucken, mit
Schwindel, während
sexueller Erregung, mit
Sitzen, Aufrechtsitzen, beim
Traum, wie im
unvollständige
Bitten, flehen
Boshaft, gehässig
Böswillig, mutwillig
Brütet, sieht alles schwarz
Chaotisches, wirres Verhalten +2
Delirium
Tag und Nacht
mittags, 16–24 h •
nachts
abwechselnd mit Koma
tetanischen Konvulsionen; liegt auf dem Rücken, Knie und Oberschenkel gebeugt, Hände verschlossen •
albernes, einfältiges
antwortet kurz
ängstliches

Arme, Ausstrecken der
Bett und entflieht, springt plötzlich aus dem kriecht umher im •
bewegt, seltsam •
Blick auf einen Punkt gerichtet, stiert
stiert mit gerunzelter Stirn •
Dunkeln, im
erkennt niemanden
erotisches
Erwachen, beim
Fieber, während
Fieberfrost, im
fremden Sprachen, spricht in einer •
Gelächter, mit
geschäftiges
geschwätziges
Gesicht, Muskelspiel, dauerndes •
gewalttätiges
Hitze agg.
komisch
Kopfschmerzen, bei
Kopfverletzungen, nach
Kräften, mit gesteigerten
lärmendes
lebhaftes
lustiges, fröhliches
abwechselnd mit Lachen, Singen, Pfeifen, Schreien •
Menses, während der
murmelt, murrt
nackt sein, möchte im Delir
Pferden, spricht von •
phantastisches
rasendes
redet Gegenstände an •
ruheloses
sanftes
scheu, versteckt sich •
Schlaf, im
Schrecken, voller
Schreien, mit
Hilfe, nach
singt
streitsüchtiges
stumpfsinniges •
tollwütiges
ungestümes, grimmiges
unsinnig, mit offenen Augen
unterbrochenes
Verfolgung, Delir mit Wahnideen der
Wahnideen, mit
wahnsinniges
wildes
Zittern, mit
Delirium tremens, Säuferwahnsinn
Beten, mit •
entfliehen, versucht zu
Gesicht, mit rotem aufgedunsenem
Wahnideen, mit
Zittern, mit
Demenz, Epileptiker, der
Denken, Abneigung gegen
Droht
Dunkelheit agg.
Eifersucht
beschuldigt die Frau, treulos zu sein •
Vernachlässigung, beschuldigt ihren Mann der
Eigensinnig, starrköpfig
Ekel, Widerwillen [+1]
Ekstase
Empfindlich, überempfindlich
Geräusche, gegen
Wasserplätschern, gegen
Licht, gegen
Mangel an Empfindlichkeit
Schmerzen, gegen
Entfernungen, schlechte Beurteilung von
überschätzt, werden
rennt gegen noch entfernt erscheinende Gegenstände •
entfliehen, versucht zu
Puerperalmanie, bei •
Schreien, mit •
zurückgehalten, wird nur schwer
Entmutigt
Entsetzen [*2]
Erkennt Gesprächspartner nicht, seinen •
Verwandten nicht, seine
Erregung, Aufregung
abwechselnd mit Konvulsionen •
Fieberhitze, bei
schlechten Nachrichten, nach
Wasser ausgießen hört, wenn er
Erschöpfung, geistige •
erschreckt, leicht
Erwachen, beim
erwacht, fürchtet sich, erkennt niemanden, schreit, klammert sich an die Umstehenden •
Tiere, durch [*1]
Wahnideen, durch •
Extravaganz
Exzentrizität, Überspanntheit
abwechselnd mit Traurigkeit
religiöse

Faulheit, Indolenz, Abneigung gegen Arbeit
Fehler, Namen, in
Orten, irrt sich in
Schreiben, beim
lässt Buchstaben aus
stellt Buchstaben um
Sprechen, beim
Buchstabieren, beim
dreht Worte um
stellt Worte falsch
Worte, benutzt falsche
Namen, nennt Gegenstände beim falschen
sagt Pflaumen, wenn er Birnen meint
Feigheit
Feuer legen, Dinge anzünden, will
Fleißig, Arbeitswut
Fluchen, Schwören
Frechheit, Impertinenz
Handlungen, in seinen
Fremder, Gegenwart Fremder agg.
Froh, guten Mutes, glücklich
nachts
abwechselnd mit Ausbrüchen von Entrüstung
Gewalttätigkeit
Reizbarkeit
Stöhnen
Traurigkeit
Zorn
Menses, während der
Tanzen, Lachen, Singen, mit
Füllt Taschen mit irgendetwas •
Furcht
nachts
Alleinsein, vor dem
nachts
Annäherung anderer, vor
Delirium, im
Arzt nicht sehen, will den; er scheint sie zu erschrecken
aufgefressen zu werden, von Tieren •
Berührung, vor
Dunkelheit, vor
Einbildungen, vor
engem Raum, in; Klaustrophobie
Gewölben, Kirchen und Kellern, vor
entfliehen, mit dem Verlangen zu
Ersticken, vor dem
Erwachen, beim
fallen, zu
alles fällt auf sie •
Feuer fangen, Gegenstände werden
Fremden, vor
Friedhöfen, vor ★[1]
Geistern, Gespenstern, vor
Geisteskrankheit, seinen Verstand zu verlieren, vor
Geräusche, rauschendem Wasser, von
glitzernden Gegenständen, Spiegeln oder kann sie nicht ertragen, vor
Hunden, vor
Imbezillität, vor •
Menschen, vor, doch agg. wenn alleine ★[3]
schwarz ist, vor allem, was
Spiegeln im Zimmer, vor
Tieren, vor
Tod, vor dem
Tunneln, vor •
Unglück, vor
Unheil, vor
verletzt zu werden
Wahnideen, durch •
Wasser, vor
Gebärden, macht
bezeichnet seine Wünsche durch •
extravagante •
gewohnten Beschäftigung, seiner
Greifen oder Langen nach etwas, nach Flocken
Genitalien, Krämpfen, während
schnelles •
zupft an der Bettdecke
heftige
klatscht mit den Händen
lächerliche
ringt die Hände
seltsame Stellungen und Lagen
Arme, der
Spinnen nach, ahmt das +[1]
stampft mit den Füßen
unfreiwillige Handbewegungen
fährt in der Luft umher
Kopf, zum
spinnt und webt
wickelt, als ob sie einen Wollknäuel
wirft die Hände umher
über den Kopf
Gedächtnisschwäche
auszudrücken, sich
Eigennamen, für
gedacht hat, für das, was er gerade
gesagt hat, für das, was er
Personen, für
sagen wollte, für das, was er

Gedächtnisverlust
Geisteskrankheit, bei
Gedächtnisverwirrung
Gedanken, versunken in
Gedanken, hartnäckige
Mord, an
lächerliche
Schwinden der
seltsame
Schwangerschaft, in der
sexuelle
wiederholende, sich
Gedichte, macht
gehen, Kreis, geht im
Geistesabwesend
Geisteskrankheit, Wahnsinn
anfallweise
Angst, mit
benimmt sich wie ein Geisteskranker
entfliehen, Verlangen zu
erotische
Fieberhitze, mit
fröhliche, lustige
Gefräßigkeit, abwechselnd mit Essensverweigerung
Geschwätzigkeit, mit
Gesellschaft, mit Verlangen nach Licht und •
Gesichtsblässe, mit
Größenwahn
hochmütige
Jammern, Stöhnen, nur
Kindbett, im
Konvulsionen, mit
Körperkraft, mit vermehrter
Lachen, mit
Menses, während der
Mutwillen, Ausgelassenheit, mit
reisen, mit Verlangen zu
religiöse
Ruhelosigkeit, mit
Schlaflosigkeit, mit
Schwangerschaft, in der
stampft mit den Füßen
starren Augen, mit
Trinkern, bei
Unempfindlichkeit, Schmerzlosigkeit, mit allgemeiner
unterdrückten Hautausschlägen, nach
Vermögens, nach dem Gewinn eines
verrückte Dinge, macht viele ⋆2
Weinen, mit
wühlt in der Erde mit dem Mund wie ein Schwein •
Gemütsstörungen im Allgemeinen ⋆2
Gemütssymptome wechseln mit körperlichen +1
Geschäft, Abneigung gegen
Geschäftig
Geschmacklosigkeit in ihrer Kleidung
Geschwätzigkeit
abwechselnd mit Raserei •
Fieberhitze, bei
Menses, während der
wahnsinnige
Gesellschaft, Abneigung, gegen; Gegenwart anderer agg. die Symptome; Verlangen nach Einsamkeit
allein, amel. wenn
Anwesenheit Fremder, Abneigung gegen
Furcht vor Alleinsein, jedoch
Gesellschaft, Verlangen nach; Abneigung gegen Einsamkeit, Gesellschaft amel.
nachts
Alleinsein agg. beim
Menses, während der •
getötet zu werden, Verlangen
Gewalttätig, heftig
abwechselnd mit Lachen •
Gewalttaten, Wut führt zu
Gewissenhaft in Kleinigkeiten
Gewissensqual
Glänzende, leuchtende Gegenstände agg.
amel.
Gleichgültigkeit, Apathie
abwechselnd mit Schüchternheit
angenehme Dinge, gegen
Entblößung ihres Körpers, gegen
Fieber, bei
geschäftlichen Angelegenheiten, gegen seine
klagt nicht
Leiden, gegen
Vergnügen, gegen jedes
Grausamkeit, Unmenschlichkeit
Grimassenschneiden
Grobheit
Hartnäckigkeit
Hast, große Eile
Bewegungen, in seinen
Gehen, beim
Trinken, beim
Heiterkeit
Hellsehen
Heulen
Hilflosigkeit, Gefühl der

Hochmütig, arrogant
dumm und
Hydrophobie, Tollwut
schreit und heult mit hoher Stimme •
Tollwutprophylaxe ⋆3
Hypochondrie
Weinen, mit
Hysterie
Menses, während der
Ideen, Einfällen, Mangel an
Ideen, Einfällen, Reichtum an; Geistesklarheit
Fieberhitze, bei
Kopfschmerzen, nach
Idiotie
beißen, Verlangen zu
Imbezillität
Lachen um nichts
sexueller Erregung, mit
Imitation, Nachahmung
Stimmen und Bewegungen von Tieren, der •
Indiskretion, Taktlosigkeit
Jagt eingebildeten Dingen nach •
Jammern, Lamentieren, Klagen
nachts
Erwachen, beim
Schlaf, im
Kindbett agg.
Kindisches Benehmen
Klammert sich an Personen oder Möbel etc.
gehalten werden, möchte
amel., wenn
Kind wacht entsetzt auf, kennt niemand, schreit und klammert sich an die Umstehenden
Klatschsüchtig
kleiner, Gegenstände erscheinen
Kleptomanie
klettern, Verlangen zu
Konzentration, schwierige
Kratzt mit den Nägeln ⋆7
Kind, Gesicht seines Vaters, zerkratzt das ⋆8
Kriecht, Bett herum, in seinem •
Kummer
Küsst jeden
Lachen
abwechselnd mit Ächzen
Ärger, schlechter Laune
Heftigkeit
Raserei
Traurigkeit
anfallweise
Delirium, wie im •
dummes
Handlungen, über seine eigenen
heftiges
Imbezillität, bei
Kleinigkeiten, über
Konvulsionen, vor, bei oder nach
krampfhaftes
lautes
Raserei, mit •
sardonisches
Schlaf, im
schlechter Laune, bei •
Sprachlosigkeit, mit •
unmäßiges
Lächerlich, Dinge scheinen
Laszív
Läuft umher
Launenhaftigkeit
Lebensüberdruss, Lebensmüdigkeit
Fieberhitze, bei
Leidenschaftlich
Licht, Abneigung gegen
Verlangen nach
Manie
erotische ⋆3
gewalttätige
Hände, klatscht in die •
kaltem Schweiß, mit
Raserei, mit
Schreien in der
zerreißt, Haare aus, reißt sich die
zerfleischt sich mit seinen Fingernägeln
Menschenfeindlichkeit
Menses, Gemütssymptome agg. während der
nach den
Milde
Monomanie
moralischem Empfinden, Mangel an
Morphinismus
Mürrisch, missmutig
Lachen, gefolgt von lautem •
Murmeln, murren
nackt zu sein, Verlangen
Delirium, im
ständig nackt sein, möchte •
Naiv
intelligent, aber sehr
Nymphomanie
Menses, vor den
unterdrückten, nach
Obszön
Lieder, obszöne

Reden, obszöne
Pathetisch •
Pfeifen
Phantasien, angenehme
laszive
lebhafte
seltsame •
verstärkte Phantasietätigkeit
schreckliche
versunken in seinen
verwirrte
Possen, spielt
Delirium, im
Trunkenheit, bei
Prahler, Aufschneider, Großsprecher
Prophezeit
Proportionen, schlechte Beurteilung von ★[2,3]
Qualvolle Angst
Raserei, Wut
Bewusstsein, klarem, bei
Konvulsionen •
Todesahnung •
anfallweise
Aufgehobenwerden, Kind beim •
Beißen, mit
Beleidigungen, nach
Berührung, erneuert durch
Halluzinationen, durch •
heftige, gewalttätige
Konvulsionen, Raserei mit
Kopfschmerzen, bei
Lachen, mit •
leuchtende, helle Gegenstände, durch
Schreien, mit
Selbstmord, mit Neigung zum
stehen, unfähig zu •
töten, versucht, Menschen zu
Trinken, beim
Wahnidee treibt ihn zur Raserei •
Wasser, beim Anblick von
wirft sich im Bett umher, macht unverständliche Zeichen •
Reden anderer agg., Unterhaltung
Freude am eigenen
Schlaf, im
beichten laut
reden, Abneigung zu, möchte schweigen, wortkarg
sitzt unbeweglich
Redet, Abwesenden, mit •
allein ist, wenn er
einem Thema, nur von
sich selbst, mit
nur, wenn er allein ist
Verstorbenen, mit
Reizbarkeit
morgens
abwechselnd mit Fröhlichkeit
anspricht, wenn man ihn
Menses, während der
Religiosität, auffallende
Beschränktheit in religiösen Fragen
Bibel lesen, möchte den ganzen Tag die
Kindern, bei
Schwermut, religiöse
Ruchlosigkeit, Gottlosigkeit ★[2]
Ruhelosigkeit
nachts
Bett, gehen, will aus einem Bett ins andere
sich herumwerfen im
Fieberhitze, bei
innerliche
Menses, während der
Metrorrhagie, bei
Schläfrigkeit, mit
Satyriasis
Schamlos
Schlafwandeln
Schlagen
um sich nach eingebildeten Gegenständen, schlägt
Schlägt sich selbst, Kopf, seinen
schreiben, undeutlich, schreibt
Schreien
Tag und Nacht •
Berührung, bei +[2]
Chorea, bei
Cri encéphalique
Erwachen, beim
Fieber, bei
heiseres
kann nicht, aber möchte •
Kindern, bei
Konvulsionen, vor
epileptischen
während epileptischer
plötzliches
Schlaf, im
Trunkenheit, bei
Wahnideen, durch
mit
Schüchternheit
Delirium, im
schamhaft, verlegen
Schwarze und Dunkle, Abneigung gegen alles

Selbstbetrachtung
Selbstmord, Neigung zum
Fieberhitze, bei
Messer, mit einem
Rasiermesser, mit einem
Springen in die Tiefe, durch
Wechselfieber, bei
Selbstüberhebung, Selbstüberschätzung, Eigenkult
Selbstvertrauen, Mangel an
Seufzen
Hals, hält sich den •
Menses, nach den
Schweiß, bei
Singen
abwechselnd mit Weinen
und Lachen •
Fieber, im
lateinisches Vaterunser •
Schlaf, im
Sinne abgestumpft
Schwinden der
Sitzt aufrecht
steif, ganz
still
versunken und bemerkt nichts, als ob in tiefen, traurigen Gedanken
Sonderbar, Sonderling
Spaßen, Scherzen
lächerliches oder albernes
Sprechen, albernes
extravagantes, übertreibendes
fremder Sprache, in
hastiges
heftiges
lautes
manieriert, unnatürlich
Schwatzen
springt schnell von einem Gedanken zum anderen
stammelndes
Stimme, mit schriller, kreischender
unsinniges
unverständliches
unzusammenhängendes
Schlaf, im
verwirrtes
Springen
Bett, springt aus dem
spucken, Drang zu, Gesicht, den Leuten ins
Starren, gedankenloses
Staunen versetzt, in
Stimmung, abwechselnde
veränderliche, unbeständige, wankelmütige
Schweiß, bei
Stirnrunzeln, finsteren Blick, Neigung zum
Stöhnen, Ächzen, Wimmern
abwechselnd mit Lachen
lautes
Menses, nach den •
Ruhelosigkeit, mit
Schweiß, bei
Stößt mit Füßen, gibt Fußtritte
Streitsüchtig, zanksüchtig
grundlos •
Stumpfheit, Geistesträgheit, Denk- und Verständnisschwierigkeit
morgens, Aufstehen, beim
denken, unfähig, lange zu
Erwachen, beim
Trunkenheit, bei
Sucht auf dem Boden
Tadelt sich selbst, Selbstvorwürfe
Tanzen
Tod, Todesahnung
abwechselnd mit Raserei •
Todesgedanken
wünscht sich den
Torpor, Erstarrung
töten, Verlangen zu
Messer, mit einem
Trancezustand abwechselnd mit Krämpfen jeden Sommer •
Traum, wie im
Traurigkeit, Verzagtheit, Niedergeschlagenheit, Depression, Schwermut, Melancholie
abends
Bett, im
nachts, Bett, im
Alleinsein, beim
Dunkelheit, in der
Enthaltsamkeit, durch
Fieberhitze, bei
Gesellschaft, Verlangen nach Gesellschaft •
Menses, vor den
schönem Wetter, bei •
Sonnenschein, bei •
Trieb, Feuer zu legen, Dinge anzuzünden ★1
unüberlegter Handlung zu
Trinken, Gemütssymptome nach
Trunksucht, Alkoholismus
Erregung, durch
Umherstreifen, sinnlos, wie ein Geisteskranker
Unbesonnen, sorglos

Unbeständigkeit
Ungestüm, Schweiß, mit
Unmäßigkeit, Zügellosigkeit agg. ★[2]
Untröstlich
Alleinsein und Dunkelheit agg. •
Unverschämtheit
Unwillkürliche Handlungen +[3]
Unzufrieden, missvergnügt, unbefriedigt
Verächtlich, geringschätzig
Vergesslich
morgens
Verlangen, voller, Sonnenschein, Licht und Gesellschaft, nach
Verlassenheit, Gefühl der
Isolation, Vereinsamung, Gefühl der
Verleumden, Neigung zum
Verliebt
Menses, vor den ★[3]
Verschwenderisch
verstecken, Verlangen sich zu
Verstümmelt seinen Körper
Verweigert, Medizin, die
Verwirrung des Geistes
nachts, Herumgehen nach Mitternacht, beim •
Bett, springen, lässt ihn aus dem
Erwachen, beim
Fieberfrost, bei
Gehen, Herumgehen nach Mitternacht, beim •
Identität, über seine
Dualität, Gefühl der
Schwindel, mit
Schwitzen, beim
Verzweiflung
Fieberhitze, während der
religiöse Verzweiflung an der ewigen Seligkeit
Schmerzen, bei
Vorsichtig
Wahnideen, Einbildungen, Halluzinationen, Sinnestäuschungen
Aktivität, mit
akustische Täuschungen
allein, sie ist immer
Wildnis, ist alleine in einer •
angefeindet, gehindert und gequält, er wird
angenehme
Ansammlung von Dingen, Schwärmen, Menschenmengen etc.
arm, er ist
Beine, abgeschnitten, sind
drei, hat
beschäftigt, Beruf, in seinem
Tätigkeit, mit einer
besessen, ist
Bett, Falten, ist voller •
jemand ist mit ihm im
weggezogen, ist unter ihr •
Bilder, Phantome, sieht
Dunkeln, im
schreckliche
schwarze
Seite, an seiner •
wachsen aus der Erde •
doppelt zu sein
durchgeschnitten, er ist •
in zwei Teile
Ecke kommen, sieht etwas aus der
und auf ihn zukommen ★[1]
Menschen aus der Ecke kommen, sieht •
Tiere und Gestalten aus der Ecke kommen, sieht •
ehrlich, er ist nicht •
Eifersucht, mit
Liebhaber hinter dem Ofen verborgen, Ehefrau hat •
Einfluss, steht unter einem mächtigen
Engel, sieht
ermordet, gebraten und gegessen, er wird •
ermordet werden, er wird
fällt, er
fallen, Gegenstände werden
Feuer, sieht
Haus, brennt
Zimmer brennt, sein •
Fische, Fliegen etc., sieht
Fratzen, sieht
Frau ist treulos, seine
Fremde, Freunde erscheinen als
sicht, er
Freunde, er hatte sie nie gesehen (nach dem Erwachen) •
Füße, getrennt, sind vom Körper •
gebissen, wird
Gefahr, Eindruck einer
Geflügel, sieht •
gefressen, von Tieren, zu werden •
Gegenstände, Flucht vor Gegenständen •
helle, Wahnidee durch
geht, kann nicht gehen, er
Geschäft, gewöhnlichen Beschäftigung nach, sie gehen der
Geschwätzigkeit, mit
Gesichter, sieht, verlängerte •
Gespenster, Geister, sieht
Augenschließen, beim

verfolgt von Gespenstern, ist
Gestalten, sieht
geteilt in zwei Teile
zerschnitten in zwei Teile, oder
gewalttätige
Glieder sind getrennt von ihm
Gott, er ist einmal Gott, einmal der Teufel •
Verbindung mit, er ist in
göttlich zu sein
Grab, er ist in seinem
greift nach eingebildeter Erscheinung
Menschen, nach •
groß, erscheint sich selbst zu
Körperteile erscheinen zu
groß, ist, er
sie ist sehr
Hand, getrennt, ist vom Körper
Haus, ist voller Menschen, sein
umzingelt, ist •
Henker, Visionen von einem •
Hunde, sieht
andere sind, bellt sie an, um verstanden zu werden
beißen ihn in die Brust •
greifen ihn an •
umschwärmen ihn
Hut ist eine Hose, die er versucht anzuziehen •
Identität, Irrtümer in der eigenen
Insekten, sieht
kämpfen, Menschen
Kaninchen, sieht •
Katzen, sieht
keusch, sie ist •
Kirchhof, besucht einen
tanzt auf einem, er
klein, Gegenstände erscheinen
Gegenstände werden kleiner
Kopf, Krankheit wird im Kopf ausbrechen •
Körper, geteilt, ist
lebendig auf der einen Seite, begraben auf der anderen •
verstreut über das Bett, wirft sich umher, die Stücke zusammenzusuchen
krank, zu sein
Krankheit, er hat jede
kriechenden Dingen, voll von •
Lachen, mit
lebhafte
leblose Gegenstände sind Personen
leicht, körperlos, er ist
liegt quer •
Macht über alle Krankheit, hat •
Mäuse, sieht
Musik, er hört
nackt, er ist •
neu, alles ist
Personen, sieht
packen, sieht eine Menge Fremder und versucht, sie zu •
unterhält sich mit abwesenden
Pfeifen, mit
Phantasie, Einbildungen der
Fieberhitze, während
Ratten, sieht
religiöse
Schlangen, in ihr und um sie herum
schön, sie ist schön und wünscht es zu sein •
Schreien, mit
zwingen zum
schwarze Gegenstände und Menschen, sieht
schwebt, Bett, schwimmt im
sehen, er kann nicht
Seite, er ist auf der einen lebendig und auf der anderen begraben •
sonderbar, alles ist
gewohnte Dinge erscheinen
spinnt, sie
spricht, Geistern, mit
leblose Gegenstände mit Namen an; bemerkt jedoch Umstehende nicht •
Toten, mit
Statue, posiert als, um bewundert zu werden ★[1]
Stellung, sie ist nicht geeignet für ihre •
Sterben, er ist am
Stimmen, hört
entfernte
Toten, von
stirbt, er
stolze
Tast-Sinnestäuschungen
Teufel, sieht
besessen vom, ist
er ist ein
Tieren, von
Bett, Tiere sind auf seinem
Käfer, Würmer etc.
kriechende, in ihrem Innern
Menschen sind Tiere
Ratten, Mäuse, Insekten etc.
schreckliche
springen aus dem Boden •
tot, er selbst war

Menschen, sieht tote
unterhält sich während der Wahnideen
unzüchtige
verändert, alles ist
verdammt, verloren zu sein
verfolgt zu werden
Feinden, von
Geistern, von
vergrößert
groß, ist sehr
Körperteile sind
verlassen, im Stich gelassen, ist
verletzt werden, wird
verletzt zu werden
vernachlässigt, Ehemann, durch ihren ★2
Visionen, hat
tagsüber
nachts
Augenschließen, beim
schreckliche
Dunkelheit, in der
neben ihm •
Ungeheuern, von
vornehm, ist
Wanzen und Küchenschaben, von •
Weinen, mit
Wölfen, von
wollüstige
Wandern, ruhelos umher, streift
Weinen, weinerliche Stimmung
tagsüber +2
morgens
abends
nachts
weint die ganze Nacht, lacht den ganzen Tag •
abwechselnd mit Frohsinn
Lachen
und Singen •
Singen
Beleidigung, über eine •
Berührung, bei
Dunkeln, im •
erbärmliches
Erwachen, beim
Fieberfrost, bei
Fieberhitze, bei
heftiges
Kleinigkeiten, um
krampfhaftes
lautes Weinen, Schluchzen
Menses, während der
nach den
möchte unaufhörlich
nervös, den ganzen Tag über
Schlaf, im
Schmerzen, bei
Schweiß, bei
sexueller Erregung, mit ★2
traurigen Gedanken, bei
unwillkürliches
amel. durch den Genuss von Essig •
Widerspruch, durch
Wimmern, Winseln
Widerspruch, verträgt keinen
Wildheit
Wirft Gegenstände weg
Wut, abwechselnd mit Bewusstsein, klarem +5
zerbrechen, zerschlagen, Verlangen, Sachen zu
Zerreißt sich selbst, reißt an
Kissen mit den Zähnen, die
Sachen
Zerstörungssucht, Destruktivität
Kleidern, an
Zerstreut, unaufmerksam
Zorn, Jähzorn
abwechselnd mit Frohsinn
Lachen
Gesicht, mit rotem
heftiger
Kleinigkeiten, über
Widerspruch, durch
Zurückhaltend, Freien, im
Zweifelnd, Seelenheil, am

Strontium carbonicum

Angst
nachmittags
abends
Bett, im
nachts
Mitternacht, vor
Bett, im
Erwachen, beim
Furcht, mit
Gewissensangst, als ob eines Verbrechens schuldig
Auffahren
abends, Einschlafen, beim
Schlaf, Einschlafen, beim
im
Schreck, durch und wie durch

Beschwerden infolge von Erwartungsspannung, Vorempfinden, Ahnung
Geringschätzung, Verachtung durch andere
Zorn, Ärger
Boshaft, gehässig
Erregung, Herzklopfen, mit heftigem
erschreckt, leicht
Faulheit, Indolenz, Abneigung gegen Arbeit
Furcht
nachmittags
abends
Dunkelheit, vor
Gedächtnisschwäche
Gedanken, versunken in
Gedanken, gedankenvoll
Gewalttätig, heftig
Gewalttaten, Wut führt zu
Gewissensqual
Hochmütig, arrogant
Kummer
Lästig, geht auf die Nerven
Mürrisch, missmutig
reden, Abneigung zu, möchte schweigen, wortkarg
Reizbarkeit
Ruhelosigkeit
Schlagen
Schmollen
Schreien, Schlaf, im
Sitzen, Neigung zum
Streitsüchtig, zanksüchtig
Stumpfheit, Geistesträgheit, Denk- und Verständnisschwierigkeit
Traurigkeit, Verzagtheit, Niedergeschlagenheit, Depression, Schwermut, Melancholie
Erwachen, beim
Trunksucht, Alkoholismus
Ungestüm
Unzufrieden, missvergnügt, unbefriedigt
Vergesslich
Verwirrung des Geistes, Alkoholgenuss, durch
Wahnideen, Verbrechern, von
Zorn, Jähzorn
heftiger

Strontium metallicum

Auffahren, nachts
Mitternacht im Schlaf, vor
ängstliches
Dunkelheit agg.
Furcht, Unheil, vor
Geschäftig
Licht, Verlangen, nach +1
Schlagen, um sich nach eingebildeten Gegenständen, schlägt
Traurigkeit, abends, Bett, im
Verwirrung des Geistes
Zerstörungssucht
Zorn, erstechen, könnte jemanden
heftiger, Wutanfall ⋆2

Strophantus hispidus

Furcht, Schicksalsprüfungen, vor
Trunksucht, Alkoholismus

Strophantus sarmentosus

Angst
Furcht
Berührung, Brustkorb, am •
Geschwätzigkeit, frühreife (bei einem Kind) ⋆2

Strychninum nitricum

Delirium tremens, Säuferwahnsinn
Trunksucht, Alkoholismus

Strychninum phosphoricum

Erschöpfung, geistige
Hysterie
Lachen, unmäßiges
moralischem Empfinden, Mangel an

Strychninum purum

Aktivität, geistige
Angst
Annäherung von Personen agg.
antworten, Abneigung zu
Antwortet schnell
überstürzt
zusammenhanglos
Auffahren
Berührung, bei
krampfhaftes
Schlaf, Einschlafen, beim
Betäubung, wie im Rausch
Bewusstlosigkeit, Koma, Stupor
morgens
10 h

abends
20 h •
Delirium
Delirium tremens, Säuferwahnsinn
Empfindlich, überempfindlich
Geräusche, gegen
Erregung, Aufregung
nervöse
erschreckt, leicht
Furcht
Annäherung anderer, vor
ereignen, es könnte sich etwas
verletzt zu werden
Gebärden, unfreiwillige Handbewegungen, Gesicht, zum •
Gedächtnis, gutes
Gedächtnisschwäche
Gesellschaft, Verlangen nach; Abneigung gegen Einsamkeit, Gesellschaft amel.
Ideen, Einfällen, Reichtum an; Geistesklarheit
Idiotie, Kichern •
Imbezillität
Jammern, Lamentieren, Klagen
Lachen
dummes
krampfhaftes +1
sardonisches
unmäßiges
Mürrisch, missmutig
Raserei, Wut
Reizbarkeit
Ruhelosigkeit, nachts
Bett, sich herumwerfen im
Schlagen
Schreien
Konvulsionen, vor
Schlaf, im
Sinne geschärft
Sprechen, hastiges
unzusammenhängendes
Stöhnen, Ächzen, Wimmern
lautes
Stößt mit Füßen, gibt Fußtritte
Stumpfheit, Geistesträgheit, Denk- und Verständnisschwierigkeit
Traurigkeit, Verzagtheit, Niedergeschlagenheit, Depression, Schwermut, Melancholie
Verwirrung des Geistes
morgens
Wahnideen, Gesichter, sieht
entsetzliche
tot, Menschen, sieht tote
verfolgt zu werden, Feinden, von
Weinen, weinerliche Stimmung
anfallweise

Strychnos gaultheriana

Hydrophobie, Tollwut

Succinum

Furcht
engem Raum, in; Klaustrophobie
Zügen und abgeschlossenen Räumen, vor •
Hysterie

Sulfanilamidum

Betäubung, wie im Rausch
Delirium
Faulheit, Indolenz, Abneigung gegen Arbeit
Froh, abwechselnd mit Traurigkeit
Gedächtnisschwäche
Formen, für
Musik, für
Worte, für
Gedanken, unzusammenhängende
Gleichgültigkeit, Apathie
Heiterkeit
Kindliches Verhalten
Manie, abwechselnd mit Depression
Reizbarkeit
Ruhelosigkeit
Schizophrenie
Stumpfheit, Geistesträgheit, Denk- und Verständnisschwierigkeiten
Traurigkeit, Verzagtheit, Niedergeschlagenheit, Depression, Schwermut, Melancholie
Verwirrung des Geistes

Sulfonalum

Mürrisch, missmutig
Reizbarkeit
Wahnideen, Arme, vier, sie hat •
Beine, vier, hat •
doppelt, Kopf und Gliederpaare sind •
Glieder, hat vier oder acht ⋆2
Kopf, zwei Köpfe zu haben

Sulfonamidum

Anstrengung, agg. durch geistige
Empfindlich, Geräusche, gegen
Faulheit, abends
Geisteskrankheit, Verfolgungswahn
geistige Arbeit, Abneigung gegen
Gesellschaft, Abneigung, gegen; Gegenwart anderer agg. die Symptome; Verlangen nach Einsamkeit
Reizbarkeit
  Liegen, amel. beim •
Streitsüchtig, zanksüchtig
Traurigkeit, Verzagtheit, Niedergeschlagenheit, Depression, Schwermut, Melancholie
  abwechselnd mit Streitsucht
Ungehorsam
Wahnideen, Einbildungen, Halluzinationen, Sinnestäuschungen
widersprechen, Neigung zu
Qualvolle Angst

Sulfur

Abneigung, alles, gegen ★2
  Annäherung, gegen
  Ausbildung, gegen ★2
  Frauen, gegen
  gebildete Personen, gegen ★2
  Geschlecht, gegen das andere, religiöse Abneigung
  Personen, gegen alle
Abscheu, Allgemeinen, im, abends
  Arbeit, gegen die
  Leben, gegen das
Ärmlich, schäbig ★2
Albernes Benehmen, glücklich und stolz, benimmt sich
Anfassen, erkennt nicht, ob Gegenstände wirklich sind, bis sie diese angefasst hat •
  muss alles
angesehen zu werden, verträgt nicht
angesprochen werden, will nicht
  allein gelassen werden, will
  ruft, Gemütssymptome agg., wenn man ihn •
Angst
  morgens
    Schweiß, bei
  vormittags
  abends
    Bett, im
  nachts
    Erwachen, beim
  Mitternacht, vor
  andere, um
  anfallweise
  Beklemmung, mit •
  Bett, im
  Blähungen, eingeklemmten Blähungen, mit •
  Druck, Brust, auf der, durch
  Erwachen, beim
  Essen, nach dem, amel.
  Fieber, im
  Freien, im, amel.
  Freunde zu Hause, um
  Furcht, mit
  Geschäftsangelegenheiten, wegen
  Gesundheit, um seine
  Gewissensangst, als ob eines Verbrechens schuldig
  hypochondrische
    Manie, medizinische Bücher zu lesen
  kalte Getränke amel.
  Kleidung und Fenster öffnen, muss
  Kopf, Kopfhitze, mit
    und kalten Füßen •
  Menses, vor den
    während der
  Mittagessen, nach dem, amel. •
  periodische
  Schmerzen, durch, Magen, im
  Seligkeit, um die ewige
    ängstlich gewissenhaft in ihren religiösen Ausübungen, zu
    Bedenken, übermäßige religiöse
    Glaubens, um den Verlust des
  Stuhlgang, während
  Trinken, kaltes Wasser amel.
  übertriebene ★1
  Zukunft, um die
Anorexia mentalis
Anstrengung, agg. durch geistige
antworten, Abneigung zu
  weigert sich zu antworten
Antwortet kurz angebunden, barsch
  langsam
  Schwierigkeit, mit
  wiederholt die Frage zuerst
Argwöhnisch, misstrauisch
Auffahren
  mittags
    Schlaf, im
  nachmittags

abends, Einschlafen, beim
nachts
anspricht, wenn man ihn
ängstliches
Geräusche, durch
gerufen, wenn mit Namen •
Kleinigkeiten, durch
leichtes
Schlaf, aus dem
Einschlafen, beim
im
Schmerz, durch •
Schreck, durch und wie durch
Traum, im
durch einen
Auffassungsvermögen, leichtes
Trunkenheit, bei
Ausschweifung, sexuelle
Außer-sich-Sein
Bedenken, Skrupel ★[2]
Beharrlichkeit
Beklagt sich
Schlaf, im
beleidigt, leicht; nimmt alles übel
Beschimpfen, beleidigen, schmähen +[1]
Beschwerden infolge von Freundschaft, betrogener
Geringschätzung, Verachtung durch andere
geschäftlichem Misserfolg
Hast, Übereilung
Kränkung, Demütigung
Liebe, enttäuschter
literarischem, wissenschaftlichem Misserfolg
schlechten Nachrichten
Schreck
Selbstüberhebung, Selbstgefälligkeit, Geltungsbedürfnis
sexuellen Exzessen
Tod eines Kindes
Trunksucht
Uneinigkeit zwischen Eltern, Verwandten, Freunden
Vorgesetztem und Untergebenen
Verlegenheit
Zorn, Ärger
Angst, mit
Schreck, mit
Bestechlich, käuflich
Betäubung, wie im Rausch
morgens, 11 h •
abends
Gehen, beim, Freien, im
Schwindel, bei
Beten
Bewusstlosigkeit, Koma, Stupor
morgens
antwortet richtig, wenn angesprochen, aber Delirium und Bewusstlosigkeit kommen sofort zurück
Fieber, bei
Gehen, im Freien, beim
Kiefer fällt herab
Meningitis, bei
Menses, während der
Scharlach, bei
Schweiß, kaltem, mit •
Stuhlgang, beim
überfüllten Zimmer, im
Boshaft, gehässig
nachts
Brutalität, Trunkenheit, bei
Brütet, sieht alles schwarz
Delirium
abends
nachts
albernes, einfältiges
antwortet richtig, wenn angesprochen, aber Bewusstlosigkeit und Delirium kommen sofort zurück
ängstliches
Augenschließen, beim
Blutung, nach
Fieber, während
Fieberfrost, im
Gelächter, mit
geschäftiges
geschwätziges
lustiges, fröhliches
Meningitis cerebrospinalis
murmelt, murrt
Schlaf, im
phantastisches
rasendes
ruheloses
Schlaf, Einschlafen, beim
Schlaflosigkeit, mit ★[3]
streift umher
Wahnideen, mit
Zittern, mit
Delirium tremens, Säuferwahnsinn
Demenz
senilis, Dementia
Syphilitiker, der

Ehrfurcht, Personen in seiner Umgebung, gegenüber den
Eifersucht, brutal aus, sanfter Mann wird
sagt und tut, was er nicht sagen und tun wollte
schlagen, treibt ihn, seine Frau zu
Eigensinnig, starrköpfig
Stuhlgang, beim •
Eitelkeit
Ekel, Widerwillen
Übelkeit von den eigenen Ausdünstungen, bis zur •
Ekstase
Schweiß, bei
Eleganz, Mangel an
Empfindlich, überempfindlich
nachmittags
Geräusche, gegen
Gerüche, gegen
Musik, gegen
Entfernungen, überschätzt, werden
entfliehen, versucht zu
Entmutigt
morgens
erfolglos, hält sich für ★2
Ernst
Erregung, Aufregung
mittags
abends, Bett, im
nachts
Anstrengung, nach •
Fieberfrost, bei
Fieberhitze, bei
fiebrige, nachts •
Gehen, Freien, beim Gehen im
Kaffee, wie nach
schlechten Nachrichten, nach
Tee, nach •
Erschöpfung, geistige
erschreckt, leicht
abends
Erwachen, beim
Traum, aus einem
Schmerzen, durch •
Exzentrizität, Überspanntheit
Fanatismus
Faulheit, Indolenz, Abneigung gegen Arbeit
morgens
abends
amel.
körperliche
Fehler, Orten, irrt sich in
Schreiben, beim
wiederholt Worte
Sprechen, beim
Buchstabieren, beim
dreht Worte um
stellt Worte falsch
Worte, benutzt falsche, Namen, nennt Gegenstände beim falschen
nennt den Gegenstand, den er sieht, statt den gewünschten
Unterscheiden von Gegenständen, im
Zeit, in der
Feigheit
Traurigkeit, mit •
Feilschen
Fleißig, Arbeitswut
Froh, guten Mutes, glücklich
morgens
abends
Bett, im
schlechte Laune am Tag
nachts
albern, und
Erwachen, beim
Konvulsionen, nach •
Schlaf, im
Furcht
nachmittags
nachts
Arbeit, Grauen vor der
literarischer, vor
Armut, vor
Berührung, vor
blind zu werden
Einbrechern, vor
Mitternacht, beim Erwachen, um
engem Raum, in; Klaustrophobie
erkälten, sich zu
Fieberhitze, bei •
Ersticken, vor dem
nachts
Erwachen, beim
Fieber, vor (beim Frösteln)
Geistern, Gespenstern, vor
nachts
Erwachen, beim
Geisteskrankheit, seinen Verstand zu verlieren, vor
Geräusche, durch
Gewitter, vor
Glauben, religiösen, seinen, zu verlieren ★1
hochgelegenen Orten, vor

Krankheit, vor drohender
lebenslange
Männern, vor
Menschen, vor; Anthropophobie
Menschenmenge, in einer
Menses, vor den (zeitlich)
Misserfolg, vor
sieht, wenn sie vor sich hin •
Stellung zu verlieren, seine gewinnbringende
Tod, vor dem
  Menses, vor den
töten, er könnte
Träumen, vor entsetzlichen
überwältigende
Unglück, vor
Unheil, vor
  abends
Urinieren, nach dem •
verhungern, zu
Wasser, vor
wiederkehrende

Gebärden, Greifen oder Langen nach etwas, nach Flocken
  alles in ihren Mund, Kinder stecken
  zupft an der Bettdecke
Reden, gestikuliert beim, Kopf, mit dem
ringt die Hände
seltsame Stellungen und Lagen, Kopf, des
stecken alles in den Mund (Kinder) •
unfreiwillige Handbewegungen
  ruhelos geschäftige Hände ⋆3
ungeschickt in

Gedächtnis, gutes
kurzes, aber

Gedächtnisschwäche
Eigennamen, für
ereignet hat, für das, was sich
Ereignisse, frühere, für
  neue, für
    alten Menschen bei
Formen, für
gedacht hat, für das, was er gerade
gehört hat, für das, was er
gesagt hat, für das, was er
Geschäfte, für
getan hat, was er gerade
Orte, für
Orthographie, für
Personen, für
sagen wollte, für das, was er
Verse zu lernen
Worte, für

Gedanken, versunken in
abends

Gedanken, Andrang, Flut der
  abends, im Bett
  nachts
  Gehen im Freien, beim
  Geschäften, abends von erledigten •
  Schlaflosigkeit durch
drängen sich auf und schwirren durcheinander
  Arbeit, bei der
gedankenvoll
Geschäfte abends im Bett, an
hartnäckige
  Ausdrücke und Worte fallen ihm wieder ein, gehörte
Kontrolle über seine Gedanken verloren
Krankheit, an eine
quälende
Schwinden der
seltsame
sexuelle
Stillstand der
unangenehme
Unbestimmtheit der
unzusammenhängende

Gefühllos, hartherzig

gehen, Freien, im agg. Gemütssymptome

Geistesabwesend

Geisteskraft, gesteigerte, Trunkenheit, intelligenter bei

Geisteskrankheit, Wahnsinn
düstere Geisteskrankheit mit Verzweiflung und Lebensüberdruss infolge Furcht vor Kränkung oder Verlust der Stellung
erotische
Größenwahn
isst Kot •
Kindbett, im
Klimakterium, im
Melancholie
religiöse
Stellung zu verlieren, aus Furcht, seine
Trinkern, bei
unterdrückten Hautausschlägen, nach

geistige Arbeit, Abneigung gegen
ermüdet
Verlangen nach

Geiz
abwechselnd mit Verschwendung

Gemütsstörungen im Allgemeinen ⋆2

Geschäft, Abneigung gegen
redet vom
vernachlässigt seine Geschäfte
Geschäftig
fruchtlos
Geschmacklosigkeit in ihrer Kleidung
Geschwätzigkeit
abends
Trunkenheit, bei
Gesellschaft, Abneigung, gegen; Gegenwart anderer agg. die Symptome; Verlangen nach Einsamkeit
allein, amel. wenn
ertragen, kann niemanden um sich
Gesellschaft, Verlangen nach; Abneigung gegen Einsamkeit, Gesellschaft amel.
getragen zu werden, verlangt
Gewalttätig, heftig
Gewissenhaft in Kleinigkeiten
Gewissensqual
schnell, bereut
Gier, Habsucht
Gleichgültigkeit, Apathie
alles, gegen
andere, gegen
äußere Dinge, gegen
Äußeres, gegen sein •
geschäftlichen Angelegenheiten, gegen seine
Leben, gegen sein
Pflichten, gegen seine
Vergnügen, gegen jedes
Wohlergehen anderer, gegen das
Gottlos, Mangel an religiösem Gefühl
Hass
Personen, die ihn beleidigt haben, auf
Rache, Hass und
Hast, große Eile
Bewegungen, in seinen
unwillkürliche Hast in Bewegungen •
Essen, beim
Gehen, beim
ungeschickt aus
Hauswirtschaft, Frauen unfähig zur
Herausfordernd, trotzig
Heuchelei
Hitzig, feurig
Hochmütig, arrogant
Hoffnungsvoll
Höhe agg. Gemütssymptome
Hydrophobie, Tollwut
Hypochondrie
tagsüber und vergnügt abends •
mürrische
Selbstmord, treibt zum
Unterdrückung des Hautausschlages, nach •
Hysterie
Menses, vor den
während der
Mond agg., zunehmender •
Ideen, Einfällen, Mangel an
Ideen, Einfällen, Reichtum an; Geistesklarheit
abends, Bett, im
nachts
Ideen, fixe ⋆3
Idiotie
Imbezillität
alte Lumpen erscheinen so schön wie Seide •
Initiative, Unternehmungsgeist, Mangel an
Jammern, Lamentieren, Klagen
Schlaf, im
Kindbett, Gemütssymptome im
Klammert, gehalten, amel., wenn
Kleptomanie
kokett, allzu
Konzentration, aktive
Konzentration, schwierige
Lernen, Lesen etc., beim
Kriecht auf dem Boden
Kummer
Kurz angebunden, barsch
Lachen
abends
nachts
agg.
ernste Dinge, über
krampfhaftes
Schlaf, im
Einschlafen, vor dem •
Traum, Lachen im heiteren Traum, lacht weiter nach Erwachen •
Langsamkeit
Lästig, geht auf die Nerven
Laszív
Läuft umher
Launenhaftigkeit
Lebensüberdruss, Lebensmüdigkeit
Leere, Gefühl der ⋆5
Leichtsinnig, frivol
Leidenschaftlich
Lesen, Sucht, medizinische Bücher zu
Liebe zu jemandem des eigenen Geschlechts, Homosexualität, Tribadie
Liebt Katzen ⋆1

Tiere ⋆1
Lügner
Luftschlösser, baut, plant viel ⋆2
magnetisiert werden, will
Mesmerismus amel.
Manie
Besessenheitswahn
Mathematik, Abscheu vor
Meditation
Menschenfeindlichkeit
Milde
Mitgefühl, Mitleid agg.
Monomanie
Mürrisch, missmutig
tagsüber
morgens
abends
Fieber, bei
Müßiggang, Untätigkeit
Murmeln, Schlaf, im
Musik agg.
Herzklopfen durch Hören von
Mutig
nackt zu sein, Verlangen, Schlaf, im
Naiv, intelligent, aber sehr
Neid
Eigenschaften anderer, auf
Habgier, und
Neugierig
Nymphomanie
Menses, unterdrückten, nach
Obszön
Optimist
Pfeifen
Pflichten, kein Pflichtgefühl
stimulieren, um das Pflichtgefühl zu ⋆1
Phantasien, Erwachen, beim
lächerliche, vor dem Einschlafen •
Schlaf, Einschlafen, beim
Schweiß, bei
verstärkte Phantasietätigkeit
abends
Bett, im
nachts
Augenschließen im Bett, beim
Gehen im Freien, beim
Schlaflosigkeit, mit
Philosophie, Begabung für
Pläne, schmiedet viele
Qualvolle Angst
Raserei, Wut
Rebelliert gegen Umschläge
Reden agg. alle seine Beschwerden
Schlaf, im
erregtes
Geschäften, von
lautes
reden, Abneigung zu, möchte schweigen, wortkarg
kann nicht ⋆2
lernt langsam sprechen
Reizbarkeit
tagsüber
morgens
Aufstehen, nach dem
Erwachen, beim
abends
abwechselnd mit hypochondrisch am Tage, abends vergnügt
anspricht, wenn man ihn
Anstrengung, durch
Erwachen, beim
Fieberfrost, bei
Fieberhitze, bei
Kleinigkeiten, durch
Menses, während der
Reue, mit schneller •
Schweiß, bei
Traurigkeit, mit
wortkarge
Religiosität, auffallende
Abscheu vor dem anderen Geschlecht, religiöser
Betrachtung, Grübelei, verharrt in religiöser •
Fanatismus, religiöser
Kindern, bei
Manie
Pubertät, in der
Schwermut, religiöse
sehr religiös ⋆1
Resignation
Rollt sich, wälzt sich auf dem Boden
Ruhe, Ruhe und Stille, verlangt nach
Ruhelosigkeit
tagsüber
Tag und Nacht
morgens
mittags
abends
nachts
Mitternacht, nach
ängstliche
Bett, sich herumwerfen im

Essen, nach dem
Fieberhitze, bei
Husten, mit •
innerliche
Kindern, bei
Kopfschmerzen, bei
Menses, vor den
während der
Sitzen, beim
Schweiß, bei, amel. •
Satyriasis
Scharlatan
Schlafwandeln
erledigen, um seine Tagesarbeit zu
steigt auf Dächer, Brücken- oder Balkongeländer
Schmeicheleien, gibt alles, wenn man ihm schmeichelt
Schmeichler
Schmollen
Schreckliche Dinge, traurige Geschichten ergreifen sie tief
Schreien
Cri encéphalique
Erwachen, beim
Kindern, bei, Schlaf, im
Konvulsionen, vor
epileptischen
Schlaf, im
Schüchternheit
schamhaft, verlegen
ungeschickt, und
Seelenruhe, Gelassenheit
Selbstbetrachtung
Selbstmord, Neigung zum
Erschießen, durch
Ertrinken, durch
Hypochondrie, aus
Mut fehlt, aber der
Schwermut, aus
Springen, Fenster, aus dem
Selbstsucht, Egoismus
Selbstüberhebung, Selbstüberschätzung, Eigenkult
Selbstvertrauen, Mangel an
Versager, hält sich für einen
Sentimental, schwärmerisch
Servil, unterwürfig
Seufzen
Schlaf, im
Singen
Erwachen, beim •
Schlaf, im
Sinne abgestumpft
geschärft
Sinnlichkeit
Fehlen der Sinnlichkeit bei Frauen
Sitzen, Neigung zum
Sitzt, stützend, den Körper mit Händen [★3,2]
Sonderbar, Sonderling, Kleidung, in der
Meinungen und Handlungen, in seinen
Sorgen, voller
andere um
Sorgsamkeit, Sorgfalt
Spaßen, Abneigung gegen
Spaß, verträgt keinen
spielen, Abneigung zu spielen bei Kindern
Unfähigkeit zu
Spielleidenschaft
um Geldgewinn
Sprachen, Unfähigkeit zum Erlernen fremder
Sprechen, ängstliches, im Schlaf
deliröses, Schlaf, im, Mitternacht, vor
lautes, Schlaf, im
lebhaftes
springt schnell von einem Gedanken zum anderen
nachts
unsinniges
unzusammenhängendes
spucken, Drang zu
Stimmung, abstoßende, widerwärtige
abwechselnde
veränderliche, unbeständige, wankelmütige
Stirnrunzeln, finsteren Blick, Neigung zum [+3]
Stöhnen, Ächzen, Wimmern
Schlaf, im
Stößt mit Füßen, Schlaf, im
Streitsüchtig, zanksüchtig
Stuhl auf den Boden, macht
urinieren und defäkieren überall, Kinder
Stumpfheit, Geistesträgheit, Denk- und Verständnisschwierigkeit
morgens
vormittags
nachmittags
abends
amel.
Fieberhitze, bei
Gehen, nach schnellem Gehen
geistige Anstrengung, durch
Kindern, bei
Lesen, beim
Mittagessen, beim •

Schweiß, bei
Sichbücken, beim •
Verlust von Körpersäften, nach
versteht Fragen erst nach Wiederholung
Tadelsüchtig, kritisch
Tadelt sich selbst, Selbstvorwürfe
andere
Tafelfreuden, Schwelgerei
Theoretisieren, Theorien aufstellen
Tod, Todesahnung
wünscht sich den
Traum, wie im
Traurigkeit, Verzagtheit, Niedergeschlagenheit, Depression, Schwermut, Melancholie
tagsüber
Tag und Nacht
morgens
nachmittags
abends
amel.
Bett, im
nachts, Bett, im
brütet unaufhörlich über ihren Zustand •
Entbindung, während der
Essen, hastiges Essen aus Traurigkeit •
Fieberhitze, bei
Freien, im
Gehen, beim und nach dem, Freien, im
grundlose
Hautausschlag, bei unterdrücktem •
Kindern, bei
Klimakterium, im
Krankheit, über seine
Masturbation, durch
Menses, unterdrückte, durch
periodische
Pollutionen, durch
Pubertät, in der
ringt die Hände
Schlaflosigkeit durch
Schweiß, bei
Selbstmord, mit Neigung zum
Unglück, wie durch ein
Verletzungen, Kopfverletzung, durch
Trost, freundliche Worte agg.
Mitgefühl agg.
Trügerisch, hinterlistig
Trunksucht, Alkoholismus
heimlicher Trinker •
Müßiggang, aus
Unabhängig ★[1]
Unbehagen, Unpässlichkeit
abends
Unbesonnen, sorglos
Unbeständigkeit
Undankbar
Geiz, aus
Unehrlich, unredlich
Unentschlossenheit
Gedanken, in seinen
Ungeduld
morgens
vormittags, 11 h •
Kleinigkeiten, um
Kopfschmerzen, bei
Mittagessen, beim •
Urinieren, vor dem •
Ungehorsam
Ungestüm
Schweiß, mit
Urinieren, vor dem •
unglücklich, bedauernswert, fühlt sich
Unordentlich
Unreinlichkeit, Unsauberkeit
urinieren und defäkieren überall, Kinder
unterdrückten oder zurückgetretenen Hautausschlägen oder Hämorrhoiden, Gemütssymptome agg. nach
Unterhaltung, Konversation agg.
Untröstlich
Unzufrieden, missvergnügt, unbefriedigt
allem, mit
sich selbst, mit
Unzuverlässig, Versprechungen, in seinen
Verbittert, erbittert
Vergesslich
nachts
alter Menschen, Vergesslichkeit
geistige Anstrengung, durch
Namen, vergisst seinen eigenen
Säfteverlust, durch
Worte beim Sprechen, für; sucht nach Worten
Vergnügen, Abneigung gegen
Verlangen, voller, Ruhe und Frieden, nach
schönen Dingen, nach ★[2]
Verlassenheit, Gefühl der, geliebt von seinen Eltern, Gatten, Freunden, glaubt sich nicht
Verliebt
Vernachlässigt sein Geschäft
Verschwenderisch
Verwechselt Dinge und Ideen
Verwegenheit

Verweilt bei vergangenen unangenehmen Ereignissen
nachts
rührt alten Verdruss auf
rührt unangenehme Erinnerungen auf
Verwirrung des Geistes
morgens
Aufstehen, beim und nach dem
Erwachen, beim
vormittags
nachmittags
abends
nachts
Erwachen, beim
aufrütteln, muss sich
Aufwärtsgehen agg.
Bewegung, durch, Kopfbewegung
Erwachen, beim
Essen, nach dem
Freien, im
amel.
Gehen, beim
amel.
Freien, im
amel.
geistige Anstrengung, durch
Identität, über seine
Schlaf, nach dem
Traum, wie im
verwechselt Subjektives mit Objektivem
warmen Zimmer, im
Verzogene Kinder
Verzweiflung
Fieberhitze, während der
gesellschaftliche Stellung, über seine
religiöse Verzweiflung an der ewigen Seligkeit
Vorsichtig, ängstlich
Wahnideen, Einbildungen, Halluzinationen, Sinnestäuschungen
abends
Bett, im
nachts
Abmagerung, von
alte Lumpen sind so schön wie Seide •
angefeindet, gehindert und gequält, er wird
Ansammlung von Dingen, Schwärmen, Menschenmengen etc.
besessen, ist
Bilder, Phantome, sieht
Augenschließen, beim
im Bett
schreckliche
dünn, schmächtig, wird •
Einschlafen, beim
ereignen, ereignet, es hat sich etwas
Feuer, sieht
Fratzen, sieht
Einschlafen, beim •
Geräusche, hört
Geruchssinnes, des
Gesichter, sieht
Augenschließen, beim
entsetzliche
Gespenster, Geister, sieht
Augenschließen, beim
Gestalten, sieht
groteske
groß, Gegenstände werden größer
sie ist sehr [+5]
hochgestellte Persönlichkeit, ist eine
Hunde, sieht
Kleider, wunderschön, findet ihre
Körper, schwarz, er ist •
länger, Gegenstände erscheinen
lächerliche
Not geraten, er wird in
Personen, sieht
morgens beim Erwachen •
Phantasie, Einbildungen der
Fieberfrost, bei
regnen, er hört es (nachts)
Reichtum, von
religiöse
ruft, ihn, jemand
Schande, sie ist in
schön, Dinge sehen schön aus
Lumpen selbst erscheinen schön •
schöne
schwanger, sie ist
schwarz, sie ist •
sonderbar, gewohnte Dinge erscheinen
Stimmen, hört, rufen ihn (nachts) •
Teufel, sieht
Tieren, von
tot, Menschen, sieht tote
Ungeziefer herumkriechen, sieht
Unrecht getan, er hat
Verbrechern, von
verdammt, verloren zu sein
verkleinert, alles ist
verletzt werden, wird
verletzt zu werden
Versager, hält sich für einen [*2]
Visionen, hat

Augenschließen, beim
schreckliche
Zeit, scheint vorgerückt, vergeht zu schnell
Ziffer erschien 23 cm lang (nachts beim Erwachen, amel. beim Liegen auf der anderen Seite)
Ziffern, Nummern, sieht
Waschen, Abneigung gegen Waschen bei Kindern •
Reinlichkeit, Sauberkeit, Manie zur
Weinen, weinerliche Stimmung
morgens
vormittags, 11 h •
abends
nachts
abwechselnd mit Lachen
Angst, nach
Ärger, aus
Erwachen, beim
Fieberfrost, bei
Fieberhitze, bei
grundlos
Husten, beim
Kleinigkeiten, um
Klimakterium, im •
Konvulsionen, bei
lautes Weinen, Schluchzen
Schlaf, im
Schweiß, bei
Stuhlgang, beim
Trost agg.
Wimmern, Winseln
Schlaf, im
Zorn, mit ⋆[2,3]
Widerspenstig
Wille, Verlust des Willens
Willensschwäche
Wucherer
Zeit, vertrödelt die
vergeht zu schnell, eilt zu sehr
zerbrechen, zerschlagen, Verlangen, Sachen zu
Zerreißt Sachen
Zerstörungssucht, Destruktivität
Kleidern, an
Zerstreut, unaufmerksam
Auffahren, wenn angesprochen
Zorn, Jähzorn
morgens
Erwachen, beim +[3]
vormittags, 11 h
abwechselnd mit Reue, schneller
Fehler, über seine
früheren Ärger, über
heftiger
sich selbst, über
vergangene Dinge, über
zerreißen, könnte sich selbst in Stücke •
Zweifelnd, Genesung, an der
Seelenheil, am

Sulfur hydrogenisatum

Bewusstlosigkeit, Koma, Stupor
Delirium
Konvulsionen, vor
Manie

Sulfur jodatum

Angst
treibt von einer Stelle zur anderen
Anstrengung, agg. durch geistige
Argwöhnisch, misstrauisch
Auffahren, Erwachen, beim
Schlaf, im
Betäubung, wie im Rausch
Delirium, nachts
Empfindlich, überempfindlich
Entmutigt
Erregung, Aufregung
fiebrige
Erschöpfung, geistige
erschreckt, leicht, Erwachen, beim
Faulheit, Indolenz, Abneigung gegen Arbeit
Feigheit
Froh, guten Mutes, glücklich
Furcht, Anstrengung, vor
ereignen, es könnte sich etwas
Geisteskrankheit, seinen Verstand zu verlieren, vor
Menschen, vor; Anthropophobie
Unglück, vor
Gedanken, hartnäckige
quälende
wandernde, abschweifende
Geschäft, unfähig zu Geschäften
Gesellschaft, Abneigung, gegen; Gegenwart anderer agg. die Symptome; Verlangen nach Einsamkeit
Gewissenhaft in Kleinigkeiten
Gleichgültigkeit, Apathie
Pflichten, gegen seine
Haushaltes, des

Umgebung, gegen die
Hast, große Eile
Arbeit, bei seiner
Gehen, beim
Hysterie
Konzentration, schwierige, Lernen, Lesen etc., beim
Pflichten, Abneigung gegen häusliche
Reizbarkeit
abwechselnd mit Fröhlichkeit
Ruhelosigkeit
nachts
bewegen, muss sich ständig
Schüchternheit
Selbstvertrauen, Mangel an
Sinne abgestumpft
Stimmung, veränderliche, unbeständige, wankelmütige
Stumpfheit, Geistesträgheit, Denk- und Verständnisschwierigkeit
Traurigkeit, Verzagtheit, Niedergeschlagenheit, Depression, Schwermut, Melancholie
Ungeduld
Unzufrieden, missvergnügt, unbefriedigt
Vernachlässigt, Haushalt, ihren
Verwirrung des Geistes, morgens
abends
geistige Anstrengung, durch
Verzweiflung
Wahnideen, Phantasie, Einbildungen der
tot, Menschen, sieht tote
Weinen, abends
Zerstreut, Lesen, beim

Sulfuricum acidum

Abscheu, Leben, gegen das
Angst
tagsüber
morgens
abends amel.
Zukunft, um die
antworten, Abneigung zu
weigert sich zu antworten
Antwortet langsam
ohne Beziehung zu der Frage
Schwierigkeit, mit
unpassend
Argwöhnisch, misstrauisch
Auffahren
Kleinigkeiten, durch
Schlaf, aus dem
im
beleidigt, leicht; nimmt alles übel
Beschwerden infolge von Ausschweifung +3
Betäubung, wie im Rausch
wacht schwer auf
Beten
Bewusstlosigkeit, Koma, Stupor
Diphtherie, bei
unvollständige
Delirium
nachts
Bett und entflieht, springt plötzlich aus dem
Fieber, während
rasendes
Delirium tremens, Säuferwahnsinn
entfliehen, versucht zu
Entmutigt
abwechselnd mit Überspanntheit
Erkennt, Verwandten nicht, seine
Ernst
Erregung, Aufregung
abends, Bett, im
abwechselnd mit Traurigkeit
Kleinigkeiten, über
nervöse
Erschöpfung, geistige
Verletzungen, durch
erschreckt, leicht
Exzentrizität, Überspanntheit
abwechselnd mit Zaghaftigkeit •
Fehler, Sprechen, beim
Feigheit
Fleißig, Arbeitswut
Menses, vor den
Froh, guten Mutes, glücklich
abends, Bett, im
Furcht
tagsüber, nur
morgens
bis abends •
Unheil, vor
Gallige Stimmung
Gedächtnis, gutes
Gedächtnisschwäche
Geistesabwesend
Gemütssymptome wechseln mit körperlichen +1
Gesellschaft, Abneigung, gegen; Gegenwart anderer agg. die Symptome; Verlangen nach Einsamkeit
Gleichgültigkeit, Apathie
Hast, große Eile
Arbeit, bei seiner

Beruf, im
Bewegungen, in seinen
schnell genug machen, kann alles nicht
Essen, beim
Gehen, beim
geistiger Arbeit, bei
Schreiben, beim
Heiterkeit
Hypochondrie
Hysterie
Imbezillität
Klammert sich, gehalten, amel. wenn
Konzentration, schwierige
Kummer
Lästig, geht auf die Nerven
Launenhaftigkeit
Lebensüberdruss, Lebensmüdigkeit
Lebhaft, munter
Mürrisch, missmutig
tagsüber
morgens
Erwachen, beim
Murmeln, murren
Schlaf, im
Musik amel.
Nymphomanie, Menses, nach den •
Raserei, Wut
reden, Abneigung zu, möchte schweigen, wortkarg
Reizbarkeit
tagsüber
morgens
Erwachen, beim
Reden, beim
Traurigkeit, mit
Ruhelosigkeit
nachts
ängstliche, zwingt zu schnellem Gehen
Bett, sich herumwerfen im
geschäftige
Schmollen
Schreiben agg. Gemütssymptome +3
Schreien
Schlaf, im
Menses, vor den
Schüchternheit
abwechselnd mit Überspanntheit
Seelenruhe, Gelassenheit
Selbstvertrauen, Mangel an
Singen
Spaßen, Scherzen
Sprechen, einsilbiges
schroffes
unverständliches
Springen, Bett, springt aus dem
Stimmung, angenehme
abwechselnde
veränderliche, unbeständige, wankelmütige
Schweiß, bei
Stöhnen, Ächzen, Wimmern
hochgehoben, wenn •
Streitsüchtig, zanksüchtig
Stumpfheit, Geistesträgheit, Denk- und Verständnisschwierigkeit
morgens
Diabetes, bei
Tod, Todesahnung
wünscht sich den
Traurigkeit, Verzagtheit, Niedergeschlagenheit, Depression, Schwermut, Melancholie
tagsüber
morgens
Freien, im
Trunksucht, Alkoholismus
Unentschlossenheit
Ungeduld
Kleinigkeiten, um
Schweiß, bei
Unzufrieden, allem, mit
Verwirrung des Geistes
morgens
abends
Kratzen auf der rechten Kopfseite •
Sitzen, im
Verzweiflung
Wahnideen, Tieren, von
tot, Menschen, sieht tote
Weinen, weinerliche Stimmung
nachts
Angst, nach
Schlaf, im
Zerstreut, unaufmerksam
Zorn, Jähzorn
morgens, Erwachen, beim
Erwachen, beim
Kleinigkeiten, über
reden, abgeneigt zu

Sulfurosum acidum

Angst
Raserei, Wut
Singen

Sumbulus moschatus

- Abscheu, Allgemeinen, im
- *Addieren fällt schwer*
- Aktivität, geistige
- Angst
- Auffahren
  - leichtes
- Ausgelassenheit
- Beschäftigung, Verlangen nach
- Bewusstlosigkeit, Musik, durch
- Delirium tremens, Säuferwahnsinn
- Ekstase
- Erregung, Aufregung
  - abends
  - Kleinigkeiten, über
  - Musik, durch
- Erschöpfung, geistige
- erschreckt, leicht
  - Kleinigkeiten, über
- Exzentrizität, Überspanntheit
  - Chorea, mit
- Faulheit, Indolenz, Abneigung gegen Arbeit
- *Fehler, Rechnen, beim*
  - *Schreiben, beim*
- Froh, guten Mutes, glücklich
  - abends
  - abwechselnd mit weinerlicher Stimmung
- Furcht, Geisteskrankheit, seinen Verstand zu verlieren, vor
  - Schwindel, vor •
- Gedächtnisschwäche, Worte, für
- *Gefühle, leicht erregte* ★[5]
- Gefühllos, hartherzig
- *Geistige Arbeit unmöglich*
  - Verlangen nach
- Hast, große Eile
- Heiterkeit
- Hypochondrie
- Hysterie
  - *Ohnmacht, hysterische*
- Ideen, Einfällen, Reichtum an; Geistesklarheit
  - *abends*
- Konzentration, schwierige
- Lachen
  - hysterisches
  - krampfhaftes
- Lächeln
- Lebhaft, munter
- Leidenschaftlich
  - Kleinigkeit, bei jeder
- Milde
- Mürrisch, missmutig
- Musik amel.
  - Ohnmacht beim Hören von
- Nymphomanie
- *Reizbarkeit*
  - nachmittags
  - abends
  - Gehen, beim
  - Musik, grelle, durch •
- Ruhelosigkeit
  - Lesen, beim
- Selbstvertrauen, Mangel an
- Stumpfheit, Geistesträgheit, Denk- und Verständnisschwierigkeit
  - *morgens*
- Traurigkeit, Verzagtheit, Niedergeschlagenheit, Depression, Schwermut, Melancholie
- Unsicherheit, geistige
- Verwirrung des Geistes, morgens
  - Pollutionen, durch
- Verzweiflung
- Wahnideen, Beine, gehören ihr nicht
  - Wegschmelzens, Gefühl des; agg. durch Lagewechsel, amel. im Liegen •
- Weinen abwechselnd mit Lachen
  - hysterisches
- Witzig, geistreich
- Zorn, Jähzorn
  - abwechselnd mit Traurigkeit

(Bacillus) sycoccus

- Furcht
  - *Hunden, vor*
  - *Tieren, vor*

Symphytum officinale

- Beschwerden infolge von sexuellen Exzessen
- Faulheit, morgens +[1]

Syphilinum

- Abneigung, Gesellschaft, gegen die ★[2]
- Argwöhnisch, misstrauisch
- Asoziales Verhalten ★[2]
- beleidigt, leicht; nimmt alles übel
- Beschimpfen, beleidigen, schmähen
- Boshaft, gehässig
- Delirium
  - nachts

Eigensinnig, starrköpfig
  Kinder, eigensinnige
Ekel, Widerwillen
Empfindlich, Geräusche, gegen
Erschöpfung, geistige
  Erwachen, beim
Faulheit, Indolenz, Abneigung gegen Arbeit
Fehler, Rechnen, beim
Furcht, Erwachen, Verschlechterung beim Erwachen, vor der •
  Geisteskrankheit, seinen Verstand zu verlieren, vor
  Lähmung, vor
  Tod, vor dem
Gedächtnisschwäche
  Daten, für
  Eigennamen, für
  ereignet hat, für das, was sich
  gelesen hat, für das, was er
  Orte, für
  Personen, für
  plötzlich und periodisch auftretende
Gedanken, unzusammenhängende
Geisteskrankheit, Wahnsinn
  Größenwahn
Geschäft, Abneigung gegen
Gesellschaft, Abneigung, gegen; Gegenwart anderer agg. die Symptome; Verlangen nach Einsamkeit
Gesellschaft, Verlangen nach; Abneigung gegen Einsamkeit, Gesellschaft amel.
Gleichgültigkeit, Apathie
  alles, gegen
  geliebte Personen, gegen
  Verwandten, gegen seine
  Zukunft, gegen die •
Imbezillität
Jammern, Lamentieren, Klagen
Konzentration, aktive
Konzentration, schwierige
  Lernen, Lesen etc., beim +1
  Rechnen, beim
Lachen, grundloses
Lügner, lügt, spricht nie die Wahrheit, weiß nicht, was sie sagt
Mathematik, unbegabt für
Mitgefühl agg.
  ärgert sich über ★2
Mürrisch, missmutig
Rechnen, Unfähigkeit zum
Reizbarkeit
  Kopfschmerzen, bei
Ruhelosigkeit
  nachts
  Kopfschmerzen, bei
Schlägt sich selbst, Kopf, seinen +3
Schlagen, Fäusten, mit •
Schreien
  Kindern, bei
Sprechen, langsames
Springen, Bett, springt aus dem
Stumpfheit, Geistesträgheit, Denk- und Verständnisschwierigkeit
  Kindern, bei
töten, Verlangen zu
Traurigkeit, Verzagtheit, Niedergeschlagenheit, Depression, Schwermut, Melancholie
  Beruf, beim Denken an seinen
  Krankheit, über seine
Trost, freundliche Worte agg.
  Mitgefühl agg.
Trunksucht, Alkoholismus
Unbeständigkeit
Ungehorsam +1
Unzufrieden, missvergnügt, unbefriedigt
Vergesslich
  Worte beim Sprechen, für; sucht nach Worten
Verschwenderisch
Verschwiegen, Geheimniskrämer
Verweilt bei vergangenen unangenehmen Ereignissen
Verwirrung des Geistes
  Rechnen, beim
Verzweiflung
  Genesung, an der
Wahnideen, Einbildungen, Halluzinationen, Sinnestäuschungen
  geisteskrank werden, sie wird
  schmutzig, er ist +1
  Wäsche zu waschen
Wäscht sich andauernd die Hände
Weinen, weinerliche Stimmung
  Geburt an, von ★1
  grundlos
Widerspruch, verträgt keinen
Zerstreut, unaufmerksam
Zorn, Jähzorn
Zweifelnd, Genesung, an der

T

Tabacum

Abscheu, Arbeit, gegen die
Leben, gegen das
Angst
nachmittags
16 h
amel. •
abends
nachts
allein, wenn
anfallweise +1
Darandenken, durch
Druck, Brust, auf der, durch
Erwachen, beim
Freien, im
Furcht, mit
Gehen, beim
Freien, im
grundlose
plötzliche
Schaudern, Frösteln, mit
Schweiß, mit kaltem
Stuhlgang, während
Weinen amel.
antworten, Abneigung zu
weigert sich zu antworten
Auffahren
Bett, im
Geräusche, durch
leichtes
Schlaf, Einschlafen, beim
im
Auffassungsvermögen, leichtes
Betäubung, wie im Rausch
Bewusstlosigkeit, Koma, Stupor
Erbrechen amel.
kaltes Wasser, Kopf amel., über den •
Schwindel, während
Trancezustand, wie in einem
urämisches Koma
warmen Zimmer, im
Delirium
erkennt niemanden
murmelt, murrt
sich selbst, zu
rasendes
ruhiges
elendig, fühlt sich ⋆2
Empfindlich, überempfindlich
Musik, gegen
Entmutigt
Angst, mit
Erkennt, Verwandten nicht, seine
Erregung, Aufregung
Erschöpfung, geistige
Faulheit, Indolenz, Abneigung gegen Arbeit
Fehler, Schreiben, beim
Feigheit
Froh, guten Mutes, glücklich
Tanzen, Lachen, Singen, mit
Furcht
nachmittags
16 h •
abends
nachts
Alleinsein, vor dem
abends
Anstrengung, vor
Arbeit, Grauen vor der
Einsamkeit, vor
engem Raum, in; Klaustrophobie
ereignen, es könnte sich etwas
essen, nach dem Essen
fallen, zu
Geräusche, durch
Katastrophe, vor einer
Krankheit, vor drohender
Menschen, vor; Anthropophobie
Menschenmenge, in einer
Tod, vor dem
Übelkeit, nach •
Unglück, vor
nachmittags
Weinen amel.
Gebärden, automatische
unfreiwillige Handbewegungen
Gedächtnisschwäche
auszudrücken, sich
Eigennamen, für
Orthographie, für
Gedanken, Andrang, Flut der
nachts
hartnäckige
Schwinden der
wandernde, abschweifende

Geistige Arbeit unmöglich
Geschäft, unfähig zu Geschäften
Geschwätzigkeit
lustige, ausgelassene
Gesellschaft, Verlangen nach; Abneigung gegen Einsamkeit, Gesellschaft amel.
abends
nachts
Alleinsein agg. beim
Gleichgültigkeit, Apathie
Leben, gegen sein
Vergnügen, gegen jedes
Hypochondrie
Ideen, Einfällen, Reichtum an; Geistesklarheit
Idiotie
Kindisches Benehmen, epileptischen Anfall, nach einem *2
Klimakterium agg.
Konzentration, schwierige
Lernen, Lesen etc., beim
Lachen
grundloses
Menschenfeindlichkeit
Mürrisch, missmutig
Murmeln, murren
Musik, Ohrenschmerzen durch
Mutig
Pläne, schmiedet viele
Qualvolle Angst, Gehen im Freien, beim
Raserei, Wut
reden, Abneigung zu, möchte schweigen, wortkarg
Redet, sich selbst, mit
Reizbarkeit
Resignation
Ruhelosigkeit
nachmittags
nachts
ängstliche
treibt von einer Stelle zur anderen •
Bett, sich herumwerfen im
Kopfschmerzen, bei
umhertreibende
Schüchternheit
schamhaft, verlegen
Selbstmord, Neigung zum
Mut fehlt, aber der
Todesfurcht, mit
Selbstvertrauen, Mangel an
Seufzen
Singen
Sinne abgestumpft
Spaßen, Scherzen
Sprechen, albernes
deliröses
leises
unverständliches
verlegenes
Stimmung, veränderliche, unbeständige, wankelmütige
Stöhnen, Ächzen, Wimmern
Stumpfheit, Geistesträgheit, Denk- und Verständnisschwierigkeit
Essen, nach dem
Tanzen
Tod, Todesahnung
Traurigkeit, Verzagtheit, Niedergeschlagenheit, Depression, Schwermut, Melancholie
ängstliche
Gehen, beim und nach dem
Freien, im
Klimakterium, im
Menses, während der
Sichbeklagen amel. •
Unentschlossenheit
unglücklich, bedauernswert, fühlt sich
Untröstlich, Träumen, in seinen
Unzufrieden, missvergnügt, unbefriedigt
Vergesslich
Verwirrung des Geistes
Bewegung, durch
Erbrechen amel.
Essen, nach dem
Fieberhitze, während
Mittagessen, nach dem
Verzweiflung
Wahnideen, Ansammlung von Dingen, Schwärmen, Menschenmengen etc.
Bilder, Phantome, sieht
nachts
Schlaf, verhindern den
schreckliche
klein, Gegenstände erscheinen
schön, Dinge sehen schön aus
Visionen, hat, schreckliche, nachts
Weinen, weinerliche Stimmung
nachmittags
nachts
amel.
Schlaf, im
Zeit, vertrödelt die
Zorn, Erwachen, beim +2

Tanacetum vulgare

Albernes Benehmen
Angst
Bewusstlosigkeit, Koma, Stupor
    Erbrechen amel.
Empfindlich, Geräusche, gegen
Erschöpfung, geistige
Furcht, Geräusche, durch
Gleichgültigkeit, Fragen, Ausfragen, gegen •
Heiterkeit
Hydrophobie, Tollwut
Konzentration, schwierige
Schreien
Spaßen, lächerliches oder albernes
Sprechen, unzusammenhängendes
Stöhnen, Ächzen, Wimmern
Verwirrung des Geistes
Wahnideen, geisteskrank werden, sie wird

Tanghinia venenifera

Delirium

Tannicum acidum

Hydrophobie, Tollwut

Taraxacum officinale

Abscheu, Arbeit, gegen die
Angst
    Bewegung amel.
    Sitzen, im
    Stehen, beim, amel.
Anstrengung, agg. durch geistige
Außer-sich-Sein
Betäubung, wie im Rausch
Bewusstlosigkeit, Koma, Stupor
    Dämmerzustand
    Freien, im, amel. •
    Lesen, durch
    Sitzen, beim
Delirium
    murmelt, murrt
Empfindlich, Geräusche, Papierrascheln, gegen
Erschöpfung, geistige
Faulheit, Indolenz, Abneigung gegen Arbeit
    morgens
    arbeitet gut, sobald einmal angefangen, aber •
Froh, guten Mutes, glücklich
    gefolgt von Reizbarkeit
Furcht, Arbeit, Grauen vor der
    Tod, vor dem
Gedächtnisschwäche
Gehen, Freien, im agg. Gemütssymptome
Geschwätzigkeit
    Schweiß, bei
Gleichgültigkeit, Apathie
Konzentration, schwierige
Lachen
Lesen, Gemütssymptome agg. durch
Mürrisch, missmutig
    morgens
Murmeln, murren
Mutig
reden, Abneigung zu, möchte schweigen, wortkarg
        morgens
    wünscht mit jemandem zu
redet, sich selbst, mit
Reizbarkeit
    morgens
Religiosität, auffallende
Ruhelosigkeit
    nachts
    ängstliche
    Bett, sich herumwerfen im
    Erwachen, beim
    umhertreibende
Seelenruhe, Gelassenheit
Sitzen, Neigung zum
Sprechen, Schwatzen
Stimmung, veränderliche, unbeständige, wankelmütige
Stumpfheit, Geistesträgheit, Denk- und Verständnisschwierigkeit
Traurigkeit, Verzagtheit, Niedergeschlagenheit, Depression, Schwermut, Melancholie
    morgens
        Erwachen, beim
    unbeschäftigt, wenn •
Trunksucht, Alkoholismus
Unbesonnen, sorglos
Unentschlossenheit
    Faulheit, mit
Ungeduld
Vergesslich
Verwegenheit
Verwirrung des Geistes

Gehen, beim
Kopfschmerzen, mit
Zufrieden

Tarentula cubensis

Delirium
Schmerzen, mit
Sepsis, durch
Mitgefühl, Mitleid

Tarentula hispanica

Abscheu, Allgemeinen, im
Aktivität, fruchtlose +2
geistige +3
Albernes Benehmen
angefasst werden, will nicht
angesehen zu werden, verträgt nicht
angesprochen werden, will nicht
Angst
grundlose
Körperübungen amel.
Zukunft, um die
Anorexia mentalis
antworten, Abneigung zu
weigert sich zu antworten
Antwortet, eingebildete Fragen, auf
kurz angebunden, barsch
Auffahren
Schlaf, aus dem
im
Schläfrigkeit, mit
Bedauert sich selbst, Kranksein zeigen, möchte sein •
beeindruckbar, bestimmbar, leicht
beißen, Konvulsionen, beißt bei
sich selbst, beißt
Beklagt sich
droht, und •
Beschäftigung, Ablenkung amel.
Beschimpfen, beleidigen, schmähen +2
Beschwerden infolge von Bestrafung
Erregung, Gefühlserregung
Kummer
Liebe, enttäuschter
unglücklicher
schlechten Nachrichten
Tadel
Zorn, Ärger
Betäubung, wie im Rausch
Erwachen, beim
Krampfanfällen, zwischen
Bewusstlosigkeit, Koma, Stupor
Boshaft, gehässig
Böswillig, mutwillig
Delirium
hysterisches, beinahe
Kopfschmerzen, bei
rasendes
unsinnig, mit offenen Augen
wahnsinniges
Demenz
Traurigkeit, mit •
Droht
zerstören, zu •
töten, zu
Dunkelheit, Verlangen nach, niederlegen und nicht angesprochen werden, möchte sich im Dunkeln •
Eigensinnig, starrköpfig
Ekel, Widerwillen
Bewusstsein seines unnatürlichen Gemütszustandes, im •
Empfindlich, überempfindlich
geistige Eindrücke, für
Geräusche, gegen
Musik amel.
Musik, gegen
Entmutigt
abends, essen amel. •
Entsetzen ⋆2
Entspannung amel. ⋆3
Erregung, Aufregung
nachts
Fieberhitze, bei
Menses, während der
Musik, durch
nervöse
Tanzen, Singen und Weinen, mit •
erschreckt, leicht, Erwachen, beim, Traum, aus einem
Essen, abends amel. •
nach dem, amel.
essen, weigert sich zu
Exzentrizität, Überspanntheit
Farben, Abneigung gegen rote, gelbe, grüne und schwarze •
blaue Farbe, Abneigung gegen •
entzückt von blauer, grüner, roter Farbe •
Faulheit, Indolenz, Abneigung gegen Arbeit
Fleißig, Arbeitswut
Fluchen, Schwören
Fremder, Gegenwart Fremder agg.

Froh, guten Mutes, glücklich
morgens, Erwachen, beim
abwechselnd mit Traurigkeit
Erwachen, beim
Freien, im
Gehen im Freien, beim und nach dem
Zimmer amel., im •
Furcht
Alleinsein, vor dem
Annäherung anderer, vor
Berührung, vor
ereignen, es könnte sich etwas
Erwachen, beim, Traum, nach einem
essen, zu
Fieber, Typhus, vor •
Gehen, beim Gehen, schnellem Gehen, bei +1,5
Geisteskrankheit, seinen Verstand zu verlieren, vor
Geräusche, durch
grundlose
Katastrophe, vor einer
Krankheit, vor drohender
Musik, durch
Tod, vor dem
Tuberkulose, vor
Unglück, vor
Unheil, vor
Wasser, vor
Gallige Stimmung, Kummer, nach •
Schwierigkeiten mit jemandem, nach •
Gebärden, macht
Greifen oder Langen nach etwas, nach Flocken
Finger in den Mund, Kinder stecken
lächerliche
nervöse
ringt die Hände
spielt mit den Fingern
unfreiwillige Handbewegungen, ruhelos geschäftige Hände *3
stricke, als ob sie •
Gedächtnisschwäche
Gedanken, hartnäckige
Geisteskrankheit, Wahnsinn
anfallweise
droht mit Tod und Zerstörung •
erotische
Körperkraft, mit vermehrter
Lachen, mit
Liebe, durch enttäuschte •
periodisch auftretende
Ruhelosigkeit, Beine, der •
Schlaflosigkeit, mit
geistige Arbeit, Verlangen nach
Geschäft, Verlangen nach
Geschäftig
fruchtlos
Geschwätzigkeit
Gesellschaft, Abneigung, gegen; Gegenwart anderer agg. die Symptome; Verlangen nach Einsamkeit
Furcht vor Alleinsein, jedoch
Gesellschaft, Verlangen nach; Abneigung gegen Einsamkeit, Gesellschaft amel.
Alleinsein beim, doch Furcht vor Menschen
Gewalttätig, heftig
Gewalttaten, Wut führt zu
Glänzende, leuchtende Gegenstände amel.
Gleichgültigkeit, Apathie
morgens, bis 15 h •
abends
abwechselnd mit Fröhlichkeit
äußere Dinge, gegen
Grausamkeit, Unmenschlichkeit
Hass
Hast, große Eile
Bewegungen, in seinen
Gehen, beim
jeder soll sich beeilen
Heiterkeit
Hellsehen
Hypochondrie
Masturbation, nach •
Hysterie
Berührung und Druck unerträglich •
lächerliche •
laszive
Musik amel.
Stöhnen agg., Seufzen amel. •
Ideen, Einfällen, Mangel an
Impulsiv +2
Jammern, Lamentieren, Klagen
Kleptomanie
Konzentration, schwierige, Unterhaltung, bei
Kratzt mit den Nägeln *7
Kummer
nachmittags •
Kurz angebunden, barsch
Lachen
gefolgt von Schreien *2,3
Gesellschaft, in •
nervöses *2
sardonisches
spöttisches •

stupidem Ausdruck, mit
unfreiwilliges
unmäßiges
Verlangen zu lachen
Lächerlich, Dinge scheinen
Langeweile
*Laszi*v
Läuft umher
Lebhaft, munter
abwechselnd mit Traurigkeit •
Leidenschaftlich
Licht, Abneigung gegen
flieht das
listig, schlau ★3
Manie
anfallweise •
beschimpft jeden
periodische
sexuelle Manie bei Männern
Frauen, bei
Singen, mit
zerreißt die Kleider
Haare aus, reißt sich die
Zerstörung, gefolgt von Gelächter und Abbitten, mit •
Mitgefühl, Mitleid
moralischem Empfinden, Mangel an
Mürrisch, missmutig
Erwachen, beim
Menses, während der
Widerspruch, durch
Musik agg.
amel.
Musik amel. Unruhe der Extremitäten •
angenehm, ist
nackt zu sein, Verlangen +2
Nymphomanie
Chorea, mit •
Koitus agg. •
Obszön
Phantasien, laszive
widerliche, beim Alleinsein
Quält sich selbst
Qualvolle Angst
Jammern und Stöhnen, mit •
Raserei, Wut
zieht Umstehende an den Haaren +3
reden, Abneigung zu, möchte schweigen, wortkarg
Fieberhitze, bei
Reizbarkeit
Berührung, durch +2
Koitus, nach, amel. •
Menses, während der
Ruchlosigkeit, Gottlosigkeit ★2
Ruhelosigkeit
nachts, Mitternacht, 5 h, nach •
ängstliche
zwingt zu schnellem Gehen
Bett, gehen, will aus einem Bett ins andere
sich herumwerfen im
Menses, während der
Musik, durch
umhertreibende
Schamlos
Zur-Schau-Stellen der Genitalien
Schlafwandeln
Schlagen
Zorn, seine Freunde
Schlägt sich selbst
Kopf, seinen
schlägt ihren Kopf mit Händen, ihren Körper und andere •
Schreien
Gelächter, nach •
Schüchternheit, schamhaft, verlegen
Schwarze und Dunkle, Abneigung gegen alles
Selbstbeherrschung, Verlust der +3
Selbstmord, Neigung zum
Selbstquälerisch
Simuliert Krankheit
Anfälle, Schwäche •
sieht andere gequält an ★2
Singen
heiser, bis völlig
erschöpft, und •
Singen, Tanzen und Weinen •
unwillkürliches
Sinne geschärft
Spaßen, Scherzen
Erwachen, beim
spielen, Verlangen zu
Spotten
Alter, im •
schroffes
Springen
Stiehlt Geld, ohne Notwendigkeit ★2
Stimmung, abwechselnde
veränderliche, unbeständige, wankelmütige
Stöhnen, Ächzen, Wimmern
nachts
Widerspruch, bei
Stößt mit Füßen, gibt Fußtritte
Streitsüchtig, zanksüchtig

Stumpfheit, Geistesträgheit, Denk- und Verständnisschwierigkeit
Tadelsüchtig, kritisch
Tanzen
wildes
Tod, Agonie vor dem
Todesgedanken
nachmittags
töten, Verlangen zu
Traurigkeit, Verzagtheit, Niedergeschlagenheit, Depression, Schwermut, Melancholie
morgens, Erwachen, beim
nachmittags
abends, Essen, beim, amel. •
nachts amel.
Abendessen, nach dem, amel.
abwechselnd mit Lebhaftigkeit
Erwachen, beim
Essen, nach dem, amel.
Fieberhitze, bei
Freien, im, amel.
grundlose
Hause, im, Eintreten, beim
Musik, durch
schuldig, als ob •
sexueller Erregung, nach •
warmen Zimmer, im
Trieb, laufen, zu; krankhafter Lauftrieb
Trost, freundliche Worte agg.
Trügerisch, hinterlistig
Unentschlossenheit
Handlungen, in seinen
Planen, im
Ungeduld
Ungehorsam
Unzufrieden, missvergnügt, unbefriedigt
Menses, während der
sich selbst, mit
Vergesslich, Beruf, vergisst ihren •
Verspielt
verstecken, Verlangen sich zu
Furcht, angegriffen zu werden •
Versteht an sie gerichtete Fragen nicht •
Verzweiflung, abwechselnd mit Zorn ★2
Fieberfrost, bei
Wahnideen, Einbildungen, Halluzinationen, Sinnestäuschungen
absurde, lächerliche, Gestalten sind anwesend
angegriffen, wird
Beine, abgeschnitten, sind
beleidigt zu werden, meint
Bilder, Phantome, sieht
Augenschließen, beim
schreckliche
Fremde, Zimmer zu sein, scheinen im
geisteskrank werden, sie wird
Gesichter, sieht
Augenschließen, beim
entsetzliche
teuflische, umdrängen ihn
Gespenster, Geister, sieht
Gestalten, sieht
Insekten, sieht
klein, kleiner zu sein
krank, zu sein
Phantasie, Einbildungen der
Tieren, von
schreckliche
unsichtbaren Dingen, von •
Visionen, hat
Augenschließen, beim
schreckliche
Ungeheuern, von
Weinen, weinerliche Stimmung
morgens
nachmittags
nachts
abwechselnd mit Lachen
ansieht, wenn man ihn
Ärger, aus
grundlos
hysterisches
Schlaf, im
Trost agg.
durch Trost •
verweigert wird, wenn ihm etwas
Widerspruch, durch
Widerspenstig
Widerspruch, verträgt keinen
Wirft Gegenstände weg
Zerreißt, Haaren, reißt an ihren
und drückt ihren Kopf mit den Händen •
Sachen
Zerstörungssucht, Destruktivität
Kleidern, an
listig, verschlagen •
Zerstreut, unaufmerksam
ziehen, sie drückt gegen den Kopf und zieht an den Haaren ★5
Verlangen zu, sich an den Haaren
Zorn, Jähzorn
Berührung, bei
heftiger

Unterhaltung, durch
Widerspruch, durch
Zynisch ⋆2

Taxus baccata

Angst
Bewusstlosigkeit, Koma, Stupor
Delirium
Hilflosigkeit, Gefühl der
Imbezillität
Ruhelosigkeit
Bett, im
Seufzen
Ungeduld

Tela aranea

Zerstreut, unaufmerksam

Tellurium metallicum

Ausdruckslos ⋆3
Empfindlich, überempfindlich
Berührung, vor
Erregung, Aufregung
Froh abwechselnd mit Ungeduld
Furcht
Berührung, vor
Gedächtnisschwäche
Geschäfte, für
Geistige Arbeit unmöglich
Gleichgültigkeit, Apathie
Lachen agg.
Seelenruhe, Gelassenheit
Stumpfheit, morgens
Reizbarkeit
abwechselnd mit Fröhlichkeit
Ruhelosigkeit
Bett, im
Traurigkeit, Verzagtheit, Niedergeschlagenheit, Depression, Schwermut, Melancholie
Vergesslich
Vernachlässigt alles
Zorn, Jähzorn
heftiger

Teplitz aqua

angesprochen werden, will nicht
Angst
Gedächtnisschwäche
gelesen hat, für das, was er
gesagt hat, für das, was er
Geschäft, für
Gesellschaft, Abneigung gegen; Gegenwart anderer agg. die Symptome; Verlangen nach Einsamkeit
Mürrisch, missmutig
Reizbarkeit
anspricht, wenn man ihn
Ruhelosigkeit, Bett, sich herumwerfen im
Weinen, weinerliche Stimmung

Terebinthina chios

Bewusstlosigkeit, Koma, Stupor
Erregung, Aufregung
Furcht
Lasziv
Traurigkeit, Verzagtheit, Niedergeschlagenheit, Depression, Schwermut, Melancholie
Wahnideen, Einbildungen, Halluzinationen, Sinnestäuschungen

Terebinthinae oleum

Abscheu, Leben, gegen das
Angst
abends, Bett, im
Bett, im
Auffahren, Schlaf, aus dem
Betäubung, wie im Rausch
Schläfrigkeit, mit
Bewusstlosigkeit, Koma, Stupor
antwortet richtig, wenn angesprochen, aber Delirium und Bewusstlosigkeit kommen sofort zurück
Fieber, bei
Ruhelosigkeit, mit •
Stuhlgang, nach
urämisches Koma
Delirium
antwortet richtig, wenn angesprochen, aber Bewusstlosigkeit und Delirium kommen sofort zurück
murmelt, murrt
Sepsis, durch
wahnsinniges
Empfindlich, überempfindlich
Erregung, Aufregung
Furcht, Apoplexie, vor
Erwachen, beim
Gedächtnis, gutes
Gedanken, Andrang, Flut der

Geisteskrankheit, Wahnsinn
Geistige Arbeit unmöglich
Hydrophobie, Tollwut
Hypochondrie
Hysterie, bewegen, kann keinen Körperteil •
Ohnmacht, hysterische
Ideen, Einfällen, Reichtum an; Geistesklarheit
Konzentration, schwierige
Lebensüberdruss, Lebensmüdigkeit
Manie
Mutig
Ruhelosigkeit, Bett, sich herumwerfen im
Schreien, Zahnen, beim
Selbstmord, Neigung zum
Erhängen, durch
Stumpfheit, Geistesträgheit, Denk- und Verständnisschwierigkeit
Urinabgang amel., reichlicher
Trancezustand
Traurigkeit, Verzagtheit, Niedergeschlagenheit, Depression, Schwermut, Melancholie
Kopfschmerzen, bei
Verwirrung des Geistes
Urinieren amel. •
Wahnideen, Einbildungen, Halluzinationen, Sinnestäuschungen
schwebt in der Luft

Tetradymitum

Wahnideen, Feuer, sieht

Teucrium marum verum

angesprochen werden, will nicht
Auffahren, Mitternacht im Schlaf, nach
Schlaf, im
Traum, durch einen
Delirium tremens, Säuferwahnsinn
Empfindlich, überempfindlich
Essen, beim •
nach dem
Fieberhitze, bei
Geräusche, Stimmen, gegen
Kinder, empfindliche
Pubertät, in der
Erregung, Aufregung
abends
Hören schrecklicher Dinge, nach dem
nervöse
Schweiß, bei
Zittern, mit
Erschöpfung, geistige
Erzählen ihrer Symptome agg.
Exzentrizität, Überspanntheit
abends
Faulheit, Indolenz, Abneigung gegen Arbeit
Froh, guten Mutes, glücklich
abends
Freien, im
Gehen im Freien, beim und nach dem
Gedanken, Andrang, Flut der
Gehen, Freien, im agg. Gemütssymptome
geistige Arbeit, Abneigung gegen
Geschwätzigkeit
abends
Fieberfrost, bei
Fieberhitze, bei
Gewalttätig, heftig
Heiterkeit
abends
Lästig, geht auf die Nerven
magnetisiert werden, will, Mesmerismus amel.
Mürrisch, missmutig
Reden, anderer agg., Unterhaltung
unangenehmen Dingen agg., von
Reizbarkeit
mittags
Essen, beim
nach dem
Fieberfrost, bei
Kopfschmerzen, bei
Mittagessen, beim •
nach dem
Reden, beim
Ruhelosigkeit
nachts
Schlafwandeln
Schreckliche Dinge, traurige Geschichten ergreifen sie tief
Singen
unwillkürliches
Sitzen, Neigung zum
Stumpfheit, Geistesträgheit, Denk- und Verständnisschwierigkeit
Traurigkeit, Abkühlung, durch
Unzufrieden, missvergnügt, unbefriedigt
Verlangen, voller, körperlicher Bewegung, nach, Freien, im •
Verwirrung des Geistes
Weinen agg.
Zorn, Jähzorn
leicht in, gerät
Stimmen, durch menschliche

Thallium metallicum aut aceticum

Erregung, Aufregung
Geistige Arbeit unmöglich
Gleichgültigkeit, Apathie
Hysterie
Jammern, Lamentieren, Klagen
Reizbarkeit
Ruhelosigkeit
Schreien
Traurigkeit, Verzagtheit, Niedergeschlagenheit, Depression, Schwermut, Melancholie
Ungeduld
Weinen, weinerliche Stimmung

Thalamus

Angst, grundlose
Gesellschaft, Abneigung gegen; Gegenwart anderer agg. die Symptome; Verlangen nach Einsamkeit
Gleichgültigkeit, Anosognosie, glaubt nicht krank zu sein •
Lachen, krampfhaftes
Qualvolle Angst
Schizophrenie, Hebephrenie
katatonische
Sitzt still
Stumpfheit, Geistesträgheit, Denk- und Verständnisschwierigkeiten
Weinen, krampfhaftes

Thea chinensis

Abneigung, alles, gegen ⋆2
Abscheu, Allgemeinen, im
Aktivität, Schlaflosigkeit, mit
Angst
Auffahren, Schlaf, aus dem
Bewusstlosigkeit, abends
Delirium
Gelächter, mit
geschwätziges, Reimen, in •
Delirium tremens, Säuferwahnsinn
Denken, Abneigung gegen
Ekel, Widerwillen
alles, gegen
Ekstase
verliebte
Empfindlich, überempfindlich
Erregung, Aufregung
nachts, Erwachen, beim
nervöse
erschreckt, leicht
nachts
Exzentrizität, Überspanntheit
Faulheit, Indolenz, Abneigung gegen Arbeit
Froh, guten Mutes, glücklich
Furcht, nachts
Anstrengung, vor
ereignen, es könnte sich etwas
Tod, plötzlichem, vor
töten, er könnte
Gedanken, Andrang, Flut der
gedankenvoll
hartnäckige
quälende
schreckliche
Gedichte, macht
Geisteskraft, gesteigerte
geistige Arbeit, Abneigung gegen
Geschwätzigkeit
Heiterkeit
Herzlich, liebevoll, zärtlich
Ideen, Einfällen, Reichtum an; Geistesklarheit
Impulsiv
Konzentration, aktive
Lebhaft, munter
Manie
Mürrisch, missmutig
Prophezeit, sagt die Todesstunde voraus
Qualvolle Angst
reden, Abneigung zu, möchte schweigen, wortkarg
reisen, Verlangen zu
Reizbarkeit
nachts, 22–2 h •
Ruhelosigkeit, nachts
Bett, sich herumwerfen im
Erwachen, beim
schreiben, Abneigung zu
Selbstmord, Neigung zum
Springen, Fenster, aus dem
Selbstvertrauen, Mangel an, Bier, amel. •
Sinne geschärft
Sprechen, fesselndes •
fließendes
Springen, Fenster, aus dem
Streitsüchtig, zanksüchtig
Tod, Todesahnung
sagt die Todesstunde voraus
töten, Verlangen zu

plötzlicher Impuls zu töten
sich selbst zu, plötzlicher Impuls
werfen, plötzlicher Impuls, sein Kind ins Feuer zu
Traurigkeit, Verzagtheit, Niedergeschlagenheit, Depression, Schwermut, Melancholie
Unterhaltung, Abneigung, gegen
Unzufrieden, allem, mit
Vergnügen, Erwachen durch einen Traum vom Mord, beim •
Verwirrung des Geistes, Gehen, beim
Wahnideen, Einbildungen, Halluzinationen, Sinnestäuschungen
akustische Täuschungen
Glocken läuten, hört
Türglocke, die •
Heraufgezogen aus dem tiefsten Abgrund der Finsternis (nachts beim Erwachen) •
Weinen, weinerliche Stimmung
Wirft Gegenstände weg
Witzig, geistreich
Zorn, Jähzorn

Theridion curassavicum

Aktivität, fruchtlose +2
Angst
hysterische
Auffahren
Geräusche, durch
leichtes
Außer-sich-Sein
Beschäftigung, Verlangen nach
Bewusstlosigkeit, Anstrengung, nach
Dualität, Gefühl der ⋆1,2,3
Empfindlich, überempfindlich
Geräusche, gegen
geringste Geräusch, gegen das
schrille Geräusche, gegen
Uhrschlagen, Glockenläuten, gegen
Gerüche, gegen
Schmerzen, gegen
Entfernungen, überschätzt, werden
Entmutigt
Erregung, Aufregung
abends
Klimakterium, im
erschreckt, leicht
Faulheit, Indolenz, Abneigung gegen Arbeit
morgens
Schläfrigkeit, mit
Fehler, Zeit, in der
Feigheit
Fleißig, Arbeitswut
Froh, guten Mutes, glücklich
hysterisch •
Kopfschmerzen, bei •
Furcht
Geräusche, durch
Zittern, mit
Gebärden, ringt die Hände +3
spielt mit den Fingern
Gedächtnisschwäche, Arbeit, bei geistiger
Gedanken, Schwinden der, Augenschließen, beim •
Geisteskrankheit, Klimakterium, im
geistige Arbeit, Verlangen nach
Geschäft, Abneigung gegen
Geschäftig
fruchtlos
Geschwätzigkeit
Ausgelassenheit, mit ⋆2
erregte
geschäftige
Gleichgültigkeit, Apathie
Vergnügen, gegen jedes
Hysterie
hinlegen, muss sich
Klimakterium, im
Pubertät, in der
Imbezillität
Klimakterium agg.
Ruhelosigkeit
Bett, treibt aus dem
geschäftige
Selbstvertrauen, Mangel an
Seufzen
Singen
Kopfschmerzen, bei •
Trällern
Sinne abgestumpft
Stumpfheit, Geistesträgheit, Denk- und Verständnisschwierigkeit
Tod, sterben, Gefühl zu
Traurigkeit, Verzagtheit, Niedergeschlagenheit, Depression, Schwermut, Melancholie
abends
Gehen, beim und nach dem
Kopfschmerzen, bei
Unzufrieden, missvergnügt, unbefriedigt
sich selbst, mit
Verlangen, unbestimmtem, voll von
Verwirrung des Geistes

    Identität, über seine, Dualität, Gefühl der
        Kopf vom Körper getrennt, als ob sein
    Lachen agg. •
Verzweiflung
    Genesung, an der
Wahnideen, Einbildungen, Halluzinationen, Sinnestäuschungen
    doppelt zu sein
    Kopf, abheben, kann ihn •
        gehört einem anderen
        getrennt vom Körper, ist
    Zeit, scheint vorgerückt, vergeht zu schnell
Zeit, vergeht zu schnell, eilt zu sehr

Thioproperazinum

Angst
Auffassungsvermögen, leichtes
Erregung, nachmittags
    abends
    abwechselnd mit Wortkargheit, nachmittags •
Gedächtnisschwäche, Worte, für
Gesellschaft, Abneigung, gegen; Gegenwart anderer agg. die Symptome; Verlangen nach Einsamkeit
    abends
Gleichgültigkeit, Apathie
Liebe zu jemandem des eigenen Geschlechts, Homosexualität, Tribadie
Qualvolle Angst, abends
Ruhelosigkeit
Schizophrenie
    Hebephrenie
    katatonische
Traurigkeit, Verzagtheit, Niedergeschlagenheit, Depression, Schwermut, Melancholie
Ungeduld
Verwirrung des Geistes
Wahnideen, abgetrennt von der Welt, er ist
Zerstreut, unaufmerksam

Thuja lobii

Gleichgültigkeit, Apathie
    sich selbst, gegen •
    Umgebung, gegen die
Qualvolle Angst
Schizophrenie, Hebephrenie
Selbstmord, Neigung zum
    Selbstmordgedanken
Traurigkeit, ängstliche
Weinen, weinerliche Stimmung
Wille, Verlust des Willens

Thuja occidentalis

Abneigung, alles, gegen $^{\star 2}$
    Ehemann, gegen ihren $^{+2}$
    Mutter, gegen die $^{\star 2}$
Abscheu, Leben, gegen das
anfassen, muss alles
angefasst werden, will nicht
Angst
    nachmittags, 16–17 h •
    nachts
    anfallweise $^{+1}$
    Erwachen, beim
    Erwartungsspannung, durch, vor einer Verabredung $^{+1}$
    Essen, nach dem
    Furcht, mit
    Gewissensangst, als ob eines Verbrechens schuldig
    Impfung, nach •
    kalten Füßen nachts, bei •
    plötzliche
    Seligkeit, um die ewige
    Zukunft, um die
Antwortet langsam
    ohne Beziehung zu der Frage, Entbindung, nach der •
Argwöhnisch, misstrauisch
Auffahren, Schlaf, aus dem
        im
Ausdruckslos $^{\star 3}$
Außer-sich-Sein
    Kleinigkeiten, durch
beleidigt, leicht; nimmt alles übel
Beschäftigung, Ablenkung amel.
beschimpfen, Ehemann, beschimpft den Ehemann $^{\star 2}$
    Mutter, beschimpft die Mutter $^{\star 2}$
Beschwerden infolge von Erwartungsspannung, Vorempfinden, Ahnung
    sexuellen Exzessen
    Streit
Betäubung, wie im Rausch
    morgens
        Aufstehen, nach dem
    Bewegung, durch
    weiß nicht, wo er ist
Chaotisches, wirres Verhalten
Delirium tremens, Säuferwahnsinn

Denken, Beschwerden agg., an seine
Eifersucht
Eigensinnig, starrköpfig
Kinder, eigensinnige
Ekel, Widerwillen
alles, gegen
Empfindlich, überempfindlich
morgens
Musik, gegen
Kirchenmusik, gegen
Sinneseindrücke, gegen
Entmutigt
Ernst
abends
Erregung, Aufregung
nachts
Erwachen, beim
Menses, vor den
Erschöpfung, geistige
falsch, kann nicht sagen, was falsch ist ⋆2,3
Fanatismus
Faulheit, Indolenz, Abneigung gegen Arbeit
Essen, nach dem
Fehler, Rechnen, beim, kann nach der Entbindung nicht mehr rechnen •
Schreiben, beim
falsche Worte
lässt Buchstaben aus
Silben
Worte
Sprechen, beim
stellt Worte falsch
Worte, benutzt falsche
Feigheit
Fleißig, Fieberhitze, bei
Fremder, Gegenwart Fremder agg.
Froh, guten Mutes, glücklich
nachmittags
Fieberhitze, bei
Furcht
Annäherung anderer, vor
Delirium, im
Apoplexie, vor
Arzt nicht sehen, will den; er scheint sie zu erschrecken
Berührung, vor
essen, nach dem Essen
Fremden, vor
Geisteskrankheit, seinen Verstand zu verlieren, vor
Krankheit, vor drohender
Magen aufsteigend, vom
Musik, durch
Unheil, vor
Wind, vor
Gebärden, bedeckt Mund mit Händen +3
Gedächtnis, gutes
Gedächtnisschwäche
Arbeit, bei geistiger
auszudrücken, sich
getan hat, was er gerade
Personen, für
sagen wollte, für das, was er
Worte, für
Gedanken, versunken in
Gedanken, Abdomen, als kämen sie aus dem •
gedankenvoll
hartnäckige
getrennt, Geist und Körper sind
Schwinden der, Reden, beim
Stillstand der
unangenehme
wandernde, abschweifende
Gehen, Freien, im agg. Gemütssymptome
Kreis, geht im
Geistesabwesend
Geisteskraft, gesteigerte
Geisteskrankheit, Wahnsinn
berührt werden, will nicht •
geistige Arbeit, Abneigung gegen
unmöglich
Geschwätzigkeit
Gesellschaft, Abneigung, gegen; Gegenwart anderer agg. die Symptome; Verlangen nach Einsamkeit
Anwesenheit Fremder, Abneigung gegen
Entbindung, nach der •
vermeidet den Anblick von Menschen
Gewissenhaft in Kleinigkeiten
Kleinigkeiten, beschäftigt sich intensiv mit
Gleichgültigkeit, Apathie
andere Geschlecht, gegen das •
äußere Dinge, gegen
Hast, große Eile
Beruf, im
Bewegungen, in seinen
Gehen, beim
geistiger Arbeit, bei
Heiterkeit
Hochmütig, arrogant
Hypochondrie
Hysterie
Ideen, Einfällen, Mangel an
Ideen, Einfällen, Reichtum an; Geistesklarheit
Fieberhitze, bei

- Ideen, fixe ★3
- Idiotie
- Imbezillität
- Kleinigkeiten erscheinen wichtig
- *Konzentration, schwierige*
- Lachen, krampfhaftes
- Langsamkeit
- Lästig, geht auf die Nerven
- Launenhaftigkeit
- Lebensüberdruss, Lebensmüdigkeit
- *Leidenschaftlich*
- Meditation
- *Milde*
- Mondlicht, Gemütssymptome durch
- Monomanie
- Mürrisch, missmutig
  - morgens, Bett, im
    - Erwachen, beim
  - Erwachen, beim
  - Essen, nach dem
  - Hast, mit •
  - *Pollutionen, nach*
- Musik agg.
    - Orgelmusik agg.
  - *amel.*
  - Zittern durch
    - Füße, der •
- Phantasien, laszive
    - Hinlegen, beim •
  - verstärkte Phantasietätigkeit
    - Schlaflosigkeit, mit
- Reden, Schlaf, im
- *reden, Abneigung zu, möchte schweigen, wortkarg*
    - morgens, Erwachen, beim
      - Gehen, beim
- Redet, schnell ★2
- **Reizbarkeit**
  - morgens
    - Erwachen, beim
  - nachmittags
  - Erwachen, beim
  - Essen, nach dem
  - Familie gegenüber, seiner •
  - Fieberfrost, bei
  - Gehen, beim
  - Koitus, nach
  - Kopfschmerzen, bei
  - *Schlafes aufgeweckt, wenn durch Geräusche während des*
  - Schweiß, bei
- Religiosität, auffallende
  - Fanatismus, religiöser
- *Ruhelosigkeit*
  - morgens
  - vormittags
  - nachmittags
    - 17 h
  - abends
    - Bett, im
  - nachts
  - *ängstliche*
  - Bett, sich herumwerfen im
  - Fieberhitze, bei
  - Gehen, beim
  - Menses, während der
  - Mittagessen, nach dem
    - amel. nach dem •
  - Schlaf, vor dem
- Schreien
  - Schlaf, im
- Selbstmord, Neigung zum
  - Selbstmordgedanken
  - Springen, Fenster, aus dem, durch
- Seufzen, Fieberhitze, bei
  - Schweiß, bei
- Sorgen, voller
- Spaßen, Abneigung gegen
- *Sprechen, einsilbiges*
  - *hastiges*
  - *langsames*
  - verwirrtes
  - vollenden, kann den Satz nicht
  - zögerndes
- Springen, Fenster, aus dem
- Stilles Wesen
  - *Entbindung, nach der* •
- Stimmung, abstoßende, widerwärtige
  - veränderliche, unbeständige, wankelmütige
- Stöhnen, Fieberhitze, bei
  - *Schlaf, im*
- *Streitsüchtig, zanksüchtig*
- *Stumpfheit, Geistesträgheit, Denk- und Verständnisschwierigkeit*
  - *morgens*
    - Erwachen, beim
  - Erwachen, beim
  - Schweiß, bei
- *Tadelt sich selbst, Selbstvorwürfe*
  - *Tod, Gewissheit des Todes*
  - *wünscht sich den*
- töten, sich selbst zu, plötzlicher Impuls
- Traum, wie im
- **Traurigkeit, Verzagtheit, Niedergeschlagenheit, Depression, Schwermut, Melancholie**

- morgens, Erwachen, nach dem
- vormittags
- nachmittags
- abends, Bett, im
- Gehen, beim und nach dem
- Menses, während der
- Musik, durch
- *Schlaflosigkeit durch Traurigkeit*
  - *mit*
- Schweiß, bei
- Wein amel. •

Trost, freundliche Worte agg.
Trügerisch, hinterlistig
Trunksucht, Alkoholismus
Unbehagen, Unpässlichkeit
Unbesonnen, sorglos
Unbeständigkeit
- Gedanken, der

Unentschlossenheit
- wankelmütige

Ungeduld
Ungestüm, Schweiß, mit
Unterhaltung, Konversation agg.
Unzufrieden, missvergnügt, unbefriedigt
Verächtlich, sich selbst, gegen
Vergesslich
- *morgens*
  - *Erwachen, beim*
- Erwachen, beim
- *Worte beim Sprechen, für; sucht nach Worten*

Verweilt bei vergangenen unangenehmen Ereignissen
Verwirrung des Geistes
- *morgens*
  - *Erwachen, beim*
- abends
- betrunken, wie
- Erwachen, beim
- Essen, nach dem
- Fieberhitze, während
- geistige Anstrengung, durch
- Identität, über seine
  - Dualität, Gefühl der
- Mittagessen, nach dem
- Rauchen, nach
- *Reden, beim*
- Sitzen, im
- Stehen, beim
- Traum, wie im
- verläuft sich in wohlbekannten Straßen

Verzweiflung
- *religiöse Verzweiflung an der ewigen Seligkeit*

Wählerisch, anspruchsvoll, pedantisch +1
Wahnideen, Einbildungen, Halluzinationen, Sinnestäuschungen
- Abmagerung, von
- anwesend, jemand ist
- Bausteinen, Erscheinen von •
- *Bilder, Phantome, sieht*
  - *nachts*
  - *Augenschließen, beim*
- doppelt zu sein
- dünn, Körper ist •
- Fremde, sieht, er •
  - Zimmer zu sein, scheinen im
- geht, neben ihm, jemand
- Geist und Körper sind getrennt
- Gespenster, Geister, sieht
  - *Augenschließen, beim*
- geteilt in zwei Teile
  - zerschnitten in zwei Teile, oder, welchen Teil er beim Erwachen besitzt, und kann nicht sagen •
- Glas, sie ist aus
  - *Holz, Glas etc. zu sein, aus*
- **hässlich, er ist** ★1
- Identität, Irrtümer in der eigenen
- klein, Gegenstände erscheinen
- Kopf, gehört einem anderen
  - steht auf dem ★3
- Körper, dünn, ist •
  - leichter als Luft, ist
  - Stücke, meint der Körper zerfalle in •
  - *zart, ist* •
  - zerbrechlich, ist
- Krieg zu sein, im
- leicht, körperlos, er ist
- Musik, er hört
- Personen, sieht
  - neben ihm, sind
  - unterhält sich mit abwesenden
- Phantasie, Einbildungen der
- ruft, jemand
- schwanger, sie ist
- schwebt in der Luft +1
- schwer, ist
- Seele, der Körper war zu klein für die Seele oder von ihr getrennt
- *sonderbar, gewohnte Dinge erscheinen*
- *Sterben, er ist am*
  - Zeit ist gekommen zu sterben, seine
- Stimmen, Abdomen, sind in seinem •
  - hört Stimmen, Abdomen, sind in seinem •
- Tieren, von

Abdomen, Tiere sind im •
laufen vor ihr •
tot, Menschen, sieht tote
übermenschlich, Kontrolle, ist unter übermenschlicher
überwältigt, fühlt sich ⋆3
Unrecht getan, er hat
Verbrecher, er ist ein
verfolgt zu werden
verkleinert, alles ist •
Visionen, hat, nachts
Augenschließen, beim
Weinen, weinerliche Stimmung
nachts
Schlaf, im
angesprochen, wenn
Menses, während der
möchte, unaufhörlich
Musik, durch
Schlaf, im
Trost agg.
Widerspenstig
widersprechen, Taten widersprechen der Absicht
Widerspruch, verträgt keinen
Zeit, vergeht zu schnell, eilt zu sehr
zerbrechlich zu sein, Gefühl •
Zerstreut, unaufmerksam
Zorn, Jähzorn
heftiger, wenn die Dinge nicht nach seinem Willen gehen •
Kleinigkeiten, über
leicht in, gerät
Widerspruch, durch

Thymolum

Anstrengung, agg. durch geistige
Geschwätzigkeit
Gesellschaft, Verlangen nach; Abneigung gegen Einsamkeit, Gesellschaft amel.
Mürrisch, missmutig
Reizbarkeit
Ruhelosigkeit
Satyriasis
Traurigkeit, Verzagtheit, Niedergeschlagenheit, Depression, Schwermut, Melancholie
Kopfschmerzen, während
Verwirrung des Geistes
Verzweiflung

Thyreotropinum

Angst
Erregung, Aufregung
abwechselnd mit Traurigkeit
Traurigkeit, Verzagtheit, Niedergeschlagenheit, Depression, Schwermut, Melancholie
Weinen, weinerliche Stimmung

Thyreoidinum

Denken, Beschwerden agg., an seine
Euphorie
abwechselnd mit Streitsucht •
Gebärden, macht, Greifen oder Langen nach etwas, nach Flocken +3
unfreiwillige Handbewegungen, ruhelos geschäftige Hände ⋆3
Gedächtnisschwäche
Geisteskrankheit, Kindbett, im
geistige Arbeit, Abneigung gegen +1
Gleichgültigkeit, alles gegen +1
Hysterie
Idiotie
Imbezillität
Lachen, eigenartiges, in sich hinein ⋆2
Launenhaftigkeit
Manie
Qualvolle Angst
Raserei, abends
Reizbarkeit
Menses, vor den
Ruhelosigkeit
Schimpfen, murren ⋆2
Seelenruhe, Gelassenheit
Streitsüchtig, Familie, mit ihrer
Traurigkeit, Erwachen, beim
Verzweiflung, Genesung, an der +1
Wahnideen, angefeindet, gehindert und gequält, er ist
Weinen, zieht sich aus dabei, und ⋆2
Widerspruch, verträgt keinen
Zorn, Jähzorn

Tilia europaea

Angst, Freien, im, amel.
Furcht, mit
Hause, im
Bewusstlosigkeit, Mittagessen, nach dem
Ernst

Furcht
    Menschen, vor; Anthropophobie
    Menschenmenge, in einer
    Zimmers, beim Betreten des
Gedanken, gedankenvoll
Gesellschaft, Abneigung, gegen; Gegenwart anderer agg. die Symptome; Verlangen nach Einsamkeit
Jammern, Lamentieren, Klagen
    Fieber, bei
Konzentration, schwierige
    vormittags
Liebe zu jemandem des eigenen Geschlechts, Homosexualität, Tribadie, liebeskrank
Mürrisch, missmutig
Reizbarkeit
    morgens
    Mittagessen, nach dem
Seufzen
Sprechen, deliröses, Fieber, bei
Streitsüchtig, zanksüchtig
    abends
Stumpfheit, Geistesträgheit, Denk- und Verständnisschwierigkeit
Tadelsüchtig, kritisch
Traurigkeit, Verzagtheit, Niedergeschlagenheit, Depression, Schwermut, Melancholie
    Essen, nach dem
    Mittagessen, nach dem
Unzufrieden, missvergnügt, unbefriedigt
Vergnügen, Freude
    morgens
Verwirrung des Geistes, morgens
        Erwachen, beim
    nachts
    Erwachen, beim
Weinen, weinerliche Stimmung
    Fieberhitze, bei
Widerspruch, verträgt keinen
Zorn, Widerspruch, durch

Tongo

Angst
Abscheu, im Allgemeinen, vormittags •
Faulheit, Indolenz, Abneigung gegen Arbeit
    Mittagessen, nach dem
    Schläfrigkeit, mit
Froh, gutes Mutes, glücklich
Furcht, Arbeit, Grauen, vor der
Gleichgültigkeit, Schläfrigkeit, mit
reden, Abneigung zu, möchte schweigen, wortkarg
Ruhelosigkeit
Traurigkeit, Verzagtheit, Niedergeschlagenheit, Depression, Schwermut, Melancholie
Verwirrung des Geistes, betrunken, wie

Trachinus draco

Angst
Delirium, rasendes
Furcht, Tod, vor dem
Hydrophobie, Tollwut

Tradescantia diuretica

Seufzen

Trifolium pratense

Stumpfheit, Geistesträgheit, Denk- und Verständnisschwierigkeiten
Verwirrung des Geistes, morgens

Trillium pendulum

Angst, Klimakterium, während des
Erregung, Aufregung
Furcht, Krankheit, vor drohender
    Tod, vor dem
Qualvolle Angst
Reizbarkeit
Ruhelosigkeit, Bett, sich herumwerfen im
Traurigkeit, Verzagtheit, Niedergeschlagenheit, Depression, Schwermut, Melancholie
Verwirrung des Geistes, Identität, über seine, Dualität, Gefühl der
Wahnideen, doppelt zu sein
Zorn, Jähzorn

Triosteum perfoliatum

Diskutieren, Verlangen zu •
Erschöpfung, geistige
Froh, guten Mutes, glücklich
Gesellschaft, Abneigung gegen; allein, amel. wenn
Konzentration, schwierige
Raserei, abends
Reizbarkeit
    abends

Geräusche, durch
Traurigkeit, Verzagtheit, Niedergeschlagenheit, Depression, Schwermut, Melancholie

Trombidium muscae domesticae

Ideen, Mangel an
Gedanken, unzusammenhängende
Geschwätzigkeit
Ruhelosigkeit
Mitternacht, 2 h, nach
bewegen, muss sich ständig
Vergesslich
Verwirrung des Geistes
Widerspenstig
widersprechen, Neigung zu

Tuberculinum bovinum Kent

angefasst werden, will nicht
angesehen zu werden, verträgt nicht
Angst, abends
nachts, Pavor nocturnus
Mitternacht, vor
Fieber, im
Kopfschmerzen, bei
übertriebene ★1
Anstrengung, agg. durch geistige
Antwortet einsilbig, „nein" auf alle Fragen
Auffahren
Schlaf, Einschlafen, beim
beleidigt, leicht; nimmt alles übel
Beschimpfen, beleidigen, schmähen
Beschwerden infolge von Erregung, Gefühlserregung
Überanstrengung, geistiger
Bewusstlosigkeit, Schreien, mit •
Boshaft, gehässig
Delirium
Droht
Eigensinnig, starrköpfig
Kinder, eigensinnige
Empfindlich, überempfindlich
Geräusche, gegen
entfliehen, versucht zu
Erregung, Aufregung
Erwartungsspannung, Zahnarzt, Arzt, vor Gang zum
Faulheit, Indolenz, Abneigung gegen Arbeit
morgens +1
Fehler, Sprechen, Worte, benutzt falsche, nennt den Gegenstand, den er sieht, statt den gewünschten
Fleißig, Arbeitswut
Fluchen, Schwören
Froh, guten Mutes, glücklich
Frühreife +1
Furcht
ereignen, es könnte sich etwas
Erwachen, beim
Hunden, vor
Katzen, vor •
Tieren, vor
Gedächtnisschwäche
Gedanken, drängen sich auf, nachts •
hartnäckige
nachts
quälende, nachts
Geistesabwesend
Geisteskrankheit, Wahnsinn
abwechselnd geistige Symptome mit körperlichen
reisen, mit Verlangen zu
geistige Arbeit, Abneigung gegen
Gemütssymptome wechseln mit körperlichen
Geschwätzigkeit, abschweifen ★3
Fieberhitze, bei
springt schnell von einem Thema zum anderen
Gleichgültigkeit, Apathie
Hoffnungsvoll
Hysterie
Ideen, Einfällen, Reichtum an; Geistesklarheit
Idiotie
schrillem Schreien, mit
Kleinigkeiten erscheinen wichtig
Laszio +1
Lebensüberdruss, Lebensmüdigkeit
Mürrisch, missmutig
Musik amel.
Quält sich selbst
Reden, Schlaf, im
reden, Abneigung zu, möchte schweigen, wortkarg
reisen, Verlangen zu
Reizbarkeit
morgens, Erwachen, beim
Erwachen, beim
Kindern, gegenüber
Ruhelosigkeit
nachts
Kindern, bei

Schlägt sich selbst, schlägt mit dem Kopf gegen Wand und Dinge
Kopf, seinen +3
Schreien
Kindern, bei
Schlaf, im
Menses, vor den +1
Schlaf, im
Selbstmord, Neigung zum
Selbstquälerisch
Sonderbar, alles erscheint
Sprechen, unsinniges
Stimmung, abwechselnde
veränderliche, unbeständige, wankelmütige
Stöhnen, Ächzen, Wimmern
Konvulsionen, bei
Streitsüchtig, zanksüchtig
Stumpfheit, Geistesträgheit, Denk- und Verständnisschwierigkeit
Kindern, bei
Traurigkeit, Verzagtheit, Niedergeschlagenheit, Depression, Schwermut, Melancholie
Trieb, laufen, zu; krankhafter Lauftrieb
Trunksucht, Alkoholismus
Unbesonnen, sorglos
Unzufrieden, missvergnügt, unbefriedigt
Vergesslich
Verwegenheit +2
Verwirrung des Geistes
Gehen, beim, Freien, im
Verzweiflung
voreilig, leichtsinnig, unüberlegt ⋆2
Wahnideen, Einbildungen, Halluzinationen, Sinnestäuschungen
groß, Menschen erscheinen zu (bei einem Schwindelanfall)
Schlangen, in ihr und um sie herum
sonderbar, gewohnte Dinge erscheinen
Orte erschienen
Umgebung, sonderbare ⋆2
wandern, umherstreifen, will
Wechsel, Veränderung, Verlangen nach
Weinen, angesprochen, wenn
Kleinigkeiten, um, Kinder beim geringsten Verdruss
Wimmern, Kleinigkeiten, bei ⋆2
Wirft Gegenstände weg
Personen, nach
zerbrechen, zerschlagen, Verlangen, Sachen zu
Zerstörungssucht, Destruktivität
ziehen, Verlangen zu, sich an den Haaren
andere, oder ⋆3
Zorn, heftiger Wutanfall ⋆2
Jähzorn
Erwachen, beim
wirft Gegenstände weg

Tuberculinum Koch

Empfindlich, Musik, gegen
Manie

Tuberculinum residuum

Entmutigt
Lebensüberdruss, Lebensmüdigkeit
Traurigkeit, Verzagtheit, Niedergeschlagenheit, Depression, Schwermut, Melancholie

Tussilago fragans

Beklagt sich
Boshaft, gehässig
Seelenruhe, Gelassenheit
Sprechen, gütiges •
Tadelsüchtig, kritisch
Zufrieden, 10–23 h

Tussilago petasites

Delirium tremens, Säuferwahnsinn

U

Upas tieuté

Beschwerden infolge von sexuellen Exzessen
Gedächtnisschwäche
Konzentration, schwierige
Mürrisch, missmutig
    abends, Bett, im
Reizbarkeit
    abends, Bett, im •
Ruhelosigkeit
    morgens
    nachmittags
    Koitus, während •
Stumpfheit, Geistesträgheit, Denk- und Verständnisschwierigkeiten
Traurigkeit, Verzagtheit, Niedergeschlagenheit, Depression, Schwermut, Melancholie
Zorn, Jähzorn

Uranium metallicum

Reizbarkeit

Uranium nitricum

Betäubung, wie im Rausch
Bewusstlosigkeit, Koma, Stupor
Faulheit, Indolenz, Abneigung gegen Arbeit
Mürrisch, missmutig
Ruhelosigkeit
    nachts
Stumpfheit, Geistesträgheit, Denk- und Verständnisschwierigkeiten
Traurigkeit, Verzagtheit, Niedergeschlagenheit, Depression, Schwermut, Melancholie
Verwirrung des Geistes, Schlaf, nach dem

Urtica urens

Ruhelosigkeit

Ustilago maydis

Gedanken, sexuelle
    Masturbation, mit •
Gesellschaft, Abneigung gegen; Gegenwart anderer agg. die Symptome; Verlangen nach Einsamkeit
    wünscht die Einsamkeit, um zu masturbieren
Hysterie
LaszLaszivinvestigation
Manie
Mürrisch, missmutig
Phantasien, laszive
reden, Abneigung zu, möchte schweigen, wortkarg
Reizbarkeit
    anspricht, wenn man ihn
    Fieberhitze, bei
    fragt, wenn man ihn
    Pollutionen, nach
Ruhelosigkeit
    nachts
    Bett, sich herumwerfen, im
Satyriasis
Selbstmord, Neigung zum
Sinnlichkeit
Stumpfheit, Geistesträgheit, Denk- und Verständnisschwierigkeiten
Traurigkeit, Verzagtheit, Niedergeschlagenheit, Depression, Schwermut, Melancholie
    Menses, nach den
    Pollutionen, durch
Verwirrung des Geistes, morgens
Weinen, weinerliche Stimmung
    Pollutionen, nach

Uva ursi

Mürrisch, missmutig

V

Vaccin atténué bilié

Angst
Empfindlich, Geräusche, gegen
Erregung, Aufregung
    Lesen, fremder Sprache, in •
Furcht, Tod, vor drohendem
Geistige Arbeit ermüdet
Hypochondrie
Qualvolle Angst
Sorgen, voller
Tod, Gefühl vom
Traurigkeit, Verzagtheit, Niedergeschlagenheit, Depression, Schwermut, Melancholie
Unbeständigkeit
Vergesslich, Worte beim Sprechen, für; sucht nach Worten
Zorn, Jähzorn

Vaccinium

Furcht, Pocken, vor
getragen zu werden, verlangt
Mürrisch, missmutig
Reizbarkeit
Ruhelosigkeit
Schreien
Sorgen, voller
Ungeduld
Weinen, weinerliche Stimmung
    Fieberhitze, bei

Valeriana officinalis

Abscheu, Leben, gegen das
Aktivität, geistige +3
Angst
    Fieber, im
    Freien, im, amel.
    Furcht, mit
    Hause, im
    hypochondrische
Anregung agg. ★1
Antwortet ohne Beziehung zu der Frage
    unzusammenhängend
Auffassungsvermögen, leichtes
Außer-sich-Sein
Betäubung, wie im Rausch
    Bücken, beim
Bewusstlosigkeit, Koma, Stupor
    Fieberfrost, bei
    Schmerzen, durch
    Traum, wie im
Dämmerung agg. Gemütssymptome
Delirium
    ruhiges
    sanftes
    wildes
    Zittern, mit
Droht
Dunkelheit agg.
Ekstase
Empfindlich, überempfindlich
    Fieberhitze, bei
entfliehen, versucht zu
    Fenster, aus dem
Entmutigt
Erkennt, Verwandten nicht, seine
Ernst
Erregung, Aufregung
    abends
    Fieberhitze, bei
    Kaffee, wie nach
    Klimakterium, im
    nervöse
    Wein, wie nach
    Zittern, mit
Erschöpfung, geistige
Exzentrizität, Überspanntheit
Faulheit, Indolenz, Abneigung gegen Arbeit
Fehler, Orten, irrt sich in
Fleißig, Arbeitswut
Fremder, zu sein, Gefühl, ein
Froh, guten Mutes, glücklich
    abends
Furcht
    abends
    Dunkelheit, vor
    engem Raum, in; Klaustrophobie
    Freien, im, amel.
    Katastrophe, vor einer
    Unglück, vor
    warmen Zimmer, vor einem •
    Zimmers, beim Betreten des
Gedächtnis, gutes

Gedächtnisschwäche
Gedanken, Andrang, Flut der
Trunkenheit, wie in •
schnelle, lebhafte
wandernde, abschweifende
Gefühle beherrscht durch den Intellekt
geistige Arbeit, Abneigung gegen
Gemütsstörungen im Allgemeinen ★2
Gemütssymptome wechseln mit körperlichen +2
Geschäftig
Geschwätzigkeit
Heimweh
Heiterkeit
Hellsehen
Hypochondrie
Hysterie
Klimakterium, im
Ideen, Einfällen, Mangel an
Ideen, Einfällen, Reichtum an; Geistesklarheit
abends
Schweiß, bei
Klimakterium agg.
Lachen
abends
krampfhaftes
Launenhaftigkeit
Lebensüberdruss, Lebensmüdigkeit
Fieberhitze, bei
Lebhaft, munter
Licht, Verlangen nach
Mürrisch, missmutig
Mutig
Phantasien, lebhafte
verstärkte Phantasietätigkeit
Reizbarkeit
Ruhelosigkeit
nachts
ängstliche
Bett, sich herumwerfen im
Fieberhitze, bei
Freien, amel., im
hypochondrische
umhertreibende, Freien, im
Zittern, mit
Schimpfen, murren ★2
Schreckt vor nichts zurück ★2
Schreien
Stuhlgang, während +2
Selbstmord, Wechselfieber, bei
Selbstsucht, Egoismus
Sinne geschärft
Sonderbar, alles erscheint
Stilles Wesen
Hypochondrie, bei
Stimmung, abwechselnde
veränderliche, unbeständige, wankelmütige
Stumpfheit, Geistesträgheit, Denk- und Verständnisschwierigkeit
Traum, wie im
Traurigkeit, Verzagtheit, Niedergeschlagenheit, Depression, Schwermut, Melancholie
Alleinsein, beim
trostlos, Zimmer erscheint •
Trunksucht, Alkoholismus
Unbehagen, Unpässlichkeit
Unbesonnen, sorglos
Unbeständigkeit
Verbittert, erbittert
Vergesslich, Namen, vergisst seinen eigenen
Verlassenheit, Gefühl der
Verwirrung des Geistes
abends
betrunken, wie nach einem Rausch
Bücken, beim
Fieberhitze, während
Identität, über seine
Sitzen, im
Stehen, beim
Verzweiflung
Wahnideen, Einbildungen, Halluzinationen, Sinnestäuschungen
arm, er ist
Bett, jemand ist mit ihm im
Bilder, Phantome, sieht
nachts
doppelt zu sein
Gefahr, Eindruck einer
Gestalten, sieht
Identität, Irrtümer in der eigenen
jemand anders, sie ist
leicht, körperlos, er ist
Mensch, anderer Mensch, sie ist ein
Personen, sieht
neben ihm, sind
Phantasie, Einbildungen der
schwebt in der Luft
sonderbar, gewohnte Dinge erscheinen
Tieren, von
Bett, Tiere sind auf seinem
Visionen, hat
zu Hause fort, ist von
Wandern, Haus umherstreifen, will um sein •
Weinen abwechselnd mit Lachen
Zerstreut, unaufmerksam

Zorn, Jähzorn
leicht in, gerät

Variolinum

Delirium
Fieber, im
mildes
wildes
Empfindlich, Gerüche, gegen
Furcht, Pocken, vor
Tod, vor dem, Tiefschlaf, gefolgt von •
Ruhelosigkeit, Bett, sich herumwerfen im

Venus mercenaria

Gedanken, unzusammenhängende
Gleichgültigkeit, Apathie
Konzentration, schwierige
Langeweile
Reizbarkeit, Geräusche, durch
Schizophrenie
Traurigkeit, Verzagtheit, Niedergeschlagenheit, Depression, Schwermut, Melancholie
Wahnideen, abgetrennt von der Welt, er ist
Weinen, Kleinigkeiten, um

Veratrum album

Abneigung, Ehemann, gegen ihren
und ihre Kinder
Kinder, ihre eigenen
Abscheu, Leben, gegen das
Affektiertheit, gekünsteltes Benehmen, Geziertheit +1
Gebärden und Taten, in
Worten, in
Aktivität, ruhelose
Albernes Benehmen
angefasst werden, will nicht
angesprochen werden, will nicht
Angst
morgens
abends
Bett, im
nachts
Mitternacht, vor
Erwachen, beim
Mitternacht, nach, 3 h
Ärger, nach
Aufstehen vom Liegen, nach dem •
von einem Sitz, beim
Aufstoßen, endet mit •
Bett, im
Erwachen, beim
Essen, nach dem
Fieber, im
Fieberfrost, während
Freien, im, amel.
Furcht, mit
geistige Anstrengung, durch
Gewissensangst, als ob eines Verbrechens schuldig
Menses, während der
Zorn und Angst
Mittagessen, nach dem
Schaudern, Frösteln, mit
Schlaf, im
Schreck, nach einem
Schweiß, mit kaltem
Seligkeit, um die ewige
Stehen, beim
Stuhlgang, vor
während
Zorn, während
Zukunft, um die
Anorexia mentalis
Anstrengung, agg. durch geistige
amel.
antworten, Abneigung zu
weigert sich zu antworten
Antwortet einsilbig
Schwierigkeit, mit
unrichtig
Argwöhnisch, misstrauisch
Auffahren
leichtes
Schlaf, aus dem
Einschlafen, beim
im
Schläfrigkeit, mit
Schreck, durch und wie durch
Auffassungsvermögen, leichtes
Ausgelassenheit
Ausschweifung, sexuelle
Außer-sich-Sein
beißen, Verlangen zu
Löffel usw., beißt
Schuh und schluckt die Teile, zerbeißt seinen•
Beklagt sich
Schmerzen, über seine, Erwachen, beim
beleidigt, leicht; nimmt alles übel
Beschäftigung, Ablenkung amel.

- Beschimpfen, beleidigen, schmähen
  - Ehemann beschimpft seine Frau vor den Kindern oder umgekehrt
- Beschwerden infolge von Ehrgefühl, verletztem
  - Ehrgeiz, enttäuschtem
  - Enttäuschung
  - *Erregung, Gefühlserregung*
  - Erwartungsspannung, Vorempfinden, Ahnung
  - Freude, übermäßiger
  - Furcht
  - Geldverlust
  - Geringschätzung, Verachtung durch andere
  - geschäftlichem Misserfolg
  - Kränkung, Demütigung
  - Kummer
  - Liebe, enttäuschter
  - Schreck
  - Überraschungen, angenehmen
  - Verletzungen, Unfällen; Gemütssymptome infolge von
  - Zorn, Ärger
    - Angst, mit
    - stillem Kummer, mit
- **Betäubung, wie im Rausch**
- **Beten**
  - Knien, im
- Betrug, Täuschung verursacht Kummer und Kränkung ★[1]
- Bett, bleiben, möchte im, sexueller Erregung, aus •
- *Bewusstlosigkeit, Koma, Stupor*
  - morgens
  - *Anstrengung, nach*
  - *Aufstehen, beim*
  - *Bewegung, bei der geringsten*
  - *Dämmerzustand*
  - *Fieber, bei*
  - Gemütsbewegung, nach
  - *Meningitis, bei*
  - Menses, während der
    - unterdrückten, bei
  - Schmerzen, durch
  - *Stuhlgang, nach*
  - *Traum, wie im*
- Blindheit, vorgetäuschte •
- Boshaft, gehässig
- *Böswillig, mutwillig*
- *Brütet, sieht alles schwarz*
  - abends •
  - **Ecke oder lässt den Kopf hängen, brütet in einer**
- **Delirium**
  - *nachts*
  - antwortet kurz
  - *ängstliches*
  - *apathisches*
  - *Bett und entflieht, springt plötzlich aus dem*
  - Blutung, nach
  - *Durst, mit*
  - erkennt niemanden
  - erotisches
  - Fieber, während
  - *Fieberfrost, im*
  - Gelächter, mit
  - *geschwätziges*
  - gewalttätiges
  - hysterisches, beinahe
  - *Kälte, mit Gefühl von* •
  - komisch
  - Kopfschmerzen, bei
  - Kopfverletzungen, nach
  - lärmendes
  - Lochien, während der •
  - lustiges, fröhliches
  - *Meningitis cerebrospinalis*
  - Menses, vor den
    - während der
  - *murmelt, murrt*
  - **rasendes**
  - *religiöses*
  - *ruheloses*
  - ruhiges
  - sanftes
  - Schlaf, im
  - Schlaflosigkeit, mit ★[3]
  - *Schmerzen, mit*
    - **durch**
  - *Schrecken, voller*
  - *Schweiß, kaltem, mit* •
  - *Sepsis, durch*
  - *Sopor, mit*
  - **unsinnig, mit offenen Augen**
  - Verfolgung, Delir mit Wahnideen der
  - *wahnsinniges*
  - *wildes*
  - Zittern, mit
- Delirium tremens, Säuferwahnsinn
- *Demenz*
- Denken, Abneigung gegen
- Diktatorisch, herrisch, dogmatisch, despotisch
- Ehebrecherisch
- Ehrfurcht, Mangel an, respektlos

Ehrgefühl, verletztes
kein
Ehrgeiz
Mitteln, mit allen
Eifersucht
Männern, zwischen
Eigensinnig, starrköpfig
Dummkopf, wie ein
Ekstase
Elegant, Schönling
Empfindlich, überempfindlich
Fieberfrost, bei
entfliehen, versucht zu
Meningitis cerebrospinalis, bei •
springt plötzlich aus dem Bett
wegzulaufen, um
Entfremdet, freundlich zu Fremden, aber nicht zur Familie und Umgebung
wissen, will nichts von seinen Verwandten
Entmutigt
Stöhnen, mit
Entrüstung
Erkennt, niemanden
Verwandten nicht, seine
Ernst
Erregung, Aufregung
Fieberfrost, bei
Fieberhitze, bei
Menses, während der
religiöse
Erschöpfung, geistige
Verletzungen, durch
erschreckt, leicht
Erwachen, beim
Fieber, bei
Fieberfrost, bei •
essen, weigert sich zu
Extravaganz
Exzentrizität, Überspanntheit
religiöse
Faulheit, Indolenz, Abneigung gegen Arbeit
morgens [+1]
Fehler, Orten, irrt sich in
Feigheit
Fleißig, Arbeitswut
Menses, vor den
Fluchen, Schwören
nachts •
die ganze Nacht und klagt über ein stumpfsinniges Gefühl, flucht •
Raserei, bei
Frechheit, Impertinenz
Handlungen, in seinen
Froh, guten Mutes, glücklich
nachts
Fieberfrost, bei
klatscht in die Hände
Furcht
morgens
abends
Alleinsein, vor dem
Apoplexie, vor
Stuhlgang, bei •
Atem, nimmt den
Auffahren, mit
Cholera, vor der
Diarrhoe, durch
Einbildungen, vor
Einbrechern, vor
entfliehen, mit dem Verlangen zu
Geisteskrankheit, seinen Verstand zu verlieren, vor
Gesellschaft, um seine Stellung in der
Stellung zu verlieren, seine gewinnbringende
Tod, vor dem
Menses, während der
überwältigende
Unglück, vor
Unheil, vor
vergiftet zu werden
Zittern, mit
Gebärden, macht
Greifen oder Langen nach etwas, nach Flocken
klatscht mit den Händen
lächerliche
langsame
stampft mit den Füßen
unfreiwillige Handbewegungen
Kopf, zum
unsichere
Gedächtnis, gutes
Gedächtnisschwäche
Ereignisse, für
neue, für
gesagt hat, für das, was er
Personen, für
sagen wollte, für das, was er
Gedanken, versunken in
Gedanken, Andrang, Flut der
hartnäckige
schnelle, lebhafte
Schwinden der

  - seltsame
  - unangenehme
  - unzusammenhängende
- Geisteskraft, gesteigerte
- **Geisteskrankheit, Wahnsinn**
  - Angst, mit
  - benimmt sich wie ein Geisteskranker
  - Blutungen, nach
  - düstere Geisteskrankheit mit Verzweiflung und Lebensüberdruss infolge Furcht vor Kränkung oder Verlust der Stellung
  - entfliehen, Verlangen zu
  - **erotische**
  - essen, weigert sich zu
  - Fieberhitze, mit
  - fröhliche, lustige
  - **Gefräßigkeit, mit**
    - abwechselnd mit Essensverweigerung
  - Gesichtsblässe, mit
  - Gesicht, mit rotem
  - *Größenwahn*
  - **hochmütige**
  - *Kindbett, im*
  - *Klimakterium, im*
  - *Lachen, mit*
  - lärmende
  - Melancholie
  - Menses, während der
  - Mutwillen, Ausgelassenheit, mit
  - reisen, mit Verlangen zu
  - *religiöse*
  - Ruhelosigkeit, mit
  - sanfte
  - **Schmerzen, durch unerträgliche**
  - Selbstmord, Neigung zum
  - stampft mit den Füßen
  - Stellung zu verlieren, aus Furcht, seine
  - stille
  - Verfolgungswahn
  - Vermögens, nach dem Gewinn eines
    - Verlust seines, nach dem
- Geistige Arbeit unmöglich
- *Gemütsstörungen im Allgemeinen* ★[2]
- *Gemütssymptome wechseln mit körperlichen* +[2]
- *Geschäftig*
- *Geschwätzigkeit*
  - lustige, ausgelassene
  - *religiöse Themen, über* •
- Gesellschaft, Abneigung, gegen; Gegenwart anderer agg. die Symptome; Verlangen nach Einsamkeit
- Gesellschaft, Verlangen nach; Abneigung gegen Einsamkeit, Gesellschaft amel.
- *getragen zu werden, verlangt*
  - schnell
- *Gewalttätig, heftig*
  - *Gewalttaten, Wut führt zu*
  - *jagt seine Familie aus dem Haus* •
- Gewissenhaft in Kleinigkeiten
- *Gewissensqual*
- Gier, Habsucht
- *Gleichgültigkeit, Apathie*
  - tagsüber
  - alles, gegen
  - äußere Dinge, gegen
  - *beachtet nichts* •
  - Entblößung ihres Körpers, gegen
  - Fieber, bei
  - Fieberfrost, bei
  - Typhus, bei
  - *Wunsch und Willen hat keinen*
- Grausamkeit, Unmenschlichkeit
- **Grobheit**
- Hart gegen Untergebenen und liebenswürdig zu Vorgesetzten
- Hast, große Eile
- Hause gehen, will nach
  - verlassen, möchte das Haus
- Heimweh
- Heirat, besessen vom Verlangen zur Heirat, sexuell erregte Mädchen sind
- Herzlich, liebevoll, zärtlich
- Heulen
  - *die ganze Nacht* •
- **Hochmütig, arrogant**
  - dumm und
  - *Schwangerschaft, in der* •
- Hoffnungsvoll
- Hydrophobie, Tollwut
- *Hypochondrie*
- **Hysterie**
  - Menses, während der
- Ideen, Einfällen, Mangel an
- Ideen, Einfällen, Reichtum an; Geistesklarheit
- Ideen, eingebildeter Krankheit, von ★[2]
- Ideen, schwinden ★[2,3]
- Idiotie
- **Imbezillität**
  - Raserei, stampft mit den Füßen
- Imitation, Nachahmung
- Impulsiv
- Indiskretion, Taktlosigkeit
- Intrigant

- **Jammern, Lamentieren, Klagen**
  - **abends •**
  - nachts
- Kindbett, Gemütssymptome im
- Klatschsüchtig
- Klimakterium agg.
- Konzentration, schwierige
- Krach zu machen, sucht
- Kühn
- Kummer
- *Küsst jeden*
  - *Menses, vor den*
- Lachen
  - nachts
  - abwechselnd mit Ächzen
    - Wimmern, Stöhnen
  - andauerndes
  - krampfhaftes
  - sardonisches
- *Lächeln*
  - albernes
  - niemals
- Langsamkeit
- *Lasziv*
- **Läuft umher**
  - **anfallweise, agg. abends •**
- Launenhaftigkeit
- Lebensüberdruss, Lebensmüdigkeit
- Lebhaft, munter
- *Lügner*
  - *lügt, spricht nie die Wahrheit, weiß nicht, was sie sagt*
- **Manie**
  - Besessenheitswahn
  - Lochien, durch unterdrückte
  - *Raserei, mit*
  - *Singen, mit*
  - *zerreißt die Kleider*
    - Haare aus, reißt sich die
    - zerfleischt sich mit seinen Fingernägeln
- *Menses, Gemütssymptome agg. während der*
- *Milde*
- *moralischem Empfinden, Mangel an*
- Mürrisch, missmutig
  - vormittags
  - *Widerspruch, durch*
- *Murmeln, murren*
- Mutig
- *nackt zu sein, Verlangen*
- Naiv, intelligent, aber sehr
- Neugierig
- *Nymphomanie*
  - *Geschwätzigkeit, mit •*
  - *Menses, vor den*
    - *während der*
    - unterdrückten, nach
  - puerperale
- Obszön
  - Lieder, obszöne
  - Mann spürt kleinen Mädchen nach
  - Reden, obszöne
- Phantasien, verstärkte Phantasietätigkeit
- Possen, spielt
- Prahler, reich gelten, möchte als
- Qualvolle Angst
  - morgens
  - Beklemmung, mit
    - *Verlangen, aufzusitzen oder aus dem Bett zu springen •*
  - *Herzklopfen, mit*
  - **Schweiß, bei, kaltem Stirnschweiß, mit •**
  - Stuhlgang, vor
    - beim
- **Raserei, Wut**
  - *nachts*
  - *anfallweise*
  - *anhaltende*
  - *Beißen, mit*
  - Fluchen, mit
  - *heftige, gewalttätige*
  - *Kopfschmerzen, bei*
  - *Körperhitze, mit •*
  - *Schreien, mit*
- Reden anderer agg., Unterhaltung
- **reden, Abneigung zu, möchte schweigen, wortkarg**
  - *Schwangerschaft, in der •*
  - Traurigkeit, bei
- *Reizbarkeit*
  - morgens
  - vormittags
  - anspricht, wenn man ihn
  - Fieberfrost, bei
  - Kleinigkeiten, durch
- **Religiosität, auffallende**
  - *Schwermut, religiöse*
- Ruchlosigkeit, Gottlosigkeit ★2
- Ruhelosigkeit
  - abends
  - nachts
  - *ängstliche*
  - Bett, gehen, will aus einem Bett ins andere
    - sich herumwerfen im
  - Essen, nach dem

geschäftige
Schwangerschaft, während der
umhertreibende
Satyriasis
Schamlos
Wochenbett, im •
Zur-Schau-Stellen der Genitalien
Schaut nieder vor sich ★3
Schlafwandeln
Schlagen
Trunkenheit, bei
Schreck, Menses während ★2
Schreien
abends agg. •
Schlaf, im
Wahnideen, mit
Schüchternheit
Seelenruhe, Gelassenheit
Selbstbetrachtung
Selbstmord, Neigung zum
Ertrinken, durch
Springen, Fenster, aus dem
Verzweiflung, aus, religiöser •
Wahnideen, durch
Selbstsucht, Egoismus
Seufzen, Schweiß, bei
Simuliert Krankheit
Schwangerschaft •
Singen
nachts
Fieber, im
fröhliches, nachts •
Trällern
Sinne abgestumpft
geschärft
Schwinden der
Sinnlichkeit
Sitzen, Neigung zum
Sitzt still
versunken und bemerkt nichts, als ob in tiefen, traurigen Gedanken
Sonderbar, Sonderling
Meinungen und Handlungen, in seinen
Spaßen, lächerliches oder albernes
spielen, Spielleidenschaft
Spioniert alles aus
Spotten
Lächerliche zu ziehen, Sucht, alles ins
Sprechen, hastiges
springt schnell von einem Gedanken zum anderen
unsinniges
Springen, Fenster, aus dem
spucken, Drang zu
Gesicht, den Leuten ins
Stimmung, veränderliche, unbeständige, wankelmütige
Stirnrunzeln, finsteren Blick, Neigung zum
Stöhnen, Ächzen, Wimmern
abwechselnd mit Lachen
Fieberhitze, bei
Schweiß, bei
Streitsüchtig, zanksüchtig
nachts •
Stuhl, schluckt seinen
Stumpfheit, Geistesträgheit, Denk- und Verständnisschwierigkeit
nachts, Erwachen, beim
Erwachen, beim
feuchte Luft, durch
Tadelsüchtig, kritisch
findet Fehler bei anderen oder ist still •
Tadelt sich selbst, Selbstvorwürfe
andere
Taubheit, vorgetäuschte •
Theoretisieren, Theorien aufstellen
Tod, Agonie vor dem
Gefühl vom
Todesahnung
Todesgedanken
Traum, wie im
Traurigkeit, Verzagtheit, Niedergeschlagenheit, Depression, Schwermut, Melancholie
morgens, Erwachen, beim
abends
Entbindung, während der
Fieberfrost, bei
Klimakterium, im
Menses, vor den
Reden, Abneigung gegen
Wochenbett, im
Trügerisch, hinterlistig
Trunksucht, Alkoholismus
Überaktiv, sehr geschäftig
Umarmt leblose Gegenstände, sogar •
Umherstreifen, sinnlos, wie ein Geisteskranker
Unbesonnen, sorglos
Unbeständigkeit
Unentschlossenheit, Heirat, zur
unglücklich, bedauernswert, fühlt sich
Unreinlichkeit, Unsauberkeit
Unterbrechung agg. geistige Symptome

unterdrückten oder zurückgetretenen Hautausschlägen oder Hämorrhoiden, Gemütssymptome agg. nach
unternehmen, vieles, verharrt bei nichts, unternimmt
Untröstlich
eingebildetes Unglück, über •
Unverschämtheit
Verächtlich, geringschätzig
hart gegen Untergebene und liebenswürdig gegenüber Vorgesetzten oder Menschen, die er zu fürchten hat
Vergesslich
Worte beim Sprechen, für; sucht nach Worten
Verlassenheit, Gefühl der
Verleumden, Neigung zum
Verliebt
Verschwenderisch, Geld, verschwendet •
Verwegenheit
Verweilt bei vergangenen unangenehmen Ereignissen
Verwirrung des Geistes
morgens
Bücken, beim, amel.
Fieberfrost, bei
Fieberhitze, während
Schmerzanfällen, bei
Sitzen, im
Stehen, beim
Verzweiflung
Fieberfrost, bei
Fieberhitze, während der
Genesung, an der
gesellschaftliche Stellung, über seine
Menses, vor den •
religiöse Verzweiflung an der ewigen Seligkeit
unterdrückter Menstruation, bei •
Schmerzen, bei
Schweiß, bei
Vielfraß
Vorsichtig
Vorurteile, traditionelle
Wahnideen, Einbildungen, Halluzinationen, Sinnestäuschungen
angefeindet, gehindert und gequält, er wird
ängstliche
Arbeit, fleißig an der, ist
Ausland, er ist im •
beschäftigt, Tätigkeit, mit einer
besessen, ist
Bilder, Phantome, sieht
blind, er ist
Christus, er ist
Diebe, sieht
träumt von Räubern, erwacht erschreckt und hält den Traum für wahr •
ermordet werden, er wird
Feuer, Welt brennt, die
Fluchen, mit
Gelübde, erfüllen, muss es
Geräusche, hört
Lärm, macht •
Geschwätzigkeit, mit
Gott, Verbindung mit, er ist in
Himmel, ist im
spricht mit Gott
hochgestellte Persönlichkeit, ist eine
hören, er kann nicht
Hunde, sieht
Jäger, er ist ein
Karzinom, hat ein •
Körper, irrige Vorstellungen über den Zustand seines Körpers +5
krank zu sein +2
Krankheit, taubstumm und hat ein Karzinom, ist •
Lachen, mit
Nase, länger, erscheint
Personen, sieht
unterhält sich mit abwesenden
Phantasie, Einbildungen der
Prinz, ist ein •
Rang, er ist eine Person von
regnen, er hört es (nachts)
Reichtum, von
religiöse
ruiniert, er ist
Schmutz, isst •
Schreien, zwingen zum
schwanger, sie ist
Selbstmord, treiben zum
sonderbar, gewohnte Dinge erscheinen
Land, wie in einem sonderbaren
Stimmen, hört
stolze
taub, er ist •
taubstumm, er ist •
Tieren, von
Unglück, untröstlich über eingebildetes •
unglücklich, er ist
Verbrechen begangen, er hatte ein
Verbrechern, von

verdammt, verloren zu sein
verschwendet Geld •
vornehm, ist
Wehen zu haben, täuscht vor oder glaubt •
zu Hause fort, ist von
Wahrheit, sagt rücksichtslos die
wandern, umherstreifen, will
ruhelos umher, streift
Schwangerschaft, in der •
Weinen, weinerliche Stimmung
abends
nachts
abwechselnd mit Lachen
agg.
Fieberfrost, bei
Fieberhitze, bei
Husten, beim
Menses, während der
Schlaf, im
Schmerzen, bei
Schweiß, bei
unwillkürliches
Wimmern, Winseln
Schlaf, im
Wichtigtuerisch
Widerspruch, verträgt keinen
Wildheit
zerbrechen, zerschlagen, Verlangen, Sachen zu
Zerreißt Sachen
Zerstörungssucht, Destruktivität
Kleidern, an
zerschneidet sie •
Trunkenheit, bei
Zerstreut, unaufmerksam
Zorn, Jähzorn
heftiger
Husten, vor
Widerspruch, durch
Zurückhaltend, reserviert
Zweifelnd, Seelenheil, am

Veratrum viride

Angst
antworten, weigert sich zu antworten
Argwöhnisch, misstrauisch
Betäubung, wie im Rausch
Bett, bleiben, möchte im
Bewusstlosigkeit, Koma, Stupor
Dämmerzustand
Delirium
Fieber, während
gewalttätiges
Meningitis cerebrospinalis
rasendes
Sepsis, durch
streitsüchtiges
Zittern, mit
Demenz, Epileptiker, der
Erregung, Aufregung
Erschöpfung, geistige
Exzentrizität, Überspanntheit
Phantasien, in
Fehler, Sprechen, beim, lässt Worte aus
Furcht, Arzt nicht sehen, will den; er scheint sie zu erschrecken
Tod, vor dem
vergiftet zu werden
Gebärden, Greifen, zupft an der Bettdecke
Gedächtnisschwäche
Geisteskrankheit, Wahnsinn
Größenwahn
Kindbett, im
Konvulsionen, mit
Lachen, mit
stille
Geschwätzigkeit $^{+3}$
abends
wahnsinnige
Gewalttätig, heftig
Grimassenschneiden
Hellsehen
Heulen
Jammern, Lamentieren, Klagen
Lachen, andauerndes
Manie
Raserei, mit
Mürrisch, missmutig
Reizbarkeit
Ruhelosigkeit
nachts
Schlägt sich selbst
Brust, seine
Schreien
Konvulsionen, vor
während epileptischer
Seufzen
Sprechen, unverständliches
wildes
Springen, Bett, springt aus dem
spucken, Drang zu
Stößt mit Füßen, gibt Fußtritte
Streitsüchtig, zanksüchtig

Tod, Todesgedanken
Furcht, ohne
wünscht sich den
Traurigkeit, Verzagtheit, Niedergeschlagenheit, Depression, Schwermut, Melancholie
Vergesslich
Verweigert, Medizin, die
Verwirrung des Geistes, nachmittags
Wahnideen, Einbildungen, Halluzinationen, Sinnestäuschungen
verfolgt zu werden
vergiftet, soll vergiftet werden, er
wandern, umherstreifen, will
Weinen, hysterisches

Verbascum thapsus aut thapsiforme

Albernes Benehmen
Angst
abends amel.
tägliche
Anstrengung, agg. durch geistige
Außer-sich-Sein
Betäubung, wie im Rausch
Bewusstlosigkeit, Koma, Stupor
Chaotisches, wirres Verhalten
Entmutigt
Erregung, Aufregung
Erschöpfung, geistige
Exzentrizität, Überspanntheit
Faulheit, Indolenz, Abneigung gegen Arbeit
morgens
Aufstehen, beim
Schläfrigkeit, mit
Feigheit
Fleißig, Arbeitswut
Fieberhitze, bei
Freude, Freudenausbrüche mit Bersten vor Lachen
Froh, guten Mutes, glücklich
nachmittags
abends
Gedächtnis, gutes
Gedächtnisschwäche
gedacht hat, für das, was er gerade
Gedanken, Andrang, Flut der
drängen sich auf und schwirren durcheinander
hartnäckige
Geistesabwesend
Gesellschaft, Verlangen nach; Abneigung gegen Einsamkeit, Gesellschaft amel.
Gleichgültigkeit, Apathie
Schläfrigkeit, mit
Heulen
Ideen, Einfällen, Reichtum an; Geistesklarheit
Imbezillität
Konzentration, schwierige
Kühn
Lachen
Freude, aus übermäßiger
unmäßiges
Lästig, geht auf die Nerven
Lesen, lautes, agg. ★3
Mürrisch, missmutig
Phantasien, laszive
verstärkte Phantasietätigkeit
Reizbarkeit
tagsüber
abends amel.
Ruhelosigkeit, nachts
Schüchternheit
tagsüber
Selbstvertrauen, Mangel an
Sitzen, Neigung zum
Stimmung, abwechselnde
veränderliche, unbeständige, wankelmütige
Stumpfheit, Geistesträgheit, Denk- und Verständnisschwierigkeit
Traurigkeit, Verzagtheit, Niedergeschlagenheit, Depression, Schwermut, Melancholie
Überaktiv, sehr geschäftig
Vergesslich
Verwirrung des Geistes
Verzweiflung
Wahnideen, Einbildungen, Halluzinationen, Sinnestäuschungen
Gespenster, Geister, sieht
bedrängen ihn
Krieg zu sein, im
Phantasie, Einbildungen der
tot, Menschen, sieht tote
wollüstige
Zerstreut, unaufmerksam
Zorn, Jähzorn
abends amel.

Veratrinum

Angst
Bewusstlosigkeit, Koma, Stupor
Delirium
Wahnideen, Einbildungen, Halluzinationen, Sinnestäuschungen

Vespa crabro

Angst
    Furcht, mit
Bewusstlosigkeit, Koma, Stupor
    Gehen, beim
    Verhalten, automatenhaftes
Delirium
Geistesabwesend
Murmeln, murren
Ruhebedürfnis
Ruhelosigkeit, nachts
Tod, sterben, Gefühl zu
Traurigkeit, Verzagtheit, Niedergeschlagenheit, Depression, Schwermut,
Melancholie
    Menses, vor den

Viburnum opulus

antworten, Abneigung zu
Geistige Arbeit unmöglich
Hysterie
Reizbarkeit
Ruhelosigkeit
    Menses, während der
Traurigkeit, Verzagtheit, Niedergeschlagenheit, Depression, Schwermut, Melancholie

Viburnum tinus

Hypochondrie
    Angst, Zukunft, um die
    Furcht, Unglück, vor
    Traurigkeit, morgens

Vinca minor

Anstrengung, agg. durch geistige
Auffahren
Beschwerden infolge von Überanstrengung, geistiger
    Zorn, Ärger
Furcht, Tod, vor dem
        Traurigkeit, mit
    Traurigkeit, mit
    Unglück, durch
Mürrisch, missmutig
    Reue, gefolgt von •
Reizbarkeit
Ruhelosigkeit
Tod, Todesgedanken
Traurigkeit, Verzagtheit, Niedergeschlagenheit, Depression, Schwermut, Melancholie
Verwirrung des Geistes, Bücken, beim
    Schreiben, beim
Weinen, weinerliche Stimmung
    unwillkürlich, Schwäche, aus
Zorn, Jähzorn
    abwechselnd mit Reue, schneller
    Gesicht, roter Nasenspitze, mit

Viola odorata

Aktivität, gefühlsmäßige •
    geistige
Angst
Auffassungsvermögen, leichtes
beeindruckbar, bestimmbar, leicht
beleidigt, leicht; nimmt alles übel
Bewusstlosigkeit, Koma, Stupor
Chaotisches, wirres Verhalten
Eigensinnig, starrköpfig
Empfindlich, Musik, gegen
        Geigenspiel, gegen •
Erregung, Aufregung
Erschöpfung, geistige
essen, weigert sich zu
Fleißig, Arbeitswut
Froh, guten Mutes, glücklich
Gedächtnis, gutes
Gedächtnisschwäche
    gelesen hat, für das, was er
        für das, was er gerade
Gedanken, versunken in
    Andrang, Flut der
    gedankenvoll
    hartnäckige
    schnelle, lebhafte
    Schwinden der
        Reden, beim
    unzusammenhängende
    wandernde, abschweifende
Gefühle beherrscht durch den Intellekt
geistige Arbeit, Abneigung gegen
Geschwätzigkeit
Hypochondrie
    Weinen, mit
Hysterie
Ideen, Einfällen, Reichtum an; Geistesklarheit
    Schweiß, bei
Imbezillität
Kindisches Benehmen

Konzentration, schwierige
magnetisiert werden, will, Mesmerismus amel.
Milde
Mürrisch, missmutig
Musik, Abneigung gegen
Geigenspielen, gegen •
agg.
Geigenspiel agg.
Kopfschmerzen, durch
Phantasien, verstärkte Phantasietätigkeit
launische
reden, Abneigung zu, möchte schweigen, wortkarg
Reizbarkeit
Musik, bei
Geigenmusik, durch •
Ruhelosigkeit
Selbstbetrachtung
Sprechen, Stimme, leiser, sanfter, mit •
Stimmung, veränderliche, unbeständige, wankelmütige
Streitsüchtig, zanksüchtig
Stumpfheit, Geistesträgheit, Denk- und Verständnisschwierigkeit
Traurigkeit, Verzagtheit, Niedergeschlagenheit, Depression, Schwermut, Melancholie
Ungehorsam
Vergesslich
Verwirrung des Geistes
Wahnideen, Einbildungen, Halluzinationen, Sinnestäuschungen
Phantasie, Einbildungen der
Schlangen, in ihr und um sie herum
Weinen, weinerliche Stimmung
Fieberfrost, bei
grundlos
unwillkürliches
verweigert wird, wenn ihm etwas
Zerstreut, unaufmerksam

Viola tricolor

Angst
Essen, nach dem
Fieber, im
Zukunft, um die
Argwöhnisch, misstrauisch
Beschimpfen, beleidigen, schmähen
Betäubung, wie im Rausch
Chaotisches, wirres Verhalten
Eigensinnig, starrköpfig
Empfindlich, überempfindlich
Entmutigt
Erschöpfung, geistige, Pollutionen, nach
Faulheit, Indolenz, Abneigung gegen Arbeit
nachmittags
abends
Feigheit
Froh, abends
schlechte Laune am Tag
Furcht
essen, nach dem Essen
Gedächtnisschwäche
Gedanken, Andrang, Flut der
abends, im Bett
Schlaflosigkeit, durch
Schwinden der
geistige Arbeit, Abneigung gegen
Geschwätzigkeit
abends
Gleichgültigkeit, Apathie
Fieber, bei
Hast, große Eile
Beruf, im
Bewegungen, in seinen
Heulen
Ideen, Einfällen, Reichtum an; Geistesklarheit
abends
nachts
Jammern, Lamentieren, Klagen
Lästig, geht auf die Nerven
Launenhaftigkeit
Mürrisch, missmutig
tagsüber
reden, Abneigung zu
Phantasien, Schlaf, verhindert den
verstärkte Phantasietätigkeit, abends, Bett, im
Schlaflosigkeit, mit
reden, Abneigung zu, möchte schweigen, wortkarg
Reizbarkeit
tagsüber
abends amel.
abwechselnd hypochondrisch am Tage, abends vergnügt
Ruhelosigkeit
innerliche
Schreien
Seelenruhe, Gelassenheit
Selbstbetrachtung
Selbstvertrauen, Mangel an
Sitzen, Neigung zum
Stilles Wesen

Streitsüchtig, zanksüchtig
Stumpfheit, Geistesträgheit, Denk- und Verständnisschwierigkeit
Traurigkeit, Verzagtheit, Niedergeschlagenheit, Depression, Schwermut, Melancholie
abends amel.
Ungeduld
Fieberhitze, bei
Ungehorsam
Unzufrieden, missvergnügt, unbefriedigt
sich selbst, mit
Verwirrung des Geistes
Fieberfrost, bei
Gehen, beim
Weinen, weinerliche Stimmung
Zerstreut, unaufmerksam

Vipera aspis

Bewusstlosigkeit, Koma, Stupor
Delirium
Pessimist
Qualvolle Angst
Reizbarkeit
Ruhelosigkeit
Traurigkeit, Verzagtheit, Niedergeschlagenheit, Depression, Schwermut, Melancholie
Menses, vor den
Ungeduld
widersprechen, Neigung zu

Vipera berus

Angst
Anstrengung, agg. durch geistige
Betäubung, wie im Rausch
Bewusstlosigkeit, Koma, Stupor
Delirium
abwechselnd mit Sopor
rasendes
Rausch, wie in einem
Sepsis, durch
Entmutigt
Entwicklungsstillstand eines Kindes
Erregung, Aufregung
Gedanken, versunken in
Gleichgültigkeit, Apathie
äußere Dinge, gegen
Hause gehen, will nach
Manie
Mürrisch, missmutig
Murmeln, murren
Qualvolle Angst
Raserei, Wut
Redet, sich selbst, mit
Reizbarkeit
Kopfschmerzen, bei
Ruhelosigkeit
nachts
ängstliche
Kopfschmerzen, bei
Schreien
Seufzen
Sinne abgestumpft
Sprechen, betrunken, wie
deliröses
unzusammenhängendes
zögerndes
Stumpfheit, Geistesträgheit, Denk- und Verständnisschwierigkeit
Tod, Todesahnung
wünscht sich den
Torpor, Erstarrung
Traurigkeit, Verzagtheit, Niedergeschlagenheit, Depression, Schwermut, Melancholie
Fieberhitze, bei
vergiftet zu sein, Gefühl ⋆2
Verwirrung des Geistes
Verzweiflung
Schmerzen, bei
Wahnideen, nachts
zu Hause fort, ist von
Weinen, Konvulsionen, bei

Viscum album

Aktivität
Angst
Beschwerden infolge von Schreck
Betäubung, wie im Rausch
Bewusstlosigkeit, Koma, Stupor
Verhalten, automatenhaftes
Ekel, Arzneiflasche, beim Anblick der •
Empfindlich, Geräusche, gegen
Entmutigt
Erschöpfung, geistige
Faulheit, Indolenz, Abneigung gegen Arbeit
Fehler, Schreiben, beim
Sprechen, beim
Feigheit
Froh, guten Mutes, glücklich
Furcht
offenen Plätzen, vor; Agoraphobie
Orten, Gebäuden ⋆3

Telefon, vor dem •
Tod, vor dem
Gedächtnisschwäche
Gedanken, hartnäckige
schreckliche
nachts, beim Erwachen
Geistesabwesend
Geisteskraft, gesteigerte
Geistige Arbeit unmöglich
Gesellschaft, Abneigung, gegen; allein, amel. wenn
Gewalttätig, heftig
Gleichgültigkeit, Apathie
Heiterkeit
Hysterie
Mürrisch, missmutig
Optimist
Pläne, schmiedet viele
Reizbarkeit
Ruhelosigkeit
nachts
Sprechen, unzusammenhängendes
Stuhl, schluckt seinen
Traum, wie im
Traurigkeit, Verzagtheit, Niedergeschlagenheit, Depression, Schwermut, Melancholie
Trost, freundliche Worte agg.
Vergesslich
Verweigert, Medizin, die
Verweilt bei vergangenen unangenehmen Ereignissen
Verwirrung des Geistes, betrunken, wie
Wahnideen, Einbildungen, Halluzinationen, Sinnestäuschungen
Erdboden gibt nach ⋆3
Gespenster, Geister, sieht
Körper, leichter als Luft, ist
Phantasie, Einbildungen der
schwebt in der Luft
Weinen, weinerliche Stimmung
Kleinigkeiten, um
Zeit, vergeht zu schnell, eilt zu sehr

Voeslau aqua

Erregung, Aufregung
Mürrisch, missmutig
Reizbarkeit
Ruhelosigkeit
Arbeit, bei der
Unbeständigkeit

W

Wiesbaden aqua

Aktivität
Angst
Zukunft, um die
Bewusstlosigkeit, Koma, Stupor
Denken, Abneigung gegen
Froh, guten Mutes, glücklich
Gebärden, leichte
Mürrisch, missmutig
Ruhelosigkeit
ängstliche
Ungeduld
Weinen, weinerliche Stimmung

Wildbad aqua

Angst
Faulheit, Indolenz, Abneigung gegen Arbeit
Gedächtnisschwäche
Ruhelosigkeit, Mitternacht, nach, 4 h
Traurigkeit, Verzagtheit, Niedergeschlagenheit, Depression, Schwermut, Melancholie
Weinen, Schlaf, im

Wyethia helenoides

Furcht
Ruhelosigkeit
Traurigkeit, Verzagtheit, Niedergeschlagenheit, Depression, Schwermut, Melancholie

X

X-ray

Gesellschaft, Abneigung gegen; Gegenwart anderer agg. die Symptome; Verlangen nach Einsamkeit
Reizbarkeit
töten, Verlangen zu
    Menses, vor den •
        während der
Traurigkeit, Verzagtheit, Niedergeschlagenheit, Depression, Schwermut, Melancholie
    Erwachen, beim

Xanthoxylum fraxineum (americanum)

Angst
    Zukunft, um die
Delirium
erschreckt, leicht
Furcht
    ereignen, es könnte sich etwas
    Menses, vor den
    Tod, vor dem, Menses, vor den
Gleichgültigkeit, Apathie
    tagsüber
    Leben, gegen sein
Hysterie
    Amenorrhoe, bei •
Qualvolle Angst, Menses, während der
Ruhelosigkeit, Frauen, bei
Traurigkeit, Verzagtheit, Niedergeschlagenheit, Depression, Schwermut, Melancholie
    morgens, Erwachen, beim
    Menses, vor den
Verwirrung des Geistes
    Identität, über seine, Dualität, Gefühl der
Wahnideen, Einbildungen, Halluzinationen, Sinnestäuschungen
    doppelt zu sein
    Sterben, er ist am

Xerophyllum

Bewusstlosigkeit, Koma, Stupor
Gedächtnisschwäche, Eigennamen, für
    Worte, für
Konzentration, schwierige
Stumpfheit, Geistesträgheit, Denk- und Verständnisschwierigkeiten

Y

Yucca filamentosa

Empfindlich, Geräusche, gegen
Fehler, Schreiben, beim
    falsche Worte
    Sprechen, beim, Worte, benutzt falsche
Gedächtnisschwäche
Gedanken, wandernde, abschweifende
geistige Arbeit, Abneigung gegen
Phantasien, laszive
Reizbarkeit
Ruhelosigkeit
    nachts
Stimmung, veränderliche, unbeständige, wankelmütige
Traurigkeit, Verzagtheit, Niedergeschlagenheit, Depression, Schwermut, Melancholie

Z

Zea italica

Wäscht sich, baden, Manie zu •

Zincum aceticum

Angst
Delirium
wahnsinniges
Delirium tremens, Säuferwahnsinn
essen, weigert sich zu +3
geistige Arbeit, Abneigung gegen +3
Ruhelosigkeit

Zincum cyanatum

Hysterie

Zincum metallicum

Abergläubisch
Abscheu, Leben, gegen das
Aktivität, Schlaflosigkeit, mit
angefasst werden, will nicht, kitzlig
angesprochen werden, will nicht
Angst
tagsüber
morgens
nachmittags
abends amel.
nachts
Erwachen, beim
abwechselnd mit Zufriedenheit •
allein, wenn
Dunkeln, im
Erscheinung beim Erwachen, durch eine schreckliche
Erwachen, beim
Fieber, im
Freien, im, amel.
Furcht, mit
Gewissensangst, als ob eines Verbrechens schuldig
Menses, vor den
während der
amel.
Schlaf, im
Menses, nach den
Träume, beim Erwachen durch schreckliche
Anstrengung, agg. durch geistige
amel.
Antwortet langsam
wiederholt die Frage zuerst
Auffahren
mittags
nachts, Menses, während der •
Kleinigkeiten, durch
leichtes
Menses, während der
Schlaf, aus dem
Menses, während der •
im
Augenschließen amel.
beleidigt, leicht; nimmt alles übel
Beschwerden infolge von Erregung, Gefühlserregung
Kränkung, Demütigung +3
Kummer
Schreck
sexuellen Exzessen
Zorn, Ärger
Schreck, mit
stillem Kummer, mit
Betäubung, wie im Rausch
mittags •
nachmittags
abends
anfallweise •
Nasenbluten, nach •
Schwindel, bei
Bewusstlosigkeit, Koma, Stupor
morgens
mittags
abends
Dämmerzustand
Exanthem zu langsam erscheint, wenn •
schnell vorübergehende
Schwindel, während
Unterdrückung eines Hausausschlages, nach •
Boshaft, gehässig
Zorn, mit
Chaotisches, wirres Verhalten
Delirium
Bett und entflieht, springt plötzlich aus dem
Erwachen, beim

Gelächter, mit
gewalttätiges
zurückgehalten und beruhigt, wird sehr schwer •
murmelt, murrt
rasendes
Schrecken, voller
wahnsinniges
Delirium tremens, Säuferwahnsinn
Erregung, mit
Denken, Beschwerden agg., an seine
Dunkelheit agg.
Eigensinnig, starrköpfig
Empfindlich, überempfindlich
mittags •
geistige Eindrücke, für
Geräusche, gegen
Abneigung gegen
sprechen zu hören, andere Stimmen, gegen
Musik, gegen
Klaviermusik, gegen
Sinneseindrücke, gegen
entfliehen, versucht zu
zurückgehalten, wird nur schwer
Entmutigt
abwechselnd mit Reizbarkeit •
Zorn
Erkennt, Verwandten nicht, seine
Erregung, Aufregung
abends
Bett, im
nachts
Hören schrecklicher Dinge, nach dem
Kleinigkeiten, über
Klimakterium, im
Erschöpfung, geistige
Stillen, nach dem
erschreckt, leicht
mittags •
Erwachen, beim
Faulheit, Indolenz, Abneigung gegen Arbeit
Essen, nach dem
Mittagessen, nach dem
Schläfrigkeit, mit
Traurigkeit, aus
Fehler, Schreiben, beim
lässt Buchstaben aus
Sprechen, beim
Worte, benutzt falsche
Fleißig, Arbeitswut
Froh, guten Mutes, glücklich
morgens
vormittags
abends
Bett, im
abwechselnd mit Reizbarkeit
Traurigkeit
Furcht
mittags •
abends
amel.
nachts
abwechselnd mit Traurigkeit •
Alleinsein, vor dem
Apoplexie, vor
Arbeit, Grauen vor der
Dunkelheit, vor
Einbildungen, vor
Einbrechern, vor
Erwachen, beim
fallen, zu
Geistern, Gespenstern, vor
Geräusche, durch
Hydrozephalus, bei •
lebenslange
Tod, vor dem
Unglück, vor
Gebärden, automatische
Greifen oder Langen nach etwas, nach Flocken
Genitalien, nach den, Delirium, im *3
zupft an der Bettdecke
seltsame Stellungen und Lagen
Gedächtnis, gutes
Gedächtnisschwäche
getan hat, was er gerade
Gedächtnisverlust
epileptischen Anfällen, nach
Gedanken, Andrang, Flut der
nachts
hartnäckige, allein, wenn
Schwinden der
unzusammenhängende
wandernde, abschweifende
gehen, Abneigung zu •
Geisteskrankheit, Wahnsinn
erotische
Kindbett, im
Konvulsionen, mit
unterdrückten Hautausschlägen, nach
geistige Arbeit, Abneigung gegen
unmöglich
Gemütssymptome wechseln mit körperlichen +2
Geschäftig

Geschwätzigkeit
abwechselnd mit Fieberfrost und Fieberhitze ⋆3
Fieberfrost, bei
Gesellschaft, Verlangen nach; Abneigung gegen Einsamkeit, Gesellschaft amel.
Alleinsein agg. beim
Gewalttätig, heftig
Gewalttaten, Wut führt zu
Gewissensqual
Gewitter, Gemütssymptome vor
Gleichgültigkeit, Apathie
Langeweile, mit
Schläfrigkeit, mit
Grauen, Gruseln ⋆2,3
Hast, Essen, beim
Trinken, beim
Heiterkeit
Hypochondrie
nachmittags
Essen, nach dem
Hysterie
Menses, während der, amel. •
Ideen, Einfällen, Mangel an
Ideen, Einfällen, Reichtum an; Geistesklarheit
Imbezillität
Jammern, Lamentieren, Klagen
Kindbett, Gemütssymptome im
Klimakterium agg.
kompliziert, kleinlich, umständlich, wählerisch ⋆2
Konzentration, schwierige
Kindern, bei
Kummer, Wahnideen, durch •
Küsst jeden, Menses, vor den
Lachen
abends
abwechselnd mit Traurigkeit
andauerndes
Kleinigkeiten, über
Konvulsionen, vor, bei oder nach
krampfhaftes
sardonisches
unmäßiges
Langsamkeit
alter Menschen
Langeweile
Lästig, geht auf die Nerven
abends
Lasziv
Läuft umher, Schreck, wie im •
Launenhaftigkeit
mittags •
abends
Lebensüberdruss, Lebensmüdigkeit
Lebhaft, munter
Leere, Gefühl der ⋆5
Licht, flieht das
Manie
erotische ⋆3
Raserei, mit
unterdrückten Hautausschlägen, nach
Menses, Gemütssymptome agg. während der
Milde
Morphinismus
Mürrisch, missmutig
morgens
mittags •
nachmittags
abends
Konvulsionen, vor
Unterhaltung anderer, während der •
Musik agg.
Klavierspiel, durch
Neid
Nymphomanie
Menses, unterdrückten, nach
puerperale
Schwangerschaft, in der
Phantasien, laszive
lebhafte
verstärkte Phantasietätigkeit
nachts
Quält jeden mit seinen Beschwerden
Raserei, Wut
abends
Reden anderer agg., Unterhaltung
Schlaf, im
reden, Abneigung zu, möchte schweigen, wortkarg
abends
Redet, Schwierigkeiten, von ihren ⋆2
Reizbarkeit
tagsüber
morgens
mittags
nachmittags
abends
amel.
abwechselnd mit Fröhlichkeit
Raserei ⋆3
Schüchternheit
Traurigkeit
Kindern, bei
Kopfschmerzen, bei

- Menses, während der
- Musik, bei
  - Klaviermusik, durch
- Reden, beim

Religiosität, auffallende

Ruhelosigkeit
- morgens
- abends
- nachts
- Mitternacht, nach
- ängstliche
- Bett, sich herumwerfen im
- Erwachen, beim
- Menses, unterdrückte, durch

Schlafwandeln
- *unterdrückten Gemütsbewegungen, nach* •
- *Verschwinden von alten Hautausschlägen, nach* •

Schmollen

Schreckliche Dinge, traurige Geschichten ergreifen sie tief

Schreiben, Schwierigkeiten, seine Gedanken beim Schreiben auszudrücken

Schreien
- *Chorea, bei*
- *Cri encéphalique*
- **Erwachen, beim**
- *Hydrozephalus, bei*
- Kindern, bei, abends
  - bewegt werden, wenn sie ⋆2
- *Konvulsionen, vor*
- **Schlaf, im**
  - *Menses, vor den*
- Zorn, im +2

Schüchternheit
- abwechselnd mit Ärger
  - Reizbarkeit •
  - Traurigkeit •
  - Zorn •
- schamhaft, verlegen

Seelenruhe, Gelassenheit

Selbstmord, Neigung zum

Selbstvertrauen, Mangel an

Sinne abgestumpft
- geschärft

Sitzen, Neigung zum

Sorgen, voller, andere um
- Seinen, um die

spielen, Verlangen zu, bösen Streich, Schüler spielen anderen oder ihren Lehrern einen

Sprechen, langsames
- unverständliches, abends nach dem Hinlegen •
- unzusammenhängendes
- zorniges •

Stilles Wesen

Stimmung, abwechselnde
- **veränderliche, unbeständige, wankelmütige**
  - Schweiß, bei

Stöhnen, Ächzen, Wimmern
- tagsüber •
- nachts

Streitsüchtig, zanksüchtig

Stumpfheit, Geistesträgheit, Denk- und Verständnisschwierigkeit
- mittags
- nachmittags
- anfallweise
- Augenschließen, beim •
- Kindern, bei
- Kopfschmerzen, mit •
- Liegen, beim, amel. •
- Mittagessen, nach dem
- Schläfrigkeit, mit
- *versteht Fragen erst nach Wiederholung*
- Wein, nach

Tod, Gefühl vom
- Todesahnung
  - ruhig an den Tod, denkt •
- *Todesgedanken*
  - nachmittags
  - *abends* •
- wünscht sich den

Traum, wie im

Traurigkeit, Verzagtheit, Niedergeschlagenheit, Depression, Schwermut, Melancholie
- tagsüber
- morgens
- *mittags*
  - mittags lebhaft und abends traurig oder umgekehrt •
- nachmittags
- abends
  - amel.
- abwechselnd mit Furcht •
  - Reizbarkeit
  - Zorn
  - Zufriedenheit •
- Alleinsein, beim
- Arbeitsunlust, mit
- Entbindung, während der
- epileptischen Anfall, vor einem

Essen, nach dem
Klimakterium, im
Menses, während der
amel.
Mittagessen, nach dem
Trunksucht, Alkoholismus
Erregung durch
Unbehagen, Unpässlichkeit
Essen, nach dem
Mittagessen, nach dem
Unbesonnen, sorglos
Unbeständigkeit
Unentschlossenheit
Ungeduld
Kopfschmerzen, bei
Reden anderer, beim •
Schweiß, bei
Ungestüm
unterdrückten oder zurückgetretenen Hautausschlägen oder Hämorrhoiden, Gemütssymptome agg. nach
Unwillkürliche Handlungen [+3]
Unzufrieden, missvergnügt, unbefriedigt
nachmittags
Vergesslich
Kopfschmerzen, bei
Verschwiegen, Geheimniskrämer
Verwirrung des Geistes
morgens
Erwachen, beim
nachmittags
abends
Erwachen, beim
Essen, nach dem
Kopfschmerzen, mit
Mittagessen, nach dem
Traum, wie im
Wein, nach
Verzweiflung, Genesung, an der
Wahnideen, Einbildungen, Halluzinationen, Sinnestäuschungen
nachts
angefeindet, gehindert und gequält, er wird
angeklagt, sie ist
arretiert werden, soll
Bilder, Phantome, sieht
nachts
herauf- und herabsteigen, sieht •
Diebe, sieht
doppelt, Gegenstände sind
ermordet werden, er wird
Feuer, sieht
Geld, zählt, er
Gespenster, Geister, sieht
Erwachen, beim
Hunde, sieht
Kropf, er hat einen, über den er im Sitzen nicht hinausschauen könne •
Kummer und Zorn, durch
länger, Gegenstände erscheinen
leicht, körperlos, er ist
Pferde, sieht
Phantasie, Einbildungen der
Stimmen, schimpfende und unflätige Stimmen sprechen aus seinem Innern •
Teufel, sieht
hinter ihr ist der •
Tieren, von
tot, Menschen, sieht tote
Verbrechen begangen, er hatte ein
verfolgt zu werden, Feinden, von
Polizei, von der
vergrößert, Kopf ist
Visionen, hat, schreckliche, Erwachen, beim •
Weinen, weinerliche Stimmung
abends amel.
nachts
Angst, nach
Ärger, aus
grundlos
Menses, vor den
während der
Schlaf, im
Wimmern, Winseln
Zorn, mit •
Zorn, mit *[2,3]
Zerstreut, unaufmerksam
Zorn, Jähzorn
mittags
abends
abwechselnd mit Entmutigung
Frohsinn
Schüchternheit
Traurigkeit
aufgeweckt, wenn
erstechen, könnte jemanden
heftiger
leicht in, gerät
Stimmen, durch menschliche
Wahnideen im Klimakterium, mit
Zittern, mit
Zufrieden

Zincum muriaticum

Angst
Auffahren, Kleinigkeiten, durch
Furcht
Gebärden, Greifen oder Langen nach etwas, nach Flocken
zupft an der Bettdecke
Gedächtnisschwäche
Reizbarkeit
Wahnideen, Einbildungen, Halluzinationen, Sinnestäuschungen
Geruchsinnes, des

Zincum oxydatum

Angst, Gewissensangst, als ob eines Verbrechens schuldig
Hypochondrie
Lachen, krampfhaftes
unfreiwilliges
unmäßiges
sardonisches
Mürrisch, missmutig
Ruhelosigkeit
Gewissensunruhe

Zincum phosphoricum

Abscheu, Leben, gegen das
Angst, morgens
nachmittags
nachts
Erwachen, beim
Fieber, im
Menses, während der
Anstrengung, agg. durch geistige
Auffahren, Schlaf, im
beleidigt, leicht; nimmt alles übel
Beschwerden infolge von Schreck
sexuellen Exzessen
Betäubung, wie im Rausch
Bewusstlosigkeit, Koma, Stupor
Menses, während der
Boshaft, gehässig
Delirium, gewalttätiges
rasendes
Schrecken, voller
Eigensinnig, starrköpfig
Empfindlich, Geräusche, gegen
Musik, gegen
entfliehen, versucht zu
Erregung, Aufregung
Erschöpfung, geistige
Faulheit, Indolenz, Abneigung gegen Arbeit
Froh, abends
Furcht
abends
nachts
Einbrechern, vor
Erwachen, beim
Geistern, Gespenstern, vor
Tod, vor dem
Gebärden, Greifen oder Langen nach etwas, nach Flocken
zupft an der Bettdecke
Gedächtnisschwäche
Gedanken, Schwinden der
wandernde, abschweifende
Geisteskrankheit, Wahnsinn
geistige Arbeit, Abneigung gegen
Geschwätzigkeit
Gesellschaft, Verlangen nach; Abneigung gegen Einsamkeit, Gesellschaft amel.
Gleichgültigkeit, Apathie
Imbezillität
Konzentration, schwierige
Lernen, Lesen etc., beim +1
Lachen, dummes
krampfhaftes
sardonisches
Mürrisch, missmutig
Phantasien, verstärkte Phantasietätigkeit
Reden, Schlaf, im
reden, Abneigung zu, möchte schweigen, wortkarg
Reizbarkeit
morgens
abends
Kopfschmerzen, bei
Menses, während der
Ruhelosigkeit, morgens
abends
nachts
ängstliche
Schreien, Schlaf, im
Schüchternheit
Selbstmord, Selbstmordgedanken
Sinne abgestumpft
Sitzt still
Sprechen, unzusammenhängendes
Stimmung, veränderliche, unbeständige, wankelmütige

- **Stumpfheit, Geistesträgheit, Denk- und Verständnisschwierigkeit**
- Tod, Todesahnung
- **Traurigkeit, Verzagtheit, Niedergeschlagenheit, Depression, Schwermut, Melancholie**
    - morgens
    - nachmittags
    - abends
- Unbesonnen, sorglos
- Unentschlossenheit
- Ungeduld
- Ungestüm
- **Vergesslich**
- Verlangen, mehr als sie benötigt, verlangt
- **Verwirrung des Geistes** [+1]
    - morgens
        - Erwachen, beim
    - abends
    - Essen, nach dem
- Wahnideen, Bilder, Phantome, sieht, nachts
    - Feuer, sieht
    - Flatus, jeder bemerke seine Blähungen ★[2]
    - Phantasie, Einbildungen der
    - tot, Menschen, sieht tote
- Weinen, weinerliche Stimmung
    - Menses, während der
- Zorn, Jähzorn agg.
    - heftiger
    - Kleinigkeiten, über

Zincum picricum

- *Erschöpfung, geistige*
- Gedächtnisschwäche
- Nymphomanie
- Satyriasis

Zincum sulfuricum

- Angst
- Delirium
- Lachen
    - unfreiwilliges
- Reden, Schlaf, im

Zincum valerianicum

- Beschwerden infolge von Erregung, Gefühlserregung [+3]
- Erregung, Aufregung
- Geschäftig
- Hast, große Eile
- Hypochondrie
- *Hysterie*
    - Klimakterium, im
- Mürrisch, Konvulsionen, vor
- *Qualvolle Angst*
- Reizbarkeit
- Ruhelosigkeit
- Traurigkeit, epileptischen Anfall, vor einem

Zingiber officinale

- Aktivität, geistige
- *Bewusstlosigkeit, Koma, Stupor*
    - Fieber, bei
- Faulheit, Indolenz, Abneigung gegen Arbeit
- Froh, guten Mutes, glücklich
- Gedächtnis, gutes
- Gedächtnisschwäche
- *Hypochondrie*
- Ideen, Einfällen, Reichtum an; Geistesklarheit
- Leere, Gefühl der ★[5]
- *Reizbarkeit, abends*
    - Menses, während der
- Ruhelosigkeit
    - abends
    - Mitternacht, 2 h, nach
- Stimmung, angenehme
- Traurigkeit, Verzagtheit, Niedergeschlagenheit, Depression, Schwermut, Melancholie
- Vergesslich

Zizia aurea

- Abscheu, Leben, gegen das
- Erregung, Aufregung
- Faulheit, Indolenz, Abneigung gegen
    - Zufriedenheit, mit •
- Froh, abwechselnd mit Traurigkeit
    - gefolgt von Melancholie
- Gedächtnis, gutes
- Gleichgültigkeit, Apathie
    - alles, gegen
    - Reizbarkeit, mit •
- Heiterkeit
    - Traurigkeit, nach •
- Hypochondrie
- *Hysterie*
- Lebensüberdruss, Lebensmüdigkeit
- Phantasien, verstärkte Phantasietätigkeit

Reizbarkeit
abwechselnd mit Gleichgültigkeit
Traurigkeit, mit
Selbstmord, Neigung zum
Traum, wie im
Traurigkeit, Verzagtheit, Niedergeschlagenheit, Depression, Schwermut, Melancholie
Heiterkeit, nach
stille
Unterhaltung, Abneigung gegen
Unzufrieden, sich selbst, mit
Weinen amel.
Verlangen, voller, körperlicher Bewegung, nach
Weinen, weinerliche Stimmung
abwechselnd mit Lachen

Index der Abkürzungen und Arzneinamen

abel.	Abelmoschus
abies-c.	Abies canadensis
abies-n.	Abies nigra
abrot.	Abrotanum
absin.	Absinthium
acal.	Acalypha indica
acet-ac.	Aceti acidum
acetan.	Acetanilidum
achy.	Achyranthes calea
acon.	Aconitum napellus
acon-c.	Aconitum cammarum
acon-f.	Aconitum ferox
acon-l.	Aconitum lycoctonum
aconin.	Aconitinum
act-sp.	Actaea spicata
adel.	Adelheid aqua
adlu.	Adlumia fungosa
adon.	Adonis vernalis
aesc.	Aesculus hippocastanum
aesc-g.	Aesculus glabra
aeth.	Aethusa cynapium
agar.	Agaricus muscarius
agar-cit.	Agaricus citrinus
agar-cps.	Agaricus campestris
agar-em.	Agaricus emeticus
agar-pa.	Agaricus pantherinus
agar-ph.	Agaricus phalloides
agar-pr.	Agaricus procerus
agar-se.	Agaricus semiglobatus
agar-st.	Agaricus stercorarius
agav-a.	Agave americana
agav-t.	Agave tequilana
agn.	Agnus castus
agre.	Agremone ochroleuca
agro.	Agrostema githago
ail.	Ailanthus glandulosa
alco.	Alcoholus
alet.	Aletris farinosa
alfa.	Alfalfa
all-c.	Allium cepa
all-s.	Allium sativum
allox.	Alloxanum
aloe	Aloe socotrina
alumn.	Alumen
alum.	Alumina
alum-p.	Alumina phosphorica
alum-sil.	Alumina silicata
ambr.	Ambra grisea
ammc.	Ammoniacum gummi
am-br.	Ammonium bromatum
am-c.	Ammonium carbonicum
am-caust.	Ammonium causticum
am-m.	Ammonium muriaticum
am-n.	Ammonium nitricum
am-val.	Ammonium valerianicum
amn-l.	Amnii liquor
amor-r.	Amorphophallus rivieri
amph.	Amphisbaena vermicularis
amyg.	Amygdalae amarae aqua
amgd-p.	Amygdalus persica
aml-ns.	Amylenum nitrosum
anac-oc.	Anacardium occidentale
anac.	Anacardium orientale
anag.	Anagallis arvensis
anan.	Anantherum muricatum
ang.	Angustura vera
ange.	Angelica atropurpurea
ange-s.	(Radix) angelicae sinensis
anh.	Anhalonium lewinii
anil.	Anilinum
anis.	Anisum stellatum
ant-ar.	Antimonium arsenicosum
ant-c.	Antimonium crudum
ant-m.	Antimonium muriaticum
ant-o.	Antimonium oxydatum
ant-s.	Antimonium sulfuratum auratum
ant-t.	Antimonium tartaricum
anth.	Anthemis nobilis
anthr.	Anthracinum
anthraco.	Anthracokali
antip.	Antipyrinum
ap-g.	Apium graveolens
apis	Apis mellifica
apisin.	Apisinium
apoc.	Apocynum cannabinum
apom.	Apomorphinum
aq-mar.	Aqua marina
aqui.	Aquilegia vulgaris
arag.	Aragallus lamberti
aral.	Aralia racemosa
aran.	Aranea diadema
aran-ix.	Aranea ixobola
aran-s.	Aranea scinencia
arg-m.	Argentum metallicum
arg-mur.	Argentum muriaticum
arg-n.	Argentum nitricum

arist-cl.	Aristolochia clematitis
arn.	Arnica montana
ars.	Arsenicum album
ars-h.	Arsenicum hydrogenisatum
ars-i.	Arsenicum iodatum
ars-m.	Arsenicum metallicum
ars-s-f.	Arsenicum sulfuratum flavum
ars-s-r.	Arsenicum sulfuratum rubrum
art-v.	Artemisia vulgaris
arum-d.	Arum dracontium
arum-i.	Arum italicum
arum-m.	Arum maculatum
arum-t.	Arum triphyllum
arund.	Arundo mauritanica
asaf.	Asa foetida
asar.	Asarum europaeum
asc-c.	Asclepias cornuti
asc-t.	Asclepias tuberosa
asim.	Asimina triloba
aspar.	Asparagus officinalis
astac.	Astacus fluviatilis
aster.	Asterias rubens
astra-e.	Astragalus excapus
atha.	Athamanta oreoselinum
atro.	Atropinum
aur-a.	Aurum arsenicosum
aur-j.	Aurum jodatum
aur.	Aurum metallicum
aur-m.	Aurum muriaticum
aur-m-n.	Aurum muriaticum natronatum
aur-s.	Aurum sulfuratum
auran.	Aurantii cortex
aven.	Avena sativa
aza.	Azadirachta indica

bac.	Bacillinum Burnett
bad.	Badiaga
bapt.	Baptisia tinctoria
bar-a.	Baryta acetica
bar-c.	Baryta carbonica
bar-j.	Baryta jodata
bar-m.	Baryta muriatica
bar-p.	Baryta phosphorica
bar-s.	Baryta sulfurica
bart.	Bartfelder aqua
bell.	Belladonna
bell-p.	Bellis perennis
benz.	Benzinum
benz-n.	Benzinum nitricum
benz-ac.	Benzoicum acidum
benzol.	Benzolum
berb.	Berberis vulgaris
bism.	Bismutum subnitricum
blatta-a.	Blatta americana
bol.	Boletus laricis
bol-lu.	Boletus luridus
bol-s.	Boletus satanas
bold.	Boldo
bomb-pr.	Bombyx processionea
bond.	Bondonneau aqua
bor.	Borax veneta
both.	Bothrops lanceolatus
bov.	Bovista lycoperdon
brach.	Brachyglottis repens
brom.	Bromium
bruc.	Brucea antidysenterica
bry.	Bryonia alba
bufo.	Bufo rana
bufo-s.	Bufo sahytiensis
buni-o.	Bunias orientalis
but-ac.	Butyricum acidum
buth-a.	Buthus australis

cact.	Cactus grandiflorus
cadm-met.	Cadmium metallicum
cadm-m.	Cadmium muriaticum
cadm-s.	Cadmium sulfuratum
cael.	Caela zacatechichi
cahin.	Cahinca racemosa
caj.	Cajuputum
calad.	Caladium seguinum
calc-ac.	Calcarea acetica
calc-ar.	Calcarea arsenicosa
calc-br.	Calcarea bromata
calc.	Calcarea carbonica
calc-caust.	Calcarea caustica
calc-f.	Calcarea fluorica naturalis
calc-hp.	Calcarea hypophosphorosa
calc-j.	Calcarea jodata
calc-m.	Calcarea muriatica
calc-p.	Calcarea phosphorica
calc-sil.	Calcarea silicata
calc-s.	Calcarea sulfurica
calen.	Calendula officinalis
calo.	Calotropis gigantea
calth.	Caltha palustris
camph.	Camphora
camph-br.	Camphora bromata
cann-i.	Cannabis indica
cann-s.	Cannabis sativa
canth.	Cantharis
caps.	Capsicum annuum
carb-ac.	Carbolicum acidum
carb-an.	Carbo animalis

carb-v.	Carbo vegetabilis
carbn.	Carboneum
carb-h.	Carboneum hydrogenisatum
carb-o.	Carboneum oxygenisatum
carb-s.	Carboneum sulfuratum
carc.	Carcinosinum Burnett
card-b.	Carduus benedictus
card-m.	Carduus marianus
carl.	Carlsbad aqua
casc.	Cascarilla
cass.	Cassada
cast.	Castoreum canadense
cast-eq.	Castor equi
cast-v.	Castanea vesca
caste.	Castella texana
caul.	Caulophyllum
caust.	Causticum Hahnemanni
cean.	Ceanothus americanus
cecr.	Cecropia mexicana
cedr.	Cedron
cench.	Cenchris contortrix
cent.	Centaurea tagana
ceph.	Cephalanthus occidentalis
cere-b.	Cereus bonplandii
cere-s.	Cereus serpentaria
cerv.	Cervus brasilicus
cham.	Chamomilla
chel.	Chelidonium majus
chen-a.	Chenopodium anthelminticum
chim-m.	Chimaphila maculata
chim.	Chimaphila umbellata
chin-b.	China boliviana
chin.	China officinalis
chin-a.	Chininum arsenicosum
chin-m.	Chininum muriaticum
chin-s.	Chininum sulfuricum
chion.	Chionanthus virginica
chlf.	Chloroformium
chlol.	Chloralum hydratum
chlor.	Chlorum
chloram.	Chloramphenicolum
chlorpr.	Chlorpromazinum
chr-ac.	Chromicum acidum
cic-m.	Cicuta maculata
cic.	Cicuta virosa
cimx.	Cimex lectularius
cimic.	Cimicifuga racemosa
cina	Cina maritima
cinch.	Cinchoninum sulfuricum
cinnb.	Cinnabaris
cinnm.	Cinnamomum ceylanicum
cist.	Cistus canadensis

cit-ac.	Citricum acidum
cit-l.	Citrus limonum
cit-v.	Citrus vulgaris
clem.	Clematis erecta
cob.	Cobaltum metallicum
cob-n.	Cobaltum nitricum
coc-c.	Coccus cacti
coca	Coca
cocain.	Cocainum hydrochloricum
cocc-s.	Coccinella septempunctata
cocc.	Cocculus indicus
coch-o.	Cochlearia officinalis
cod.	Codeinum purum aut phosphoricum aut aceticum
coff.	Coffea cruda
coff-t.	Coffea tosta
coffin.	Coffeinum
colch.	Colchicum autumnale
coll.	Collinsonia canadensis
colocin.	Colocynthinum
coloc.	Colocynthis
com.	Comocladia dentata
conin.	Coniinum
conin-br.	Coniinum bromatum
con.	Conium maculatum
convo-d.	Convolvulus duartinus
convo-s.	Convolvulus stans
cop.	Copaiva
cor-r.	Corallium rubrum
cori-m.	Coriaria myrtifolia
cori-r.	Coriaria ruscifolia
corn.	Cornus circinata
corn-f.	Cornus florida
cortico.	Corticotropinum
cortiso.	Cortisonum
cot.	Cotyledon umbilicus
crat.	Crataegus oxyacantha
croc.	Crocus sativus
crot-c.	Crotalus cascavella
crot-h.	Crotalus horridus
crot-t.	Croton tiglium
cryp.	Cryptopinum
cub.	Cubeba officinalis
culx.	Culex musca
cund.	Cundurango
cupr-a.	Cuprum aceticum
cup-am-s.	Cuprum ammoniae sulfuricum
cupr-ar.	Cuprum arsenicosum
cupr.	Cuprum metallicum
cupr-s.	Cuprum sulfuricum
cur.	Curare
cycl.	Cyclamen europaeum

cyna.	Cynara scolymos
cyn-d.	Cynodon dactylon
cypr.	Cypripedium pubescens
cyt-l.	Cytisus laburnum
daph.	Daphne indica
dat-a.	Datura arborea
dat-f.	Datura ferox
dat-m.	Datura metel
dat-s.	Datura sanguinea
der.	Derris pinnata
des-ac.	Desoxyribonucleinicum acidum
dicha.	Dichapetalum
dict.	Dictamnus albus
digin.	Digitalinum
dig.	Digitalis purpurea
digox.	Digitoxinum
dios.	Dioscorea villosa
diph.	Diphtherinum
dirc.	Dirca palustris
dor.	Doryphora decemlineata
dros.	Drosera rotundifolia
dubo-m.	Duboisia myoporoides
dub.	Duboisinum
dulc.	Dulcamara
dys.	(Bacillus) dysenteriae
eaux.	Eaux bonnes aqua
echi.	Echinacea
elae.	Elaeis guineensis
elap.	Elaps corallinus
elat.	Elaterium officinarum
epig.	Epigaea repens
epil.	Epilobium palustre
epiph.	Epiphegus virginiana
equis-a.	Equisetum arvense
equis.	Equisetum hyemale
erech.	Erechthites hieracifolia
ergot.	Ergotinum
erig.	Erigeron canadensis
erio.	Eriodyction californicum
ery-a.	Eryngium aquaticum
ery-m.	Eryngium maritinum
eryt-j.	Erythrophlaeum judiciale
esp-g.	Espeletia grandiflora
ether	Ether
eucal.	Eucalyptus globulus
eug.	Eugenia jambosa
euon.	Euonymus europaea
euon-a.	Euonymus atropurpurea
eup-a.	Eupatorium aromaticum
eup-per.	Eupatorium perfoliatum
eup-pur.	Eupatorium purpureum
euph-a.	Euphorbia amygdaloides
euph-c.	Euphorbia corollata
euph-hy.	Euphorbia hypericifolia
euph-l.	Euphorbia lathyris
euph.	Euphorbium officinarum
euphr.	Euphrasia officinalis
eupi.	Eupionum
eys.	Eysenhardtia polystachia
fago.	Fagopyrum esculentum
fagu.	Fagus silvatica
fel.	Fel tauri
ferr-ac.	Ferrum aceticum
ferr-ar.	Ferrum arsenicosum
ferr-br.	Ferrum bromatum
ferr-c.	Ferrum carbonicum
ferr-j.	Ferrum jodatum
ferr-ma.	Ferrum magneticum
ferr.	Ferrum metallicum
ferr-m	Ferrum muriaticum
ferr-p.	Ferrum phosphoricum
ferr-pic.	Ferrum picricum
ferr-s.	Ferrum sulfuricum
ferr-t.	Ferrum tartaricum
ferul.	Ferula glauca
fic.	Ficus religiosa
fil.	Filix-mas
flav.	Flavus
flor-p.	Flor de piedra
fl-ac.	Fluoricum acidum
foll.	Folliculinum
form.	Formica rufa
franz.	Franzensbad aqua
frax.	Fraxinus americana
fuc.	Fucus vesiculosus
fuli.	Fuligo ligni
gad.	Gadus morrhua
galin.	Galinsoga parviflora
gal-ac.	Gallicum acidum
gamb.	Gambogia
gast.	Gastein aqua
gaul.	Gaultheria procumbens
gels.	Gelsemium sempervirens
gent-c.	Gentiana cruciata
gent-l.	Gentiana lutea
get.	Gettysburg aqua
gink-b.	Ginkgo biloba
gins.	Ginseng
glon.	Glonoinum
glyc.	Glycerinum

gnaph.	Gnaphalium polycephalum
goss.	Gossypium herbaceum
gran.	Granatum
graph.	Graphites naturalis
grat.	Gratiola officinalis
grin.	Grindelia robusta
gua.	Guaco
guaj.	Guajacum officinale
guar.	Guarana
guare.	Guarea trichiloides
guat.	Guatteria gaumeri
gymn.	Gymnocladus canadensis
haem.	Haematoxylum campechianum
hall.	Hall aqua
halo.	Haloperidolum
ham.	Hamamelis virginica
harp.	Harpagophytum procumbens
hed.	Hedera helix
hell-f.	Helleborus foetidus
hell.	Helleborus niger
hell-v.	Helleborus viridis
helo.	Heloderma suspectum
helon.	Helonias dioica
hep.	Hepar sulfuris calcareum
hera.	Heracleum sphondylium
hip-ac.	Hippuricum acidum
hipp.	Hippomanes
hippoz.	Hippozaeninum
hir.	Hirudo medicinalis
hist.	Histaminum muriaticum
hoit.	Hoitzia coccinea
home.	Homeria collina
hura	Hura brasiliensis
hydr.	Hydrastis canadensis
hydrc.	Hydrocotyle asiatica
hydr-ac.	Hydrocyanicum acidum
hydroph.	Hydrophis cyanocinctus
hyosin.	Hyoscyaminum bromatum
hyos.	Hyoscyamus niger
hyper.	Hypericum perforatum
hypo.	Hypothalamus
iber.	Iberis amara
ichth.	Ichthyolum
ictod.	Ictodes foetida
ign.	Ignatia amara
indg.	Indigo tinctoria
ind.	Indium metallicum
indol.	Indolum
inul.	Inula helenium
ip.	Ipecacuanha
irid.	Iridium metallicum
iris-fl.	Iris florentina
iris-foe.	Iris foetidissima
iris-t.	Iris tenax
iris	Iris versicolor
jab.	Jaborandi
jac-c.	Jacaranda caroba
jac.	Jacaranda gualandai
jal.	Jalapa
jasm.	Jasminum officinale
jatr.	Jatropha curcas
jatr-u.	Jatropha urens
jod.	Jodum purum
jodof.	Jodoformium
jug-c.	Juglans cinerea
jug-r.	Juglans regia
junc.	Juncus effusus
juni-c.	Juniperus communis
just.	Justicia adhatoda
kali-a.	Kalium aceticum
kali-ar.	Kalium arsenicosum
kali-bi.	Kalium bichromicum
kali-br.	Kalium bromatum
kali-c.	Kalium carbonicum
kali-chl.	Kalium chloricum
kali-chls.	Kalium chlorosum
kali-cy.	Kalium cyanatum
kali-f.	Kalium fluoratum
kali-fer.	Kalium ferrocyanatum
kali-j.	Kalium jodatum
kali-m.	Kalium muriaticum
kali-n.	Kalium nitricum
kali-ox.	Kalium oxalicum
kali-perm.	Kalium permanganicum
kali-p.	Kalium phosphoricum
kali-sil.	Kalium silicatum
kali-s.	Kalium sulfuricum
kali-sulo.	Kalium sulfurosum
kali-tel.	Kalium telluricum
kalm.	Kalmia latifolia
keroso.	Kerosolenum
kiss.	Kissingen aqua
kola	Kola
kreos.	Kreosotum
kres.	Kresolum
lac-ac.	Lactis acidum
lac-c.	Lac caninum
lac-f.	Lac felinum
lac-d.	Lac vaccinum defloratum

lacer.	Lacerta agilis
lach.	Lachesis muta
lachn.	Lachnanthes tinctoria
lact.	Lactuca virosa
lam.	Lamium album
lapa.	Lapathum acutum
lap-a.	Lapis albus
lat-h.	Latrodectus hasselti
lat-k.	Latrodectus katipo
lat-m.	Latrodectus mactans
laur.	Laurocerasus
lec.	Lecithinum
led.	Ledum palustre
lepi.	Lepidium bonariense
lept.	Leptandra virginica
levo.	Levomepromazinum
lil-s.	Lilium superbum
lil-t.	Lilium tigrinum
lim.	Limulus cyclops
lina.	Linaria vulgaris
linu-c.	Linum catharticum
lip.	Lippia mexicana
lipp.	Lippspringe aqua
lith.	Lithium carbonicum
lob-c.	Lobelia cardinalis
lob.	Lobelia inflata
lob-p.	Lobelia purpurescens
lob-s.	Lobelia syphilitica
lol.	Loleum temulentum
lon-c.	Lonicera caprifolium
lon-p.	Lonicera pericylmenum
lon-x.	Lonicera xylosteum
luff-op.	Luffa operculata
lup.	Lupulus humulus
lycpr.	Lycopersicum esculentum
lyc.	Lycopodium clavatum
lycps.	Lycopus virginicus
lyss.	Lyssinum
mag-arct.	Magnetis polus arcticus
mag-aust.	Magnetis polus australis
macro.	Macrotinum
mag-c.	Magnesia carbonica
mag-f.	Magnesia fluorata
mag-m.	Magnesia muriatica
mag-p.	Magnesia phosphorica
mag-s.	Magnesia sulfurica
mag-gr.	Magnolia grandiflora
maland.	Malandrinum
manc.	Mancinella
mand.	Mandragora officinarum
mang.	Manganum aceticum aut carbonicum
mate	Maté
med.	Medorrhinum
medus.	Medusa
meli.	Melilotus officinalis
menis.	Menispermum canadense
ment.	Mentha piperita
ment-pu.	Mentha pulegium
meny.	Menyanthes trifoliata
meph.	Mephitis putorius
merc-a.	Mercurius aceticus
merc-aur.	Mercurius auratus
merc-br.	Mercurius bromatus
merc-c.	Mercurius corrosivus
merc-cy.	Mercurius cynatus
merc-d.	Mercurius dulcis
merc-j-f.	Mercurius jodatus flavus
merc-j-r.	Mercurius jodatus ruber
merc-meth.	Mercurius methylenus
merc-ns.	Mercurius nitrosus
merc-pr-r.	Mercurius praecipitatus ruber
merc.	Mercurius solubilis
merc-s-cy.	Mercurius sulfocyanatus
merc-s.	Mercurius sulfuricus
merl.	Mercurialis perennis
meth-ae-ae.	Methylium aethyloaethereum
methys.	Methysergidum
mez.	Mezereum
mill.	Millefolium
mim-p.	Mimosa pudica
mit.	Mitchella repens
moly-met.	Molybdaenum metallicum
morb.	Morbillinum
morg.	(Bacillus) Morgan
morph.	Morphinum aceticum
mosch.	Moschus
murx.	Murex purpurea
mur-ac.	Muriaticum acidum
muru.	Murure leite
mygal.	Mygale lasiodora
myric.	Myrica cerifera
myris.	Myristica sebifera
myrt-c.	Myrtus communis
nabal.	Nabalus serpentarius
naja	Naja tripudians
napth.	Naphta
narcin.	Narceinum
narcot.	Narcotinum
narz.	Narzan aqua
nat-ac.	Natrium aceticum
nat-ar.	Natrium arsenicosum
nat-br.	Natrium bromatum

nat-c.	Natrium carbonicum
nat-f.	Natrium fluoratum
nat-h.	Natrium hypochlorosum
nat-j.	Natrium jodatum
nat-m.	Natrium muriaticum
nat-n.	Natrium nitricum
nat-p.	Natrium phosphoricum
nat-sal.	Natrium salicylium
nat-sil.	Natrium silicatum
nat-s.	Natrium sulfuricum
nep.	Nepenthes distillatoria
nicc.	Niccolum carbonicum aut metallicum
nicot.	Nicotinum
nid.	Nidus edulis
nit-s-d.	Nitri spiritus dulcis
nit-ac.	Nitricum acidum
nitro-o.	Nitrogenium oxygenatum
nit-m-ac.	Nitromuriaticum acidum
nuph.	Nuphar luteum
nux-j.	Nux juglans
nux-m.	Nux moschata
nux-v.	Nux vomica
oci.	Ocimum canum
oci-s.	Ocimum sanctum
oena.	Oenanthe crocata
oeno.	Oenothera biennis
okou.	Okoubaka aubrevillei
ol-an.	Oleum animale aethereum Dippeli
ol-j.	Oleum jecoris aselli
olnd.	Oleander
onop.	Onopordon acanthium
onos.	Onosmodium virginianum
op.	Opium
oper.	Operculina turpenthum
opun-v.	Opuntia vulgaris
orig.	Origanum majorana
orig-v.	Origanum vulgare
osm.	Osmium metallicum
ost.	Ostrya virginica
ox-ac.	Oxalicum acidum
oxyt.	Oxytropis lamberti
paeon.	Paeonia officinalis
pall.	Palladium metallicum
palo.	Paloondo
pana.	Panacea arvensis
par.	Paris quadrifolia
parathyr.	Parathyroidinum
paro-i.	Paronychia illecebrum
parth.	Parthenium hysterophorus
passi.	Passiflora incarnata
past.	Pastinaca sativa
paull.	Paullinia pinnata
ped.	Pediculus capitis
penic.	Penicillinum
pen.	Penthorum sedoides
perh.	Perhexilinum
pers.	Persea americana
peti.	Petiveria tetrandra
petr.	Petroleum
phase.	Phaseolus nanus
phel.	Phellandrium aquaticum
phenob.	Phenobarbitalum
ph-ac.	Phosphoricum acidum
phos.	Phosphorus
phos-h.	Phosphorus hydrogenatus
physal.	Physalis alkekengi
phys.	Physostigma venenosum
phyt.	Phytolacca decandra
pic-ac.	Picricum acidum
picro.	Picrotoxinum
pilo.	Pilocarpinum
pin-s.	Pinus sylvestris
pip-m.	Piper methysticum
pip-n.	Piper nigrum
pisc.	Piscidia erythrina
pitu.	Pituitarium posterium
pituin.	Pituitrinum
plan.	Plantago major
plat.	Platinum metallicum
plat-m.	Platinum muriaticum
plect.	Plectranthus fruticosus
plumbg.	Plumbago litteralis
plb-a.	Plumbum aceticum
plb-chr.	Plumbum chromicum
plb.	Plumbum metallicum
pneu.	Pneumococcinum
podo.	Podophyllum peltatum
polyg.	Polygonum hydropiperoides
polyp-p.	Polyporus pinicola
pop.-c.	Populus candicans
poth.	Pothos foetidus
prot.	(Bacillus) proteus
prun.	Prunus spinosa
psil.	Psilocybe caerulescens
psor.	Psorinum
ptel.	Ptelea trifoliata
puls-n.	Pulsatilla nuttalliana
puls.	Pulsatilla pratensis
pyre-p.	Pyrethrum parthenium
pyrog.	Pyrogenium
pyrus.	Pyrus americanus

quas.	Quassia amara
querc.	Quercus e glandibus
rad.	Radium metallicum
raja-s.	Rajania subsamarata
ran-a.	Ranunculus acris
ran-b.	Ranunculus bulbosus
ran-s.	Ranunculus sceleratus
raph.	Raphanus sativus
rat.	Ratanhia peruviana
rauw.	Rauwolfia serpentina
reser.	Reserpinum
rham-f.	Rhamnus frangula
rheum	Rheum palmatum
rhodi.	Rhodium metallicum
rhodi-o-n.	Rhodium oxydatum nitricum
rhod.	Rhododendron chrysanthum
rhus-g.	Rhus glabra
rhus-r.	Rhus radicans
rhus-t.	Rhus toxicodendron
rhus-v.	Rhus venenata
rib-ac.	Ribonucleinicum acidum
rob.	Robinia pseudacacia
rosm.	Rosmarinus officinalis
rumx-a.	Rumex acetosa
rumx.	Rumex crispus
russ.	Russula foetens
ruta	Ruta graveolens
sabad.	Sabadilla
sabal.	Sabal serrulatum
sabin.	Sabina
sacch-l.	Saccharum lactis
sacch.	Saccharum officinale
salam.	Salamandra maculata
sal-ac.	Salicylicum acidum
sal-n.	Salix nigra
sal-p.	Salix purpurea
samb-c.	Sambucus canadensis
samb.	Sambucus nigra
sang.	Sanguinaria canadensis
sanic.	Sanicula aqua
sant.	Santoninum
sapin.	Saponinum
sarcol-ac.	Sarcolacticum acidum
saroth.	Sarothamnus scoparius
sarr.	Sarracenia purpurea
sars.	Sarsaparilla
scroph-n.	Scrophularia nodosa
scut.	Scutellaria laterifolia
sec.	Secale cornutum
sed-ac.	Sedum acre
sel.	Selenium
senec.	Senecio aureus
senec-j.	Senecio jacobaea
seneg.	Senega
senn.	Senna
sep.	Sepia succus
serp.	Serpentaria aristolochia
sieg.	Siegesbeckia orientalis
sil.	Silicea
sin-a.	Sinapis alba
sin-n.	Sinapis nigra
sium.	Sium latifolium
solin.	Solaninum aceticum
sol-a.	Solanum arrebenta
sol-c.	Solanum carolinense
sol-m.	Solanum mammosum
sol-n.	Solanum nigrum
sol-o.	Solanum oleraceum
sol-t.	Solanum tuberosum
sol-t-ae.	Solanum tuberosum aegrotans
sphing.	Sphingurus martini
spig.	Spigelia anthelmia
spig-m.	Spigelia marylandica
spirae.	Spiraea ulmaria
spira.	Spiranthes autumnalis
spong.	Spongia tosta
squil.	Squilla (scilla) maritima
stann-j.	Stannum jodatum
stann.	Stannum metallicum
staph.	Staphisagria
stict.	Sticta pulmonaria
stigm.	Stigmata maydis
still.	Stillingia silvatica
stram.	Stramonium
stront-c.	Strontium carbonicum
stront.	Strontium metallicum
stroph-h.	Strophantus hispidus
stroph-s.	Strophantus sarmentosus
stry-n.	Strychninum nitricum
stry-p.	Strychninum phosphoricum
stry.	Strychninum purum
strych-g.	Strychnos gaultheriana
succ.	Succinum
sulfa.	Sulfanilamidum
sulfon.	Sulfonalum
sulfonam.	Sulfonamidum
sulf.	Sulfur
sul-h.	Sulfur hydrogenisatum
sul-j.	Sulfur jodatum
sul-ac.	Sulfuricum acidum
sulo-ac.	Sulfurosum acidum
sumb.	Sumbulus moschatus

syc.	(Bacillus) sycoccus
symph.	Symphytum officinale
syph.	Syphilinum
tab.	Tabacum
tanac.	Tanacetum vulgare
tang.	Tanghinia venenifera
tann-ac.	Tannicum acidum
tarax.	Taraxacum officinale
tarent-c.	Tarentula cubensis
tarent.	Tarentula hispanica
tax.	Taxus baccata
tela	Tela aranea
tell.	Tellurium metallicum
tep.	Teplitz aqua
ter-ch.	Terebinthina chios
ter.	Terebinthiniae oleum
tet.	Tetradymitum
teucr.	Teucrium marum verum
thal.	Thallium metallicum aut aceticum
thala.	Thalamus
thea	Thea chinensis
ther.	Theridion curassavicum
thiop.	Thioproperazinum
thuj-l.	Thuja lobii
thuj.	Thuja occidentalis
thymol.	Thymolum
thyreotr.	Thyreotropinum
thyr.	Thyreoidinum
til.	Tilia europaea
tong.	Tongo
trach.	Trachinus draco
trad.	Tradescantia diuretica
trif-p.	Trifolium pratense
tril.	Trillium pendulum
trios.	Triosteum perfoliatum
trom.	Trombidium muscae domesticae
tub.	Tuberculinum bovinum Kent
tub-k.	Tuberculinum Koch
tus-r.	Tuberculinum residuum
tus-fr.	Tussilago fragans
tus-p.	Tussilago petasites
upa.	Upas tieuté
uran.	Uranium metallicum
uran-n.	Uranium nitricum
urt-u.	Urtica urens
ust.	Ustilago maydis
uva	Uva ursi
v-a-b.	Vaccin atténué bilié
vac.	Vaccininum
valer.	Valeriana officinalis
vario.	Variolinum
ven-m.	Venus mercenaria
verat.	Veratrum album
verat-v.	Veratrum viride
verb.	Verbascum thapsus aut thapsiforme verin.Veratrinum
vesp.	Vespa crabro
vib.	Viburnum opulus
vib-t.	Viburnum tinus
vich.	Vichy aqua
vinc.	Vinca minor
viol-o.	Viola odorata
viol-t.	Viola tricolor
vip-a.	Vipera aspis
vip.	Vipera berus
visc.	Viscum album
voes.	Voeslau aqua
wies.	Wiesbaden aqua
wildb.	Wildbad aqua
wye.	Wyethia helenoides
x-ray	X-ray
xan.	Xanthoxylum fraxineum (americanum)
xero.	Xerophyllum
yuc.	Yucca filamentosa
zea-i.	Zea italica
zinc-a.	Zincum aceticum
zinc-cy.	Zincum cyanatum
zinc.	Zincum metallicum
zinc-m.	Zincum muriaticum
zinc-ox.	Zincum oxydatum
zinc-p.	Zincum phosphoricum
zinc-pic.	Zincum picricum
zinc-s.	Zincum sulfuricum
zinc-val.	Zincum valerianicum
zing.	Zingiber officinale
ziz.	Zizia aurea

Optimale Lernhilfe + Ideale Praxisgrundlage

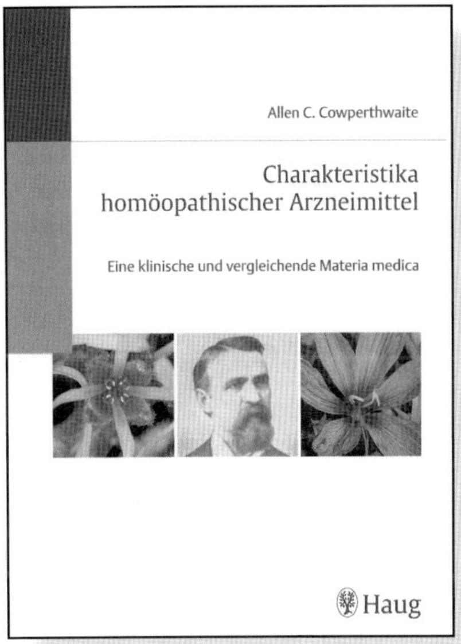

A.C. Cowperthwaite

Charakteristika homöopathischer Arzneimittel

Eine klinische und vergleichende Materia medica

Aus dem Amerikanischen
übersetzt von T. Schreier
2001, 759 S., geb.
€ 49,95
ISBN 3-8304-7083-5

Die Arzneimittellehre von Cowperthwaite mit ihren prägnanten Beschreibungen der charakteristischen Prüfungs- und klinischen Symptome von ca. 300 Arzneimitteln ist auch heute noch eine große Lernhilfe für den homöopathischen Anfänger und eine hervorragende Praxishilfe für den erfahrenen Therapeuten.
Für jedes Mittel werden die Synonyme, gebräuchlichen Namen, Herstellungsverfahren, Herkunfts- bzw. Standorte aufgeführt. Die Hauptcharakteristika der jeweiligen Mittel sowie die spezifischen Organmanifestationen werden kurz und prägnant zusammengefasst. Diese Charakterisierung der Grundzüge eines Mittels ermöglicht besonders dem Anfänger einen schnellen Einblick in das hauptsächliche Wirkungsspektrum der Arznei. Es folgen Leitsymptome in einem Kopf-zu-Fuß-Schema. Hier werden die Prüfungs- bzw. klinischen Symptome klar typografisch unterschieden. Einen besonderen Zusatznutzen bietet die abschließende Zusammenfassung des jeweiligen klinischen Anwendungsspektrums eines Mittels nach Krankheitsbildern. Ein klinischer Index rundet das Werk ab.

MVS Medizinverlage Stuttgart
GmbH & Co. KG
Postfach 30 05 04, 70445 Stuttgart